150 Jahre
Kohlhammer

Michael Ermann

Psychotherapie und Psychosomatik

Ein Lehrbuch auf psychoanalytischer Grundlage

6., vollständig überarbeitete und erweiterte Auflage

Verlag W. Kohlhammer

Dieses Werk erschien in den ersten drei Auflagen unter dem Titel »Psychotherapeutische und psychosomatische Medizin. Ein Manual auf psychodynamischer Grundlage«.

In den Auflagen 4 und 5 erschien es unter dem Titel »Psychosomatische Medizin und Psychotherapie. Ein Lehrbuch auf psychoanalytischer Grundlage«.

6. Auflage 2016

Gesamtherstellung: W. Kohlhammer GmbH, Stuttgart

Print:
ISBN 978-3-17-021570-2

E-Book-Formate:
pdf: ISBN 978-3-17-029832-3
epub: ISBN 978-3-17-029833-0
mobi: ISBN 978-3-17-029834-7

Vorwort

Zur sechsten Auflage

Dieses Lehrbuch hat nach mehr als zwanzig Jahren seine eigene Geschichte. Ursprünglich von Medizinstudenten angeregt, hatte ich es 1994 für den Gebrauch im Medizinstudium geschrieben. Es erwies sich aber rasch, dass das komplexe psychoanalytisch orientierte Denken mit den Facetten einer differenziellen Psychopathologie und Strukturdiagnostik der psychogenen Störungen zu weit vom Interesse des künftigen Allgemeinarztes wegführt, auf den das Medizinstudium ausgerichtet ist. Wir haben für den Leserkreis der jungen Mediziner deshalb parallel zu diesem Buch eine Einführung in die Psychosomatik und Psychotherapie herausgegeben, die sich großer Beliebtheit erfreut.[1]

So fand dieses Buch seine Leser unter den medizinischen Weiterbildungsassistenten, die sich auf dem Weg zum Facharzt für Psychosomatische und Psychotherapeutische Medizin oder für Psychiatrie befinden, und unter klinischen Psychologen, die sich zum Psychologischen Psychotherapeuten ausbilden. Zum Leserkreis gehören aber auch praktizierende Psychotherapeuten und Psychiater, die für den psychoanalytisch orientierten Ansatz aufgeschlossen sind. Für diesen Leserkreis wurde die Bearbeitung der verschiedenen Neuauflagen konzipiert.

In den früheren Auflagen wurden grundsätzliche und umfassende Revisionen vorgenommen. Dabei wurde die Nomenklatur der Krankheitsbilder behutsam der international gebräuchlichen Terminologie angenähert. Im klinischen Teil (Krankheitsbilder) wurden die posttraumatischen Störungen als dritte ätiopathogenetische Säule neben den reaktiven und den neurotischen Störungen konzipiert. Auch der Behandlungsteil wurde mehrfach gründlich verändert. Dabei wurden die Darstellungen der psychoanalytischen Methode und Verfahren deutlich erweitert, sodass die psychoanalytische Orientierung des Buches noch stärker hervortrat. Außerdem wurden die neueren Ergebnisse der Gedächtnis- und Hirnforschung berücksichtigt, die vor allem für das Verständnis der Entwicklungspathologie bedeutende Erkenntnisse vermitteln.

Für die sechste Auflage wurde das gesamte Buch gründlich überarbeitet und aktualisiert. Dabei wird der strukturdiagnostische Ansatz mit den Polen Entwicklungs- versus Konfliktpathologie noch stärker gewichtet. Insbesondere werden der analytische entwicklungsfördernde und der strukturbezogene tiefenpsychologisch fundierte Ansatz für die Behandlung der Entwicklungspathologie stärker herausgearbeitet als früher.

Aufgrund der internationalen Entwicklung und meiner persönlichen Orientierung habe ich jetzt stärker als früher den intersubjektiven Ansatz in meine Darstellung der Entwicklung und der Behandlung einbezogen. Das trägt der Auffassung Rechnung, dass wir den Einzelnen heute nicht ohne seine Beziehung zum Anderen betrachten,

1 Ermann u. a. (2006)

verstehen und behandeln können.[2] Phänomene wie die Entwicklung des Selbst oder Übertragung und Widerstand sowie der Beitrag des Therapeuten zur Gestaltung des Behandlungsprozesses erscheinen uns heute in einer neuen Perspektive.

Die Idee, in diesem Buch auch grundlegende Informationen über die Verhaltenstherapie als zweite führende Methode in der Versorgung zu vermitteln, hat sich nicht bewährt. Statt mich auf eine nicht wirklich kompetente Überarbeitung einzulassen, habe ich mich entschlossen, auf das Kapitel über die Verhaltenstherapie zu verzichten, und mich bei einzelnen Themen auf kurze Hinweise zur verhaltenstherapeutischen Sichtweise beschränkt. Im Übrigen sei auf die inzwischen vorliegende große Zahl hervorragender Einführungen in die Verhaltenstherapie verwiesen.

Hinzugefügt wurde dagegen ein Kapitel über die psychodynamische Behandlung von nichtorganischen Psychosen. Es schlägt eine Brücke zur Psychiatrie. Auch hier wird bezüglich der psychiatrischen Krankheitslehre und Therapie auf die psychiatrischen Lehrbücher verwiesen.

Nachdem das psychoanalytische Denken in Medizin, Psychologie und Gesellschaft in den vergangenen Jahrzehnten ins Abseits geraten war, findet es heute wieder vermehrt Interesse. Damit setzt sich wieder die Überzeugung durch, dass die Psychoanalyse einen unvergleichlichen Zugang zum Menschen in Gesundheit und Krankheit, zu seinem hintergründigen Erleben, seinen Beziehungen, seiner Sozialisierung und seinen kulturellen Schöpfungen eröffnet. Indem sie sich im Kontakt mit Nachbarwissenschaften erneuert, überzeugt sie auch als unentbehrliche Kraft im Kanon der Humanwissenschaften.

Mit der aktualisierten Neuauflage dieses Buches verbinde ich den Wunsch, dass es dazu beiträgt, das psychoanalytische Denken und die Annäherung an unsere Patienten auf eine solide moderne Grundlage zu stellen und damit einen Beitrag für die Sicherung unseres Faches in der Zukunft zu leisten.

Die Unterstützung meiner früheren Mitarbeiter bei den früheren Auflagen ist nach wie vor unvergessen. Heute danke ich Frau Ute Brosamler für die Sorgfalt, mit der sie die Korrekturen gelesen hat. Mein besonderer Dank gilt auch wieder dem Kohlhammer-Verlag, der die Entwicklung dieses Lehrbuchs mit viel Engagement und Interesse begleitet. Für das sorgfältige Lektorat dieser Neuauflage danke ich insbesondere Frau Daniela Bach.

München, Ende 2015
Michael Ermann

Aus dem Vorwort zur ersten Auflage (1994)

Die Psychotherapie, und mit ihr die Psychosomatische Medizin, stand in Deutschland Anfang der 1990er Jahre mit der Einführung eines ärztlichen Fachgebietes »Psychotherapeutische Medizin« in einer neuen Phase der Institutionalisierung. Es besteht seither die Möglichkeit, dass Ärzte, die hauptsächlich Psychotherapie betreiben wollen, nach ihrer Ausbildung als Fachärzte tätig werden können. Sie wurden damit anderen Fachärzten gleichgestellt.

Diese Neuregelung war vor allem im Kreise der Psychoanalytiker, die einen großen Teil der Psychotherapeuten ausmachen, umstritten, weil weitgehende Veränderungen der Ausbildungsstrukturen und der Ausbildungsinhalte an die neue Regelung geknüpft wurden. Ähnliches wird für die nächsten Jahre von einem sog. Psychotherapeutengesetz erwartet, das auch die psychotherapeutische Tätigkeit von Diplompsychologen in Deutschland regeln soll.

So problematisch diese Veränderungen einerseits sind, der Psychotherapie und Psy-

2 Ermann (2014)

chosomatik haben sie im Medizinalsystem ein größeres Gewicht gegeben. Auch das Studienfach »Psychosomatische Medizin und Psychotherapie«, das vor 25 Jahren in die Ausbildung der Medizinstudenten eingeführt wurde, hat damit größeren Einfluss erhalten.

Ob es angesichts einer besseren, auch wirtschaftlich vorteilhafteren Institutionalisierung allerdings gelingt, den hohen wissenschaftlichen Standard der bisherigen Psychotherapie und Psychosomatik aufrechtzuerhalten, hängt vorrangig von der Qualität, daneben natürlich auch von der Struktur der Ausbildung ab. Damit hat die Ausbildung von Medizinern und Psychologen während und nach dem Universitätsstudium eine Neubewertung erfahren.

Für mich als Hochschullehrer und als Beteiligter an der Psychotherapieausbildung war das eine Herausforderung und war Anlass dafür, unser heutiges klinisches Wissen und den Stand unserer psychotherapeutischen Erfahrungen in einem Leitfaden für das Studium und die spätere Weiterbildung zusammenzutragen.

Zum Konzept dieses Buches

Der Darstellung liegt ein psychoanalytisch orientierter Ansatz zugrunde, der die Beziehungserfahrungen des Menschen in das Zentrum der Betrachtung rückt und mit trieb-, ich- und selbstpsychologischen Aspekten verknüpft. Er kann als weithin repräsentativ für das heutige psychoanalytische Denken gelten. Innerhalb dieses Ansatzes wird ein entwicklungsdynamisches Strukturmodell zugrunde gelegt. Daneben werden reaktive Störungen und chronische posttraumatische Störungen als besondere Störungsformen betrachtet.

Neben diesem psychoanalytischen Ansatz werden bei der Darstellung allgemeine psychotherapeutische und psychosomatische Basisinformationen vermittelt. Zusätzlich werden grundsätzliche verhaltenstherapeutische Aspekte erörtert.

Zur Lektüre dieses Buches

Dieses Buch gliedert sich in die Teile Grundlagen, Diagnostik, Krankheitsbilder und Behandlung. Als Basis für das Verständnis ist das Kap. 3 über die Neurosenentstehung gedacht. Weil immer wieder auf die Grundformen der psychogenen Pathologie Bezug genommen wird, empfiehlt es sich, vor dem Studium spezieller Fragen auf jeden Fall auch das Kap. 4 durchzuarbeiten. Im Übrigen sind die einzelnen Kapitel so gestaltet, dass sie unabhängig voneinander gelesen werden können.

Die Literaturverweise in den Fußnoten enthalten einerseits Grundsatzarbeiten zu zentralen Konzepten; hier kann die Auswahl angesichts der Fülle der Literatur nur willkürlich sein. Wo verfügbar, wurden deutschsprachige und leicht erreichbare Arbeiten angegeben. Andererseits werden einige zentrale Begriffe durch Hinweise auf die Erstbeschreiber oder wichtige Neuformulierungen belegt. Bei Begriffen und Konzepten, die heute zum »allgemeinen Wissensstand« unseres Fachs gehören, wurde auf solche Hinweise verzichtet, um das Literaturverzeichnis überschaubar zu halten.

Inhalt

Krankheitsbilder

Behandlung

Anhang

Für Susanne, Rainer und Gabriel

Einleitung
Das Arbeitsfeld der Psychotherapie und Psychosomatik

Psyche [griechisch] bedeutet Seele, *Soma* heißt Körper. **Psychotherapie** ist Krankenbehandlung mit psychologischen Mitteln. **Psychosomatik** ist die Lehre von der Wechselwirkung zwischen seelischen, psychosozialen und körperlichen Prozessen in Gesundheit und Krankheit.

1 Annäherungen an das Psychische

Die Seele ist ein traditionelles Thema in der abendländischen Kultur. Seit der Antike beschäftigen sich Philosophen, Ärzte, Theologen mit dem menschlichen Erleben und Verhalten. Dabei wurden Seele und Körper in Anschluss an die griechische Philosophie traditionell als Ganzheit betrachtet. Das galt sowohl für die Philosophie, aus der heraus sich im 19. Jahrhundert die Psychologie entwickelt hat, als auch für die Medizin. Erst René Descartes stellte 1641 in seinen »Meditationen« die *res cogitans*, d. h. Geist, Seele, Bewusstsein, Verstand und Vernunft, den *res extensa*, d. h. dem Körper, gegenüber und prägte damit nachhaltig das abendländische Denken.

Ansätze der Psychologie

Erste systematische Abhandlungen über die Seele stammen von Platon und Aristoteles. Der Begriff Psychologie als Lehre von der Seele tauchte um 1500 auf. In der Aufklärung im 17. und 18. Jahrhundert entstand ein zunehmendes Interesse an psychologischen Fragen, verbunden mit Namen wie Gottfried Wilhelm Leibnitz und Immanuel Kant. Sie betonten den empirischen Charakter der Psychologie. Dieser Ansatz wurde leitend, als im 19. Jahrhundert die Psychologie als akademisches Forschungsgebiet entstand: Sie verstand sich als empirische Wissenschaft. Inhaltlich beschäftigte sie sich mit Phänomenen wie dem Denken und der Wahrnehmung und rückte damit in die Nähe zur Neurophysiologie und Medizin. Methodisch stand sie den Naturwissenschaften und ihrem positivistischen Forschungsansatz nahe. Maßgeblich ist dafür die Verknüpfung von Experiment und Mathematik, die von Gustav Theodor Fechner eingeführt wurde. So gelten die Laborexperimente von Wilhelm Wundt in Leipzig als Beginn der akademischen Psychologie.

Als Gegenströmung zur experimentellen Psychologie entstand die geisteswissenschaftliche Richtung, die von Wilhelm Dilthey vertreten wurde. Er entwickelte mit der Hermeneutik einen verstehenden geisteswissenschaftlichen Ansatz. Dieser hat sich allerdings nie gegenüber dem naturwissenschaftlichen Ansatz durchgesetzt und gilt in der akademischen Psychologie als unwissenschaftlich. Diese Bewertung erfuhr auch die Psychoanalyse, die um 1900 von Sigmund Freud entwickelt wurde und sich außerhalb der akademischen Psychologie etablierte.

Auch heute versteht die akademische Psychologie sich als empirische Wissenschaft vom Erleben und Verhalten, die überwiegend an experimentellen naturwissenschaftlich-quantitativen Methoden orientiert ist. Als ein Bereich der angewandten Psychologie hat sich die *klinische Psychologie* etabliert, die psychologische Aspekte von psychischen Störungen und Folgen anderer Erkrankungen untersucht, Grundlagen und Methoden für deren Behandlung erarbeitet und die Ergebnisse von Interventionen wissenschaftlich evaluiert. Die psychologische Psychotherapie ist insoweit ein Teil der klinischen bzw. medizinischen Psychologie. Sie überschneidet sich in der Praxis mit der psychosomatischen bzw. psychotherapeutischen Medizin und Teilen der Psychiatrie.

Entwicklungen in der Medizin

In der Medizin ging die traditionelle ganzheitliche Sichtweise mit der naturwissenschaftlichen Wende in der zweiten Hälfte des 19. Jahrhunderts verloren. Damals gewann ein physikalistisches Krankheitsverständnis unter dem Einfluss der Zellularpathologie von Rudolf Virchow und der energetischen Physiologie von Hermann von Helmholtz die Oberhand und verlagerte den Schwerpunkt der Krankheitslehre auf anatomische Strukturen und physikalisch-energetische sowie biochemische Vorgänge. In der Folge entstand eine positivistische Annäherung an Patienten und ihre Krankheiten, die auf das Messbare zentriert war.

Auch in der *Psychiatrie* entwickelte sich in der zweiten Hälfte des 19. Jahrhunderts eine stärkere Nähe zu der zunehmend naturwissenschaftlich orientierten Medizin. Sie stellte eine Abwendung von der metaphysischen Orientierung der naturphilosophisch ausgerichteten romantischen Psychiatrie dar und rückte die biologische Erforschung psychischer Erkrankungen in den Vordergrund. Diese Wende ist mit Wilhelm Griesinger verbunden, der als Vertreter der materialistischen Psychiatrie gilt. Er forderte, Geisteskrankheiten als Gehirnkrankheiten zu erforschen. Vor diesem Hintergrund hatten die aufkommende Psychoanalyse und das psychodynamische Denken, für die romantische Psychiater wie Carl Gustav Carus gleichsam den Boden bereitet hatten, in der Psychiatrie lange keine Chance.

In der ersten Hälfte des 20. Jahrhunderts entwickelte sich die *anthropologische Medizin*. Sie ist eine Reaktion auf die naturwissenschaftliche Ausrichtung der Medizin der Moderne. Sie rückt den einzelnen Menschen, sein Schicksal, sein Erleben und seine Geschichte in den Mittelpunkt ihrer Betrachtung. Ihr Programm ist eine allgemeine psychosomatische Orientierung mit dem von Viktor von Weizsäcker formulierten

Ziel, verstärkt wieder »das Subjekt in die Medizin einzuführen«[3]. Unter dem Einfluss der Psychoanalyse verstand er Krankheiten als pathologische Selbstverwirklichung, die ihren Sinn in der Biografie des Betroffenen findet.

»Psychosomatisch« in diesem allgemeinen Sinne bezeichnet die grundsätzliche ärztliche bio-psycho-soziale Orientierung. Sie wird auch als ganzheitliche Medizin bezeichnet. Diese Orientierung ist darum bemüht, seelische, soziale und körperliche Aspekte des Krankseins zu integrieren und bei der Behandlung von Kranken gleichrangig zu beachten. Sie kennzeichnet eine aufgeklärte ärztliche Einstellung, die – zumindest als Ideal – den Umgang mit allen Patienten prägen sollte. Damit erhält auch die Psychologie als Psychotherapie einen festen Platz in der »Körpermedizin«.

Das bio-psycho-soziale Krankheitsmodell

Während die psychosomatische Anthropologie sich über lange Zeit mit dem Leib-Seele-Problem befasste und die Wechselwirkung zwischen seelischen und körperlichen Vorgängen in das Zentrum ihrer Überlegungen stellte, hat sich heute die Auffassung durchgesetzt, dass Krankheit und Gesundheit in einem umfassenderen *bio-psycho-sozialen Modell*[4] zu betrachten sind. Danach steht das Wechselspiel zwischen Leib und Seele seinerseits wiederum in einem Wechselverhältnis zur Umwelt, die den Menschen prägt und die von ihm geprägt wird. Je nach Interesse, Ansatz und Methodik des Untersuchers rückt einmal mehr die biologische, ein anderes Mal die psychologische, zwischenmenschliche oder soziokulturelle Perspektive bei der Betrachtung des Einzelfalles in den Vordergrund. Entscheidend, weitgehend aber noch im Bereich der Spekulation, sind die Prozesse und Mechanismen, die das Zusammenwirken dieser Ebenen von Prozessfaktoren im Krankheitsgeschehen beherrschen.

Man berücksichtigt also in gleicher Weise die körperlichen, seelischen, psychosozialen und materiellen Aspekte des Lebens, um Kranksein und speziell psychosomatische Erkrankungen zu verstehen. Dabei muss man nicht nur Ursachen, Entstehungsbedingungen und Folgen einer Erkrankung untersuchen, sondern auch die Wechselwirkungen zwischen diesen Dimensionen betrachten.

Das heute gängige Modell für diese systemische Sichtweise von Krankheiten ist der *Situationskreis*[5] von Thure v. Uexküll (► **Abb. 0.1**). Er beschreibt die Beziehung zwischen Individuum und Umwelt als einen stufenweisen Problemlösungsprozess, der durch die Wahrnehmung von Lösungsaufgaben, Bewertungen, phantasierte Handlungsentwürfe, Probehandlungen und endgültiges Problemlösungshandeln dargestellt wird. Krankheit ist gleichbedeutend mit Störungen in diesem zirkulären Prozess; Krankheit bewirkt Störungen und wird durch Störungen hervorgerufen.

3 V. Weizsäcker (1940)
4 Engel (1962)
5 V. Uexküll u. Wesiack (1996)

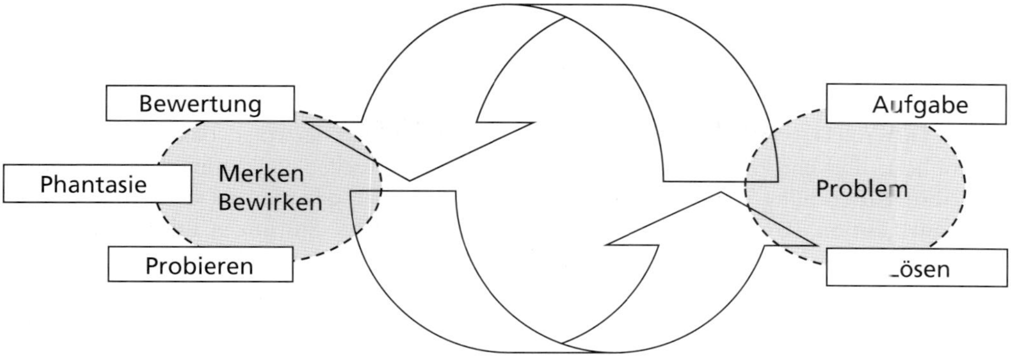

Abb. 0.1: Der Situationskreis nach v. Uexküll

2 Psychotherapie und Psychosomatik

Das Arbeitsfeld der **Psychotherapie und Psychosomatik** umfasst die psychotherapeutische Behandlung psychisch bedingter und mitbedingter Störungen. In der Medizin ist es in verschiedenen Disziplinen etabliert, während es in der Psychologie der klinischen Psychologie zugerechnet wird. In Deutschland wurde mit der **Psychosomatischen Medizin und Psychotherapie** ein eigenständiges medizinisches Fachgebiet etabliert.

Psychisch bedingte und mitbedingte Störungen werden als *psychogene Störungen* bezeichnet.

2.1 Definitionen

Am Anfang dieses Kapitels (siehe oben) steht die wahrscheinlich einfachste Definition von *Psychotherapie*: Psychotherapie ist Krankenbehandlung mit psychologischen Mitteln. Zur genaueren Definition muss man Intention, Ziel, Mittel und theoretische Grundlagen näher beschreiben. Danach gehört zur Psychotherapie[6]

- *als Intention:* ein geplanter interaktioneller Prozess,
- *als Ziel:* definierte Veränderungen, z. B. Persönlichkeitsänderung oder Symptomminderung,
- *als Mittel:* verbale und nonverbale Kommunikation oder andere (z. B. anleitende) Techniken,
- *als Hintergrund:* eine definierte Theorie, z. B. die psychoanalytische Behandlungstheorie, die den Behandlungsplan begründet.

Ebenfalls einleitend wurde *Psychosomatik* als Lehre von der psycho-sozio-somatischen Wechselwirkung in Gesundheit und Krank-

6 Strotzka (1975)

heit definiert. Wechselwirkung bedeutet dabei, dass sie sich nicht nur mit psychischen Ursachen und Teilursachen von Erkrankungen befasst, sondern auch mit den psychischen Folgen. Das gilt insbesondere für bedrohliche und chronische Erkrankungen und ihre Behandlung (Transplantationen, Dauermedikation, Dialyse, soziale Folgen usw.). Es wird also ausdrücklich nicht von einer geradlinigen Kausalität ausgegangen.

Psychogene Störungen

Wie bereits erwähnt (siehe Kasten), werden psychisch bedingte und mitbedingte Störungen als *psychogene Störungen* bezeichnet. Sie sind außerordentlich häufig. Es handelt sich um Krankheiten, an deren Entstehung seelische Faktoren maßgeblich beteiligt sind. Diese sind das Ergebnis eines komplexen Zusammenspiels zwischen seelischen, körperlichen und sozio-kulturellen Einflüssen. Sie machen rund ein Drittel der Erkrankungen in der Allgemeinpraxis und in der Praxis des Internisten aus. Aber auch in der Gynäkologie, Orthopädie, Dermatologie und Pädiatrie, um nur die wichtigsten Gebiete zu nennen, sind sie außerordentlich häufig (Kap. 13).

Die Symptome und Krankheitsmanifestationen der psychogenen Störungen sind vielfältig. Sie reichen von seelischen Störungen (z. B. Ängste) über Verhaltensstörungen (z. B. Essstörungen), Charakterstörungen (z. B. pathologische Eifersucht) und Organfunktionsstörungen (z. B. funktionelle Herzbeschwerden) bis hin zu organischen Läsionen, beispielsweise in Form von Entzündungen oder Geschwürbildungen (z. B. Colitis ulcerosa).

Psychogene Störungen umfassen reaktive Störungen, posttraumatische Störungen, Konflikt- und Strukturstörungen sowie Psychosomatosen. Da Konflikt- und Strukturstörungen die Verwurzelung in der Kindheit gemeinsam haben, werden sie auch zur Gruppe der neurotischen Störungen zusammengefasst. Man unterscheidet demnach vier oder fünf Gruppen (► **Abb. 0.2**).

Konflikt- und Strukturstörungen beruhen auf einer Störung der Persönlichkeitsentwicklung mit der Folge, dass die Anpassung unter aktuellen Belastungen versagt. Im Unterschied dazu haben reaktive und posttraumatische Störungen keine spezifische Disposition. Bei Psychosomatosen muss man neben psychischen Krankheitsfaktoren eine konstitutionelle somatische Disposition annehmen.

Behandlung

Bei der Behandlung psychogener Störungen finden in der Psychotherapie und Psychosomatik, wie der Name sagt, vorrangig psychotherapeutische Verfahren Anwendung. Das sind vor allem die psychodynamischen (psychoanalytisch begründeten) Verfahren (psychoanalytische und analytisch orientierte Psychotherapie), die Verhaltenstherapie sowie übende und stützende Verfahren. Weit verbreitet sind auch humanistische Verfahren, insbesondere die Gesprächstherapie und die Gestalttherapie. Während diese in Österreich und der Schweiz voll in die Versorgung integriert sind, sind sie in der kassenpsychotherapeutischen Versorgung in Deutschland nicht als leistungspflichtig anerkannt.

Medikamentöse Behandlungen (Kap. 22) erfolgen in der Psychotherapie und Psychosomatik begleitend und unterstützend. Sie stehen aber nicht im Zentrum der Behandlungen.

2.2 Historischer Hintergrund

Die heutige *Psychotherapie* als wissenschaftlich begründete Behandlungsform hat sich erst schrittweise aus jahrhundertealten Vorläufern entwickelt. So hat es in allen Zeiten und vermutlich auch in allen Kulturen Wege gegeben, um mit Beratung, Anleitung, Magie, Kult oder Ritualen körperliche und

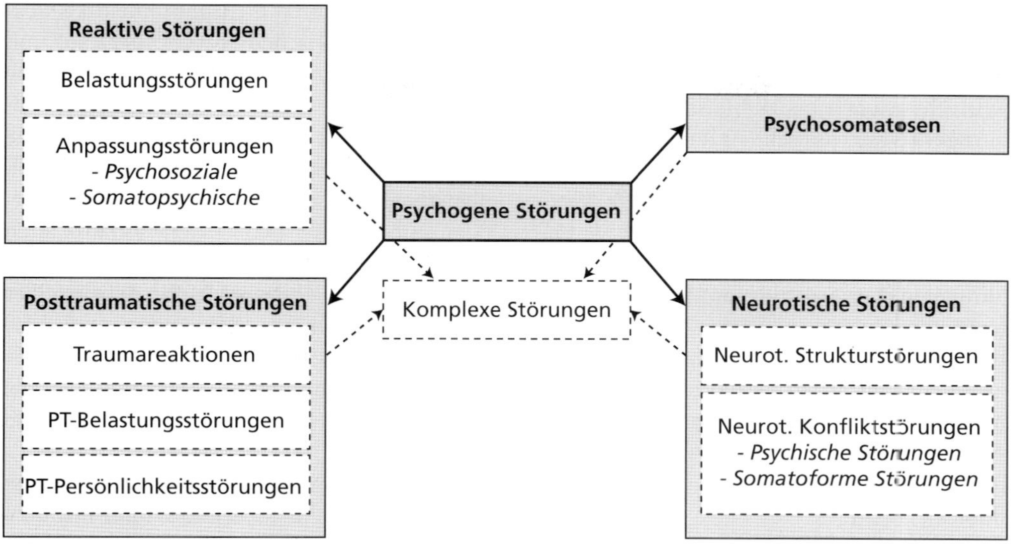

Abb. 0.2: Systematik der psychogenen Störungen. Wenn mehrere Arten der Störung zusammenkommen, spricht man von komplexen Störungen.

geistige Zustände zu verändern und Gesundheit herzustellen und zu bewahren.

Als Beginn der modernen Psychotherapie gilt der Messmerismus, der auf Anton Messmers Lehre vom »tierischen Magnetismus« um 1800 zurückgeht. Sie fand im »Handauflegen« als Heilpraxis Anwendung. Daraus entwickelte sich um 1850 die Hypnose (Kap. 20.3.1) als erstes wissenschaftlich begründetes Psychotherapieverfahren. Aus ihr ging am Ende des 19. Jahrhunderts die Psychoanalyse als erste umfassende Theorie und Behandlungspraxis für psychogene Störungen hervor. In ihrem Zentrum steht die Theorie und Lehre vom Unbewussten. Sie wurde um 1900 von Sigmund Freud entwickelt und von seinen Schülern, von denen viele sich von ihm lösten, in verschiedene Richtungen weiterentwickelt (Kap. 15).

Ein Markstein waren dabei die Hypnosebehandlungen von Konversionsstörungen, welche die damalige Zeit als »Hysterie« stark beschäftigten. Sie führten zu den Experimenten von Sigmund Freud und Joseph Breuer in Wien, welche die Grundlage für die Entwicklung der Psychoanalyse bildeten. Freud überwand mit seinem Konzept eines »seelischen Apparates«, der sich im Verlauf der Kindheit in der Auseinandersetzung zwischen individuellem Trieb und gesellschaftlicher Norm entwickelt, das einseitig mechanistisch-physikalistische medizinische Denken und betrachtete neurotische Symptome seelischer und körperlicher Art als Folge einer biografisch bedingten Entwicklungsstörung. Aus dem Zusammentreffen dieser Entwicklungslinien entstand die psychosomatische Fachdisziplin zwischen der Psychotherapie und den biologischen medizinischen Fächern.

In der ersten Hälfte des 20. Jahrhunderts war neben der Hypnose die Psychoanalyse unbestritten das führende Konzept der Psychotherapie. Nach und nach entstanden zahlreiche weitere psychotherapeutische Methoden und Verfahren. Als erste gewann die klientenzentrierte Gesprächstherapie Verbreitung, die in den 1940er Jahren von Carl Roger in den USA eingeführt wurde (Kap. 21). Daneben entwickelte sich in den

1950er Jahren die Verhaltenstherapie. Sie ist heute neben den psychoanalytischen das bedeutendste Verfahren in der Versorgung. Ihre Wurzeln reichen bis zur Jahrhundertwende zurück, als der russische Arzt und Physiologe Iwan Petrowitsch Pawlow in St. Petersburg seine berühmten Konditionierungsexperimente mit Hunden durchführte. Von Verhaltenstherapie spricht man, seit Burrhus F. Skinner in Harvard und Hans Jürgen Eysenck in London begonnen hatten, mit der systematischen Anwendung experimentell begründeter Verfahren Verhaltensmodifikationen zu erzielen. Schließlich gewann ab etwa 1970 als weitere Behandlungsform die systemische Psychotherapie auch in Europa Einfluss.

Der Begriff *Psychosomatik* entstand im 19. Jahrhundert und wurde wahrscheinlich von Johann Christian August Heinroth eingeführt, der in Leipzig die erste bekundete Professur für »Psychische Therapie« innehatte. Er propagierte, dass sich jedes Krankheitsgeschehen in seinen psychischen, somatischen und biografischen Gesamtzusammenhängen verstehen lassen müsste. Darüber trat die Psychosomatik den mühsamen Weg an, sich in der Medizin einen festen Platz zu verschaffen und auch akademisch Akzeptanz zu erlangen. Das gelang zuerst in der inneren Medizin und Neurologie, die damals eine Einheit bildeten. Als Reaktion auf die einseitig naturwissenschaftliche Orientierung ihres Faches in der ersten Hälfte des 20. Jahrhunderts vertraten bedeutende Kliniker wie Gustav von Bergmann, Ludolf von Krehl, Richard Siebeck und vor allem Viktor von Weizsäcker das Programm, »den Patienten als Subjekt in die Medizin zurückzuholen«.

Heute ist die Psychosomatik Teil der Medizin und wird dort als *Psychosomatische Medizin* bezeichnet. Diese hat sich seit den 1920er Jahren im Überschneidungsfeld vor allem zwischen Psychotherapie und Innerer Medizin und dort als »ärztliche Psychotherapie« etabliert. In der Psychologie ist sie als klinische bzw. medizinische Psychologie angesiedelt. Wenn eine verhaltenstherapeutische Orientierung betont werden soll, wird statt von Psychosomatik auch von *Verhaltensmedizin* gesprochen.

Inzwischen sind spezifische Arbeitsfelder der Psychosomatik entstanden, z. B. die Psychoonkologie, die Psychodermatologie oder die Psychoimmunologie, um spezielle Versorgungs- und Forschungsansätze zu betonen.

Die *Psychosomatische Medizin und Psychotherapie* ist als Spezialdisziplin mit dem umschriebenen Aufgabenfeld der psychotherapeutischen Behandlung psychogener Störungen ein relativ junges medizinisches Fach. Sie ist in Deutschland seit 1970 an den Universitäten im Pflichtunterricht vertreten, während sie in Österreich und der Schweiz als Teil der Psychiatrie gelehrt wird. Dabei hat es sich an der Universität eingebürgert, das Fach kurz als »Psychosomatik« zu bezeichnen, was dazu führt, dass viele Studenten überrascht sind, in diesem Gebiet überwiegend Patienten mit psychischen und Verhaltensstörungen (ohne körperliche Symptomatik) anzutreffen.

1992 wurde das Fach in Deutschland zunächst unter dem Namen »Facharzt für Psychotherapeutische Medizin« in der ärztlichen Weiterbildungsordnung etabliert. Im Jahre 2003 wurde die Bezeichnung in »Psychosomatische Medizin und Psychotherapie« geändert. In der Schweiz deckt es den klinischen Aspekt der ebenfalls relativ neuen »Psychosozialen Medizin« ab. In Österreich gibt es ein Diplom für Psychotherapeutische Medizin, die jedoch kein eigenes Fachgebiet ist.

Neuere Geschichte der Psychotherapie und Psychosomatik

- Um 1950: In Heidelberg und München entstehen erste psychosomatische Einrichtungen an Universitäten.
- 1957: Die Psychotherapie wird als Zusatzbezeichnung in der damaligen Bundesrepublik Deutschland in die ärztliche Weiterbildungsordnung eingeführt.
- 1967: Die Psychotherapie wird in der BRD Kassenleistung.
- 1970: Die »Psychosomatische Medizin und Psychotherapie« wird Pflichtfach im Medizinstudium an den bundesdeutschen Universitäten.
- 1982: Die »Psychosoziale Medizin« wird medizinisches Lehrgebiet in der Schweiz.
- 1990: Ein Psychotherapiegesetz macht die Psychotherapie in Österreich zu einem eigenständigen Heilberuf und regelt die psychotherapeutische Ausbildung.
- 1992: Aufnahme des »Facharztes für Psychotherapeutische Medizin« in die ärztliche Weiterbildungsordnung in Deutschland.[7]
- 1999: In Deutschland tritt das Psychotherapeutengesetz in Kraft, mit dem der Beruf des psychologischen Psychotherapeuten geregelt und die Berufsbezeichnung »Psychotherapeut« geschützt wird.
- 2003: Das Fachgebiet erhält den Namen »Psychosomatische Medizin und Psychotherapie«.
- 2014: In der Schweiz steht die Etablierung der psychologischen Psychotherapie als staatlich durch ein Gesetz geregelter eigenständiger Heilberuf bevor. In Deutschland wird eine Neuorganisation der Ausbildung von psychologischen Psychotherapeuten vorbereitet.

2.3 Grundlagen

Die Psychotherapie und Psychosomatik als Anwendung psychologischer Verfahren zur Erforschung, Diagnostik und Behandlung psychogener Erkrankungen bezieht ihre Grundlagen aus der Psychologie einerseits, aus der Psychiatrie und den Neurowissenschaften andererseits.

Psychologische Konzepte und Theorien

In der Psychotherapie und Psychosomatik bestehen heute mehrere Strömungen und eine Vielzahl von Konzepten, Theorien und Methoden nebeneinander. Die wichtigsten, die auch die Basis für die psychotherapeutische Versorgung darstellen, sind die psychoanalytisch orientierte und die verhaltenstherapeutisch-behavioristische Richtung. Die psychoanalytisch orientierte Richtung wird auch psychodynamisch genannt.

- Die *psychoanalytisch orientierte Richtung* basiert auf der Krankheitslehre der Psychoanalyse und heißt deshalb *analytische Psychotherapie und Psychosomatik*. Sie berücksichtigt beim Zugang zum Kranken bzw. zur Krankheit sowohl die bewussten als auch die unbewussten seeli-

7 Zugleich wurde der Psychotherapie innerhalb der Psychiatrie durch die gegenwärtige Weiterbildung und die erweiterte Gebietsbezeichnung »Facharzt für Psychiatrie und Psychotherapie« Rechnung getragen.

schen Vorgänge (Psychodynamik) bzw. psychosozialen Prozesse. Die Behandlungsformen dieser Richtung sind die psychodynamischen (psychoanalytisch begründeten) Behandlungsverfahren.

- Die *verhaltenstherapeutisch-behavioristische Richtung* beruht auf der Lernpsychologie und wird auch als *Verhaltensmedizin* bezeichnet. Sie betrachtet psychogene Krankheiten vor allem als gelerntes Fehlverhalten und beschäftigt sich daneben besonders mit der Krankheitsbewältigung. Zur Behandlung benutzt sie die verschiedenen verhaltenstherapeutischen Verfahren.

Neurobiologische Grundlagen

Durch das Zusammenwirken von neuroanatomischen und psychophysiologischen Forschungen gibt es heute eine rational begründete Vorstellung von der Entstehung und Veränderung psychischer Strukturen.[8] Danach finden Erfahrungen in funktionalen Zuständen des Gehirns ihren Niederschlag. Diese beruhen auf elektrophysiologischen Potenzialen an den Verknüpfungspunkten (Synapsen) zwischen den Nervenzellen mit Hilfe biochemischer Neurotransmitter (Brückenstoffe). Diese neuronalen Verknüpfungen bilden funktionelle Systeme, die als neuronale Netze bezeichnet werden. Man kann sie nach heutigem Erkenntnisstand als somatische Korrelate von definierten Erregungszuständen betrachten. Dysfunktionale neuronale Netzwerke können durch Psychotherapie verändert werden.

Über dieses allgemeine Verständnis hinaus hat die Hirnforschung inzwischen außerordentlich differenzierte Erkenntnisse über die Lokalisation von emotionalen und affektiven, kognitiven und vegetativen Funktionen erbracht. Danach ist insbesondere das limbische System im Zwischenhirn als Schaltareal zwischen psychischen, kognitiven und körperlich-vegetativen Prozessen identifiziert worden. Für das Verständnis der Affektregulation, der Verarbeitung überwältigender affektiver Erregungen, z. B. bei Traumatisierungen, und für die Entstehung psychosomatischer Symptome kommt der Interaktion von hormonellen, zentralnervösen und autonomen Regulationen in diesen Arealen eine Schlüsselposition zu.

Als Mittler zwischen seelischen und körperlichen Prozessen spielt das Immunsystem eine bedeutende Rolle. Insbesondere Trennungen und Verluste verändern über spezifische Botenstoffe (z. B. Interleukin und Interferon) die Regulationsfähigkeit des Immunsystems und fördern z. B. die Anfälligkeit für Infektions- und möglicherweise auch für Tumorerkrankungen. Außerdem sind spezielle Hormone bekannt, die erlebnisreaktiv Einfluss auf das Affekterleben haben, z. B. Hypophysen-/Nebennierenrinden-Hormone mit speziellem Einfluss auf das depressive und Angsterleben.

2.4 Traditionelle und neuere Aufgaben

Den Anfang nahm die Psychotherapie, wie schon erwähnt, mit der Hypnosebehandlung von Konversionsstörungen, also körperlich in Erscheinung tretenden Konfliktstörungen, die wir heute zu den somatoformen Störungen zählen. Rasch kam die Behandlung von psychischen Konfliktstörungen, insbesondere von hysterischen und Zwangsneurosen, hinzu. Sie bildete das Forschungsfeld, in dem in der ersten Hälfte des 20. Jahrhunderts die Psychoanalyse entwickelt wurde. Mit dem Aufkommen des psychotherapeutischen Interesses in der Inneren Medizin gewannen Somatisierungsstörungen (Kap. 10) und die Gruppe der klassischen Psychosomatosen (Kap. 12) zunehmend an Bedeutung. Zu-

8 Eine umfassende Übersicht findet sich bei Schiepek (2003), Haken u. Schiepek (2006)

gleich entstand im Arbeitsfeld psychotherapeutisch engagierter Psychiater ein starkes Interesse an der Psychotherapie von Psychosen. Da sie die anfänglichen Erwartungen nicht erfüllte, verlor sie später wieder an Bedeutung.

Um 1950 wandelten sich das Spektrum der Behandlung und der Verfahren in der Psychotherapie. Neben die Psychoanalyse, die bis dahin die beherrschende Behandlungsform war, trat die Verhaltenstherapie. Innerhalb der Psychoanalyse entwickelte sich die Ichpsychologie, durch die der therapeutische Ansatz in Richtung Entwicklungspathologie deutlich verbreitert wurde. Zunehmend kamen nun auch »Grenzfälle« in psychotherapeutische Behandlungen. Seit etwa 1975 bilden Patienten mit schweren Persönlichkeitsstörungen, narzisstischen Störungen und Borderline-Störungen eine immer stärkere Patientengruppe. Heute stellen sie rund die Hälfte der Behandlungsfälle dar.

Als jüngeres Arbeitsfeld entstand die Arbeit mit primär körperlich Kranken mit Problemen bei der Krankheitsbewältigung und psychischen Folgen ihrer Erkrankungen und deren somatologischer Behandlung. Dieser Bereich bildet heute als *somatopsychische Medizin* in verschiedenen somatischen Disziplinen die zweite Säule der Psychosomatik. Weitere aktuelle Aufgaben sind das Krankheits- und Gesundheitsverhalten, Prävention und Rehabilitation und seit inzwischen längerer Zeit die Behandlung von Patienten mit posttraumatischen Störungen, die lange in der Psychotherapie wenig Beachtung gefunden hatten (Kap. 7).

Krankheit und Krankheitsentstehung

1 Psychosoziale Aspekte des Krankseins

Die Weltgesundheitsorganisation beschreibt Gesundheit als einen Zustand des körperlichen, seelischen und sozialen Wohlbefindens, während sie **Krankheit** als Abwesenheit der so verstandenen Gesundheit definiert.

Was als krank und was als gesund betrachtet wird, unterliegt gesellschaftlichen Wertungen und einem historischen Wandel und hängt davon ab, welche Toleranz eine Gesellschaft für Abweichungen von der Norm hat. Je mehr ein Befinden, ein Erleben oder Verhalten als krank definiert wird, desto mehr wird es ausgegrenzt und zur Aufgabe der Medizin. Dabei bilden Krankheit und Gesundheit keine Pole, die sich ausschließen. Es gibt zwischen beiden Zuständen vielmehr Abstufungen und Übergänge. Ob jemand sich krank fühlt, ob und in welchem Ausmaß er darunter leidet und ob er sich in Behandlung begibt, hängt von einer Vielzahl persönlicher Eigenschaften und Einstellungen und von der Haltung und Reaktion der Umgebung ab. Bedeutende individuelle Faktoren sind dabei Empfindsamkeit und Klagsamkeit, Vulnerabilität und Stressresistenz.

1.1 Krankheitsrisiko

Gesundheit ist ein dynamisches Gleichgewicht zwischen körperlichen und seelischen Strukturen und Funktionen im Austausch mit der Umwelt. Das Gesundheitsverhalten dient dazu, dieses Gleichgewicht aufrechtzuerhalten, indem die Betroffenen Störungen ausgleichen oder vorbeugende Maßnahmen ergreifen, auch wenn noch keine Beeinträchtigungen bestehen.

Demgegenüber führt ein Risikoverhalten kurzfristig oder langfristig zur Beeinträchtigung der Gesundheit, vor allem bei den sog. Zivilisationskrankheiten. Risikoverhalten ist z. B. Bewegungsmangel, Fehlernährung, Alkohol- und Nikotinkonsum, Vernachlässigung von Früherkennungsmaßnahmen u. a. Die Ursachen des Risikoverhaltens liegen weniger in fehlender Aufklärung und geringem präventiven Wissen als in bewussten und unbewussten Motiven, wie z. B. in einer Selbstbestrafung oder latenter Suizidalität oder in der Psychodynamik süchtigen Verhaltens.

1.1.1 Psychosoziale Risikofaktoren

Die psychosomatische Forschung hat mit dem Konzept der psychosozialen Risikofaktoren ein Modell der Entstehung und Auslösung von Krankheiten entwickelt, das in gleicher Weise für somatische, psychosomatische und psychische Störungen Gültigkeit hat (▾ Übersicht).

Psychosoziale Risikofaktoren

- Stress, chronische Überforderung, z. B. durch Arbeitsunzufriedenheit und Überlastung am Arbeitsplatz oder durch anhaltende familiäre Probleme
- Belastende emotionale Erlebnisse, kritische Lebensereignisse (Life events), z. B. Verlust nahestehender Menschen
- Chronische Krankheit und Behinderung, Pflegefälle in der Familie
- Ungünstige sozioökonomische Bedingungen, finanzielle Sorgen
- Starke soziale Mobilität, Migration, Flucht und Vertreibung
- Persönlichkeitsmerkmale, insbesondere die sog. Risikopersönlichkeit (s. unten)

Stress

Als generelles Krankheitsrisiko gilt der Stress.[9] Darunter versteht man psychische, psychosoziale und körperliche Belastungen, die das seelische und körperliche Gleichgewicht bedrohen. Sie rufen Stressreaktionen hervor, die von der Intensität und Art des Stressors, von Persönlichkeitsfaktoren und vom persönlichen Umfeld abhängen. Ob damit eine Anpassung gelingt oder ob es zur Manifestation psychischer und somatischer Krankheiten kommt, hängt von der Art und Intensität der Belastungen, von Persönlichkeitsfaktoren und von den Umgebungsfaktoren ab, z. B. vom Ausmaß der sozialen Unterstützung.[10]

Die Verknüpfung zwischen äußerer Stressbelastung, innerer Disposition und Krankheitsmanifestationen wird durch konstitutionell angelegte Stressbewältigungsprogramme geregelt. Diese werden durch die Erfahrungen in den frühen Entwicklungsjahren ausgeformt. Dabei scheinen insbesondere traumatische und Trennungserfahrungen Beeinträchtigungen zu bewirken.

Solche Programme wurden beispielhaft in der *Psychoimmunologie*[11] untersucht. Dabei wurde entdeckt, dass über hormonelle und neuronale Übertragungswege eine enge Verknüpfung zwischen affektiven Zuständen und dem Immunsystem besteht. Sie ist die Basis dafür, dass psychisch belastende Zustände das Immunsystem schwächen können. Dadurch können die Betroffenen für Krankheiten anfällig werden – vom banalen grippalen Infekt bis hin zu schwerwiegenden Erkrankungen. Diese Erkenntnisse erklären

9 Selye (1956)
10 Badura (1981)
11 Übersicht bei Klosterhalfen u. Klosterhalfen (1990)

das häufige Zusammentreffen von Krankheit und Belastung, z. B. bei Verlusterlebnissen (Tod und Trauer) und nach Trennungen. Ähnliche Zusammenhänge werden auch für Krebserkrankungen diskutiert, sind dort aber umstritten.

Die Neurophysiologie beschreibt die somatischen Korrelate solcher Reaktionen auf der humoralen und morphologischen Ebene. Dabei hat der Hippocampus als zentrale Schaltstelle des limbischen Systems eine herausragende Bedeutung. Über die Ausschüttung von Stresshormonen (Interleukin, Kortisol) kommt es zunächst zu funktionellen Veränderungen im Gehirn und bei anhaltendem Stress zu dauerhaften, wahrscheinlich organischen Veränderungen. Sie können auch andere Organe, z. B. das Herz-Kreislauf-System betreffen.

Risikopersönlichkeit

Als Risikopersönlichkeiten werden Muster von Einstellungen, Haltungen und Verhaltensweisen beschrieben, die auf lebensgeschichtliche Zusammenhänge, insbesondere auf früh verinnerlichte Beziehungserfahrungen zurückgehen und zu bestimmten Formen von Erkrankungen disponieren. So ist z. B. als Risikopersönlichkeit für die Entwicklung eines chronischen psychogenen Schmerzsyndroms die Schmerzpersönlichkeit (»Pain-prone-personality«) bekannt. Auch bei der Erforschung der koronaren Herzerkrankung (▼Übersicht) wurde eine Risikopersönlichkeit gefunden, der Persönlichkeitstyp *A bzw. das Typ-A-Verhalten*[12]. Dieses ist charakterisiert durch besonders starken Ehrgeiz, Dominanzstreben, Arbeitseifer, beständigen Zeitdruck und die Unfähigkeit, sich zu entspannen.

Kritische Lebensereignisse (*Life events*)

Lebensveränderungen werden zum Krankheitsrisiko, wenn sie weder voraussehbar noch kontrollierbar sind und zu geringe innere und soziale Ressourcen bestehen, um die Beunruhigung oder das Gefühl der Bedrohung auszugleichen, das mit gravierenden Veränderungen des Lebens sehr häufig verbunden ist. Man spricht dann von kritischen Lebensereignissen, sog. *Life events.*[13]

Beispielhaft wurde der Einfluss von kritischen Lebensereignissen in der Herzinfarktforschung untersucht[14]. Danach gehen der Manifestation der koronaren Herzerkrankung häufig belastende Lebensereignisse voraus. Als stärkstes Risiko erscheint dabei der Tod des Ehepartners.

Lebensereignisse können bei entsprechender neurotischer Disposition auch zur Auslösesituation für Konfliktstörungen werden. Maßgeblich ist dabei die subjektive Bedeutung der Lebensereignisse. Als Auslösesituationen wirken sie, wenn sie einen Konflikt wiederholen, den der Betroffene in seiner früheren Entwicklung nicht gelöst und deshalb verdrängt hat. Misslingt die Konfliktlösung auch bei der aktuellen Wiederholung, so können psychische oder somatoforme Störungen entstehen.

Komorbidität

Auch körperliche Erkrankungen können zur Dekompensation der Persönlichkeitsorganisation Anlass geben. Das liegt an der Regression (Kap. 1.3) und an den dadurch provozierten Ängsten und Konflikten. Auf diese Weise kann eine primär körperliche Erkrankung zur Auslösesituation einer psychogenen Störung werden, z. B. ein Herzinfarkt zum

12 Roseman u. Friedman (1977)

13 Siegrist (1980)
14 Siegrist u. a. (1982)

Risikoverhalten und Krankheit am Beispiel der koronaren Herzerkrankung (KHK)

- **Krankheitserscheinungen**
  Die Angina pectoris ist das Leitsymptom der koronaren Herzerkrankung. Sie ist in der Regel gekennzeichnet durch reversiblen, belastungsabhängigen, retrosternalen Schmerz. Er wird – im Gegensatz zum Schmerz bei Herzneurosen (Kap. 10.3.3) – häufig gering bewertet oder dissimuliert. Typische Komplikationen sind myokardiale Insuffizienz, rhythmogener (Sekunden-)Herztod und Herzinfarkt.
- **Epidemiologie**
  Die KHK betrifft ca. ein Prozent der Bevölkerung. Über die Hälfte der Männer über 45 Jahre haben eine Koronarsklerose.
- **Psychosomatische Faktoren**
  Die Koronardurchblutung wird durch emotionale Belastungen und Risikoverhalten beeinträchtigt. Das Verhalten entspricht dem sog. Typ A. Psychodynamisch lässt es sich als eine Abwehr von Abhängigkeits- und Hingabewünschen und als Schutz vor narzisstischer Kränkung verstehen. Daneben bestehen weitere psychisch (mit)bedingte Risikofaktoren: Rauchen, Hypertonie, Übergewicht, hektische Lebensweise und deren Folgen. Infarktauslösend sind oft psychosoziale Situationen, die als Niederlagen, Verluste (z. B. Todesfälle) und narzisstische Kränkungen erlebt werden.
- **Therapeutische Beziehung**
  Sie ist im chronischen Krankheitsstadium durch leichte Kränkbarkeit, Angst vor Abhängigkeit und Dissimulation gekennzeichnet. Beim akuten Infarktpatienten richten die Patienten Wünsche nach Geborgenheit, Stützung und Trost auf den Arzt bzw. klinischen Psychologen. Allerdings sind sie oft hinter einer Abwehr der Verleugnung verborgen und schwer zu erkennen.
- **Psychotherapie**
  Therapeutisch stehen bei chronisch Koronarkranken die Aufklärung, Förderung der Compliance, Entspannungsmaßnahmen und verhaltensmedizinische Beeinflussung des Lebensstiles im Vordergrund. Beim akut Kranken müssen die fast immer vorhandene reaktive Depression und Angst durch stützende Gespräche aufgefangen und ggf. konfliktzentriert aufgearbeitet werden. In der Rehabilitation können psychotherapeutisch geführte »Koronar«-Gruppen dazu beitragen, dass hypochondrische Ängste abgebaut werden und die Verleugnung von Ängsten und Depressionen gemildert wird.

Initiator einer Angststörung. Man kann diese Störungen als *sekundäre neurotische Störungen* bezeichnen.

Komorbidität von psychischen und körperlichen Störungen und Erkrankungen ist relativ häufig.[15] Wenn man das Problem rein phänomenologisch, d. h. unabhängig von der Genese betrachtet, dürften zwischen 10 und 20 Prozent der Patienten mit chronischen körperlichen Erkrankungen zugleich psychische bzw. psychosomatische Störungen aufweisen. Diese Komorbidität ist bedeutungsvoll, weil die Patienten vor einer doppelten Bewältigungsaufgabe stehen, welche doppelte psychische Anpassungsarbeit erfordert.

Die Beurteilung der Komorbidität ist kompliziert, weil die Ätiologie sich oft schwer einschätzen lässt. Dabei kommen verschiedene Möglichkeiten in Betracht:

15 Kleese u. a. (2008)

- *Reine Koinzidenz* besteht, wenn keine plausible Verknüpfung zwischen beiden Erkrankungen zu erkennen ist.
- Bei einer *sekundären neurotischen Störung* besteht hingegen eine Verknüpfung in dem Sinne, dass die körperliche Erkrankung als psychodynamisch spezifische Auslösesituation fungiert und die psychische Dekompensation bewirkt. So kann ein Herzinfarkt eine depressive Störung triggern.
- Bei *somatopsychischen Störungen* besteht ebenfalls eine kausale Verknüpfung. Hier erscheint die psychogene Störung als Reaktion auf eine körperliche Erkrankung, die nicht bewältigt werden kann. Beispiele sind depressive Reaktionen nach einer Krebsdiagnose oder Brustamputation. Im Unterschied zur sekundär neurotischen Störung besteht hier aber keine neurosenspezifische Disposition.
- Als weitere Möglichkeit ist die *psychosomatische Ätiologie* zu bedenken: So kann eine Depression im Zusammenwirken mit körperlichen Krankheitsfaktoren und einem belastenden Life event eine körperliche Krankheit im Sinne einer Psychosomatose hervorrufen, z. B. ein Magengeschwür.
- Schließlich sind auch *symptomatische psychische Störungen* in Betracht zu ziehen. Psychische Störungen können nämlich auch durch pathophysiologische Prozesse hervorgerufen werden. So gibt es symptomatische Depressionen und Angstzustände als Folge von Entgleisungen der hormonellen Steuerung (Hypo- und Hyperthyreose) oder durch Toxine (z. B. in der Rekonvaleszenz nach Infektionen).

1.2 Krankheitsbewältigung – Das Coping-Konzept

Man versteht unter **Coping** (*to cope* [engl.] umgehen mit, bewältigen) das bewusste bzw. bewusstseinsnahe Bemühen, psychische Belastungen, die im Zusammenhang mit Krankheiten auftreten, emotional, kognitiv und durch Handeln zu bewältigen.

Krankheitsbewältigung und Krankheitsverlauf stehen in einer Wechselwirkung zueinander: Die Art und Effizienz der Krankheitsbewältigung wirkt sich auf den Verlauf der Krankheit aus; umgekehrt führen bestimmte Einbrüche im Verlauf der Krankheit zu neuen Bewältigungsaufgaben. Wichtige krankheitsbedingte Belastungen, d. h. wichtige Bewältigungsaufgaben, sind:

- Veränderungen der Unversehrtheit des Körpers und des Wohlbefindens
- Änderungen im Selbstbild und Körperschema, Verlust von Autonomie und Kontrolle über den Körper und die Situation
- Störungen des emotionalen Gleichgewichts, Gedanken an Tod und Sterben
- Verunsicherung hinsichtlich der sozialen Rollen und Aufgaben
- Notwendige soziale Anpassungsleistungen, Sorgen um den Arbeitsplatz

Subjektive Krankheitstheorie

Einen bedeutenden Einfluss auf die Krankheitsbewältigung hat die Vorstellung der

Betroffenen von Krankheitsursachen und der Funktion ihrer Krankheit sowie die Bedeutung, die sie ihr zuschreiben (attribuieren). Die subjektive Krankheitstheorie steht oft im Widerspruch zum medizinischen Krankheitsverständnis und auch zum rationalen Wissen der Betroffenen. Sie ist teils bewusst, großenteils aber unbewusst. Indem sie das Krankheitsverhalten beeinflusst, ist sie auch eine Einflussgröße auf den Krankheitsverlauf und das Ergebnis des Bewältigungsprozesses.[16]

In der subjektiven Krankheitstheorie schlagen sich persönliche Erfahrungen und Kenntnisse sowie familiäre und soziokulturelle Werthaltungen nieder. Dabei können einer Krankheit verschiedene Bedeutungen zugeschrieben werden: Selbstbestrafung, Auflehnung, Entlastung, Verlust oder Bedrohung u.v.a. Diese Zuschreibungen werden aus der Persönlichkeit des Betroffenen verständlich und können oft aus seiner Lebensentwicklung heraus nachvollzogen werden.

1.2.1 Bewältigungsprozess und Bewältigungsformen

Eine Krankheit bedeutet demnach nicht nur eine Störung des körperlich-seelischen Gleichgewichts, sondern oft auch einen Verlust von Möglichkeiten und Fähigkeiten. Sie wirkt innerseelisch dann wie ein Verlusterlebnis und löst eine Art Verlust- bzw. Trauerarbeit aus, einen Prozess, der phasenhaft verläuft. Er wird als *Bewältigungsprozess*[17] bezeichnet. Wenn die Bewältigung misslingt, treten Symptome auf, die als somatopsychische Anpassungsstörung (Kap. 6.2.2) bezeichnet werden. Phänomenologisch betrachtet, handelt es sich dabei zumeist um depressiv-ängstliche Symptome bzw. Somatisierungsstörungen.

Die Bewältigungsprozesse haben demnach eine kognitive, eine affektive und eine handlungsbezogene Dimension. Man unterscheidet dabei verschiedene Bewältigungsformen[18], z. B. die Verleugnung einer Krankheit, Schuldzuweisungen an andere, Rückzug und Resignation, aktives Zupacken oder die Haltung Bewahren. Sie lassen sich zu drei typischen Bewältigungsstilen zusammenfassen: Verleugnung, aktive Auseinandersetzung und depressiver Rückzug.

An der Bewältigung einer Krankheit sind auch psychodynamische Faktoren beteiligt. So ist die Art und Weise, wie man mit einer Krankheit umgeht, z. B. davon abhängig,

- welche *subjektive Bedeutung* man ihr zuschreibt (subjektive Krankheitstheorie): ob man in ihr eine gerechte Bestrafung sieht oder eine »unverdiente Bestrafung«, eine Gefährdung der Sicherheit und Anerkennung usw.,
- welche *früheren Erfahrungen mit Krisen und Krankheit* man gemacht hat: So kann eine Erkrankung wie eine Retraumatisierung nach früheren unverarbeiteten Verlusterlebnissen wirken,
- welche Erfahrungen mit *hilfreichen Beziehungen* man in seinem Leben gemacht hat.

Dieser psychodynamische Einfluss auf das Bewältigungsverhalten ist im Allgemeinen unbewusst und dient in seinen verschiedenen Formen der Abwehr (Kap. 2.1.2) von unbewussten Ängsten, die im Zusammenhang mit Krankheiten entstehen. Sie stellen, neben den äußeren Belastungen, eine zusätzliche Bewältigungsaufgabe dar.

16 Verres u. a. (1985)
17 Lazarus (1966)
18 Z. B. die Berner Bewältigungsformen (BeFo) von Heim (1988)

Bewältigung und Abwehr[19]

Bewältigung und Abwehr beschreiben ähnliche und teilweise sogar identische Vorgänge aus der Sicht verschiedener theoretischer Konzepte: Das Abwehrkonzept stammt aus der Psychoanalyse, das Bewältigungskonzept aus der Verhaltensmedizin. Dadurch ergeben sich begriffliche Unklarheiten, die auch durch eine Gegenüberstellung wie die folgende nicht endgültig aufzuheben sind. Es bleibt eine Unschärfe der Abgrenzung, die bei der Verleugnung besonders deutlich ist.

- *Bewältigungs- oder Copingverhalten* (▾ Übersicht) zielt auf bewusste Erlebnisse ab, z. B. erlebte Behinderung oder bewusste Todesangst. Es trägt dazu bei, diese Erlebnisweisen zu lindern, ohne dass sie im engeren Sinne unbewusst werden. Sie sind, selbst wenn die Betroffenen nicht ständig daran denken, an sich bewusstseinsfähig bzw. erinnerbar. Die Bewältigungs- oder Copingmechanismen sind mehr oder weniger bewusst eingesetzte Denk-, Empfindungs- und Verhaltensstrategien.

Wichtige Bewältigungsformen (Copingstrategien)

- Verleugnung der Krankheit
- Sich ablenken
- Zupacken
- Schuldzuweisung an andere
- Rückzug und Resignation
- Dissimulieren von Krankheitserscheinungen
- Problemanalyse
- Haltung bewahren
- Gefühlsisolation: Nichtwahrnehmen von Gefühlen

- *Abwehr* (Kap. 2.1.2) richtet sich dagegen auf unbewusste Erlebnisinhalte, z. B. unbewusste Affekte, Phantasien oder Konflikte. Sie sorgt dafür, dass das Unbewusste auch unter besonderen Belastungen und Provokationen unbewusst bleibt. Die Abwehrprozesse selbst – Verdrängung, Projektion, Spaltung usw. – werden aus psychoanalytischer Sicht der psychischen Instanz des Ich zugeschrieben. Sie sind als solche unbewusst. Allerdings können Prozesse wie Verdrängung und Verleugnung auch als bewusste Strategien eingesetzt werden. Dann wären sie, streng systematisch betrachtet, als Bewältigungsmechanismen zu bezeichnen.

Verleugnung

Die Verleugnung spielt sowohl beim bewussten Bewältigungsverhalten als auch bei der Abwehr von krankheitsbedingten unbewussten Ängsten und Konflikten eine wichtige Rolle. Man versteht darunter, dass Gefährdungen oder Beeinträchtigungen, z. B. durch eine bedrohliche Erkrankung, einfach nicht anerkannt werden, obwohl die Betroffenen darüber Bescheid wissen. Sie geben sich in ihren Einstellungen, Gefühlen und in ihrem Verhalten so, als wüssten sie gar nichts davon.

Die Verleugnung beeinflusst in vielfältiger Weise die therapeutische Beziehung und den Umgang mit Aufklärung, Behandlungsmaßnahmen und Vorschriften. Sie kann unterschiedlich umfassend sein. Man unterscheidet deshalb zwischen *totaler* und *partieller* Verleugnung.

Bei Patienten mit lebensbedrohlichen Krankheiten ist ein *Middle Knowledge* zu beobachten: Die Betroffenen befinden sich in einem Zustand zwischen Wissen und Nichtwissen um ihre Krankheit; dieser ermöglicht es ihnen, wechselnde und unterschiedlich starke Angstzustände zu regulieren. Ein besonderes Problem ist die Wiederverleugnung

19 Vgl. Haan (1977), Kächele u. Steffens (1988)

(Re-denial), wenn Patienten, die bereits mehrfach und offen über ihre Erkrankung informiert worden sind, sich so verhalten, als hätten sie kein Wissen von der Bedrohlichkeit ihrer Situation. Diese Form der Verleugnung ist unabhängig vom Ausmaß der Aufklärung des Patienten.

Bewältigungsergebnis

Die Annahme, dass die Qualität des Bewältigungsergebnisses im Sinne des *Good Coping* davon abhängt, welche Art von Erkrankung bewältigt werden muss, wird im Allgemeinen nicht bestätigt. Stattdessen ist das Ausmaß der Beeinträchtigung im Krankheitsverlauf für das Bewältigungsergebnis ausschlaggebend. Außerdem hängt das Bewältigungsergebnis von der Persönlichkeit der Betroffenen ab.

Bis zu einem gewissen Grad ist ein aktives Bewältigungsverhalten, bei dem der Betroffene sich mit der Krankheitssituation bewusst auseinandersetzt, einem passiven Bewältigungsstil überlegen. Ein gewisses Maß an Passivität und Krankheitsverleugnung begünstigt aber das subjektive Befinden. Eine ständige bewusste Auseinandersetzung mit einer Krankheit führt hingegen, besonders bei chronischen Verläufen, zu einer zunehmenden Einengung des Gefühlslebens.

Für behandelnde Ärzte und klinische Psychologen besteht bei der Betreuung von Patienten mit chronischen Krankheiten also eine besondere Aufgabe darin, einzuschätzen, ob es für die Betroffenen besser ist, sich vertiefend mit ihrem Schicksal zu beschäftigen und z. B. über den Sinn ihrer Krankheit nachzudenken, oder ob es nicht hilfreicher für sie ist, sich abzulenken und ablenken zu lassen und an positive Aspekte ihres verbleibenden Lebens und ihrer Vergangenheit zu denken.

1.2.2 Krankheitsbezogene Bewältigungsaufgaben

Mit den Errungenschaften der modernen Medizin ergeben sich auch neue Herausforderungen, die das Bewältigungsvermögen der Patienten auf die Probe stellen. Lange Krankheitsprozesse, anhaltende Behinderungen, einschränkende Dauerbehandlungen oder eingreifende Operationen können die Kräfte auf längere Sicht erschöpfen und somatopsychische Störungen (Kap. 6.2.2) hervorrufen. Um Patienten bei der Verarbeitung und Bewältigung ihrer Krankheiten zu unterstützen, sind in den letzten Jahrzehnten verschiedene somatopsychische Arbeitsfelder entwickelt worden (▾ Übersicht). Hier können nur einige der Aufgaben angedeutet werden, die sich daraus für die Psychotherapie und Psychosomatik ergeben (vgl. auch Kap. 20.1).

Somatopsychische Arbeitsfelder

Spezifische interdisziplinäre Bereiche

- Psychoendokrinologie
- Psychoonkologie
- Psychonephrologie
- Palliativmedizin
- Intensivmedizin

Psychosoziale Beratung

- Schwangerschaftsberatung, Fertilitätsberatung
- Bluterberatung, Hämophilieberatung
- Immunberatung, HIV-Aids-Beratung
- Koronarberatung, Infarktberatung
- Krebsberatung, Tumorberatung
- Stoffwechselberatung, Diabetikerberatung

Intensivmedizin

Patienten, die im Rahmen der Intensivmedizin behandelt werden, stehen vor einer Vielzahl von Belastungen. Der Grund zur Intensivbehandlung ist im Allgemeinen eine bedrohliche Erkrankung, die Angst und Schrecken verursacht. Manchmal sind die psychischen Funktionen, die eine Orientierung und Bewältigung erleichtern könnten, durch Narkosefolgen, Traumafolgen oder komatöse Zustände geschwächt. Oft war die Behandlung ganz unerwartet und plötzlich notwendig geworden. Die ungewohnte Umgebung mit unbekannten Apparaten, fremden Menschen und verwirrenden Vorgängen führt zur Verunsicherung. Diesen Belastungen kann man nur schwer entgegenwirken. Wichtige Hilfen sind Kontaktangebot, Zuwendung und Information. Hilfreich sind insbesondere auch möglichst enge Kontakte zu Angehörigen und Freunden, die der Einsamkeit und Not der Patienten, allein schon durch Anwesenheit und Vertrautheit, begegnen können.

Dialysebehandlung

Bei Patienten, die wegen schwerwiegender Nierenerkrankungen auf eine Dialyse angewiesen sind, führt die langfristige Abhängigkeit von der »Maschine« zu umfangreichen psychischen Problemen. Der Verlust oder zumindest die Einschränkung der Nierenfunktionen ruft Sorge, Depression und Trauer hervor. Das Angewiesensein provoziert aggressive Einstellungen gegen die »Maschine« und das Betreuungspersonal. Die Folgen der Beeinträchtigungen im persönlichen und beruflichen Bereich, wie Resignation, körperliche und sexuelle Einschränkungen, Berentung, wirtschaftliche Sorgen, Rückzug aus dem sozialen Aufgabenfeld u. v. a. sind lang dauernde Belastungen. Es entstehen dadurch nicht selten somatopsychische Anpassungsstörungen mit Depressivität, Angst und vegetativen Beschwerden. Als Folge anhaltender Belastungen können sich Gleichgültigkeit und Complianceprobleme bezüglich der Dialysebehandlung entwickeln. Die psychotherapeutischen Aufgaben sind langfristig und mühevoll. Wichtig ist die Stabilität und Kontinuität der Betreuung. Problemklärungen, Stützung und Aktivierung des Patienten sind die wichtigsten inhaltlichen Aspekte.

Operationen

Der Eingriff in die körperliche Intaktheit und Integrität stellt eine tiefe Verunsicherung und eine nachhaltige Störung des Sicherheitsgefühls dar. Operationen provozieren daher in der präoperativen Phase tiefe Ängste. Sie werden teilweise verleugnet und durch Übergefügigkeit verdeckt, teilweise aber auch als Angst und Verzweiflung offen gezeigt oder sogar als Aggressivität gegen Ärzte, Pflegepersonal oder Angehörige gerichtet. Eine angemessene verständnisvolle Zuwendung und eine sachgerechte Information über das geplante Vorgehen und die erwarteten Folgen, Beruhigung und Anregungen zur Entspannung können dieser präoperativen Reaktion vorbeugen oder sie mäßigen. Neurotische Entwicklungen und Konflikte können sie aber auch verstärken. In solchen Fällen können gezielte psychotherapeutische Explorationen und Interventionen hilfreich sein, in denen subjektiv belastende Bedeutungen eines Eingriffs (Vorerfahrungen, Vorbilder, Schuldkonflikte und Selbstbestrafungstendenzen usw.) aufgedeckt und besprochen werden.

Postoperativ besteht die Aufgabe, sich an die Situation als Operierter anzupassen. Die Operationsfolgen, z. B. Verlust von Organen oder Funktionen und die damit verbundenen Einschränkungen, müssen wahrgenommen, realistisch eingeschätzt und schließlich betrauert werden. Dieser Prozess braucht Zeit. Viele Menschen brauchen eine längere Phase der Verleugnung, um sich der neuen Situation überhaupt zuwenden und sie ertragen zu können.

Unterstützung bei der Bewältigung

Das Bewältigungsverhalten stellt im Allgemeinen den subjektiv bestmöglichen Umgang eines Kranken mit seiner Krankheit dar. Es ist eine kreative Leistung, die akzeptiert und respektiert werden sollte, auch wenn sie nicht unbedingt den persönlichen Vorstellungen des Behandlers entspricht. Unter bestimmten Voraussetzungen sind aber psychotherapeutische Interventionen erforderlich, um Bewältigungsversuche zu verbessern: Wenn das Bewältigungsverhalten selbstschädigend erscheint und z. B. notwendige diagnostische oder therapeutische Maßnahmen vermieden werden oder wenn es mit starken somatopsychischen Anpassungsstörungen verbunden ist.

Oft steht ein Arzt oder Psychologe, der psychisch belastete körperlich Kranke begleitet, vor der Frage, welche Patienten »Problempatienten« und welche »einfache« Patienten sind: Ein ruhiger, willfähriger Patient mag zwar »bequem« im Umgang sein, kann aber aufgrund seiner depressiven Verarbeitung zu einer resignativen Hinnahme seiner Krankheit gelangen, die ihm eine aktive Bewältigung erschwert. Dagegen kann ein Patient, der gegen seine Krankheit ankämpft, als sehr »schwierig« erscheinen, wenn er den Arzt oder Psychologen als einen Repräsentanten seiner Ängste und Verluste erlebt und einen Teil seiner Auseinandersetzung mit der Krankheit auch gegen diese richtet.

1.3 Die therapeutische Beziehung

Während die psychologische Betreuung von Klinikpatienten früher eine integrierte Aufgabe der Arztrolle war, ist sie in den letzten 20 Jahren mehr und mehr in die Hände klinischer Psychologen übergegangen. Das **Konzept der therapeutischen Beziehung** beschreibt nun, wie Patienten und ihr Arzt oder betreuender klinischer Psychologe miteinander in Beziehung stehen und welche Prozesse dabei eine Rolle spielen.

Die Beziehung zwischen einem Kranken und seinem Behandler wird von beiden Beteiligten gemeinsam gestaltet. Dabei kommen bewusste und unbewusste, individuelle und soziale Vorerfahrungen, Stile und Rollenvorgaben zum Tragen. Medizinsoziologisch betrachtet besteht die Beziehung aus einem Zusammenspiel zwischen der Krankenrolle und der Rolle des Arztes[20] bzw. Psychologen. Diese Rollen sind zueinander komplementär.

Die therapeutische Beziehung wird von der Art der Persönlichkeiten geprägt, die in der Begegnung zusammentreffen (Empathie, Klagsamkeit usw.). Dabei kommt auch der soziale Hintergrund der Einzelnen zum Tragen. Es macht einen Unterschied aus, ob ein Arzt oder Psychologe eine Bäuerin oder einen Industriemanager untersucht. Ebenso spielt der Kontext der Begegnung eine Rolle. Ein Untersuchungsgespräch auf der Intensivstation wird sich anders gestalten als in der Landarztpraxis oder einer psychoanalytischen Fachpraxis. Schließlich betrifft der Wandel sozialer Normen der letzten Jahrzehnte auch die therapeutische Beziehung.

20 Parsons (1951)

Diese war früher von einem starken hierarchischen Gefälle bestimmt, in dem der Arzt als »Halbgott in Weiß« eine unanfechtbar überlegene Position hatte, während der »aufgeklärte Patient« und sein Behandler heute viel stärker in einem partnerschaftlichen Verhältnis zueinander stehen.

Deskriptiv lässt sich die therapeutische Beziehung auf zwei verschiedenen Ebenen beschreiben:

- *Die Sachebene* bezieht sich auf den Inhalt (das Was) von Informationen. Auf dieser Ebene beurteilt der Behandler als Experte den Kranken und die Krankheit aufgrund der Symptome und der körperlichen und seelischen Befunde. Daraus ergeben sich therapeutische Maßnahmen, die mit dem Patienten besprochen werden.
- *Die Beziehungsebene* bezieht sich auf den Modus (das Wie) des Informationsaustausches. Sie ist stark von Gefühlen und Empfindungen geprägt. Auf dieser Ebene sind nicht nur bewusste Eigenschaften, Einstellungen, Erlebnis- und Verhaltensweisen beteiligt, sondern auch unbewusste und irrationale Gefühle, Phantasien und Beziehungsmuster, die mit den realen Personen unmittelbar wenig zu tun haben, sondern unter dem Druck der Krankheitssituation auf die therapeutische Beziehung übertragen werden.

Die Patientenrolle

»Patienten-« bzw. »Krankenrolle« ist ein medizinsoziologischer Begriff. Er beschreibt die psychosozialen Vorgaben, die sich für Betroffene aus einem Krankheitsgeschehen ergeben. Danach ist ein Kranker vorübergehend von seinen normalen sozialen Verpflichtungen befreit. Er wird weitgehend von der Verantwortung für sein Kranksein entbunden und hat dafür die Verpflichtung, alles zu tun, um gesund zu werden, d. h. speziell, mit dem Behandler zu kooperieren.

Seine Bereitschaft, sich an die Anweisungen des Arztes oder Psychologen zu halten und mit ihm zu kooperieren, wird als *Compliance* bezeichnet. Sie ist ein Ausdruck des Umgangs mit der eigenen Krankheit, also des Krankheits- und Bewältigungsverhaltens. Sie ist aber auch ein Ausdruck der Beziehung zum Behandler. Non-Compliance ist meistens ein Zeichen für eine Störung der therapeutischen Beziehung.

Der Kranke genießt einen besonderen Genesungsschutz, z. B. durch die Krankschreibung und die Übernahme der Krankheitskosten durch das Sozialsystem. Die Vorteile, die mit dem Kranksein verbunden sind, z. B. Schonung, Versorgung und Trost, werden als *Krankheitsgewinn* bezeichnet. Er ist notwendig, um im Schutze der sozialen Entlastungen und Gratifikationen die Genesung zu fördern. Er kann aber auch dazu führen, dass der Kranke unbewusst an seiner Erkrankung festhält, um die Sicherheit, welche die Krankenrolle gewährt, nicht zu verlieren.

Die Anpassung an eine chronische Krankheit wird von der Medizinsoziologie als *Patientenkarriere*[21] beschrieben. Damit ist das Krankheitsgeschehen als psychosozialer Prozess gemeint. Er führt zu einer Veränderung des Selbstbildes und des Lebens des Kranken, der in einen ständig enger werdenden Bezug zum medizinischen Versorgungssystem tritt. Mit einer medizinischen Diagnose wird dem Patienten eine bestimmte Rolle, also ein durch Normen geregeltes Verhalten vorgegeben, in das er im Verlaufe seiner Patientenkarriere hineinwächst. Das gilt für somatische, psychische und psychosomatische Krankheiten in gleicher Weise.

Die Behandlerrolle

Die ärztliche bzw. klinisch psychologische Tätigkeit ist mit einem definierten Rollenver-

21 Gerhardt (1986)

halten verbunden. Vom Behandler wird z. B. erwartet, dass er sein Bestes zur Heilung oder Linderung der Beschwerden des Patienten beiträgt, den Patienten unabhängig von seiner Person behandelt, eine affektive Neutralität wahrt, d. h. den Patienten nicht zur emotionalen Befriedigung eigener Bedürfnisse gebraucht, und seine eigenen Interessen hinter denen des Patienten zurückstellt und sich damit am Wohl der Gemeinschaft orientiert.

Dieses professionelle Rollenverhalten beschreibt ein Idealbild des Arztes und gilt auch für den klinisch tätigen Psychologen. Innerhalb dieser normativen Beziehung gibt es immer auch eine persönliche Beziehung zwischen Behandler und Patient, in der bewusste und unbewusste individuelle Beziehungsmuster wirksam werden. Sie kann unter psychodynamischen Aspekten betrachtet werden: Die Art und Weise, wie der Patient und sein Behandler miteinander umgehen, zeigt, wie sie Beziehungen gestalten, erleben und welche früheren Erfahrungen sie bewusst und unbewusst in die Beziehung hineintragen. Deshalb wird die Beobachtung der therapeutischen Beziehung in der psychosomatischen Diagnostik auch als ein Zugangsweg genutzt, um die verinnerlichten Beziehungserfahrungen zu erkennen (Kap. 5.2).

Regression der therapeutischen Beziehung: Übertragung, Gegenübertragung und Kollusion[22]

Die therapeutische Beziehung hat neben der sozialen eine innerseelische, psychodynamische Dimension. Sie beruht darauf, dass das Selbsterleben der Betroffenen in der Situation als Patienten bzw. Kranke mit äußeren und inneren Konflikten verbunden ist, mit Ängsten, Phantasien, Reaktivierungen traumatischer Erlebnisse und mit dem Zustand physischer und psychischer Schutzlosigkeit. Dadurch werden Abhängigkeitsbedürfnisse lebendig, die dem Abhängigkeitserleben der frühen Entwicklungsjahre der Kindheit ähneln. Diese »Rückkehr« in entwicklungsmäßig überholte Erlebnis- und Verhaltensweisen wird als Regression bezeichnet.

Im Zustand der Regression erlebt der Kranke sich als Kind. Entsprechend schreibt er den Ärzten, Helfern und dem Pflegepersonal elterliche Funktionen zu, er projiziert bzw. überträgt auf sie die Elternrolle. Sie ist durch Schutz, Fürsorge, Macht, Vorsicht, Misstrauen u. v. a. geprägt. Diese *Übertragung* hängt davon ab, welche Erfahrungen ein Kranker mit wichtigen Beziehungspersonen in der Zeit gemacht hat, als er von ihnen real abhängig war.

Übertragungen lassen sich meist daran erkennen, dass Reaktionen einer Situation nicht angemessen sind und von einem starken emotionalen Druck begleitet werden. Sie sind durch rationale Erklärungen, »Richtigstellungen« und rationale Einsicht wenig zu beeinflussen und durch reale Erfahrungen nur schwer zu korrigieren. Es handelt sich vielmehr um ein Erleben, das durch innere, unbewusste Erfahrungen beeinflusst und motiviert ist. Viele Hoffnungen, Erwartungen, Enttäuschungen, Ängste und Befürchtungen von Kranken enthalten einen solchen irrationalen Übertragungsanteil. Sie können Ursache von Kommunikationsstörungen werden, vor allem dann, wenn sie nicht als Übertragungen erkannt werden.

Unter dem Einfluss von Übertragungseinstellungen verhalten sich Ärzte, Psychologen, Pflegepersonal und natürlich auch Psychotherapeuten, die mit den Patienten zu tun haben, oft genau so, wie es der Übertragung entspricht. Sie verhalten sich »allmächtig«, wenn die Patienten sie idealisieren, oder reagieren verärgert, wenn diese unbewusst eine aggressive Behandlung erwarten (und diese auch provozieren). Die Übertragung wird dann durch eine passende *Gegenübertragung* beantwortet. In der Haltung des

22 Vgl. auch Kap. 16.2

Behandlers vermischen sich solche Gegenübertragungsgefühle mit eigenen Übertragungsdispositionen, die ein Patient im Gegenüber auslöst. Diese Mischung macht es oft schwer, genügende Distanz zu seinen Reaktionen zu bewahren und sorgsam und reflektiert damit umzugehen. Bei der Klärung helfen Fragen wie: Was macht der Patient mit mir? Wie fühle ich mich ihm gegenüber?

Oft kommt es zu einem gar nicht bemerkten Zusammenspiel, zu einer *Kollusion*[23]. Darunter versteht man eine unbemerkte Rollenübernahme von Behandler und Patient (▼Übersicht). Ihr liegen gemeinsame, verdrängte Ängste, Wünsche und Phantasien zugrunde, die durch die Kollusion auch gemeinsam unbewusst gehalten, d. h. abgewehrt werden. Die Vorgaben der Kranken- und Helferrolle leisten der Kollusion im medizinischen Versorgungssystem Vorschub. Sie versetzen den Patienten in die eher passiv-hilfsbedürftige und den Behandler in die aktiv-steuernde Position.

Häufige Kollusionsmuster der therapeutischen Beziehung

- **Orale Kollusion**
  Der besonders bedürftige Patient lässt sich von einem überfürsorglichen Behandler bemuttern.
- **Anal-sadistische Kollusion**
  Der Patient unterwirft sich dem autoritär-dominierenden Behandler.
- **Phallische Kollusion**
  Der Patient bewundert den charmant-verführerischen Behandler.
- **Narzisstische Kollusion**
  Der Patient idealisiert den Behandler, der die Grenzen seiner Möglichkeiten verleugnet.

So entsteht z. B. bei einer gemeinsamen Abwehr der Angst vor Trennung das sog. Helfersyndrom[24]: Die Ambivalenz zwischen Abhängigkeit und Unabhängigkeit wird unbewusst zwischen Patient und seinem »Helfer« in einen regressiven Teil (Abhängigkeit) und einen progressiven Teil (Überlegenheit) aufgespalten und zwischen beiden »verteilt«; der Kranke nimmt dann eine ausschließlich regressiv-abhängige Position ein, der Helfer (Behandler) die progressiv-überlegene. Damit entsteht die Gefahr, dass die Beteiligten sich gegenseitig in ihrer Position fixieren und aneinander festhalten.

Eine tragfähige therapeutische Beziehung ist von mehreren Merkmalen gekennzeichnet:

- Sie hat stützende und suggestive Wirkungen. Man spricht von der »Droge Arzt«[25] und meint damit, dass die Beziehung zum Behandler als einer mächtigen, hilfreichen Übertragungsfigur das am häufigsten verwendete Heilmittel ist.
- Unentbehrliche Beziehungselemente von Seiten des Behandlers sind die Sympathie für seinen Patienten und die Fähigkeit zur Empathie, d. h. zur Einfühlung in seine innere Welt.
- Hinzu kommt die Fähigkeit zur Distanz und zur affektiven Neutralität als Möglichkeit der Regulierung von Nähe und Distanz.

Beziehungen im Krankenhaus

Eine besondere Herausforderung für die Patientenrolle stellt das Krankenhaus dar, in dem die therapeutische Beziehung in ein komplexes Beziehungsfeld eingebunden ist. Dadurch wird eine Aufteilung der verschiedenen Beziehungsaspekte ermöglicht. Typi-

23 Willi (1975); vgl. Kap. 18.2.1

24 Schmidbauer (1977)
25 Balint (1957)

scherweise werden dort die emotional belastenden Anteile bevorzugt auf das Pflegepersonal übertragen, insbesondere auf die Krankenschwestern, während der distanziertere professionell-neutrale Umgang mit Patienten von den Ärzten übernommen wird. Die Integration dieser Beziehungspole ist umso schwieriger, je mehr das Leid eines Patienten Ärzte und Pflegekräfte emotional anrührt. Dann lässt sich eine zunehmende Polarisierung zwischen den Berufsrollen beobachten: eine verstärkte professionelle Neutralität auf Seiten der Ärzte einerseits und ein zunehmendes emotionales Engagement auf Seiten des Pflegepersonals andererseits. Daraus können Konflikte in Behandlungsteams entstehen.

Problempatienten

Patienten, mit denen die Kooperation schwierig ist oder misslingt, werden gern als Problempatienten betrachtet. Sie rufen beim Behandler oft Gefühle der Gereiztheit, der Ohnmacht und Gekränktheit hervor. Zu oft geht man dabei aber davon aus, das Problematische liege allein beim Patienten.

Ein wichtiger Schritt zur Verbesserung der Beziehung ist der Versuch, Gegenübertragungsgefühle des Behandlers zu reflektieren und ggf. zu kontrollieren. Dabei kann das Wissen über die o. a. Kollusionsmuster hilfreich sein. Oft muss man sich von der Idealvorstellung lösen, dem schwierigen Patienten immer helfen zu können. Das fällt besonders schwer, wenn die Anerkennung therapeutischer Grenzen vom Patienten mit Entwertungen des Behandlers beantwortet wird.

Die Probleme der therapeutischen Beziehung, vor allem des Umgangs mit Problempatienten, haben den Arzt und Psychoanalytiker Michael Balint dazu geführt, patientenzentrierte Selbsterfahrungsgruppen einzuführen. Diese *Balint-Gruppen* geben den Teilnehmern eine Gelegenheit, Einsicht in die Übertragungs- und Gegenübertragungsprozesse der therapeutischen Beziehung zu gewinnen. Zu Beginn jeder Balint-Gruppensitzung stellt ein Behandler einen Patienten und seine eigenen Gefühle und Phantasien im Umgang mit ihm vor. Dann sammelt die Gruppe zusammen mit einem Gruppenleiter ihre Phantasien und Einfälle zum Beziehungsgeschehen. Daraus wird ein gemeinsames Verständnis der Beziehungsmuster des Patienten erarbeitet, die sich in der therapeutischen Beziehung darstellen.

Zur Vertiefung empfohlene Literatur

Balint M (1957), Beutel M (1988), Heim E u. Willi J bzw. Willi J u. Heim E (1982), Mitscherlich A (1967), Troschke J v (2004)

2 Erleben und Entwicklung aus psychoanalytischer Sicht

2.1 Psychodynamik und die Verarbeitung von Erfahrungen

Psychodynamik[26] beschreibt die innerseelischen Abläufe, die den Hintergrund des gesunden und gestörten Erlebens und Verhaltens bilden. Sie beruht im Wesentlichen auf der Persönlichkeits- und Krankheitslehre der Psychoanalyse. Diese erforscht das Zusammenwirken zwischen bewussten und unbewussten seelischen Prozessen als Hintergrund des Erlebens und Verhaltens.

2.1.1 Repräsentanzen

Der zentrale Aspekt des psychodynamischen Ansatzes sind die Erfahrungen aus zwischenmenschlichen Beziehungen und ihre Verarbeitung. Mit Erfahrungen ist ein komplexes Geschehen gemeint: wie, d. h. mit welcher Motivation, Erwartung, Gestimmtheit, ein Mensch sich mit anderen in Beziehung setzt, wie diese darauf reagieren, wie diese Reaktionen von ihm wahrgenommen werden, welche Reaktionen sie in ihm und in seinem Verhalten hervorrufen usw. Sie werden als bewusste und unbewusste Erinnerungen Bestandteile der Persönlichkeit: Sie werden verinnerlicht und bilden psychische *Repräsentanzen*. Das sind komplexe innere Arbeitsmodelle, die Vorstellungen von der

26 Vgl. Mentzos (2009)

eigenen Person und von anderen als Leitbilder für das Verhalten[27] enthalten:

- *Selbstrepräsentanzen* sind Vorstellungen von der eigenen Person, dem *Selbst*,
- *Objektrepräsentanzen* sind Vorstellungen von anderen Menschen, d. h. *Objekten*,
- *Beziehungsrepräsentanzen* enthalten die Vorstellungen von Triebwünschen, Affekten und Handlungsabläufen *zwischen dem Selbst und den Objekten*.

Der Aufbau von Repräsentanzen ist eine bestimmte Art der Informationsverarbeitung[28], deren Ergebnis stark von entwicklungsabhängigen Faktoren wie Wahrnehmung, Denken, Abwehrorganisation usw., aber auch von Umgebungsfaktoren wie der Qualität der Beziehungen und Bindungen, in denen man aufwächst, beeinflusst wird. Auch wenn sie in den prägenden Frühphasen der Entwicklung angelegt werden, so werden sie doch das ganze Leben lang umgestaltet. Dabei bilden die ursprünglichen Verinnerlichungen den Kern der Repräsentanzen, während die Umgestaltungen dadurch zustande kommen, dass die alten Verinnerlichungen in ähnlichen Situationen zwar aktiviert werden, jetzt aber mit neuen Erfahrungen verbunden werden und in veränderter Form wieder »gespeichert« werden.

Im Zentrum der Beziehungserfahrungen stehen die *Grundbedürfnisse* nach Sicherheit, Bindung und Autonomie, die Befriedigung von Triebbedürfnissen, das Streben nach Lust und Entspannung, die Abwendung von Angst, Überreizung und Frustration. Die Art und Weise der Verarbeitung dieser Grundbedürfnisse und der Unterstützung, welche die Umgebung dabei bereitstellt, formen die Persönlichkeit, die in einem lebenslangen Prozess fortwährend umgestaltet wird.

Neuere psychoanalytische Konzepte orientieren sich an der Säuglings- und Bindungsforschung und betrachten die Entwicklung des Selbst und der Repräsentanzen als einen *intersubjektiven Prozess*. Dieser beruht auf Interaktionszirkeln zwischen dem Kind und seinen Bezugspersonen und den dabei entstehenden Erfahrungen. Das Selbst entsteht danach aus der Bezogenheit zwischen den Beteiligten und kann auch im Kontext neuer Beziehungserfahrungen umgestaltet werden.

2.1.2 Konflikt

Konflikte (*confligere* [lat.] zusammenstoßen) bezeichnen *unlösbare Gegensätze*, die als Widerstreit zwischen gegenläufigen Motivationen und Bestrebungen erlebt werden. Paradigmatisch dafür sind Triebkonflikte auf der reifen (neurotischen) Entwicklungsstufe, z. B. Konflikte zwischen Begehren und Versagung. Misslungene Konfliktlösungen bilden die Disposition für die Entstehung einer *Konfliktpathologie*.

In einem weiteren Sinne wird auch das *Antinomieerleben* in frühen Entwicklungspositionen unter dem Paradigma einer Konfliktpsychologie betrachtet. Hier handelt es sich aber nicht um eigentliche motivationale Konflikte, sondern um Entwicklungspositionen, die durch phasenspezifische Grundbedürfnisse gekennzeichnet sind, z. B. Bedürfnissen nach Sicherheit, Bindung oder Anerkennung. Die Zurückweisung solcher Bedürfnisse im Verlauf der Entwicklung und eine misslungene Kompensation bilden die Disposition für die *Entwicklungspathologie*.

27 Bowlby (1976), Kernberg (1976)
28 Edelman (1989)

Konflikte und ihre Verarbeitung bei der Konfliktpathologie

Konflikte und ihre Verarbeitung bilden traditionell den Kern der psychodynamischen Betrachtungsweise. Dabei werden das aktuelle Erleben sowie die Persönlichkeit und ihre Entwicklung unter dem Gesichtspunkt betrachtet, wie Konflikte bewältigt werden. Die Verdrängung spielt dabei eine hervorragende Rolle.

Der Ausgangspunkt der psychoanalytischen Konfliktlehre waren die *Triebkonflikte*. In dieser Betrachtungsweise schlagen sich Triebschicksale (gemeint ist das Ergebnis der Verarbeitung von Triebkonflikten) als neurotische Persönlichkeitsstruktur nieder. Diese bildet die Disposition für die Entstehung von Konfliktstörungen im späteren Lebensalter (Kap. 3.2). Nach und nach wurde die Betrachtung auf weitere Konflikte ausgeweitet. Dabei wurden insbesondere Beziehungskonflikte in die Betrachtung mit einbezogen und die Bedeutung von Grundkonflikten (siehe unten) erkannt.

Der Affekt, der mit dem Konflikterleben verbunden ist, ist die *Konfliktangst*. Sie wird durch Konfliktabwehr vermindert und letztlich unbewusst.

Die Inhalte der Erlebnisse, die Konflikte hervorrufen, können sehr unterschiedlich sein. Es handelt sich z. B.

- um nicht verarbeitete Gegensätze zwischen einem Bedürfnis (z. B. nach Sättigung) und seiner Versagung,
- um gegensätzliche Triebregungen oder Gefühle (zerstören versus bewahren; hassen versus lieben),
- um Konflikte zwischen Impulsen und Werten oder Normen (Inzestwunsch versus Inzestverbot; Mordimpuls versus Tötungstabu).

Diese werden dann den Kategorien des psychoanalytischen Persönlichkeitsmodells zugeordnet und als Konflikte zwischen Es und Überich oder zwischen innen und außen beschrieben. Man unterscheidet dabei

- *innerseelische* Konflikte zwischen intrapsychischen Gegensätzen (bzw. Instanzen),
- *zwischenmenschliche* Konflikte als Interessensgegensätze zwischen Individuen,
- *soziale* Konflikte zwischen Gruppen.

Sie können durch Entbehrungen, Stimulierung, Verzichtsforderung, Strafandrohung, Kränkung, Vernachlässigung, unrealistische Werte und Erwartungen, durch Enttäuschungen und Ablehnung u. v. a. hervorgerufen werden, die als solche im Ich bewusst oder unbewusst wahrgenommen und als Konflikte erlebt werden. Aus psychoanalytischer Perspektive betrachtet man Konflikte demnach vorrangig in der intrapsychischen Dimension, d. h. man untersucht z. B. die Beziehung zwischen dem Ich und dem Überich als Repräsentation eines zwischenmenschlichen Konfliktes.

Solche Konflikte sind ein unvermeidlicher Faktor des Lebens und der menschlichen Entwicklung. Sie stellen eine Chance für Wachstum und Reifung dar. Wenn sie allerdings unlösbar sind bzw. wenn ihre Lösung durch ungünstige Einflüsse, z. B. durch eine uneinfühlsame Erziehung, behindert wird, dann werden sie verdrängt und stellen eine ernsthafte Gefahr für das innere Gleichgewicht und die weitere Entwicklung dar. Verdrängte ungelöste Konflikte bilden ein Risiko für die Entstehung einer Konfliktstörung. Diese Konstellation wird auch als *Konfliktpathologie* beschrieben, ein Begriff, der in diesem Buch vorrangig verwendet wird.

Das Konzept von Krankheiten als Konfliktfolge[29] setzt allerdings ein reifes oder zumindest mittleres strukturelles Entwicklungsniveau und ein konsolidiertes Ich und

---

29 Mitscherlich A (1969)

Überich voraus. Sonst können Konflikte als solche im Ich gar nicht wahrgenommen und weiterverarbeitet werden. Insofern gilt dieses Konzept nur für Konfliktstörungen im Sinne klassischer Neurosen, also für die Konfliktpathologie.

Konflikte bei der Entwicklungspathologie

In den Frühphasen der Entwicklung ist ein konsolidiertes Ich noch nicht vorhanden. Hier fehlen die strukturellen Voraussetzungen für ein Konflikterleben im Sinne der Persönlichkeitslehre der Psychoanalyse, d. h. Konflikte werden noch gar nicht begrifflich, semantisch und szenisch gefasst. Dazu fehlen wichtige Funktionen des Ich, insbesondere die Mentalisierung und Symbolisierung. Die Betrachtung richtet sich deshalb auf den erlittenen Mangel, auf Entbehrungen, auf die unzureichende Förderung von Entwicklung, auf ungenügende Entwicklungsbedingungen und auf traumatische Erfahrungen. Sie wirken nachhaltig auf die Persönlichkeitsentwicklung ein. Wir sprechen daher von einer *Entwicklungspathologie.*

Unter dem Einfluss der traditionellen psychoanalytischen Konfliktpsychologie werden auch diese Konstellationen häufig unter dem Vorzeichen der Konfliktverarbeitung betrachtet. Zentrale Entwicklungsthemen und die dem Leben innewohnende Antinomie werden dann als *Grundkonflikte* beschrieben. Hier handelt es sich, wie bereits gesagt, jedoch nicht um motivationale Konflikte, sondern um Entwicklungspositionen, die durch phasenspezifische Grundbedürfnisse gekennzeichnet sind (▾ Übersicht).

Sog. Grundkonflikte[30]

- **Grundkonflikt der Nähe**
  Wunsch nach Nähe vs. Angst vor Überwältigung
- **Grundkonflikt der Bindung (Depressiver Grundkonflikt)**
  Verlangen nach einem haltgewährenden, idealen Objekt vs. Objektenttäuschung, -entwertung, -vermeidung
- **Grundkonflikt der Autonomie**
  Autonomiewunsch vs. Objektverlustangst
- **Grundkonflikt der Identität**
  Bedürfnis, eigene Identität zu leben vs. Anpassung an Erwartungen und Verbote anderer

Das Ergebnis der frühen Bewältigungsprozesse der entscheidenden Entwicklungspositionen schlägt sich in der Persönlichkeitsorganisation als mehr oder weniger gelungene Integration von Selbst- und Objektrepräsentanzen und als Verfügbarkeit über Ichfunktionen nieder. Es bestimmt darüber, welches strukturelle Entwicklungsniveau für das Erleben und Verhalten eines Menschen maßgeblich wird. Wenn die Grundbedürfnisse nicht angemessen beantwortet werden, entsteht die Entwicklungspathologie, die nicht auf Konfliktursachen im eigentlichen Sinne zurückgeführt werden kann, sondern auf eine unzureichende Integration und ichstrukturelle Defizite. Die daraus resultierenden psychosozialen Beeinträchtigungen sind danach nicht Folge von primären, reaktualisierten Konflikten, sondern sekundäre Folgekonflikte struktureller Störungen.

30 Rudolf (2004); vgl. auch die »überdauernden Konflikte« nach OPD-2, Kap. 5.3.2

Abwehr und Abwehrmechanismen

Die Prozesse, die eingesetzt werden, um überwältigende Erfahrungen aus dem Feld bewusster und subliminaler Wahrnehmungen auszuklammern, bilden die Abwehr. Sie laufen im Wesentlichen automatisch ab, werden nicht bewusst erlebt und nicht willentlich eingesetzt und gesteuert. Abwehr dient der Bewältigung des konflikthaften, defizitären oder traumatisierenden Beziehungserlebens. Erinnerungen, Phantasien, Bedürfnisse und Impulse, Affekte und Konflikte werden auf diese Weise der Reflexion entzogen; man muss und kann unter dem Einfluss der Abwehr nicht länger darüber nachdenken.

Abwehrmechanismen sind wichtige Ichfunktionen (▼Übersicht). Sie unterliegen im Rahmen der Persönlichkeitsentwicklung auch selbst einem Entwicklungsprozess. Daher unterscheidet man zwischen einer »frühen« Spaltungsabwehr und einer später entstehenden »reifen« Verdrängungsabwehr.

Abwehrmechanismen: Formen der Erlebnisverarbeitung

Ubiquitäre Abwehr (alle Ebenen der strukturellen Entwicklung)

- **Identifizierung**
  Ein Grundmechanismus der Entwicklung, der für die Aneignung von Eigenschaften und Modelllernen notwendig ist. Als Abwehr kommt sie besonders häufig bei hysterischen, depressiven und narzisstischen Pathologien vor. Die Identifizierung mit Personen wirkt sich als Anklammerung aus, die z. B. vor einem Verlust schützen soll. Man kann sich auch mit einzelnen Eigenschaften von jemandem, den man ablehnt, identifizieren, um die Ablehnung nicht zu spüren. Besondere Formen sind:
  - *Die Identifizierung mit den Erwartungen anderer*, die man auch als Unterwerfung bezeichnen kann; häufig bei narzisstischen Störungen zur Sicherung der Zuwendung von anderen.
  - *Die Identifizierung mit dem Aggressor*, bei der man Aggressionen anderer gegen sich selbst wendet. Sie kommt bei der Verarbeitung intensiver destruktiver Erlebnisse vor, z. B. bei der Verarbeitung traumatischer Erlebnisse.
- **Regression**
  Zur Vermeidung von Konflikten und Erfahrungen, die nicht verarbeitet werden können (Traumatisierungen), wird das aktuelle Strukturniveau zu Gunsten früherer Erlebnisweisen aufgegeben. Ein Erwachsener beginnt, sich unbewusst wie ein Kind zu fühlen und zu verhalten. Man unterscheidet Regressionen des Ich (Fühlen, Denken, kognitive Funktionen), der Bedürfnisse, der Bedürfnisbefriedigung, der Objektbeziehungen und Objektverwendung sowie in Hinblick auf körperliche Funktionen (Einnässen). Ein ubiquitärer Mechanismus.
  - Eine besondere Form ist die *Ichregression*. Es werden reife Funktionsweisen des Ich zu Gunsten unreiferer aufgegeben. So wird z. B. die Verdrängungsabwehr als relativ reife Ichleistung durch Spaltungsabwehr ersetzt oder es werden bereits »desomatisierte« Affekte wieder »resomatisiert«. Ichregression kann auch zum Realitätsverlust und zum Verlust des Selbstgefühls führen. Sie ist typisch für die Entwicklungs- und Traumapathologie und für psychosomatische Symptombildungen, kann im Prinzip aber auch bei allen anderen Störungen vorkommen.

- **Verleugnung**
  Die Realität wird zwar kognitiv wahrgenommen, aber nicht anerkannt. Je nach Ausmaß der Verleugnung spricht man von partieller und von totaler Verleugnung. Verleugnung ist ein unspezifischer, ubiquitärer Abwehrmechanismus, der auch als Copingmechanismus bei der Bewältigung von Belastungen vorkommt.

Verdrängungsabwehr (reife, höherstrukturierte Abwehr)

- **Verdrängung**
  Zur Konfliktabwehr wird eine Absicht, eine Vorstellung, ein Impuls oder eine Wahrnehmung vergessen, d. h. unbewusst »gemacht«. Häufiger Mechanismus bei allen höherstrukturierten neurotischen Störungen. Sie bildet den Kern der *hysterischen Dissoziation*.
- **Verschiebung vom Bedeutenden auf Unbedeutendes**
  Die Wut, die sich gegen den Rivalen richtet, wird gegen Unterlegene gelenkt. Verschiebung ist der typische Abwehrmechanismus bei der Phobie.
- **Reaktionsbildung**
  Ein verpönter Impuls (z. B. ausnutzen) wird durch das Gegenteil (helfen) ersetzt. Reaktionsbildung ist ein häufiger Mechanismus bei zwanghaften und depressiven Persönlichkeiten.
- **Gefühlsverdrängung**
  Die Gefühlsreaktionen, die mit Erlebnissen verbunden sind, werden durch *Intellektualisierung, Rationalisierung* (unbewusstes nachträgliches Umdeuten oder Hinzufügen von Motiven) oder *Affektisolierung* (Trennung von Erlebnis und Affekt) unbewusst gemacht. Häufig bei zwanghaften und schizoiden Persönlichkeiten.

Spaltungsabwehr (»frühe«, niederstrukturierte Abwehr)

- **Spaltung**
  Widersprüchliche Wahrnehmungen, Bewertungen und Einstellungen wechseln einander ab und bilden polare Erlebnis- und Reaktionsmuster (»nur-gut/nur-schlecht«). Dadurch entstehen gespaltene Repräsentanzen (Identitätsdiffusion). So gibt es im Erleben z. B. eine Polarität zwischen »nur guten« und »nur schlechten« Beziehungen. Beide Pole können im Erleben miteinander abwechseln. An der Umschlagstelle steht in der Regel ein starkes affektives Erlebnis, z. B. eine Enttäuschung.
  - *Primäre* Spaltung beruht auf einer entwicklungsbedingten Ichschwäche.
  - *Sekundäre* Spaltung ist eine regressive, defensive Wiederbelebung unzureichend entwickelter Integrationsfähigkeit.

  Spaltung ist der zentrale Mechanismus des niederen Strukturniveaus, zumeist verbunden mit Verleugnung, Projektion, projektiver Identifizierung oder Idealisierung/Entwertung. Sie steht in Beziehung zum pathogenetischen Mechanismus der posttraumatischen (s. unten) und zur hysterischen Dissoziation.
- **Idealisierung/Entwertung**
  Ähnlicher Mechanismus wie die Spaltung; er führt jedoch zu einer bei Weitem geringeren Polarisierung des ursprünglichen ganzheitlichen Erlebens und damit zu einer viel geringeren Verzerrung der Realitätswahrnehmung. Typisch für narzisstische Patienten des mittleren Strukturniveaus.

- **Projektion**
  Unerwünschte eigene Erlebnisse werden unbewusst einem Anderen zugeschrieben, um das Selbstgefühl zu stabilisieren. Dadurch wird die Wahrnehmung von anderen verzerrt. Häufig bei schizoiden, hysterischen und Borderline-Persönlichkeiten.
- **Projektive Identifizierung**
  Andere Personen werden durch Manipulation dazu gebracht, so zu fühlen, wie man sich selbst fühlt. Auf diese Weise kann man sich damit von Anteilen in sich selbst distanzieren, die man nicht wahrhaben will, und sie beim Anderen bekämpfen. Die Manipulation ist im Allgemeinen bewusst, nicht aber der damit verbundene defensive Zweck. Es handelt sich um einen typischen Borderline-Mechanismus.
  In der normalen Entwicklung ist die projektive Identifizierung der Mutter mit dem Säugling ein wichtiger Vorgang der nonverbalen Kommunikation. Durch bestimmte Signale, z. B. bestimmte Mimik oder Schreien, aktiviert der Säugling intuitive Kräfte in der Mutter und veranlasst sie, sein Befinden zu erspüren.

Posttraumatische Abwehr

- **Posttraumatische Dissoziation**
  Zentraler Mechanismus bei der Traumabewältigung. Sie beruht auf einem partiellen Ichzerfall, durch den verschiedene, nicht miteinander verbundene Selbstzustände entstehen (sekundäre Spaltung). Diese wechseln einander ab, wobei der jeweils vorangegangene Selbstzustand verdrängt oder verleugnet wird und dem Bewusstsein des jeweils aktuellen Selbstzustandes nicht zugänglich ist. Die Betroffenen leben wie in verschiedenen Welten. Auf diese Weise können Traumatisierte sich gegen das Wiedererleben einer Traumaerinnerung schützen: Sie verlassen den von Erinnerungen bedrohten Selbstzustand und treten in einen anderen ein. Es handelt sich um einen komplexen pathogenetischen Prozess, der Abwehr- und Bewältigungsfunktion hat, vergleichbar dem der Konversion.

Spaltungsabwehr

In der frühen Entwicklung dominieren Mechanismen, die eine Veränderung des äußeren Realitätserlebens bewirken. Dabei gibt es zwei Möglichkeiten:

- *Die Realitätswahrnehmung* wird durch Spaltung verändert; dadurch entstehen drastische Formen der Realitätsverzerrung, z. B. durch die Trennung von positiven und negativen Erlebnisaspekten (nur-gut/nur-böse, Kap. 2.1.2). Die daran beteiligten Mechanismen werden unter dem Begriff der Spaltungsabwehr zusammengefasst.
- *Die äußere Welt* wird durch manipulative Einflussnahme auf die Bezugspersonen verändert, wobei der Mechanismus der projektiven Identifizierung und manipulativen Kontrolle eine bedeutende Rolle spielt. Das bezeichnet man als interpersonale Abwehr.

Verdrängungsabwehr

Auf der Stufe der reifen Entwicklung bestehen Möglichkeiten, Spannungen weitgehend durch innerseelische Arbeit abzubauen, insbesondere indem die spannungserzeugenden Wahrnehmungen, z. B. Affekte und Konflikte, verdrängt werden. Die reiferen Abwehrmechanismen bezeichnet man deshalb auch als Verdrängungsabwehr.

Wie bei allen Vorgängen, die einer Entwicklung unterliegen, ist eine strikte Trennung zwischen früher und reifer Abwehr nicht möglich. Beide Formen können nebeneinander bestehen. Unter Druck kann eine reifere Abwehr außerdem im Rahmen einer Ichregression aufgegeben werden und eine bereits zurückgetretene frühere Abwehrformation wieder wirksam werden.

Es gibt auch ubiquitäre Abwehrprozesse, die – wie die Identifizierung und die Verleugnung – auf jedem strukturellen Entwicklungsniveau vorkommen, sich aber im Laufe der Entwicklung verändern. So wird die Identifizierung von der Frühform der Introjektion (sich den Anderen als Ganzes aneignen und mit ihm verschmelzen) über die Imitation (so sein wie der Andere) zur reifen Identifizierung, durch die man sich einzelne Eigenschaften des Anderen zu eigen macht.

Abwehr und Bewältigung (Coping)

Unter Bezugnahme auf das lerntheoretisch fundierte Konzept des Copings (Kap. 1.2) grenzt man Abwehr von Mechanismen ab, mit denen Probleme mehr oder weniger bewusst angegangen und Anpassungen ermöglicht werden. Diese werden als Coping- oder Bewältigungsmechanismen bezeichnet. Die Unterscheidung ist nicht einfach, zumal sich in einer Strategie die defensive und die adaptive Funktion vermischen können.

- *Abwehr* ist ein überwiegend unbewusster Prozess, der einsetzt, wenn der Betroffene vor einer unlösbaren Aufgabe steht. Sie führt nicht zu einer Lösung des Problems, sondern dazu, dass es aus der bewussten Wahrnehmung und Reflexion ausgeschlossen wird.
- *Bewältigung (Coping)* ist ein mehr oder weniger bewusster Vorgang, mit dem der Betroffene versucht, sein inneres Gleichgewicht durch Veränderung seiner Emotionen, Kognitionen oder seines Verhaltens trotz weiter bestehender Belastungen aufrechtzuerhalten oder wieder herzustellen und dadurch den Problemdruck zu mäßigen.

Abwehr und Bewältigung sind an sich lebenswichtige und förderliche Prozesse. Zum Problem können aber ein Übermaß an Abwehr oder eine ausgeprägte Rigidität der Abwehr werden. Sie würden auf stark wirksame unbewusste Einschränkungen und Konflikte hinweisen.

Störend können auch die Folgen der Abwehr sein: Fehlhandlungen aufgrund einer Verdrängung, Symptombildungen aufgrund einer Regression oder neurotische Charakterzüge bei dauernd eingesetzten Abwehrmechanismen. Ebenso kann Bewältigung maladaptiv werden, indem z. B. durch übergroße Aktivitäten ein angeschlagener Gesundheitszustand, um dessen Bewältigung es ginge, weiter geschwächt wird.

2.1.3 Struktur

Struktur bezeichnet die überdauernden Muster, mit denen der Mensch sich zu sich selbst und seinen Objekten in Beziehung setzt. Sie äußert sich in basalen Fähigkeiten, insbesondere in den Fähigkeiten zur Regulation von Beziehungen, Affekten, Impulsen und im Selbstwertgefühl. Diese Fähigkeiten charakterisieren das *strukturelle Funktions- bzw. Entwicklungsniveau* der Persönlichkeit.

Struktur ist ein zentraler Begriff der Persönlichkeitslehre. Er bezeichnet im psychodynamischen Denken ein System von Prozessen. Darin gehen Motivationen (Grundbedürf-

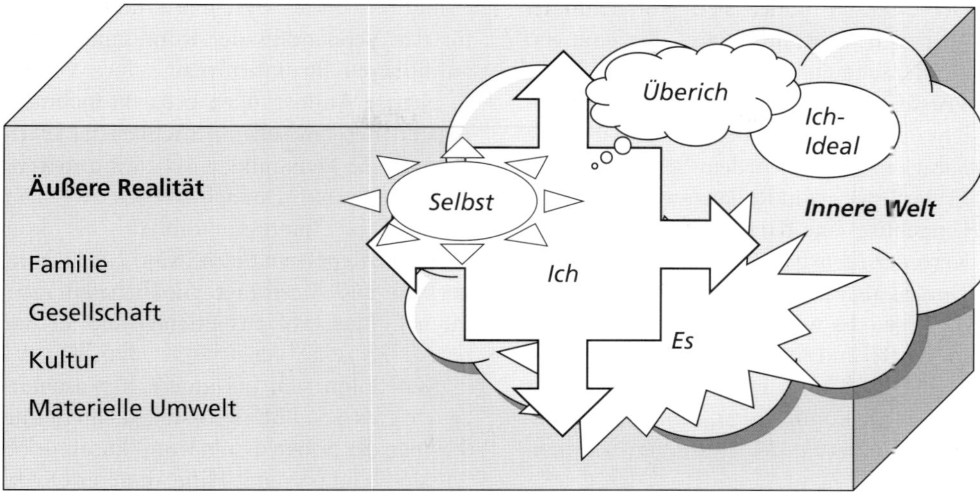

Abb. 2.1: Das Strukturmodell der Psychoanalyse

nisse und spezifische Triebe), Befindlichkeiten (Affekte und Emotionen) und Ichleistungen (Abwehr, Bewältigung, basale Fähigkeiten) ein und bilden überdauernde Muster. Sie entstehen aus frühen Beziehungserfahrungen, in denen der Mensch im Spiegel der Anderen ein Bild von sich erwirbt und sich mit Vorbildern identifiziert.

Als klassisches Konzept entwickelte Freud das psychoanalytische Strukturmodell der menschlichen Psyche (▸ **Abb. 2.1**), wonach das triebgesteuerte Individuum sich mit seinen Objekten unter Vorgabe verinnerlichter Normen und Werte vom Ich gesteuert in Beziehung setzt. Unter triebpsychologischen Aspekten wurden später, darauf aufbauend, verschiedene Formen von neurotischen Persönlichkeitsstrukturen (Kap. 3.2.3) konzipiert. Heute befasst das psychodynamische Strukturkonzept sich weniger mit psychischen Inhalten (Vorstellungen, Erleben usw.) als mit der Funktion (den seelischen Abläufen). Dieser Ansatz ist insbesondere für die Gegenüberstellung von Struktur- und Konfliktstörungen, Entwicklungs- und Konfliktpathologie (Kap. 3.2.5) bedeutungsvoll.

Das psychoanalytische Strukturmodell[31]

Freuds klassisches Strukturmodell der Psychoanalyse (▸ **Abb. 2.1**) unterscheidet zwischen Ich, Es und Überich.

- *Das Ich* ist die beobachtende, vermittelnde und integrierende, das innere Gleichgewicht und die Funktionsfähigkeit wahrende Steuerungsinstanz. Ihre Inhalte und Funktionen sind teils bewusst, teils unbewusst. Sie vermittelt zwischen dem Lustprinzip des Es und den Werten und Normen des Überichs und, aus anderer Perspektive, zwischen der inneren und der äußeren Realität bzw. zwischen dem Selbst und seinen Objekten. Das Ich wird vom Realitätsprinzip und vom Bedürfnis nach Integration, Kontinuität und Sicherheit geleitet. Für diese Aufgaben werden eine Vielzahl von Ichfunktionen aufgebaut, darunter die Abwehrmechanismen.

31 Freud (1923)

Der Mensch bildet sich Vorstellungen über sich selbst und seine Beziehungen zu Menschen und Dingen der Welt. Diese Vorstellungen bilden einen Komplex im Ich, der als *Selbst*[32] bezeichnet wird. Die Fähigkeit, zwischen dem Selbst und den Erwartungen und Rollenzuweisungen der Umgebung eine Balance zu halten, ist der Kern der *Identität*[33].

- *Das Es* repräsentiert die Triebe und Bedürfnisse. Es wird durch das Lustprinzip motiviert und strebt nach Triebbefriedigung. Man kann es als die Instanz der von innen kommenden, biologisch-genetisch fundierten Motivationen betrachten.
- *Das Überich* verkörpert die verinnerlichten Normen und Verbote, die Vorbilder, Ideale und Gebote. Man kann die Verbotsseite als Überich im engeren Sinne von der Gebotsseite abgrenzen und diese als *Ichideal* bezeichnen. Das Überich enthält als Gegenpol zum Es die sozialen Motivationen, die durch Identifikationen mit den Bezugspersonen, mit sozialen Werten und kulturellen Normen erworben werden.

Nach diesem Modell werden Konflikte, z. B. zwischen dem Es und dem Überich, durch das Ich geschlichtet und zwar z. B. durch Verdrängung des unverträglichen Triebwunsches (Triebabwehr), des gesamten Konfliktes (Konfliktabwehr) oder der konfliktbedingten Angst (Angstabwehr). In gleicher Weise können auch Konflikte zwischen dem Ich und dem Es bzw. zwischen dem Ich und dem Überich durch Verdrängung ins Unbewusste gelangen.

Im Prinzip ist das Freudsche Modell für das Verständnis der Konfliktstörungen, d. h. der »klassischen Neurosen« noch immer gültig, d. h. in der Systematik dieses Buches für das Verständnis der Konfliktpathologie auf höherem Strukturniveau.

Neuere Auffassungen betonen mehr den Aspekt der zwischenmenschlichen Erfahrung als die Dynamik zwischen intrapsychischen Instanzen. Danach werden zwischenmenschliche Interessenkonflikte als konflikthafte Repräsentanzen (Kap. 2.2.1) verinnerlicht und verdrängt. Sie behalten aber ihren Einfluss auf das Erleben und Verhalten.[34]

Man kann sich die innere Repräsentanzenwelt als eine Bühne vorstellen, auf der die Themen der unbewussten Konflikte als unbewusste Phantasien mit Hilfe »innerer Objekte« und des Selbst dargestellt werden. So wie der Zuschauer durch eine Inszenierung im Theater in seinem Fühlen und Denken bis hin zu seinem Verhalten (Applaus, Hinausgehen usw.) beeinflusst wird, so wird das bewusst handelnde und fühlende Ich durch die Konfliktinszenierungen in seinem Innern beeinflusst.

Struktur als Regulationssystem

Mit der vermehrten Behandlung von Patienten mit einer Entwicklungspathologie, die heute einen bedeutenden Anteil der Psychotherapie-Patienten ausmachen, erwiesen sich der triebpsychologische Ansatz von Freud und damit sein Strukturkonzept als unzureichend. Es zeigte sich, dass der Kern dieser Störungen in ungenügend entwickelten basalen Fähigkeiten in der Beziehung zum eigenen Selbst und zu Anderen (den Objekten) liegt. Der Mangel in Bezug auf diese strukturellen Fähigkeiten bewirkt, dass das Selbsterleben und das Erleben von Beziehungen unklar, labil und widersprüchlich bleiben und Belas-

32 Hartmann H (1964)
33 Erikson (1959), Bohleber (1992)

34 Dieser Aspekt wird von der Objektbeziehungstheorie besonders hervorgehoben, vgl. z. B. Kernberg (1976).

tungen nicht standhalten. Dadurch entstehen Erlebnisdefizite, Wahrnehmungsverzerrungen, Fehlbewertungen und Verhaltensstörungen, die klinisch als *Entwicklungspathologie* (strukturelle Ichstörungen) in Erscheinung treten. In ihrer Folge verstricken die Betroffenen sich auch immer wieder in sekundäre Konflikte.

Struktur erweist sich vor diesem Hintergrund als ein dynamisches Regulationssystem.[35] Um eine strukturelle Zuordnung einer bestimmten Störung zu den Polen Entwicklungs- versus Konfliktpathologie vornehmen und Strategien für die Behandlung entwickeln zu können, sind folgende Strukturmerkmale maßgeblich (▾ Übersicht).

Basale strukturelle Fähigkeiten nach OPD-2[36]

- **Selbstwahrnehmung und Objektwahrnehmung**
  - Sich selbstreflexiv wahrnehmen
  - Andere realistisch und ganzheitlich wahrnehmen
- **Steuerung des Selbst und der Beziehungen**
  - Eigene Impulse, Affekte und den Selbstwert regulieren
  - Den Bezug zu anderen regulieren
- **Emotionale Kommunikation nach innen und außen**
  - Fähigkeit zur inneren Kommunikation mittels Affekten und Phantasien
  - Fähigkeit zur inneren Kommunikation mit anderen
- **Innere Bindung und äußere Beziehung**
  - Gute innere Objekte zur Selbstregulierung nutzen
  - Sich binden und sich lösen

2.2 Entwicklungspsychologische Grundlagen

Psychische Entwicklung und biologische Reifung gehen Hand in Hand. Auf der einen Seite ergeben sich aus der körperlichen Reifung und den damit verbundenen psychischen und sozialen Prozessen umfangreiche Bewältigungsaufgaben, auf der anderen entsteht mit der Reifung der Hirnstrukturen und der kognitiven und emotionalen Fähigkeiten ein zunehmendes Bewältigungspotenzial.

2.2.1 Entwicklung und Reifung

Neurobiologische Grundlagen[37]

Die neurophysiologische Basis der psychischen Entwicklung beruht darauf, dass sich im Gehirn Strukturen entwickeln, welche

35 Rudolf (2002)
36 Arbeitskreis OPD (2006)

37 Es gibt eine Fülle von Publikationen zum Thema Psychotherapie und Neurobiologie. Zur Einführung wird auf die Folgenden verwiesen: Roth (2001), Haken u Schiepek (2006), Kandel (2008).

psychische Aktivitäten und die Umsetzung und Verarbeitung von physiologischen Funktionen und Umwelterfahrungen ermöglichen. Diese Strukturen bestehen aus Netzen von Nervenzellen, deren Verästelungen an peripheren Schaltstellen, den Synapsen, miteinander in Kontakt treten. Dabei werden durch elektrisch aktive Botenstoffe, die Neurotransmitter, dynamische Verbindungen hergestellt. Auf diese Weise entstehen *neuronale Netze*. Sie bilden Funktionseinheiten, wobei verschiedene Hirnareale unterschiedliche Funktionen haben. So werden im Hirnstamm vitale Grundfunktionen geregelt, z. B. der Schlaf-Wach-Rhythmus, während im limbischen System die Affektwahrnehmung und bestimmte Gedächtnisleistungen lokalisiert sind. Wahrnehmungs- und Handlungsfunktionen sind dagegen in der Hirnrinde lokalisiert.

Psychische Aktivitäten haben ihr neurophysiologisches Korrelat in neuronalen Aktivitäten. Man kann sie als elektrophysiologische Leistung der Botenstoffe in den Synapsen eines neuronalen Netzes beschreiben. Diese Aktivitäten können durch bildgebende Verfahren sichtbar gemacht werden, sodass es möglich ist, psychische Funktionen, z. B. die Traumtätigkeit, zu lokalisieren.

Der Zuwachs an Hirnfunktionen beruht auf genetisch festgelegten Plänen. Er ist aber nicht autonom, sondern wird durch die Verarbeitung von Reizen und Informationen gebahnt. So beeinflussen z. B. Trennungserfahrungen die neurophysiologische Aktivität bestimmter Hirnareale. Ebenso kann man Lernprozesse als Veränderungen des Hirnstoffwechsels und der neuronalen Kapazität beschreiben. Andererseits geht ein synaptisches Potenzial, das in einer bestimmten Entwicklungsperiode nicht genutzt wird, für die weitere Entwicklung verloren.

Für das psychodynamische Verständnis der Entwicklung ist es besonders wichtig, dass biologische Reifung und erfahrungsbedingte Ausformung zusammenfallen. Dadurch erhalten die Erfahrung und die Beziehung zu den Pflegepersonen eine zentrale Bedeutung für den Entwicklungsprozess. Man kann die Umsetzung der Erfahrung in neuronale Struktur und Funktion auch unter dem Aspekt des Gedächtnisses betrachten: Was der Mensch erinnert, war einmal Erfahrung, welche in neuronale Aktivität umgesetzt worden ist.

Entwicklung und Gedächtnis[38]

Auch das Gedächtnis unterliegt einem Reifungsprozess; dem entspricht ein Entwicklungsprozess der Erinnerungsfähigkeit. Das frühe Gedächtnis beruht auf der Wahrnehmung von affektiven, sensorischen und physiologischen Erregungen, für die es aufgrund der relativen Unreife des Gehirns noch keine Begriffe und keine Sprache gibt. Worte haben hier noch keine Bedeutung, sondern werden als Klangerregung wahrgenommen. Solche Wahrnehmungen werden als basale Beziehungserfahrungen präsemantisch verarbeitet, d. h. als ein prozedurales Wissen, für das es keine Begriffe gibt und das den Inhalt des *implizit-prozeduralen Gedächtnisses* bildet. Diese Inhalte treten im Verhalten in Erscheinung, können aber nicht bewusst erinnert werden.

Später – wahrscheinlich aber schon im Verlauf des ersten Lebensjahres – kommt das *explizit-deklarative, episodische Gedächtnis* hinzu. Es zeichnet sich dadurch aus, dass explizites Wissen abrufbar ist und berichtet (»deklariert«) werden kann. Dabei unterscheidet man wiederum zwischen einem »semantischen« Tatsachenwissen (»Berlin ist die Hauptstadt Deutschlands«) und einem Episodenwissen (»Im Zoo war es schön«). Die höchst entwickelte Stufe bildet später das autobiografische Gedächtnis, in dem die Erinnerungen der eigenen Person und einer bestimmten Zeit zugeordnet werden (»Da-

38 Köhler L (1998)

mals, als ich zur Schule ging ...«) und das ab dem dritten Lebensjahr entsteht.

Frühe Beziehungsregulation

Der junge Säugling ist am Anfang des Lebens (und wahrscheinlich bereits intrauterin) mit der Verarbeitung von Wahrnehmungen aus dem Körperinneren und wahrscheinlich noch sehr diffusen Reizen von außen beschäftigt. Dazu ist er auf die Spannungsregulierung und den Reizschutz durch die Mutter (oder einer anderen zentralen Beziehungsperson) angewiesen. Nach den Befunden der Säuglingsforschung[39] gibt es aber schon in den Frühphasen des Lebens erstaunliche Grundformen der Beziehungsregulation[40], die in den Dienst der Herstellung und Aufrechterhaltung einer psychophysiologischen Homöostase gestellt werden.

Bereits der junge Säugling erkennt visuell, reagiert auf Berührungen, auf Stimmmelodien und Stimmqualitäten, unterscheidet die Stimme der Mutter von anderen Stimmen, erkennt ihren Geruch oder den ihrer Milch. Bald lernt er zwischen eigenen Lauten und Tönen von außen, zwischen Selbstberührung und Berührtwerden zu unterscheiden. Bald lernt er auch Abläufe kennen und schaut z. B. auf den Mund der Pflegeperson, wenn er eine Stimme hört. Andererseits sind Säuglinge bei der Entwicklung ihres Selbstgefühls auf Pflegepersonen angewiesen. Dazu senden sie von Anfang des Lebens an Signale aus (Blickkontakt, Lallen, Schreien usw.), mit denen sie passende Antworten auf ihre Wahrnehmungen und Bedürfnisse induzieren. Säuglinge und Pflegepersonen bilden auf diese Weise eine imaginäre Symbiose, die durch eine Kontingenz, d. h. ein Zusammenpassen von Bedürfnis und Bedürfnisbeantwortung, geprägt ist.

Um die Angebote richtig beantworten zu können, verfügen Erwachsene über eine instinktive, unbewusst gesteuerte elterliche Kompetenz. Sie beruht auf speziellen angeborenen Anpassungsmustern im kommunikativen Kontakt mit dem Säugling: Ausgelöst durch kindliche Signale, z. B. durch das »Kindchenschema« des Gesichtes, setzen die Eltern bzw. die Pflegepersonen sich durch einfache, eindeutige, gut abgrenzbare, manchmal auch vergröbert und übertrieben wirkende mimische und akustische Gesten in Beziehung zum Pflegling: durch Anlächeln, Ansprechen, Kopfnicken, Mundbewegungen usw.

Bindung

Die Säuglingsforschung hat im Verlauf von fünf Jahrzehnten ein umfangreiches Wissen über das Bindungsverhalten des Menschen und seine Störungen zusammengetragen. Es geht auf den englischen Entwicklungsforscher John Bowlby zurück, der das Bindungsverhalten auf ein biologisch angelegtes Bindungssystem zurückführte. Seine Bindungstheorie stellt mit der Annahme, dass viele Störungen im Erwachsenenalter auf realen traumatischen Verlust- und Trennungserfahrungen in der vulnerablen frühen Kindheit beruhen, einen Gegenpol zur seinerzeit gängigen Neigung unter Psychoanalytikern dar, im Scheitern des Ödipuskomplexes den alleinigen Kern späterer neurotischer Störungen zu sehen.

Zu den Grundannahmen der Bindungstheorie[41] gehört, dass die Bezugspersonen, im Prinzip also die Mutter, unverzichtbar sind und aufgesucht werden, um Spannungen wie Angst und Schmerz zu bewältigen. Die Erfahrungen, die das Kind dabei macht,

39 Lichtenberg (1987), Stern (1985), Dornes (1993)

40 Papousek (1989), Köhler L (1990)

41 Bowlby (1975, 1976, 1983), Brisch (1999), Fonagy (2001)

prägen sein Bindungsverhalten (Kap. 2.2.2). Traumatische Störungen des Bindungsbedürfnisses führen zu einem unsicheren Bindungsverhalten, welches die Basis für neurotische Entwicklungen bilden kann. Eng mit den Bindungserfahrungen ist die Entwicklung von zwei weiteren Fähigkeiten verknüpft: Denken und Mentalisierung.

Mentalisierung

Unter Mentalisierung versteht man die Fähigkeit, über sich und andere nachzusinnen und sich ein Bild über innere Prozesse und Motivationen zu machen. Dabei werden Erfahrungen aus Beziehungen so organisiert, dass man sich in den anderen hineinversetzen, sich ein Bild über sein Inneres machen, sich seine Befindlichkeit erklären und sein Verhalten voraussehen kann. Voraussetzung dazu ist, dass die Erfahrungen mit den Bindungspersonen eine sichere Bindung ermöglicht haben.

Die Mentalisierung spielt bei der Entstehung von Repräsentanzen eine bedeutende Rolle. Im Alltag ist sie unentbehrlich. Unter Belastungen ist sie beeinträchtigt. Für das Verständnis und die Behandlung psychischer Störungen bietet sie ein hilfreiches Konzept: Heute werden schwere Persönlichkeitsstörungen als Folge von Mentalisierungsdefiziten verstanden und behandelt (Kap. 17.2.3.5).

Ursprünglich stammt das Konzept aus der französischen Psychosomatik. Dort wurde das konkretistische »operative« Denken schwer gestörter psychosomatischer Patienten von Pierre Marty als Mentalisierungsdefizit gedeutet (Kap. 12.2.3). In der aktuellen Form wurde es von der englischen Forschergruppe um Peter Fonagy[42] eingeführt und überraschend rasch rezipiert.

Risiko- und protektive Faktoren (▾ Übersicht)

Die frühe Beziehungsregulation ist sensibel für Störungen auf Seiten des Säuglings und der Pflegepersonen: Angeborene sensorische Schwäche, Reizintoleranz, frühe Erkrankungen, Hypermotorik, bedrohliche Trennungserfahrungen u. v. a. sind Faktoren, die das Zusammenpassen beeinträchtigen und die Integration von Erfahrung stören. Von Seiten der Eltern sind es Vernachlässigung und Schuldgefühle, Sorgen und Probleme, Konflikte oder Krankheit.

Erlebnisse, welche die Verarbeitung von Erfahrungen und die Kommunikation beeinträchtigen, wirken in den frühen Entwicklungsphasen traumatisierend. Sie stellen neben negativen belastenden sozioökonomischen Einflüssen Risikofaktoren in Hinblick auf spätere neurotische Erkrankungen dar. Die Verwundbarkeit durch belastende Einflüsse ist in den ersten drei Lebensjahren am größten.[43] Besonders sensibel sind die ersten eineinhalb Lebensjahre, in denen die Grundstruktur der Persönlichkeit (das »Ich«), das Grundvertrauen zum Leben und zur Welt, die basale Bindungs- und Beziehungsfähigkeit und der Kern des Selbst- und Identitätsgefühls heranreifen. Beeinträchtigungen in dieser Zeit disponieren zur Entwicklungspathologie, d. h. zu Strukturstörungen bis hin zu schweren Persönlichkeitsstörungen. Aber auch in späteren Entwicklungsphasen sind häufige Trennungen, konfliktbeladene Beziehungen, Krankheiten, insbesondere Depression der Bezugspersonen, körperliche Misshandlung und Missbrauch oder eine uneinfühlsame bzw. autoritäre Erziehung überfordernd und schaffen Konfliktsituationen, die nicht verarbeitet werden können und eine Disposition für Konfliktstörungen bzw. eine Konfliktpathologie darstellen.

42 Fonagy u. a. 2002

43 Pechstein, s. Tress (1986)

Risiko- und protektive Faktoren für die Entstehung psychogener Störungen[44]

- **Belastend wirken**
  - Schlechte sozioökonomische Bedingungen: Zugehörigkeit zur unteren sozialen Schicht, große Familien mit unzureichenden personellen und materiellen Ressourcen, materielle Not, räumliche Enge
  - Familiäre Probleme: Krankheit und psychische Störungen, speziell der Eltern, Verwahrlosung, Kriminalität, chronische Disharmonie
  - Lebenskonstellationen: Alleinerziehende Mutter, uneheliche Geburt, geringer Altersabstand zum nachgeborenen Geschwister
  - Lebensereignisse: Mutterverlust, wechselnde Beziehungen, Missbrauch und Misshandlung
- **Schützend wirken**
  - Persönlichkeit: Robuste Konstitution (Temperament), gute Intelligenz, Zugewandtheit, stabile psychische Grundveranlagung, sicheres Bindungsverhalten
  - Familiär: Stabile und intakte Großfamilien, Ersatzmilieu nach Mutterverlust
  - Vertrauenspersonen: Kompensatorische, dauerhafte gute Beziehung zu verständnisvoller Vertrauensperson, insbesondere nach Belastungen
  - Soziale Unterstützung der Familie, soziale Förderung, z. B. in der Schule

In der frühen Kindheit werden die Grundlagen für die spätere Lebensbewältigung gelegt. Die Verknüpfung von Kindheitsbelastung und späterer Störung ist nicht nur nach umfangreicher klinischer Erfahrung evident, es gibt dafür inzwischen auch eine beträchtliche Zahl von empirischen Belegen.[45]

Entscheidend für das Krankheitsrisiko sind neben den frühkindlichen Belastungen spätere kompensatorische Einflüsse, die selbst erhebliche Frühbelastungen ausgleichen können und vor Erkrankungen schützen.[46] Weitere protektive Faktoren sind eine annehmende Grundeinstellung gegenüber dem Kind, konstante und ausgeglichene Primärbeziehungen und eine empathische Erziehung, die durch angemessene Belastungen einerseits Entwicklungsanreize und andererseits Halt gibt und die Leistungsfähigkeit nicht überfordert.

Frühe Reifungs- und Entwicklungsschäden sind also in einem bestimmten Ausmaß reversibel, wenn ihnen durch fördernde Beziehungen begegnet wird. Die Plastizität der Persönlichkeit bleibt jedenfalls über weite Strecken des Lebens erhalten und ist nicht auf die frühe Kindheit begrenzt. Man kann als Grundorientierung sagen, dass frühe Belastungen sich fixieren und definitiv pathogen wirken, wenn sie durch die spätere Entwicklung bestätigt und verstärkt werden, während entgegengesetzte spätere Erfahrungen korrigierend wirken können.

2.2.2 Psychoanalytische Entwicklungstheorie

Die Psychoanalyse hat sich schon lange in Behandlungen erwachsener Kranker mit der lebensgeschichtlichen Rekonstruktion von hemmenden Entwicklungseinflüssen in der Kindheit befasst und daraus eine Entwicklungstheorie abgeleitet. Eine weitere Quelle dafür waren Behandlungen von Kindern, die einen direkten Einblick in die kindliche Seele

44 Modifiziert nach Egle u. a. (1997a)
45 Übersicht bei Egle u. a. (1997b)
46 Tress (1986)

boten. Sie sind vor allem mit den Namen von Anna Freud und Melanie Klein verbunden, die als Begründer der Kinderanalyse betrachtet werden können. Auch die Pädagogik und die Beobachtung des Spiels von Kindern in psychoanalytisch inspirierten Kindergärten brachten weitere Einsichten.[47]

Heute stützen sich unsere Vorstellungen über die menschliche Entwicklung auf eine Fülle von klinischen und empirischen Erkenntnissen. Besondere Bedeutung kommt dabei der Direktbeobachtung von Kindern in der empirischen Entwicklungsforschung und im Rahmen der psychotherapeutischen Ausbildung zu. Die moderne Säuglingsforschung hat das Wissen der ursprünglichen Entwicklungstheorie erheblich erweitert, manche Vorstellungen auch als überholt erkannt und Teile auf einen empirischen Boden gestellt, der neue Bewertungen ermöglicht.

Besonders die Vorstellungen über die allerfrüheste Entwicklung stellen sich heute in einem neuen Licht dar. War man früher davon ausgegangen, dass der Mensch das Leben in einer Art von autistischem Zustand beginnt, in dem er kaum über Interesse an der Außenwelt verfügt und höchstens passivreflexiv auf Reize reagiert, so weiß man heute, dass der Säugling von Anfang seines Lebens an sozial bezogen ist und über Grundformen der Kommunikation und Interaktion mit seiner Umgebung und den Bezugspersonen verfügt. Man spricht heute vom *kompetenten Säugling*[48] und nimmt damit Bezug auf die angeborenen psychischen und sozialen Fähigkeiten, welche die Grundlage der frühen Beziehungsregulation sowie für das Trieb-, Bindungs- und Beziehungserleben bilden.

Triebentwicklung

Am Anfang der psychoanalytischen Entwicklungstheorie standen Konzepte für die Triebentwicklung (▾Übersicht).[49] Dabei wurde die Verknüpfung zwischen libidinösen Triebbedürfnissen und körperlichen Grundvorgängen wie Nahrungsaufnahme und Entleerung betrachtet und psychosexuellen Entwicklungsphasen zugeordnet. Diese Phasen, die sich überlappen, wurden nach den vorherrschenden physiologischen Abläufen und den daran beteiligten sog. erogenen Zonen »oral«, »anal« usw. benannt. Die Triebentwicklung mündet mit Ende des sechsten Lebensjahres in die sog. Latenz, die psychosoziale Übungsphase, die bis zur Pubertät andauert.

47 wZur frühen Säuglingsforschung vgl. Anna Freud (1952), Bick (1964), Spitz (1965), Mahler(1968)

48 Dornes (1993)
49 Freud (1905)

Die Triebentwicklung

- **Orale Phase**
  Das orale Verlangen ist geprägt durch die Lust, etwas in sich aufzunehmen und zu besitzen, und steht zugleich für Fürsorge und Zuwendung durch die Pflegeperson. Es beherrscht die ersten eineinhalb Lebensjahre.
- **Anale Phase**
  Das anale Bedürfnis ist die Lust am Ausstoßen, an der Verweigerung gegenüber der Pflegeperson. Es prägt die Entwicklung im zweiten bis vierten Lebensjahr und steht für Selbstbehauptungsbedürfnisse.
- **Phallisch-narzisstische Phase**
  Im dritten und vierten Lebensjahr kommt die Befriedigung in der Selbstdarstellung (Erregung im Sich-Zeigen) und in der Neugier (Erregung im Schauen), in der Unabhängigkeit und Teilhabe hinzu.
- **Genitale Phase**
  Sie führt zur Blüte der kindlichen sexuellen Regungen ab dem vierten Lebensjahr.

Während die psychoanalytische Triebtheorie anfangs eine reine Libidotheorie (d. h. Theorie der sexuellen Triebentwicklung) war, wurde sie später durch den Dualismus von libidinös-lebenserhaltenden und destruktiv-aggressiven Trieben erweitert. Den zweiten Pol des Trieblebens neben dem Sexuellen bilden demnach die aggressiven Triebimpulse, die sich parallel zum libidinösen Erleben entwickeln. Sie basieren nach Freud auf dem Todestrieb[50], ein Konzept, das umstritten ist. Neben den eng mit psychophysiologischen Funktionen verbundenen Trieben wird heute auch den bindungs- und beziehungsorientierten (intentionalen) und den narzisstischen Grundbedürfnissen eine triebhafte Qualität zugeschrieben; man spricht dabei von Ichtrieben.

Entwicklung des Bindungsverhaltens

Bindung gehört zu den menschlichen Grundbedürfnissen. Der Umgang mit Bindungs- und Verlustangst wird als Bindungsverhalten bezeichnet. Es durchläuft in den ersten zwölf Lebensmonaten eine besonders sensible Phase, die intentionale Phase[51]. In dieser Phase ist der Säugling besonders stark darauf angewiesen, dass die Pflegepersonen mit Feinfühligkeit auf seine Bindungsbedürfnisse reagieren, um einen sicheren Bindungsstil zu entwickeln. Wenn die Entwicklung in dieser Zeit grobe Störungen erfährt, weil die Pflegepersonen zum Beispiel selbst unsicher gebunden sind, dann entwickeln sich unsichere Bindungsstile.[52] Sie bilden die Disposition für eine schizoide Persönlichkeitsentwicklung mit überdauernden Nähe-Distanz-Problemen in den späteren Lebensjahren.

Nach der störanfälligen Frühentwicklung bleibt das Bindungsverhalten (▼ Übersicht) bei normaler Entwicklung in den folgenden Jahren relativ stabil. Es ist anfangs noch recht diffus und richtet sich im Verlauf der ersten drei Lebensjahre mehr und mehr auf bestimmte Personen aus. Dann sind es nur noch

50 Freud (1920)

51 Schultz-Hencke (1940)
52 Ainsworth u. a. (1978)

wenige Bezugspersonen, zu denen Bindungen entstehen. Im weiteren Verlauf der Entwicklung treten dann zielgerichtete, regelrechte Partnerschaften in Erscheinung.

Stile des Bindungsverhaltens im Kindesalter

- **Sichere Bindung**
  Kinder, die hinreichende Feinfühligkeit erfahren haben, vermissen bei Trennungen die Mutter, suchen sie und zeigen ihren Schmerz bei ihrer Rückkehr.
- **Unsicher-vermeidende Bindung**
  Kinder, die wenig Einfühlung und Fürsorge kennen, scheinen Trennungen wenig zu beachten. Sie reagieren bei Rückkehr der Mutter mit Ablehnung.
- **Unsicher-ambivalente Bindung**
  Kinder, deren Bindungspersonen wenig vorhersehbar reagieren, sind während der Trennung hoch erregt. Wenn die Mutter zurückkommt, zeigen sie heftig ablehnendes Verhalten, in dem man ihr Unglück spüren kann.
- **Desorientiert-desorganisierte Bindung**
  Als Folge von traumatischen Interaktionserfahrungen mit Bindungspersonen bildet sich kein durchgängiges Muster im Umgang mit Bindungsangst heraus. Auf Trennungen reagieren die Kinder mit Verwirrung.

Ichentwicklung[53]

Das Ich ist in der psychoanalytischen Persönlichkeitslehre die zentrale Instanz, welche die psychische Homöostase durch eine Reihe von Funktionen und Fähigkeiten aufrechterhält. Dazu gehören

- *Ichfunktionen* wie Wahrnehmung, Denken, Abwehr. Sie beruhen auf einer konstitutionellen Grundlage und werden durch biologische Reifung und interaktionelle Erfahrungen (Lernen) ausdifferenziert. Für das Denken besteht eine interessante Theorie, welche die Aktivierung der Denkfunktion als einen interaktionellen Prozess beschreibt (s. unten).
- *Basale strukturelle Fähigkeiten* der Selbst- und Beziehungsregulation (Kap. 2.1.3). Sie haben eine Basis in den konstitutionell angelegten Grundbedürfnissen, z. B. denen nach Sicherheit und Bindung, und werden in den ersten Lebensmonaten durch fördernde Beziehungserfahrungen ausgeformt. Dabei spielen Identifikationen eine bedeutende Rolle. Negative Erfahrungen beeinträchtigen ihre Entwicklung, sodass strukturelle Defizite zurückbleiben.

Die entscheidenden Phasen der Ichentwicklung sind bereits mit eineinhalb bis zwei Jahren abgeschlossen, wenn mit dem Ausklingen der frühen sensorischen Phase das explizit-deklarative, episodische Gedächtnis entsteht und die Basis für das begriffliche Denken angelegt wird.[54] Dieser Zeitpunkt ist durch die Anerkennung der Getrenntheit des Selbst von den anderen und die Fähigkeit einer reifen Realitätserfassung mit der Integration von widersprüchlichen Wahrnehmungen verbunden, die in der davor liegenden

53 Hartmann H (1964)

54 Piaget (1954)

Frühentwicklung noch durch Spaltung auseinandergehalten wurden. In dieser Zeit vollzieht sich auch ein allmählicher Wechsel von der Spaltungs- zur Verdrängungsabwehr (Kap. 2.1.2).

Allerdings erfährt ein spezieller Ichanteil, das Überich, seine überdauernde Funktion mit realistischen Verbots- und Idealvorstellungen erst mit der Lösung des sog. Ödipuskomplexes. Damit wird die Entwicklungskrise im vierten bis sechsten Lebensjahr bezeichnet, mit der das Kind den ersten Zyklus seiner Entwicklung abschließt und in die sog. Latenzzeit eintritt.

Entwicklung der Affekte

Ein wichtiger Aspekt der Ichentwicklung ist die Entwicklung der Affekte, z. B. Angst, Trauer, Glück, Wut, Neid, Ärger. Sie sind in ihrer Grundstruktur schon bei der Geburt vorhanden und entwickeln sich in der Interaktion mit den Pflegepersonen zu kommunikativen Systemen weiter.[55] Sie sind eng mit körperlichen Reaktionen (z. B. Blutdruckanstieg bei Ärger) verbunden und mit dem Erleben von Bedürfnissen und Beziehungen verknüpft.

Für das Verständnis der psychogenen Störungen ist die Angstentwicklung besonders wichtig, die mit den typischen Entwicklungskrisen entsteht:

- Die basalen, d.h. entwicklungsdynamisch »frühen«, »unreifen« Ängste sind Verlassenheits-, Verschmelzungs- und Verfolgungsängste sowie die Angst um das Selbst (Desintegrations- und Fragmentierungsangst). Man kann sie als paranoide Ängste zusammenfassen.
- In den mittleren Phasen der Kindheitsentwicklung dominieren Ängste vor Trennungen und Objektverlust, d. h. die depressiven Ängste.
- Die späten Phasen der Kindheitsentwicklung werden von Angst vor Liebesverlust, Straf- und Gewissensangst begleitet.

Entwicklung des Denkens

Das Denken ist eine der zentralen Ichfunktionen. Aus psychoanalytischer Sicht ist es das Ergebnis interaktioneller Prozesse auf der Basis der neurophysiologischen Reifung. Die psychoanalytische Theorie des Denkens, die auf Wilfried Bion[56] zurückgeht, geht davon aus, dass Denken in den frühen Beziehungen intersubjektiv erworben wird, d. h. dass die bis dahin latente Denkfunktion durch bestimmte Erfahrungen aktiviert wird.

Danach wird das Kind am Anfang des Lebens von ungeformten mentalen Inhalten und Phantasien bedrängt. Um sie zu bewältigen, werden diese »in« die Mutter projiziert, die sie im Rahmen einer projektiven Identifizierung (Kap. 2.1.2) in sich aufnimmt und wirken lässt. Sie »verträumt«, d. h. sie verarbeitet das ungestaltete psychische Material, indem sie es mit eigenen Vorstellungen und Gefühlen verknüpft, und gibt ihm eine erträgliche Gestalt. Aus dem Unerträglichen werden dadurch erträgliche Erfahrungen, die sie dem Kind zurückgibt.

Dieser Vorgang wird als *Alphafunktion* der Mutter (oder als Transformation) bezeichnet. Die Mutter fungiert dabei als Container für das unbearbeitete psychische Material ihres Kindes. In dem Maße, wie sie die Spannungen des Kindes ertragen und sich auf die Gefühlszustände einlassen kann, ohne sich davon überwältigen zu lassen, kann sie die gesunde Entwicklung des Kindes fördern. Dabei ist die zutreffende Einfühlung der zentrale Faktor. Das Kind kann sich auf

55 Stern (1985), Krause R (1983), Lichtenberg (1987)

56 Bion (1962)

Dauer mit der Alphafunktion der Mutter identifizieren und beginnen, die Transformationen selbst zu leisten. Auf diese Weise entsteht als Brücke zwischen dem Selbst und der abwesenden Mutter das Denken.

Eine ähnliche Aufgabe hat der Therapeut in der Behandlungssituation. Er kann ein Verständnis für die innere Situation des Patienten entwickeln und ihm dazu verhelfen, sie auch selbst anzunehmen und zu ertragen. Dazu muss er allerdings das Unerträgliche in sich aufnehmen und verarbeiten.

Entwicklung der Mentalisierung

Ein verwandter Aspekt der Ichentwicklung ist die Entwicklung der Mentalisierungsfähigkeit.[57] Sie ist eng mit der Bindung verknüpft, die wiederum von der Fähigkeit der Bezugspersonen, zu mentalisieren und sich einzufühlen, abhängig ist.

Die Entwicklung der Mentalisierung im Kindesalter[58]

- **Teleologischer Modus**
  Am Ende des ersten Lebensjahres beginnen Kinder, sich als Urheber von Aktionen zu erleben und rationale Reaktionen darauf zu erwarten. Das ist das Ergebnis der gelungenen Affektspiegelung in den frühen Interaktionen. Sie haben aber noch keine Vorstellung von Wünschen und Motiven der anderen.
- **Dualer Modus**
  Mit etwa anderthalb Jahren beginnen Kinder, ihre Innenwelt im Spiel auszudrücken. Dabei setzen sie innere Erfahrungen auf zwei Weisen mit der äußeren Situation in Beziehung:
  - Im *Äquivalenzmodus* setzen sie innere Welt und äußere Realität gleich. Es gibt noch kein Bewusstsein für den Unterschied zwischen Vorstellung und äußerer Wirklichkeit. Die Vorstellungswelt erscheint daher konkretistisch: Der gemalte Tiger ist real gefährlich, man muss sich tatsächlich vor ihm schützen.
  - Im *Als-ob-Modus* weiß das Kind im Spiel, dass seine Phantasien nicht »real« sind. Es weiß, dass der Tiger nicht »wirklich« gefährlich ist, und muss sich nicht schützen. Innen und außen werden voneinander dissoziiert.
- **Reflexionsmodus**
  Im vierten bis fünften Lebensjahr werden die beiden Modi integriert. Dabei spielt die vermittelnde Reaktion anderer Personen beim Mitspielen oder in Kommentaren eine fördernde Rolle. Damit erreichen die Kinder die Stufe der Mentalisierung. Jetzt werden innere und äußere Realität als miteinander verbunden erlebt und die Gemeinsamkeiten und Unterschiede zwischen beiden Perspektiven anerkannt.

Der zentrale Prozess dieser Entwicklung ist der verändernde Austausch von Affekten zwischen dem Kind und der Bezugsperson, was letztlich der oben beschriebenen Alphafunktion entspricht. Dabei nimmt die Pflegeperson die Affekte des Kindes zunächst auf und »markiert« sie, d. h. sie verknüpft die Affekte des Kindes spontan mit eigenen. So kann z. B. Wut des Kindes mit beruhigenden Gefühlsanteilen der Mutter verknüpft werden, was sich im Sprachklang niederschlagen kann. Man kann sagen, die Mutter gibt dem Kind seinen Affekt verändert zurück. Da-

57 Fonagy u. a. (2002)
58 Fonagy u. a. (2002)

durch macht dieses die Erfahrung, dass zwischen ihm und Mutter Unterschiede bestehen, dass das Selbst und der Andere verschiedene Personen sind und dass es selbst im Anderen etwas bewirken kann. In diesem Prozess bildet sich nach und nach im Kind die Vorstellung von der Innenwelt des Anderen, eine *Theory of Mind*[59] über vergangene, gegenwärtige und zu erwartende Erfahrungen mit ihnen.

Die Mentalisierungsfähigkeit wird in der ungestörten Entwicklung im vierten bis fünften Lebensjahr erreicht. Das Kind tritt dann in den »Reflexionsmodus« ein, in dem Zusammenhänge und Unterschiede zwischen innerer und äußerer Realität wahrgenommen und anerkannt werden können. Es verfügt dann über ein komplexes Arbeitsmodell für die Bewältigung psychosozialer Situationen. Diesem Modus geht in der frühen Kindheit ein dualer Modus voraus, in dem ein konkretistischer »Äquivalenzmodus« und ein dissoziativer »Als-ob-Modus« nebeneinander bestehen (▲Übersicht). Um den Reflexionsmodus zu erreichen, ist die Integration dieser beiden Erlebnisformen erforderlich. Störungen bewirken hingegen eine Einschränkung der Mentalisierungsfähigkeit. Das wäre ein Charakteristikum der Borderline-Pathologie.

Entwicklung des Selbst und der Identität[60]

Um sich selbst zu finden und zu erleben, braucht man den Anderen. Die Erfahrung, die man mit sich im Spiegel des Anderen macht, bildet den Kern des Selbst. Der Andere erfüllt mithin eine strukturbildende, selbstreflexive Funktion. Um ein Selbstgefühl, d. h. ein Gefühl für sich als Person, aufrechtzuerhalten, braucht es lebenslange Unterstützung. Das Bedürfnis nach Spiegelung gehört daher zu den Grundbedürfnissen des Menschen.

Schon bald nach der Geburt gibt es einen präverbalen Keim des Selbstempfindens. Daraus entwickelt sich in den ersten beiden Lebensjahren eine differenzierte Vorstellung von der eigenen Person. Die Säuglingsforschung hat dafür mehrere Entwicklungsstufen beschrieben, die aufeinander aufbauen und das ganze Leben lang fortbestehen (▼Übersicht).

Das Selbstgefühl braucht die ganze Kindheit hindurch und in gewisser Weise sogar lebenslang eine Stützung durch andere, also von außen. Zunächst ist es auf die Realpräsenz des Anderen und die Passung der Beziehung angewiesen. Wenn die damit verbundenen Prozesse misslingen oder in Trennungssituationen unterbrochen werden, entstehen dysphorische affektive und dysfunktionale vegetative Zustände. Sie zeigen das Misslingen der Interaktionen an. Diese Selbstzustände werden als implizit-prozedurale Erfahrungen fixiert. Sie werden im Gedächtnis präsemantisch codiert und gespeichert, d. h. ohne mit Begriffen verbunden zu sein. Sie können in der Regression wiederbelebt werden und bilden dann die Basis für die modale (oder prozedurale) Übertragung bei der Entwicklungspathologie (Kap. 16.2.7).

Der soziale Aspekt des Selbstgefühls ist der Kern des *Identitätsgefühls*[61]. Es entspringt aus der Fähigkeit, die Vorstellungen über sich selbst mit den Erwartungen der Umgebung in Balance zu halten und Eigenes und Fremdes in sich zu integrieren. So entwickelt der Mensch Identität in seinen verschiedenen sozialen Funktionen, z. B. als Mutter, als Arzt, als Angehöriger einer Nation.

59 Leslie (2000)

60 Stern (1985), Lichtenberg (1987), Bohleber (1992), Ludwig-Körner (1992), Fonagy u. a. (2002), Ermann (2014)

61 Erikson (1950, 1959), Bohleber (1992)

Früher galt Identität unter der Voraussetzung einer relativ stabilen sozialen und kulturellen Entwicklung als ein psychisches Merkmal, das mit dem Erreichen des Erwachsenenalters ausgeformt war und überdauerte. Unter den Bedingungen einer sich rasch verändernden Welt ist Identität heute in ständiger Entwicklung begriffen. Sie wird daher mehr in Hinblick auf die Art der Abstimmung zwischen innen und außen als in Hinblick auf die Inhalte betrachtet.

Die Entwicklung des Selbst[62]

- **Auftauchendes Selbst und Bezogenheit (ab Geburt)**
  Bereits kurz nach der Geburt lassen sich Anzeichen für ein auftauchendes Selbst daran ablesen, dass der Säugling von sich aus in Kontakt zu seinen Pflegepersonen tritt und dabei zu erkennen gibt, dass er bereits zwischen Selbst und Nicht-Selbst unterscheidet.
- **Kernselbst und Selbst mit dem Anderen (ab dem 3. Lebensmonat)**
  Ab drei Monaten zeigt sich ein Kernselbst, das bereits Erwartungen erkennen lässt und Vertrautheit gegenüber gewohnten Personen zeigt. Es gibt auf dieser Stufe schon persönliche assoziative Verknüpfungen zwischen Gefühlen und Erlebnissen, die Geschehnissen eine persönliche Bedeutung verleihen.
- **Subjektives Selbst und intersubjektive Bezogenheit (ab dem 7. Lebensmonat)**
  Im zweiten Lebenshalbjahr entwickelt sich das subjektive Selbst. Jetzt wird deutlicher zwischen Selbst und Nicht-Selbst unterschieden. Es entsteht eine intensive Abstimmung der Bedürfnisse, Gefühlsreaktionen, der Wahrnehmung und Aufmerksamkeit zwischen dem Säugling und der Mutter.
- **Verbales Selbst und verbale Bezogenheit (ab dem 15. Lebensmonat)**
  Mit der Sprachentwicklung entwickelt sich das verbale Selbst. Es ist durch die Entwicklung von Begriffen für Eigenes und Fremdes gekennzeichnet, die das Denken und die Erinnerungsprozesse verändern. Das Erleben wird jetzt sprachlich symbolisiert. Damit entsteht die Fähigkeit, sich über Menschen und Beziehungen eine Vorstellung zu machen, über sich und die anderen nachzudenken und Erkenntnisse zu gewinnen und darüber begriffliche Erinnerungen zu bilden.
- **Narratives Selbst (ab dem 3. Lebensjahr)**
  Es stellt eine Weiterentwicklung und Differenzierung des verbalen Selbst dar, wobei das Selbstgefühl sich verstärkt aus dem Erzählen ableitet. Es ist bedeutsam, dass Narrative stets intersubjektiv geprägt sind, d. h., sie werden zwischen beiden Beteiligten ausgehandelt und sind insofern eine Ko-Konstruktion.

Vom Selbstgefühl wird in diesem Buch das *Selbstwertgefühl* unterschieden. Damit ist die emotionale Beziehung zum eigenen Selbst gemeint. Es schwankt um einen Mittelbereich, den man als Selbstachtung (oder populär als »gesundes Selbstbewusstsein«) beschreiben kann. Ein negatives Selbstwertgefühl bezeichnet man als Minderwertigkeitsgefühl, ein überzogenes als Selbstüberschätzung, wobei im psychoanalytischen Zusammenhang häufig der Begriff »Größenselbst« auftaucht. Im Verlauf der Autonomieentwicklung stabilisiert sich das Selbstwertgefühl, das zunächst von der Zufuhr durch Andere und ihrer Bestätigung abhängig ist.

62 Stern (1979)

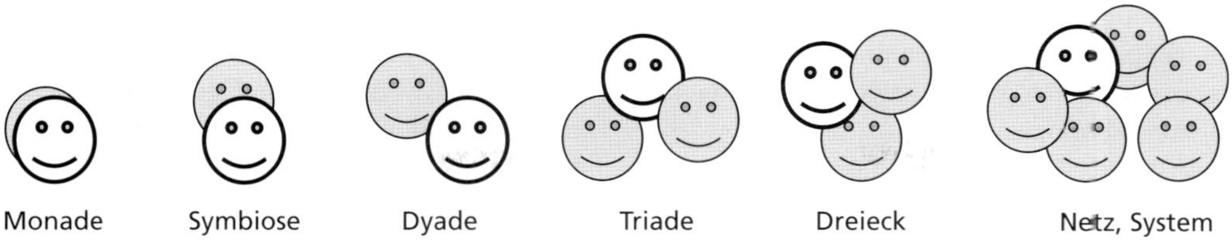

Abb. 2.2: Entwicklung der Objektbeziehungen

Entwicklung der Beziehungen

In neuerer Zeit werden die drei Entwicklungsstränge unter dem Aspekt der Objektbeziehungen[63] integrativ betrachtet: Sie betreffen

- das *Subjekt*: Vorstellungen von sich, dem Selbst,
- die *Objekte*: Menschen, mit denen es Erfahrungen macht,
- die *Beziehungsrepräsentanzen*: das Erleben, welches das Subjekt unter dem Einfluss seines Trieberlebens in seinen prägenden Beziehungen erfährt.

Selbst und Objekte werden im seelischen Innenraum durch erfahrungsbedingte Gefühle, d. h. durch Affekte, miteinander verbunden. Anfangs handelt es sich um diffuse psycho-physische Gefühlszustände. Erst mit der Trennung zwischen Selbst und Nicht-Selbst und mit dem begrifflichen Denken und der Mentalisierung entstehen komplexe Vorstellungen. In ihnen schlagen sich Beziehungsepisoden nieder, die Selbst-, Objekt- und Beziehungsrepräsentanzen.[64] Diese Vorgänge sind unbewusst und bilden aus dem Unbewussten heraus die stärksten Motivationen für das Erleben und Handeln.

Die Struktur der Objektbeziehungen und der Vorstellungen, die im Inneren gebildet werden, nimmt eine Entwicklung (▸ **Abb. 2.2**):

- *Ganz am Anfang des Lebens* ist die Bezogenheit wie eine *Monade* strukturiert, d. h. Beziehungen zu anderen sind unbewusst, weil das Selbst noch sehr rudimentär erlebt wird. Erst nach und nach entwickelt sich mit dem auftauchenden Selbst auch eine gewisse, aber wahrscheinlich noch sehr diffuse Wahrnehmung für das Auftauchen des Objektes. Dann spricht man von einer *(frühen) Symbiose.*
- *Im ersten Lebensjahr* wird die Bezogenheit von Erregungen bestimmt, die an bestimmte Funktionen geknüpft sind, welche die Pflegepersonen für den Säugling haben; jede Funktion entspricht einem Aspekt des Anderen, der aber von der Person losgelöst erlebt wird. Dabei werden die verschiedenen Aspekte noch nicht als Ganzes gesehen. Dieses Stadium wird als Stadium der *Teilobjektbeziehungen* (Beziehung zu Teilobjekten) beschrieben. In dieser Entwicklungsphase gibt es ein Kern-Selbst. Es steht in enger Bezogenheit zum Objekt. Diese enge Bezogenheit wird als *Symbiose* bezeichnet. Sie wird als selbstverständlich wahrgenommen. Die Grenzen zwischen dem Selbst und den anderen werden noch nicht reflektiert.
- *Im zweiten Lebensjahr* wird das symbiotische Erleben aufgegeben. Es macht einem dyadischen Ich-Du-Erleben Platz, in dem die Abgegrenztheit und Eigenständigkeit des Anderen mehr und mehr anerkannt wird. Damit entsteht auch das subjektive Selbst, das in einer *Dyade* mit dem Objekt

63 In der philosophischen und psychologischen Terminologie spricht man von der Beziehung des Subjektes zu seinen Objekten.

64 Jacobson (1973)

verbunden ist. In der Folge werden die Teilobjektbeziehungen integriert, d. h. es entstehen realistische ganzheitliche Objektrepräsentanzen.

- Ab etwa *18 Monaten* erlangen Objektrepräsentanzen eine ausreichende Stabilität, sodass sie über zunehmend lange Zeit in der Erinnerung lebendig bleiben, wenn die Bezugspersonen nicht real anwesend sind. Damit wird *Objektkonstanz* erreicht.
- Mit dem *Spracherwerb* entsteht das *verbale Selbst.* Nun werden die Repräsentanzen begrifflich erfasst (»symbolisiert«) und im explizit-deklarativen Gedächtnis gespeichert. Sie können nun auch erinnert werden.
- *Im dritten Lebensjahr* wird das dyadische Erleben erweitert. Zunächst werden mehrere Dyaden, z. B. Selbst – Mutter, Selbst – Vater, getrennt voneinander wichtig und als Alternativen zueinander erlebt. Es entstehen *Triaden.*
- *Im vierten Lebensjahr* wird diese triadische Beziehungsform zum *Dreieck* ausdifferenziert. Nun wird anerkannt, dass auch andere Menschen Beziehungen zueinander haben. Es entsteht die Vorstellung »Ich in der Beziehung zu Mutter und Vater, die miteinander in Beziehung stehen«. Das ist die Urform des sozialen Erlebens, die auch mit dem Prozess der Mentalisierung verknüpft ist.
- *Mit dem Schulalter* entstehen schließlich *Beziehungsnetze*, in denen sich der Mensch als Teil eines sozialen Gefüges erlebt und beginnt, über eine wachsende soziale Kompetenz zu verfügen.

Entwicklung der Geschlechtsidentität [65]

Die psychoanalytische Entwicklungstheorie[66] geht heute wie ehedem von einer anfänglichen Phantasie einer »bisexuellen Vollkommenheit« aus. Danach hat das Kind anfangs die Vorstellung, die im Unbewussten auch fortbesteht, im Besitz beider Geschlechtsorgane zu sein. Freud nahm eine bisexuelle psychische Konstitution als normal an.

Doch von Anfang an spielt das biologische Geschlecht eine wichtige Rolle für die Entwicklung. Ebenso wichtig wie die Wahrnehmung der Geschlechtsorgane ist dabei die Interaktion mit den Eltern. Auch sie reagieren auf das biologische Geschlecht und die Ähnlichkeit oder Andersartigkeit im Vergleich mit ihnen selbst. Sie kommentieren das Verhalten des Kindes im Kontext mit seinem biologischen Geschlecht und bestärken oder widerlegen geschlechtskonformes Verhalten. Diese Vorgänge vermitteln sich anfangs durch Geschehen und Atmosphäre und haben noch keine Begriffe. So entsteht im Laufe der Zeit eine sexuelle Protoidentität, d. h. ein basales Gefühl dafür, biologisch ein Junge oder ein Mädchen zu sein. Mit der Entwicklung der Sprache, etwa mit 18 Monaten, findet dieses Gefühl erstmals in Begriffen und Denkfiguren Ausdruck. Damit entsteht eine sehr basale Vorstellung des eigenen biologischen Geschlechts. Diese Grundeinstellung nennt man *sexuelle Kernidentität*[67]. Es ist wahrscheinlich, dass bei dieser Entwicklung die biologische Veranlagung eine maßgebliche Rolle spielt.

Die Grundeinstellung zum eigenen Geschlecht wird durch Erfahrungen, die man nun »als Junge« oder »als Mädchen« mit den wichtigen Personen seiner Umgebung macht, als Vorstellung über das eigene Verhalten als Junge bzw. als Mädchen verinnerlicht. Es entsteht eine Vorstellung über eigenes weibliches oder männliches soziales Verhalten und über die dazu gehörigen Rollenerwartungen. Durch diese Mentalisierung wird eine *Geschlechtsrollenidentität* ausgeformt. Sie wird zum Bestandteil des Selbstbildes,

65 Mitscherlich-Nielsen (1980), Tyson (1986)
66 Mertens (1992)
67 Stoller (1968)

d. h. der Selbstrepräsentanz als Junge oder Mädchen.

Mit dem Durchleben des Ödipuskomplexes im Vorschulalter wird sie durch Identifizierungen mit dem gleichgeschlechtlichen Elternteil und dessen (heterosexueller) Partnerwahl zu einem dauerhaften Bestandteil des Identitätsgefühls. Der Junge stellt sich dann vor, als Mann eine Frau zu lieben, das Mädchen als Frau einen Mann. Dieses Ergebnis der ödipalen Identifizierung ist die psychologische Wurzel der *Objektwahlidentität*, d. h. der Geschlechtspartnerorientierung. Sie ist anfangs noch undifferenziert (»bisexuell«) und wird bei einer heterosexuellen Entwicklung nun auf das andere Geschlecht ausgerichtet. Dabei spielen angeborene Präferenzschemata die maßgebliche Rolle. Mit der Pubertät erhält diese Orientierung ihre endgültige Gestalt.

Bei der *homosexuellen Entwicklung*[68], bei der beim Jungen ebenfalls eine typisch männliche und beim Mädchen ebenfalls eine typisch weibliche Kernidentität besteht, sind die angeborenen Präferenzschemata für erotisches Begehren und sexuelle Erregung auf das gleiche Geschlecht ausgerichtet. Dadurch entsteht ein Identitätsdilemma für die gesamte Entwicklung, indem die Entwürfe und Erwartungen der Umgebung nicht zu der mehr oder weniger bewusst gespürten psychischen Konstitution passen. Daraus entwickelt sich eine zumeist konflikthafte Geschlechtsrollenidentität, die erst im späteren Leben mit einem gelungenen Coming out normalisiert werden kann.

Der homosexuelle Ödipuskomplex führt zu einer Objektwahlidentität, bei welcher der homosexuell konstituierte Junge sich mit der Objektwahl der Mutter identifiziert und den Vater zum bevorzugten kindlichen Liebesobjekt wählt. Das Mädchen entwickelt sich analog. Homosexuelle Männer fühlen sich also als Mann, der einen Mann liebt, homosexuelle Frauen als Frau mit Vorliebe für Frauen. Aber die Männer neigen dazu, in ihrem Werben um ihr männliches Liebesobjekt neben explizit männlichen Zügen auch weibliches Rollenverhalten zu entwickeln und so zu werben, wie die Mutter den Vater für sich gewann. Homosexuelle Frauen entwickeln in ihrer Objektwahl entsprechend neben explizit weiblichen auch männliche Züge.

2.3 Marksteine der Entwicklung

Jede Lebensphase hat typische Entwicklungsaufgaben, -krisen und -konflikte (▸ **Tab. 2.1**). Sie werden, je nach Entwicklungsstand, verschieden verarbeitet.

2.3.1 Die frühe sensorische Entwicklung

Im ersten Lebenshalbjahr ist die psychische Entwicklung des Menschen von den Aufgaben bestimmt, Nähe und Distanz zu regulieren und Kommunikation herzustellen. Diese Zeit ist vom *Grundkonflikt der Nähe*[69], d. h. zwischen Nähewunsch und Fragmen-

68 Dannecker (2000), Ermann (2009)

69 Grundkonflikte nach Rudolf (2004), vgl. Kap. 2.1.2

Tab. 2.1: Positionen der prägenden Kindheitsentwicklung

Entwicklungsposition	Sensorische Entwicklung	Individuationsentwicklung	Autonomieentwicklung	Präödipale Entwicklung	Ödipale Entwicklung
Zeitrahmen	1. Lebensjahr	6–18 Monate	2.–4. Lebensjahr	3.–5. Lebensjahr	4.–7. Lebensjahr
Zentrale Entwicklungsaufgabe	Herstellen von Beziehung und Kommunikation	Realisierung der Getrenntheit	Loslösung aus der Abhängigkeit	Psychosexuelle Identität	
Beziehungsthema	Bindung	Individuation	Autonomie	Triangulierung	Leben im Dreieck/in Netzen
Ichorganisation	Fragil	Labil, regressionsgefährdet	Mäßig stabil	Ichreife	
Selbst	Auftauchendes Selbst	Subjektives Selbst	Verbales Selbst		
Beziehung	Beginnende Bezogenheit	Intersubjektive Bezogenheit	Verbale Bezogenheit		
Beziehungsstruktur	Früh symbiotisch (monadisch)	Symbiotisch	Dyadisch	Triadisch	Triangulär
Objektverwendung	Spiegelndes Objekt	Versorgungsobjekt	Selbstobjekt	Alternatives Objekt	Libidinöses Objekt
Trieberleben	Intentional	Oral	Oralaggressiv, analaggressiv	Phallisch-narzisstisch	Genital
Kernängste	Fragmentierungs-, Verfolgungsangst	Verlassenheitsangst	Verlustangst	Liebesverlustangst	Gewissensangst
Abwehrtyp	Spaltung		Spaltung und Verdrängung	Verdrängung	
Integration der Persönlichkeit	Gering integriert		Mäßig integriert	Gut integriert	
Integration der Repräsentanzen	Nicht integriert (Partial-Repräsentanzen)	Gering integriert	Mäßig integriert	Gut integriert	Integriert
Gedächtnismodus	Prozedural-implizit	Prozedural-implizit und deklarativ-explizit			
Entwicklungsniveau	Niederes		Mittleres	Höheres	
Pathologie	Strukturstörung		Gemischte Störung	Konfliktstörung	

tierungs- bzw. Verschmelzungsangst geprägt. In der engen psychischen Verbundenheit mit der Pflegeperson drängen Grundbedürfnisse unmittelbar zur Befriedigung. Für dieses frühe dyadische Erleben wird traditionell die Bezeichnung *Symbiose*[70] verwendet, als könne nicht zwischen dem auftauchenden Selbst und dem Anderen unterschieden werden.

Aus der Säuglingsforschung[71] weiß man heute aber, dass Säuglinge »kompetent« geboren werden und schon sehr früh zwischen sich selbst und dem Anderen unterscheiden. Es besteht aber sicher ein nur sehr rudimentäres Bewusstsein für die eigene Person und eine selbstverständliche Verbundenheit mit der Bezugsperson als Objekt, das die Bedürfnisse stillt und das Selbst vor Reizen schützt.

Aus der Sicht der Triebentwicklung stehen anfangs *intentionale Grundbedürfnisse*[72] im Vordergrund, d. h. es besteht eine absolute Angewiesenheit auf Pflege und orale Versorgung in einem sehr umfassenden Sinne. Sie betrifft auch die Bedürfnisse nach Sicherheit durch Nähe, Fürsorge, Kommunikation und Geborgenheit. Diesen Bedürfnissen wird eine triebhafte Qualität zuerkannt, d. h. sie beruhen auf einer konstitutionellen Grundlage.

Die passende Beantwortung und Befriedigung dieser Grundbedürfnisse ist der Kern der selbstreflexiven Funktion, die für die Entwicklung des Selbst bzw. der Strukturierung der Persönlichkeit unerlässlich ist. Sie erweckt ein Gefühl basaler Sicherheit und bestätigt früheste Bindungsbedürfnisse, sodass ein »Urvertrauen« als Basis für das Kontaktverhalten und das aufkeimende Selbstgefühl entstehen kann. Störungen der Beziehungsregulation rufen Selbstzustände der Leere, Lähmung oder Erregung hervor, die auf *Fragmentierungsangst*, d. h. existenzielle Ängste vor dem Selbst- und Strukturverlust, als spezifische Ängste dieser Entwicklungsstufe schließen lassen.

Das innere Erleben hat in dieser Zeit noch wenig Kontur und kaum Kontinuität. Es ist noch weitgehend instinktgesteuert, lässt aber erste gezielte Reaktionen erkennen, die auf ein beginnendes Selbstbewusstsein und erste Unterscheidungen zwischen dem auftauchenden Selbst und dem Anderen schließen lassen. Die Beziehung ist ganz auf die zentrale Pflegeperson ausgerichtet, in der Regel auf die Mutter. Sie wird von wechselnden affektiven Zuständen und Bedürfnissen und der zugehörigen Verwendung des mütterlichen Objektes[73] zur Bedürfnisregulation beherrscht: Bei Hunger in der Selbstwahrnehmung »bedeutet« die Pflegeperson »fütterndes Objekt«, bei Angstspannung »schützendes Objekt« usw. Diese funktionsbezogenen Arten des Beziehungserlebens haben noch keinen inneren Zusammenhang. Die Pflegepersonen werden erlebt und verwendet, als handele es sich um vielfältige *Teilobjekte* mit verschiedenen Funktionen, die mit den entsprechenden Bedürfnissen in Verbindung gebracht werden.

In dieser Entwicklungsphase des Erlebens von Teilobjektbeziehungen bestehen zwar bereits Grundmuster der sensorischen Beziehungsregulation: Über instinktive Grundmuster der Verarbeitung von optischen, akustischen, Berührungs- und Geruchsreizen werden Kommunikation und Beziehungen zu der Pflegeperson hergestellt. Es gibt aber

70 Mahler (1968); die neuere Entwicklungspsychologie und Babybeobachtung lässt es allerdings als zweifelhaft erscheinen, ob diese Bezeichnung tatsächlich zutrifft.

71 Stern (1985), Dornes (1993)

72 Schultz-Hencke (1940, 1951)

73 Objekt im Sinne der Entwicklungspsychologie ist der »Andere«, das Gegenüber im Erleben des Subjektes, in der frühen Entwicklung im Allgemeinen also die Pflegeperson, die Mutter.

noch keine Repräsentanzen, d. h. keine erinnerbare Vorstellung von Beziehungserfahrungen. Die Beziehungsregulation ist darauf angewiesen, dass konkrete Personen real anwesend sind und sofort und genau passend auf die Bedürfnisse reagieren.

Störungen durch emotionale Mangelerlebnisse, z. B. durch schwere psychische Störungen der Bezugspersonen, die nicht angemessen reagieren, durch Vernachlässigung oder durch überwältigende Verlust- und Verlassenheitserlebnisse, führen zu schwerwiegenden Entwicklungsschäden. Sie manifestieren sich in Defiziten von strukturellen Fähigkeiten und Störungen des Selbst- und Körpergefühls, des Gefühls der Daseinsberechtigung, des Interesses am Leben und der Welt, des Realitätsbezuges, der Kontaktfähigkeit (Näheregulation), des Nähe-Distanz-Konflikts und der Bindungssicherheit. Daraus resultieren später Strukturstörungen, insbesondere *schizoide Persönlichkeitsstörungen* und Erlebnismodi. Es wird angenommen, dass solche Störungen in der frühen Entwicklung auch den psychischen Anteil bei der Entstehung von Psychosen ausmachen.

2.3.2 Die frühe Individuationsentwicklung[74]

Differenzierung und Integration ab dem zweiten Lebenshalbjahr

Mit sechs bis neun Monaten beginnt mit der Ablösung aus der engen symbiotischen Verschränkung die Individuationsentwicklung. In der *Differenzierungsphase* vollzieht der heranwachsende Säugling nun schrittweise emotional nach, was er bis dahin nur mehr oder weniger rudimentär erfassen konnte: Dass er ein von seiner Umgebung getrenntes, »gesondertes«, »besonderes« Wesen ist. Nun wird er gewahr, dass die Pflegepersonen, auf die er angewiesen ist, vom eigenen Selbst getrennte Personen mit eigener Existenz und eigenem Willen sind. Das Erleben von oralen und emotionalen Entbehrungen führt nun zum Bewusstwerden der Getrenntheit. Damit entwickelt sich der *Bindungskonflikt* als depressiver Grundkonflikt zwischen Sehnsucht nach einem idealen Objekt und Objektenttäuschung. Der Säugling muss und kann erkennen, dass Objekte nicht selbstverständlich zur Verfügung stehen und er die eigenen Bedürfnisse regulieren muss.

Diese Wahrnehmungen verstärken die Verlassenheitsangst, die sich durch Wut, oral getönte Aggressivität und zerstörerische Impulse gegen die Pflegeperson äußert. Diese Gefühle werden durch Projektion auf die Pflegepersonen bewältigt, d. h. statt eigene Wut zu erleben, wird der Andere feindselig erlebt. Indem die feindselig erlebten anderen zu Verfolgern werden, wird die Verlassenheitsangst in *Verfolgungsangst* umgewandelt. Nach und nach entstehen durch Spaltung zwei polare Vorstellungen: die von einer »nur-guten« Beziehung bzw. einem »nur-guten« Objekt für Lust- und Geborgenheitserleben und die von einer »nur-schlechten« Beziehung bzw. einem »nur-schlechten« Objekt für Frustrations- und Verfolgungserleben.

Die Welt und das innere Erleben werden dadurch in »nur-gut« für Sicherheit und Geborgenheit, Befriedigung, Verfügbarkeit und Anwesenheit und in »nur-schlecht« für Hilflosigkeit, Frustration, Hoffnungslosigkeit und Verlassenheit polarisiert. Es entsteht eine gespaltene Welt.[75] Das ist die *paranoid-*

74 Mahler u. a. (1978)

75 Vgl. Segal (1973). In neuerer Zeit wird auch diskutiert, ob die Spaltungsprozesse in der Kleinstkindentwicklung bereits auf dem Einfluss pathogener Entwicklungsbedingungen beruhen und nicht zur normalen Entwicklung gehören.

schizoide Position[76] nach Melanie Klein. Sie ist für die frühe Individuationsentwicklung prägend. Durch die Polarisierung entsteht der Wechsel zwischen dem Gewahrwerden der Getrenntheit und ihrer Verleugnung durch Verschmelzungswünsche, der das beginnende zweite Lebensjahr beherrscht.

Wiederannäherung

Die Verarbeitung dieser Erlebnisposition ist die Aufgabe der *Übungs- und Wiederannäherungsphase* im zweiten Teil der Individuationsentwicklung, die im zweiten Lebensjahr stattfindet. Sie wird durch eine gleichbleibende, »haltende« Zuwendung der Pflegepersonen, also durch einfühlsame und geduldige Zuwendung gefördert und führt in der normalen Entwicklung dazu, dass die physische und psychische Getrenntheit von der Mutter anerkannt und sie als Person außerhalb des eigenen Selbst erlebt werden kann. Damit konsolidiert sich auch das subjektive Selbst.

Am Ende des ersten Lebensjahres sind die Pflegepersonen zwar schon unverwechselbar geworden, aber erst ab etwa 18 Monaten gibt es konstante Vorstellungen von der eigenen Person und von den Pflegepersonen, die auch erhalten bleiben, wenn diese nicht real anwesend sind. Das hängt auch damit zusammen, dass um diese Zeit die *Sprachentwicklung* beginnt und das Kind in die Lage kommt, Begriffe als sprachliche Symbole für Beziehungen zu bilden. Die Erfahrungen werden nun im episodischen, explizit-deklarativen Gedächtnis abgelegt und können als Erinnerung abgerufen werden.

Nun wird die Verlassenheits- und Verfolgungsangst geringer. Die Spaltung in »gute« und »schlechte« Beziehungen wird vermindert. Die eigene Person und die Menschen der Umwelt werden jetzt ganzheitlicher und realistischer wahrgenommen, d. h. die befriedigenden und frustrierenden Aspekte des Selbst und der Objekte werden stärker zusammengefügt und als Eigenschaften erlebt, die in einer Person vereint sind. Dadurch entstehen umfassende, realistische Selbst- und Objektvorstellungen. Mit der Fähigkeit zur Ambivalenz gegenüber den Bezugspersonen werden Gut und Schlecht zunehmend integriert und die Spaltungswelt überwunden. Zugleich wird die Verfolgungsangst in Sorge um den Anderen und Angst, ihn zu verlieren, umgewandelt. Damit wird die *depressive Position*[77] erreicht. Diese ist mit dem Konflikt verbunden, den verfolgend erlebten, frustrierenden »Teil« der Objekte angreifen und zugleich den befriedigenden erhalten und vor dem Angriff schützen zu wollen. Damit entsteht eine Besorgnis um die Bezugsperson. Sie fördert die weitere Integration von Gut und Schlecht.

Scheitert jedoch die Bewältigung der Individuationskrise, dann bleiben Verlassenheits- und Verfolgungsängste bestehen und die psychischen Funktionen und das Selbstgefühl bleiben an die reale Anwesenheit konkreter Personen gebunden. Damit wird der depressive Grundkonflikt fixiert. Es entsteht die für das niedere Strukturniveau typische Objektangewiesenheit, die sich darin äußert, dass die Betroffenen von Fragmentierungsängsten bedroht werden, wenn der schützende Andere nicht anwesend ist. Das Erleben des Anderen, des Du, wird durch erneute Regression in die gespaltene innere Welt wieder in »nur-gute« und »nur-schlechte« Teilobjekt-Funktionen aufgespalten: Das ganzheit-

76 Klein (1962), Segal (1973)

77 Klein (1962). Die Bezeichnung »depressive Position« leitet sich vom Schulderleben des Kindes ab. Sie hat jedoch keinen unmittelbaren Bezug zur klinischen Depression, wie sie in diesem Buch (Kap. 9.2) dargestellt wird, sondern bezeichnet eine Entwicklungsstufe.

liche Erleben, das Bewusstsein der Widersprüchlichkeit der eigenen Person und der äußeren Objekte, das anfangs noch sehr unsicher ist, geht wieder verloren. Damit entsteht die Disposition für Persönlichkeitsstörungen auf dem niederen Strukturniveau, insbesondere für die *Borderline-Persönlichkeitsstörung* (Kap. 4.2).

2.3.3 Die Autonomieentwicklung

War das Kind in der Wiederannäherungsphase im zweiten Lebensjahr noch auf die Möglichkeit der Rückkehr der Pflegeperson angewiesen, um seine Getrenntheit ertragen zu können, so entwickelt es ab dem Ende des zweiten Lebensjahres äußere Unabhängigkeit. Marksteine dafür sind die Beherrschung der Ausscheidungsfunktionen, also die Sphinkterkontrolle, und die Reifung der Motorik, die nun mit dem Laufenlernen auch erlaubt, sich räumlich zu trennen. Jetzt beginnen, wenn die Pflegepersonen nicht erreichbar sind, Erinnerungen eine Rolle zu spielen und tröstend zu wirken: Die Objekt- und Beziehungsrepräsentanzen werden stabiler. Sie werden inzwischen im Zusammenhang mit dem Spracherwerb auch sicherer in Begriffen symbolisiert.

Der Autonomiekonflikt

Der Grundkonflikt dieser Entwicklungsphase ist der *Autonomiekonflikt*[78]. Er ist durch die Ambivalenz zwischen Unabhängigkeitsstreben und Wünschen nach Kontinuität in den Primärbeziehungen gekennzeichnet. Er bestimmt das dritte Lebensjahr und entsteht mit dem Zuwachs an Funktionsreifung. Die Objektabhängigkeit der vorangehenden Entwicklung beginnt sich zu überleben und wird dem heranwachsenden Kleinkind immer weniger gerecht. In dieser Zeit vollzieht sich die Reifung motorischer und kognitiver Funktionen; das Kind lernt Laufen, beherrscht die Ausscheidungsfunktionen, beginnt zu antizipieren und planend zu denken, zu handeln und zu begreifen, was im Anderen vorgeht, und sich eine *Theory of Mind* zu bilden. Es vollzieht sich ein Wechsel von der Dominanz der passiven Versorgungswünsche hin zu selbstbehauptend-expansiven oral-aggressiven und anal-aggressiven Bedürfnissen.[79] Der Wille zur Abgrenzung und Selbstbehauptung manifestiert sich nun als Trotz (Stuhlverhaltung) und räumliches Distanzschaffen (Weglaufen).

Dem Trennungs- und Autonomiewunsch stehen aber *Trennungs- und Verlustängste* entgegen. Daraus entsteht das Konflikthafte des Autonomiestrebens. Es ist mit der Phantasie verbunden, von der Bezugsperson entweder festgehalten oder fallengelassen zu werden, auf jeden Fall aber in der noch unsicheren Autonomie bedroht zu sein. Auf diese Weise entsteht ein Konflikt zwischen dem Impuls, sich zu trennen, um Autonomie zu erringen und sie zu verteidigen, und der Angst, damit endgültig Versorgung und Unterstützung zu verlieren oder das versorgende Objekt durch Trennung zu vernichten.

Die Aufgabe des Kleinkindes im dritten Lebensjahr besteht vor allem in der Überwindung dieser Trennungs- und Selbstbehauptungsambivalenz, in der Stabilisierung der Regulation des Selbstwertgefühls und in der Überwindung der passiven Versorgungswünsche der frühen Entwicklung. Diese Aufgabe ist mit der Entwicklung der Fähigkeit verbunden, während des Alleinseins die Er-

78 Mentzos (1982), Rudolf (1993)

79 Heimann (1962)

innerung an den abwesenden Anderen aufrechtzuerhalten. Sie setzt eine Erziehung voraus, in der die Familie Toleranz für die Ambivalenz der Verselbstständigungsprozesse aufbringt.

Wenn der Autonomiekonflikt gut verarbeitet wird, entsteht die Fähigkeit zum Alleinsein. Sie beruht darauf, dass das heranwachsende Kind nun eine innere Beziehung zur Bezugsperson bewahren kann, wenn es verlassen worden ist. Pathologische Lösungen des Autonomiekonfliktes führen dagegen zu einer Regression und Fixierung des Abhängigkeitserlebens und zur selbstverleugnenden Anpassung an die Bedürfnisse der Anderen. Die Identität wird dabei nicht genügend entwickelt. Es entsteht die für narzisstische und depressive Patienten typische Objektabhängigkeit und ein *falsches Selbst*[80].

Die Objektabhängigkeit zeigt sich darin, dass die Betroffenen sich nicht mehr geliebt oder in ihrem Selbst bedroht fühlen, wenn der Andere nicht da ist. Das falsche Selbst äußert sich in dem vorbewussten Gefühl, gar nicht das eigene Leben, sondern das eines Anderen zu leben. Aber statt einen eigenen Weg zu wagen, wählen Menschen mit gescheiterter Autonomieentwicklung immer wieder Partner, die sie nach dem Vorbild der bevormundend erlebten Mutter der Autonomieentwicklung für ihre Stabilität einsetzen können. Diese Konfigurationen bilden die Basis für die *depressive* und *narzisstische Pathologie* auf dem mittleren Strukturniveau (Kap. 4.3).

2.3.4 Die präödipale Entwicklung

Aus der Dynamik der Autonomieentwicklung ergibt sich eine differenziertere Beziehung zu den wichtigen Personen der Kindheit. Sie werden immer deutlicher in ihrer unterschiedlichen Identität erlebt und sind immer weniger austauschbar. Eigenarten an ihnen werden differenzierter wahrgenommen und geschätzt. Im Trieberleben entfalten sich neben analen Regungen nun auch phallisch-narzisstische, exhibitionistische und Geltungsbedürfnisse. Dabei handelt es sich um Vorformen des kindlichen sexuellen Begehrens und des Machtstrebens. Beide werden von *Angst vor Liebesverlust*, einer Variante der Strafangst, und phallischem Neid (sog. Gebär- bzw. Penisneid) begleitet. Nun werden auch der Geschlechtsunterschied und die eigene Geschlechtsidentität stärker wahrgenommen. Damit polarisiert sich auch die Beziehung zu Frauen und Männern. Die Selbst- und Objektvorstellungen werden dadurch weiter gefestigt.

Die Triangulierung

Die (sog. »frühe«) Triangulierung[81] entwickelt sich im dritten Lebensjahr aus der Autonomieentwicklung. Jetzt erlebt das Kind, dass man sich verschiedenen Zweierbeziehungen zur gleichen Zeit zuwenden kann. Es handelt sich zunächst um eine triadische Beziehungsstruktur. Maßgeblich dafür ist die Abwendung von der Mutter und der Zuwendung zum Vater, der jetzt als Dritter attraktiver erscheint als die Mutter und eine immer stärkere Bedeutung erhält. Die präödipale Vatersehnsucht[82] wird aber aus Angst, die Mutter mit der Abwendung zu verletzen, nicht realisiert. Daraus entsteht ein Loyalitätskonflikt. Er bewirkt heftige Ressentiments gegenüber der Mutter, die verdrängt werden, und einen verleugneten Hass gegenüber der festhaltenden Beziehung zu ihr. In dieser Konstellation

80 Winnicott (1954)

81 Abelin (1986), Ermann (1989a)
82 Abelin (1986), Schon (2000)

entsteht, verbunden mit Angst vor Liebesverlust, die Neigung, Bedürfnisse nach Selbstständigkeit mit Schuldgefühlen zu beantworten.

Wenn das Kind erlebt, dass die Beziehung zwischen den Eltern durch die Hinwendung zu einem Elternteil nicht zerstört und der verlassene Elternteil durch die Liebe zwischen den Eltern geschützt wird, dann kann es trianguläre Beziehungen zulassen. Das bedeutet einen Entwicklungsfortschritt, denn die Beziehung zwischen den Eltern kann dann anerkannt werden und das Kind selbst kann beginnen, eigene Wege zu gehen und seine eigene Identität zu verwirklichen. Insofern ist die Triangulierung mit dem *Grundkonflikt der Identität* verknüpft.

Mit der Triangulierung entwickelt die Beziehungsstruktur sich von der Triade zur *Triangularität*. Das Kind erwirbt nun die Fähigkeit, mit Alternativen zu leben, und entwickelt die Vorstellung, eine Beziehung durch eine andere ersetzen zu können. Zunehmend erlebt es sich nun auch in die trianguläre Beziehung zwischen den Eltern einbezogen. Damit wird die Beziehung zur Mutter gelockert und die Dyade aufgelöst. Diese Entwicklung zu fördern, ist die wichtige Funktion des Vaters für die Entwicklung der Kinder in diesem Entwicklungsabschnitt. Er wird zum Katalysator im Prozess der Triangulierung und der Festigung der Autonomie. Damit wird die Grundlage für das Leben im Dreieck als Urform der sozialen Beziehungen geschaffen.

Das Scheitern der Triangulierung führt zur Fixierung von Trennungsängsten und Loyalitätskonflikten. Damit stehen auch die späteren Beziehungen des Erwachsenenlebens unter dem Vorzeichen einer unerfüllten Sehnsucht nach alternativen Beziehungen. Sie rühren meistens auch an das Selbstgefühl. Das ist die Disposition für die Entstehung von präödipalen Störungen auf *mittlerem und höherem Strukturniveau* (Kap. 4.4), insbesondere zu narzisstischen, depressiven und somatoformen Störungen.

2.3.5 Die ödipale Entwicklung

Stabilisierung der Identität im vierten bis sechsten Lebensjahr

Wenn die Autonomieentwicklung und die Triangulierung gelingen, richtet sich das triebhafte Begehren nach und nach auf andere Personen und gibt der Sexualität ihr phallisch-genitales Gepräge. Zugleich erhält die Beziehung zwischen anderen eine stärkere Bedeutung. Indem das Kind sich nun gewahr wird, dass es nicht im Mittelpunkt aller Beziehungen steht, gerät es in Rivalität mit seinen Bezugspersonen. Gleichzeitig werden die Beziehungen mit dem kindlich-sexuellen Begehren und entsprechenden Phantasien besetzt.

Auf diese Weise entstehen Konflikte zwischen hetero- und homoerotischen Strebungen, zwischen sexuellem Begehren und Angst vor Strafen, zwischen aggressiver Rivalität und sexueller Zärtlichkeit. Diese Konflikte sind in mehrpersonale Beziehungen, z. B. Mutter-Vater-Kind(-Geschwister), eingebunden. Es entsteht ein konflikthafter Mikrokosmos, in dessen Zentrum das Ringen um die eigene psychosexuelle Identität steht. In ihm herrscht *Strafangst*, die in psychoanalytischer Sicht in der unbewussten Angst vor Kastration gipfelt. Sie wird zusehends verinnerlicht, von der Vorstellung konkreter strafender Beziehungen abgelöst und damit in Gewissensangst umgewandelt. Auf diese Weise entsteht das Überich.

Der Ödipuskomplex

Der konflikthafte Mikrokosmos wurde von Freud[83] zuerst als phallische Rivalität des Buben mit dem Vater um die Mutter beschrieben und nach dem Vorbild der griechi-

83 Freud (1910a)

schen Sage als Ödipuskomplex bezeichnet. Er stellte ursprünglich den Angelpunkt der psychoanalytischen Theorie dar.

Das ödipale Erleben hat mehrere Aspekte:

- Es ist ein *triangulärer* Konflikt zwischen dem Selbst und zwei Liebesobjekten; diese Liebesobjekte sind verschiedengeschlechtlich, zumeist Vater und Mutter, und zwischen beiden wird eine genitalsexuelle Liebe vorausgesetzt und unbewusst vorgestellt.
- Es ist ein libidinöser *Rivalitätskonflikt*, d. h. ein Konflikt zwischen Liebe und Hass: Das eine Objekt wird begehrt, dem anderen wird Vernichtung gewünscht. Intrapsychisch handelt es sich um einen Trieb-Überich-Konflikt, der ödipale Schuldgefühle erzeugt.
- Der Rivalitätskonflikt vollzieht sich im Bereich der kindlichen *Phantasie*, d. h. es besteht eine realistische Einschätzung darüber, dass weder das Liebesbegehren noch die Vernichtungswünsche verwirklicht werden können. Eine Realisierung, d. h. eine Umsetzung innerer Phantasien in äußere Wirklichkeit, kommt einer Zerstörung dieser fragilen Entwicklungsposition gleich und bedeutet eine psychische Katastrophe. Hier liegt die Wurzel für die lebenslang zerstörerisch wirkende Kraft von sexuellen und aggressiven Missbrauchserfahrungen in der Kindheit.
- Der *vollständige Ödipuskomplex* hat zwei Seiten: Im »positiven« Ödipuskomplex wird der gegengeschlechtliche Elternpart begehrt, der gleichgeschlechtliche bekämpft; im »negativen« ist es umgekehrt. So besteht der positive Ödipuskomplex des Mädchens aus der Rivalität mit der Mutter um den Vater, der negative aus der Liebe zur Mutter und dem Ausschluss des Vaters.

Der Ödipuskomplex entfaltet sich gegen Ende des fünften Lebensjahrs zu seiner vollen Blüte. Wenn das Kind begreift, dass es von der genitalen Liebe zwischen beiden Eltern ausgeschlossen ist und seine ödipalen Triebbedürfnisse nicht verwirklichen kann, beginnt es zu verzichten und seine ödipale Erlebnisweise schließlich durch seine Liebe zum gleichgeschlechtlichen Elternteil und in Identifikation mit ihm zu überwinden.

Beim Jungen wird dabei der Wunsch, den Vater als Rivalen zu beseitigen, durch den Wunsch ersetzt, so sein zu wollen wie er. Nun kann der Bub sich im Begehren nach der Frau mit seinem Vater identifizieren, kann die Objektwahl von ihm übernehmen und braucht ihn nicht mehr zu bekämpfen und zu fürchten. Entsprechendes gilt für das Mädchen. Es fühlt sich nun wie die Mutter als kleine Frau, die fähig ist, einen Mann – den Vater – zu lieben.

In der homosexuellen Entwicklung, d. h. bei homosexueller Geschlechtsidentität, wird der Ödipuskomplex durch eine Identifizierung mit dem gegengeschlechtlichen Elternteil im Verlangen nach dem gleichgeschlechtlichen gelöst. Diese Theorie, welche Homosexualität als psychosexuelle Inversion betrachtet, gilt allerdings als umstritten.

Der Ödipuskomplex wird also durch Liebe und Identifizierung gelöst. Freud sprach vom »Untergang des Ödipuskomplexes« und erkannte darin die Schwelle zur psychischen Reife. Auf diese Weise entsteht eine Absicherung der Geschlechtsidentität und die Fähigkeit zum Leben in sozialen Gruppen.

Fixierungen der ödipalen Entwicklung führen dagegen zu einer schuldhaften Verarbeitung der sexuellen Identität oder werden durch Regression oder Reaktionsbildungen abgewehrt. Sie bilden die Disposition zur Entstehung von *Konfliktstörungen auf höherem Strukturniveau* (Kap. 4.4).

2.3.6 Entwicklungsaufgaben im weiteren Lebensverlauf

Eine angemessene Verarbeitung der so weit durchlebten Entwicklungsphasen mit ihren Krisen und Konflikten bewirkt, dass die Persönlichkeit nun über umfassende Möglichkeiten verfügt, die anstehenden Lebensaufgaben zu bewältigen. Damit ist das reife Strukturniveau der Persönlichkeitsentwicklung erreicht, das nicht von neurotischen Persönlichkeitsmustern geprägt ist.

Mit der Lösung des Ödipuskonfliktes ist also der erste Zyklus der Entwicklung abgeschlossen. Die psychische und psychosoziale Entwicklung ist damit aber selbstverständlich nicht beendet. Denn nur scheinbar ist die Persönlichkeit ein Bündel von überdauernden Eigenschaften; tatsächlich aber befindet sie sich in einem ständigen Entwicklungsprozess, einem Prozess des Ausgleichs zwischen äußeren Anforderungen und inneren Möglichkeiten. Dabei bilden die ersten Konfliktlösungen die Basis, auf die im späteren Leben immer wieder zurückgegriffen wird und deren Spuren im späteren bewussten Verhalten und vor allem im unbewussten Erleben immer wieder in mehr oder weniger offensichtlicher Form in Erscheinung treten.

Auf jeder Stufe der weiteren Entwicklung werden die frühen Konfliktlösungen angesichts neuer Entwicklungs- und Bewältigungsaufgaben nun einer Revision unterzogen und lebenslang umgestaltet. Um die Herausforderungen dabei zu bestehen und einen Entwicklungszuwachs erreichen und halten zu können, braucht der Heranwachsende eine altersangemessene Unterstützung. Dabei können auch frühere Mängel ausgeglichen und Entwicklungsrückstände aufgeholt werden. Behinderungen und mangelnde Unterstützung können hingegen Überforderung und Scheitern bahnen, Fixierungen verstärken und Regressionen einleiten.

Latenz und Adoleszenz

Mit dem Ausklingen der frühen Kindheit gleitet der Entwicklungsprozess in eine Periode der relativen Ruhe über, die als Latenz bezeichnet wird. Es ist eine Epoche der Übung und der Bewährung im Umgang mit Aufgaben, Belastungen und Krisen. In dieser Zeit geht es weniger um Neuerwerb als um die Festigung und Erweiterung des Bestehenden. Es ist die Schulzeit, in der mit der Ausdifferenzierung von sozialen Fertigkeiten, Wissen und Kenntnissen, mit der Entwicklung von Geschicklichkeiten und Begabungen Weichen für spätere Lebensformen gestellt werden.

Sie mündet mit dem sexuellen Reifungsschub der Pubertät in die Adoleszenz[84]: Jetzt geht es um die verstärkte Wahrnehmung von sexuellen Triebbedürfnissen, die Veränderung des Körperbildes und eine endgültige Ausformung der Geschlechtsidentität. Parallel entstehen die Suche nach der persönlichen sozialen Rolle und die zunehmende Übernahme der Verantwortung für das eigene Leben in Übereinstimmung mit oder in Abgrenzung von familiären und sozialen Erwartungen. Die Stabilisierung der Identität ist die wichtigste Aufgabe dieses Entwicklungsabschnitts. In der Wahrnehmung der eigenen Person, der anderen, des Lebens, stellen sich neue Perspektiven ein. Die Bedeutung der Familie tritt gegenüber der von Gleichaltrigen zurück. Die Gegenwartsorientierung der Kindheit weicht der Zukunftsorientierung der Jugendzeit.

In der Spätadoleszenz und dem frühen Erwachsenenalter folgt die Lösung vom Elternhaus und aus den Primärbeziehungen. An die Stelle des Bedürfnisses, in Gruppen zu sein, tritt nun zusehends das Bedürfnis, die eigene Individualität zu entwickeln. Dieses Alter ist mit Neubindungen an Personen,

84 Blos (1962)

Ziele und Werte verbunden, mit Partnerwahl und Berufswahl.

Entwicklungspsychologisch sind die Adoleszenz und das junge Erwachsenenalter eine kritische Phase. Die Änderungen im Selbsterleben und in den Beziehungen, Lösung und Neubindung greifen tief in das Gefüge der Persönlichkeit ein und führen zu einer alterstypischen Labilisierung mit Erschütterungen und Krisen. Deshalb gilt diese Lebensphase auch als »normative Identitätskrise«[85]. Dabei brechen oft alte Wunden der Kindheitsentwicklung wieder auf und bewirken eine dauerhafte Destabilisierung und neurotische Dekompensation. Nicht nur Essstörungen, allen voran die Anorexia nervosa (»Pubertätsmagersucht«), können die Folge sein, auch Zwangsstörungen, schizoide Störungen, Depressionen oder organische Erkrankungen wie die Neurodermitis treten in diesem Alter oft erstmals in Erscheinung. Fatale Entwicklungen treten ein, wenn die Entwicklung sich nicht im angemessenen Schutzraum der Familie vollzieht, besonders wenn Gewalt und sexueller Missbrauch in die sensiblen Prozesse dieses Alters eingreifen. Dann kann es zu dauerhaften posttraumatischen Veränderungen der Persönlichkeit kommen. Viele neurotische Störungen auf niederem Strukturniveau kommen durch das Zusammenspiel frühkindlicher Entwicklungsstörungen mit traumatischen Erlebnissen in Kindheit und Jugend zustande.

Das Leben als Erwachsener

Im mittleren Erwachsenenalter ist es die wichtigste Aufgabe, die individuelle Balance zwischen verschiedensten Ansprüchen von innen und von außen zu finden und zu bewahren. Wichtige Aufgaben sind, ein passendes Verhältnis zwischen Weiterführung und Ausbau der Entwicklung, Aufbau und Vorwärtsstreben einerseits und Verzicht und Beharren andererseits zu finden, einen Standort zwischen Fremdbezogenheit und Selbstbezug zu erlangen, einen Ausgleich zwischen Bedürfnis und Verpflichtung, zwischen Anstrengung und Entspannung. Die Art und Weise der tatsächlich gelebten Balance gibt dem Leben seine Individualität; in ihr äußert sich das innere unbewusste Gefühl der persönlichen Identität.

Es wird in diesem Buch immer wieder von den Konflikten des Alltags die Rede sein, die zum Anlass für neurotische Störungen werden. Es sind damit vorwiegend die Konflikte im mittleren Erwachsenenalter im dritten und vierten Lebensjahrzehnt gemeint, die mit den vielfältigen Bewältigungsaufgaben in Beziehungen und im Beruf verbunden sind. Dieses Alter ist die Lebensphase, in welcher der überwiegende Teil der neurotischen Störungen erstmals auftritt.

Mit der Lebensmitte ist meistens auch der Zenit des Aufbaus überschritten. Jetzt geht es um Bewahren und Neubestimmung. Der Abschied der eigenen Kinder erfordert eine Neudefinition der Partnerschaft. Mit der Rücknahme von Plänen und bis dahin scheinbar selbstverständlichen Zielen stellt sich verstärkt die Frage nach der Zukunft und dem Lebenssinn. Die Krise der Lebensmitte kann zu kreativen Lösungen und Wandlungen der bisherigen Lebensform führen. Menschen, die in ihrem Selbstwertgefühl an Aufstieg und Erfolg, Bewunderung und Beweise ihrer Größe gebunden sind, geraten aber in Gefahr, in narzisstische Krisen zu geraten und zu scheitern.

Mit dem Ruhestand beginnt die Periode des Verzichtes, die Wahrnehmung und Anerkennung von Grenzen an Kraft, Zeit und Perspektive. Rückzug aus sozial verantwortlichen Positionen, Abschied von der täglichen Arbeit, verblassende körperliche Attraktivität, nachlassende sexuelle Bedürfnisse, das ist die eine Seite des Erlebens. Ihr steht gegenüber, dass der Ruhestand für viele heute eine Periode des Lebens ist, in der sie ohne

85 Erikson (1968)

Zeitdruck und wirtschaftliche Sorgen Interessen nachgehen können, vielleicht erstmals »zu sich selbst kommen«. Zugleich werden die Generationengrenze gegenüber den Berufstätigen und eine relative soziale Isolierung spürbarer. Verluste von Eltern und Menschen auch der eigenen Generation leiten zu einer Besinnung auf die Endlichkeit des Lebens, in die Auseinandersetzung mit dem Altern und dem Sterben über. Rückblick und Bilanz stehen auf der einen Seite, Nutzung der verbleibenden Zeit auf der anderen. Das macht eine Neubestimmung der eigenen Identität erforderlich. Diese Schwellensituation stellt vor allem das Selbstwertgefühl auf die Probe. Sie kann zur Krise werden, wenn der Rückblick in Resignation und Verzweiflung endet. Darin haben depressive Störungen, Somatisierungssyndrome (Schlafstörungen), aber oft auch sekundäre neurotische Störungen ihren Ursprung. Sie können von einer neurotischen Verarbeitung nun gehäuft auftretender körperlicher Leiden ihren Ausgang nehmen.

Das Alter

Mit dem Alter[86] rückt das Erleben der Begrenzungen in den Vordergrund. Abschiede und Schmerz, oft Einsamkeit und Resignation lassen den Blick in die Vergangenheit zurückgehen, die nun oft idealisiert und zurückersehnt wird. Dem kann – bei erhaltener körperlicher und geistiger Rüstigkeit – eine von Gelassenheit, Lebenserfahrung, Weisheit und Dankbarkeit getragene Haltung gegenüber dem Leben entgegenwirken, mit der es gelingt, Interesse am Gegenwartsprozess zu bewahren und daran teilzuhaben.

Die Häufung von Verlust-, Trennungs- und Verlassenheitserlebnissen, aber auch die Verletzung des Selbstwertgefühls, die mit der oft zunehmenden Isolierung verbunden sein kann, können spezifische alte Konflikte wiederbeleben und vor allem depressive Störungen in psychischer oder somatisierter Form herbeiführen. Oft tritt als Reaktion auf die Konflikte des Alterns auch eine Verstärkung der Charakterpathologie mit zunehmendem Geiz, Neid oder anderen Charaktersymptomen zu Tage. Bisweilen ist die Beurteilung auch schwierig, weil psychodynamische und hirnorganische Prozesse zusammenwirken können. Häufig treten solche Störungen im Alter erstmals auf, bisweilen handelt es sich aber auch um eine erneute Manifestation einer bereits früher einmal vorhandenen Störung.

In allen Stufen des Lebens kommt es darauf an, Lösungen im Bewältigungsprozess zu finden, die mit dem eigenen Identitätsgefühl verträglich sind. Im Idealfall wächst man an den Aufgaben des Lebens. Die Voraussetzung dazu ist allerdings nicht nur eine einigermaßen geglückte prägende Frühentwicklung, sondern auch eine förderliche Umwelt und Beziehungen, die einen stützen.

Zur Vertiefung empfohlene Literatur

Entwicklungspsychologische Befunde: Fonagy P (2001), Lichtenberg JD (1987), Mahler M u. a. (1978), Stern D (1985), Dornes M (1993, 2006)

Erlebnisverarbeitung: Freud A (1936), Mentzos S (1982, 2009), Riemann F (1961), Rudolf (2004), Schultz-Hencke H (1940)

Psychoanalytische Entwicklungstheorie: Blanck G u. Blanck R (1979), Freud S (1905), Mertens W (1992), Seiffge-Krencke I (2004), Tyson P u. Tyson RL (1990)

Entwicklung und Lebenszyklus: Blos P (1962), Erikson EH (1950, 1959), Radebold H (1992)

86 Radebold (1992)

3 Die Entstehung von psychogenen Störungen

Die Entstehung von psychogenen Erkrankungen ist ein komplexes Geschehen, an dem verschiedene Faktoren mitwirken. Als **Pathogenese** bezeichnet man die Entstehungsweise, also das *Wie* der Krankheitsentstehung, während die **Ätiologie** die Krankheitsursachen beschreibt, also das *Warum*. Wenn man dem komplexen Zusammenwirken der einzelnen Faktoren Rechnung tragen will, spricht man von *Ätiopathogenese*.

Man unterscheidet zum Beispiel beim Zustandekommen psychogener Herzbeschwerden den pathogenetischen Mechanismus der Somatisierung affektiver Zustände von ätiologisch zugrunde liegenden unbewussten Konflikten.

Für das Verständnis der psychogenen Störungen sind ätiologische, disponierende, auslösende, modulierende und chronifizierende Faktoren aus dem innerseelischen, psychosozialen und biologischen Bereich bedeutsam.

3.1 Ätiopathogenetische Grundlagen

Die Ätiologie psychogener Störungen (▼ Übersicht) liegt, ganz allgemein betrachtet, in ungünstigen Umwelteinflüssen, die nicht bewältigt werden können.

Je nach der spezifischen Ätiologie unterscheidet man fünf Gruppen von psychogenen Störungen:

- *Reaktive Störungen:* Es handelt sich um Reaktionen auf übermäßige Belastungen im gegenwärtigen Alltag der Betroffenen. Sie entstehen ohne besondere Disposition.
- *Posttraumatische Störungen:* Sie beruhen auf Traumatisierungen in verschiedenen möglichen Abschnitten des Lebens.

Ätiopathogenetische Faktoren bei psychogenen Störungen

Psychosozial

- Biografie, Schicksal, Life events
- Familienkonstellation
- Erziehung, Normen, Werte
- Entwicklungsprozesse, Persönlichkeitsorganisation
- Interne Ressourcen, Begabungen, Schwächen
- Beziehungen
- Entwicklungsstand bei Belastungen

Sozioökonomisch

- Ökonomische und soziale Entwicklungsbedingungen
- Soziales Netz und Unterstützung
- Berufs- und Arbeitswelt

Biologisch-genetisch

- Körperliche Konstitution, Entwicklung, Gesundheit und Krankheit
- Psychische Konstitution, Temperament
- Vulnerabilität, Frustrationstoleranz
- Trieb- und Affektstärke
- Heredität einzelner Syndrome
- Genetische Basis von Trieb-, Bindungs- und kognitiver Entwicklung

- *Konfliktstörungen* auf der Basis einer Konfliktpathologie, traditionell auch als Neurosen bezeichnet: Sie entstehen durch fixierte unbewusste Konflikte, die in der Kindheitsentwicklung wurzeln.
- *Strukturstörungen:* Sie beruhen auf einer Entwicklungspathologie, die durch Mangelerfahrungen in vulnerablen Phasen der Kindheitsentwicklung angelegt ist.
- *Psychosomatosen:* Die Ursache liegt im Zusammenwirken körperlicher Dispositionen mit seelischen Fehlentwicklungen.

Konfliktstörungen und Strukturstörungen werden gelegentlich auch als *neurotische Störungen* zusammengefasst, um auf die Verwurzelung in der Kindheit als gemeinsames Merkmal zu verweisen. In diesem Sinne wird auch in diesem Buch der Begriff der Neurose verwendet.

In zeitlicher Perspektive beruhen Konfliktstörungen und Strukturstörungen, aber auch der psychogene Anteil von Psychosomatosen demnach auf Faktoren, die in der früheren Lebensgeschichte verankert sind, während reaktive Störungen auf aktuellen Faktoren beruhen. Posttraumatische Störungen haben eine Zwischenstellung: Sie können auf eine frühe Traumatisierung zurückgehen, aber auch durch traumatische Erfahrungen im späteren Erleben hervorgerufen werden. Daraus ergibt sich, dass je nach Art der Störung eine unterschiedliche psychische Disposition für die spätere Krankheitsentstehung vorliegt.

Bei allen Arten von psychogenen Störungen sind aktuelle *Auslösefaktoren* an der Symptomentstehung beteiligt. Bei entsprechend disponierenden Vorerfahrungen bewirken aktuelle Konflikte und Belastungen eine Labilisierung der psychischen Abwehr und der Struktur und führen schließlich zur Dekompensation und Symptomentstehung. Bei Traumafolgestörungen und bei reaktiven Störungen sind die aktuellen Belastungen sogar der maßgebliche Krankheitsfaktor.

Ist aufgrund einer Auslösesituation erst einmal eine Störung entstanden, dann kann das Krankheitsgeschehen durch *chronifizierende Einflüsse* fixiert oder durch günstige, unterstützende Bedingungen abgeschwächt werden.

Auch die *Veranlagung* als genetische Grundausstattung im Sinne von Vulnerabilität und konstitutioneller Resilienz und als biologische Basis der Trieb-, Affekt-, kognitiven und Bindungsentwicklung spielt in der Ätiologie eine wesentliche Rolle. Durch Zwillingsuntersuchungen[87] ist außerdem eine genetische Disposition für einzelne psychogene Störungen nachgewiesen worden. Sie ist bei den verschiedenen Störungen unterschiedlich stark ausgeprägt: Bei Persönlichkeitsstörungen ist sie am stärksten, bei somatoformen Störungen am geringsten, während die psychischen Störungen eine Mittelstellung einnehmen.

Zunehmend finden unter der Perspektive der *Salutogenese*[88] auch die psychosozialen Schutzfaktoren bei der Betrachtung psychogener Störungen Beachtung (Kap. 2.2.1). Sie erklären, wieso einige Menschen trotz ungünstiger Voraussetzungen gesund bleiben. Die Befunde dazu verweisen einhellig auf die protektive Funktion konstanter, ausgeglichener Beziehungen und betonen die Bedeutung der Frühkindheit für die spätere seelische Gesundheit und Krankheit. Sie lassen aber auch erkennen, dass Unterstützung und Förderung lebenslang Erkrankungsrisiken entgegenwirken können.

Ätiopathogenetische Gruppen

Wie schon erwähnt, lassen sich die psychogenen Störungen unter dem Gesichtspunkt der Ätiopathogenese in fünf Gruppen unterteilen (▸ **Tab. 3.1**). Alle Störungen sind das Ergebnis einer Dekompensation der Persönlichkeitsorganisation, wobei die Bewältigung psychosozialer Belastungen versagt. Wie im vorigen Abschnitt gezeigt, sind die Art der Belastung, die Beteiligung einer neurotischen Entwicklung als disponierendes Krankheitsrisiko und die eines organischen Krankheitsfaktors bei der Krankheitsentstehung unterschiedlich.

Reaktive Störungen (Belastungsreaktionen und Anpassungsstörungen) (Kap. 6)

Als Folge von andauernden oder schwerwiegenden seelischen und psychosozialen Belastungen können seelische oder körperliche Symptome entstehen. Man bezeichnet diese Erkrankungen als *reaktive Störungen*. Ihre Ursache ist eine Überforderung der Kapazität zur Verarbeitung aktueller psychischer oder psychosozialer Belastungen. Weitere Dispositionen, insbesondere neurotische Persönlichkeitsentwicklungen, können die Bereitschaft zur Anpassungsstörung fördern und den Verlauf mitbestimmen. Sie sind aber, wenn überhaupt vorhanden, nachrangige Krankheitsfaktoren.

- Bei akuten Belastungen durch Überforderung, Stress und belastende Ereignisse spricht man von einer *Belastungsreaktion.*
- Reaktionen auf anhaltende oder mehrfache Belastungen werden als *Anpassungsstörungen* bezeichnet. Hierzu gehören psychosoziale Anpassungsstörungen bei chronischen psychosozialen Problemen, z. B. im Zusammenhang mit Arbeitslosigkeit oder Migration, und somatopsychische Anpassungsstörungen, die durch Belastungen infolge körperlicher Krankheiten und Behinderungen entstehen.

Die Abgrenzung zwischen Anpassungsstörungen und neurotischen Störungen ist nicht immer einfach. Bei Belastungsreaktionen können sich auch Überschneidungen mit der Gruppe der posttraumatischen Störungen ergeben.

87 Heigl-Evers u. Schepank (1980/81), Schepank (1994)
88 Antonovsky (1987)

Tab. 3.1: Ätiopathogenese der psychogenen Störungen

	Reaktive Störung	Posttraumatische Störung	Strukturstörung	Konfliktstörung	Psychosomatose
Ätiologie	Stress, Belastung, aktueller Konflikt, Krankheit	Traumatisierung	Mangelerfahrungen in der vulnerablen Entwicklung	Fixierung von Kindheitskonflikten	Psychische Entwicklungsstörung + Körperlicher Krankheitsfaktor
Seelische Disposition	Keine spezielle Disposition		Entwicklungsstörung in der Kindheit, neurotische Persönlichkeit		
Körperliche Disposition	Ggf. körperliche Krankheit als Anlass*	–	Konstitutionelle Vulnerabilität, angeborene Behinderung u. v. a.		Somatische Krankheitsbereitschaft
Protektive Faktoren	Stabile psychosoziale Beziehungen und sozioökonomische Verhältnisse				
Auslösefaktor	Psychosoziale Belastung, Stress	(Re-)Traumatisierung	Strukturspezifische Belastung	Persönlichkeitsspezifischer Konflikt	Belastung als psychischer Kofaktor
Modulierend	Interne Ressourcen, Begabungen, externe Ressourcen: Soziales Netz, soziale Unterstützung				
Chronifizierung	Krankheitsgewinn, Fehldiagnosen, Fehlbehandlungen, familiäre neurotische Verarbeitung				

* Bei somatopsychischen Anpassungsstörungen

Posttraumatische Störungen (Kap. 7)

Psychogene Störungen als Folge von Traumaerfahrungen finden als posttraumatische Störungen immer stärkere Beachtung. Sie beruhen auf Lebensereignissen, die wegen ihrer Plötzlichkeit, Intensität, Dauer oder anderer Umstände einen Zustand extremer Hilflosigkeit und Verzweiflung hervorrufen und die Bewältigungsmöglichkeiten völlig überfordern. Dabei gibt es sehr unterschiedliche Arten von Traumatisierungen, von Naturkatastrophen über Kriegserlebnisse bis hin zum langfristigen sexuellen oder gewalttätigen Missbrauch.

Klinisch unterscheidet man zwischen *akuten Traumareaktionen* und chronischen Traumafolgen und bei diesen wiederum zwischen anhaltenden *posttraumatischen Belastungsstörungen* mit psychischen und körperlichen Funktionsstörungen und *posttraumatischen Persönlichkeitsstörungen.* Letztere entstehen bei frühen Traumatisierungen sowie, im Erwachsenenalter, nach Extremtraumatisierungen. Sie sind, ebenso wie entwicklungsbedingte Persönlichkeitsstörungen, durch häufige Komorbidität, insbesondere mit Verhaltensstörungen, ausgezeichnet.

Neurotische Störungen (Kap. 8–11)

Neurotische Störungen werden auch einfach »Neurosen« genannt. Es sind Erkrankungen, die auf einer weit in die Vergangenheit zurückreichenden neurotischen Entwicklung der Persönlichkeit und unbewussten Erfahrungen beruhen. Sie entstehen durch äußere auslösende Belastungen, die sich destabilisierend auf die seelische Struktur auswirken und dazu führen, dass eine in der Latenz vorhandene, also unbewusste Psychodynamik reaktualisiert oder ein kompensiertes Ichfunktionsdefizit offengelegt wird. Beides führt in einer psychosozialen Belastungssituation, der sog. Auslösesituation, dazu, dass Bewältigungsaufgaben nicht mehr gemeistert oder Konflikte nicht mehr gelöst werden können.

Neurotische Störungen im Überblick

Ätiologie

- Konfliktstörungen (Konfliktpathologie)
- Strukturstörungen (Entwicklungspathologie)
- Gemischte Störungen

Phänomenologie

- Symptomneurosen
- Persönlichkeitsstörungen
- Komplexe Störungen (Komorbidität)

Aus *ätiologischer Sicht* umfassen die neurotischen Störungen die Konfliktstörungen und die Strukturstörungen. Unter klinischen Gesichtspunkten kommen als dritte Gruppe die gemischten Störungen hinzu, bei denen Entwicklungs- und Konfliktpathologie zusammenwirken. Das ist typisch für das mittlere Strukturniveau.

Davon ist die *phänomenologische Systematik* zu unterscheiden (▲Übersicht). Danach gehören zu den neurotischen Störungen die *Symptomneurosen* (funktionelle neurotische Störungen), die *Persönlichkeitsstörungen* und die *komplexen neurotischen Störungen* (Kap. 4.2.4 und 8.1.1).

Auch körperliche Erkrankungen und Behandlungsmaßnahmen, z. B. ein Bandscheibenvorfall mit operativer Reposition, können die Persönlichkeit destabilisieren und eine neurotische Dekompensation bewirken. Das geschieht, wenn die Erkrankung oder Behandlung unbewusst eine Bedeutung erlangt, welche die Abwehr brüchig werden lässt. Die dadurch entstehenden Störungen, z. B. ein somatoformes Schmerzsyndrom, können als *sekundär neurotische Störungen* bezeichnet werden. Man spricht auch von einer neurotischen Überlagerung des Verlaufes körperlicher Krankheiten oder von neurotischer Verarbeitung. Dabei werden unbewusste Bedürfnisse, Phantasien oder Konflikte abgewehrt.

Psychosomatosen (Kap. 12)

Während es sich bei den bisher genannten Störungen um »reine« psychogene Erkrankungen handelt, sind die Zusammenhänge bei Psychosomatosen komplizierter. Hier führt das Zusammenwirken zwischen chronisch neurotischer Entwicklung, somatischer Krankheitsdisposition, körperlichen Krankheitsfaktoren und einer auslösenden psychosozialen Belastung zu körperlichen Krankheitsprozessen mit Organläsionen, z. B. mit Ulzerationen, Entzündungen oder degenerativen Veränderungen. Die Einzelheiten des Zusammenwirkens sind noch nicht völlig aufgeklärt. Die klinischen Syndrome können auch als *psychosomatische Organerkrankungen* bezeichnet werden, um sie von den somatoformen Störungen abzugrenzen, die zu den funktionellen Störungen gehören und keine Organläsionen aufweisen.

Der seelisch begründete Teil der Symptombildung bei Psychosomatosen besteht meistens in einer Persönlichkeitsstörung oder einer neurotischen Entwicklung. Jedenfalls entstehen unter aktuellen Belastungen Spannungen, welche eine Regression ins Körperliche hervorrufen und die Symptombildung bewirken. Dabei ist die zeitliche Abfolge häufig so, dass neurotische Entwicklungen zunächst in Persönlichkeitsstörungen münden, bei denen unter zusätzlichen Belastungen Psychosomatosen als komorbide Störungen hinzukommen.

3.2 Grundformen der psychogenen Pathologie (»Allgemeine Neurosenlehre«)

Im Zentrum der psychoanalytischen Krankheitslehre stehen die *Grundformen der Pathologie auf der Basis neurotischer Entwicklungen*. Sie beschreibt die Struktur und die Psychodynamik der Persönlichkeit, aus der heraus psychogene Störungen entstehen.

Die Phänomene, die an der Entstehung von psychogenen Störungen beteiligt sind, lassen sich folgendermaßen charakterisieren:

- Sie dienen der Kompensation von strukturellen Defiziten bzw. der Abwehr von konflikthaften und traumatischen Erfahrungen.
- Sie haben einen Bezug zum unbewussten Erleben und zur unbewussten Erlebnisverarbeitung.
- Sie sind in der Biografie verwurzelt und haben ihre Basis in der Kindheitsentwicklung.
- Sie wurden traditionell unter dem Begriff »neurotisch« zusammengefasst.

Aus psychoanalytischer Perspektive spielen in der Ätiopathogenese der psychogenen Störungen Bedürfnisse, Entbehrungen, Mangelerlebnisse, Konflikte, Kränkungen, traumatische Erfahrungen und die damit verbundenen Phantasien und Gefühle die entscheidende Rolle. In der psychischen Innenwelt schlagen diese Beziehungserfahrungen sich als innere Bilder, Gefühlszustände und Erinnerungen nieder und schaffen eine Welt von Selbst-, Objekt- und Beziehungsrepräsentanzen, die teilweise bewusst, großenteils aber unbewusst sind.

Gerade die unbewussten Erfahrungen sind es, die zum Risiko für die Entstehung von psychogenen Störungen werden. Je nachdem, ob sie im implizit-prozeduralen oder im explizit-deklarativen Gedächtnis abgelegt sind, können sie bewusst gemacht werden oder nicht.

3.2.1 Die Entstehung psychogener Pathologien

Erfahrungen können durch alloplastische oder autoplastische Anpassung, also durch Veränderung im Außen oder durch innerseelische Prozesse bewältigt werden. Das setzt voraus, dass das Ich der Betroffenen zur Bewältigung tatsächlich auch im Stande ist und durch die Art, Schwere und den Zeitpunkt der Erlebnisse und Erfahrungen, welche zu bewältigen sind, nicht überfordert wird.

Wenn Erfahrungen aber weder durch äußere noch durch innere Veränderung verarbeitet und bewältigt werden können, dann eröffnet sich der Weg hin zur *neurotischen Erlebnisverarbeitung*. Je nach Art, Zeitpunkt und Anlass ergeben sich dabei verschiedene Verarbeitungsmuster mit verschiedenen Ergebnissen. Diese manifestieren sich in verschiedenen *Grundformen der psychogenen Pathologie*, die im Folgenden erläutert werden.

Entstehung der Entwicklungspathologie

Sehr frühe und intensiv belastende, beängstigende und überfordernde Erfahrungen werden nicht bewältigt. Sie führen zur Fixierung einer chaotischen, zerstückelten inneren Welt mit diffusen Ahnungen über sich und andere. Es kommt zur Ausbildung von Leerstellen in der Persönlichkeitsorganisation, die sich später als strukturelle Ichstörungen und

Unklarheiten über sich selbst und andere zeigen. Sie sind in das Erleben von Mangelzuständen, Vernachlässigung und Verletzung des Nähe-, Bindungs- und Sicherheitsbedürfnisses in der vulnerablen Frühentwicklung eingebettet.

Diese Erfahrungen treffen ein noch sehr unreifes Ich, das sich noch in der frühen, subjektiv »gespaltenen« Welt bewegt, die von »unbegreiflichen« emotionalen und sensorischen Wahrnehmungen geprägt ist. In diesem Zustand des modalen Selbst- und Beziehungserlebens gibt es noch keine Begriffe und später keine bildhaft-begriffliche Erinnerung. Die Erfahrungen werden stattdessen als affektive, sensorische und körperlich empfundene Zustände im implizit-prozeduralen Gedächtnis aufgehoben.

Der unreife, unerfahrene kleine Säugling ist auf seine Pflegepersonen angewiesen, um sich Orientierung zu verschaffen und sein fragiles Selbst stabil zu halten. Wenn er nun z. B. durch eine Krankheit eine lange Trennung von diesen erfährt, dann kann diese noch labile Fähigkeit wieder verloren gehen. Wenn es sich um intensive oder anhaltende Entbehrungen handelt, können daraus Störungen der inneren Entwicklungsprozesse entstehen. Sie bewirken, dass die Bewältigung phasenspezifischer Entwicklungsaufgaben scheitert, z. B. die Überwindung des »gespaltenen« Erlebens oder die Stabilisierung der Bindungsfähigkeit. Schwerwiegende Trennungserfahrungen bewirken auf diese Weise eine Fixierung der Spaltungsabwehr, ein brüchiges Selbstgefühl und ein unsicheres Bindungs- und Beziehungsverhalten.

So entstehen Entwicklungsdefizite, die als Störung basaler struktureller Fähigkeiten und gering integrierte Selbst- und Objektrepräsentanzen (Kap. 2.1.3) in der Persönlichkeit verankert werden. Sie betreffen vor allem die Wahrnehmung, die Trieb- und Affektregulation, das Selbstgefühl und die Bindungsfähigkeit, die Entwicklung reifer Objektbeziehungen und die Bildung des Gewissens und der Ideale. Sie können durch kompensatorische Erfahrungen ausgeglichen und aufgeholt werden. Wenn das nicht geschieht, bleibt eine dauerhafte Verformung der Persönlichkeit mit einer spezifischen Schwäche der basalen Selbst- und Beziehungsregulation bestehen. Diese Persönlichkeitsorganisation wird als *Entwicklungspathologie*[89] beschrieben. Sie bildet die Disposition für *Strukturstörungen auf niederem Strukturniveau* (Kap. 4.2).

Die Entwicklungspathologie hat demnach eine *beziehungsorientierte* und eine *strukturelle Dimension.* Darauf beziehen sich die später zu behandelnden Behandlungsansätze: Sie umfassen eine entwicklungsfördernde Haltung (psychoanalytischer Ansatz) oder die Substitution und Übung (strukturorientierter Ansatz) oder eine Kombination von beiden.

Entstehung der Konfliktpathologie

Eine deutlich reifere, im Entwicklungsverlauf spätere Form der neurotischen Erlebnisverarbeitung ist die Verdrängung von unlösbaren und ungelösten Konflikten. Das geschieht, wenn die Betroffenen durch eine Erziehung, die nicht angemessen auf die kindlichen Bedürfnisse und Möglichkeiten ausgerichtet ist, vor Aufgaben und Konflikte gestellt werden, die sie nicht lösen können. Sie geraten dadurch immer wieder in Konfliktsituationen, welche sie überfordern. Es entwickelt sich eine habituelle Abwehr dagegen, welche die Persönlichkeit prägt.

Die Voraussetzung ist, dass der innere Zwiespalt als Konflikt wahrgenommen und erlebt werden kann. Diese Fähigkeit ist mit der Entwicklung des explizit-deklarativen Erlebnis- und Gedächtnismodus verbunden. Sie entsteht am Ende des ersten Lebensjahres und ist im Alter von eineinhalb bis zwei Jahren fest etabliert. In dieser Zeit sind

89 Heigl-Evers u. Heigl (1988)

verdrängte neurotische Konflikte in der Innenwelt wirksam. Sie müssen fortwährend durch eine habituelle Abwehr vom Bewusstsein ferngehalten werden. Diese Aufgabe überformt mehr und mehr die Persönlichkeit. Es bildet sich ein *Locus minoris resistentiae*, d. h. die Betroffenen können auch später ähnliche Konflikte nicht bewältigen. Sie dekompensieren in vergleichbaren Situationen.

Auf diese Weise entstehen unter dem Einfluss einer andauernden Abwehrarbeit Bereiche verminderter Konfliktfähigkeit und unzureichender Lösungsmöglichkeiten. Es besteht die Gefahr, in ähnlichen konflikthaften Auslösesituationen zu entgleisen. Diese psychische Situation wird mit dem Begriff *Konfliktpathologie*[90] beschrieben. Auf der Grundlage dieser Persönlichkeitsorganisation entstehen *Konfliktstörungen*, d. h. neurotische Störungen auf höherem Strukturniveau (Kap. 4.4).

Depressiv-narzisstische Pathologie: das mittlere Strukturniveau zwischen Konfliktabwehr und Strukturdefizit

Die Gegenüberstellung von frühen Störungen und reiferen Störungen, von Entwicklungspathologie und Konfliktpathologie betont die beiden Pole, welche die Ergebnisse einer neurotischen Erlebnisverarbeitung abbilden. Dazwischen liegt ein breites Spektrum von Möglichkeiten, in dem sich die Verschiedenheit und Vielfalt individueller Entwicklungen niederschlägt. Hier mischen sich Entwicklungs- und Konfliktpathologie. Diese Struktur ist maßgeblich für die *depressiv-narzisstische Pathologie*.

Um die Entwicklungsdynamik dahinter zu verstehen, muss man sich vergegenwärtigen, dass die Entwicklung sich als Kontinuum vollzieht, in dem Fortschritte langsam erzielt und überholte Positionen nach und nach überwunden werden. Bei jedem dieser Schritte kann es zu Störungen kommen. Ein bedeutender Teil der neurotischen Störungen ist deshalb zwischen den Polen angesiedelt und enthält Merkmale beider Störungsformen. Das ist typisch für die depressiv-narzisstische Pathologie. Diese Konstellation wird in diesem Buch als *mittleres Strukturniveau* beschrieben (Kap. 4.3).

Frühe Traumatisierungen

Ein dritter Weg der Erlebnisverarbeitung wird eingeschlagen, wenn Kinder und Jugendliche, deren Persönlichkeit sich in der Entwicklung befindet, traumatischen Erlebnissen ausgesetzt sind. In Abgrenzung von Traumaerfahrungen im Erwachsenenalter trifft dafür die Bezeichnung *frühe Traumatisierung* zu. Dabei handelt es sich um Erlebnisse, die den heranreifenden Menschen in einen Zustand verzweifelter Hilflosigkeit stürzen. Er bewirkt ein inneres Chaos und den Zusammenbruch der psychischen Abwehrfunktionen. Beispiele dafür sind Erfahrungen von sexueller oder aggressiver Gewalt in Kindheit und Jugend.

Frühe Traumaerfahrungen werden nicht mentalisiert und bilden einen Defekt in der späteren Persönlichkeit. Er bewirkt, dass das frühe traumatische Erleben selbst dissoziiert und wie in einer Kapsel von der übrigen Persönlichkeit getrennt gehalten wird. Es nimmt an der weiteren Entwicklung nicht teil. Auf diese Weise wird eine Überflutung der Persönlichkeit durch Erinnerungen verhindert.

Die frühe traumatische Erfahrung bildet in der Gegenwart eine Insel einer unbewussten Vergangenheit, ein dissoziiertes Introjekt[91]. Damit ist allerdings die Gefahr verbunden, dass diese Erfahrungen durch Er-

---

90 Heigl-Evers u. Heigl (1988)

91 Kernberg (1976)

lebnisse, die an die ursprüngliche traumatisierende Situation erinnern, wieder aktiv (»getriggert«) werden. Sie können aufbrechen und die Persönlichkeit mit unverarbeiteten Eindrücken aus der Vergangenheit überschwemmen.

Diese labile psychische Organisation tritt in ähnlicher Weise auch bei Traumatisierungen im Erwachsenenalter auf. Man kann sie, in Abgrenzung von der Entwicklungs- und Konfliktpathologie, als *Traumapathologie* bezeichnen (Kap. 7).

Die nicht-neurotische Entwicklung, späte Traumatisierung und reaktive Pathologie

Durch stabile Beziehungen, günstige Umgebungsbedingungen und angemessene Hilfen nimmt die Entwicklung einen ungestörten Verlauf. Sie durchläuft bei allen Menschen typische Krisen, die auch mit Ängsten und Konflikten verbunden sind. Diese stellen unausweichliche Entwicklungsaufgaben dar. Wenn sie bewältigt werden, ist der heranwachsende Mensch den Anforderungen des psychischen und sozialen Lebens gewachsen. Er entwickelt eine *reife Persönlichkeit*, die mit den Herausforderungen des Lebens zurechtkommt.

Eine Sondersituation entsteht, wenn *späte Traumatisierungen* in dieses Leben einbrechen und die Persönlichkeit unter der Wucht der Erfahrungen zusammenbricht. Dann können bleibende *Traumafolgen in der Persönlichkeit* entstehen, die in ihrer Struktur der der Entwicklungspathologie sehr ähnlich sind. Sie sind vor allem durch Strukturdefizite aufgrund des traumatischen psychischen Zusammenbruchs geprägt (Kap. 7).

Außerdem schützt eine nicht-neurotische »gesunde« Entwicklung nicht davor, dass übermäßiger Stress und Belastungen reaktive Störungen hervorrufen (Kap. 6). Insofern kann auch auf der Basis einer reifen Persönlichkeit eine *reaktive Pathologie* entstehen.

3.2.2 Psychogene Pathologie und Persönlichkeit

Entwicklungs-, Konflikt- und Traumapathologie sind die hervorgehobenen Entwicklungslinien im Kontinuum der neurotischen Erlebnisverarbeitung (► **Abb. 3.1**). Gemeinsam haben alle Störungsformen, dass in den pathogenen Kernen Ängste und Spannungen gebunden sind. Alle stellen Beeinträchtigungen im Umgang mit Entwicklungsaufgaben und aktuellen psychosozialen Belastungen dar. Letztlich sind sie alle Lösungsformen unbewusst gewordener unbewältigter Erfahrungen, die in Erlebnis- und Beziehungsrepräsentanzen einen Niederschlag gefunden haben.

Neurotische Persönlichkeitszüge und die neurotische Persönlichkeit

Entscheidend für das Verständnis der Neurosenentstehung ist die Tatsache, dass die neurotische Pathologie ständig kompensiert und der neurotische Kern andauernd unbewusst gehalten werden müssen. Auf Dauer wird die gesamte Persönlichkeitsorganisation in die Kompensations- und Abwehrprozesse einbezogen. Auf diese Weise entsteht aus einer zunächst unauffälligen Persönlichkeit eine neurotische (bzw. posttraumatische) Persönlichkeit, die sich zur Persönlichkeitsstörung weiterentwickeln kann.

Die Entwicklung einer neurotischen Persönlichkeit ist durch Erlebnis- und Reaktionsweisen geprägt, welche die Funktion haben, ein Gegengewicht gegen die unbewussten Kernkonflikte, traumatischen Erinnerungen oder strukturellen Defizite zu bilden. Die daraus entstehenden typischen Erlebnis- und Verhaltensmuster werden als *neurotische Persönlichkeitszüge* bezeichnet.

Die neurotische Persönlichkeit ist als solche aber keine Störung, sondern lediglich die psychodynamische Basis für eine potenzielle spätere Störung, d. h. ein Erkrankungsrisiko.

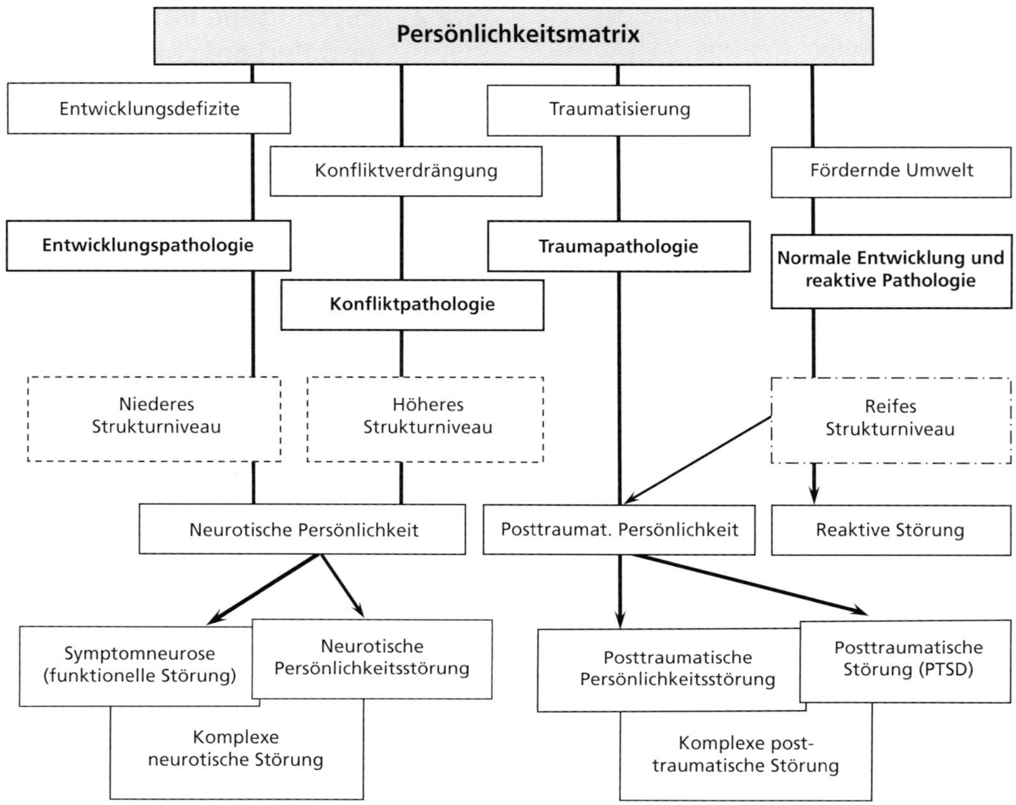

Abb. 3.1: Psychogene Pathologie: Von der Persönlichkeitsmatrix zur klinischen Störung

Erst unter spezifischer Belastung kann die Abwehrfunktion der Persönlichkeit versagen und eine Störung manifest werden.

Je nach Art der zugrunde liegenden Pathologie haben die neurotischen Persönlichkeitszüge verschiedene Funktionen:

- *Defensive (abwehrbedingte) Persönlichkeitszüge:* Es handelt sich um chronische Abwehroperationen, mit denen verdrängte Konflikte unbewusst gehalten werden. Das gilt vor allem für Persönlichkeitsstörungen auf der Basis einer Konfliktpathologie bzw. auf höherem Strukturniveau. Beispiele sind eine hysterische Planlosigkeit aufgrund der Verdrängung zielgerichteter Triebwünsche oder eine zwanghafte Pedanterie, mit der anale Willkürimpulse abgewehrt werden.
- *Defizitäre Persönlichkeitszüge,* z. B. die Neigung zu wiederholten Impulsdurchbrüchen und Kontrollverlusten. Hier zeigt sich in unverhüllter Weise die strukturelle Störung des Ich. Die Persönlichkeitszüge sind eine unmittelbare Folge einer Ichschwäche. Sie sind Anzeichen einer Entwicklungspathologie bzw. einer Persönlichkeitsstörung auf niederem Strukturniveau.
- *Kompensatorische Persönlichkeitszüge:* Maßnahmen zum Ausgleich von strukturellen Ichdefiziten. Sie sind für die Entwicklungspathologie typisch und kommen vor allem bei Persönlichkeitsstörun-

gen auf niederem Strukturniveau vor. Beispiele sind misstrauische Haltungen, mit denen Situationen vermieden werden, die eine bei diesen Patienten nicht genügend entwickelte soziale Kompetenz erfordern würden.

Kompensatorische und defizitäre Persönlichkeitszüge stehen in einem inneren Bezug zueinander. Man kann sagen, dass die Funktion der kompensatorischen Züge darin besteht, Strukturdefizite auszugleichen.

Bei Traumapatienten finden wir je nach struktureller Organisation der Traumaerfahrung Persönlichkeitszüge, die entweder mehr dem Abwehrtyp oder mehr dem Defizit-Kompensations-Typ entsprechen (Kap. 7.3.2).

Die Persönlichkeit bei der Entwicklungspathologie

Bei Menschen mit einer Entwicklungspathologie bestehen defizitäre Persönlichkeitszüge, z. B. die Neigung zu Impulsdurchbrüchen, die unmittelbar die zugrunde liegende Ichschwäche erkennen lassen. Daneben werden kompensatorische Mechanismen aufgebaut, um die Defizite der Ichorganisation auszugleichen. Primär wirksame Spaltungsmechanismen werden durch ichstützende Beziehungen ausgeglichen. Mängel in Hinblick auf die Wahrnehmung, realitätsgerechte Einstellungen, planendes Handeln usw. können durch äußere Strukturen und Verhaltensweisen, z. B. durch einen strikten Tagesplan, kontinuierliche Arbeit oder zwanghafte Beschäftigungen substituiert werden.

Das ist aber nur solange erfolgreich, wie solche Arrangements verfügbar sind. Verluste von Personen, äußeren Strukturen oder strukturgebenden Tätigkeiten bedrohen deshalb das labile innere Gleichgewicht. Daraus resultiert die für solche Patienten typische Objektangewiesenheit. Die Abwehrorganisation, Spaltungsabwehr und projektive Mechanismen (Kap. 2.1.2), ist vorrangig darauf ausgerichtet, den Verlust von Struktursubstituten zu verhindern. Darin liegt das zentrale Beziehungsthema bei der Persönlichkeitsorganisation auf niederem Strukturniveau.

Die Persönlichkeit bei der Konfliktpathologie

Menschen mit einer Konfliktpathologie entwickeln Mechanismen, die darauf ausgerichtet sind, die verdrängten Konflikte unbewusst zu halten. Intrapsychisch werden dazu Abwehrmechanismen vom Verdrängungstyp (Kap. 2.1.2) eingesetzt. Sie sind auf innerseelische Vorgänge ausgerichtet und nicht auf interaktionelle Prozesse. Zur Stabilisierung entwickeln sich neurotische Persönlichkeitszüge als Barrieren gegen das Andrängen der verdrängten Konflikte aus dem Unbewussten. So wird z. B. einem unbewussten Neidkonflikt ein besonders altruistisches Verhalten entgegengesetzt; Aggressionskonflikten wird mit Unterwerfungshaltungen begegnet; unbewusste Schuldkonflikte werden in masochistischen Partnerschaftsbeziehungen ausagiert. Der Kampf um die Aufrechterhaltung der Verdrängung ist das Thema der Persönlichkeit auf höherem Strukturniveau.

Die Persönlichkeit bei der Traumapathologie

Nach Traumatisierungen ist die Persönlichkeitsentwicklung vor allem darauf ausgerichtet, Erinnerungen an die traumatischen Erfahrungen oder Retraumatisierungen zu vermeiden und damit die Traumaerfahrung unbewusst zu halten. Das Thema der posttraumatischen Persönlichkeit bzw. Persönlichkeitsstörung ist also die Vermeidung. Sie hat intrapsychische und interaktionelle Anteile. Daraus entstehen Persönlichkeitszüge wie Kontaktscheue, misstrauisches Verhalten, Ängstlichkeit und Irritierbarkeit sowie eine Verdrängung und Verleugnung von Binnenwahrnehmungen. Ob es sich dabei um kompensatorische oder defensive Mechanismen handelt, ist oft schwer zu entscheiden, solange man nicht genauer in Erfahrung gebracht hat, ob die Traumaerfahrung als Defekt im Ich oder als verdrängtes, abgekapseltes Introjekt verarbeitet worden ist.

Das Leben mit einer unbewussten Traumaerinnerung verändert jedenfalls die Persönlichkeit und beeinträchtigt damit auch die Bewältigung von Entwicklungsaufgaben, die mit der Traumatisierung an sich gar nichts zu tun haben. Je nachdem, wann die posttraumatische Entwicklung einsetzt, verschränkt sie sich deshalb sehr häufig noch mit einer neurotischen Entwicklungs- oder Konfliktpathologie. Diese kann die posttraumatische Persönlichkeit auch ganz überdecken und gibt ihr dann, je nach der vorherrschenden überdeckenden Pathologie, das Gepräge des niederen oder höheren Strukturniveaus. Von außen betrachtet handelt es sich dann um eine Persönlichkeitsorganisation, die von einer neurotischen nicht zu unterscheiden ist. Das bedeutet, dass die Spuren einer frühen Traumatisierung unter dem Mantel einer neurotischen Entwicklung verborgen bleiben, bis eine Traumaerinnerung die posttraumatische Störung freilegt.

Die reife Persönlichkeit

Von der neurotischen bzw. posttraumatischen Entwicklung sind jene zu unterscheiden, die zu einer reifen Persönlichkeit führen. Im klinischen Bereich findet man solche Persönlichkeiten bei den reaktiven Störungen. Auch bei späten Traumatisierungen nimmt man für den vortraumatischen Zustand ein reifes Strukturniveau an.

Persönlichkeitsstörungen

Es wurde betont, dass die neurotische bzw. posttraumatische Persönlichkeit keine Störung im klinischen Sinne darstellt, sondern lediglich ein Erkrankungsrisiko. Die Auffälligkeiten und Einschränkungen der Persönlichkeit können sich jedoch ausweiten. Sie können so umfangreich werden, dass die Betroffenen sich in ihrer Erlebnisfähigkeit eingeengt fühlen, ihren Alltag nicht mehr bestreiten können und an den Folgen in ihren zwischenmenschlichen Beziehungen leiden. Starre neurotische Persönlichkeitszüge und Verhaltensmuster, z. B. überzogener Ehrgeiz, Ängstlichkeit, Kränkbarkeit, Altruismus, Neid, Eifersucht, Misstrauen, Unselbstständigkeit, Selbstunsicherheit, mangelndes Einfühlungsvermögen, Überheblichkeit, Unstetigkeit, Affektlabilität und Impulsivität geben dann zu vielfältigen zwischenmenschlichen Spannungen und Konflikten Anlass. Dabei kann es sich, wie oben erläutert, um defizitäre, kompensatorische oder defensive Phänomene handeln.

Bei Menschen, die vorrangig unter Deformierungen ihrer Persönlichkeit leiden und in ihren zwischenmenschlichen Beziehungen, in der Berufs- und Arbeitswelt scheitern, spricht man von *Persönlichkeitsstörungen.* Dabei handelt es sich um schwerwiegende Varianten neurotischer Persönlichkeiten. Sie unterscheiden sich aber nicht in ihrer Struktur und Dynamik.

Inzwischen wurde der Begriff ausgeweitet. Ursprünglich standen bei Persönlichkeitsstörungen unangepasste Eigenschaften sowie Beziehungs- und Identitätsprobleme im Vordergrund und nicht eine klinische Symptomatik. Man sprach auch von Charakterneurosen oder, bei Extremvarianten, von Psychopathie. Heute bezeichnet man als Persönlichkeitsstörungen auch komplexe Krankheitsbilder mit klinischer Symptomatik, die zumeist auf eine umfassende strukturelle Störung der Persönlichkeitsentwicklung zurückzuführen sind (Kap. 8).

Folgende ▾Übersicht mag die schwierige Orientierung in der Terminologie des Persönlichkeitsbegriffs erleichtern.

Varianten der Persönlichkeit

- **Persönlichkeit**
  Allgemeinpsychologischer Begriff. Er bezeichnet die überdauernden Eigenschaften eines Menschen, seine Grundhaltungen gegenüber dem Leben, sich selbst und seinen Beziehungen.
- **Neurotische Persönlichkeit**
  Synonym: *Neurotische Persönlichkeitsstruktur*. Ein persönlichkeitsdiagnostischer Begriff. Er beschreibt die Tatsache, dass die Persönlichkeit eines Menschen durch eine habituelle Auseinandersetzung mit Konflikten, Traumatisierungen und Entwicklungsdefiziten geprägt sein kann. Auf dieser Basis entstehen unter spezifischen Belastungen neurotische bzw. posttraumatische Störungen. Diese Art der Persönlichkeit ist ein Krankheitsrisiko und bildet die Basis für die Krankheitsentstehung.
- **Persönlichkeitsstörung**
  Früher: *Charakterneurose*. Ein klinischer diagnostischer Begriff. Er bezeichnet Syndrome, die durch dysfunktionale Verhaltensmuster und ein subjektives Krankheitsgefühl gekennzeichnet sind. Es sind graduell stärker ausgeprägte Varianten der neurotischen bzw. posttraumatischen Persönlichkeit mit starker Tendenz zur Ausbildung von komplexen zumeist strukturellen Störungen (Komorbidität).

3.2.3 Persönlichkeitstypen

Das unbegrenzte Spektrum von Einflüssen und Lebensbedingungen bewirkt, dass Menschen ganz verschiedene Muster der Lebensbewältigung entwickeln. Dennoch gibt es einige typische Grundmuster von Persönlichkeiten, in denen die individuellen Beziehungserfahrungen Niederschlag gefunden haben. Man hat sie früher unter dem Begriff *neurotische Persönlichkeitsstrukturen*[92] beschrieben (▼ Übersicht).

Muster neurotischer Persönlichkeiten (»Persönlichkeitsstrukturen«)

Die höherstrukturierte Persönlichkeitsorganisation (Persönlichkeiten auf höherem Strukturniveau)

- **Die hysterische Persönlichkeit** mit neurotischer Ziellosigkeit und Unbeständigkeit, Dramatisierung und Exaltiertheit, leichter Beeinflussbarkeit und naiver Unbefangenheit. Sie beruht auf der Abwehr von sexuellen Phantasien, Beziehungskonflikten und von zugehörigen Gewissensängsten durch Verdrängung u. a. (Kap. 8.2).
- **Die zwanghafte Persönlichkeit** mit neurotischer Aggressionsgehemmtheit, Unflexibilität und Pedanterie. Sie steht im Dienst der Abwehr aggressiver und sexueller Triebkonflikte

92 Schultz-Hencke (1951). Dieser Terminus wird wegen der Überschneidung mit dem entwicklungsdiagnostischen Strukturbegriff in diesem Buch vermieden.

und der dazugehörigen Strafängste durch Reaktionsbildung und Ungeschehenmachen (Kap. 9.4.2).

Die depressiv-narzisstische Persönlichkeitsorganisation (Persönlichkeiten auf mittlerem Strukturniveau)

- **Die depressive Persönlichkeit** mit der Neigung, eigene Bedürfnisse schuldhaft zu erleben, sich anzupassen und zu unterwerfen, mit Neigung zu Altruismus und zu Bescheidenheitsideologien. Sie beruht auf der Abwehr von Konflikten zwischen expansiven, autonomen Triebbedürfnissen und Angst vor Liebesverlust (Kap. 4.3.4 und 9.2.2), überwiegend mit den Abwehrmechanismen der Identifizierung und der Reaktionsbildung.
- **Die narzisstische Persönlichkeit** mit labiler Selbstwertregulation, Minderwertigkeitskomplexen und Größenphantasien. Die Betroffenen sind abhängig von Anerkennung und Bestätigung und deshalb leicht kränkbar und bereit zum Rückzug. Es liegen Selbstwertkonflikte und Verlustängste aus der gescheiterten Autonomieentwicklung zugrunde, die durch Identifizierung mit den Erwartungen anderer, Idealisierung und Entwertung und durch Kontrollieren abgewehrt werden. Eine offen abhängige narzisstische Persönlichkeit wird von einer pseudounabhängigen narzisstischen Pathologie unterschieden (Kap. 4.3.3 und 8.3).

Die Borderline-Persönlichkeitsorganisation (Persönlichkeiten auf niederem Strukturniveau)

- **Die Borderline-Persönlichkeit**, bei der gravierende Unsicherheit des Selbstgefühls mit einer geringen Frustrationstoleranz, Affektlabilität und Impulsivität (Ichschwäche) verbunden ist. Sie beruht auf einer basalen Grundstörung der frühen Individuationsentwicklung und ist mit der Abwehr von paranoiden und Verlassenheitsängsten durch Spaltung und Projektion (projektive Identifizierung) verbunden (Kap. 4.2 und 8.4).
  - Wenn Probleme des basalen Selbstgefühls dominieren, handelt es sich um eine *narzisstische Borderline-Persönlichkeit* (Narzissmus auf niederem Strukturniveau) (Kap. 4.2.2).
  - Wenn das Agieren und die Sexualisierung der Beziehungen vorherrschen, spricht man von einer *hysteriformen Borderline-Persönlichkeit* (maligne Hysterie) (Kap. 4.2.3).
- **Die schizoide Persönlichkeit** ist eine Variante der Persönlichkeit auf niederem Niveau mit neurotischer Kontakthemmung, Verleugnung von Gefühlen und Misstrauen. Im Hintergrund stehen eine Schwäche der Nähe-Distanz-Regulierung und Verfolgungsängste aus der frühen Individuationsentwicklung, die vor allem durch Spaltung, Projektionen, Rationalisierung und Gefühlsverdrängung abgewehrt werden (Kap. 8.5).

3.2.4 Auslösesituation und Krankheitsmanifestation

Symptomentstehung bei der Entwicklungspathologie

Bei Symptombildungen auf der Basis der Entwicklungspathologie steht der Verlust ichstützender Beziehungen und Strukturen im Zentrum der *Auslösesituation*. Wenn die stützenden Funktionen wegfallen, kann ein Zustand von Orientierungslosigkeit, Hilflosigkeit, Hoffnungslosigkeit und Verzweiflung entstehen. Der Betroffene stürzt ab. Häufig sind es aber nicht äußere, sondern innere Herausforderungen, welche eine Dekompensation einleiten. So werden strukturelle Defizite offensichtlich, wenn übliche entwicklungsspezifische Schwellensituationen und Entwicklungskrisen bewältigt werden müssen. Das erklärt die Häufung von Dekompensationen in der Adoleszenz und im frühen Erwachsenenalter. Bisweilen kann man aber auch gar keine Auslösesituation ausmachen. Das geschieht bei Patienten, die aufgrund ihrer Ichschwäche vielen unspezifischen Belastungen nicht gewachsen sind.

In Symptomen wie Kontrollverlust, Depressionen, Panik und Ängsten und in körperlichen Störungen manifestieren sich Ichschwäche und Defizite der Ichfunktionen. Um den Symptomen und der dahinter stehenden Fragmentierungsangst zu begegnen und letztlich nicht den Kontakt zu sich selbst zu verlieren, greifen die Betroffenen auf Hilfsmittel wie Alkohol oder Drogen zurück, mit denen sie sich betäuben, um ihre Verlorenheit nicht zu empfinden. Ebenso können Verhaltensweisen entwickelt werden, mit denen sie versuchen, einem Selbstverlust entgegenzuwirken. Das geschieht z. B. durch selbstverletzendes Verhalten. Der Schmerz verstärkt das Körpergefühl und lässt die Haut als Grenze erleben. Das stärkt die Selbstkohäsion, d. h. das Empfinden von Abgegrenztheit.

Auf diese Weise entstehen *komplexe neurotische Störungen* (Kap. 4.2.4 und 8.1.1), in denen sich Persönlichkeitsstörungen insbesondere mit Verhaltensstörungen verbinden.

Symptomentstehung bei der Konfliktpathologie

Bei der Konfliktpathologie bewirkt das Zusammentreffen eines aktuellen Konfliktes mit einem gleichartigen unbewussten Konflikt ein Versagen der Konfliktabwehr. Das seelische Gleichgewicht wird dann durch eine defensive Notreaktion aufrechterhalten. Diese besteht in einer *pathologischen Konfliktlösung*, nämlich durch Abwehr unter Einbuße des Wohlbefindens. Der Preis ist die Entstehung von neurotischen Symptomen. Sie haben die gleiche defensive Funktion wie defensive Persönlichkeitszüge. In beiden Fällen geht es darum, Verdrängtes unbewusst zu halten.

Diese Pathogenese ist für die Symptomentstehung bei Störungen auf dem höheren Strukturniveau typisch. Für ihr Verständnis hat die *Auslösesituation* eine zentrale Bedeutung. In der Auslösesituation werden durch alltägliche, aber unbewusst besonders bedeutungsvolle Erlebnisse verdrängte Konflikte aktiviert. Sie bewirken eine Destabilisierung der Abwehrorganisation. Dadurch wird die defensive Notreaktion in Form der Symptombildung notwendig und eingeleitet. Es sind zumeist zwischenmenschliche Probleme, die in ihrer Konflikthaftigkeit von den Betroffenen selbst nicht erkannt werden.

Neurotische Symptome entstehen also beim höheren Strukturniveau nur unter der besonderen Bedingung, dass die aktuellen Konflikte alte, verdrängte Konflikte wieder lebendig werden lassen.

Symptomentstehung bei der Traumapathologie

Bei der Traumapathologie wird in Situationen, die in irgendeiner Weise an verdrängte oder auch an bewusste Traumaerfahrungen erinnern, das erlittene Trauma reaktiviert. In diesem Zustand erleben die Betroffenen die Traumatisierung als gegenwärtig wieder. Dabei tauchen plötzlich bildhaft Erinnerungen (Intrusionen) und psychische und körperlich-vegetative Angst- und Schreckreaktionen auf. Bei diesen Symptomen handelt es sich um die Aufhebung der Dissoziation, welche die Traumaerinnerung bis zu diesem Zeitpunkt verhindert hat. Durch erneute Dissoziation im Sinne einer sekundären Abwehr entstehen die primären posttraumatischen Symptome, die in Kap. 7 ausführlich beschrieben werden.

Ähnlich wie bei der Entwicklungspathologie können sekundär auch bei der Traumapathologie durch Komorbidität *komplexe Störungen* auftreten. Sie haben hier den Sinn, durch starke Sinneseindrücke einen Schutz vor Dissoziationen und vor dem Auftauchen traumatischer Erinnerungen zu erzeugen. Dazu dienen, ebenso wie bei der Entwicklungspathologie, vornehmlich kompensatorische und defensive Verhaltensstörungen, z. B. selbstverletzendes Verhalten oder Vermeidungsverhalten und Rückzug. Wenn in solchen Fällen die Traumaerfahrung wirksam abgespalten wird und keine Erinnerung daran bestehen bleibt, ist die Unterscheidung von komplexen neurotischen Störungen oft außerordentlich schwierig.

Symptomentstehung bei der reaktiven Pathologie

Es ist bereits mehrfach angeklungen, dass eine nicht-neurotische Entwicklung bzw. eine reife Persönlichkeit keinen völligen Schutz gegen psychogene Erkrankungen darstellt, wenngleich das Krankheitsrisiko bei einer »gesunden« Entwicklung gering ist. Bei belastenden Lebensereignissen und späten Traumatisierungen können die Bewältigungsmöglichkeiten jedoch überfordert werden. Die Folge sind reaktive und posttraumatische Symptombildungen. Sie kommen ohne besondere Disposition zustande und dauern an, solange die Belastungen anhalten und nicht durch Anpassung oder äußere Veränderung bewältigt werden können.

3.2.5 Synopsis

Abschließend werden die Grundtypen der psychogenen Pathologie einander in einer Übersicht gegenüber gestellt (▸ **Tab. 3.2**).

Tab. 3.2: Grundformen der psychogenen Pathologie

	Neurotische Pathologie			
	Entwicklungspathologie	**Konfliktpathologie**	**Traumapathologie**	**Reaktive Pathologie**
Ursache	Mangel, kumulative Mikrotraumen	Infantile Konfliktepisoden	Traumaerfahrung	Psychosoziale Belastung
Kernkomplex	Entwicklungsdefizite, ichstrukturelle Störungen	Verdrängte Beziehungskonflikte	Verdrängtes Trauma	Coping
Abwehrtypus	Spaltung und Projektion	Verdrängung	Dissoziation	Unspezifisch
Persönlichkeitszüge	Funktionsdefizitär	Abwehrstabilisierend	Traumavermeidend	Unspezifisch
Strukturniveau	Niederes Niveau	Höheres Niveau	(Latent) posttraumatisch	Reifes Niveau
Auslösesituation	Strukturelle Überlastung	Konfliktaktivierung	Traumaerinnerung	Überforderung
Primäre Symptome	Offenlegung der Ichschwäche	Defensive Kompromissbildung	Traumaaktivierung	Erschöpfung des Copings
Komorbidität	Ausgeprägt als Strukturersatz	Gering	Als Dissoziationsschutz	–

Zur Vertiefung empfohlene Literatur

Zur psychoanalytischen Neurosenlehre: Balint M (1968), Dührssen A (1969), Fenichel O (1946), Hoffmann SO (1979), Mentzos S (1982), Rudolf G (2004)

Diagnostik

4 Psychoanalytische Entwicklungs- und Strukturdiagnostik

Die psychoanalytische Entwicklungs- und Strukturdiagnostik befasst sich mit dem Zusammenhang zwischen der entwicklungsdynamischen, der strukturellen und der funktionalen Dimension der **Persönlichkeitsorganisation**. Dabei gelangt sie zu einem entwicklungsdynamischen Kontinuum von Organisationsmustern, die als strukturelles Entwicklungsniveau oder – kurz – **Strukturniveau** beschrieben werden. In diesem Buch wird zwischen dem *niederen*, *mittleren*, *höheren* und einem *reifen* Strukturniveau unterschieden.

Die Terminologie in diesem Bereich ist unübersichtlich. Daher wird hier zunächst ein Überblick über die Begriffe gegeben (▼ Übersicht).

Begriffe zur Entwicklungsdiagnostik

- **Niederes Strukturniveau**
  - Synonym: Niederes strukturelles Entwicklungsniveau
  - OPD: gering integriertes Niveau
  - Äquivalent: Entwicklungspathologie, Strukturpathologie
  - Wenn man die ichstrukturellen Defizite betonen will: Strukturstörung, ichstrukturelle Störung, strukturelle Ichstörung
  - Wenn man die Komplexität der Störung mit Bezug zur Systematik von Kernberg hervorheben will: Borderline-Persönlichkeitsorganisation, niederes Niveau
  - Bezug auf die klinischen Manifestationen: Borderline-Störung
  - Traditioneller psychoanalytischer Begriff: frühe oder präödipale Störung
- **Mittleres Strukturniveau**
  - Synonym: Mittleres strukturelles Entwicklungsniveau
  - OPD: mäßig integriertes Niveau
  - Äquivalent: depressiv-narzisstische Pathologie oder Persönlichkeitsorganisation
  - Wenn man die strukturellen Defizite betonen will: Selbst- oder Selbstwertpathologie
  - Wenn man die Komplexität der Störung mit Bezug zur Systematik von Kernberg hervorheben will: Borderline-Persönlichkeitsorganisation, höheres Niveau
  - Bezug auf die klinischen Manifestationen: narzisstische Störung
  - Traditioneller psychoanalytischer Begriff: narzisstische Neurose
- **Höheres Strukturniveau**
  - Synonym: Höheres strukturelles Entwicklungsniveau
  - OPD: gut integriertes Niveau
  - Äquivalent: Konfliktpathologie, höherstrukturierte Persönlichkeitsorganisation
  - Bezug auf die klinischen Manifestationen: Konfliktstörung
  - Traditioneller psychoanalytischer Begriff: neurotische oder klassische neurotische Störung

4.1 Entwicklung und Struktur

Bei der Beschreibung der typischen Entwicklung und der psychogenen Pathologien wurde bereits ausführlich dargestellt, dass ein einigermaßen ungestörter Verlauf der Kindheit und Jugend die Voraussetzung für seelische Gesundheit im Erwachsenenalter ist. Umgekehrt bilden Beeinträchtigungen der Entwicklung ein beträchtliches Risiko für die spätere Gesundheit und prädisponieren zu neurotischen Erkrankungen. Für das Verständnis dieser Zusammenhänge sind drei Aspekte bedeutungsvoll:

- *Die einzelnen Phasen im Entwicklungsprozess sind mit phasenspezifischen Bewältigungsaufgaben verknüpft.*
  Die seelische Entwicklung, d. h. die Entfaltung und Ausdifferenzierung der Persönlichkeit, wird von seelischen, körperlichen und sozialen Reifungsprozessen

getragen, die einen phasenhaften Verlauf haben. In Kap. 2.3 wurden einzelne Stränge der Entwicklung (im Sinne von Veränderung) in Hinblick auf Trieb, Ich und Selbst, Bindungen, Beziehungen und Sexualität beschrieben. Dabei wurde erkennbar, dass die seelische Entwicklung zum großen Teil auf einer voranschreitenden Entfaltung und Ausformung von zunächst nur im Keim vorhandenen Anlagen beruht, die man als Funktionsreifung bezeichnen kann. In Kap. 2.2 wurden das Zusammenspiel der Teilentwicklungen und die daraus resultierenden Entwicklungspositionen und Bewältigungsaufgaben aus der Verlaufsperspektive dargestellt.

- *Jede Entwicklungsphase ist durch charakteristische Bewältigungsstrategien und Ergebnisse ausgezeichnet.*
  Entwicklung und Reifung stehen in einer Wechselwirkung zueinander. Einerseits fordert der Entwicklungsprozess zur Bewältigung phasenspezifischer Aufgaben heraus, andererseits bestimmen der biologische Reifegrad und der Entwicklungsstand der Persönlichkeit darüber, mit welchen psychischen Mitteln und in welchen Modi die Herausforderungen gemeistert werden können. Es ist zum Beispiel ein großer Unterschied, ob ein Konflikt mit Hilfe der Spaltungsabwehr oder der Verdrängungsabwehr bewältigt wird oder ob Erinnerungen prozedural oder deklarativ verarbeitet und im impliziten oder expliziten Gedächtnis aufbewahrt werden.
- *Im Aufbau einer psychogenen Störung, d. h. in ihrer Struktur und Funktion, spiegelt sich der Reifegrad und Entwicklungsstand der Persönlichkeit, d. h. das Organisationsniveau, das zum Zeitpunkt der zentralen Entwicklungsstörung erreicht worden war.*
  Störungen der Entwicklung beruhen darauf, dass bestimmte Erlebnisse, Erfahrungen und Konflikte in einem bestimmten Stadium der Entwicklung nicht bewältigt und gelöst werden können. Das führt dazu, dass die nicht verarbeiteten Erfahrungen in chiffrierter Form als pathogener Kern erhalten bleiben – als ein Entwicklungsdefizit, ein unbewusster Konflikt oder als ein abgekapseltes Introjekt (Kap. 2.2.2). Außerdem werden die Ichfunktionen, die damit verbunden sind, fixiert. Das äußert sich in der Art der späteren Bewältigungs- und Abwehrstrategien sowie im Integrations- und Differenzierungsvermögen des Ich und im Ausmaß der Integration der Persönlichkeit. Zusammen bilden diese Elemente die neurotische Pathologie, die durch habituelle Verhaltensmuster überformt und zur neurotischen Persönlichkeit weiterentwickelt wird.

Die Art der Bewältigung der zentralen Entwicklungspositionen, von frühen Traumatisierungen, Entwicklungskrisen und Konflikten formt die Struktur der Persönlichkeit und der darauf aufbauenden psychogenen Störungen. Sie prägt die gesamte seelische Organisation. Die frühen Erfahrungen beeinflussen auf diese Weise die Ausgestaltung des Bedürfnis-, Gefühls- und Beziehungserlebens und damit die Perspektive, aus der heraus das Leben erlebt und bewältigt wird.

Dieser Zusammenhang zwischen der entwicklungsdynamischen, der strukturellen und der funktionalen Dimension der Persönlichkeitsorganisation ist gemeint, wenn im Folgenden von Strukturniveau gesprochen wird. Es wird in der Strukturdiagnostik erfasst (▸ **Tab. 4.1**). Die Begriffe Persönlichkeitsorganisation, Strukturniveau und strukturelles Entwicklungsniveau werden dabei synonym verwendet.

Tab. 4.1: Übersicht über die Strukturdiagnostik

	Niederes Niveau	Mittleres Niveau	Höheres Niveau	Reifes Niveau
Pathologie	Entwicklungs-pathologie	Gemischte Pathologie (depressiv-narzisstisch)	Konflikt-pathologie	Keine Pathologie
Zentrale Merkmale	Defizite basaler Ichfunktionen der Selbst- und Beziehungsregulation	Defizit in der Selbstwertregulation und im (oralen) Autonomieerleben	Beeinträchtigung der reiferen Konfliktlösung	Keine disponierenden Merkmale
Störungstyp	Strukturstörung	Gemischte Störung	Konfliktstörung	Reaktive oder Traumafolgestörung
Disposition	Misslingen basaler Beziehungserfahrungen	Fixierung in der Autonomie-Abhängigkeits-Antinomie	Fixierung im Ödipuskomplex	Keine spezifische Disposition
Integration	Gering integriert	Mäßig integriert	Gut integriert	Integriert
Beziehungs-struktur	Dyadisch	Triadisch	Triangulär	Multipersonal
Prototypische Störungen	Borderline-Persönlichkeits-störungen	Narzisstische und depressive Störungen	(Klassische) neurotische Störungen	Reaktive bzw. posttraumatische Störungen

Dieser Ansatz wurde systematisch zuerst von Otto F. Kernberg vertreten. Er beschrieb ein neurotisches, ein höheres borderlinehaftes, ein niederes borderlinehaftes sowie ein psychotisches Organisationsniveau der Persönlichkeit.[93] Dieses Buch stützt sich auf seinen Ansatz und geht von den Polen einer höherstrukturierten neurotischen und einer niederstrukturierten Borderline-Persönlichkeitsorganisation aus, die hier als *höheres und niederes Strukturniveau* bezeichnet werden. Es beschreibt im Übergangsbereich zwischen beiden ein *mittleres Strukturniveau.* Es ist durch das gemeinsame Auftreten und Zusammenwirken von frühen und reifen Organisationsmustern gekennzeichnet und charakterisiert die depressiv-narzisstische Persönlichkeitsorganisation. Diese Klassifikation erscheint geeignet, die Vielzahl von Störungen zwischen Konflikt- und Entwicklungspathologie zu erfassen, die heute den größten Teil der Behandlungsaufgaben in der psychotherapeutischen Praxis ausmachen. Daneben wird kurz auch eine *reife, nicht-neurotische Persönlichkeitsorganisation* beschrieben.

Das strukturelle Entwicklungsniveau als Kontinuum

Anfangs beschäftigte die Psychoanalyse sich ausschließlich mit Fixierungen im Ödipuskomplex als Kern der neurotischen Entwicklungen und Störungen. Die Pathologie auf der Basis dieser entwicklungsgeschichtlich relativ späten Zeit (3.–5. Lebensjahr) ist das Feld der klassischen Neurosen – »klassisch«, weil zuerst, nämlich in der frühen Zeit der Psychoanalyse erforscht. Dagegen fand das Konzept der »frühen« Störungen, das bis auf Otto Rank in den 1920er Jahren zurückgeht, über

93 Kernberg (1970, 1976, 2000a)

sehr lange Zeit keinen Widerhall. Mit früh ist gemeint »präödipal«, also aus der Entwicklungsperiode vor dem Ödipuskomplex.

Erst um 1950 entstand ein breiteres Interesse an den Entwicklungsprozessen vor dem Ödipuskomplex und den damit verknüpften Störungen. In der Folge entwickelte sich eine Polarität zwischen entwicklungspsychologisch »später« und »früher« Pathologie. Sie besteht in der Gegenüberstellung von Konflikt- und Entwicklungspathologie (Kap. 3.2.5) bis heute weiter und hat Folgen für die psychoanalytische und psychotherapeutische Behandlungstechnik. Es war Anna Freud[94], die darauf hinwies, dass »Entwicklungsstörungen« eine ganz andere, nämlich nicht um Deutungen zentrierte Behandlungstechnik brauchen als Konfliktstörungen.

- Die *Konfliktpathologie*, die mit dem Studium der klassischen Neurosen von der Psychoanalyse zuerst konzipiert wurde, entspricht dem höheren Strukturniveau. Sie ist durch die Fixierung konflikthafter Beziehungsepisoden und intrapsychischer Konflikte gekennzeichnet. Sie äußert sich in umgrenzten Einschränkungen der Fähigkeit, bestimmte Konflikte aus dem Affekt-, Trieb- und Beziehungserleben zu lösen. Sie ist durch ein hohes Integrations- und Differenzierungsvermögen des Ich und eine gute Integration der Persönlichkeit geprägt.
- Die *Entwicklungspathologie* steht in Beziehung zum niederen Strukturniveau und ist durch Entwicklungsdefizite gekennzeichnet. Sie äußert sich in unzureichend entwickelten basalen Fähigkeiten, strukturellen Funktionsdefiziten des Ich und in einer ungenügenden Integration der Persönlichkeitsorganisation, insbesondere der Selbstobjekt-Repräsentanzen. Sie manifestiert sich vor allem als Begrenzung der Fähigkeit, unter Belastungen die psychische Stabilität, d. h. die Selbst- und Beziehungsregulation aufrechtzuerhalten.

Diese beiden Arten der Persönlichkeitsorganisation stellen allerdings nur die Pole der neurotischen Pathologie dar. Dazwischen liegt ein Kontinuum von Möglichkeiten der Mischung von strukturellen und konflikthaften Aspekten der Persönlichkeitsorganisation. Der bei Weitem größte Teil der Patienten in der Praxis kommt mit gemischten Störungen zur Behandlung. Für diesen Zwischenbereich verwenden wir die Bezeichnung mittleres Strukturniveau bzw. depressiv-narzisstische Persönlichkeitsorganisation.

- *Die depressiv-narzisstische Persönlichkeitsorganisation* ist kennzeichnend für das mittlere Strukturniveau. Sie zeigt eine fortgeschrittene, allerdings in Krisen labile Integration der Selbstobjekt-Repräsentanzen und eine Mischung von Verdrängungs- und Spaltungsabwehr. Strukturelle Defizite zeigen sich in der Selbstregulation.

Die relative Stabilität der Strukturniveaus

Ein strukturelles Entwicklungsniveau ist kein dauerhafter Zustand, sondern verändert sich in kontextabhängigen, langsam verlaufenden Prozessen. Unter Belastungen kann es zur Regression, d. h. zur Offenlegung von Fixierungen kommen, die ein früheres Entwicklungsstadium bzw. ein unreiferes Strukturniveau repräsentieren, als es der prämorbiden Struktur entspricht. Im Verlauf einer effizienten Therapie gibt es meistens eine Progredienz des Strukturniveaus.

Diagnostisch wird im Allgemeinen das *länger überdauernde Strukturniveau* erfasst. Es manifestiert sich in Mustern des Erlebens und Verhaltens, die über einen längeren Zeitraum bestehen, und ergibt sich aus der direkten Beobachtung sowie aus den Schilderungen der Betroffenen über ihr Leben in den letzten ein bis zwei Jahren.

94 Freud A (1974)

Das länger überdauernde Strukturniveau bildet den Hintergrund für das psychodynamische Verständnis und die Diagnostik der neurotischen Persönlichkeiten und Persönlichkeitsstörungen, der Symptomneurosen (funktionellen neurotischen Störungen) und der Psychosomatosen. Eine Sonderstellung haben die posttraumatischen Störungen mit ihren komplizierten entwicklungsdynamischen und strukturdiagnostischen Gegebenheiten, die in Kap. 7 abgehandelt werden.

Das *akute aktuelle Strukturniveau* ist nicht unbedingt das länger bestehende. Es kann durch Belastungen und Krisen bestimmt sein, die zum Zeitpunkt der Symptommanifestation bestanden haben oder bestehen, und ein niedrigeres Strukturniveau aktivieren als das aktuelle. Das kann auch im Rahmen der therapeutischen Regression unter einer Psychotherapie geschehen. Andererseits werden eine Stabilisierung und eine Nachreifung der Persönlichkeit in einer Behandlung daran sichtbar, dass strukturelle Defizite aufgefüllt und Fixierungen gelöst werden und das Strukturniveau höher (reifer) wird.

4.2 Das niedere Strukturniveau (Borderline-Persönlichkeitsorganisation)

Das **niedere Strukturniveau** beruht auf einer *Entwicklungspathologie* mit einem Integrationsmangel von Selbst- und Objektrepräsentanzen und defizitär entwickelten Ichfunktionen. Sie ist das Ergebnis einer Störung der bedeutenden Interaktionen in der frühen sensorischen und Individuationsentwicklung und den damit verbundenen Prozessen. Sie betreffen die Grundbefindlichkeit, das Selbsterleben, das Bindungsverhalten und die Mentalisierung.

Im Zentrum steht der Mangel an differenzierenden und integrativen Ichfunktionen und basalen Fähigkeiten der Selbst- und Beziehungsregulation. Dieser Mangel ist mit projektiven und Spaltungsprozessen und nicht integrierten Selbst- und Objektrepräsentanzen verbunden. Die Folge sind wechselnde Selbstzustände, ein labiler Realitätsbezug sowie eine geringe Belastbarkeit durch Affekte, Impulse und zwischenmenschliche Spannungen. Klinisch wird dieses Strukturniveau von maßloser Aggression und Destruktion beherrscht.

Der Prototyp der Störungen auf niederem Strukturniveau sind die *Borderline-Störungen*, insbesondere die Borderline-Persönlichkeitsstörung und das Borderline-Syndrom. Daher spricht man auch von **Borderline-Persönlichkeitsorganisation**, wenn das niedere Strukturniveau gemeint ist.

Das niedere Strukturniveau kennzeichnet die entwicklungspsychologisch unreifste Grundform der neurotischen Pathologie. Der Begriff *»nieder«* soll dabei auf die Fixierungen der frühesten Stufen der Persönlichkeitsentwicklung hinweisen. Unter klinischen Aspekten sprechen wir von Störungen auf einem niederen Strukturniveau. Wenn man die strukturellen Defizite betonen will, spricht man von *Strukturstörungen* oder *strukturellen Ichstörungen*[95]. Die zugehörige Persönlichkeitsorganisation auf niederem Strukturniveau wird auch als *Borderline-Persönlich-*

95 Fürstenau (1977)

keitsorganisation oder Borderline-Persönlichkeit bezeichnet.

Die Tabelle 4.2 gibt zunächst einen Überblick über die wichtigsten strukturdiagnostischen Merkmale des niederen Strukturniveaus.

Tab. 4.2: Diagnostik der Persönlichkeitsorganisation auf niederem Strukturniveau

Disposition	• Störung der bedeutenden Interaktionen in der frühen sensorischen und Individuationsentwicklung
Zentrale Entwicklungsthemen	• Basale Identität: Existenzberechtigung, Geborgenheit, Angenommensein und Sicherheit im Dasein • Intentionalität: Urvertrauen, Interesse am Leben und an der Welt • Bindung und Kommunikation
Leitende Bedürfnisse	• Bedürfnisse nach Sicherheit und Beziehung, frühe orale Bedürfnisse
Ichorganisation	• Geringe Ichintegration, wechselnde Selbstzustände • Defizienz und Labilität von zentralen Ichfunktionen (Selbst- und Beziehungsregulation) • Instabiles, polares Affekterleben • Mangelnde Objektkonstanz
Vorherrschende Abwehr	• Spaltungsabwehr: Spaltung, Projektion, projektive Identifizierung, Introjektion, Verleugnung, Sexualisierung
Zentrale Ängste	• Fragmentierungsangst (Desintegrationsangst), Verfolgungs- und Verlassenheitsängste
Selbst- und Objektrepräsentanzen	• Rudimentäre, nicht-begriffliche (implizit-prozedurale) Vorstellungen von sich selbst und anderen • Geringe Integration: gegensätzliche Erlebniszustände als Korrelat zu nicht integrierten Teilobjektbeziehungen • Identitätsdiffusion: vages, widersprüchliches Selbstbild
Objektbeziehungen	• Teilobjektbeziehungen • Objektangewiesenheit
Bindungsverhalten	• Unsicher bis desintegriert/desorganisiert
Beziehungsstruktur	• Frühsymbiotisch (monadisch) bis symbiotisch
Objektverwendung	• Frühe Beziehungs-, Nähe- und orale Bedürfnisregulation

4.2.1 Ätiologie und Disposition

Die Grundlage der Entstehung der Störungen auf niederem Strukturniveau sind schwerwiegende emotionale Entbehrungen und Beeinträchtigungen während der frühesten Persönlichkeitsentwicklung, d. h. während der frühen sensorischen und Individuationsentwicklung. Das Ergebnis ist eine Störung der komplexen Prozesse der Ichentwicklung während der sensiblen Phase, die unter normalen Bedingungen spätestens mit 18 Monaten abgeschlossen ist.

Die Erfahrung zeigt, dass auch in der Zeit danach Einflüsse angenommen werden müssen, die zu Störungen auf niederem Strukturniveau und einer Struktur führen können, die der Borderline-Persönlichkeitsorganisation vergleichbar ist. Bei diesen Einflüssen handelt es sich vorwiegend um schwere Traumatisierungen, die häufig durch Dissoziation abgespalten und nicht bewusst sind oder als prozedurales, vorsprachliches Wissen nicht erinnert werden können. Zumeist geht es dabei um körperliche Gewalt und sexuellen Missbrauch. Die Abgrenzung zwischen Entwicklungspathologie und Traumapathologie ist bei der Borderline-Persönlichkeitsorganisation demnach unscharf.

Drei Wurzeln der Borderline-Persönlichkeitsorganisation

Unter ätiologischen Gesichtspunkten lassen sich je nach Zeitpunkt und Ausmaß pathogener und traumatischer Einflüsse auf die Entwicklung drei Arten von Borderline-Störungen beschreiben:

- *Die Borderline-Persönlichkeitsorganisation als Entwicklungsstörung:* Frühe emotionale Mangelerlebnisse und Mikrotraumata wie z. B. Störungen des Bindungs- und Sicherheitsbedürfnisses durch Vernachlässigung, Rücksichtslosigkeit und frühe Trennungen, Armut, mangelnde Hilfen bei der Bewältigung der Krisen der Individuationsentwicklung usw. wirken sich als kumulative Traumatisierungen hemmend auf die Entwicklung aus. Sie betreffen die basale Identität und das basale Selbstgefühl, die Beziehungen zu anderen und basale Ichfunktionen wie z. B. die Mentalisierung. Sie bewirken, dass sich eine Borderline-Persönlichkeitsorganisation entwickelt. Diese Störung ist der Prototyp der Entwicklungspathologie.
- *Die Borderline-Persönlichkeitsorganisation als Folge früher Traumatisierung:* Frühe Traumatisierungen mit Vernachlässigung, Gewalt- und Missbrauchserfahrungen stellen Extremformen solcher Einflüsse dar. Sie können die Entwicklung einer Borderline-Persönlichkeitsorganisation nachhaltig fördern und verfestigen. Da die Unterschiede zwischen Mangelerlebnissen und Traumaerfahrungen gradueller und nicht grundsätzlicher Natur sind, erweist sich eine strikte Abgrenzung und Unterscheidung oft als schwierig. Bei vielen Patienten mit einer Borderline-Persönlichkeitsorganisation zeigt der Verlauf psychotherapeutischer Behandlungen aber, dass es für das Verständnis der Zustände tiefer Regression nützlich ist, neben einer Entwicklungsstörung die Möglichkeit einer Traumafolge in Erwägung zu ziehen.[96] Vieles an »unverständlicher« Psychopathologie lässt sich dann als Reaktualisierung früher Traumaerfahrungen verstehen.
- *Die Borderline-Persönlichkeitsorganisation als Folge später Traumatisierung:* Schließlich gibt es eine Borderline-Persönlichkeitsorganisation, die erst im späteren Lebensalter nach Abschluss der basalen Entwicklung entsteht. Hier kommt es unter dem Einfluss von anhaltenden oder extremen Traumaerfahrungen in der Jugend und Adoleszenz, aber auch durch Extremtraumatisierung im späteren Leben, zur Ichregression. Diese bewirkt mit der Einschränkung von Ichfunktionen eine Strukturveränderung. Bei dieser Art ist die späte Traumaerfahrung der maßgebliche Faktor, während vorbestehende Dispositionen, z. B. durch Entwicklungsdefizite, keine oder eine nur modulierende Rolle spielen.

In diesem Buch wird die Borderline-Persönlichkeitsorganisation als Entwicklungsstörung unter dem Begriff Borderline-Persönlichkeitsstörungen abgehandelt (hier und in Kap. 8.4), während die Traumafolgen unter

96 Sachsse (1995)

dem Begriff der posttraumatischen Persönlichkeitsstörungen gesondert dargestellt werden (Kap. 7, speziell 7.4.3).

4.2.2 Das Ich bei der Borderline-Persönlichkeitsorganisation

Das Ich gewinnt erst im Laufe der Entwicklung an Stabilität. Seine Funktion ist in der Frühzeit davon abhängig, dass es gefördert und nicht überfordert wird. Der Schutz des Säuglings vor übermäßigen Reizen und die Bereitstellung einer entwicklungsfördernden Umwelt ist daher eine besondere Aufgabe der Pflegepersonen und der Familie während der frühen Erziehung. Sie hat die Funktion eines »sozialen Mutterschoßes«.[97] Trotz günstiger Bedingungen werden die Ichfunktionen erst nach und nach ausgebildet und bleiben in der Frühzeit labil. Daraus und aus der Dominanz der phasenspezifischen Spaltungsabwehr bei der Bewältigung der frühen Reifungsaufgaben resultiert eine für diesen Lebensabschnitt typische Ichschwäche, die als mangelnde Integration des Ich und als Defizit in Hinblick auf die Funktionalität und Stabilität von Ichfunktionen in Erscheinung tritt.

Spaltung und Spaltungsabwehr

Am Anfang der Entwicklung verfügt das unreife Ich über geringe Fähigkeiten zur Integration verschiedener Teilaspekte des Erlebens und der Wahrnehmung. Man kann von einer phasenspezifischen Integrationsschwäche oder auch von einem Zustand der *primären Spaltungen* sprechen. Er ist eine Funktion der entwicklungsgemäßen Unreife und keine eigentliche Abwehroperation.

97 Portmann (1944)

Darüber hinaus gehört die Spaltung zu den frühesten Bewältigungsformen der menschlichen Psyche und stellt einen Versuch dar, die innere Welt zu strukturieren. In dieser Form wird sie zur Bewältigung von Desorientierung, Spannungen und Belastungen, z. B. bei »unlösbaren« Herausforderungen, und besonders auch zur Traumaverarbeitung eingesetzt. Widersprüchliches wird dabei einfach auseinandergehalten und danach bewertet und eingeordnet, ob die einzelnen Teile sich gut oder schlecht »anfühlen«. Wenn gut und schlecht konsequent auseinandergehalten werden, entsteht eine Polarisierung. Sie führt dazu, dass ein Teil der Wahrnehmungen als »nur-gut« eingestuft wird, der andere als »nur-schlecht« (oder »nur-böse«)

Dieser Mechanismus kann später wiederbelebt und zur Abwehr eingesetzt werden. Dann spricht man von defensiver Spaltung. Zusammen mit anderen Abwehrmechanismen wie Projektion, Introjektion, projektive Identifizierung und Verleugnung bildet sie eine komplexe Formation, die Spaltungsabwehr.

Menschen, die auf niederem Strukturniveau organisiert sind, neigen dazu, ihr Leben vornehmlich durch Spaltung zu bewältigen – teils weil sie noch im Stadium des desintegrierten Erlebens verhaftet sind, teils weil sie Spaltungsprozesse zur Bewältigung und Abwehr einsetzen.

Die *Spaltungsabwehr* ist ein kognitiver Bewältigungsprozess. Sie verändert die Wahrnehmungen so, dass Gegensätze und Widersprüche, die nicht ertragen werden können, aufgelöst werden. Das betrifft z. B. den Gegensatz zwischen Liebe und Hass: Statt eine Wut auf einen an sich geliebten Menschen zu erleben, spalten die Betroffenen die Objektvorstellung in einen wütenden und einen liebenden Anteil. Entweder wird dann der eine Teil auf einen anderen Menschen projiziert, sodass die beiden polaren Beziehungen gleichzeitig, aber getrennt voneinander bestehen. Oder einer der beiden Gefühlsanteile wird gegenüber ein und demselben

Menschen zunächst verleugnet, sodass dieser als »nur gut« erlebt wird. Erst später wird dann das Schlechte in der Wahrnehmung zugelassen und das Gute verleugnet, sodass die Person dann »nur schlecht« gesehen wird.

Wie das Beispiel zeigt, haben Spaltungsprozesse die Funktion, instabile Beziehungen vor dem Zerbrechen zu schützen oder, innerseelisch betrachtet, das Gute vor dem Schlechten zu bewahren. Wenn dieser Prozess misslingt, entstehen unerträgliche Borderline-Zustände, d. h. maligne Selbstzustände. Sie sind durch Dysphorie, Erregung, Angst, Entfremdung, Verlorenheit oder andere vegetative oder affektive Empfindungen gekennzeichnet und werden häufig in mehr oder weniger selbstschädigender Weise abreagiert.

Im Gegensatz zur höherstrukturierten, reiferen Verdrängungsabwehr werden Wut, aggressive Impulse und destruktive Phantasien aber nicht ins Unbewusste verdrängt, sondern gleichsam von den eigentlich gemeinten Personen abgelenkt. Auf diese Weise erhält die Welt der Beziehungen und unbewussten Vorstellungen über die eigene und andere Personen ein archaisches Gepräge mit schwerwiegenden Folgen. Darüber hinaus werden andere über die projektiv-identifikatorische Abwehr kontrolliert und manipuliert, sodass auch die äußere Welt verändert wird. Borderline-Abwehr ist daher sehr häufig auch interpersonelle Abwehr.

Ichschwäche und strukturelle Ichstörung

Man versteht unter *Ichschwäche* die Einschränkung der Fähigkeit, sich selbst und die Beziehung zu anderen hinreichend zu steuern und z. B. Triebspannungen und Affekte auszuhalten und zu verarbeiten. Ichschwäche ist gleichbedeutend mit Dysfunktion und Instabilität von Ichfunktionen. Sie ist ein Merkmal des niederen Strukturniveaus und tritt als strukturelle Ichstörung in allen möglichen Bereichen der Lebensbewältigung und der Beziehungsgestaltung in Erscheinung.

Für das Verständnis des niederen Strukturniveaus ist die Spaltung als zentraler Aspekt der Ichschwäche leitend. Sie bewirkt, dass die Komplexität des Erlebens der eigenen Person und der anderen nicht wahrgenommen wird. Dadurch entsteht eine Ferne oder sogar Fremdheit zu sich selbst, zu anderen und zur sozialen Realität.

- *Störungen der Affektverarbeitung:* Der Zugang zu den eigenen Gefühlen und denen anderer bleibt versperrt. Sie werden entweder gar nicht erkannt, werden nicht differenziert wahrgenommen und klar voneinander unterschieden oder in ihrer Bedeutung unzutreffend bewertet (Alexithymie, Empathiestörung). Sie erscheinen unerträglich und werden durch affektgesteuerte Handlungen oder andere Formen der Entlastung abreagiert.
- *Störungen der Impulsverarbeitung:* Ebenso ist der Bezug zur Bedürfnis- und Triebwelt gelockert. Die Impulssteuerung ist eingeschränkt, sodass die Integration in konstruktive Verhaltensweisen misslingt.
- *Störungen in der Selbstregulation:* Die geringe Integration der inneren Welt bewirkt, dass das Erleben sich rasch verändert und unterschiedliche und oft widersprüchliche Erlebniszustände abwechseln. Je nachdem, ob man mehr auf die Ichfunktionen achtet, die dabei zum Tragen kommen, oder auf die emotionale Befindlichkeit und die Selbstbewertung, kann man von wechselnden Ich- oder Selbstzuständen sprechen. Dabei kann eine kontinuierliche Sicht und Bewertung der eigenen Person nicht aufrechterhalten werden. Es entsteht eine *Identitätsdiffusion*, begleitet von bizarren Größenphantasien oder Selbstunwertgefühlen. Häufig entstehen auch emotionale und vegetative Erregungszustände, sog. *Borderline-Zustände*, die selbstschädigend abreagiert werden.

- *Störungen der Beziehungsregulation:* Die Spaltungsabwehr bewirkt eine Verzerrung der Objektrepräsentanzen. Die Reaktionen auf andere sind oft durch Fehleinschätzungen von Absichten und Empfindungen gekennzeichnet. Hier zeigt sich die unzureichende *Mentalisierung* als Merkmal der Borderline-Pathologie, also der Mangel an Vorstellungen über das Befinden und die Motive anderer. Außerdem besteht eine eingeschränkte Selbst-Objekt-Abgrenzung. Sie begründet die Neigung, Affekte und Impulse auf andere zu projizieren und dann auf sich selbst zu beziehen. So entsteht eine Neigung, affektive und impulsive Spannungen, die aus den Spaltungsprozessen entstehen, gegen sich selbst abzureagieren.
- *Störungen des Realitätsbezuges:* Die Verzerrung der Realitätswahrnehmung bezieht sich nicht nur auf Personen, sondern auch auf soziale Situationen, Aufgaben und Leistungen. Dadurch können Realitätsanforderungen nicht angemessen erkannt und bewältigt werden. Auf diese Weise entstehen auf Dauer umfangreiche Leistungsdefizite. Auf dieser Basis führen Anforderungen und Belastungen zu Irritationen, Impuls- und Affektdurchbrüchen und zu einer weiteren Lockerung der Integration der Persönlichkeit.

Aufgrund ihrer Ichschwäche sind Persönlichkeiten des niederen Strukturniveaus auf andere Menschen angewiesen, die ihre Defizite ausgleichen. Andere übernehmen für sie die Funktion als Hilfsich und helfen ihnen z. B. zu sehen, einzufühlen, zu planen, was sie selbst nicht erkennen, spüren oder voraussehen können. Sie brauchen andere in der Funktion als substitutive Objekte, um zu überleben. Das ist einer der Gründe für die *Objektangewiesenheit*, welche die Beziehungen von Persönlichkeiten des niederen Strukturniveaus prägen; ein anderer ist die Tatsache, dass andere ihnen existenzielle Sicherheit geben, die sie aus sich heraus nicht entwickeln können.

Weiterentwicklungen

Wie entwickeln sich Menschen weiter, die bereits in ihrer frühen Entwicklung ausgeprägte Defizite in ihrer Ich- und Selbstorganisation erworben haben? Sie entwickeln sich zu unruhigen, nervösen, trennungslabilen und bindungsunsicheren Kindern, die zu affektiven und zu Impulsdurchbrüchen neigen, aggressiv und unangepasst sind und nicht flexibel mit Herausforderungen und Schwellensituationen umgehen können. Als Jugendliche erscheinen sie eigenbrötlerisch und isoliert, gesellen sich mit anderen, entwickeln Suchtverhalten oder auch asoziales Verhalten und bilden Randgruppen. Diese Beschreibung zeigt, dass es sich hier um Risikoentwicklungen handelt.

Es gibt aber auch eine autoplastische Anpassung im Sinne der Entwicklung einer neurotischen Persönlichkeitsentwicklung. Sie stabilisiert das Selbst und gestattet eine Ich-Nichtich-Regulation, die ein erträgliches Leben ermöglicht. Im Folgenden werden vier Entwicklungen als Kompensation einer Entwicklungspathologie beschrieben:

- die Borderline-Beziehungen
- die narzisstische Borderline-Persönlichkeit
- die hysteriforme Borderline-Persönlichkeit
- die schizoide Persönlichkeit

4.2.3 Selbstrepräsentanz und Objektbeziehungen

Unreife und Aggressivität: Borderline-Beziehungen

Die Beziehungen von Menschen, deren Persönlichkeit auf einem niederen Strukturniveau organisiert ist, sind vor allem durch panische Angst gekennzeichnet, verlassen zu werden. Diese begründet sich in der lebens-

Diagnostik

wichtigen Selbstobjekt-Funktion des Anderen und in der mangelnden Objektkonstanz, d. h. darin, dass eine stabile Objektrepräsentanz fehlt. Ohne reale physische Anwesenheit geht der Andere auch innerlich verloren. Darin spiegelt sich auch der unsichere Bindungsstil dieser Patienten (Kap. 2.2.2).

Solange andere Menschen die Funktionen als Hilfsich und Selbstobjekt erfüllen, werden sie »nur-gut« empfunden und idealisiert. Wenn sie sich entziehen und dieser Funktion nicht mehr genügen, erscheinen sie »nur-schlecht«. Dieser Wechsel der Wahrnehmung ist mit einem Wechsel der Gefühle verbunden: Idealisierende Verehrung schlägt dann um in dramatische Entwertung und vernichtenden Hass. Daraus wird die maßlose Aggression der Borderline-Persönlichkeitsorganisation verständlich.

Aus solchen drastischen, unvermittelten und oft unerwarteten Einstellungsänderungen ergeben sich weitreichende Probleme für die Beziehungsgestaltungen im Alltag. Weil es kaum möglich ist, sich in diese Welt hineinzufinden, ist ein solcher Wechsel der Selbstzustände schwer nachvollziehbar und stellt Beziehungen im Alltag und auch in der Psychotherapie auf harte Proben. Der Wechsel zwischen Bezogenheit und Rückzug, krasser Idealisierung und Entwertung und die unberechenbare Beziehungsgestaltung belasten die Beziehungen in Partnerschaft und Beruf.

Grundstörung des Selbst: Die narzisstische Borderline-Persönlichkeit

Durch die geringe Integration von Gegensätzen entwickelt sich im Selbstgefühl der Persönlichkeiten des niederen Strukturniveaus keine Grundstabilität. Indessen bleiben verschiedene Selbstvorstellungen und begleitende emotionale und körperlich-vegetative Selbstzustände nebeneinander bestehen. Sie können nicht zu einem kohärenten Selbstgefühl bzw. einem einheitlichen Selbstbild integriert werden. Die Selbstspaltung führt zu Fremdheitserlebnissen und zu wechselnden Selbstzuständen: Im Zustand der Selbstentfremdung können die Betroffenen sich verletzen, als beschädigten sie einen fremden Körper. Sie versuchen, damit auf »einschneidende« Weise einen Kontakt zu sich (ihrem entfremdeten Selbst) herzustellen oder, wenn ein Selbstverlust droht, aufrechtzuerhalten. Erst in einem späteren Selbstzustand können sie diese Handlung als autoaggressiv wahrnehmen.

Das Sicherheitsgefühl bleibt daran gebunden, dass andere Personen anwesend sind. Insofern haben andere für die Betroffenen eine selbststützende Funktion. Ihre Anwesenheit schützt vor dem Absturz in das Nichts, in die verzweifelte Hoffnungslosigkeit und Haltlosigkeit. In dieser narzisstischen Funktion als schützendes Selbstobjekt sind sie unentbehrlich. Das ist ein weiterer Grund für oben bereits erwähnte *Objektangewiesenheit*. Bei realen oder drohenden Trennungen tritt eine *Identitätsdiffusion*[98] ein, d. h. das Wissen und das Gefühl dafür, wer man ist, gehen verloren.

Persönlichkeiten des niederen Strukturniveaus können auch die Vorstellung von anderen Menschen schwer aufrechterhalten, wenn sie von ihnen getrennt sind. Das liegt daran, dass die Beziehungen nicht mentalisiert sind, d. h. dass es an den Anderen keine Erinnerungen im explizit-deklarativen, episodischen Gedächtnis gibt, die man sich bewusst machen könnte. Beziehungen sind stattdessen im implizit-prozeduralen Gedächtnis als relativ diffuse Gefühlszustände repräsentiert, in denen die Person des Anderen noch keine Begriffe gefunden hat. Deshalb gibt es keine personalen Erinnerungen, die trösten oder beschützen und Zuversicht begründen.

Die Abwesenheit des Anderen ruft Verzweiflung, Hilflosigkeit und feindselige Ge-

98 Kernberg o. a. a.

fühle hervor; er wird auf eine schwer fassbare Weise zum bösen, verfolgenden (Teil-) Objekt, gegen das sich destruktive Phantasien richten. Deshalb tun die Betroffenen alles, um sich gegen Verlassenheit und Selbstverlust zu schützen. Sie manipulieren z. B. die Gefühle anderer durch projektive Identifizierung, d. h. sie bringen andere durch provozierendes Verhalten dazu, sich ihnen zuzuwenden, und verschaffen sich damit Sicherheit. Dieses Verhalten ist bewusst, das dahinter stehende Sicherheitsbedürfnis allerdings nicht. Wenn solche Mechanismen versagen, dann wird die Beziehung zum anderen verleugnet, d. h. die Patienten erleben dann so, als seien die anderen für sie völlig belanglos.

Wenn Störungen des Selbstgefühls und ihre Folgen die Dynamik der Persönlichkeit auf niederem Strukturniveau dominieren, kann man von einer *narzisstischen Borderline-Persönlichkeit* (Narzissmus auf niederem Strukturniveau, maligner bzw. destruktiver Narzissmus) sprechen.[99]

Sexualisierung von Beziehungen: Die hysteriforme Borderline-Persönlichkeit

Persönlichkeiten des niederen Strukturniveaus neigen dazu, ihre fragilen Beziehungen dadurch zu stabilisieren, dass sie diese weiter aufspalten und sexualisieren. Das bedeutet, dass sie aus Zweierbeziehungen ausbrechen und dritte oder weitere Personen in das Beziehungsgefüge mit einbeziehen. Durch intensive sexuelle Aktivität, verbunden oft mit geringen Scham- und Tabugrenzen, wird die Attraktivität solcher Beziehungen gesteigert und die Bindung verstärkt. Solche Arrangements dienen letztlich dazu, die Gefühle der Anderen zu kontrollieren und ihre Anwesenheit und ihre Funktion als Hilfsich und Selbstobjekt zu sichern. Durch Spaltung und Sexualisierung wirken die Beziehungen von Persönlichkeiten des niederen Strukturniveaus oft wie ödipale Dreiecksbeziehungen (Kap. 2.3.5). In Wirklichkeit aber dienen sie primär nicht der sexuellen Bedürfnisbefriedigung, sondern der Bindung des Anderen bzw. an den Anderen. Es handelt sich um einen sog. strategischen oder *Pseudo-Ödipuskomplex*[100].

Sexualisierung und Agieren geben der Persönlichkeit dieser Borderline-Patienten ein hysteriformes Gepräge. So entstehen hysteriforme Borderline-Persönlichkeiten. Sie sind von der hysterischen Persönlichkeit auf höherem Strukturniveau (Kap. 8.2) zu unterscheiden.

Kontaktstörung: Die schizoide Persönlichkeit

Die Ichschwäche kann auch um das Problem der Nähe-Distanz-Regulation herum organisiert sein. In der Folge kann eine schizoide Abwehr aufgebaut werden. Sie besteht aus Spaltung der Beziehungsrepräsentanzen und Projektion von Nähewünschen, die den Anderen zum bedrohlichen Verfolger machen. *Verfolgungsängste* sind zumeist eine Abwehr gegen Nähewünsche und Beziehungssehnsucht. Sie bewirken einen Rückzug aus Kontakten zu anderen Menschen. Die Distanzierung stellt einen Selbstschutz dar und darf nicht mit einer primären Unfähigkeit zu lieben verwechselt werden.[101]

An die Stelle des direkten Kontaktes zu anderen tritt die indirekte Beschäftigung mit »dem« Menschen, mit Philosophie und theoretischen Interessen an Beziehungen, z. B. durch eine Berufswahl im psychosozialen

99 Kernberg o. a. a.

100 Rhode-Dachser (1990)
101 Kohut (1971)

Feld, mit Zuwendung auf dem Wege der Ästhetik u. v. a.

Wenn diese Abwehr das Persönlichkeitsbild prägt, handelt es sich um schizoide Persönlichkeiten (Kap. 8.5). Sie unterscheiden sich von der Borderline-Persönlichkeit durch die Beständigkeit und die Stabilität des Erlebens und Verhaltens. Im Fokus steht hier die Nähe-Distanz-Regulierung, während bei der typischen Borderline-Persönlichkeit die Impulsivität und Abhängigkeit prägend sind.

4.2.4 Symptomentstehung

Aus der geschilderten Pathologie ergibt sich, dass die Ichschwäche und Ichstrukturstörung, die unzureichend integrierten, labilen Selbst- und Objektvorstellungen, die Aggression und die Verwendung anderer als Hilfsich und Selbstobjekt eine labile psychosoziale Situation schaffen. Die Borderline-Persönlichkeitsorganisation stellt damit ein erhebliches Krankheitsrisiko dar.

Oft gehen stabilisierende und substitutive Beziehungen und Strukturen verloren. Dann entsteht eine Desorientierung und zumeist verleugnete Verzweiflung. In deren Folge wird die innere Welt von aggressiven und destruktiven Phantasien und von *Vernichtungsangst* überschwemmt. Eine Vielzahl von aktuellen Problemen, Konflikten und Belastungen erhält dann subjektiv die Bedeutung von Angriffen auf das Sicherheits- und Selbstgefühl. Die anstehenden Herausforderungen können dann nicht mehr bewältigt werden. Indessen entstehen Versuche, solche Angriffe durch Spaltung zu beherrschen. Wenn diese Versuche misslingen, entsteht eine Desintegration. Die Desintegrationszustände selbst sind mit panischer *Fragmentierungsangst* (Selbstverlustangst), Vernichtungs- und Verfolgungsangst verbunden. Insgesamt entsteht das Bild einer chaotischen, krisenhaften Dekompensation. Die Folge sind vielfältige Symptome und Beeinträchtigungen (▼Übersicht).

Dabei hat die Symptombildung verschiedene Wurzeln bzw. sie erfüllt verschiedene Funktionen:

- *Defizitäre Symptombildung:* Impuls- und Affektdurchbrüche sind eine unmittelbare Offenlegung von Ichdefiziten. Angst, Panik und somatoforme Störungen sind Begleitreaktionen der Desintegration. Psychotische Realitätsverkennungen, Beziehungsabbrüche und Verfolgungserlebnisse verweisen auf einen narzisstisch-psychotischen Rückzug und den regressiven Ichzerfall.
- *Kompensatorische Symptombildung:* Dissoziation und Entfremdung sind Notreaktionen gegen unerträgliche Wahrnehmungen der Desintegration. Selbstbeschädigung und Suchtverhalten, perverses und aggressives Agieren sind Versuche, Leerstellen im Selbsterleben aufzufüllen und den Kontakt zu sich zurückzugewinnen. Das Agieren hat außerdem die Funktion, den verlorenen Anderen zurückzugewinnen und wieder unter Kontrolle zu bringen.

Je stärker die Desintegration, umso vielfältiger werden die klinischen Bilder, d. h. umso umfassender ist die Komorbidität. Sie können von einem Syndrom, das mehr oder weniger auf ein Symptom begrenzt ist (z. B. einem Zwangssyndrom, der Selbstbeschädigung oder einer Depersonalisation) bis hin zu komplexen und vielgestaltigen Krankheitsbildern reichen. Letztere sind typisch für die Borderline-Persönlichkeitsorganisation und werden als *Borderline-Syndrom* (Kap. 8.4) bezeichnet.

Als weitere Folge der Desintegration werden körperliche Prozesse in den Desintegrationsprozess einbezogen. Wie das im Einzelnen geschieht, ist noch nicht genau geklärt. Entscheidend sind wahrscheinlich

Klinische Manifestationen der Borderline-Persönlichkeitsorganisation

- **Persönlichkeitsstörungen**
  - Borderline-Persönlichkeitsstörung (Kap. 8.4)
  - Narzisstische Borderline-Persönlichkeitsstörung (Kap. 8.3 und 8.4)
  - Hysteriforme Borderline-Persönlichkeitsstörung (Kap. 8.2 und 8.4)
  - Schizoide Persönlichkeitsstörung (Kap. 8.5)
  - Schizotypische Persönlichkeitsstörung (Kap. 8.6)
- **Komplexe Störungen durch Komorbidität mit anderen Störungen**
  - Borderline-Syndrom (Kap. 8.4)
  - Komplexe Persönlichkeitsstörungen mit komorbiden Symptomneurosen
  - Perversionen (Kap. 11.4)
  - Psychosomatosen (Kap. 12)
- **Verhaltensstörungen, die häufig auf dem niederen Strukturniveau vorkommen**
  - Autoaggressives Verhalten (Kap. 11.3)
  - Essstörungen (Kap. 11.1)
  - Abhängigkeitsverhalten (Kap. 11.2)
- **Symptomneurosen (funktionelle Störungen), die auch auf niederem Strukturniveau vorkommen**
  - Angststörungen (Kap. 9.3)
  - Dissoziative Störungen (Kap. 9.5)
  - Depressive Störungen (Kap. 9.2)
  - Entfremdungsstörungen (Kap. 9.6)
  - Konversionsstörungen (Kap. 10.2)
  - Somatoforme Schmerzstörungen (Kap. 10.4)
  - Zwangsstörungen (Kap. 9.4)

körperliche Dispositionen, z. B. eine vererbte Bereitschaft zu maladaptiven psychoimmunologischen Reaktionen. Auf diese Weise wird die Desintegration des niederen Strukturniveaus zum bevorzugten psychischen Kofaktor bei der Entstehung von *Psychosomatosen*. Die Dekompensation wird zumeist durch Verlust- und Trennungserlebnisse ausgelöst, die Verlassenheitsgefühle, Hilflosigkeit und Hoffnungslosigkeit hervorrufen und das Sicherheitsgefühl und die Funktionsfähigkeit des Ich bedrohen (Kap. 12. 2.3).

Ähnlich kann man sich den Einfluss psychischer Krankheitsfaktoren auf die Entstehung von *Psychosen* vorstellen, die heute als vornehmlich körperlich begründet betrachtet werden (vgl. auch Kap. 13).

4.2.5 Abgrenzung von Psychosen

Zwischen psychodynamischer und biologischer Psychiatrie besteht ein gewisser Dissens über die Bedeutung psychogener Faktoren und ihre Beteiligung am Zustandekommen von Psychosen (Kap. 13.2). Diese Thematik geht über den Rahmen dieses Lehrbuchs hinaus. Hier kann lediglich die phänomenologische Abgrenzung zwischen dem Borderline-Syndrom und schizophrenen Erkrankungen erwähnt werden:

- Maßgeblich für die Unterscheidung ist die Beurteilung der *Fähigkeit zur Realitäts-*

Diagnostik

prüfung[102]. Damit bezeichnet man die Fähigkeit, zwischen Phantasie und äußerer Wirklichkeit mit Hilfe von differenzieller Wahrnehmung, Überzeugung und logischem Denken zu unterscheiden und diese Unterscheidung auch in Krisen aufrechtzuerhalten. Besonders hervorzuheben ist dabei die Unterscheidung zwischen der eigenen Person und den Anderen (Selbst-Objekt-Differenzierung) und die Unterscheidung zwischen Binnen- und Außenwahrnehmungen. Bei Borderline-Störungen ist der Realitätsbezug, wenn überhaupt, nur in Krisen vorübergehend beeinträchtigt, aber nicht dauerhaft gestört. Bei psychotischen Patienten bestehen dagegen anamnestisch und in der aktuellen Untersuchungssituation Ausfälle der Realitätsprüfung, im Extremfall in Gestalt von Verkennungen und Wahnvorstellungen.

- Eine Besonderheit ist in diesem Zusammenhang das Phänomen der *Übertragungspsychose*, das bei Borderline-Störungen auftreten kann. Es handelt sich dabei um wahnartige Vorstellungen von mäßiger Intensität, die sich im Verlauf einer psychotherapeutischen Behandlung entwickeln können, wenn die Regression besonders stark wird. Sie äußern sich in einem besonders intensiven Beziehungserleben gegenüber dem Behandler. Es bestehen Ideen, ihn zu beeinflussen oder von ihm kontrolliert, beeinflusst oder sogar verfolgt zu werden. Diese Ideen bleiben im Gegensatz zu psychotischen Wahnvorstellungen aber auf den Behandler bezogen und auf die Behandlungssituation begrenzt und betreffen nicht die Erlebnisse im Alltag.
- Ein weiteres Kriterium ist die Beurteilung der *Abwehr*[103]: Die Borderline-Abwehr, insbesondere Spaltung, projektive Identifizierung und Verleugnung, schützt die »guten«, d. h. die liebevollen Beziehungen vor dem Hass der »schlechten« Beziehungsanteile. Bei Psychotikern wird dieselbe Abwehr zu einem anderen Zweck eingesetzt: Sie schützt sie vor Verschmelzungserlebnissen in der Beziehung zu anderen und vor dem dadurch drohenden Selbstverlust. Auf Deutungen dieser Abwehr reagieren Borderline-Patienten mit einer Stabilisierung, Psychotiker mit einer Labilisierung ihrer Befindlichkeit in der Untersuchung.
- Weitere differenzialdiagnostische Möglichkeiten bieten *testpsychologische Untersuchungen*, insbesondere das Rorschach-Verfahren (ein sog. projektiver Test), und natürlich die Verlaufsbeobachtung.

---

102 Frosch (1964), s. Rohde-Dachser (1979)

103 Kernberg (1975)

4.3 Das mittlere Strukturniveau (Depressiv-narzisstische Persönlichkeitsorganisation)

Das **mittlere Strukturniveau** stellt eine Persönlichkeitsorganisation dar, die am Übergang zwischen Entwicklungs- und Konfliktpathologie steht. Sie repräsentiert die Fixierung am Angelpunkt der Entwicklung[104] zwischen früher und reiferer Entwicklungsstufe und wird durch das Ringen um Autonomie und den regressiven Sog in die Abhängigkeit beherrscht.

Kennzeichnend sind relativ reife Objektbeziehungen und eine Abwehrorganisation, die zwischen der Verdrängungsabwehr und der Spaltungsabwehr steht. Es besteht eine mäßige Integration der Selbst- und Objektrepräsentanzen, eine noch unsichere Selbstregulation und ein auf Zufuhr von anderen angewiesenes Selbstwertgefühl. Triebbedürfnisse zentrieren auf das orale und oral-aggressive Erleben.

Störungen auf mittlerem Strukturniveau sind außerordentlich häufig. Persönlichkeitsdiagnostisch bestehen zwei Varianten: Die *narzisstische Pathologie* und die *depressive Pathologie* auf mittlerem Strukturniveau. Man kann übergreifend von einer **depressiv-narzisstischen Persönlichkeitsorganisation** sprechen.

Diagnostik

Mittleres Strukturniveau, *narzisstisch-depressive Persönlichkeitsorganisation* und *narzisstische* und *depressive Pathologie* sind entwicklungsdiagnostische Begriffe. In der entwicklungsdiagnostischen Systematik von Kernberg[105] entspricht das mittlere Strukturniveau dem dort sog. »hohen« Niveau der Borderline-Persönlichkeitsorganisation.

4.3.1 Ätiologie und Disposition

Das mittlere Strukturniveau umfasst die beiden Varianten der neurotischen Pathologie, die vornehmlich im Zusammenhang mit einer gescheiterten Autonomieentwicklung, mäßiger Ichintegration, Trennungs- und Selbstbehauptungskonflikten, einer labilen Regulation des Selbstgefühls und einem fragilen Selbstwertgefühl stehen (► **Tab. 4.3**). Die Disposition ist eine nicht bewältigte Autonomieentwicklung, die als eine Grundposition der Entwicklung[106] eine Zeit von etwa zwei Jahren beherrscht, beginnend mit 12 bis 18 Monaten.

104 Blanck u. Blanck (1974, 1979)
105 Kernberg (2000a, 2000b)
106 Vergleichbar dem Individuationsstadium und dem Ödipuskomplex als den beiden anderen zentralen Entwicklungspositionen

Tab. 4.3: Diagnostik des mittleren Strukturniveaus

Disposition	• Störung der Autonomieentwicklung • Hemmung oral-expansiver Bedürfnisse
Zentrales Entwicklungsthema	• Selbstachtung, Selbstbehauptung, Selbstständigkeit und Abhängigkeit
Ichorganisation	• Mäßige (bis gute) Ichstabilität • Gefahr der Ichregression • Differenzierungsfähigkeit und Integrationsvermögen sind unsicher • Beginnende, aber sehr unsichere Fähigkeit zur Ambivalenz
Trieberleben	• Oral-aggressives, expansives und anal-aggressives Trieberleben
Vorherrschende Abwehr	• Identifizierung • Idealisierung/Entwertung • Regression • Verdrängung und Verleugnung
Zentrale Ängste	• Trennungsangst • Objektverlustangst
Selbst- und Objektrepräsentanzen	• Relativ stabile Selbst-Objekt-Abgrenzung • Mäßig bis gut integrierte Selbst- und Objektrepräsentanzen
Beziehungsstruktur	• Dyadisch, beginnende Triade
Objektverwendung	• Bestätigendes Selbstobjekt; depressives Versorgungsobjekt
Beziehungsthema	• Objektabhängigkeit: Objektsehnsucht versus Enttäuschung

Die entwicklungspsychologische Voraussetzung ist eine Bewältigung der frühen sensorischen und Individuationsentwicklung im ersten Lebensjahr. Der Mensch braucht aber auch noch nach Abschluss der frühen Individuationsentwicklung für eine günstige Entwicklung hinreichende Unterstützung. Er ist insbesondere auf Spiegelung[107] angewiesen und benötigt Empathie, Ermutigung und Anerkennung, um sein Selbst weiter zu differenzieren und zu stabilisieren, ausreichende Selbstliebe und ein gesundes Selbstwertgefühl zu entwickeln. In dieser Phase, die von Trennungs- und Verlustängsten geprägt ist, wird außerdem die Selbstbehauptung zum zentralen Thema. Angemessene Befriedigung der phasenspezifischen oral-expansiven Bedürfnisse erhält die Bedeutung der Bestätigung ihrer Berechtigung. Wenn die Selbstsicherheit stabiler wird und die Schuldgefühle, die durch expansive Bedürfnisse hervorgerufen werden, überwunden werden, kann das Kind selbstbewusst Schritte in die Autonomie wagen. Dazu braucht es die Sicherheit, dass die Pflegeperson keinen Schaden nimmt, wenn man sie verlässt und wenn man eigenen Bedürfnissen folgt.

Wenn diese Voraussetzungen erfüllt sind, kann der Autonomiekonflikt bewältigt werden. Wenn Anerkennung und Bestätigung in dieser Altersphase ausbleiben, werden Schuld- und Unsicherheitsgefühle, Minderwertigkeitsgefühle und kompensatorische Größenphantasien fixiert und der Schritt in die Autonomie schlägt fehl.

107 Lacan (1973), Winnicott (1967)

4.3.2 Ichorganisation und Objektbeziehungen

Auf der Basis einer gelungenen Individuationsentwicklung entsteht die für das mittlere Strukturniveau typische Persönlichkeitsorganisation. Die Struktur und die Repräsentanzen sind mäßig integriert. Die Integration kann unter Druck aber verloren gehen (Ichregression).

Dieses Strukturniveau hat folgende Merkmale:

- *Differenzierung:* Selbst und Objekt, also die Vorstellung von der eigenen und von anderen Personen, werden sicher voneinander abgegrenzt und unterschieden.
- *Integration:* In den Selbst- und Objektrepräsentanzen werden gegensätzliche, insbesondere die »nur-guten« und »nur-schlechten« Aspekte, miteinander verbunden. Es bestehen also relativ gut integrierte Selbst- und Objektrepräsentanzen und eine – allerdings noch unsichere – Fähigkeit, in Beziehungen Ambivalenz zu erleben.
- *Selbstkohärenz:* Es besteht ein weitgehend kohärentes Selbst[108], d. h. die verschiedenen Aspekte des Selbsterlebens sind miteinander so stabil verbunden, dass sie Belastungen standhalten und nicht mehr ernstlich durch Fragmentierung gefährdet sind. Durch die Integration von verschiedenen Selbstaspekten entsteht nach und nach ein realistisches Selbstbild.

Objektbeziehungen auf mittlerem Strukturniveau: Versorgungs- und Selbstobjekte

Die Objektbeziehungen werden von ausgeprägter Ambivalenz zwischen Objektsehnsucht und Objekthunger einerseits und Enttäuschung und Aggression andererseits beherrscht. Diese Konstellation wird heute als *Autonomie-Abhängigkeits-Konflikt* bezeichnet. Es handelt sich um das zentrale Entwicklungsthema der depressiv-narzisstischen Entwicklung. Es stellt keinen eigentlichen motivationalen Konflikt dar, sondern eine ubiquitäre Entwicklungsposition, in der sich die Antinomie der Verselbstständigung aus der dyadischen Beziehung niederschlägt. Diese wird durch strukturelle Einschränkungen verstärkt, insbesondere durch die in dieser Zeit noch gering entwickelten Fähigkeiten, Ambivalenz zu ertragen, die Selbstregulation aufrechtzuerhalten und der Ichregression standzuhalten.

Die Objektsehnsucht entsteht dadurch, dass in der beginnenden Ablösung noch eine sehr starke Abhängigkeit von anderen besteht, während sich Aggression dagegen richtet, dass das Objekt vermeintlich oder real den Autonomiestrebungen im Wege steht (Loslösungsaggression und Enttäuschungswut).

- Andere Menschen werden einerseits gebraucht, um die Versorgung zu gewährleisten und orale sowie oral-aggressive Bedürfnisse zu befriedigen. In diesem Zusammenhang erscheinen andere vor allem als *Versorgungsobjekt*. Zu den Versorgungsbedürfnissen gehört auch die Förderung der Autonomiebestrebungen, das Loslassen. Die Befriedigung dieser Versorgungsbedürfnisse ist zugleich auch eine Anerkennung der eigenen Bedürfnisse und ihrer Berechtigung. Sie bestärkt die Selbstbehauptung und stabilisiert das Selbst- und Selbstwertgefühl. Entbehrung und Frustration stellen dagegen negative Erfahrungen dar, auf die das Kind mit Wut reagiert. Die Ambivalenz zwischen Versorgung und Entbehrung ist das zentrale Thema des *depressiven Modus* des sog. Autonomiekonfliktes (s. unten).
- Andere werden aber auch gebraucht, um die phasenspezifischen Bedürfnisse nach

108 Kohut (1971)

Diagnostik

Anerkennung, Bestätigung und Bewunderung zu befriedigen und auf diese Weise die noch labile Regulation des Selbstwertgefühls zu stützen und das Selbst vor Minderwertigkeitsgefühlen zu schützen. In dieser Funktion werden andere als *bestätigendes Selbstobjekt* verwendet. Das Ringen um eine ausreichende Selbstwertregulation und ein stabiles Selbstwertgefühl ist der Kern des *narzisstischen Modus* des Autonomiekonfliktes.

Im Gegensatz zur Objekt*angewiesenheit* beim niederen Strukturniveau reicht für die Objekt*abhängigkeit* beim mittleren Strukturniveau bereits die Erinnerung an andere, um Befriedigung zu antizipieren, sich stabil und sicher zu fühlen und die Beziehung innerlich nicht abzubrechen. Das liegt daran, dass mit dem Spracherwerb und der Etablierung des explizit-deklarativen Gedächtnisses begrifflich und bildhaft kodierte Erinnerungen entstehen, die bewusst erinnert werden können. Sie können auch über längere Zeit aufrechterhalten werden, wenn der Andere nicht anwesend ist. Erst im längeren Verlauf verblasst die Erinnerung und muss durch *Wiederannäherung* (Kap. 2.3.2) »aufgefrischt« werden.

Die Fixierung der Entwicklungsposition des sog. Autonomiekonfliktes bewirkt, dass die Abhängigkeit von der Versorgung und Anerkennung bis ins Erwachsenenalter hinein bestehen bleibt. Darin manifestiert sich die Bindung an die Mutterrepräsentanz der Autonomieentwicklung als Selbstobjekt bzw. als Versorgungsobjekt. Diese Bindung ist aber außerordentlich ambivalent. Der Anklammerungs- und Idealisierungsseite steht die Enttäuschungs- und Entwertungsseite gegenüber. Die Angewiesenheit erzeugt Liebe und Sehnsucht, aber auch Wut und Hass.

Dieses Beziehungsmuster wird auf die wichtigen Beziehungen des späteren Lebens übertragen und führt dazu, dass diese einer stark ambivalenten Abhängigkeit oder einer wechselnden Idealisierung und Entwertung ausgesetzt sind. In Partnerschaften werden Frauen von Männern, die auf mittlerem Strukturniveau organisiert sind, und ebenso die Männer von entsprechend strukturierten Frauen wie die bemutternde Pflegeperson der Autonomieentwicklung gebraucht und zugleich bekämpft. Daraus erklären sich die starke Ambivalenz und Verklammerung, die solche Partnerschaften kennzeichnen und oft belasten, weil sie nicht ausgehalten werden können.

Angst und Abwehr bei mittlerem Strukturniveau

Die zentrale Angst dieses Strukturniveaus ist die *Objektverlustangst*, in reiferer Form auch die *Trennungsangst*. Dabei repräsentiert die Objektverlustangst die beginnende, die Trennungsangst die spätere Autonomieentwicklung. Erstere bezieht sich auf das Verlassenwerden oder Verlassensein und enthält die Sorge um die eigene Person (schizoid-paranoide Position), letztere auf das Verlassen des Anderen und die Sorge um die verlassene Person (depressive Position).

Zur Angstauslösung reicht bereits die Vorstellung, es könnte eine endgültige Trennung eintreten. Dabei macht es keinen Unterschied, ob sich der Andere trennt oder der Betroffene selbst. Auch eigene zerstörerische Phantasien infolge von Kränkungen und Enttäuschungen werden wie ein Verlust des Anderen erlebt. Wenn die zentralen Ängste nicht hinreichend abgewehrt werden können, insbesondere bei realem, subjektiv erlebtem oder drohendem Objektverlust, droht die Dekompensation mit der Manifestation klinischer Syndrome (▾Übersicht). Dabei ergeben sich je nach narzisstischem oder depressivem Modus der Angstverarbeitung unterschiedliche konkrete Auslösesituationen (s. unten: Symptomentstehung bei der narzisstischen bzw. depressiven Pathologie).

Zur Angstabwehr werden zwei verschiedene, miteinander verwandte Bewältigungsstrategien eingesetzt, die zugleich auch vor

Klinische Manifestationen des mittleren Strukturniveaus

- **Persönlichkeitsstörungen**
  - Narzisstische Persönlichkeitsstörung (Kap. 8.3)
  - Depressive Persönlichkeitsstörung (Kap. 9.2)
- **Komplexe Störungen**
  - Komorbidität von narzisstischen Persönlichkeitsstörungen und funktionellen neurotischen Störungen (sog. narzisstische Neurosen) (Kap. 8.3)
- **Verhaltensstörungen, die häufig auf mittlerem Strukturniveau vorkommen**
  - Essstörungen (Kap. 11.1)
  - Abhängigkeitsverhalten (Kap. 11.2)
- **Funktionelle Störungen, die meistens auf mittlerem Strukturniveau vorkommen**
  - Angststörungen (Kap. 9.3)
  - Depressive Störungen (Kap. 9.2)
  - Somatoforme Störungen (Kap. 10.3), insbesondere: Somatisierungsstörungen

drohendem Objektverlust schützen: Die depressive und die narzisstische Verarbeitung.

- *Die depressive Angstabwehr:* Sie umfasst Strategien, die sich dem Abwehrmechanismus der *Identifizierung* zuordnen lassen: Sie reichen von der Anklammerung an andere über Unterwerfung und Unterordnung unter ihre Wünsche, Übernahme von Eigenarten, Verleugnung von Unterschieden oder gegen den anderen gerichteten Gefühlen und Impulsen und Verzicht auf Selbstbehauptung bis hin zu einem selbstverleugnenden, altruistischen Verhalten. Damit sollen die Distanz zu den anderen so gering gehalten werden wie möglich und Spannungen, die zu Trennungen führen könnten, vermieden werden.
- *Die narzisstische Angstabwehr:* Sie umfasst die Abwehrformation Idealisierung/Entwertung. Die Verlust- und Trennungsangst wird hierbei bewältigt, indem die Beziehung zu anderen oder das Bild von ihnen oder der eigenen Person in der Phantasie verändert und trennende Wahrnehmungen dadurch verleugnet werden. Daraus entwickelt sich ein unbewusst manipulatives Verhalten, mit dem die anderen unter Kontrolle gehalten und Situationen gesteuert werden. Bei der *Idealisierung/Entwertung* handelt es sich um eine milde Form der Spaltungsabwehr. Der Unterschied besteht darin, dass der Andere bei der Spaltungsabwehr interpersonell durch projektive Identifizierung mit in das Abwehrgeschehen einbezogen wird, während der Modus Idealisierung/Entwertung beim mittleren Strukturniveau auf innerseelische Prozesse begrenzt bleibt.

Der narzisstische und der depressive Modus des Autonomiekonfliktes

Der Autonomiekonflikt stellt gewissermaßen das Rohmaterial für die Entwicklung des mittleren Strukturniveaus dar. Je nachdem, ob in der Weiterverarbeitung mehr die Sorge um Anerkennung und die Stabilität des Selbst oder um die Selbstbehauptung und Bedürfnisbefriedigung im Vordergrund steht, ergeben sich für die weitere Verarbeitung zwei Entwicklungslinien (► **Tab. 4.4**).

Tab. 4.4: Narzisstische versus depressive Modi des sog. Autonomiekonfliktes

	Narzisstischer Modus	Depressiver Modus
Zentrales Thema	Anerkennung versus Ablehnung	Versorgung versus Entbehrung
Vorherrschende Abwehr	Idealisierung/Entwertung	Introjektion, Identifizierung
Zentrale Motivation	Narzisstische Homöostase	Oral-expansive Bedürfnisbefriedigung
Zentrale Pathologie	Unsicherheit der Selbstwertregulation	Orale Trieb- und Beziehungskonflikte
Unbewusste Phantasie	Bewunderung als Liebe	Versorgtwerden als Liebe
Objektverwendung	Bestätigendes Selbstobjekt	Orales Versorgungsobjekt
Passive Bewältigung	Objektidealisierung	Passiv-resignative Beziehung
Aktive Bewältigung	Pseudounabhängigkeit	Aktiv-altruistische Beziehung

Trotz der Verschränkung von Befriedigung und Selbstbehauptung mit der narzisstischen Bestätigung und trotz der Gemeinsamkeit in der Grundstruktur der Objektbeziehungen und Ängste können beide klinisch gut voneinander unterschieden werden. Demnach unterscheidet man zwischen der narzisstischen und der depressiven Pathologie.

4.3.3 Die narzisstische Pathologie

Bei Menschen, in deren Entwicklung die Sorge um ihr Selbst und um die Anerkennung als Person im Vordergrund steht und andere vornehmlich Funktionen als bestätigendes Selbstobjekt erfüllen, besteht die Weiterverarbeitung des Autonomiekonfliktes in der Hinwendung des Interesses zur eigenen Person. Dazu werden zwei Arten von *narzisstischer Charakterabwehr* entwickelt:

- *Pseudounabhängigkeit:* Die Betroffenen idealisieren sich selbst und bilden über sich selbst unbewusste *Größenphantasien* von Unversehrbarkeit, Unberührbarkeit und Großartigkeit. Man spricht von einem Größenselbst. Damit kann die Objektabhängigkeit verleugnet werden.
- *Objektidealisierung:* Die Größenphantasien werden auf andere projiziert. Diese werden idealisiert, solange sie ihre Funktion als Selbstobjekt erfüllen, vor allem solange sie stabilisierende Anerkennung und Bewunderung gewähren. Um die Zuwendung und die Anerkennung durch andere zu sichern, wird Autonomie verleugnet; stattdessen passen die Betroffenen sich identifikatorisch den Bedürfnissen anderer an und reagieren auf eigene Bedürfnisse mit Schuldgefühlen. Sie entwickeln ein *falsches Selbst*[109].

Diese Charakterabwehr führt zu zwei verschiedenen Typen der narzisstischen Pathologie, zum passiv-abhängigen und zum aktiv-vermeidenden Typ.

Die passiv-abhängige narzisstische Persönlichkeit

Die Betroffenen geben sich vordergründig unterwürfig, aggressionsgehemmt und schaffen durch Idealisierung anderer rasch Bindungen. Durch unbewusste Kontrolle

109 Winnicott (1954)

über das Erleben und Verhalten anderer werden Verlustängste vermieden. So schaffen sie es zum Beispiel, durch Bewunderung Schuldgefühle und Beschämung zu erzeugen, wenn der idealisierte Andere nicht ihren Ansprüchen und Erwartungen entspricht. Auch durch eine beständige Enttäuschungsbereitschaft und untergründige Feindseligkeit verbreiten sie Furcht vor Entwertung, der sich ein Partner nur schwer entziehen kann. So bewirken sie Anpassung an ihre Bedingungen, wie sie selbst sich an die Bedingungen anderer angepasst haben. Entspricht der Andere nicht mehr den Erwartungen, wird er entwertet und fallengelassen.

Die aktiv-vermeidende (pseudounabhängige) narzisstische Persönlichkeit

Die Betroffenen verschaffen sich mit Engagement, Ehrgeiz, selbstversonnenem Charme und strahlenden Leistungen Erfolg. Damit schützen sie sich davor, zu erleben und anzuerkennen, wie abhängig sie von Anerkennung und Bewunderung sind. Sie idealisieren sich selbst und halten damit Distanz zu anderen. Genauer betrachtet, erzeugen sie damit aber eben die Bewunderung, die sie unbedingt brauchen, um ihr fragiles Selbst zu schützen. Auf diese Weise können sie indirekt ihrer Objektabhängigkeit nachkommen und sie zugleich unbewusst halten.

Symptomentstehung

Kränkungen und Verluste der Bewunderung von Menschen, die für den eigenen Narzissmus wichtig sind (bestätigende Selbstobjekte), führen zu narzisstischen Krisen mit Wut und Impulsen, den Anderen zu vernichten. Tatsächlicher Verlust bedroht das Selbstwertgefühl; im Extremfall kommt es zur Regression und zur Fragmentierung, d. h. das Selbstgefühl kann nicht mehr aufrechterhalten werden. Dieser Zustand der akuten narzisstischen Dekompensation ist von heftigen Affekten begleitet: von Angst, Wut, sexueller Erregung und von körperlichen Begleitreaktionen. Unter Umständen entwickelt sich im Rahmen der Regression sogar vorübergehend eine diskrete psychotische Symptomatik mit Verfolgungsideen und paranoiden Ängsten.

Als Gegenbewegung gegen die Dekompensation werden alle verfügbaren Abwehrmechanismen aufgeboten:

- *Entwertung:* Das verletzende oder abwesende Selbstobjekt wird aufgegeben, es kommt zu Kontaktabbruch und psychischer Leere. Narzisstischer Rückzug in die Welt der Größenphantasien führt zur Verleugnung des Verlustes und des Schmerzes durch ein kühles oder herablassendes Verhalten.
- *Narzisstische Wut:* Die Kränkung erweckt destruktive und auch sexuelle Impulse, die aus Wut und Erregung herrühren. Sie führen zu psychischen Symptomen (Depressionen, Angstsymptome) oder werden als Verhaltensstörungen (bulimische Attacken, perverse Akte) abreagiert.

Damit sind auch bereits die Symptome der narzisstischen Krise (Kap. 8.3) erkennbar. Im Übrigen entstehen beim Zusammenbruch der narzisstischen Abwehr depressive Störungen, Angststörungen und Somatisierungssyndrome. Diese Störungen auf mittlerem Strukturniveau bilden die größte Gruppe von Störungen in der Psychotherapie und Psychosomatik.

Zur Abgrenzung vom Narzissmus auf niederem Strukturniveau

Wie im vorangegangenen Kap. 4.2 dargestellt, kommt eine narzisstische Pathologie auch auf dem niederen Strukturniveau vor (► **Tab. 4.5**). Bei diesem sog. pathologischen, malignen oder *destruktiven Narzissmus* handelt es sich jedoch um eine sehr viel breiter angelegte, grundsätzlichere Pathologie als bei den narzisstischen Störungen auf mittlerem Niveau. Er ist auch mit weniger stabilen und weniger gut integrierten Objektbeziehungen verbunden.

Tab. 4.5: Narzissmus auf niederem und mittlerem Strukturniveau

	Niederes Strukturniveau	Mittleres Strukturniveau
Zentrales Thema	Gering integriertes, fragiles Selbst	• Unsicheres Selbstwertgefühl • Labile Selbstwertregulation
Zentrale Ängste	Fragmentierungs-/Vernichtungsangst	Objektverlustangst
Objektverwendung	Objektangewiesenheit: Selbstschützendes Teilobjekt	Objektabhängigkeit: Bestätigendes Selbstobjekt
Objektfunktion	Basale Spiegelung (Alphafunktion)	Anerkennung und Bestätigung
Angstabwehr	Spaltung, Verleugnung	Idealisierung/Entwertung

Das wird am Beispiel der typischen *Abwehr* deutlich: Spaltung auf niederem Strukturniveau bewirkt, dass anderen projektiv Eigenschaften zugeschrieben werden, die mit ihrem realen Verhalten überhaupt nichts zu tun haben, von den Patienten aber als »wirklich« erlebt werden. Es handelt sich um eine recht unreife Form der Abwehr, die durch eine Schwäche der Fähigkeit, klar zwischen innen und außen zu unterscheiden, gefördert wird. Dem steht auf mittlerem Strukturniveau die Abwehrformation Idealisierung/Entwertung gegenüber. Sie ist stärker an der Realität orientiert. So muss es für Entwertungen einer bis dahin idealisierten Person einen Anlass durch reales äußeres Verhalten geben. Zur Idealisierung oder Entwertung muss sich das Objekt eignen.

Ähnlich ist der Unterschied in Hinblick auf die Bedeutung von *Trennungen*: Das niedere Strukturniveau setzt reale und phantasierte Trennungen gleich. Auf mittlerem Strukturniveau werden Trennungen unter der Voraussetzung phantasiert, dass tatsächlich etwas Trennendes – eine Missstimmung, eine Absicht, eine Kränkung usw. – vorhanden ist.

4.3.4 Die depressive Pathologie

Die Weiterverarbeitung des Autonomiekonfliktes konzentriert sich bei Menschen, die durch Entbehrungen oder Verwöhnung oral abhängig geblieben sind, auf die Bedürfnisbefriedigung und die Funktion der Anderen als Versorgungsobjekt. Durch Identifizierungsprozesse und Verleugnung ihrer Selbstbehauptung sowie durch Reaktionsbildungen verschaffen sie sich Befriedigung ihrer Bedürfnisse und Beschwichtigung ihrer Schuldgefühle im realen Erleben und in der Phantasie. Zur Stabilisierung entwickeln sich verschiedene Formen der Charakterabwehr (▾ Übersicht).

Charakterabwehr bei depressiver Pathologie

- Verleugnung eigener Bedürfnisse und Frustrationen, Bescheidenheitsideologie
- Anpassung an die Bedürfnisse anderer, Unterwerfung, Selbstaufgabe
- Altruismus, Bedürfnisbefriedigung am Anderen
- Selbstvorwürfe, Schuldgefühle über eigene Ansprüche
- Wiedergutmachungswünsche, Opferhaltungen, Helferideologie

Bei der Betrachtung depressiver Persönlichkeiten fallen, ähnlich wie bei den narzisstischen, zwei Modi der Verarbeitung auf: der passive Modus führt zur abhängigen depressiven Persönlichkeit, der aktive zum vermeidenden Typ.

Die abhängige (passiv-resignative) depressive Persönlichkeit

Sie ist von der Haltung geprägt, ständig zu kurz zu kommen. Im merkwürdigen Widerspruch zu dieser Haltung steht die Bescheidenheitsideologie, die besagt, man habe sich abzufinden, brauche nichts, habe vielleicht nichts Besseres verdient. Dabei werden expansive, oral-aggressive Versorgungswünsche unterdrückt und verleugnet. Sie äußern sich jedoch in mehr oder weniger bewussten Neidgefühlen und in Schamgefühlen über die eigene Bedürftigkeit. Aus unterdrückter Frustrationswut entsteht Ansprüchlichkeit, die den Betroffenen selbst nicht bewusst ist. Schuldgefühle über unbefriedigte Wünsche werden externalisiert, sodass man sich solchen Menschen gegenüber verpflichtet und schuldig fühlt. Dabei nehmen sie Angebote aus eigenem Schuldgefühl schwer an und lassen sich auch nicht dazu bewegen, selbst für sich initiativ zu werden.

Die vermeidende (aktiv-altruistische) depressive Persönlichkeit

Hier steht die Reaktionsbildung gegen oral-expansive Bedürfnisse im Vordergrund. Statt sich etwas zu gönnen oder für sich zu erkämpfen, kümmern sich diese Menschen übermäßig viel um die Bedürfnisse anderer, übernehmen Pflichten und Verantwortung und überfordern sich oft selbst. Diese altruistische Bedürfnisbefriedigung erhält eine bevormundende Note, der man sich schwer entziehen kann. Sie wird durch Helferideologien abgesichert. Der Andere wird gebraucht, um an ihm die Schuld für die eigene Gier wiedergutzumachen. Insofern ist diese Art der depressiven Charakterabwehr stark interaktionell ausgerichtet.

Symptomentstehung

Grundsätzlich sind Menschen mit einer depressiven Pathologie bei Trennung und Verlust gefährdet, neurotische Störungen zu entwickeln. Allerdings ist die Charakterabwehr der depressiven Persönlichkeit relativ stabil.

- *Der vermeidende Typus* zeigt eine besonders große Beständigkeit. Dennoch kann die Charakterabwehr versagen, wenn die Menschen, die in die Abwehr einbezogen werden, sich der Bevormundung und Überfürsorge entziehen. Häufiger als in solchen persönlichkeitsspezifischen Auslösesituationen kommt es zu einer langsamen Erschöpfung der Abwehr, vor allem wenn die Kräfte nachlassen oder Gesundheitsschäden eintreten und die Beziehungen sich verändern. Typische Syndrome auf der Basis solcher Dekompensationen sind depressive Störungen, Schmerzsyndrome und andere Somatisierungsstörungen.
- *Beim abhängigen Typus* können orale Konflikte krankheitsauslösend werden: Erbschaftskonflikte, Rivalität, Situationen, die Neid hervorrufen. In solchen Situationen entstehen depressive und Angststörungen, die auch somatisiert werden können. Das größere Risiko besteht aber darin, dass sich auf der Grundlage des untergründigen Empfindens andauernder Entbehrungen Abhängigkeitsstörungen und Suchterkrankungen entwickeln.

4.4 Das höhere Strukturniveau (Höherstrukturierte Persönlichkeitsorganisation)

Das höhere Strukturniveau ist die reifste Form der neurotischen Persönlichkeitsorganisation. Die Disposition besteht in einer Störung der Konfliktbewältigung in der präödipalen und ödipalen, also relativ späten kindlichen Entwicklung. Sie ist durch eine gute Ichintegration, stabile und effiziente Ichfunktionen und die Dominanz der Verdrängungsabwehr geprägt. Selbst- und Objektvorstellungen sind gut integriert und stabil.

Diese Struktur beruht auf einer Konfliktpathologie. Sie ist durch eine habituelle Verdrängung von ungelösten Konflikten nach dem Vorbild der klassischen Neurosen gekennzeichnet. Im Zentrum steht die Abwehr von präödipalen und ödipalen Konflikten, bei denen libidinöse und aggressive Strebungen aufgrund verinnerlichter Werte und Normen (Überich-Gebote) nicht verarbeitet werden können und deshalb verdrängt sind.

Am Anfang der Entwicklung der Psychoanalyse stand die Erforschung der entwicklungsgeschichtlich relativ späten Konflikte, die den Konversionsneurosen, der Hysterie, der Zwangsneurose und der Phobie zugrunde liegen. Sie führte zur Entdeckung der Verdrängung und des Ödipuskomplexes als Kern dieser Störungen, die als intrapsychische Konfliktpathologie zwischen den Instanzen Ich, Es und Überich konzipiert wurden. Das bewirkte, dass der verdrängte Ödipuskomplex für lange Zeit der einzige Angelpunkt zum Verständnis aller neurotischen Störungen und, darüber hinaus, der zentrale Bezugspunkt der psychoanalytischen Theorie und Praxis wurde. Dabei stellt die Konfliktpathologie nur eine Art der neurotischen Pathologie dar (Kap. 3.2). Den anderen Pol bildet die Entwicklungspathologie mit den darauf aufbauenden Strukturstörungen.

Der Begriff *höherstrukturiert* bezieht sich auf den Vergleich mit dem zuvor abgehandelten niederen und mittleren Strukturniveau einerseits, mit dem reifen Strukturniveau (Kap. 4.5) andererseits, das als Ziel einer idealerweise ungestörten Entwicklung angenommen wird.

4.4.1 Ätiologie und Disposition

Das höhere Strukturniveau wird erst in relativ späten Phasen der Kindheitsentwicklung erreicht, nämlich nachdem die frühe Individuationsentwicklung angemessen bewältigt worden ist und die Autonomieentwicklung voranschreitet. Voraussetzung ist ein Konflikterleben in integrierten Objektbeziehungen, die auch begrifflich, d. h. in komplexen Vorstellungen, erfasst werden können. Es wird im explizit-deklarativen Gedächtnismodus kodiert und bildet das autobiografische Gedächtnis, in dem die Erinnerungen auf das Selbst bezogen erlebt werden und eine deutliche Beziehung zur Zeitdimension haben (»Damals, als ich zur Schule kam …«). Dieser Zustand beginnt mit der Sprachentwicklung im zweiten Lebensjahr und ist am Ende des dritten Lebensjahres so weit ausgereift, dass pathogene Einflüsse danach auf höherem Strukturniveau, d. h. als Konfliktpathologie, organisiert werden.

Den wichtigsten Einfluss hat in diesem Stadium das kumulative Erleben einer Erziehung, welche bei der Bewältigung und Integration der expansiven, aggressiven und libidinös-sinnlichen Bedürfnisse dieser Entwicklungsperiode keine angemessene Orientierung bietet. Das bedeutet zumeist, dass es kein ausgewogenes integrationsförderndes Verhältnis zwischen Gewähren und Grenzsetzung gibt. Übermäßige Verwöhnung oder Versagungen oder der nicht vorhersehbare willkürliche Wechsel zwischen beiden gelten als Ausgangspunkt für eine neurotische Entwicklung in dieser Entwicklungsphase.[110] Sie führen dazu, dass die Lösung der phasenspezifischen motorisch-aggressiven, phallisch-narzisstischen und libidinösen ödipalen Konflikte erschwert wird, weil die Erziehungspersonen nicht als Hilfe bei der Konfliktlösung verwendet werden können. Die Folge ist, dass diese Konflikte verdrängt werden und nun aus dem unbewussten autobiografischen Gedächtnis heraus auf das aktuelle Erleben und Verhalten Einfluss nehmen.

4.4.2 Aufbau und Funktion der höherstrukturierten Persönlichkeitsorganisation

Das Ich und die Objektbeziehungen

Mit etwa zweieinhalb Jahren erreicht das Ich einen Entwicklungsstand, der für das weitere Leben bestimmend bleibt. Es ist nun in der Lage, widersprüchliche Wahrnehmungen auszuhalten und Beziehungen relativ unabhängig von der realen Anwesenheit des Anderen aufrechtzuerhalten. Diese Ichentwicklung ist die Basis für integrierte (gut und schlecht vereinende) *reife Objektbeziehungen*. Der Heranwachsende verfügt jetzt über ein breites Spektrum von Ichfunktionen, um die immer komplexer werdenden Aufgaben des Lebens zu bewältigen. Er beginnt jetzt z. B., vorausschauend und planend zu denken und zu handeln, und verfügt über Bewältigungsstrategien und eine *Verdrängungsabwehr*, die sich weitgehend auf innerseelische Vorgänge und die Veränderung des Erlebens beschränken und nicht mehr manipulativ die äußere Wirklichkeit verändern.

Die Ichreife des höheren Strukturniveaus ist anfangs noch labil und bedarf der Stützung durch eine phasengerechte Erziehung. Speziell unter dem Druck des *Ödipuskomplexes* kann es, anstatt zur anstehenden Weiterentwicklung, zur Regression kommen, d. h. zu einer Rückwärtsentwicklung und zum Verlust der erreichten Ichreife. Auch im späteren Leben können schwere Belastungen, z. B. durch Traumatisierungen, einen regressiven Verlust von Ichfunktionen bewirken.

Trieberleben und Konfliktdynamik

Die häufigsten Konflikte dieser Lebensphase im Trieb- und Beziehungserleben betreffen vor allem die phasenspezifischen analen, phallisch-narzisstischen und genitalen Triebbedürfnisse:

- *das anal-aggressive Erleben* um Selbstbehauptung, Geltung und Macht,
- *das phallisch-narzisstische Triebbedürfnis* nach Bewunderung und Selbstdarstellung und, als passive Variante, die sexuelle Neugier,
- *die sinnlichen kindlich-sexuellen Bedürfnisse* der ödipalen Entwicklung.

Durch Regression wird auch das bereits früher entwickelte Trieberleben der Autonomieentwicklung als Konfliktabwehr mit in die Konfliktpathologie einbezogen.

Es entstehen Konflikte zwischen Triebbedürfnissen einerseits, Idealen und Verboten andererseits. Verbote und Ideale bleiben dabei ichfremd und werden nicht als positiv motivierende und leitende Inhalte erlebt. Im äußersten Fall erscheint das Gewissen sogar feindselig. Dann werden die verinnerlichten Beziehungsrepräsentanzen mit der Vorstellung von Ablehnung, Verurteilung und Strafe

110 Schultz-Hencke (1940, 1951)

Diagnostik

verbunden und lassen den Betroffenen ihre innere Bedürfniswelt gefährlich erscheinen.

Diese Dynamik lässt sich anschaulich im *Strukturmodell der Psychoanalyse*[111] (Kap. 2.1.4) als ein unbewusster Prozess zwischen den drei psychischen Instanzen Ich, Überich und Es beschreiben:

- Das *Es* repräsentiert die Triebe und Bedürfnisse und strebt nach Triebbefriedigung.
- Das *Überich* verkörpert die verinnerlichten Normen und Verbote, die Ideale und Gebote, die aus Verinnerlichungen sozialer (äußerer) Vorgaben bestehen und den Gegenpol zum Lustprinzip der Es-Instanz darstellen.
- Das *Ich* steht als beobachtende, vermittelnde und integrierende Steuerungsinstanz zwischen diesen beiden Instanzen und letzten Endes zwischen der inneren und der äußeren Realität.

Konflikte werden danach durch Ichfunktionen geschlichtet, z. B. durch eine Abwehr der konflikthaften Motive, d. h. der Triebe, Affekte oder Phantasien oder des gesamten Konflikterlebens.

Man beschreibt diese Dynamik heute vor allem unter dem Aspekt der zwischenmenschlichen Erfahrung, die bewirkt, dass das Konflikterleben in konflikthafte *Beziehungsrepräsentanzen* umgeformt und verinnerlicht wird (Kap. 2.1.1). Sie sind zwar unbewusst, behalten aber ihren Einfluss auf das Erleben und Verhalten.

Die Verdrängungsabwehr[112]

Der typische Modus der Konfliktverarbeitung auf höherem Strukturniveau ist die Verdrängungsabwehr. Dabei kommen neben der eigentlichen Verdrängung auch andere Abwehrmechanismen zum Tragen, die dazu führen, dass bewusstes Erleben in unbewusste Vorstellungen transformiert wird und unbewusst bleibt. Dazu gehören z. B. die Verschiebung, die Reaktionsbildung und die verschiedenen Formen von Gefühlsverdrängung (Kap. 2.1.2). Die Verdrängungsabwehr setzt stabile Selbst- und Objektrepräsentanzen voraus, die parallel mit der Sprachentwicklung und dem explizit-deklarativen Gedächtnismodus entstehen. Dieser Modus wird mit zweieinhalb Jahren etabliert, wenn das höhere Strukturniveau erreicht wird.

4.4.3 Auslösesituationen und Symptomentstehung

Wenn durch psychosoziale Konflikte und Belastungen im aktuellen Leben verdrängte Konfliktthemen berührt werden, wird die Verdrängungsabwehr geschwächt. Geschehnisse, welche die verdrängten Konflikte wiederbeleben, können deshalb zur psychosozialen *Auslösesituation* für die Manifestation neurotischer Symptome werden (▼Übersicht). Als Auslösesituation wirken Versuchungen und Versagungen, die das gleiche Muster haben wie die verdrängten Konflikte der früheren Entwicklung. Man kann für das höhere Strukturniveau deshalb von einer individuellen Spezifität der Auslösesituation sprechen.

Für die Auslösesituation ist es kennzeichnend, dass die konflikthafte Bedeutung des auslösenden Ereignisses, d. h. die unbewusste Versagung, die darin liegt, und das Aufbegehren dagegen, den Betroffenen nicht bewusst sind. Sie erkennen nicht, dass der äußere aktuelle Konflikt eine Wiederholung eines verinnerlichten, unbewusst gewordenen Konfliktes dar-

111 Freud (1926)
112 Im Gegensatz zur Spaltungsabwehr beim niederen Strukturniveau, Kap. 4.2

stellt. Diese Wahrnehmung unterliegt der Abwehr. Bisweilen wird aber auch die gesamte Erinnerung an die aktuelle Auslösesituation verdrängt.

Klinische Manifestationen der höherstrukturierten Persönlichkeitsorganisation

- **Psychische Störungen**
  - Zwangsstörungen bei zwanghafter (oder hysterischer) Persönlichkeit (Kap. 9.4)
  - Dissoziative Störungen bei hysterischer Persönlichkeit (Kap. 9.5)
  - Angststörungen und Phobien bei hysterischer Persönlichkeit (Kap. 9.3.2)
  - Depressive Störungen bei präödipaler depressiver Persönlichkeit (Kap. 9.2)
- **Somatoforme Störungen**
  - Vornehmlich: »Klassische Konversionsneurosen« (Kap. 10.2)
- **Persönlichkeitsstörungen**
  - Hysterische Persönlichkeitsstörungen (Kap. 8.2)
  - Zwangsneurotische Persönlichkeitsstörungen (Kap. 9.4)

Die Symptomentstehung selbst ist dabei als eine Art Hilfsabwehr zu verstehen. Sie hat den Sinn, das abgewehrte Erleben – Konflikt und begleitende Angst – von der bewussten Wahrnehmung fernzuhalten. So kann z. B. anstelle des unterdrückten Impulses, jemanden zu schlagen, durch Konversion eine Armlähmung auftreten. Durch Affektisolierung kann auch an die Stelle des Impulses eine Zwangshandlung oder durch Reaktionsbildung ein quälender Kontrollzwang oder durch Verschiebung und Verkehrung eine Phobie treten. Mit der Symptomentstehung wird der dahinter stehende aktuelle Impuls, Affekt oder Konflikt verdrängt.

Die Symptombildung ist eine *nicht optimale Konfliktlösung*[113] (Kap. 2.1.2). Eine alloplastische Lösung im Außen oder eine optimale autoplastische Lösung durch intrapsychische Veränderung können per se nicht gefunden werden, sonst würde es sich nicht um einen unlösbaren Konflikt handeln. Die übliche Verdrängung ist wegen der Labilisierung der Abwehr durch das Zusammentreffen gleichartiger verdrängter und aktueller Konflikte nicht möglich. Nun wird ein anderer, allerdings ein ungünstiger Weg der Konfliktlösung gewählt: die Anpassung unter Einbuße des Wohlbefindens.

Es handelt sich bei den klassischen neurotischen Symptomen also um eine autoplastische Konfliktlösung mit einem nicht optimalen Ergebnis: Zwar kann das psychische Gleichgewicht insgesamt aufrechterhalten werden, aber um den Preis des Wohlbefindens. Insofern handelt es sich um einen Kompromiss zwischen Wohlbefinden und Auslieferung an das Angsterleben.

Präödipale und ödipale Störungen

Neurotische Störungen auf höherem Strukturniveau beruhen auf Konflikten, die ihre Wurzel in der präödipalen und ödipalen Entwicklung der Kindheit haben (► **Tab. 4.6**). Dementsprechend unterscheidet man zwischen präödipalen und ödipalen neurotischen Störungen.

- *Präödipale Störungen* beruhen auf ungelösten Triangulierungskonflikten (Kap. 2.2.4). Dabei handelt es sich um Loyalitätskonflikte in der Beziehung zur zentralen Bezugsperson (Mutter), während zu-

113 Zur Konfliktverarbeitung vgl. Kap. 3

gleich eine starke Sehnsucht nach alternativen Beziehungen (die »Vatersehnsucht« der präödipalen Entwicklung[114]) besteht. Die Triangulierungsprozesse[115] sind um Loslösungs-, Expansions- und Selbstbehauptungskonflikte der späten analen Triebentwicklung aufgebaut und mit phallisch-narzisstischen exhibitionistischen Strebungen nach Geltung und Bewunderung verbunden. Sie werden von Angst vor Liebesverlust begleitet.

- *Ödipale Störungen* beruhen auf sinnlich-libidinösen, kindlich sexuellen Konflikten der genitalen Triebentwicklung und auf Fixierungen der Beziehungsdynamik im Ödipuskomplex (Kap. 2.3.5). Daneben spielen auch hier phallisch-narzisstische Geltungs- und Rivalitätskonflikte eine Rolle. Die zentrale Angst ist die Gewissensangst oder, wie Freud es provokativ nannte, die Kastrationsangst.

Tab. 4.6: Diagnostik des höheren Strukturniveaus

	Präödipal	**Ödipal**
Disposition	Fixierung in der Triangulierung	Fixierung im Ödipuskomplex
Zentraler Konflikt	Identitäts- und Loyalitätskonflikt	Identitäts- und Rivalitätskonflikt
Ichorganisation	Stabile, reife Ichorganisation: Integration, Differenzierung, Konstanz	
Trieberleben	Anal-aggressiv, phallisch-narzisstisch	Phallisch-narzisstisch, sexuell
Vorherrschende Abwehr	• Verdrängungsabwehr: Verdrängung, Verleugnung, Reaktionsbildung, Ungeschehenmachen, Sublimierung • Regression als Konfliktabwehr	
Zentrale Ängste	Liebesverlustangst	Gewissensangst
Repräsentanzen	Gut integrierte, differenzierte, realistische Vorstellungswelt	
Beziehungsstruktur	Triadisch	Triangulär
Objektverwendung	Alternatives Objekt	Liebesobjekt
Beziehungsthema	Vatersehnsucht	Ringen um reife Identität

Verdrängung, Fixierung und Regression

Um die Verknüpfung zwischen primärem Konflikt, Persönlichkeit und Symptomentstehung auf höherem Strukturniveau zu verstehen, muss die Dynamik von Fixierung, Verdrängung und Regression beachtet werden. Neben der geschilderten direkten Konfliktabwehr durch Verdrängung oder Regression kann auch eine Abwehr in zwei Schritten stattfinden. Dabei kommt zur Verdrängung die Regression als weiterer Abwehrschritt hinzu (▸ **Abb. 4.1**).

So kann man einem Konflikt ausweichen, indem man auf eine entwicklungspsychologisch frühere Bedürfnisbefriedigung zurückgreift (regrediert). Dazu bieten sich Stadien der früheren Entwicklung an, die durch besonders intensive Befriedigung oder Frustration oder durch eine besondere Konflikthaftigkeit unbewusst eine besondere Bedeutung erlangt haben. Solche Fixierungsstellen

114 Schon (2000)
115 Abelin (1986), Ermann (1989a)

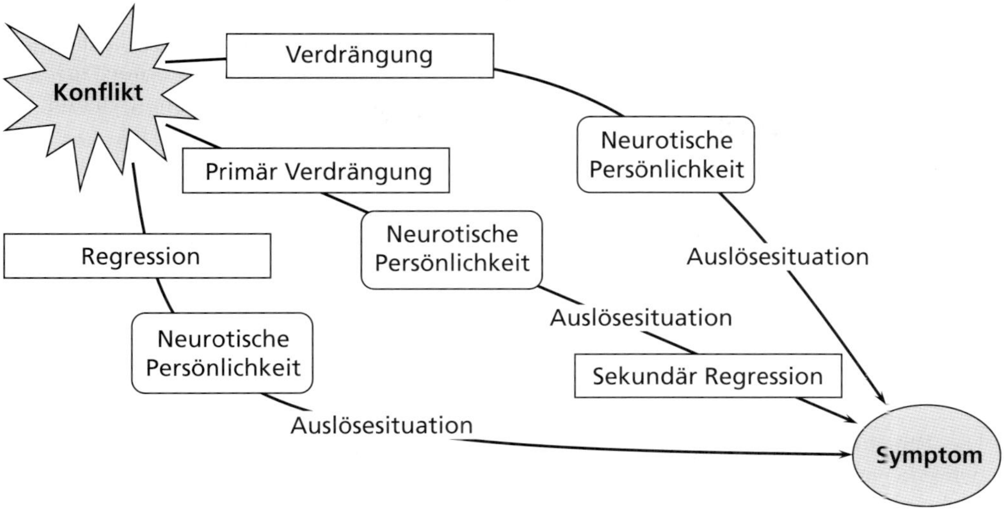

Abb. 4.1: Dynamik von Regression und Verdrängung als Abwehr auf höherem Strukturniveau

der früheren Triebentwicklung können zur Konfliktabwehr wiederbelebt werden.

Insgesamt gibt es also drei Möglichkeiten der Symptomentstehung:

- *Verdrängung ohne Regression*[116]*:* Ein Konflikt kann verdrängt und durch die Bildung einer neurotischen Persönlichkeit unbewusst gehalten werden. Die Schwächung der Abwehr ruft unmittelbar Symptome hervor.
- *Primär Verdrängung – sekundär Regression:* Ein Konflikt kann verdrängt und durch die Persönlichkeitsentwicklung unbewusst gehalten werden. Bei Schwächung der Abwehr kann es als Kompensationsversuch zunächst zur Regression kommen, sodass die Symptomatik auf der Ebene regressiv wiederbelebter Konflikte entsteht.
- *Abwehr durch Regression:* Ein Konflikt kann bereits in der Frühentwicklung primär durch Regression abgewehrt und durch die Persönlichkeitsentwicklung fixiert werden. Bei Schwächung der Charakterabwehr entsteht eine Symptomatik auf der Basis des regressiven Konflikterlebens.

Diese Zusammenhänge betreffen besonders die neurotische Verarbeitung des Ödipuskomplexes und erklären, dass ödipale Entwicklungsstörungen nicht nur in Fixierungen der ödipalen Konfliktdynamik, sondern auch als präödipale Störungen in Erscheinung treten. Dieser Shift macht auch verständlich, dass die Konfliktpathologie nicht auf Konflikte der präödipalen und ödipalen Entwicklungspositionen begrenzt bleibt, sondern das gesamte Beziehungserleben einbeziehen kann.

Zum Verständnis muss man sich vergegenwärtigen, dass die Entwicklung ein fortschreitender Prozess ist und eine Entwicklungsposition immer auch die vorangegangenen Entwicklungspositionen mit umfasst. Durch die verschiedenen Arten der

116 Ausgehend von der Position des Erwachsenen stellt allerdings *jede* Symptombildung einen Rückgriff auf kindliches Erleben und insofern eine Regression dar.

Regressionsprozesse wird außerdem verständlich, dass es keine Konfliktspezifität für eine spezielle Art von neurotischen Störungen gibt, wie man früher angenommen hatte. Damals hatte man Zwangsstörungen grundsätzlich auf anal-aggressive Konflikte zurückgeführt. Heute wissen wir, dass Zwangsstörungen sowohl auf ödipal-sexuellen als auch auf anal-aggressiven Triebkonflikten, aber auch auf Beziehungskonflikten wie dem Autonomiekonflikt beruhen können.[117]

4.5 Anmerkungen zur reifen Persönlichkeitsorganisation

Die **Persönlichkeit auf reifem Strukturniveau** zeichnet sich durch die Fähigkeit zum befriedigenden Leben mit anderen und sich selbst aus. Sie ist den Anforderungen des Lebens und den üblichen Belastungen, die der Alltag mit sich bringt, gewachsen. Menschen mit einer reifen Persönlichkeit sind also nicht dazu disponiert, unter Belastungen eine neurotische Störung zu entwickeln.

Strukturelle Merkmale der reifen Persönlichkeit sind ein integriertes Selbst, integrierte Objekt- und Beziehungsrepräsentanzen und eine gut entwickelte Identität mit dem Gefühl der Kohäsion des Selbst.

Aber auch reife Persönlichkeiten haben natürlich ihre Eigenarten. Diese prägen die Individualität und machen Menschen untereinander erst unterscheidbar. Dabei sind Persönlichkeitszüge und Grundeinstellungen gegenüber dem Leben und anderen Menschen das Ergebnis vielfältiger Einflüsse. Hier spielen Anlagefaktoren eine besondere Rolle.

Doch erst die Überformung des ererbten Temperaments durch die Erziehung und andere Erfahrungen macht die spätere Persönlichkeit aus. Die überdauernden Eigenschaften eines Menschen, d. h. seine Persönlichkeit, sind letztlich die Spuren, welche die Entwicklung mit ihren Krisen und Konflikten in seine Konstitution eingegraben hat. Es sind dieselben Krisen und Konflikte, die auch die Entwicklung neurotischer Menschen prägen, und es sind dieselben Prozesse, z. B. Spaltung und Verdrängung, mit denen sie bewältigt werden.

Der Unterschied besteht darin, dass Menschen mit reifen Persönlichkeiten bessere Bedingungen und Hilfen bei der Bewältigung dieser Krisen und Konflikte gehabt haben, sodass diese keine Wunden und viel geringere Spuren in der Persönlichkeit hinterlassen haben.

Auch reife Persönlichkeiten wehren ab und tragen in ihrem Unbewussten verdrängte Erfahrungen und Konflikte mit sich. So ist der Unterschied zwischen neurotischer Persönlichkeit und nichtneurotischer reifer Persönlichkeit kein grundsätzlicher, sondern ein gradueller.

Man kann daher auch für reife Persönlichkeiten eine *Typologie* begründen, die sich an den Typen der neurotischen Persönlichkeiten (Kap. 3.2.3) orientiert. So kann man bei einem gesunden, durchaus kreativen Menschen z. B. eine hysterisch oder zwang-

117 Außerdem können sie als Strukturstörungen eine Ichschwäche repräsentieren (vgl. Kap. 9.4).

haft akzentuierte Persönlichkeit konstatieren. Der Gesunde ist aber in seiner Stabilität nicht gefährdet, wenn er Erfahrungen macht, in denen sich seine frühen persönlichkeitsprägenden Erfahrungen wiederholen. Er ist auch nicht auf einige wenige persönlichkeitsprägende konflikthafte Erfahrungen fixiert und verfügt über ein breites Spektrum flexibel einsetzbarer Bewältigungs- und Abwehrmechanismen. Diese erlauben es ihm, selbst schwierige Situationen ohne seelische Einbrüche zu meistern.

Allerdings hat auch die Belastbarkeit einer reifen Persönlichkeit ihre Grenzen. Chronische Belastungen, akute Krisen und insbesondere schwerwiegende Traumatisierungen können auch von Gesunden nicht unbegrenzt verarbeitet werden. Es kommt daher auch bei Gesunden zu seelischen und körperlichen Reaktionen, wenn ihre Belastbarkeit überschritten wird. Diese *reaktiven* und im Extremfall auch *posttraumatischen Störungen* können wie neurotische Störungen mit seelischen und körperlichen Symptomen aussehen. Es fehlt bei ihnen aber die neurotische Disposition in Form von Entwicklungsdefiziten und ungelösten unbewussten Kindheitskonflikten, die für neurotische Störungen maßgeblich sind. Neurotische Merkmale können allerdings die Bewältigung von Belastungen und Traumatisierungen behindern und dadurch den Krankheitsverlauf entscheidend beeinflussen.

Zur Vertiefung empfohlene Literatur

Niederes Strukturniveau: Blanck G u. Blanck R (1974), Kernberg O (1975, 2000b), Rohde-Dachser C (1979), Rudolf G (2004)

Mittleres Strukturniveau: Kernberg O (1975), Kohut H (1971), Altmeyer M (2000)

Höheres Strukturniveau: Freud S (1915, 1923, 1926), Loch W (1971), Mentzos S (1982, 2009)

Diagnostik

5 Klinische Diagnostik

Die **Diagnostik psychogener Störungen** ist von besonderer Wichtigkeit, weil diese Erkrankungen trotz zunehmender Beachtung immer noch zu selten und zu spät richtig erkannt werden. Zu ihrer Diagnostik gehört auch die Behandlungsplanung und – wegen der immer noch vorhandenen Vorurteile und Ängste besonders wichtig – die Motivierung zur psychotherapeutischen Behandlung. Diese Aufgaben der allgemeinen psychosomatischen Diagnostik liegen vorrangig in der Hand der Hausärzte, während sich Psychotherapeuten auf die psychotherapeutische Fachdiagnostik, Differenzialindikation und die Vorbereitung zur Behandlung konzentrieren.

Zur Geschichte der psychotherapeutischen Diagnostik

Die psychotherapeutische Diagnostik wurde über lange Zeit als eine Kunst betrachtet, für die es keine festen Regeln gibt. Die Psychoanalyse wehrte sich lange dagegen, überhaupt Diagnosen zu stellen. Es reichte für die psychoanalytische Behandlung aus, die Persönlichkeit der Patienten zu ergründen und aus den Erkenntnissen über verdrängte Konflikte und unbewusste Phantasien einen Ansatz für die Einflussnahme auf die Persönlichkeit und für deren Veränderung zu entwickeln. Gegenüber einem medizinisch-diagnostischen Ansatz bestand erhebliche Skepsis.

Erst nach und nach entwickelte sich unter dem Einfluss einer zunehmenden Institutionalisierung und Medizinalisierung eine psychotherapeutische Fachdiagnostik (Kap. 5.2.2), welche Regeln für die Befunderfassung sowie für die Indikations- und Prognosestellung aufstellte. Soweit sie auf Konzepte der Psychoanalyse bezogen war, blieb dabei die Erfassung des psychodynamischen Hintergrundes, vornehmlich die Verarbeitung und die Folgen unbewusster Konflikte und ihre Einbettung in den psychosozialen Kontext, das Zentrum der Untersuchungen. Die Systematisierung von klinischen Syndromen und ihre Klassifikation fanden dabei nur am Rande Aufmerksamkeit.

In der zweiten Hälfte des 20. Jahrhunderts entwickelte sich vor allem von Seiten der Psychiatrie das Interesse, psychische Störungen systematisch zu erfassen und damit wissenschaftlichen Studien zugänglich zu machen. Dahinter standen Forderungen nach Prozess- und Wirksamkeitsuntersuchungen in der Psychotherapie. Sie wurden vor allem mit der Finanzierung von Psychotherapien durch Krankenkassen und Versicherungen begründet. Damit gewannen Klassifikationssysteme[118] an Bedeutung, für welche die individuelle Dynamik sowie biografische und psychosoziale Hintergründe wenig Belang hatten. Sie waren (und sind) vorrangig darauf ausgerichtet, Syndrome und Symptome zu kategorisieren und zu klassifizieren. Komplexe Zusammenhänge bilden sich darin meistens nicht ab. Stattdessen werden Mehrfachdiagnosen vergeben und eine Koexistenz von Phänomenen im Sinne einer Komorbidität angenommen.

Dahinter stehen ein reduktionistisches Menschenbild und ein Therapiekonzept, das auf Veränderungen durch biologisch-pharmakologische oder kognitiv-verhaltenstherapeutische Maßnahmen setzt. Kritiker sehen darin eine Einschränkung psychologischer und psychosozialer Sichtweisen zu Gunsten medikamentöser Behandlungen.[119] Das psychoanalytische persönlichkeits- und beziehungsorientierte Krankheits- und Therapieverständnis geriet dabei immer mehr ins Hintertreffen.

Vor diesem Hintergrund hat die psychoanalytisch begründete Diagnostik psychogener Störungen im Diskurs mit den psychotherapeutischen und psychiatrischen Disziplinen eine besondere Position. Bevorzugt wird heute ein mehrdimensionales Vorgehen, in dem die deskriptive Klassifikation nach OPD mit explizit psychodynamischen Kategorien wie Dynamik, Struktur, Beziehung u. a. verbunden wird (Kap. 5.3). Die Verhaltenstherapie verwendet dagegen in der Diagnostik vorwiegend die jeweils aktuelle Fassung des DSM. Vergleiche von Befunden und die Verständigung über Ergebnisse werden dadurch oft schwierig.

Die psychoanalytisch begründete Diagnostik geht heute von einem dualistischen Krankheitskonzept aus und unterscheidet – wie in diesem Buch durchgängig dargestellt – zwischen den beiden Polen Konflikt- und Entwicklungspathologie. Dafür liegt mit der Operationalisierten Psychodynamischen Diagnostik (OPD-2) ein differenziertes und standardisiertes Erfassungsinstrument vor. Trotzdem halten analytische Psychotherapeuten sich nach wie vor an die »Kunst« des Diagnostizierens, indem sie die Manifestation von unbewussten Konflikten und strukturellen Defiziten im szenischen Interview beobachten und die Klärung in der gezielten biografischen Anamnese vertiefen (Kap. 5.2). Diagnostik wird dabei als interaktioneller Prozess aufgefasst, in dem wesentliche Beziehungsmuster und diagnostische Fokusse sich abbilden.

Diagnostik

118 In Europa das Klassifikationssystem ICD der WHO, in den USA das Diagnostische Manual DSM

119 Frances (2014) u. v. a. Er sieht darin einen Gewinn für die großen Pharmafirmen und einen Erfolg ihrer Marketingkampagnen.

5.1 Psychosomatische Diagnostik im Vorfeld der Fachpsychotherapie

Die psychosomatische Diagnostik im Vorfeld der Fachpsychotherapie hat mehrere Aufgaben und Ziele:

- *die Erkennung von Störungen*: Erfassung, Beschreibung, Systematisierung und Zuordnung von Symptomen und Begleitumständen,
- *die Erkennung von Ursachen:* hier insbesondere die Klärung, ob und in welchem Maße seelische Faktoren an der Entstehung einer Krankheit beteiligt sind. Dabei sind differenzialdiagnostische Abklärungen möglicher körperlicher und psychiatrischer Ursachen eine Selbstverständlichkeit;
- *die Erkennung von Krankheitsfolgen:* hier des Krankheitsverhaltens (z. B. Compliance) und der Krankheitsbewältigung,
- *die Erkennung von Ressourcen:* Beurteilung konstruktiver persönlicher Fähigkeiten im Umgang mit einer Erkrankung und sozialer Hilfen bei der Krankheitsbewältigung,
- *die Indikationsstellung und Behandlungsplanung:* hier insbesondere Klärung der Möglichkeiten und Grenzen von Psychotherapie (Indikation und Prognose),
- *die Beratung der Patienten:* hier insbesondere bezüglich der Einleitung einer psychotherapeutischen Behandlung, aber auch bezüglich Krankheitsverhalten und Krankheitsbewältigung.

Daneben dient die Diagnostik dazu, durch einen sachgerechten Umgang, eine kenntnisreiche Beurteilung und eine verständnisvolle Haltung in den Untersuchungsgesprächen das Vertrauen der Patienten zu gewinnen und eine tragfähige therapeutische Beziehung aufzubauen. Sie ist die Basis für eine verantwortungsvolle Führung und vertrauensvolle Begleitung bei den erforderlichen Untersuchungs- und Behandlungsschritten.

5.1.1 Die Untersuchung von Patienten mit psychogenen Störungen

Im Zentrum der allgemeinen psychosomatischen Diagnostik steht das Untersuchungsgespräch. Es hat die Aufgabe, die körperliche, seelische und soziale Gesamtsituation des Kranken zu erfassen, um das Gewicht möglicher Krankheitsfaktoren abzuschätzen. Die kompetente Diagnostik in allen medizinischen Fachgebieten enthält also auch psychosomatisch-psychotherapeutische Aspekte, d. h. sie berücksichtigt auch Aspekte des Erlebens und Verhaltens, der seelischen und der sozialen Situation.

Jede ätiologische Klärung schließt auch die Möglichkeit mit ein,

- dass jede Krankheit durch seelische Faktoren bedingt oder mitbedingt sein kann
- dass es sich um eine überwiegend seelisch bedingte Erkrankung handeln kann (psychogene Störung),
- dass eine körperliche Erkrankung neurotisch verarbeitet werden kann (neurotische Überlagerung einer primär somatischen Erkrankung),
- dass eine körperliche Erkrankung zum Auslösefaktor für eine neurotische Dekompensation werden kann (sekundäre neurotische Störung),
- dass Belastungen, die im Zusammenhang mit einer Erkrankung entstehen, nicht verarbeitet werden können (somatopsychische Anpassungsstörungen).

Angesichts der großen Bedeutung seelischer Krankheitsfaktoren besteht die Kunst der Diagnostik darin, seelische Leiden nicht durch eine einseitig somatische Abklärung zu chronifizieren und körperliche Erkrankungen nicht zu psychologisieren. Man muss bedenken:

> 30 % der Patienten in der Sprechstunde des Hausarztes leiden unter psychogenen Störungen!

Die *Frühdiagnose* ist entscheidend für eine rechtzeitige Einleitung adäquater Behandlungen und oft auch entscheidend für den Behandlungserfolg. Wenn am Krankheitsbeginn eine psychosoziale Auslösesituation steht, die übermäßig belastend ist oder wegen spezifischer Vorerfahrungen nicht verarbeitet werden kann, dann ist der Verdacht berechtigt, dass psychische Faktoren an der Entstehung der Krankheit beteiligt sind. Dagegen reicht es nicht aus, dass keine symptomerklärenden körperlichen Befunde vorliegen.

- Relativ leicht zu erkennen sind *reaktive und posttraumatische Störungen*, bei denen der Erkrankungsanlass – akute oder chronische psychosoziale Belastungen, z. B. im Rahmen von chronischen oder bedrohlichen Erkrankungen, bzw. Traumatisierungen –von den Patienten mitgeteilt werden kann. Dabei sind die Dauer, Intensität und das Ausmaß der Belastung und die Begleitumstände für die Pathogenität maßgeblich. So rufen unverarbeitete Katastrophenereignisse, Unfallerlebnisse, unerwartete Trennungen oder chronische berufliche und Partnerschaftskonflikte reaktive funktionelle und vegetative Störungen, Schmerzzustände oder ängstlich-depressive Verstimmungen hervor.
- Bei *neurotischen Störungen, Psychosomatosen* und bei den Folgen von *frühen Traumatisierungen*, an die keine Erinnerung besteht, kann die Krankheitsentstehung schwerer zu durchschauen sein. Hier spielen neurotische Dispositionen mit aktuellen Auslösefaktoren zusammen. Anlass der Krankheitsmanifestation sind meistens lebensübliche Ereignisse, die verdrängte Konflikte oder Traumaerinnerungen wachrufen oder latente strukturelle Defizite der Persönlichkeitsorganisation offenlegen.

Oft genug werden solche Auslöser in ihrer Bedeutung von den Patienten nicht erkannt oder nicht bemerkt. Man kann sie erschließen, wenn man sich einen Eindruck davon verschafft, welche Art von Belastungen sie aufgrund ihrer Entwicklung nicht bewältigen können. Dazu betrachtet man die lebensgeschichtliche Entwicklung und die Lebensereignisse, die zeitparallel zur Krankheitsentstehung aufgetreten sind (Auslösesituation). Entscheidend für die pathogene Wirksamkeit von Belastungssituationen ist das Kriterium, ob sie *von den Betroffenen* bewältigt werden können – und nicht, ob sie im Allgemeinen häufig oder selten vorkommen und insofern »normal« oder »nicht normal« sind.

5.1.2 Das Untersuchungsgespräch

Die Patientenuntersuchung ist eine Begegnung, in der Weichen für eine angemessene Behandlung gestellt werden. Sie erfordert Aufmerksamkeit, Geschick, Takt und Erfahrung. Es ist schwer, allgemeingültige Regeln für eine Untersuchung aufzustellen. Für die Gestaltung der Untersuchung sind besonders die Phänomene und Prozesse zu beachten, die unter dem Thema *therapeutische Beziehung* dargestellt wurden (Kap. 1.3).

Anregungen für Untersuchungsgespräche

- Herstellung einer ungestörten, gesprächsfördernden Situation (Zeit, Raum, Ruhe und Geduld)
- Gleichrangige Beachtung der somatischen, psychischen und sozialen Aspekte der Störung, bis der Verdacht in Richtung einer bestimmten Ätiologie sich verdichtet (bio-psycho-sozialer Ansatz, Simultandiagnostik)
- Berücksichtigung der Krankheitsfolgen und -verarbeitung im persönlichen, familiären und beruflichen Bereich
- Beachtung der persönlichen Ressourcen und der Unterstützungsmöglichkeiten im sozialen Netz
- Verwendung offener Fragen und Anweisungen: »Wie fühlten Sie sich bei der Vorsorgeuntersuchung?«, statt: »Hatten Sie bei der Vorsorgeuntersuchung Angst?«
- Beachtung der Dynamik der therapeutischen Beziehung (Kap. 1.3), insbesondere der Kommunikation unter der Wirkung von Regression, Übertragung und Kollusion

Die oben genannten Punkte (▲ Übersicht) können nur einige Hinweise für das Untersuchungsgespräch geben und dazu anregen, die psychologische Wirkung der Situation, der Begegnung und der zwischenmenschlichen und professionellen Haltung sowie der Gesprächsführung zu beachten und den eigenen Umgang mit Patienten im Untersuchungsgespräch zu reflektieren.

5.1.3 Die Überweisung zur Fachdiagnostik

Wenn die Krankheitsentstehung zeitlich mit einer psychosozialen Belastungssituation zusammentrifft, entsteht der Verdacht, dass seelische Krankheitsfaktoren an einer Störung beteiligt sind. Dann wird eine fachpsychotherapeutische Diagnostik angezeigt. Allerdings kann ein psychotherapeutisches diagnostisches Gespräch nur zum Ziele führen, wenn der Patient die Einstellung mitbringt, dass es notwendig ist und hilfreich für ihn sein kann. Ängste, Fehlerwartungen und Vorurteile stehen dem oft im Wege. Manche Patienten fühlen sich durch eine Überweisung abgeschoben, andere diskriminiert.

Es kommt hinzu, dass Patienten mit psychogenen Störungen die Verknüpfung der Symptomatik mit seelischen Faktoren häufig nicht nachvollziehen können, weil der Zusammenhang dem bewussten Erleben, krankheitsbedingt, nicht zugänglich ist: Da die Symptombildung auf der Basis einer Konfliktpathologie der Konfliktabwehr dient, wird die Konflikthaftigkeit der Auslösesituation nicht bewusst.

Ein erster Zugang zu einem psychosomatischen Krankheitsverständnis kann sich ergeben, wenn es im Gespräch gelingt, zusammen mit den Patienten Problembereiche ausfindig zu machen, die ihnen selbst einleuchten. Das gelingt umso leichter, je früher ein Arzt während der Untersuchung die seelische, körperliche und soziale Untersuchungsebene im Sinne einer *Simultandiagnostik*[120] miteinander verbindet. Das erfordert eine unvoreingenommene Haltung, bei der man auf Lebensprobleme behutsam eingeht.

Dieses Vorgehen erfordert Geduld, Takt und Einfühlung. Es bewährt sich nicht, gleichsam nach seelischen Hintergründen

---

120 Hahn u. a. (1977)

der Symptomatik zu fahnden oder eine solche frühzeitig anzusprechen. Es geht in diesen Gesprächen nicht darum, den Patienten möglichst rasch von der »Psychogenese« seiner Krankheit zu überzeugen. Viel wichtiger ist es, zunächst eine Vertrauensbasis herzustellen und erst auf dieser Basis auf ein Problembewusstsein hinzuarbeiten. Wenn das gelingt, ergibt es sich ganz natürlich, dass fachliche Grenzen des Hausarztes erreicht oder überschritten werden und eine Überweisung zum Psychotherapeuten nützlich und notwendig ist.

Die Fachdiagnostik dient der gezielten diagnostischen und differenzialdiagnostischen Klärung und stellt gegebenenfalls den ersten Schritt zur Behandlungseinleitung dar. Insofern ist sie bereits ein Bestandteil der Behandlung. Sie vermittelt einen ersten Kontakt und einen Eindruck, wie ein Psychotherapeut arbeitet, und kann im positiven Fall dazu motivieren, eine Behandlung in Anspruch zu nehmen.

Die Methode der Fachdiagnostik richtet sich nach der psychotherapeutischen Grundorientierung des Psychotherapeuten. Der methodische Ansatz kann psychoanalytisch begründet oder verhaltenstheoretisch orientiert sein. Hier wird die psychoanalytische Diagnostik beschrieben.

5.2 Psychotherapeutische Fachdiagnostik

Die psychotherapeutische Fachdiagnostik wird hier unter dem Aspekt der **psychoanalytisch orientierten Diagnostik** behandelt. Sie betreibt die Klärung einer psychogenen Erkrankung, indem sie die aktuelle Störung vor dem Hintergrund der Lebensgeschichte, der maßgeblichen Beziehungen und der Auslösesituation betrachtet und daraus Annahmen über die Psychodynamik und psychische Struktur ableitet. Dabei berücksichtigt sie auch die aktuelle Beziehungsgestaltung in der Untersuchungssituation (die sog. Szene) unter dem Aspekt von Ängsten, Erwartungen und Übertragungen.

Das *Ergebnis* ist eine deskriptive und eine psychodynamisch-ätiologische Diagnose sowie ein Behandlungsplan mit Zielsetzung und prognostischer Einschätzung.

Die Psychoanalyse hat sich lange gegen eine systematische Untersuchung und Diagnostik gewehrt. Stattdessen wurden die notwendigen biografischen Daten und andere wichtige Informationen im Verlauf der Behandlung gesammelt. Manche Psychoanalytiker weigerten sich, überhaupt diagnostische Untersuchungen durchzuführen, um Übertragungsbereitschaften nicht durch systematische Explorationen zu stören. Dahinter stand die Auffassung, dass man durch eine strukturierte Befunderhebung das Wesen des psychoanalytischen Dialogs verfälschen und die Übertragungen beeinflussen würde. Diese Auffassung war mit der Vorstellung verknüpft, dass Patienten in der Anspannung einer ersten Begegnung bereits unbewusst ihre Kernproblematik in der Übertragung inszenieren. Wenn es gelingen würde, diese zu entschlüsseln, hätte man nach dieser Auffassung genügend Material für die Einleitung einer Analyse.

Das änderte sich mit der Etablierung der Psychoanalyse in Institutionen und Polikliniken. Hier war der Untersucher nicht mehr zwangsläufig auch der zukünftige Behandler, sodass man nicht mehr bemüht war, von Anfang an im Kontakt mit den Patienten eine psychoanalytische Atmosphäre zu schaffen. Das Untersuchungsgespräch war damit nicht mehr unmittelbar ein Teil der Behandlung. Um die für die Diagnose und Indikation notwendigen Informationen zu sammeln, führte Harald Schultz-Hencke[121] um 1950 im Berliner Institut für Psychogene Erkrankungen, einer psychoanalytischen Poliklinik, das Konzept der diagnostischen Anamnese ein (s. unten). Es wurde später zur Grundlage für die Berichte an Kostenträger im Rahmen der Psychotherapierichtlinien.

In den 1990er Jahren entwickelte dann ein Arbeitskreis die Operationalisierte Psychodynamische Diagnostik (OPD), die ein sehr umfassendes Instrument für die Befunderhebung und deren Dokumentation darstellt (Kap. 5.2.3). Es trägt der Tatsache Rechnung, dass psychogene Störungen heute nicht mehr ausschließlich als Folge ungelöster intrapsychischer Konflikte zu betrachten sind (Konfliktpathologie), die sich in der Übertragung abbilden. Stattdessen werden zunehmend Störungen der Persönlichkeitsentwicklung aufgrund dysfunktionaler Beziehungen in der Kindheit in Betracht gezogen. Sie manifestieren sich in defizitären Funktionen der psychischen Struktur (Entwicklungspathologie) mit nachhaltigen Folgen für die Selbstregulation und Beziehungsgestaltung. Diese werden verständlicherweise auch in der Untersuchungssituation und in der Beziehung zum Untersucher deutlich, auch wenn sie nicht als »Übertragungen« im ursprünglichen Sinne betrachtet werden können (Kap. 16.2.7).

Um dem Dualismus von Konflikt- und Entwicklungspathologie diagnostisch gerecht zu werden, stellt die OPD die diagnostischen Dimensionen Konflikt und Struktur in das Zentrum. Daraus werden je unterschiedliche therapeutische Ziele und Strategien entwickelt.

5.2.1 Das psychoanalytische Interview

Die wichtigste Methode der psychoanalytisch begründeten Diagnostik ist das psychoanalytische Interview[122]. Es hat über die eingangs erwähnten allgemeinen Aufgaben und Ziele einer jeden Diagnostik hinaus die folgenden Aufgaben:

- Klärung des *Syndroms*: Welches Krankheitsbild besteht aus der deskriptiven Sicht? Handelt es sich um eine typische, komplexe oder atypische Symptomatik? Besteht eine akute Störung oder eine chronifizierte? Wie lässt sie sich auf der deskriptiven Ebene einordnen (Klassifikation z. B. nach ICD-10)?
- Klärung der *Ätiologie*: Sind überhaupt psychische Faktoren an der Entstehung einer Störung beteiligt? Wenn ja: Welche pathogenen Faktoren – ungelöste intrapsychische Konflikte, strukturelle Defizite, Traumaerfahrungen – kommen in der Störung zum Tragen?
- Klärung der *Psychodynamik*: Welche psychodynamischen Prozesse sind wirksam? Insbesondere: Welche Konflikte, Traumatisierungen oder dysfunktionalen Erfahrungen werden als Hintergrund der Störung erkennbar? Wie sind sie entstanden? Wie wirken sie sich aus? Maßgeblich für diese Beurteilung ist die psychodynamische Auswertung der Auslösesituation in Verbindung mit den psychogenetischen Daten der Biografie.

121 Schultz-Hencke (1951)

122 Argelander (1970b)

- Klärung der *psychischen Struktur*: Auf welchem Strukturniveau ist die Störung organisiert? Insbesondere: Handelt es sich vorrangig um eine Konflikt- oder um eine Entwicklungspathologie? Wenn eine Entwicklungspathologie angenommen wird: Welche strukturellen Defizite werden (z. B. in der Auslösesituation) deutlich? Wie äußern sie sich im Leben der Patienten? Welche Ursachen und welche Folgen (z. B. in der Selbstregulation, in Partnerschaften, im beruflichen Kontext) haben sie?

Das analytische Interview schafft damit die Basis für eine psychodynamische (psychoanalytisch begründete) Behandlung, indem man versucht, die Hintergründe einer Erkrankung zu verstehen. Darüber hinaus gehört zur psychoanalytischen Diagnostik, wie zu jeder psychotherapeutischen Fachdiagnostik, die Klärung von Behandlungszielen und genereller Behandlungsmotivation, die Indikationsstellung für ein geeignetes Behandlungsverfahren und die Prognosestellung.

Das psychoanalytische Interview geht über die objektive Befund- und Datenerhebung und über die systematische Exploration hinaus und verwendet zwei Beobachtungsebenen als Informationsquelle: die Inhaltsebene und die Beziehungsebene.

Die Inhaltsebene des psychoanalytischen Interviews

Die Inhaltsebene enthält die *objektiven und subjektiven Informationen* über Symptome und ihre Folgen, über die persönliche, die familiäre und die soziale Situation, über Lebensereignisse und Lebensgeschichte, über Befindlichkeiten, Beziehungen und Erfahrungen. Sie schließt auch die Informationen mit ein, die sich aus dem Erscheinen, den beobachtbaren Eigenschaften und dem manifesten Verhalten des Patienten ergeben: seine Mimik und Gestik, seine Sprechweise, seine Differenziertheit.

Diese Informationen werden durch Spontanberichte des Patienten erfasst und in der biografischen Anamnese systematisch vervollständigt und vertieft. Sie ist darauf ausgerichtet, das Krankheitsbild und seine Entwicklung, die aktuellen Lebensbedingungen und die prägenden Lebenserfahrungen des Patienten zu klären: Primärfamilie, psychosexuelle Entwicklung, Beziehungen, Ausbildungen, Ressourcen und Begabungen usw. Dabei kann sich der Untersucher am Protokollschema für die biografische Anamnese (▼ Übersicht) orientieren. Es ist nicht als Leitfaden für die Gesprächsführung konzipiert, sondern als Orientierungsrahmen, der die wesentlichen Aspekte berücksichtigt. Mit zunehmender Erfahrung kann man das diagnostische Interview immer freier gestalten und sich vom Patienten zu seinen Themen hinführen lassen, ohne den Faden zu verlieren.

Die Beziehungsebene im psychoanalytischen Interview

Die Beziehungsebene enthält die *szenischen Informationen*, die sich im Interview über den Patienten ergeben und die ihm selbst gar nicht bewusst sind. Sie lassen sich zumeist auf die Frage zentrieren: Mit welcher Einstellung, mit welchen Hoffnungen, Erwartungen und Ängsten kommt ein Patient in die Untersuchung und wie erlebt er die Situation und den Untersucher?

Ein Teil dieser Informationen kann aus spontanen Äußerungen der Patienten erschlossen oder durch direkte Fragen eruiert werden. Vieles ist den Patienten aber nicht bewusst und lässt sich aus Inszenierungen im Zusammenhang mit der Untersuchung erkennen. Häufig enthält schon die Initialszene einer Begegnung wichtige Hinweise: Verschiebungen von Terminen, Zuspät- oder Zufrühkommen, betonte Sachlichkeit der Begrüßung u. v. a. können auf Ambivalenzen, Befürchtungen oder Hoffnungen hinweisen. Wie solche Szenen zu verstehen sind, erhellt sich dann oft aus der Lebensgeschichte oder dem aktuellem Lebenshintergrund. Auch im Verhalten eines Patienten, aus der Art seines Sprechens und aus dem assoziativen Verlauf des Gespräches können unbewusste Einstellungen erkennbar werden, im Falle des Vergessens z. B. die Ambivalenz gegenüber der Untersuchung.

Am eindrucksvollsten sind die Inszenierungen unbewusster Beziehungserfahrungen in der Gesprächssituation. Sie können z. B. in der Auslassung einer bedeutsamen Beziehungserfahrung bestehen (»jemanden draußen lassen«) oder durch unbemerkte Gestaltung einer Szene mit dem Untersucher. Der Patient kann seine Übertragungen einbringen und beim Psychoanalytiker eine zunächst unbewusste, dazu passende Gegenübertragung erzeugen. So entstehen unbewusste Kollusionen (Kap. 1.3). Sie führen dazu, dass der Untersucher bemerkt, dass er in eine Rolle hineingeführt worden ist, die ihm an sich fremd ist. Dadurch wird er darauf aufmerksam, dass er an einer Kollusion teilhat, und kann diese als Diagnostikum zum Verständnis der Übertragung nutzen. Er kann darin einerseits den »hier und jetzt« wirksamen Konflikt des Patienten erkennen, andererseits Rückschlüsse auf die früheren Beziehungserfahrungen ziehen, die in solchen Inszenierungen dargestellt werden.

Protokollschema der biografischen Anamnese

- **Vorgeschichte des Interviews**
  Zuweisung, Kontaktaufnahme, Vorinformationen
- **Erscheinung und Auftreten**
  Konstitution und Selbstpräsentation, Mimik und Gestik, soziales Verhalten, Stimmungen, Affekte, Gehemmtheiten
- **Untersuchungsanlass**
  Klagen, Beschwerden, bisheriger Verlauf, vorangegangene Untersuchungen und Behandlungen, bisherige Befunde
- **Auslösesituation und aktuelle Lebenssituation**
  Unmittelbare Umstände und Rahmenbedingungen der Krankheitsentstehung, psychosomato-soziale Gegebenheiten des bisherigen Verlaufs und der jetzigen persönlichen, familiären, beruflichen und wirtschaftlichen Situation
- **Selbsterleben und Persönlichkeit**
  Selbstbild, Idealbild, Schwächen und Fähigkeiten, Erleben in Beziehungen, Aufgaben- und Problembewältigung, Liebes- und Leistungsfähigkeit, Belastbarkeit und Kränkbarkeit, Anerkennung und Geltung
- **Psychische, körperliche und soziale Entwicklung**
  Prägende Beziehungen und Erfahrungen, Familienhintergrund, Entwicklung von Fähigkeiten und Fertigkeiten im körperlichen, geistigen, seelischen, sexuellen, schulischen und Beziehungsbereich, traumatische Erlebnisse, Krankheiten, Bewältigung von Entwicklungskonflikten
- **Auswertung**
  Psychodynamische Hypothese, klinische und psychodynamische Diagnose, Behandlungsmotivation, Indikation und Differenzialindikation, Zielsetzung und Prognose

5.2.2 Die Methode des psychoanalytischen Interviews

Das psychoanalytische Interview ist ein semistrukturiertes Untersuchungsgespräch, in dem zwei Techniken miteinander verbunden werden, um Informationen sowohl auf der Inhaltsebene als auch auf der Beziehungsebene zu sammeln: die Technik der biografischen Anamnese und die Technik des szenischen Interviews.

- *Bei der biografischen Anamnese*[123] (▲Übersicht) greift der Untersucher mit gezielten, zumeist offenen Fragen in den Gesprächsverlauf ein. Er steuert damit das Gespräch so, dass er die wesentlichen Informationen erhält, die erforderlich sind, um die Erkrankung von der biologischen und psychologischen Seite her beurteilen zu können. Im Zentrum steht dabei die Ätiologie der Störung, d. h. die Frage, ob eine Störung seelisch bedingt ist, welche Konflikte und strukturellen Faktoren in der Auslösesituation in Erscheinung treten und ob dafür als Disposition eine spezifisch neurotische seelische Fehlentwicklung erkennbar wird.
- *Im szenischen Interview*[124] lässt der Untersucher dem Patienten möglichst viel Freiraum, um seine Situation darzustellen und der Inszenierung unbewusster Beziehungserfahrungen Platz zu geben. Er greift so wenig wie möglich mit strukturierenden Fragen in den Gesprächsverlauf ein und lässt es zu, dass die Situation sich spontan entwickelt. Im Zentrum steht hier die Psychodynamik, d. h. die Frage, welche unbewussten Erfahrungen im Patienten wirksam sind und in der aktuellen Gesprächssituation zum Tragen kommen.

In der Praxis beginnt die psychoanalytische Untersuchung im Allgemeinen als szenisches Interview. Wenn sich eine relevant erscheinende Inszenierung eingestellt hat, rückt die gezieltere Klärung biografischer Zusammenhänge mehr und mehr in den Vordergrund. Oft werden ein oder zwei szenische Interviews durchgeführt, bevor in einem weiteren Gespräch eine biografische Anamnese erhoben wird. Bei der Auswertung werden die Daten und Befunde zusammengefügt. Daraus werden die Diagnose, die Indikation für das weitere Vorgehen und eine Behandlungsprognose abgeleitet.

Unabhängig davon, auf welcher der Untersuchungsmethoden der Schwerpunkt liegt, sollte eine psychoanalytische Fachdiagnostik die nachfolgenden Punkte berücksichtigen. Diese liegen auch den Berichten zu Grunde, die von Psychotherapeuten als Begründung für Kostenübernahmeanträge im Rahmen des Gutachterverfahrens verfasst werden.

- Beschreibung des Krankheitsbildes und der subjektiven Schilderung der Beschwerden aus der Sicht der Patienten,
- Erfassung der symptomauslösenden oder symptomverstärkenden Situation und des aktuellen Lebenshintergrundes, aktuelle Belastungen und Ressourcen,
- Angaben zur bisherigen Behandlung der Erkrankung und zum Verlauf,
- Lebensgeschichtlich relevante Beziehungen und Erfahrungen, psychische, körperliche und soziale Entwicklung,
- Psychopathologische und körperliche Befunde,
- Überlegungen zur Psychodynamik der Störung und zur Persönlichkeitsstruktur im Bezug zur Lebensgeschichte und zur Auslösesituation der Erkrankung,

123 Schultz-Hencke (1951)
124 Argelander (1970)

Diagnostik

- Klinische und psychodynamische Diagnosen einschließlich Angabe des strukturellen Entwicklungsniveaus,
- Behandlungsziele, Indikationsstellung mit Differenzialindikation sowie Indikationsbegründung,
- Prognose in Bezug auf die Zielsetzung.

5.2.3 Die Auswertung des psychoanalytischen Interviews

Der Zweck der psychoanalytischen Diagnostik ist die Klärung des Krankheitsbildes aus psychodynamischer und strukturdiagnostischer Perspektive. Dazu wird das Material unter zwei Aspekten ausgewertet: dem der psychodynamischen Hypothese und dem der entwicklungspsychologischen Klassifikation. Zusammen ergeben beide eine unverzichtbare Basis, auf der ein patientenspezifischer Behandlungsplan entworfen werden kann.

Die psychodynamische Hypothese

Nachdem man im Interview die Art und Umstände der Störung geklärt hat, die einen Patienten in die Behandlung führen, wendet man sich der Entwicklung zu und erkundet die Erfahrungen und Belastungen und wie diese verarbeitet worden sind. Dabei werden die belastenden Erfahrungen sichtbar, die das Leben geprägt haben. Diese Erkundung bewegt sich auf der deskriptiven Ebene, d. h. sie bleibt beim manifesten Erleben. In diesem Zusammenhang interessieren besonders die Schwellensituationen und deren Bewältigung. Sie geben Auskunft über die Art und Effizienz der Bewältigung.

Bei der Auswertung ist allerdings zu bedenken, dass Erfahrungen, die als eigene Erinnerungen berichtet werden können, erst aus relativ späten Entwicklungsphasen stammen. Man muss nämlich davon ausgehen, dass Erfahrungen vor der Sprachentwicklung im impliziten Gedächtnis präsemantisch (körper- und affektnah) abgelegt sind und nicht erinnert bzw. berichtet werden können (Kap. 2.2.1). Bei der Entwicklungspathologie werden die bedeutsamen Erfahrungen und Belastungen daher nur erschlossen werden können, wie z. B. aus groben Daten (neun Kinder, Geburt als das vorangegangene Geschwister kaum ein Jahr alt war, ...), aus familiären Konstellationen (Vater während der Schwangerschaft verschwunden, ...) oder aus psychosozialen Fakten (Zeugung kurz nach der Migration der Eltern, denen die mitteleuropäische Kultur und Sprache unbekannt waren, ...).

Besondere Bedeutung hat die *Auslösesituation* (Kap. 3.2.4), in der eine Symptomatik in Erscheinung getreten oder exazerbiert ist. Sie ist ein bedeutender Markstein in der Entwicklung einer psychogenen Störung, denn sie weist darauf hin, ob persönlichkeitsspezifische inhaltliche Probleme (Konflikte) nicht bewältigt werden können oder ob eine Belastung nicht bewältigt werden kann, weil dazu basale Fähigkeiten oder bestimmte Ichfunktionen nicht hinreichend verfügbar sind (Entwicklungsdefizite). Daraus ergeben sich Hinweise auf die zu Grunde liegende Ätiologie.

Wenn man bei der Auswertung des Interviews die Marksteine der Biografie, die Art der Bewältigung und die neurosenpsychologische Bedeutung der Auslösesituation sichtet und mit erkennbaren Auffälligkeiten in der Übertragung und Reaktionen in der Gegenübertragung zusammenfügt, dann ergibt sich meistens eine plausible psychodynamische Erklärung der Störung. Diese wird als *psychodynamische Hypothese* bezeichnet. Sie kann nach der Diagnostik und in der Anfangsphase nicht mehr sein als eine Vermutung. Allerdings sollte sie so überzeugend sein, dass er sie als Basis für die Behandlungseinleitung verwenden kann. Sie muss in der Behandlung dann überprüft und ggf. revidiert werden.

Dazu ein *Beispiel:* Herr A dekompensiert nach der Geburt seines Sohnes mit einer Herzneurose. In seiner Biografie finden wir im Alter von 18 Monaten die Geburt seines Bruders, der wegen einer Behinderung alle Aufmerksamkeit der Mutter auf sich zog. Der Vater entzog sich der Familie durch Affären. Man kann annehmen, dass eine unverarbeitete Neid- und Aggressionsproblematik durch die Geburt des Sohnes aktiviert wurde und dadurch ein Konflikt zwischen den infantilen Bedürfnissen und Affekten einerseits und dem Wunsch, ein besserer Vater zu sein als der eigene, andererseits aktiviert wurde, der zur Manifestation der Herzneurose beigetragen hat. Dazu passt auch die ambivalente Haltung zwischen Idealisierung (Vatersehnsucht) und Entwertung (Wut auf ihn), die gegenüber dem Untersucher spürbar wird.

Die Unterscheidung zwischen Konflikt- und Entwicklungspathologie

Wenn man das Interview halbstrukturiert im Sinne des oben angegebenen Schemas führt, wird man nicht auf die gezielte Erhebung von Grundkonflikten, strukturellen Defiziten und Fertigkeiten und nicht auf basale Fähigkeiten zentrieren und diese gezielt untersuchen, wie das in einem Forschungsinterview (oder nach OPD) geschehen würde. Man wird diese identifizieren, indem man sich das Interview anschließend unter gezielten Fragen vergegenwärtigt und diese aus der Erinnerung und seinen Aufzeichnungen beantwortet. Was kann der Patient nicht? Was fehlt ihm? Welche Muster, an denen er scheitert, kehren immer wieder? Dabei handelt es sich um eine sehr subjektive Auswertung. Sie entspricht aber der Praxis und berücksichtigt den subjektiven Faktor als ein konstruktives Element in einer psychodynamischen Behandlung, sofern der Untersucher sich der Subjektivität bewusst ist.

Die Auswertung des Interviews hat nach der Klärung der Psychodynamik die Aufgabe, das strukturelle Entwicklungsniveau zu klären und die Störung in das Kontinuum zwischen Entwicklungspathologie und Konfliktpathologie einzuordnen (▼ Übersicht). Diese Zuordnung entscheidet über die Grundhaltung, die sich in der Behandlungsstrategie niederschlägt (Kap. 16.3). Bei den posttraumatischen und reaktiven Störungen sind der Anlass der Dekompensation in der Auslösesituation und damit die Klassifikation direkt erkennbar und müssen nicht psychodynamisch erschlossen werden.

5.3 Psychotherapeutische Diagnosen

Die Formulierung von psychotherapeutischen Diagnosen ist uneinheitlich und manchmal auch unübersichtlich, weil sich darin lange Traditionen niedergeschlagen haben, in denen verschiedene diagnostische und nosologische Ansätze vermischt sind. Die psychoanalytisch orientierte Diagnostik konzentriert sich traditionell vornehmlich auf die Psychodynamik und das Strukturniveau der Persönlichkeitsorganisation. Durch die Verknüpfung mit der deskriptiven Ebene gelangt sie zu einem mehrdimensionalen Diagnoseschema (► **Abb. 5.1**). Es enthält

- *auf der deskriptiven Ebene* die Benennung des klinischen Syndroms,
- *auf der ätiologischen Ebene* die Zuordnung zu einer Krankheitsgruppe,
- *auf der strukturellen Ebene* die Angabe des aktuellen strukturellen Entwicklungsniveaus.

Hinweise für die Diagnostik des strukturellen Entwicklungsniveaus

Hinweise auf eine Konfliktpathologie (Höheres Strukturniveau)

- Der Patient kann sich und die Anderen als getrennte Wesen und ganzheitlich erleben.
- In seiner Lebensbewältigung scheitert er immer wieder an repetitiven Beziehungs- und Verarbeitungsmustern, in denen unbewusste Motive und Bedürfnisse unterdrückt werden.
- Diese beruhen auf infantilen Beziehungserfahrungen, die in seiner Biografie erkennbar sind.
- Dabei greift er vornehmlich auf infantile Überzeugungen sowie auf Mechanismen der Verdrängungsabwehr (Kap. 2.1.2) zurück.
- In der Gegenübertragung spürt man »falsche Verknüpfungen« zwischen dem Beziehungsangebot des Patienten (Übertragung) und sich als realer Person.

Hinweise auf eine Entwicklungspathologie (Niederes Strukturniveau)

- In der Auslösesituation werden ichstrukturelle Einschränkungen deutlich, welche Defizite basaler Fähigkeiten und Ichfunktionen erkennen lassen.
- Sie verweisen auf eine unzureichende Selbst-Objekt-Differenzierung und die defizitäre Integration von Selbst- und Objektrepräsentanzen (Spaltungsabwehr).
- Sie bewirken, dass die Selbst- und Beziehungsregulation in der Auslösesituation nicht aufrechterhalten werden kann.
- In der Gegenübertragung fühlt man sich als »Container« für unverarbeitete Affekte des Patienten (Angst, Aggression).

Hinweise auf eine depressiv-narzisstische Pathologie (Mittleres Strukturniveau)

- Der Patient kann sich und die Anderen zwar getrennt und ganzheitlich erleben, verwendet den Anderen aber vornehmlich zur Stabilisierung seines Selbst und Selbstwerts.
- In seiner Lebensbewältigung scheitert er immer wieder, wenn die Selbstobjekt-Funktion des Anderen versagt.
- Das Defizit in der Selbststeuerung beruht auf infantilen Beziehungserfahrungen, die in seiner Biografie erkennbar sind als unzureichende Unterstützung, Spiegelung und Bestätigung.
- Dabei greift er vornehmlich auf die Mechanismen der Idealisierung und Entwertung (Kap. 2.1.2) zurück, die auch in der Gegenübertragung spürbar werden (der Therapeut als »letzte Hoffnung«, ...).

5.3.1 Deskriptive Diagnosen

Die diagnostische Charakterisierung eines Syndroms ist in der Medizin selbstverständlich und gilt heute auch für die Psychotherapie und Psychosomatik. In der traditionellen psychoanalytischen Neurosenlehre wurden dabei die deskriptiv-phänomenale und die psychodynamische Ebene miteinander vermischt. Der Grund war die damals vorherr-

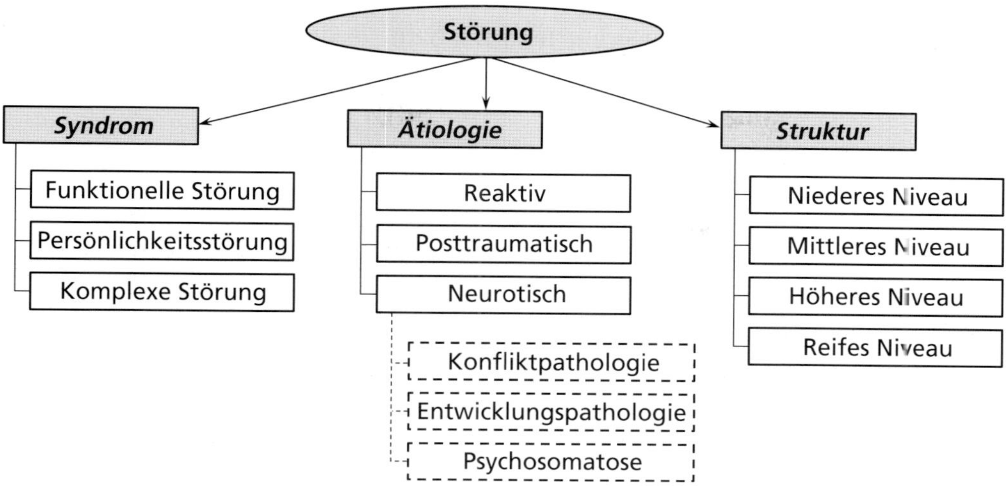

Abb. 5.1: Ebenen der psychotherapeutischen Diagnose

schende Auffassung, die hinter den einzelnen Krankheitsbildern stets die gleichen psychodynamischen Muster annahm. Man sprach deshalb von Angstneurose, Hysterie usw. und fasste dabei Syndrom und Psychodynamik wie selbstverständlich zusammen. Die Bedeutung des strukturellen Entwicklungsniveaus war damals noch nicht bekannt, eine Klärung war daher nicht Bestandteil des klinischen Denkens.

Diese Auffassung gilt heute als überholt. Wir wissen heute, dass Syndrome wie z. B. depressive Störungen vor sehr unterschiedlichen psychodynamischen Hintergründen und auf verschiedenen strukturellen Entwicklungsniveaus vorkommen, sodass die Phänomenologie zunächst unabhängig von Dynamik und Struktur beschrieben werden muss.

Im deutschsprachigen Bereich orientiert sich die deskriptive Diagnostik psychischer Störungen am internationalen Klassifikationssystem ICD-10[125] (▼ Übersicht). Sie beschreibt das klinische Syndrom unter Hervorhebung der Leitsymptomatik. Dabei sind Mehrfachdiagnosen möglich und üblich, um gegebenenfalls ein breiteres Spektrum von Störungen abzudecken.

Der *Begriff »Neurose«* der traditionellen Neurosenlehre wurde international durch »Störung« ersetzt, um theoretische (vor allem psychodynamische) Implikationen, die nicht von allen geteilt werden, zu umgehen. Damit wurde die Orientierung an psychodynamischen ätiologischen Konzepten eingeschränkt und mehr und mehr zu Gunsten biologisch-deskriptiver Konzepte aufgegeben.[126] In diesen kommt die individuelle Dimension neurotischer Erkrankungen kaum noch zum Ausdruck. Außerdem zentrierte der »alte« Neurosebegriff auf die traditionelle Konfliktpathologie und ist als solcher mit der Erweiterung des Behandlungsspektrums auf die Entwicklungspathologie nicht mehr aufrechtzuerhalten.

125 Internationale Klassifikation der Krankheiten, 10. Fassung. Springer, Berlin, Heidelberg, New York 1991

126 Schneider u. Freyberger (1914)

Klassifikation psychogener Störungen nach ICD-10

Reaktive und posttraumatische Störungen

- F43.0 Akute Belastungsreaktion
- F43.1 Posttraumatische Belastungsstörung
- F43.2 Anpassungsstörung

Psychische Störungen

- F32 Depressive Episode
- F33 Rezidivierende depressive Störung
- F34.1 Dysthymie
- F40 Phobische Störung
- F40.0 Agoraphobie
- F40.1 Soziale Phobie
- F40.2 Spezifische (isolierte) Phobie
- F41 Sonstige Angststörung
- F41.0 Panikstörung
- F41.1 Generalisierte Angststörung
- F41.2 Angst und depressive Störung, gemischt
- F42 Zwangsstörung

Psychosomatische Störungen

- F44 Dissoziative Störung (Konversionsstörung)
- F44.4 Dissoziative Bewegungsstörung
- F44.5 Dissoziative Krampfanfälle
- F44.6 Dissoziative Sensibilitäts- und Empfindungsstörung
- F45 Somatoforme Störung
- F45.0 Somatisierungsstörung
- F45.1 Undifferenzierte Somatisierungsstörung
- F45.2 Hypochondrische Störung
- F45.3 Somatoforme autonome Funktionsstörung
- F48.0 Neurasthenie
- F48.1 Depersonalisations-, Derealisationssyndrom
- F51 Nichtorganische Schlafstörung
- F52 Sexuelle Funktionsstörung
- F54 Psychische Faktoren bei anderen Erkrankungen (gilt als Zusatz bei Psychosomatosen)

Verhaltensstörungen

- F50 Essstörung
- F55 Missbrauch von nicht abhängigmachenden Substanzen

Persönlichkeitsstörungen

- F60 Persönlichkeitsstörung
- F60.0 Paranoide
- F60.1 Schizoide
- F60.2 Dissoziale
- F60.3 Emotional instabile
- F60.4 Histrionische
- F60.5 Anankastische
- F60.6 Ängstliche (vermeidende)
- F60.7 Abhängige
- F60.8 Sonstige (narzisstische)

Unter *deskriptiven* Gesichtspunkten unterscheidet man bei den psychogenen Störungen heute zwischen funktionellen Störungen (für die hier nach wie vor auch der Begriff »Symptomneurosen« Verwendung findet), Persönlichkeitsstörungen und komplexen Störungen.

- *Symptomneurosen (funktionelle neurotische Störungen):* Es handelt sich um mehr oder weniger umschriebene klinische Syndrome, die durch ein einziges oder eine Gruppe von Symptomen gekennzeichnet sind. Mit »Symptom« sind dabei Funktionsstörungen im affektiven Bereich (z. B. Ängste), im Handlungsbereich (z. B. Zwänge) oder im körperlichen Bereich (z. B. Herzrasen) gemeint. Bei vorherrschend seelischen Beschwerden spricht man von psychischen Störungen *(Psychoneurosen)* (Kap. 9), bei überwiegend körperlicher Symptomatik von somatoformen Störungen *(Organneurosen)* (Kap. 10). Wenn Störungen des Verhaltens im Vordergrund stehen, handelt es sich um *Verhaltensstörungen* (Kap. 11).

- *Persönlichkeitsstörungen (»Charakterneurosen«):* Sie sind durch wenig flexible neurotische Persönlichkeitszüge (z. B. Verletzlichkeit, Misstrauen), Einstellungen (z. B. eine Helferideologie) und Verhaltensmuster (z. B. Beziehungsabbrüche) geprägt, die die Beziehungen, die soziale Lebensbewältigung und den Lebensgenuss beeinträchtigen (Kap. 8). Persönlichkeitsstörungen spielen in der Psychotherapie und Psychosomatik eine immer größere Rolle.
- *Komplexe (komorbide) Störungen:* Unter besonderen Belastungen können bei Menschen mit Persönlichkeitsstörungen Spannungen auftreten, die mit zusätzlichen Symptombildungen verbunden sind. Auf diese Weise entstehen vielfältige und einprägsame Krankheitsbilder. Sie kommen durch eine Komorbidität von Persönlichkeitsstörungen und Symptomneurosen zustande. Für diese Störungen gibt es noch keine einheitliche Bezeichnung. In Anlehnung an die gebräuchliche Terminologie der posttraumatischen Störungen sprechen wir hier von komplexen neurotischen Störungen.

Besonders häufig ist die Komorbidität von Verhaltensstörungen (z. B. selbstverletzendem Verhalten) und Borderline-Persönlichkeitsstörungen.

5.3.2 Psychodynamische Diagnosen

Die ätiologische Ebene

Die zweite diagnostische Dimension ist die ätiologische. Sie gibt an, auf welcher ätiologischen Basis die Störung beruht (▼Übersicht). Dabei wird zwischen reaktiver Störung, neurotischer Störung (Entwicklungs-, depressiv-narzisstische oder Konfliktpathologie) und posttraumatischer Störung unterschieden, wobei weiter spezifiziert werden kann.

Ätiologische Diagnosen

- Psychosoziale Belastungsreaktion nach Arbeitsplatzverlust
- Posttraumatische Belastungsstörung nach Verkehrsunfall
- Komplexe posttraumatische Störung nach anhaltenden Missbrauchserfahrungen in der Kindheit
- Konfliktpathologie bei ödipalem Konflikt und hysterischer Persönlichkeit
- Depressive Pathologie mit Individuations-Abhängigkeits-Konflikt
- Narzisstische Pathologie, pseudounabhängige narzisstische Persönlichkeit
- Entwicklungspathologie, Borderline-Persönlichkeitsstörung

- Bei *reaktiven und posttraumatischen Störungen* kann die Belastung oder Traumatisierung hinzugefügt werden, z. B. »Berufsfindungsprobleme«, »Partnerschaftskonflikt«, »nach Unfall«.
- Bei einer *Entwicklungspathologie* können die psychosozialen Folgen beschrieben werden. Die Strukturdefizite, d. h. in Hinblick auf Ichfunktionen und basale strukturelle Fähigkeiten (Kap. 2.1.3), werden heute immer häufiger in Anlehnung an OPD-2 in der Diagnose benannt. Sie sollten in jedem Fall im Befund und im Zusammenhang mit den psychodynamischen Überlegungen und der Behandlungsplanung beschrieben bzw. benannt werden.
- Bei einer *Konfliktpathologie* wird häufig der zentrale unbewusste Konflikt, d. h.

Diagnostik

der für das Verständnis der Störung und die anstehende Behandlung maßgebliche Konflikt, mit angegeben. Dieser lässt sich zumeist aus der Auslösesituation erschließen. Daneben können die Art der habituellen Konfliktbewältigung in Form der neurotischen Persönlichkeit oder des Abwehrmodus angegeben werden.[127] Es bürgert sich immer mehr ein, hier einen Grundkonflikt nach Achse III der OPD (▾ Übersicht) zu benennen. Das erfordert jedoch, dass dieser Grundkonflikt aus dem Erleben und der Geschichte abgeleitet und belegt und in der Darstellung der Psychodynamik auch beschrieben wird.

Zeitlich überdauernde Konflikte nach OPD-2

- Individuation versus Abhängigkeit
- Unterwerfung versus Kontrolle
- Versorgung versus Autarkie
- Selbstwertkonflikt
- Schuldkonflikt
- Ödipaler Konflikt
- Identitätskonflikt (Identität versus Dissonanz)

Die strukturdiagnostische Ebene

Hier wird das Strukturniveau angegeben. Es umfasst integrativ den Zusammenhang der zeitlichen, strukturellen und funktionellen Dimension der Persönlichkeitsorganisation (Kap. 4.1). Dabei unterscheiden wir zwischen dem reifen, höheren, mittleren und niederen Strukturniveau.

- Das *reife Strukturniveau* kommt bei reaktiven Störungen vor, bei denen keine besondere psychische Krankheitsdisposition besteht, oder kann prämorbid bei posttraumatischen Störungen bestanden haben.
- Das *höhere Strukturniveau* ist die Persönlichkeitsorganisation der präödipalen und ödipalen Konfliktstörungen.
- Das *mittlere Strukturniveau* ist wahrscheinlich das der meisten Patienten in der psychotherapeutischen Praxis. Es bildet den Hintergrund vieler depressiver, somatoformer, narzisstischer und Angststörungen, bei denen eine Konfliktpathologie mit umgrenzten strukturellen Störungen, insbesondere in der Selbst- und Selbstwertregulation, zusammenwirkt.
- Das *niedere Strukturniveau* ist die am geringsten ausgereifte Persönlichkeitsorganisation. Es ist typisch für schwere Persönlichkeitsstörungen.

Maßgeblich für die Diagnostik ist das *aktuelle Strukturniveau*, d. h. der Funktionszustand der letzten zwei Jahre. Kurzfristige Regressionen, die durch akute Belastungen und Krisen entstanden sind und diesen Zustand überformen, werden dabei nicht gewichtet.

Synopsis: Die vollständige psychoanalytisch orientierte Diagnose

Abschließend wird beispielhaft für jede ätiologische Gruppe eine vollständige Diagnose nach dem zuvor dargestellten Muster wiedergegeben (▾ Übersicht).

127 Mentzos (1982)

»Vollständige« psychotherapeutische Diagnosen aus der Praxis

- **Beispiel 1: Reaktive Störung**
  Klinisch: Angstsyndrom (ICD-10: F43.22 Angst und depressive Reaktion gemischt), multiformes Somatisierungssyndrom (ICD-10: F45.0)
  Ätiologisch: Somatopsychische Belastungsreaktion bei Kolonkarzinom
  Strukturell: Höheres bis reifes Strukturniveau
- **Beispiel 2: Posttraumatische Störung**
  Klinisch: Posttraumatische Belastungsstörung (ICD-10: F43.1), dissoziative Störung (ICD-10: F44.0, F44.5), depressive Störung (ICD-10: F32.2 schwere Episode), Zustand nach Suizidversuch (ICD-10: X60)
  Ätiologisch: Komplexe posttraumatische Störung nach langdauernder sexueller Missbrauchserfahrung
  Strukturell: Niederes Strukturniveau
- **Beispiel 3: Strukturstörung**
  Klinisch: Anorexia nervosa (ICD-10: F50.0), Angststörung (ICD-10: F40.1 soziale Phobie), Borderline-Persönlichkeitsstörung (ICD-10: F60.31)
  Ätiologisch: Entwicklungspathologie, DD V.a. posttraumatische Störung
  Strukturell: Niederes bis mittleres Strukturniveau
- **Beispiel 4: Konfliktstörung**
  Klinisch: Depressive Störung (ICD-10: F33.1 rezidivierende depressive Störung)
  Ätiologisch: Konfliktpathologie bei Versorgungs-Autarkie-Konflikt, depressiv-zwanghafte Persönlichkeit
  Strukturell: Mittleres bis höheres Strukturniveau
- **Beispiel 5: Psychosomatose**
  Klinisch: Asthma bronchiale (ICD-10: F54, J45), depressives Syndrom (ICD-10: F34.1 Dysthymie), narzisstische Persönlichkeitsstörung (ICD-10: F60.8)
  Ätiologisch: Komplexe neurotische Störung (Entwicklungs- und Konfliktpathologie), Psychosomatose, chronische familiäre Belastungssituation
  Strukturell: Mittleres bis niederes Strukturniveau

5.3.3 Operationalisierte Psychodynamische Diagnostik

Mit der operationalisierten psychodynamischen Diagnostik (OPD)[128], die in den 1990er Jahren entstand, liegt ein standardisiertes Manual für die psychoanalytisch orientierte Diagnostik vor, das die störungsrelevanten psychodynamischen Merkmale auf fünf Ebenen, den sog. Achsen, erfasst. Ursprünglich wurde sie als reines diagnostisches Instrument entwickelt. Inzwischen ist sie zu einem Instrument der Therapieplanung und Veränderungsmessung weiterentwickelt worden und wird vor allem auch als Grundlage für die strukturbezogene Psychotherapie (Kap. 17.3.4) verwendet.

Die jetzt vorliegende Version OPD-2 hält dazu an, auf das gegenwärtige Problem des Patienten als *Therapiefokus* zu zentrieren und die Behandlung daran zu orientieren.

128 Arbeitskreis OPD (1996), 4. Auflage als »OPD-2« 2006

Diagnostik

Dabei wird der Unterschied zwischen Konflikt- und Entwicklungs- und Traumapathologie betont und mit der darauf aufbauenden strukturbezogenen Psychotherapie ein spezifischer Ansatz für die Behandlung grundgelegt.[129] Indem Veränderungen in den diagnostischen Kategorien messbar werden, können außerdem Behandlungseffekte überprüft werden. Der Vorteil dieses Konzeptes besteht darin, dass die Veränderungsmessung sich tatsächlich auf die störungsrelevanten Aspekte bezieht, die den Behandlungsfokus bilden und verändert werden sollen, und nicht auf beliebige Merkmale.

Fünf diagnostische Achsen der OPD

- **Achse I – Krankheitserleben und Behandlungsvoraussetzungen**
  Auf einer Skala von 0 (nicht vorhanden) bis 3 (hoch) wird die Ausprägung von 19 Variablen für den Einzelfall beurteilt. Dazu gehören Schweregrad der Symptomatik, Leidensdruck, Einsichtsfähigkeit in psychodynamische Zusammenhänge, persönliche Ressourcen u. a.
- **Achse II – Beziehung**
  Zur Diagnostik des Beziehungsverhaltens werden das habituelle Beziehungsverhalten und insbesondere die konflikthaften und dysfunktionalen, immer wiederkehrenden Beziehungsmuster beurteilt. Dabei werden konkrete Beziehungsepisoden, das Selbsterleben und das Objekterleben erfasst.
- **Achse III – Konflikte**
  Die OPD beschreibt sieben zeitlich überdauernde, zumeist nicht bewusste Konflikte im Sinne neurotischer Grundkonflikte, die wiederum wie in Achse I auf Skalen beurteilt werden. Bei der Definition werden entwicklungspsychologische Annahmen vermieden, ohne dass diese damit als irrelevant gelten müssten. Außerdem gibt sie für reaktive Störungen die Möglichkeit vor, die Störung auf konflikthafte äußere Lebensbelastungen zurückzuführen. Schließlich wird zwischen einem aktiven und einem passiven Modus der Konfliktverarbeitung unterschieden und dieser dokumentiert.
- **Achse IV – Struktur**
  Die Struktur wird für die Dimensionen Selbstwahrnehmung, Selbststeuerung, Abwehr, Objektwahrnehmung, Kommunikation und Bindung beurteilt. Dabei wird jeweils der Integrationsgrad von 1 (gut integriert) bis 4 (desintegriert) eingestuft.
- **Achse V – Syndrom**
  Sie enthält im Wesentlichen die Einschätzung des klinischen Syndroms nach ICD-10.

Die Diagnostik der Ausgangssituation und des Prozesses bzw. des Ergebnisses fußt auf einem klinischen OPD-Interview. In der systematischen Auswertung der Befunde werden die individuellen Merkmale – Symptome, Probleme, Beziehungsmuster, Konflikte, strukturelle Gegebenheiten usw. – den einzelnen Achsen zugewiesen (▲ Übersicht) und mit statistischen Normwerten verglichen. Dadurch wird das Besondere des Einzelfalls im Vergleich mit dem Durchschnitt erkennbar. Außerdem kann man aufgrund des Vergleichs zwischen Behandlungsbeginn und -ergebnis den therapeutischen Effekt beurteilen. Als Orientierungshilfe enthält das Manual Ankerbeispiele sowie eine genaue Beschreibung der Variablen und Anleitungen für ihre Einschätzung.

129 Rudolf (2004)

Die OPD geht über das traditionelle (auch in diesem Buch vertretene) diagnostische Konzept hinaus. Bei diesem traditionellen Vorgehen werden die subjektive Befindensschilderung des Patienten mit empathischer Einschätzung durch den Untersucher und szenischen Informationen verknüpft und auf der Basis von Expertenwissen zu einem diagnostischen Gesamteindruck integriert. Dabei gehen freilich theoriegeleitete Konzepte mit ein. Das erscheint aber nicht als Nachteil, denn sie werden auch in der anschließenden Behandlung leitend, sofern diese vom Untersucher durchgeführt wird.

Anders ist das Verfahren der OPD. Hier erfolgt die Evaluation in Hinblick auf Achse I bis IV nach standardisierten Vorgaben (Checklisten und Modellsätzen). Achse V übernimmt die Klassifizierung nach ICD-10.

Dieser Ansatz wurde für wissenschaftliche Zwecke entwickelt. Er eignet sich auch für die psychotherapeutische Praxis, um diagnostisches Denken zu strukturieren und Ergebnisse unabhängig von Theorien kommunizierbar zu machen. Die Kurzversionen der einzelnen Achsen tragen den Erfordernissen der Praxis Rechnung, wo man nicht jeden Einzelfall so aufwendig dokumentieren kann, wie das Manual es ursprünglich für Forschungszwecke verlangte. Inzwischen liegt auch für die Verwendung im Psychotherapie-Gutachtenverfahren ein Anwendungsmanual vor.[130]

Die OPD bedeutet zweifellos einen deutlichen Fortschritt auf dem Weg zu einer Objektivierung von Diagnostik, Therapieplanung und Effizienznachweis in der psychodynamischen Psychotherapie. Ihr Nutzen ergibt sich allerdings nur bei sachgerechter Anwendung. Die Voraussetzung ist eine vertiefte verstehende Erfassung des Einzelfalles, seiner Dynamik und Struktur. Es reicht nicht aus, Befunde (Konflikte und Strukturdefizite) anzunehmen und zu klassifizieren, wenn nicht dargestellt wird und nachvollzogen werden kann, wie diese individuell verankert sind. Es ist erforderlich, dass verstanden wird, wie sie an der Entstehung einer Störung beteiligt sind und welche Folgen sie in Hinblick auf Befinden, Verhalten, Beziehungen und andere Bereiche der Lebensgestaltung haben. Erst auf dieser Grundlage führt die Verständigung über den Einzelfall zu einer Bereicherung. Die bloße Benennung von Konfliktkategorien, Strukturdefiziten und Beziehungsmustern hat als solche für das klinisch-praktische Verständnis wenig Wert, solange diese nicht durch die Darstellung der individuellen Erlebnisinhalte und Funktionsabläufe belegt werden.

Zur Vertiefung empfohlene Literatur

Zum ärztlichen Untersuchungsgespräch: Adler R u. Hemmeler W (1992), Morgan WL u. Engel GL (1977)

Psychoanalytische Diagnostik: Arbeitskreis OPD (2006), Argelander H (1970b), Dührssen A (1986), Eckstaedt A (1992), Rudolf (2004), Statsch u. a. (2015)

Diagnostik

130 Statsch u. a. (2015)

Krankheitsbilder

6 Reaktive Störungen

Unter dem Begriff **reaktive Störungen** fassen wir weit verbreitete psychogene Störungen zusammen, die in zeitlichem und inhaltlichem Zusammenhang mit besonderen psychischen Belastungen stehen, z. B. mit sozialen Problemen, Krisen, mit chronischen sozialen Konflikten oder Überforderung oder auch mit körperlichen Erkrankungen. In Abgrenzung von neurotischen Störungen sind sie eine direkte Folge äußerer Ereignisse, d. h. sie entstehen unabhängig von einer neurotischen Disposition. Sie werden in der psychiatrischen Klassifikation uneinheitlich als Anpassungs- bzw. Belastungsstörungen bezeichnet.

Bezeichnungen und Klassifikation

ICD-10: F43 Reaktionen auf schwere Belastungen und Anpassungsstörungen. Diese umfassen akute Belastungsreaktionen und Anpassungsstörungen. In diese Kategorie ordnet die ICD-10 auch die posttraumatischen Belastungsstörungen mit ein.[131] Synonyme: Reaktive Störungen wurden früher auch als (psychogene) Reaktionen bezeichnet.

Die deskriptive psychiatrische Klassifikation hat sich zur Aufgabe gemacht, ätiologische Aspekte bei der nosologischen Zuordnung von Störungen zu vermeiden. Bei den reaktiven Störungen zeigt sich, dass dieser Ansatz nicht durchgehalten werden kann. Tatsächlich wird diese Krankheitsgruppe nämlich in der internationalen Klassifikation ICD-10 und im amerikanischen diagnostischen Manual DSM auf der Basis von *ursächlichen* Faktoren klassifiziert. Es wird von einer »Reaktion auf Belastungen« gesprochen, wobei die »individuelle, häufig idiosynkratische Vulnerabilität« fehle.[132] Mit idiosynkratischer Vulnerabilität ist die Disposition gemeint, die in diesem Buch als neurotische Pathologie beschrieben wird (Kap. 3.2).

131 Auch in ersten Auflagen dieses Buches wurden die posttraumatischen Belastungsreaktionen unter den reaktiven Störungen abgehandelt. Wegen der besonderen Art der Traumaverarbeitung werden sie jetzt mit unter die posttraumatischen Störungen (Kap. 7) eingeordnet.

132 Zitat aus dem ICD-10 Leitfaden, 2. Aufl., Huber, Bern 1993, S. 167

In der Praxis kommt man demnach ohne ein ätiologisches Verständnis nicht aus.

Eine unzureichende Beachtung psychodynamischer Zusammenhänge und Hintergründe birgt die Gefahr, dass neurotische Störungen viel zu häufig als reaktive Störungen, insbesondere als Anpassungsstörungen, fehldiagnostiziert werden. In der Folge werden sie dann psychotherapeutisch unzureichend behandelt.

Allgemeine Kennzeichen

Reaktive Störungen dürften die größte Krankheitsgruppe sein, die in der Medizin überhaupt vorkommt. Die genaue Häufigkeit ist schwer abzuschätzen, weil ein großer Teil der Betroffenen keine Behandlung braucht oder sucht und viele der Störungen rasch abklingen.

> Man kann davon ausgehen, dass rund jeder zehnte Patient beim Hausarzt unter einer reaktiven Störung leidet.

Das gemeinsame Merkmal dieser Störungen besteht darin, dass bei der Entstehung äußere Einflüsse in Form von bestimmten Lebensereignissen, psychosozialen Konflikten und besonderen Veränderungen im Leben die wesentliche Rolle spielen. Damit unterscheiden sie sich von den neurotischen Störungen, die durch das Zusammenspiel aktueller Belastungen mit unbewältigten verinnerlichten konflikthaften Vorerfahrungen und Entwicklungsdefiziten, also durch die Aktualisierung innerseelischer Prozesse zustande kommen. Reaktive Störungen sind, aus entwicklungsdiagnostischer Perspektive, im Vergleich zu neurotischen Störungen also reifer. Wenn nicht vorher schon eine andere neurotische Persönlichkeitsorganisation besteht, handelt es sich um Störungen auf reifem Strukturniveau.

Man kann die Betrachtung allerdings nicht rein auf äußere Einflüsse beschränken. Auch bei reaktiven Störungen spielen innerseelische psychodynamische Prozesse eine Rolle, z. B. unbewusste Bedeutungen belastender Lebensereignisse, unbewusste Abwehr- und Bewältigungsprozesse oder Vorerfahrungen im Sinne von Vulnerabilität, protektiven und allgemeinen Risikofaktoren. Sie sind aber nicht die Krankheitsursache, sondern bestimmen den Verlauf und die Ausgestaltung des Krankheitsgeschehens. Vorbestehende neurotische Entwicklungen können außerdem eine Disposition dafür bilden, dass reaktive Störungen neurotisch weiterverarbeitet werden und in neurotische Störungen übergehen.

Je nach Art der Belastungen unterscheidet man zwei Unterformen der reaktiven Störungen:

- *Belastungsreaktion:* Folgen von akuten, zumal unerwarteten Belastungen, z. B. Entlassung aus der Arbeitsstelle, Verlust durch Tod von Angehörigen usw.
- *Anpassungsstörung:* Bei länger andauernden Belastungen, die zu Veränderungen im Leben geführt haben, z. B. Heimatverlust, langfristige Arbeitslosigkeit oder chronische Erkrankung.

Pathogenese

Reaktive Störungen entstehen durch die Überlastung der Bewältigungs- und Abwehrmechanismen. Bei Belastungsreaktionen spielt der unerwartete Eintritt eines besonderen Ereignisses, also die *Plötzlichkeit und Heftigkeit* des Geschehens, eine Rolle, bei Anpassungsstörungen die *Dauer*, die zur Ermüdung der Bewältigungsmechanismen führt. Die psychosozialen Stressoren setzen das neuronale Alarmsystem in Gang, das im limbischen System des Gehirns lokalisiert wird, und führen über neuronale Schaltkreise zur Symptombildung. Dabei bleibt die Störung im Allgemeinen auf funktionelle psychische und psychosomatische Störungen begrenzt, sodass es nach dem Abklingen der Belastung zu einer Restitution kommt. Es entsteht also meistens keine Veränderung der Persönlichkeit.

Reaktive und neurotische Störungen

Natürlich können auch Menschen mit neurotischer Persönlichkeitsorganisation an reaktiven Störungen erkranken. Dabei spielt die neurotische Persönlichkeit ätiologisch, d. h. als Krankheitsursache, nicht die entscheidende Rolle. Diese theoretische Möglichkeit hat praktisch aber keine große Bedeutung. Faktisch werden Menschen mit neurotisch geprägter Persönlichkeit aktuelle und chronische Belastungen mit den Mitteln ihrer neurotischen Abwehr- und Bewältigungsmuster verarbeiten, weil andere Möglichkeiten ihnen nicht zur Verfügung stehen. Eine vorbestehende neurotische Persönlichkeit bildet daher in zweifacher Hinsicht ein besonderes Risiko:

- Sie stellt ein *unspezifisches Erkrankungsrisiko* dar, indem sie die Resistenz gegenüber aktuellen Belastungen schwächt, weil die Flexibilität der Bewältigungsprozesse eingeengt ist.
- Sie beinhaltet ein Risiko zur *neurotischen Weiterverarbeitung* von reaktiven Störungen, sodass sekundär neurotische Störungen entstehen können und das Krankheitsgeschehen fixiert wird.

Reaktive und posttraumatische Störungen

Die Abgrenzung gegenüber posttraumatischen Störungen ist unscharf. Zwei Aspekte sind dabei zu berücksichtigen:

- Die *äußeren Einflüsse*, die bei der Krankheitsentstehung eine Rolle spielen: Bei den reaktiven Störungen sind sie »milder«, während posttraumatische Störungen aus katastrophalen Erlebnissen entstehen. Allerdings ist die Abgrenzung nicht scharf. Zwischen schwerer psychosozialer Belastung und Traumaerleben bestehen fließende Übergänge.
- Die *Art der Verarbeitung* führt zu unterschiedlichen Ergebnissen: Bei reaktiven Störungen handelt es sich um eine allgemeine Schwächung der Abwehr- und Bewältigungskräfte, die sich wieder erholen, wenn die Belastung vorüber ist. Bei den posttraumatischen Störungen bricht die Abwehr völlig zusammen. Das bewirkt, dass keine Erlebnisbewältigung möglich ist und die traumatische Erfahrung als dissoziiertes Erleben abgespalten und abgekapselt wird und jederzeit wieder aufbrechen kann.

6.1 Belastungsreaktionen

Belastungsreaktionen sind reaktive psychische, körperliche und Verhaltensstörungen, die in einem unmittelbaren zeitlichen Zusammenhang mit einer akuten psychosozialen Überforderung auftreten und durch die besondere Art, Intensität und Plötzlichkeit der Belastung verursacht werden. Sie dauern an, solange die Belastung wirksam ist oder bis eine wirksame Bewältigung zum Tragen kommt, und klingen im Allgemeinen nach mehreren Stunden oder wenigen Tagen, selten auch erst nach einigen Wochen wieder ab. Im Allgemeinen hinterlassen sie keine Dauerfolgen.

ICD-10: F43.0 Akute Belastungsreaktion. Sie werden nach ICD unterteilt in drei Schweregerade: F43.00 leicht, F43.01 mittel und F43.2 schwer. Synonyme Bezeichnungen sind: Abnorme Erlebnisreaktion, akute Krisenreaktion, Konfliktreaktion, Schock. Belastungsreaktionen nach Verlusterlebnissen werden auch als abnorme Trauerreaktion bezeichnet.

Ätiopathogenese

Psychosoziale Belastungen (▾Übersicht) werden durch Bewältigung gemeistert (Kap. 1.2). Sie sind den Betroffenen bewusst. Ihre Verarbeitung erfordert psychische Kraft und kann misslingen, wenn diese durch ungewöhnliche, besonders starke oder unerwartete Ereignisse plötzlich überfordert wird. Durch unzureichende Bewältigung entsteht eine psychische und vegetative Labilisierung, aus der heraus sich seelische und körperliche Symptome entwickeln.

Ob eine Belastung krankheitsauslösend wirkt oder ohne Symptome bewältigt werden kann, hängt von vielen disponierenden Faktoren ab, z. B. von der Verletzlichkeit der Betroffenen, ihrer allgemeinen Verfassung und ihrem Gesundheitszustand, dem Lebensalter, den inneren Ressourcen (Interessen und Hobbys) und den Erfahrungen im Umgang mit Belastungen. Einfluss haben auch die Umstände der Belastung, z. B. Beschämung und Demütigung. Bedeutsam ist außerdem, die Stabilität ihrer sozioökonomischen Situation. Für die Bewältigung ist bedeutungsvoll, wie die Umgebung der Betroffenen reagiert und welche soziale Unterstützung sie finden. Daneben spielt eine Rolle, ob ein Ereignis aufgrund früherer Erfahrungen eine spezifische Bedeutung hat und bewirkt, dass belastende Erinnerungen aufkommen. Alle diese Faktoren stellen allgemeine Risiko- bzw. protektive Faktoren dar.

Beispiele für akute Belastungen

- Schwere Enttäuschungen
- Trennungserlebnisse: unerwartete Todesfälle, Ehescheidung, Zerbrechen von Partnerschaften
- Unfälle, speziell Verkehrs- und Arbeitsunfälle
- Prüfungsversagen
- Plötzlicher Arbeitsplatzverlust
- Umzug, Heimatverlust, Aussiedlung

Es besteht, im Gegensatz zu neurotischen Störungen, keine spezifische Disposition. Neurotische Konflikte können jedoch die Krankheitsentstehung und den Verlauf mit beeinflussen. So können zum Beispiel verdrängte Schuldgefühle dazu führen, dass Bedrohungen nicht rechtzeitig abgewendet werden oder dass Hilfen bei der Bewältigung nicht ausreichend in Anspruch genommen werden. Konflikte mit Verstorbenen können bewirken, dass mit ihrem Tod Selbstvorwürfe bei den Hinterbliebenen entstehen, die zunächst nicht bewältigt werden und zu Störungen führen.

Belastungsreaktionen und neurotische Störungen

Der Übergang zwischen Belastungsreaktionen und neurotischen Störungen ist fließend. Oft erweist sich im Verlauf eine zunächst als reaktiv eingeschätzte Störung als neurotische Störung. In diesen Fällen wurde die neurotische Disposition anfangs von einer akuten Reaktion überdeckt, sodass zunächst der Eindruck entstand, die Störung beruhe maßgeblich auf der äußeren Belastung und korrespondiere nicht mit einer latenten neurotischen Disposition.

In anderen Fällen geht eine reaktive Störung im Verlauf in eine neurotische Störung über. Das liegt an zwei Auswirkungen dieser Störungen auf die innerseelischen Prozesse:

- Sie können durch das Erleben, hilflos und auf andere angewiesen zu sein, zur *Regression* führen und frühere verdrängte Erlebniszustände wachrufen. Dadurch kann es zur Manifestation einer neurotischen Störung kommen.
- Sie können außerdem als *narzisstische Kränkung* erlebt werden, narzisstische Ideale der Unversehrbarkeit in Frage stellen und eine narzisstische Störung hervorrufen.

Krankheitserscheinungen und Diagnose

Klinisch sind die Belastungsreaktionen durch vielfältige und wechselnde Symptome geprägt, die meistens kurzfristig einen starken Leidensdruck erzeugen (▼ Übersicht).

Für die Diagnose ist maßgeblich,

- dass die Symptome wenige Stunden oder Tage nach einer nachvollziehbaren, schweren, unerwarteten Belastung entstehen,
- dass die Krankheitsentstehung nicht auf die Dekompensation einer neurotischen Entwicklung zurückzuführen ist.

Symptome bei Belastungsreaktionen

- *Psychische Symptome*, z. B. Depressionen, Angstzustände, Grübeln, Konzentrationsstörungen
- *Vegetative Symptome*, z. B. Schlafstörungen, Libidoverlust
- *Verhaltensstörungen*, z. B. Lern- und Arbeitsstörungen, aggressive Ausbrüche, Essstörungen
- *Komplikationen*: Suizidalität, Medikamenten- und Alkoholmissbrauch

Bisweilen ist die endgültige Abgrenzung gegenüber einer neurotischen Störung erst nachträglich möglich, wenn die Symptomatik mit der Bewältigung der Belastung abgeklungen ist.

Normale Trauer kann ebenfalls mit klinischen Symptomen verknüpft sein: Depressionen, Grübeleien, Selbstvorwürfe, Appetit- und Schlafstörungen usw. Allerdings akzeptieren die Betroffenen diese Reaktionen als normal und erleben sich nicht als krank, wobei auch die Vorstellungen der Gesellschaft über normale Trauer zum Tragen kommen.

Behandlung[133]

Belastungsreaktionen sind ein typisches Indikationsgebiet für beratende und stützende psychotherapeutische Gespräche des Hausarztes bzw. im Rahmen der *psychosomatischen Grundversorgung* (Kap. 15.3.2). Selten wird ein Psychotherapeut aufgesucht. Emotionale Entlastung, manchmal auch affektive Abreaktion, Problemklärung und Beratung in Hinblick auf die Lebensführung stehen im Vordergrund. Ihr Ziel besteht darin, die Verarbeitung zu fördern. Zur Unterstützung können Anxiolytika oder leichte Antidepressiva eingesetzt werden (Kap. 22.3). Entlastende sozialtherapeutische Maßnahmen, z. B. Kuraufenthalte oder Arbeitsberatung, können nützlich sein.

Sofern keine krisenhafte Zuspitzung besteht, ist eine *fachpsychotherapeutische Behandlung* im Allgemeinen nicht erforderlich. In speziellen Fällen kommen Entspannungsübungen und eine umgrenzte, konfliktzentrierte, psychodynamische Psychotherapie in Frage, eine sog. Fokaltherapie. Deren Ziel kann die Bearbeitung von Konflikten sein, wie sie z. B. nach einem Arbeitsplatzverlust oder Partnerverlust auftreten können.

133 Die Besonderheiten der Krisenintervention sind im Kapitel 20.3 dargestellt.

Krankheitsbilder

6.2 Anpassungsstörungen

Anpassungsstörungen bilden die zweite Gruppe der reaktiven Störungen. Sie beruhen auf einer unzureichenden Bewältigung von Lebensereignissen, die langfristige Bewältigungsaufgaben darstellen. Die lange Dauer der Belastung (und der daraus entstehenden Störung) unterscheidet sie von den Belastungsstörungen. Die Symptome dauern nicht länger als sechs Monate nach Ende der Belastung oder ihrer Folgen an (außer bei F43.31).

ICD-10: F43.2 Anpassungsstörung (▾ Übersicht)

Anpassungsstörungen nach ICD-10

- F43.20 Kurze depressive Reaktion (vorübergehender leichter depressiver Zustand, der nicht länger als einen Monat dauert)
- F43.21 Längere depressive Reaktion (leichter depressiver Zustand, nicht länger als zwei Jahre)
- F43.22 Angst und depressive Reaktion gemischt
- F43.23 Anpassungsstörung mit vorwiegender Beeinträchtigung anderer Gefühle (Angst, Depression, Besorgnis, Anspannung, Ärger)
- F43.24 Anpassungsstörung mit vorwiegender Störung des Sozialverhaltens (beispielsweise eine adoleszente Trauerreaktion mit aggressivem oder dissozialem Verhalten)
- F43.25 Anpassungsstörung mit gemischter Störung von Gefühlen und Sozialverhalten

Untergruppen

Anpassungsstörungen entstehen aus einem breiten Spektrum möglicher Belastungen. Sie haben ihre Wurzel in den sozialen Lebensbezügen, z. B. nach einem Umzug oder Schulwechsel, oder im medizinischen Bereich im Zusammenhang mit langfristigen körperlichen Erkrankungen, Behandlungen und der Patientenrolle. Grundsätzlich ist die formale Pathogenese für alle Anpassungsstörungen die gleiche: Sie sind die Folge der *Ermüdung von psychischen Bewältigungsprozessen*, die über neurophysiologische Dysregulationen im limbischen System zur Symptombildung führen. Für das Selbstverständnis der Patienten und für den therapeutischen Ansatz ist es aber ein bedeutender Unterschied, ob diesen Störungen chronische psychosoziale Konflikte oder Veränderungen der sozialen Lebensbezüge zugrunde liegen oder ein schicksalhafter Einbruch durch eine lebensbedrohliche oder chronische Krankheit. Wir unterscheiden deshalb zwischen psychosozialen und somatopsychischen Anpassungsstörungen.

6.2.1 Psychosoziale Anpassungsstörungen

Psychosoziale Anpassungsstörungen sind Reaktionen auf anhaltende soziale Belastungen und Konflikte, die mit den üblichen Möglichkeiten der psychischen Verarbeitung nicht gemeistert und auch nicht durch einfache Veränderungen der Lebensbedingungen bewältigt werden können. Im Gegensatz zu den neurotischen Störungen ist der langfristige soziale Stress die entscheidende Krankheitsursache. Neurotische Verhaltensmuster und

Beeinträchtigungen der Konfliktbewältigung können die Krankheitsentstehung zwar fördern, sie sind dafür aber nicht der maßgebliche Faktor. Sie können allerdings an der Aufrechterhaltung der Störungen beteiligt sein und einen Übergang in eine neurotische Störung herbeiführen. Die Differenzialdiagnose reaktiv versus neurotisch lässt sich in solchen Fällen erst aus dem Verlauf heraus bzw. retrospektiv stellen.

Ätiopathogenese

Das wesentliche Merkmal der Anpassungsstörungen sind Lebensbedingungen, z. B. durch chronische Überlastung am Arbeitsplatz, die mit unlösbaren psychosozialen Konflikten verbunden sind, oder Lebensereignisse wie Heimatverlust, die eine anhaltende Veränderung äußerer und innerer Gegebenheiten mit sich bringen. Dadurch kann eine Überlastung und Ermüdung der Anpassungskräfte entstehen. Oft zeigen sich die längerfristigen Folgen von Ereignissen und Veränderungen erst nach längerer Zeit. So kann der Verlust des Lebenspartners neben der anfänglichen Trauer bisweilen erst langfristig wirtschaftliche Not und soziale Isolation bewirken und eine Anpassungsstörung hervorrufen.

Soziale Risikofaktoren

Psychosoziale Belastungen (▼ Übersicht) sind eine Bedingung des menschlichen Lebens. Sie können sich über Generationen in ähnlicher Weise wiederholen und ein gleichförmiges Muster haben. Das gilt vor allem für die Belastungen im Zusammenhang mit den Entwicklungsschritten im Lebenszyklus wie z. B. Loslösung aus dem Elternhaus, Berufs- und Partnerwahl, Ruhestand und Alter, sowie für die Konflikte, die in diesen Zusammenhängen in den Beziehungen zwischen den Generationen auftreten können. Dazu gehören aber auch basale familiäre Belastungen wie Krankheit oder finanzielle Not in der Familie.

Viele Belastungsstörungen haben aber auch eine starke zeitspezifische Prägung. In ihnen zeigen sich kurzfristige Folgen von veränderten kulturellen, sozialen und ökonomischen Lebensformen und Lebensbedingungen, denen sich der Einzelne oft schutzlos ausgesetzt sieht. Beispiele dafür sind die Veränderungen in den sozialen Rollen, die zunehmende Berufstätigkeit von Frauen, Unsicherheit in der modernen Arbeitswelt oder kulturelle und soziale Anpassungsprozesse durch Migration und Globalisierung.

Beispiele für anhaltende psychosoziale Belastungen

Chronische familiäre Probleme

- Andauernde Partnerschafts- und Erziehungskonflikte, Erziehungsprobleme und Konflikte zwischen den Generationen
- Krankheit und Behinderung in der Familie, dissoziale Entwicklungen, Alkoholismus und Sucht von Angehörigen

Veränderungen des Lebensalltags

- Anpassungsprobleme nach Umzug, Entwurzelung und Migration
- Folgen von Flucht und Vertreibung
- Arbeitsplatzwechsel, Pensionierung

Sozioökonomische Belastungen

- Überforderung am Arbeitsplatz, Mobbing, Stalking, sozialer Missbrauch, langfristige Arbeitslosigkeit
- Schulden, wirtschaftliche Not

Die *Arbeitswelt* ist gegenwärtig durch einen fundamentalen Wertewandel hin zu einer radikal gewinnorientierten Unternehmenskultur geprägt, in der die Verantwortung für die Arbeitnehmerschaft und die einzelnen Arbeitnehmer keinen leitenden Wert mehr darstellt. Hinzu kommen die Verringerung öffentlicher Ressourcen und der Umbau des sozialen Sicherungssystems. Unter diesen Voraussetzungen bilden langfristige Arbeitslosigkeit, anhaltende Sorgen um die Sicherheit und Qualität des Arbeitsplatzes, Ausnutzung von Arbeitnehmern, Missbrauch sozialer Macht und Mobbing inzwischen ein erhebliches Risiko, in der Arbeitswelt an Anpassungsstörungen zu erkranken. Dafür zeugt die Zunahme des *Burn-out-Syndroms*, die sich inzwischen nachhaltig in den Statistiken der Krankenkassen über Arbeitsunfähigkeitstage niederschlägt.

Ein weiteres zeitgeprägtes Krankheitsrisiko bildet die zunehmende *Migration* der Bevölkerung. Besonders belastend ist dabei der Wechsel zwischen verschiedenen Kulturbereichen. Er bedeutet neben dem Verlust der vertrauten Umgebung und gewachsener Beziehungen einen starken Druck zur Anpassung an Werte, Normen und Lebensformen, zu denen innerlich Distanz besteht. Die Bewältigung einer Kulturbarriere kann durch Sprachprobleme, Verwaltungen und ein politisches Klima erschwert werden, in dem Fremdes abgelehnt und Anpassung und der Bruch mit der eigenen Tradition erzwungen werden.

Krankheitserscheinungen und Diagnose

Die Symptome ähneln denen der Belastungsreaktionen: Ängstlichkeit, Depressivität, Grübeln und vegetative Störungen, insbesondere Schlafstörungen, stehen im Vordergrund. Gereiztheit, Mutlosigkeit und sozialer Rückzug als spezielle Äußerungsformen der Depressivität kommen hinzu. Gelegentlich treten Störungen des Sozialverhaltens auf, z. B. in Form eines aggressiven oder dissozialen Verhaltens.

Die Diagnose ist bei Kenntnis der Lebenssituation im Allgemeinen leicht zu stellen. Maßgeblich für die Behandlung ist eine begründete Differenzialdiagnose gegenüber neurotischen Störungen, die allerdings oft schwierig ist. In beiden Fällen können neurotische Faktoren beteiligt sein: Bei Belastungsstörungen als unspezifischer Risikofaktor oder modulierender Verlaufsfaktor, der evtl. sogar einen Übergang in eine neurotische Störung bedingt, und bei neurotischen Störungen als Disposition. Zur Klärung orientiert man sich vor allem an der Beurteilung,

- ob im Verhalten und in den Beziehungen im Rückblick immer wieder die gleichen *dysfunktionalen Muster* erkennbar werden, die auch bei der gegenwärtigen Verarbeitung der Lebensveränderung eine Rolle spielen. Wenn dem so ist, handelt es sich wahrscheinlicher um eine neurotische als um eine Anpassungsstörung,
- ob eine fluktuierende oder eine gleichbleibende *Verlaufsgestalt* besteht: Anpassungsstörungen zeigen oft eine diffuse und im Verlauf wechselnde Symptomatik, bei der die Verknüpfung mit der psychosozialen Belastung gut erkennbar bleibt, während neurotische Störungen häufiger über längere Zeit ein stabil erscheinendes Krankheitsbild bieten.

Behandlung

Bei Anpassungsstörungen ist eine Beratung mit klärenden und stützenden Ansätzen nützlich, aber im Allgemeinen nicht ausreichend. Die Unterstützung der Bewältigungsfunktionen erfordert es meistens, in einer *tiefenpsychologisch fundierten Psychotherapie* die aktuelle Psychodynamik zugänglich zu machen, in der eine Belastung verarbeitet wird. Damit wird die Bedeutung der Belastung im Kontext des bisherigen und aktuellen Lebens zum Behandlungsfokus. Meistens werden Gefühle wie Beschämung und Kränkung, aber auch Wut und Enttäuschung dabei thematisiert. Häufig sind auch sozialtherapeutische Maßnahmen erforderlich.

Eine Gefahr bei psychosozialen Anpassungsstörungen ist die Entwicklung von Abhängigkeitsstörungen, insbesondere mit Schlaf- und Beruhigungsmitteln, und die Entstehung von Alkoholproblemen.

6.2.2 Somatopsychische Störungen

Somatopsychische Störungen sind Reaktionen auf körperliche Erkrankungen und ihre Folgen.

Die überwiegende Anzahl von Patienten, die psychotherapeutische Hilfe brauchen, leidet unter *Anpassungsstörungen* als Folgen anhaltender und chronischer Erkrankungen. Bei ihnen misslingt die Anpassung an die Rolle als chronisch behandlungsbedürftiger Patient, die Bewältigung von langfristigen Behandlungs- und Krankheitsfolgen, die der Abhängigkeit von Behandlungsmaßnahmen und von Behinderungen sowie die Bewältigung von Prognoseängsten.

Bei akuten, zumeist lebensbedrohlichen Erkrankungen oder Unfällen treten kurzfristig somatopsychische Belastungsreaktionen auf, die später in Anpassungsstörungen übergehen können.

Eingrenzung und Abgrenzung

Der Begriff somatopsychisch bedeutet, dass primär eine Erkrankung aus dem somatischen Bereich vorliegt, auf die sekundär mit einer Belastungs- oder Anpassungsstörung reagiert wird.

Somatopsychische Anpassungsstörungen bilden heute einen zunehmend wichtigen Sektor der Psychosomatischen Medizin und Psychotherapie. Er ist gleichsam die »zweite Säule« des Faches geworden.

Psychosomatische Wechselwirkungen: Ätiopathogenese

Jede Erkrankung stellt eine mehr oder weniger starke Belastung dar und erfordert vom Kranken ein bestimmtes Maß an Verarbeitung und Anpassung. Bewirkt eine Krankheit z. B. durch Gefahr für das Leben, durch bleibende Behinderung oder sichtbare Veränderung einen Eingriff in die Lebenserwartung oder -gestaltung, eine Beeinträchtigung der Lebensfreude und Lebensgüte oder eine Verletzung der körperlichen Integrität, dann kann das seelische Gleichgewicht erschüttert werden. Dadurch kann eine Krisensituation mit einem anhaltenden subjektiven Leidensgefühl entstehen, die über eine »übliche«, der Situation angemessene Verzagtheit hinausgeht. Wenn klinische Symptome hinzu treten, muss man eine Störung der Krankheitsbewältigung (Kap. 1.2) annehmen.

Symptomatik

Eine Störung der Krankheitsbewältigung kann durch wechselnde psychische und vegetative Beschwerden gekennzeichnet sein, die ein insgesamt vielfältig wirkendes Krankheitsbild ergeben. Auffälligkeiten im krankheitsbezogenen Verhalten kommen hinzu (▼ Übersicht).

Psychodynamischer Hintergrund

Beeinträchtigungen der körperlichen Intaktheit bis hin zur vitalen Bedrohung, Einschränkungen der Lebensqualität und die Notwendigkeit, z.T. gravierende Veränderungen in der Lebensführung hinzunehmen, erfordern massive Anpassungsleistungen. Zunächst wird der Kranke seine normalen

Krankheitsbilder

Anpassungsfunktionen einsetzen und mit der Erkrankung so umgehen, wie er auch sonst mit Belastungen umgeht. Schließlich wird er sich der kritischen Situation bewusst werden. Damit wird ein Bewältigungsprozess eingeleitet, der innere und äußere Veränderungen bewirkt.[134] Meistens muss dabei Trauer um den Verlust von Vitalität, körperlicher Intaktheit, Lebensmöglichkeiten und Zukunftsperspektiven geleistet werden.[135] Häufig entsteht ein Missverhältnis zwischen der Belastung durch eine Erkrankung und den Möglichkeiten, diese so zu verarbeiten. Dadurch kommt es zu einer Dekompensation mit Symptombildungen.

Symptome bei somatopsychischen Anpassungsstörungen

- **Psychische Beeinträchtigungen**
  Resignation und Verzweiflung, Grübeleien und Konzentrationsstörungen, Selbstvorwürfe und Vorwürfe gegenüber anderen, Schamgefühle (z. B. bei sichtbaren Verletzungen), Depressionen, Angst, aber auch Wut, Zorn und Hass
- **Vegetative Symptome**
  Schlafstörungen, Appetitstörungen, sexuelle Störungen, Mattigkeit und Erschöpfung
- **Auffälligkeiten im Verhalten**
  Non-Compliance, »Problemverhalten« gegenüber Ärzten und Pflegepersonal (»unbequeme«, »unkooperative«, »querulatorische« Patienten), sozialer Rückzug (z. B. aus Scham). Bei krisenhafter Zuspitzung: Suizidalität

Solche Dekompensationen treten insbesondere bei chronischen oder akut lebensbedrohlichen Erkrankungen auf, z. B. bei Niereninsuffizienz, Kollagenosen, Krebserkrankungen, Multipler Sklerose und Herzinfarkt. Dabei hängt es von verschiedenen inneren und äußeren Faktoren ab, wie eine Erkrankung verarbeitet wird:

- *Krankheitsfaktoren*: Entscheidend sind das Ausmaß der körperlichen Beeinträchtigungen und die Berechenbarkeit der Prognose. So leiden Krebspatienten unter den inneren oder äußeren Verstümmelungen, die mit den invasiven Behandlungen verbunden sind, unter ihren Schmerzen, unter der Unsicherheit ihrer Zukunft.
- *Persönlichkeitsfaktoren:* Mitbestimmend sind allgemeine Persönlichkeitsfaktoren wie Ichstärke, narzisstische Stabilität, die subjektive Bedeutung der Erkrankung, durch die Erkrankung aktivierte bewusste und unbewusste Ängste und Konflikte, Kompensationsmöglichkeiten sowie Vorerfahrungen mit Krankheits- und Krisenbewältigung.

  Wenn eine Krebserkrankung zusätzlich zu den enorm belastenden Krankheitsfaktoren subjektiv noch als eine »gerechte Strafe« verstanden wird, dann können dadurch schwer verständliche Schuld- und auch Schamgefühle zum Tragen kommen, die eine Anpassung an die neue Lebenssituation erschweren.
- *Soziale Faktoren:* Soziale Unterstützung und psychosoziale Ressourcen fördern die Krankheitsverarbeitung. Am Beispiel von homosexuellen AIDS-Kranken wird deutlich, dass gesellschaftliche Diskriminierungen und eine schuldhaft erlebte Homosexualität zusätzliche Belastungen darstellen, welche die Krankheitsverarbeitung erschweren, während eine offen gelebte homosexuelle Identität, die Solidarität der homosexuellen Gemeinschaft und das Engagement in der AIDS-Selbsthilfe die subjektive Befindlichkeit stabilisieren.

134 Gauss u. Köhle (1986)
135 Lindemann (1944)

Je gravierender der Einschnitt in das Leben ist, den eine Krankheit bewirkt, desto leichter kann es geschehen, dass der Betroffene an seinem Los verzagt. Je labiler außerdem die Persönlichkeit und je stärker die Vorbelastung durch eine neurotische Entwicklung und aktuelle psychosoziale Konflikte, desto leichter kommt es zur Dekompensation und zur Symptomentstehung. Trennungs- und Verlusterlebnisse haben als zusätzliches auslösendes Moment eine große Bedeutung.

Eine neurotische Entwicklung, d. h. eine Vorbelastung durch frühere unverarbeitete Erfahrungen, erschwert die Krankheitsbewältigung. In Sonderfällen kann die Krankenrolle auch wegen der damit verbundenen Abhängigkeitskonflikte und subjektiv so erlebten Kränkungen zur Auslösesituation für eine *sekundäre neurotische Störung* werden, insbesondere für depressive Neurosen, somatoforme Störungen und besonders für Schmerzsyndrome.

Behandlung

Die psychotherapeutische Behandlung somatopsychischer Anpassungsstörungen wird im Kap. 20.1 ausführlich dargestellt.

Zur Vertiefung empfohlene Literatur

Belastungsreaktionen: Charlier T (1987), Meyer JE (1977)
Somatopsychische Anpassungsstörungen: Heim E u. Willi J (1982) - darin bes.: Gerber RA

Krankheitsbilder

7 Posttraumatische Störungen

Trauma, aus dem Griechischen abgeleitet, bedeutet Verletzung und Wunde.[136] **Posttraumatische Störungen** sind psychogene Erkrankungen, die durch Traumatisierungen bewirkt werden. Darunter versteht man seelische Verletzungen, die schwer oder gar nicht bewältigt werden können. Die Störungen beruhen auf unterschiedlichen Arten von katastrophalen Erlebnissen und können mit zeitlicher Verzögerung, unabhängig von einer spezifischen Disposition, also auch bei bis dahin völlig gesunden Menschen, zu einer vorübergehenden, länger andauernden oder lang anhaltenden Störung im seelischen und körperlichen Bereich und zu einer Veränderung der Persönlichkeit führen. Diese Störungen sind außerordentlich häufig und haben eine große Vielfalt in Hinblick auf ihre Entstehung und ihre Krankheitserscheinungen.

136 Und übrigens auch Niederlage

7.1 Trauma und seelische Störung

Der größere Teil der Menschen steht in Gefahr, irgendwann im Leben einem traumatischen Ereignis ausgesetzt zu sein. Unfälle, Industrie- oder Naturkatastrophen, Kriege, Terror, Flucht und Verfolgung, zwischenmenschliche Gewalt, Missbrauch und Misshandlungen oder auch die indirekte Teilnahme an Traumaerlebnissen anderer sind Beispiele für das breite Spektrum einschneidender Erlebnisse. Sie können tief in das Seelenleben eingreifen und tiefe und langfristige Spuren hinterlassen. Ein großer Teil der Betroffenen entwickelt als Antwort darauf anhaltende seelische oder körperliche Störungen, ein Teil erleidet tiefgreifende Veränderungen der Persönlichkeit. Ein beträchtlicher Teil erholt sich aber auch nach einiger Zeit und findet das seelische Gleichgewicht zurück.

Traumafolgen (▶ Abb. 7.1)

Die meisten Menschen reagieren auf überwältigende verletzende Erlebnisse mit einer *peritraumatischen Reaktion* (Kap. 7.3.1 und 7.4.1) mit Angst und Schrecken, Erstarrung oder Erregung, bisweilen auch mit Verwirrung und indem sie dissoziieren, d. h. »abschalten« oder das Geschehen wie von außen betrachten.

Sehr häufig entsteht aus der peritraumatischen Reaktion direkt oder nach einer Latenz von einigen Tagen oder Wochen eine *akute Traumareaktion* (Kap. 7.4.1). Sie kann nach Tagen oder Wochen abklingen oder in eine anhaltende *posttraumatische Belastungsstörung* übergehen. Diese kann aber auch ohne akutes Vorstadium auftreten. Sie zeigt klinisch die typische PTSD-Symptomatik (Kap. 7.4.2). Durch Komorbidität können *atypische Störungen* entstehen (Kap. 7.4.4).

Als Spätfolge kann sich nach abgeklungener Symptomatik und einem individuell sehr unterschiedlich langen Intervall, auch noch nach vielen Jahren, eine *posttraumatische Spätreaktion* einstellen (Kap. 7.4.2)

Traumaerfahrungen hinterlassen Spuren in der Persönlichkeit. Die *posttraumatische Persönlichkeitsentwicklung* (Kap. 7.3.2) kann lange Zeit ohne grobe Auffälligkeiten bleiben und lediglich ein Erkrankungsrisiko darstellen.

Kinder und Jugendliche, die – zumeist durch Misshandlungen oder Missbrauch in der Familie – in ihren Reifungs- und Entwicklungsjahren ein Trauma erfahren haben, antworten hingegen mit einer primär posttraumatischen Persönlichkeitsentwicklung. Diese bleibt nicht verborgen, sondern tritt als *posttraumatische Persönlichkeitsstörung* in Erscheinung (Kap. 7.4.3), die sich nicht wesentlich von einer Borderline-Persönlichkeitsorganisation unterscheidet. Entsprechend antworten auch gesunde Erwachsene auf Extremtraumatisierungen, z. B. auf Gewalterlebnisse, mit einer tiefgehenden sekundären posttraumatischen Persönlichkeitsstörung. Durch Komorbidität entstehen daraus *komplexe posttraumatische Belastungsstörungen* (Kap. 7.4.3).

Schließlich können Traumatisierungen auch mit neurotischen Persönlichkeitsentwicklungen zusammenkommen. Wenn die Traumaerfahrungen nicht allzu ausgeprägt sind, kann der Schaden begrenzt bleiben. Die Traumaerfahrung kann dann wie eine neurosespezifische Auslösesituation wirken und zur Manifestation *traumainduzierter neurotischer Störungen* führen (Kap. 7.4.4).

Damit eröffnet sich ein weites Feld der Pathologie der Traumaverarbeitung (▶ **Abb. 7.1**). Diese spielt in der gegenwärtigen Psychotherapie eine hervorgehobene Rolle. Das hat mehrere Gründe:

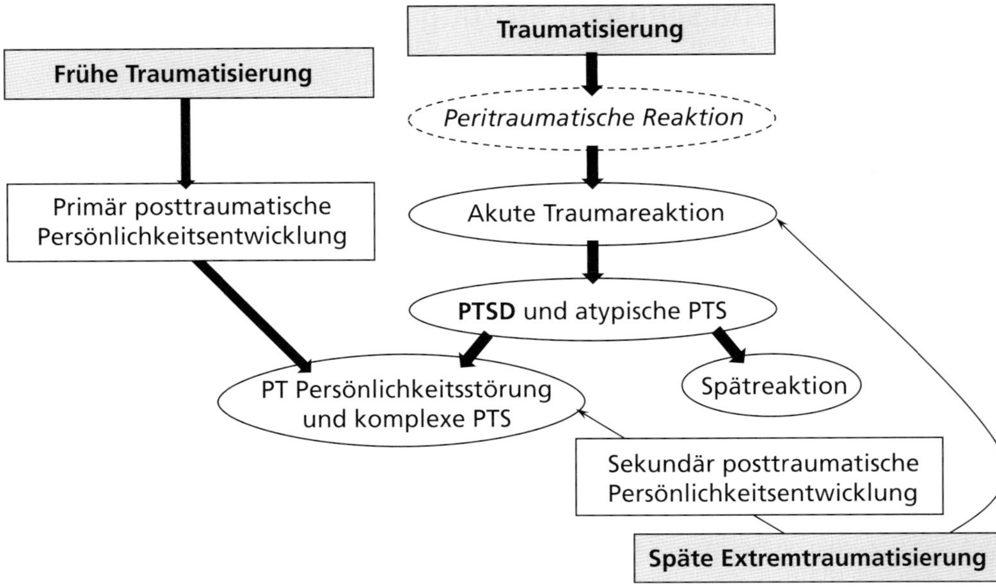

Abb. 7.1: Traumafolgen – Posttraumatische Störungen

- Nach anfänglicher Betonung der Traumagenese von psychogenen Störungen[137] ist es über ein halbes Jahrhundert sehr still um das Thema »Trauma und seelische Störungen« gewesen. Erst in den 1970er Jahren, im deutschsprachigen Raum sogar erst Ende der 1980er Jahre, rückte das Thema wieder in den Blickpunkt der Öffentlichkeit und der Psychotherapie. Dabei kam es zunächst zu einer Überbetonung, wie oft in der Psychotherapiegeschichte, wenn Themen wieder oder neu auftauchen.
- Die wissenschaftliche Erforschung und Konzeptualisierung der posttraumatischen Störungen ist noch nicht abgeschlossen. Terminologie, Nosologie, Klassifikation und Behandlung sind im Fluss.[138] Die endgültige Klärung, wieweit diese Gruppe z. B. aufgrund spezifischer neurophysiologischer Besonderheiten eine Sonderstellung unter den psychogenen Störungen einnimmt, die eine völlig andere Psychotherapie unabdingbar macht als in der üblichen Behandlung psychogener Störungen, steht nach wie vor aus und bewegt die Diskussion.

Historische Entwicklung des Traumakonzeptes[139]

Das Konzept einer Traumagenese psychischer und psychosomatischer Störungen hat eine lange und konfliktreiche Geschichte, seit der Berliner Psychiater Herrmann Oppenheim 1888 als Ursache der »traumatischen Neurosen«, die er nach den damals aufkommenden Eisenbahnunglücken beobachtete, eine organische Schädigung des Zentralnervensystems annahm.

---

137 Freud (1895a)

138 Das zeigt sich auch in den verschiedenen Auflagen dieses Buches.

139 Übersicht bei Bohleber (2000)

Sigmund Freud und die Psychoanalyse gingen anfangs davon aus, dass neurotische Störungen durch Realtraumatisierungen in der frühen Kindheit entstehen, die nicht verarbeitet werden können und deshalb verdrängt werden. Dieses Konzept der *Traumagenese der Neurosen* betonte die äußere Realität in der Frühkindheit als maßgeblichen Krankheitsfaktor mit der Annahme, dass Neurosen durch Traumatisierungen, speziell durch sexuellen Missbrauch in der frühen Kindheit, entstünden. Erst später rückten die innere Welt des Kindes und die verdrängten Phantasien und Konflikte der Kindheit in den Mittelpunkt der Betrachtung und erhielten eine sehr viel stärkere Beachtung bei der Erklärung der Neurosen als der Anlass in der äußeren Realität.[140]

Es gab allerdings eine Ausnahme: die *Kriegsneurosen* des Ersten Weltkrieges, die sich in Zittern und anderen Störungen äußerten. Sie wurden von der Psychoanalyse als rein seelisch bedingte »traumatische Neurosen« gesehen und auf den unmittelbaren Einfluss der Kriegserlebnisse zurückgeführt. Dieser frühe Ansatz einer pathologischen Traumaverarbeitung geriet aber wieder in Vergessenheit.

Über viele Jahrzehnte nahm man unter dem Einfluss der Auffassungen des Berliner Psychiaters Karl Bonhoeffer[141] in der Folgezeit an, dass seelisch gesunde Menschen durch extreme Erlebnisse keine seelischen Dauerschäden davontragen könnten. Psychische und psychosomatische Spätfolgen von Traumaerfahrungen erklärte man mit einer »Begehrensvorstellung« und glaubte, dass die Betroffenen sich damit Vorteile verschaffen wollten. In diesem Sinne war es auch bei der Begutachtung der Überlebenden des nationalsozialistischen Terrors, des Holocausts und der Folgen der Haft in Konzentrationslagern in Deutschland Anfang der 1950er Jahre noch umstritten, ob die oft jahrelangen unmenschlichen Extrembelastungen bei anfangs Gesunden dauerhaft Störungen hervorgerufen hatten. Es kam darüber zu Auseinandersetzungen, die schließlich dazu führten, dass die Ansprüche der Betroffenen anerkannt wurden.[142]

Zu einer Neubewertung kam es in den 1970er Jahren durch die Folgen des Vietnamkrieges bei den Veteranen. Die posttraumatischen Störungen wurden offiziell als Krankheiten anerkannt und als diagnostisches Konzept in das DSM-III[143] aufgenommen. Zunehmend gewannen sie auch Aufmerksamkeit durch das öffentliche Erschrecken, das Forschungsergebnisse über die Verbreitung und die Folgen von körperlicher Gewalt und sexuellem Missbrauch in Familien hervorriefen.[144] Weniger beachtet blieben Studien, die sich mit protektiven Faktoren bei Traumatisierten befassen[145], welche dazu beitragen, dass durchaus nicht jedes Trauma anhaltende seelische Folgen hat.

Wie unklar die Haltung gegenüber posttraumatischen Störungen auch nach dieser Entwicklung ist, zeigt sich daran, dass die Anerkennung von Traumafolgestörungen ehemaliger politischer DDR-Häftlinge nach der Vereinigung der beiden deutschen Staaten 1989 zu einer ungewöhnlich hohen Ablehnungsquote von Wiedergutmachungsansprüchen führte.[146]

140 Freud (1896)
141 Bonhoefer (1926)

142 Venzlaff (1958), Eissler (1963), v. Baeyer u. a. (1964), Grubrich-Simitis (1979), Keilson (1979)
143 Statistic Manual of Mental Disorders der American Psychiatric Association
144 Hirsch (1987), Egle u. a. (1997a)
145 Van der Kolk u. a. (1996)
146 Freyberger u. a. (2014)

Krankheitsbilder

7.2 Phänomenologie und Häufigkeit

7.2.1 Was ist ein Trauma?

Mit Freud[147] ist ein psychisches Trauma eine schwere seelische Verletzung. Sie kann durch ein breites Spektrum von Ereignissen und Erfahrungen hervorgerufen werden. Traumaereignis, Traumaerfahrung und Traumafolgen bilden drei maßgebliche Aspekte der Traumatisierung, die sich ergänzen (▼Übersicht). Dabei wirken Traumatisierungen nicht nur auf die Betroffenen selbst ein, sondern auch auf indirekt Beteiligte, z. B. auf Angehörige von Gewaltopfern. Auch die Beobachtung einer Traumatisierung kann eine posttraumatische Störung hervorrufen.

Perspektiven der Traumatisierung

- **Traumaereignis**
  - Objektiv: Extremes äußeres Ereignis, das eine intensive Bedrohung für Leib und Leben darstellt
  - *Ausgangspunkt der Betrachtung:* Intensität und Umstände des Ereignisses
  - *Beispiele:* Ein Flugzeugabsturz, eine Vergewaltigung
- **Traumaerleben**
  - Eine extreme seelische Verletzung, die Angst und Schrecken hervorruft, verbunden mit einer Erschütterung des Selbst- und Weltverständnisses und einem Zustand völliger Verzweiflung und Hilflosigkeit
  - *Ausgangspunkt der Betrachtung:* Folgen einer Traumatisierung auf das seelische Erleben
- **Traumafolgen**
  - Ein Ereignis bzw. Erlebnis, das die Bewältigungs- und Abwehrfunktionen eines Menschen zerbricht und einen seelischen Ausnahmezustand, eine Art seelischer Ohnmacht hervorruft. Es zerstört den bisherigen Entwicklungsfluss, das Identitätsgefühl und die Lebensperspektiven und stellt eine langfristige Anpassungs- und Bewältigungsaufgabe dar.
  - *Ausgangspunkt der Betrachtung:* Bewältigung der Erfahrung

Klassifizierungen

Es gibt eine Fülle von Unterscheidungsmöglichkeiten, um Traumatisierungen zu klassifizieren.

- *Frühe* Traumatisierungen ereignen sich im Kindes- und Jugendalter, *späte* Traumatisierungen nach Abschluss der maßgeblichen Persönlichkeitsentwicklung.
- *Direkte* Traumatisierung betreffen die Traumaopfer selbst, *indirekte* betreffen andere, die als Helfer, Zeugen usw. beteiligt sind.
- Man unterscheidet auch zwischen *familiären* und *außerfamiliären* Traumatisierungen, wobei sich familiäre durch den damit verbundenen Vertrauensverlust besonders nachhaltig auswirken.

147 Vgl. Freud (1915, S. 284)

- *Absichtliche* Traumatisierungen, z. B. durch eine Vergewaltigung, werden von *zufälligen* Traumatisierungen, z. B. durch einen Unfall, unterschieden.
- Unter den *kollektiven* Traumatisierungen, die von den *individuellen* abgegrenzt werden, unterscheidet man zwischen *sozialen*, z. B. durch Kriegshandlungen, und *umweltbedingten*, z. B. durch einen Industrieunfall oder eine Naturkatastrophe.
- Klinisch besonders bedeutsam ist, wegen der sehr unterschiedlich schwerwiegenden Folgen, die Unterscheidung zwischen
  - *einfacher* Traumatisierung durch umgrenzte katastrophale Erlebnisse,
  - *komplexer* Traumatisierung durch anhaltende, wiederholte schwere Belastungen
  - und *Extremtraumatisierung* durch – wie der Begriff sagt – extreme Traumaerfahrungen.
- Unterformen der Extremtraumatisierung sind
  - die *additive* Traumatisierung durch gleichzeitiges Auftreten mehrerer traumatisierender Ereignisse (Haft + Folter),
  - die *kumulative* Traumatisierung[148] durch das Zusammentreffen mehrerer, einzeln nicht traumatisierend wirkender Ereignisse (Diskriminierung + Arbeitsplatzverlust + Armut),
  - die *sequenzielle* Traumatisierung[149] durch Aufeinanderfolge mehrerer einzeln bereits traumatisierender Erfahrungen (Verfolgung → Haft → Folter).

Traumatische Lebenserfahrungen

Traumatisch wirken zumeist Ereignisse, die ein katastrophales Ausmaß haben und aufgrund ihrer Intensität das seelische Gleichgewicht zerstören. Sie können überraschend und unerwartet auftreten, z. B. Unfälle, aber auch voraussehbar sein, z. B. Flucht und Vertreibung. Sie können, wie eine alte Traumadefinition es vorgab, außerhalb der üblichen Lebenserfahrungen liegen. Aber in unserer hochtechnisierten Welt scheinen sie inzwischen zum üblichen Lebensrisiko zu gehören, z. B. Verkehrsunfäll. Man kann drei Typen von Traumaereignissen[150] unterscheiden (▼Übersicht). Dabei verursachen durch Menschen herbeigeführte Traumatisierungen (z. B. Vergewaltigung, Geiselnahme) deutlich schwerwiegendere und anhaltende Traumafolgen als zufällige, wie z. B. Naturkatastrophen.

Heute wird das Traumakriterium häufig sehr weit gefasst und schließt *Low Magnitude Stress* mit ein. Darunter versteht man starke Belastungen, die z. B. beim Miterleben eines Unfalls oder bei einer komplizierten Operation oder Geburt auftreten können.

Typen von Traumaereignissen[151]

- **Typ I**
  Kurzfristig und unerwartet: Naturereignisse (Lawinen, Flut), Unfälle (Zug- und Autounfall, Explosion, Feuer), vorsätzliche Übergriffe (Raub, Vergewaltigung, Attentat), plötzlicher Tod von Nahestehenden
- **Typ II**
  Anhaltend und/oder wiederholt: Technische Katastrophen (Atomunfall), beabsichtigte Gewalt (Kindesmissbrauch, politische Verfolgung und Haft, Flucht)
- **Typ III**
  Indirekt: Das Miterleben der Traumatisierung anderer

148 Khan (1963)
149 Keilson (1979)
150 Meichsenbaum (1994)
151 Modifiziert nach Terr (1995)

Krankheitsbilder

7.2.2 Häufigkeit von Traumata und posttraumatischen Störungen

Epidemiologie von Traumatisierungen

Traumaerfahrungen sind außerordentlich häufig. Man rechnet damit, dass über *zwei Drittel* der Bevölkerung in einem Industrieland wie den USA irgendwann im Leben einem traumatischen Erlebnis ausgesetzt sind.[152] Dabei kommen Traumaerfahrungen in jedem Lebensalter vor, wobei das weibliche Geschlecht häufiger Traumatisierungen ausgesetzt ist als das männliche. Soziale und umweltbedingte Traumatisierungen, z. B. durch Krieg, Vertreibung oder Industrieunfälle, betreffen alle Altersgruppen, weil man sich einem solchen Ereignis nicht entziehen kann. Für andere, z. B. Kindesmisshandlung oder Vergewaltigung, gibt es naturgemäß ein bevorzugtes Risikoalter und eine Geschlechtshäufung bei weiblichen Kindern bzw. Frauen. Von berufsbezogenen Traumatisierungen, wie z. B. Katastropheneinsätzen, ist das männliche Geschlecht, wegen des höheren Anteils an Männern in Risikoberufen, häufiger betroffen.

Epidemiologie der posttraumatischen Störungen

Posttraumatische Störungen gehören zu den häufigsten Erkrankungen. Genaue Zahlen gibt es nicht. Im Allgemeinen wird eine *Lebenszeitprävalenz von fünf bis zehn Prozent* angenommen.[153] Die folgenden Zahlen lassen die Dimension des Problems erkennen.

- *Ein Drittel bis die Hälfte* der Betroffenen entwickelt nach einer Traumatisierung eine akute posttraumatische Störung. Die Hälfte davon erholt sich im ersten bis fünften Jahr danach, auch ohne Behandlung.
- Bei *einem Viertel* entwickelt sich eine chronische posttraumatische Störung, wobei Frauen etwa doppelt so häufig betroffen sind wie Männer.
- Man rechnet heute mit einer Gesamthäufigkeit (Punktprävalenz) von *fünf bis zehn Prozent Betroffener in der Allgemeinbevölkerung*. Das ist rund ein Fünftel der psychogenen Störungen!

Das Risiko, eine anhaltende posttraumatische Belastungsstörung zu entwickeln, ist allerdings sehr unterschiedlich. Am häufigsten entstehen posttraumatische Störungen bei jungen Mädchen und Frauen, die eine Vergewaltigung oder andere sexuelle Übergriffe erlebt haben. Aggressive Gewalt in verschiedenen Formen, von Kampfeinsätzen im Krieg über Raub und Überfälle bis hin zu Schießereien und Messerstechereien, stehen an zweiter Stelle. Hingegen ist das Risiko, nach einem Verkehrsunfall eine posttraumatische Belastungsstörung zu entwickeln, im Vergleich dazu relativ gering (▾ Übersicht).

Protektive und Risikofaktoren für die Entstehung von posttraumatischen Störungen

Die Tatsache, dass durchaus nicht jeder Traumatisierte später unter anhaltenden Traumafolgen leidet, weist auf die Bedeutung von Risiko- und Schutzfaktoren hin. Die konstitutionelle Vulnerabilität und Resilienz spielen dabei eine große Rolle. Subjektive Faktoren wie spezifische Bedeutungen von Ereignissen, unbewusste Phantasien und Zuschreibungen können die traumatische Wirkung einer Traumaerfahrung steigern.

Risikofaktoren sind das weibliche Geschlecht, die Zugehörigkeit zu einem ex-

152 Resnick u. a. (1993)
153 Freyberger u. Kuwert (2013)

ponierten Beruf wie Polizei oder Feuerwehr und psychische Vorbelastungen. *Schutzfaktoren* sind eine konstitutionelle Resilienz, positive Erfahrungen mit der Bewältigung früherer Traumatisierungen und soziale Unterstützung.

Traumaart und Risiko zur Entstehung einer posttraumatischen Störung

- Vergewaltigung ca. 50 %
- Folter, Kriegshandlungen ca. 50 %
- Sexuelle Übergriffe 25 %
- Angriff, Aggressive Gewalt 30 %
- Gewalt mit Verletzung 15 %
- Naturereignisse ca. 15 %
- Tod naher Angehöriger 15 %
- Verkehrsunfälle 15 %
- Low-magnitude-Stress (z. B. Miterleben von Unfall) 3–5 %

Zu den psychosozialen Rahmenbedingungen, die auf die Art der Traumaverarbeitung und die Effektivität der Traumabewältigung Einfluss nehmen, gehören im Einzelnen:

- *Psychische Stabilität und betroffene Entwicklungsphase:* Risikophasen sind Kindheit, Pubertät und Adoleszenz, Alter, Entwicklungskrisen und Schwellensituationen. Neurotische Konflikte und Defizite, psychiatrische Erkrankungen und vorangegangene Traumatisierungen stellen ein erhöhtes Risiko dar.
- *Körperliches Befinden:* Beeinträchtigend wirken Krankheiten, Behinderungen, auch traumabedingte körperliche Folgeschäden, z. B. Verletzungen nach Unfällen, während gute Gesundheit eine Ressource für die Bewältigung ist.
- *Soziale Situation:* Zwischenmenschliche Konflikte, familiäre Problemsituationen, Unsicherheit des Arbeitsplatzes oder Arbeitslosigkeit und soziale Not sind ungünstige Voraussetzungen, während stabile und befriedigende Beziehungen und Vorgaben die Bewältigung erleichtern.
- *Soziale Unterstützung:* Ein tragfähiges soziales Netz in der Familie und in der weiteren Umgebung ist eine wichtige Bewältigungshilfe, während soziale Isolierung die Bewältigung erschwert.

Wie die Faktoren im Einzelnen wirksam werden, wie sie zusammenwirken und was sie bewirken, ist außerordentlich verschieden und hängt von traumabezogenen Faktoren ab, nämlich von der Art und den Begleitumständen: Isolierung, Entwürdigung und Entwurzelung verstärken die Traumatisierung, während die Möglichkeit, motorisch aktiv zu reagieren, die Wirkung traumatischer Erlebnisse vermindert.

Man kann kein allgemeines Muster für das Zusammenwirken der Kofaktoren der Traumareaktion angeben. Dazu sind die Voraussetzungen zu unterschiedlich. Es ist z. B. eine völlig andere Situation, ob ein kleines Mädchen in der Familie sexuell langfristig missbraucht und der Missbrauch in der Familie verleugnet wird oder ob ein Schrankenwärter miterlebt, wie ein kleiner Junge vom Zug erfasst und getötet wird.

Die Aufgabe besteht im Einzelfall darin, zu untersuchen, welche Faktoren wie einwirken, und insbesondere maladaptive Einflüsse oder fehlende Unterstützungsmöglichkeiten zu identifizieren und darauf Einfluss zu nehmen.

7.3 Traumatisierung und Traumaverarbeitung

7.3.1 Traumatisierung und Bewältigung

Traumatische Erlebnisse führen zur plötzlichen oder andauernden Reizüberflutung, lähmen das Ich und setzen seine Bewältigungsfunktionen außer Kraft.[154] Dabei werden archaische unbewusste Ängste und Phantasien plötzlich Wirklichkeit. Die Grenze zwischen Phantasie und Realität wird aufgelöst. Das Trauma bewirkt auf diese Weise einen Realitätsverlust, d. h. einen Zusammenbruch der Fähigkeit, zwischen innen und außen zu unterscheiden, und führt in eine katastrophale Orientierungs-, Schutz- und Hilflosigkeit bis hin zur psychotischen Desorientiertheit.

Neurowissenschaftliche Aspekte

Neurowissenschaftlich werden Traumafolgestörungen heute als somatopsychische Störungen aufgefasst. Danach kommt es unter dem Einfluss von Traumatisierungen zu nachhaltigen Auswirkungen auf körperliche Strukturen und Prozesse.[155] Sie bewirken, dass die Integration der Vorstellung der traumatischen Erfahrung in das semantische Gedächtnis misslingt. Sie wird abgespalten, im Erleben isoliert und prozedural kodiert. Das bedeutet, das Trauma wird nicht integriert. Es wird begrifflich nicht repräsentiert und kann nur verbalisiert werden, wenn die traumatische Erfahrung wieder aktiviert wird. Dementsprechend zeigen sich nach einer Traumatisierung Veränderungen in den Zentren, die für Erinnerung und Informationsverarbeitung verantwortlich sind: Die Hippocampusregion (Sitz der episodischen Erinnerung) und das expressive Sprachzentrum im linken Frontalbereich zeigen eine verminderte Aktivität, während der Mandelkern (Zentrum für affektive Bewertungen) und der rechtshemisphärische visuelle Cortex (autobiografisches semantisches Gedächtnis) eine gesteigerte Aktivität aufweisen.

Man nimmt an, dass durch die Traumatisierung die funktionelle Verknüpfung zwischen Erinnern, Begreifen, visueller Erregung und affektiver Bewertung zerreißt. Die Traumaerinnerung bildet sinnesspezifische Erinnerungsfragmente und bleibt von den übrigen Erfahrungen getrennt. Sie entwickelt sich nicht weiter (Bewältigung) und kann mit jeder Aktivierung unverändert und mit allen körperlichen Begleiterscheinungen (Erregungen) wieder so erlebt werden, als sei das Traumaereignis Gegenwart.

Ein Teil der posttraumatischen Symptomatik wird auf der Basis traumainduzierter *humoraler Veränderungen* verständlich: Die Funktionen des sympathischen und parasympathischen Nervensystems sind erhöht, die Reizschwelle ist erniedrigt. Dabei kommt die traumainduzierte Überproduktion an Katecholaminen zum Tragen, mit der Folge erhöhter Erregbarkeit, Ängstlichkeit und Schlafstörungen. Serotonin ist vermindert und bewirkt eine erhöhte Reaktionsbereitschaft. Das Antistresshormon Cortisol ist ebenfalls vermindert. Das führt zu einer Übererregung schon bei geringen Reizen. Außerdem besteht eine erhöhte Ausschüttung von endogenen Opioiden bei traumainduzierten Reizen mit der Folge, dass Schmerzen nicht mehr intensiv wahrgenommen werden.

---

154 Freud (1917, 1920, 1926)

155 Übersicht bei van der Kolk u. a. (1996, 1998) und Fischer u. Riedesser (1998)

Peritraumatische Reaktion, peritraumatische Dissoziation

Die meisten Menschen erleben in der traumatisierenden Situation eine akute peritraumatische Schreckreaktion, die Stunden oder auch Tage andauern kann. Sie kann von heftiger Angst, Wut und Erregung begleitet sein. Um ihr aufs Äußerste bedrohtes Selbst in Sicherheit zu bringen, fliehen die Betroffenen in einen Zustand der *peritraumatischen Dissoziation*, d. h. in eine Selbst- und Bewusstseinsspaltung mit partieller Amnesie: Sie treten aus sich heraus und erleben die Situation aus dem Abstand der Derealisation und Depersonalisation, als stünden sie neben sich oder als beträfe das Geschehen einen anderen. Sie schalten einfach Wahrnehmung und Bewusstsein ab und unterbrechen den Zusammenhang zwischen dem, was sie unter der Traumatisierung erleben, und ihrem übrigen Erleben. Im akut dissoziierten Zustand irren sie umher oder verfallen in Erstarrung.

Es dauert oft Stunden oder Tage, bis sie die Orientierung zurückgewinnen. Für die peritraumatische Reaktion und das Traumaerlebnis bleibt häufig eine Amnesie zurück. Die Betroffenen können sich dann weder an das Ereignis noch an ihr Verhalten währenddessen und danach erinnern.

Restitution

Die Traumabewältigung[156] beginnt, wenn der Schock abgeklungen ist, mit *Verleugnung und Ungeschehenmachen*. Die Wiederholung des Traumaerlebens in Gedanken, Phantasien und in Träumen spielt dabei eine besondere Rolle. Nach und nach wird das Erleben der passiven Überwältigung umgedeutet und umgestaltet in einer Weise, dass die Traumatisierten sich selbst eine aktive Rolle zuschreiben. Durch oftmals wiederholtes Berichten, durch Abreaktion von Gefühlen, durch Verlust- und Trauerarbeit, durch Teilnahme an Betroffenengruppen, Gründung von Interesseninitiativen usw., d. h. durch langandauernde mehr oder weniger bewusste kognitive, emotionale und handelnde Bewältigungsarbeit verliert das Trauma im Laufe der Zeit seinen überwältigenden Charakter und wird in den Fundus der persönlichen Erfahrungen integriert.

Wenn die Traumatisierung begrenzt war, wenn günstige Begleitumstände bestehen und die Persönlichkeit sich erholt, klingt die peritraumatische Reaktion ab, ohne Dauerfolgen zu hinterlassen. Es kommt zur Restitution. Als günstige Voraussetzungen gelten dabei eine reife, in sich ruhende Persönlichkeit ohne besondere Vorbelastung, das Ausbleiben von körperlichen oder sozialen Dauerfolgen nach der Traumatisierung sowie hinreichende Hilfen bei der Traumabewältigung im Sinne einer sozialen Unterstützung. Im günstigsten Falle kann die Traumaerfahrung dann verarbeitet und integriert werden, d. h. sie erlangt die Bedeutung eines zwar besonders belastenden, aber nicht zerstörenden Lebensereignisses.

Das traumatisierte Ich

Ein Trauma ist ein Ereignis, für dessen Verarbeitung es im Innern kein Vorbild gibt. Deshalb kommt als unmittelbare Traumafolge die Abwehrfunktion des Ich zum Erliegen. Psychodynamisch betrachtet handelt es sich um eine *Ichregression* in den Funktionszustand, der die frühen Phasen der Entwicklung bestimmt hat. Dieser Zustand ist durch Ichschwäche und Spaltungsabwehr gekennzeichnet, ähnlich wie bei der Borderline-Pathologie. Die Ichschwäche zeigt sich in einer geringen Reizschwelle, die bewirkt, dass die traumatischen Erlebnisse ständig wieder einbrechen, während die Spaltungsabwehr zur Folge hat, dass die Persönlichkeit

156 Horowitz (1976), Ehlert M u. Lorke (1988), Lorenzer (1966), Zepf u. a. (1986)

Krankheitsbilder

fragmentiert wird und dass verschiedene Selbstzustände, insbesondere der traumatisierte und der nicht-traumatisierte, auseinandergehalten werden.

Außerdem können die Traumaerinnerung fragmentiert und einzelne Aspekte der Traumaerfahrung abgespalten werden. So werden z. B. die mit der Traumatisierung verbundenen Gefühle oder bildhaften oder akustischen Erlebnisse abgespalten, sodass Traumaerinnerungen nicht wiedererkannt werden. Ebenso können Körpererfahrungen und das gesamte Körpererleben abgespalten werden. Durch Projektionen wird im Rahmen der Spaltungsabwehr außerdem die Grenze zwischen Binnen- und Außenwahrnehmung geschwächt und die Außenwelt ins Gefährliche verzerrt.

Posttraumatische Dissoziation, Traumaintrojekt

Das so geschwächte Ich erhält zur Unterstützung der Isolierung des Traumas die Dissoziation aufrecht, die in der peritraumatischen Situation als Notabwehr eingesetzt wurde. War es peritraumatisch das Heraustreten aus sich selbst, so bewirkt die posttraumatische Dissoziation jetzt eine Ausklammerung des Traumaerlebens aus der bewussten Erinnerung. Es wird isoliert und bleibt unbewusst. Es handelt sich also um ein Zerreißen des Bewusstseinszusammenhanges, d. h. um eine Ichspaltung mit Verdrängung des bedrohlichen/bedrohten Selbstzustandes. Das traumatische Erleben wird dadurch dauerhaft vom nichttraumatischen getrennt und bildet ein abgekapseltes *Traumaintrojekt*[157]. Man kann dafür verschiedene bildhafte Beschreibungen gebrauchen und z. B. sagen, das »Gute« wird vor dem »Schlechten« in Sicherheit gebracht.[158]

Täteridentifikation

Ein besonderer Mechanismus bei der pathologischen Traumaverarbeitung ist die *Identifikation mit dem Täter*. Sie dient zur Bewältigung der unerträglichen inneren Verwirrung während und nach der Traumatisierung. Die Betroffenen identifizieren sich paradoxerweise mit dem Täter, um das Unfassbare fassbar zu machen. Aus der Position des Täters heraus empfinden sie die Tat als berechtigt, vielleicht sogar als erregend. Sie distanzieren sich dadurch vom Erleben, Opfer zu sein, von ihrer Angst, ihren Schamgefühlen und ihrer Schutzlosigkeit. Auf diese Weise entsteht die sadomasochistische Abhängigkeit, die für viele Täter-Opfer-Beziehungen nach Traumatisierungen typisch ist.[159] Die Identifikation kann so weit gehen, dass die Opfer *paradoxe Schuldgefühle* entwickeln und sich für die Tat der Täter schuldig fühlen. Durch Schuldzuweisungen von außen (»Der wollte es ja so ...«) kann es auf diese Weise zu heillosen Konfusionen im Erleben kommen.

In der weiteren Verarbeitung wird der vormals traumatisierende Täter ein Teil der inneren Welt. Als *Täterintrojekt* übt er eine quälende Herrschaft über die Betroffenen aus. So entsteht ein unbewusstes sadomasochistisches Arrangement: Ein Teil des Patienten behandelt nun einen anderen Teil von sich selbst sadistisch, dieser andere Teil unterwirft sich in masochistischer Weise.

157 Vgl. Küchenhoff (1990). Die Introjektion ist ein »früher« Abwehrmechanismus gegen überwältigende Angst (Kernberg 1976). Sie hält eine Beziehungserfahrung als ein inneres Bild fest und kann eingesetzt werden, um Angsterlebnisse zu binden und von anderen Erfahrungen getrennt zu halten.

158 Fischer (1990). Diese Prozesse werden durch die oben geschilderten neurobiologischen Befunde verständlich.

159 Ferenczi (1933), Ehlert M u. Lorke (1988), Zepf u. a. (1986)

Schon durch kleinste Erinnerungen, durch Stimmungen, Jahrestage usw. kann diese innere Dynamik belebt werden und bewirken, dass die Betroffenen beginnen, sich selbst zu quälen, zu verletzen oder sogar zu suizidieren. Dieses Arrangement kann in späteren Beziehungen jederzeit externalisiert werden. Dann entstehen sadomasochistische Partnerschaften, was auch auf die Psychotherapie als sadomasochistische Übertragungsdynamik übergehen kann.

7.3.2 Die Entstehung posttraumatischer Störungen

Die posttraumatische Persönlichkeitsentwicklung

Wenn Abwehr und Bewältigung sich erholen und stark genug sind, um Dämme gegen die Erinnerung zu errichten, aber nicht ausreichen, um das Trauma zu verarbeiten, entsteht eine *posttraumatische Persönlichkeitsentwicklung*. Dabei bleiben das Trauma und die begleitenden Affekte in dissoziierter Form erhalten, d. h. von den bewussten Erinnerungen abgespalten. Es entwickeln sich chronische Abwehrhaltungen gegen das Auftauchen der Erinnerungen und, dadurch bedingt, eine dauernde Persönlichkeitsänderung. Sie verhindert, dass das Trauma wieder voll bewusst wird oder dass Erlebniszustände wie Hilflosigkeit und Ausgeliefertsein wieder entstehen, die mit der Traumaerfahrung verbunden sind.

- In milderen Fällen geschieht die Anpassung der Persönlichkeit im Verborgenen und führt zur Entstehung einer *posttraumatischen Persönlichkeit*, die klinisch relativ unauffällig ist. Sie birgt aber das Risiko in sich, in Situationen, die an das Trauma erinnern, eine *posttraumatische Spätreaktion* zu entwickeln.
- Bei schwerwiegender, anhaltender oder wiederholter Traumatisierung werden die defensiven Charakterzüge auffälliger und erhalten Symptomwert. Es entsteht dann eine *posttraumatische Persönlichkeitsstörung* als ausgeprägte Variante der Entwicklung (Kap. 7.4.3).

Posttraumatische Persönlichkeitszüge

- **Misstrauen**
  Verschlossenheit, Zurückgezogenheit und Kontaktabbrüche aus Furcht vor einer erneuten Traumatisierung
- **Vulnerabilität**
  Irritierbarkeit, narzisstischer Rückzug als Ausdruck eines verletzten Selbst und einer erhöhten Vulnerabilität
- **Konstriktion**
  Gefühlsleere und innere Taubheit, wodurch die Erinnerung an Hilflosigkeit und Wut getilgt wird
- **Phobische Haltungen**
  Situationen, die an das Trauma erinnern könnten, werden vermieden
- **Schuldgefühle**
  Paradoxes Schuldgefühl als Folge der Täteridentifikation

Die posttraumatische Persönlichkeit ist vor allem durch Irritierbarkeit, Misstrauen und Verschlossenheit geprägt. In den posttraumatischen Persönlichkeitszügen (▲ Übersicht) schlägt sich die Furcht vor der Traumaerinnerung oder vor einer erneuten Traumatisierung nieder. Im Rahmen der Traumaverarbeitung entstehen bisweilen auch unbewusst motivierte Ansprüche auf Wiedergutmachung oder Berentung. Es kann sich eine sog. *Rentenneurose* entwickeln. Das wichtigste Motiv ist dabei der bewusste und vor allem der unbewusste Versuch, das im Trauma massiv bedrohte Sicherheitsgefühl wiederherzustellen und abzusichern und Anerkennung für die erlittenen seelischen Schmerzen zu erlangen.

Pathogenese der Symptombildung

Die posttraumatische Persönlichkeit bildet die Basis für die Symptombildung im Rahmen einer Retraumatisierung oder einer Traumaerinnerung. Sie ist in typischen Fällen durch ein *intrusives Syndrom* (Intrusionen, Erregung, Vermeidung; Kap. 7.4.2) geprägt. Es bestehen die zuvor beschriebenen typischen Persönlichkeitszüge und eine starke Neigung zur Komorbidität. So können insbesondere affektive und somatoforme Störungen hinzukommen.

Überblickt man das breite Spektrum möglicher posttraumatischer Symptome, so gibt es verschiedene pathogenetische Entstehungsformen:

- *Traumareaktivierung:* Intrusionen, Flashbacks und Hyperarousals beruhen auf der posttraumatischen Ichschwäche und stellen eine Wiederholung der peritraumatischen Reaktion in mehr oder weniger larvierter Form dar. In diesem Sinne ist auch die posttraumatische Konversion (Kap. 10.1.1) das Ergebnis eines regressiven Sprachverlustes.
- *Defensive Symptombildung:* Konstriktion und Dissoziationen sind Abwehrmaßnahmen gegen das Erinnern, also produktive Symptombildungen, in denen sich eine gewisse Ichstärke zeigt.
- *Charakterpathologische Symptome* wie Misstrauen, Rückzug und Vermeidungshaltungen sind ebenfalls defensive Strategien gegen eine Retraumatisierung und Traumaerinnerung.
- *Komorbide Symptome* sind eine Folge der relativen Ichschwäche der Charakterabwehr. Dabei können Defizite der Charakterabwehr durch zusätzliche Symptombildungen aufgefüllt werden, z. B. durch Zwänge und Rituale als Stabilisierungsmöglichkeiten eines unzureichenden Sicherheitsgefühls oder durch selbstverletzendes Verhalten, das die Wahrnehmung andrängender Intrusionen abschwächen soll. Andere Symptombildungen sind unmittelbare Folge der Abwehrdefizite, z. B. Angstattacken bei unzureichender Angstabwehr.

7.3.3 Varianten der posttraumatischen Entwicklung

Es ist ein großer Unterschied, ob ein Trauma eine Persönlichkeit trifft, die noch in der Anfangsphase ihrer Entwicklung steckt, ausgereift ist oder sich, wie bei Jugendlichen, in labilen Entwicklungsphasen befindet. Der Entwicklungsstand bestimmt darüber, welche Spuren eine Traumatisierung in der Persönlichkeit hinterlässt.[160] Dabei spielen zusätzlich die Art, Dauer, Intensität und die Umstände des Traumas eine maßgebliche Rolle.

Traumatisierung in Kindheit und Jugend

Die große Bedeutung von Traumaerfahrungen in Kindheit und Jugend ist erst in den letzten Jahrzehnten in ihrem vollen Ausmaß erkannt worden. Solche Traumatisierungen bewirken ausgeprägte Entwicklungsstörungen, die große Ähnlichkeiten mit der Entwicklungspathologie einer Borderline-Persönlichkeitsorganisation aufweisen (Kap. 4.2.1). Vernachlässigung, Missbrauch und Gewalterfahrungen, oft über Monate und Jahre, sind die wichtigsten Traumaarten in Kindheit und Jugend. Die daraus entstehenden Störungen sind früher unter allen möglichen Diagnosen geführt worden. Die traumatische Ätiologie

160 Krystal (1985)

ist dabei aber nicht erkannt bzw. nicht angemessen gewichtet worden.[161]

- *Bei Kindern* besteht das innere Dilemma darin, dass ihre Vertrauenspersonen nach Traumatisierungen im familiären Bereich nicht mehr als Helfer bei der Bewältigung ihrer Entwicklungsaufgaben und Krisen und nicht zur Traumabewältigung taugen. Die Schutz-, Spiegel- und Hilfsfunktionen der Familie gehen verloren und stehen niemals wieder angemessen zur Verfügung. Die Folgen sind, neben den dissoziierten Traumaerfahrungen, Fehlentwicklungen, paradoxe Schuldgefühle und tiefe Störungen des Sicherheitsgefühls, der Selbstachtung, des Selbstvertrauens und der Selbstkohärenz. In der Beziehung zu anderen bleiben das Vertrauen brüchig und die Bereitschaft zur Intimität leicht störbar. Hier handelt es sich um eine *primäre posttraumatische Persönlichkeitsstörung* (Kap. 7.4.3).
- *Bei Jugendlichen* treffen traumatische Erlebnisse auf die altersgemäße Labilität der inneren Strukturen im Rahmen der pubertären und adoleszenten Entwicklungsprozesse. In dieser Altersphase besteht eine besondere Bereitschaft zur Ichregression. Typische Folgen einer Traumatisierung im Jugendalter sind daher *sekundäre posttraumatische Persönlichkeitsstörungen* mit allen Risiken für Komorbidität und für die Entwicklung komplexer posttraumatischer Störungen (Kap. 7.4.3).

161 Es wurde bereits betont, dass Freud (1895a) ursprünglich von Realtraumatisierungen in der Kindheit ausgegangen war, als er die Ursache und Entstehung der psychogenen Störungen beschrieb. Dieses Konzept hat er später zu Gunsten der Auffassung zurückgenommen, dass Neurosen auf unbewussten (verdrängten) Konflikten und Phantasien beruhen. Vorstellungen waren ihm danach wichtiger als biografische Fakten.

Sexueller Missbrauch

Besondere Bedeutung hat in der späten Kindheit und im Jugendalter das Trauma des sexuellen Missbrauchs[162] in einer Vertrauensbeziehung. Dabei trifft der Missbrauch durch eine nahestehende Person, oft ein Inzest, im Allgemeinen auf fatale Weise mit altersspezifischen unbewussten und vorbewussten Phantasien zusammen, die häufig gerade auf den Täter ausgerichtet sind – konkret: mit einem altersgemäßen ödipalen kindlich-sexuellen Begehren, das ein Mädchen auf seinen Vater richtet. Dieses Zusammentreffen führt zu einer heillosen Orientierungs- und Identitätskonfusion und ruft unerträgliche Scham- und Schuldgefühle hervor. Durch Dissoziation wird die unerträgliche Realität eines Missbrauchs von der Wahrnehmung ausgeschlossen. Die wichtigste Spur der Traumatisierung ist dann, neben den Zeichen der Charakterpathologie, die Täteridentifikation mit paradoxen Schuldgefühlen. Das kleine Mädchen fühlt sich dann schuldig für das, was ihm angetan wurde.

Sexueller Missbrauch innerhalb einer Familie setzt voraus, dass die Werte und Normen sowie die Generationsschranken in diesen Familien labil sind und die Familiendynamik gestört ist. Oft wird der Missbrauch von anderen Nahestehenden geahnt, verleugnet und die Schuld dem Missbrauchsopfer zugeschoben. Ein Schutzraum, in dem das Trauma verarbeitet werden kann, fehlt dann ebenso wie eine Unterstützung bei der Bewältigung.

Verdeckte posttraumatische Störungen

Einschneidende Erlebnisse in der vulnerablen Zeit der frühen Kindheit treffen ein noch sehr unreifes Ich. Allerdings ist die Grenze zwischen traumatisierenden und pathogenen Einflüssen

162 Hirsch (1987), Egle u. a. (1997a)

Krankheitsbilder

fließend, sofern es sich nicht um Extremtraumatisierungen handelt. Behandlungen erwachsener Patienten lassen erkennen, dass eine einfache Traumatisierung in der Kindheit abgespalten und im Sinne eines dissoziierten Traumaintrojektes (Kap. 7.3.1) unbewusst gehalten werden kann und in die neurotische Persönlichkeitsentwicklung mit eingeht. Es kann sich dabei z. B. um Verlusterlebnisse, Verlassenheitszustände, gewalttätige Erziehungsmaßnahmen oder auch punktuelle sexuelle Übergriffe handeln, um nur einige Beispiele zu nennen. Auf diese Weise entsteht eine Persönlichkeitsorganisation, in der die Traumapathologie als solche verborgen bleibt.

Eine solche Persönlichkeitsorganisation birgt ein Erkrankungsrisiko für Syndrome, die nicht die typischen traumapathologischen Symptome wie Intrusionen, Dissoziationen usw. aufweisen, sondern wie übliche neurotische Störungen erscheinen. Man kann sie als *verdeckte posttraumatische Störungen* bezeichnen (Kap. 7.4.4). Wenn die Abwehr bei diesen Störungen z. B. im Verlaufe einer aufdeckenden Psychotherapie gelockert wird, tauchen Traumaerinnerungen auf oder es entstehen dissoziative Zustände, in denen die isolierte Traumaerinnerung reaktiviert wird.

Frühe Extremtraumatisierung und Traumaverarbeitung auf niederem Strukturniveau

Sehr schwerwiegende, langdauernde oder wiederholte Traumaerfahrungen im Kindesalter haben einen katastrophalen Einfluss auf die gesamte Persönlichkeitsentwicklung. Je umfassender die Traumatisierung, umso ausgeprägter die daraus entstehende Traumapathologie. Es entstehen alle Zeichen einer Persönlichkeitsstörung auf niederem Strukturniveau. Man kann auch von *Borderline-Persönlichkeitsorganisation als Traumapathologie* sprechen (Kap. 4.2.1). Sie beruht auf einer Fixierung der anfänglichen Ichschwäche. Bei der posttraumatischen Persönlichkeitsentwicklung auf niederem Strukturniveau sind neben den borderlineähnlichen strukturellen Ichstörungen dissoziierte unbewusste Trauma- und Täterintrojekte vorhanden.

Posttraumatische Persönlichkeitsstörungen auf niederem Strukturniveau werden immer häufiger beobachtet. Die Zunahme scheint allerdings nicht auf einer tatsächlich zunehmenden Inzidenz zu beruhen, sondern darauf, dass man diese Störungen bislang als entwicklungsbedingte Borderline-Persönlichkeitsstörungen diagnostizierte und die Traumagenese nicht erkannt hat.[163]

Traumaverarbeitung im Erwachsenenalter

Erwachsene und alte Menschen, die zum Zeitpunkt einer Traumatisierung über eine stabile Persönlichkeit verfügen, können sich nach dem Abklingen der peritraumatischen Reaktion bzw. der akuten posttraumatischen Störung wieder auf ihrem gewohnten Niveau stabilisieren. Es kommt zur Restitution. Die Voraussetzung dafür ist, dass das traumatische Ereignis keine körperlichen Folgen (z. B. Verletzungen) oder äußere Nachwirkungen (z. B. Heimatverlust) hinterlässt, denn solche Folgen erschweren die Stabilisierung und stellen langfristige Bewältigungsaufgaben dar.

Schwere und anhaltende Gewalterfahrungen wie Folter und jede Art von Extremtraumatisierung kann die Persönlichkeit von Erwachsenen, die bis dahin völlig gesund waren, zerbrechen und schwerwiegende Dauerfolgen haben. Das zeigen insbesondere die Lebensläufe von Überlebenden von politischer Gewalt, von Kriegs- und Folteropfern. Die Ichfunktionen können über lange Zeit zum Erliegen kommen, was eine Erholung, wenn überhaupt, nur sehr langsam und mit großen Mühen möglich macht. Diese Menschen leben, als sei das Trauma immer noch gegen-

163 Sachsse (1995)

wärtig. Die Welt und sie selbst haben sich durch das Trauma grundlegend verändert.

Die Persönlichkeitsorganisation nach Extremtraumatisierungen im Erwachsenenalter ist durch eine *sekundäre posttraumatische Borderline-Persönlichkeitsorganisation*, das intrusive Syndrom und komorbide Störungen geprägt. Die daraus entstehenden klinischen Bilder werden heute als besondere Gruppe von Erkrankungen zusammengefasst und als *komplexe posttraumatische Störungen* bezeichnet (Kap. 7.4.3).

7.4 Posttraumatische Krankheitsbilder

Übersicht über die posttraumatischen und verwandten Störungen

Posttraumatische Störungen

- **Traumafolgestörungen unabhängig von einer spezifischen Disposition**
  - Akute Traumareaktion, ICD10: F43.0
  - Posttraumatische Belastungsstörung (PTSD), ICD-10: F43.1
- **Störungen auf der Basis einer schwerwiegenden posttraumatischen Persönlichkeitsveränderung**
  - Posttraumatische Persönlichkeitsstörung, ICD-10: F62.0
  - Komplexe posttraumatische (Belastungs-)Störung, ICD-10: F62.0

Verwandte Störungen

- **Atypische posttraumatische Störungen**
  - Komorbide Störung
  - Verdeckte posttraumatische Störung
- **Trauma als neurosenspezifische Auslösesituation**
  - Traumainduzierte neurotische Störung

7.4.1 Akute Traumareaktion

Die **akute Traumareaktion** ist eine akute Belastungsstörung (Kap. 6.1), die ohne spezifische Disposition relativ bald nach einer Traumatisierung auftritt. Sie kann spontan abklingen oder in eine posttraumatische Belastungsstörung übergehen.

ICD-10: F43.0 Akute Belastungsreaktion. Synonym: Acute Stress Disorder (ASD)

Krankheitserscheinungen

In der *peritraumatischen Situation* während oder unmittelbar nach einer Traumatisierung entstehen heftige Angst, Wut, affektive Entleerung und, wenn keine Flucht möglich ist, manchmal auch eine stuporöse Erstarrung. Diese klinischen Zeichen klingen im Allgemeinen nach Stunden oder wenigen Tagen ab.

Danach tritt, meistens nach einer Latenz von Tagen oder wenigen Wochen, bisweilen aber auch ohne zwischenzeitliche Latenz, die *akute Traumareaktion* ein, in der Versuche erkennbar werden, das überwältigende Erlebnis zu verarbeiten. Typische posttraumatische Bewältigungsformen sind in dieser Phase Spaltungsprozesse und Dissoziation, häufig verbunden mit weiteren borderlineähnlichen Mechanismen wie Verleugnung, Introjektion und Gefühlsisolierung. Sie ergeben ein vielfältiges klinisches Bild (▾Übersicht).

Symptome der akuten Traumareaktionen

- *Einengung* des Denkens auf das traumatische Erleben, Grübeln, Selbstvorwürfe
- *Intrusion:* Wiederholung der Traumaerfahrung in sich aufdrängenden Bildern und Erinnerungen (»Flashback«), Alpträumen und Phantasien
- *Vermeidung:* Auf die Traumaerfahrung bezogene Ängstlichkeit bis hin zu Phobien, mit entsprechendem phobischem Verhalten
- *Konstriktion* (Affektleere): Zustände innerer Taubheit und Leere, Freudlosigkeit und Stumpfheit, oft mit dem Gefühl verbunden, wie vom Leben oder von sich selbst »abgeschnitten« zu sein
- *Traumaunspezifische Symptome:* Angstanfälle und nicht traumabezogene Phobien, Verfolgungsgefühle, Depressionen, Schreckhaftigkeit, Reizbarkeit mit Wut- und Aggressionsausbrüchen, vegetative Reaktionen (z. B. Schlaflosigkeit)
- *Verhaltensstörungen:* Lernstörungen, Arbeitsstörungen
- *Schuldgefühle* und Selbstvorwürfe, vor allem *Überlebensschuld*, wenn durch das traumatische Ereignis andere ums Leben gekommen sind, und *paradoxe Schuldgefühle*, die durch die Identifikation mit dem Täter im Verlauf der pathologischen Traumabewältigung entstehen

7.4.2 Posttraumatische Belastungsstörung (PTSD) und posttraumatische Spätreaktion

Die **Posttraumatische Belastungsstörung (PTSD)** ist ein anhaltendes Krankheitsbild als Traumafolge. Es ist durch ein »intrusives Syndrom« mit intrusiver Traumaerinnerung, Erregung und Vermeidung gekennzeichnet.

In der **posttraumatischen Spätreaktion** treten die PTSD-Symptome nach einer längeren symptomfreien Latenz erstmals oder wieder auf.

ICD-10: F43.1 Posttraumatische Belastungsstörung. Synonym: Posttraumatic Stress Disorder (PTSD)

Auftreten und Verlauf

Posttraumatische Belastungsstörungen können aus einer akuten Traumareaktion hervorgehen. Oft besteht hingegen ein zeitlich längeres symptomfreies Intervall. Es kann Monate oder Jahre andauern. Auch nach Jahrzehnten können noch Symptome wie Intrusionen, Angst, Depressionen und Alpträume auftreten, die als *posttraumatische Spätreaktion* aufgefasst werden können. Diese kann nach einem jahre- und jahrzehntelangen symptomfreien Intervall anlässlich von Schwellensituationen zum ersten Mal manifest werden. Das geschah z. B. bei traumatisierten Kindern des Zweiten Weltkrieges, die beim Eintritt in den Ruhestand »plötzlich« mit psychosomatischen Problemen in Behandlungen kamen.[164]

Persönlichkeit und Krankheitsbild

Das Krankheitsbild ist durch das *intrusive Syndrom* gekennzeichnet (▼ Übersicht).

Symptomatik der PTSD: Intrusives Syndrom

- **Intrusionen und visuelle Flashbacks**
  Erinnerungen drängen sich als Flashbacks auf, bewirken Schreckhaftigkeit, Erwartungsspannungen und Ängste und rufen nachts schlimme Alpträume hervor. Kleinste Anlässe erinnern an die überwältigenden Erfahrungen und lassen sie im Flashback (visuelles Wiederauftauchen) von Neuem aufbrechen.
- **Übererregtheit (Hyperarousal) und somatische Flashbacks**
  Es besteht eine erhöhte körperliche Angespanntheit mit Schwitzen, Gereiztheit, Schreckhaftigkeit und Überreaktionen, Schlafstörungen usw. Oft werden die affektiven und somatischen Begleitreaktionen der ursprünglichen Schockreaktion wiederbelebt: Panikattacken, somatisierte Angst, Zittern usw.
- **Vermeidung**
  Vermeidungsverhalten und Dissoziation, um erneut aufbrechende Erinnerungen zu umgehen oder abzuschalten. Misstrauischer bzw. phobischer Umgang mit Menschen und Situationen, die an die Traumaerfahrung erinnern, Rückzug aus Beziehungen und Selbstisolierung als Vorbeugung gegen Intrusionen. Erwartungsangst und Projektion der Erwartungen auf Wahrnehmungen, die an sich unbedeutend sind, lassen das Trauma allgegenwärtig erscheinen. Die Umwelt wird zur beständigen Bedrohung. Kleinste Anlässe können den peritraumatischen Zustand wiederbeleben.

Im Gegensatz zu den akuten Traumareaktionen findet man bei posttraumatischen Belastungsstörungen als Folge der Traumaverarbeitung oft bereits eine dauerhafte Veränderung der Persönlichkeit, die als *posttraumatische Persönlichkeit* (Kap. 7.3.2) bezeichnet wird und durch Misstrauen, Verletzbarkeit, Gefühlsleere (Konstriktion), Vermeidungsverhalten, paradoxes Schuldgefühl und masochistische Züge geprägt ist. Darin zeigt sich die Abwehr, die gegen die Traumaerinnerung aufgebaut worden ist.

Im Gegensatz zu neurotischen Störungen gibt es bei der PTSD keine neurotischen Faktoren, die zwangsläufig an der Krankheitsentstehung beteiligt sind. Menschen mit einer neurotischen Vorbelastung sind aber stärker gefährdet, durch Traumatisierungen dauerhafte posttraumatische Störungen zu entwickeln, als nicht vorbelastete Betroffene.

Probleme der Abgrenzung

Eine reine PTSD, die auf die oben aufgeführte Symptomatik begrenzt ist, ist relativ selten und besteht bei nur etwa einem Viertel der posttraumatischen Störungen. Häufiger kommt eine Vielzahl weiterer Symptome hinzu. Diese werden durch Mehrfachdiagnosen erfasst (Kap. 7.3.2 Komorbidität).

Insbesondere sind *Dissoziationen* überaus häufig, sodass man sie zu den üblichen Symptomen einer posttraumatischen Belastungsstörung hinzuzählen kann. In Anlehnung an die deskriptiven Klassifikationssysteme hat es sich, zumindest in der wissen-

164 Kuwert u. a. (2007)

schaftlichen Literatur, eingebürgert, posttraumatische Syndrome mit Dissoziationen der Gruppe der dissoziativen Störungen zuzurechnen (Kap. 9.5).

Neuerdings werden posttraumatische Belastungsstörungen, die über das intrusive Syndrom hinausgehen, als *komplexe posttraumatische Störungen* gesondert betrachtet. Dabei wird die Voraussetzung gemacht, dass diese Störungen auf einer Extremtraumatisierung und einer posttraumatischen Persönlichkeitsstörung beruhen (Kap. 7.4.3). Das Problem der anerkannt hohen Komorbidität[165] wird damit allerdings nicht gelöst. Hier werden unter klinischen Gesichtspunkten die *komorbiden Störungen* ohne posttraumatische Persönlichkeitsstörung als gesonderte Gruppe beschrieben (Kap. 7.4.4).

Eine in der Literatur wenig beschriebene Besonderheit ist, dass es eine Reihe von psychischen Störungen gibt, die überhaupt keine oder nur sehr diskrete oder flüchtige PTSD-Symptome haben und dennoch traumabedingt sind. Es handelt sich um die *verdeckten posttraumatischen Störungen* (Kap. 7.4.4). Sie beruhen auf frühen, wahrscheinlich weniger intensiven Traumaerfahrungen, die durch neurotische Entwicklungen überbaut sind. Mit der Lockerung der Abwehr im Rahmen einer Regression können allerdings Traumaerinnerungen auftauchen und PTSD-Symptome im engeren Sinne manifest werden.

In der Konsequenz ist festzustellen, dass das gegenwärtige Konzept der PTSD unzureichend ist. Man darf jedenfalls nicht aus dem Vorhandensein oder Fehlen des intrusiven Syndroms auf die Ätiologie schließen. Wenn man das täte, würde man eine Vielzahl von posttraumatischen Störungen übersehen.

165 Van der Kolk (2001)

7.4.3 Posttraumatische Persönlichkeitsstörung und komplexe PTSD

Die **posttraumatische Persönlichkeitsstörung** ist ein Krankheitsbild, das als chronifizierte Verlaufsform der Traumafolgestörungen vorkommt und durch ausgeprägte Veränderungen der Persönlichkeit als Reaktion auf besonders schwerwiegende Traumaerfahrungen gekennzeichnet ist. Es tritt nach Extremtraumatisierungen im Erwachsenenalter und nach anhaltender Traumatisierung im Kindes- und Jugendalter auf. Strukturell steht es der Borderline-Persönlichkeitsorganisation nahe.

Es besteht eine hohe Komorbidität mit psychischen, somatoformen und Verhaltensstörungen, sodass **komplexe posttraumatische Störungen** entstehen.

ICD-10: F62.0 Andauernde Persönlichkeitsänderung nach Extremtraumatisierung

Charakterisierung der posttraumatischen Persönlichkeitsstörung

Posttraumatische Persönlichkeitsstörungen entwickeln sich als Traumafolgestörungen parallel zur PTSD. Sie werden oft aber erst erkennbar, wenn die PTSD abgeklungen ist. Ausgeprägt Persönlichkeitsveränderungen verweisen auf ein schweres Krankheitsbild. Charakteristisch sind eine Vielzahl von Störungen im Selbsterleben und im Weltbezug bis hin zur dissoziativen Identitätsstörung (▼ Übersicht).

Die Traumatisierungen, welche diesen Störungen zu Grunde liegen, sind von einem erschreckenden Ausmaß und Schweregrad. Sie werden als *komplexe Traumatisierungen* bezeichnet. Dabei handelt es sich meistens um multiple, lange andauernde, oft wiederholte

Traumaerfahrungen, die besonders grausam, demütigend oder besonders gewaltsam und mit Lebensgefahr verbunden sind. Beispiele dafür sind Folter, KZ-Haft, Katastrophen, Geiselhaft, Todesdrohungen u. v. a. Besonders nachhaltig sind Traumatisierungen in besonderen Vertrauensbeziehungen (z. B. zu den Eltern) sowie chronischer sexueller Missbrauch in der Kindheit.

Krankheitserscheinungen

Die Betroffenen haben meistens eine *posttraumatische Persönlichkeitsorganisation*, die den Kriterien einer Persönlichkeit auf niederem Strukturniveau (Kap. 4.2) entspricht und der Borderline-Persönlichkeitsorganisation (Kap. 8.4) nahesteht. Die Persönlichkeitsstörung kann ein extremes Ausmaß annehmen und die Betroffenen in allen Bereichen ihres Lebens behindern. Sie sind häufig dauerhaft von Symptomen geplagt, berichten über zahllose, wenig wirksame Behandlungen und fristen ein karges persönliches und soziales Leben.

Symptomatik der posttraumatischen Persönlichkeitsstörung

- **Posttraumatische Persönlichkeitszüge**
  Änderungen in der Wahrnehmung und im Denken, Misstrauen und phobischer Rückzug, Verletzbarkeit, Konstriktion (Leeregefühle), paranoide Gestimmtheit, Entfremdung, paradoxes Schuldgefühl und masochistische Züge
- **Komorbidität**
  Dissoziative Störungen, somatoforme Störungen, Affektstörungen, Verhaltensstörungen (Selbstverletzung)
- **Potenziell: PTSD-Kernsymptomatik**
  Intrusionen, Übererregtheit (Hyperarousal) und Vermeidungsverhalten

Klinisch bestehen Zeichen einer niederstrukturierten Persönlichkeitsorganisation neben komorbiden Störungen. Letztere sind stark ausgeprägt und chronisch im Verlauf. Außerdem können Symptome einer posttraumatischen Belastungsstörung vorkommen (▲ Übersicht).

Ätiologie und Pathogenese

Bei früher komplexer Traumatisierung im Kindes- und Jugendalter, insbesondere durch Vernachlässigung, Gewalt und sexuellen Missbrauch, entsteht die früher beschriebene Traumaverarbeitung auf niederem Strukturniveau (Kap. 7.3.1). Sie ist die Basis für die spätere posttraumatische Persönlichkeitsstörung, die meistens in der Spätadoleszenz oder im frühen Erwachsenenalter zu Tage tritt, wenn die alterstypischen Identitätsprobleme gelöst und die soziale Verselbstständigung bewältigt werden müssen.

Komplexe posttraumatische Belastungsstörung

Menschen, die als Erwachsene sehr extreme Traumatisierungen erfahren, entwickeln ganz unabhängig von ihrer Persönlichkeitsstruktur eine posttraumatische Persönlichkeitsstörung. Dafür ist das spezielle diagnostische Konzept der komplexen posttraumatischen Belastungsstörung *(Complex PTSD*[166]*)* entwickelt worden. Es stellt keine grundsätzlich neue Krankheitseinheit dar, sondern nähert sich den Folgen der komplexen Traumatisierung von der phänomenologischen Seite her an, ohne allerdings die entwicklungsdynamischen und strukturellen Implikationen mit zu bedenken.

---

166 Herman (1992)

Krankheitsbilder

7.4.4 Verwandte Störungen

In diesem Teilabschnitt werden Störungen beschrieben, die ätiologisch im Zusammenhang mit traumatischen Erfahrungen stehen, aber keine typischen Traumafolgestörungen im bisher besprochenen Sinne sind. Sie beruhen auf einer eher einfachen Traumatisierung.

Als **atypische posttraumatische Störungen** werden hier Syndrome zusammengefasst, die durch das Zusammentreffen einer PTSD ohne Persönlichkeitsstörung mit anderen Störungen zustande kommen. Sie umfassen *komorbide* und *verdeckte* posttraumatische Störungen.

Als **traumainduzierte neurotische Störungen** bezeichnen wir neurotische Störungen, die im Zusammenhang mit Traumaerfahrungen auftreten, ohne dass eine typische Traumapathologie entsteht.

ICD-10: Diese Störungen werden nach ICD nicht unter posttraumatischen Störungen klassifiziert, weil man eine ätiologische Betrachtung vermeiden will. Man würde sie z. B. unter affektiven oder somatoformen Störungen dokumentieren.

Komorbide posttraumatische Störungen

In der deskriptiven Psychiatrie wird Komorbidität zumeist unter phänomenologischen Aspekten beschrieben. Aus psychodynamischer Sicht besteht eine gemeinsame psychopathologische Basis der zusammentreffenden Störungen. Im Falle einer atypischen posttraumatischen Störung liegt diese in der posttraumatischen Persönlichkeitsorganisation, die sich als Reaktion auf die Traumaerfahrung im Rahmen der Bewältigung entwickelt (Kap. 7.3.2). Sie ist durch ein Nebeneinander von defensiven Abwehrstrategien und strukturellen Defiziten gekennzeichnet.

Bei komorbiden posttraumatischen Störungen ist die Persönlichkeit durch Misstrauen, Verletzbarkeit, Gefühlsleere (Konstriktion), Vermeidungsverhalten und paradoxe Schuldgefühle geprägt. Bezüglich der Symptomatik besteht ein mehr oder weniger ausgeprägtes intrusives Syndrom (Intrusion, Hyperarousal, Vermeidung). Zu diesen PTSD-Symptomen kommen weitere Störungen hinzu:

- *Defensive Symptome:* Sie stärken die Abwehr gegen die Traumaerinnerung. Beispiel: Dissoziation.
- *Strukturelle Ichstörungen:* Sie rufen durch die damit verbundene Abwehrschwäche eine Symptomatik hervor, welche auf Defizite von Ichfunktionen hinweist. Beispiele: Impulsdurchbrüche, posttraumatische Konversion.

Je nach Verknüpfung mit dissoziativen Störungen, somatoformen Störungen und Affektstörungen sind die komorbiden Störungen unterschiedlich akzentuiert. Man kann zwischen drei Manifestationsformen unterscheiden: dem Dissoziationstyp, dem affektiven Typ und dem somatoformen Typ (▾ Übersicht).

Verdeckte posttraumatische Störungen

Verdeckte posttraumatische Störungen werden in der Diagnostik im Allgemeinen für neurotisch gehalten. Dabei handelt es sich meistens um depressive Störungen, Angststörungen, Zwangsstörungen, Konversionsstörungen, Schmerzstörungen oder Somatisierungsstörungen. Ihre traumatische Ätiologie wird verkannt, weil die typischen Kernsymptome einer PTSD fehlen. Im Verlauf der therapeutischen Prozesse (Regression) wird später jedoch die traumatische Ätiologie offenbar.

Bei der Differenzialdiagnostik neurotischer Störungen sollte daher immer auch die Möglichkeit einer verdeckten traumati-

Komorbide posttraumatische Störungen

- **Dissoziationstyp**
  Neben mehr oder weniger diskreten PTSD-Symptomen wird er geprägt durch dissoziative Ausnahmezustände, in denen die Patienten nicht wissen, was sie tun (z. B. den Kopf gegen die Wand schlagen, einen Schrank ausräumen), Amnesien, Konzentrationsstörungen, Fremdheitsgefühle (Depersonalisation und Derealisation) und Körperfühlstörungen. Es gibt aber auch Wahrnehmungs- und Bewusstseinsdissoziationen, die zur Abwehr von Flashbacks auftreten.
- **Affektiver Typ**
  Es bestehen neben den PTSD-Symptomen Ängste, Depressionen, hypochondrische Befürchtungen, Selbstzweifel und Interesselosigkeit.
- **Somatoformer Typ**
  Kennzeichnend sind Konversionsstörungen (Sehstörungen, Sensibilitätsstörungen, Lähmungen), Schmerzen und/oder allgemeine Somatisierungsstörungen (Müdigkeit, Schlafstörungen). Die eigentliche PTSD-Symptomatik tritt bei diesen Störungen in den Hintergrund.

schen Ätiologie mit bedacht werden. Das gilt vor allem für Fälle, die keine überzeugende neurosenspezifische Dynamik und Auslösesituation erkennen lassen. Es kann sich dabei um verdeckte posttraumatische Störungen handeln, die auf frühen einfachen Traumatisierungen beruhen, welche im Laufe der weiteren Persönlichkeitsentwicklung durch kompensatorische Strukturentwicklungen auf mittlerem oder höherem Niveau überdeckt worden sind.

Traumainduzierte neurotische Störungen

Nicht jedes Trauma wird als solches erlebt und verarbeitet. Vor allem einfache Traumatisierungen, deren traumatisierende Wirkung begrenzt bleibt, müssen nicht unbedingt dauerhafte Traumafolgestörungen nach sich ziehen. Sie können auch mit dem Abklingen der peritraumatischen Reaktion überwunden sein. Allerdings kann eine traumatische Erfahrung bei entsprechender Disposition (verdrängte Konflikte oder Strukturmängel) auch eine neurotische Störung manifest werden lassen. In solchen Fällen wird das Trauma vor dem Hintergrund neurotischer Bedeutungszuweisungen oder Regulationsstörungen zum Auslöser für eine neurotische Störung.

Ein Beispiel dafür sind Patienten mit neurotischen Schuldgefühlen. Bei solchen Patienten kann ein schmerzhaftes traumatisches Erlebnis als Bestrafung und Schuldgefühlsentlastung erlebt werden. Vor dem Hintergrund dieser Dynamik können Schmerzen fixiert werden und ein somatoformes Schmerzsyndrom hervorrufen. Es ist dann oft schwierig, die neurotische Ätiologie zu erkennen und von der eines posttraumatischen Schmerzsyndroms als direkte Traumafolge abzugrenzen.

7.5 Diagnostik und Therapie

7.5.1 Diagnostische Aspekte

Die Diagnose von posttraumatischen Störungen ist bei bekannter Traumaexposition nicht besonders schwierig. Es kommt hinzu, dass die Krankheitsbilder, die von PTSD-Kernsymptomen (intrusives Syndrom) beherrscht oder zumindest stark mitbestimmt sind, relativ leicht zu erkennen sind. Für die formale Diagnostik gibt es im Übrigen gute diagnostische Kriterien nach ICD-10 und DSM sowie psychodiagnostische Testverfahren[167]. Schwierig ist oft aber die Beurteilung des Schweregrades einer Störung und der Behandlungsprognose, zumal es keine sicheren Erkenntnisse darüber gibt, welchen Einfluss die jeweilige Art und Schwere eines Traumas, die Symptomatik, die Persönlichkeit und die sozialen Rahmenbedingungen auf die Prognose haben.

Störungen nach später Traumatisierung sind deutlich leichter zu diagnostizieren als Störungen, die auf *frühen Traumatisierungen* beruhen. Einerseits besteht bei letzteren das Problem, sehr komplexe Krankheitsbilder richtig einzuschätzen, bei denen in der Anamnese keine sicheren Hinweise auf traumatische Einflüsse bestehen, jedenfalls keine eindeutige Traumaerinnerung (▼Übersicht). Andererseits gibt es speziell bei der Borderline-Persönlichkeitsorganisation das Phänomen des *false memory*, wodurch Traumaerfahrungen vorgegeben werden, die es tatsächlich gar nicht gibt. Es kommt hinzu, dass speziell die *verdeckten posttraumatischen Störungen* oft über lange Zeit nicht von neurotischen zu unterscheiden sind und ihre tatsächliche Wurzel erst in länger laufenden aufdeckenden Behandlungen sichtbar wird.

167 Z. B. das SKID (Wittchen u. a. 1997)

Hinweise auf verdeckte posttraumatische Störungen

- Untypisches, auf den ersten Blick als neurotisch imponierendes Krankheitsbild
- Unklare Psychodynamik, zweifelhafte Auslösesituation
- Misstrauische, verschlossene Persönlichkeit
- Freudlosigkeit, Pessimismus, Negativismus
- Unglückliche Beziehungen, masochistische Beziehungsarrangements
- Brüche im Lebensverlauf
- Langer Krankheitsverlauf mit vergeblichen Behandlungen
- Ratlosigkeit und Gereiztheit in der Gegenübertragung

Differenzialdiagnose

Die deskriptive Zuordnung der einzelnen Störungsbilder ist aus psychoanalytisch orientierter Sicht ein eher nachrangiges Problem der Klassifikation. Entscheidend ist für psychoanalytisch orientierte Therapieansätze weniger das Syndrom als die Ätiologie. Der Schwerpunkt der Differenzialdiagnostik und differenziellen Behandlungsplanung ist daher die Abgrenzung gegenüber den *neurotischen Störungen*.

Mehrfach betont wurde in diesem Zusammenhang die Verwandtschaft zwischen der posttraumatischen und der *Borderline-Pathologie* (Kap. 4.2.1). Es scheint aus heutiger Sicht nicht nur berechtigt, sondern notwendig, zwischen zwei verschiedenen Verarbeitungsmodi (posttraumatisch versus Borderline) zu unterscheiden, weil sich daraus nach heutigem Stand der Behandlungspraxis verschiedene therapeutische Ansätze (traumaadaptiert versus entwicklungsfördernd/strukturorientiert) ergeben. Damit findet die spezielle neurophysiologische Basis der Traumapathologie eine angemessene Berücksichtigung.

Die Abgrenzung gegenüber *Psychosen* kann schwierig werden und ergibt sich am ehesten aus dem Behandlungsverlauf. Allerdings sollte man bei atypischen Psychosen immer auch an die Möglichkeit einer posttraumatischen Störung denken.

Wichtig ist es auch, Suizidalität und Sekundärerkrankungen wie Abhängigkeitsstörungen richtig einzuschätzen, um sie bei der Behandlungsplanung angemessen zu berücksichtigen.

7.5.2 Allgemeine Therapiegrundsätze

Seitdem die Bedeutung von Traumatisierungen als Ursache anhaltender psychischer Störungen erkannt bzw. wiederentdeckt worden ist, gibt es eine Fülle von Bemühungen um angemessene Behandlungsformen. Alle diese Behandlungen haben das Ziel, die Bewältigung der traumatischen Erfahrungen und ihrer Folgen zu fördern. Dabei haben sich vier Eckpunkte der Traumatherapie ergeben:

- Voraussetzung ist der Aufbau einer *tragenden Beziehung*, in der sich die Traumatisierten vor allem sicher, angenommen und gegen Retraumatisierungen geschützt fühlen können.
- Vorrangig ist die Bearbeitung der innerseelischen und psychosozialen *Folgen* einer Traumatisierung, insbesondere der Selbstwertprobleme, der Scham- und Schuldproblematik und der Beziehungsstörungen.
- Erst später geht es um die *Traumaerinnerung* und die Wiederbelebung der damit verbundenen Gefühle wie Hilflosigkeit, Ohnmacht und Ausgeliefertsein, Verlust der Selbstbestimmung und Selbstverlust.
- Der abschließende Schritt ist der Aufbau eines *neuen Identitäts- und Daseinsgefühls*, das nicht mehr um das Trauma herum organisiert ist, sondern die Traumaerfahrung als Gegebenheit anerkennt.

Inzwischen haben sich für die Behandlung von Menschen mit schweren Traumatisierungen und posttraumatischen Störungen einige Leitlinien ergeben, die unabhängig von der speziellen Konzeption der Behandlung gelten.[168] Die wichtigste Leitlinie ist das *nicht-beurteilende Akzeptieren des Opfers*. Der Therapeut muss also in der Lage sein, die Tatsache der Traumatisierung als solche vorbehaltlos anzuerkennen. Sonst können Beschämungen, Entwertungen, Vorurteile, Bevormundung und Schuldzuweisung, Parteinahme oder Distanzierung entstehen und eine sublime erneute Traumatisierung bewirken. Andererseits muss er genügend Abstand zum Patienten und zum Trauma bewahren, um bei der Bearbeitung eine neue Perspektive vermitteln zu können.

Eine weitere Leitlinie ist die *Förderung von Autonomie und Selbstakzeptanz*. Die Patienten müssen selbst über den Prozess der Behandlung bestimmen können, z. B. über das Setting. Ihnen wird freigestellt, was sie zu welchem Zeitpunkt berichten wollen, insbesondere, wenn es um die Traumaerinnerung geht. Sie sollen durch das Geschehen in der Behandlung nicht überwältigt werden und dürfen durch die Behandlung nicht in einen erneuten Zustand der Hilflosigkeit geraten. Daraus ergibt sich, dass regressive Prozesse, die Abhängigkeit provozieren, und Therapiekonzepte, welche die Macht des Behandlers betonen, vermieden werden.

Diese Modifikationen im Vergleich mit einer traditionellen psychoanalytisch begründeten Behandlung tragen der Tatsache

168 Wilson (1989)

Krankheitsbilder

Rechnung, dass posttraumatische Störungen sich aufgrund traumainduzierter neurophysiologischer Veränderungen grundsätzlich von neurotischen Störungen unterscheiden. Sie erfordern daher einen Behandlungsansatz, welcher der neurophysiologischen Verfestigung der Symptomatik und der Gefahr der Überflutung durch Intrusionen besondere Beachtung schenkt.

7.5.3 Zur Behandlung der akuten Störungen

Als Erstmaßnahme nach Traumatisierungen müssen Traumatisierte von den Tätern getrennt und in Sicherheit gebracht werden, d. h. an einen geschützten Ort in die Obhut eines Menschen, der sich einfühlsam um sie kümmert. Informationen über bevorstehende Hilfe können beruhigend wirken. Protrahierte peritraumatische Reaktionen stellen dramatische Zustände dar. Sie bedürfen einer stationären psychiatrischen Sofortbehandlung mit unterstützenden Gesprächen und Medikamenten, sofern einer psychiatrischen Klinikaufnahme nicht andere Umstände, z. B. eine chirurgische Notversorgung, entgegenstehen.

Supportive Behandlung

Die eigentlichen akuten Traumareaktionen werden mit supportiver Psychotherapie behandelt. Die Aufgabe besteht darin, die Erinnerung an das Trauma zuzulassen und die Patienten bei der Bewältigung der erschreckenden, z. T. auch widersprüchlichen Gefühle zu begleiten und zu unterstützen. Dabei ist es förderlich, wenn sie lernen abzuschätzen, ob und wie weit ihnen die Beschäftigung mit der Traumaerinnerung gut tut oder ob diese sie belastet und besser vermieden bzw. zurückgestellt werden sollte. Es ist nicht hilfreich, die Traumaerinnerung von Seiten des Therapeuten zu forcieren. Stattdessen können Imaginationen und Entspannungsübungen eingesetzt werden, die zunächst auf Stabilisierung ausgerichtet sind und den Betroffenen helfen, sich vom traumatischen Erleben Abstand zu schaffen. Hilfreich ist auch die Beachtung von Träumen, in denen das Unbewusste nicht nur beständig die Traumatisierung wiederholt, sondern auch ungeschehen macht oder Bewältigungsschritte ersinnt.[169]

7.5.4 Behandlung der chronischen Störungen

Psychodynamische (psychoanalytisch begründete) Behandlung

Psychodynamische Traumabehandlungen sehen die Heilungskräfte nach Traumatisierung am besten gefördert, wenn auf die Folgen der Traumatisierung (und nicht auf die Begleitumstände) zentriert wird und die Selbstschutzfunktion der Symptombildung und der posttraumatischen Persönlichkeitszüge verstanden und anerkannt wird. Es geht um ein Verständnis dafür, dass die Patienten sich Sicherheit zu verschaffen suchen und gegen die Wiederbelebung der Traumaerinnerung schützen. Zugleich werden die Kräfte, die einer Heilung entgegenstehen, aufgedeckt und bearbeitet. Das sind insbesondere Schuldgefühle, aber auch Schamgefühle. Besonderes Augenmerk wird auf die Täteridentifikation gelenkt, die zu masochistischen Verarbeitungen, Selbsthass und paradoxen Schuldgefühlen Anlass geben.

Im Zentrum der traumaorientierten analytischen Therapie steht das Bemühen einer Stabilisierung des Selbstwertgefühls durch verständnisvolle Begleitung. Deutungen sind darauf ausgerichtet, die inneren Zustände empathisch zu beschreiben, damit die Patien-

169 Zepf u. a. (1986)

ten ihre Hilflosigkeit und Hoffnungslosigkeit als geteilte Erfahrung erleben und auf dieser Basis zu einem Wiederaufbau ihrer Objektbeziehungen gelangen können. Sie vermitteln ihnen die Erfahrung, dass der Psychotherapeut Erlebnisse wie Einsamkeit, Ohnmacht und Verletzung erkennen und anerkennen kann.

Heute sind analytische Ansätze für Traumapatienten weit von der früheren Konzeption abgerückt, Traumaerinnerungen durch sog. aufdeckende Techniken zu forcieren. Aufdecken in diesem Sinne hilft wenig und bringt die Gefahr mit sich, dass die Betroffenen sich mit Eindrücken konfrontiert sehen, die sie nicht verarbeiten können und die Überwältigung mit Traumaerinnerungen triggern. Traumaexpositionen erfordern spezielle Voraussetzungen, spezifische Techniken und Erfahrung (s. unten: Spezielle Traumatherapie).

Die psychoanalytische Behandlungstechnik wird an die Aufgabe der Traumabehandlung *adaptiert*. Am Anfang steht neben dem Aufbau einer tragfähigen Beziehung die Stärkung jener Ichfunktionen, welche die Selbstbestimmung des Patienten und seine Kontrolle über die Behandlungssituation fördern. Insbesondere wird beachtet, dass die Stabilität der Persönlichkeit nicht durch die Behandlung zusätzlich geschwächt wird. Deshalb wird Regression durch die Gestaltung des Settings (Behandlung im Gegenübersitzen, mittlere, niedere oder variable Behandlungsfrequenz) und der Technik (Eingrenzung der negativen Übertragung) so gering gehalten wie möglich. Insbesondere werden negative Aspekte der Übertragung (»Täterübertragung«) rasch aufgedeckt, um sie zu bearbeiten und z. B. eine darin enthaltene selbstschützende Funktion zu deuten. Das Ziel besteht darin, die Übertragung des Täterintrojekts auf den Behandler durch frühzeitige Klärung, Deutung und womöglich sogar durch Distanzierung und Konfrontation mit der äußeren Realität (»der Behandler ist nicht der Täter«) zu vermeiden oder wenigstens zu begrenzen, damit die Behandlung nicht wie eine Retraumatisierung erlebt wird.[170]

Als analytisch begründetes Behandlungsverfahren wird bei Patienten mit leichteren Traumatisierungen die *strukturorientierte tiefenpsychologisch orientierte Psychotherapie* (Kap. 17.3.3) bevorzugt. Dabei bietet die positive Übertragung eine Basis, um die emotionalen Folgen und subjektiven Bedeutungen eines Traumas und die verschiedenen Aspekte seiner Verarbeitung zu erkennen und schließlich aufzuarbeiten.[171]

Bei schwer Traumatisierten wird das Verfahren der *analytischen Psychotherapie* (Kap. 17.1) angewandt, die im oben beschriebenen Sinne für die Traumabehandlung modifiziert wird. Sie erstreckt sich über lange Zeiträume und erfordert über lange Strecken eine mühsame Arbeit am Misstrauen, mit dem die Patienten sich gegen jeden Fortschritt und die Ablösung aus der Täteridentifikation stemmen, obwohl sie willentlich Hilfe suchen und annehmen wollen.

Nicht selten geschieht es, dass Patienten mit der Anfangsdiagnose einer narzisstischen oder höherstrukturierten Konfliktstörung sich in einer analytischen Psychotherapie an eine frühere Traumatisierung erinnern.[172] Es handelt sich bei diesen Patienten um *verdeckte posttraumatische Störungen* (Kap. 7.4.4). Das Erinnern an ein Trauma ist in solchen Fällen oft ein Zeichen für eine tragfähige Beziehung zum Behandler. Auf dieser Basis gelingt es meistens, die Übertragung des Traumas auf die Behandlung zu begrenzen, die damit verbundenen negativen Gefühle aufzuarbeiten und zu einer Integration der Traumaerfahrung zu gelangen.

Schwieriger ist es, wenn die Traumaerinnerung dadurch getriggert wird, dass die Behandlung aus der Perspektive der Regres-

170 Balint (1970), Jimenez (1988), Kögler (1991)
171 Lindy (1993)
172 Holdegger (1993)

Krankheitsbilder

sion als Bemächtigung und Überwältigung erlebt wird. In solchen Fällen muss man die Behandlungstechnik umstellen und an den Erfordernissen einer Traumatherapie ausrichten.

Spezielle Traumatherapie

Heute stehen spezielle Traumatherapien zur Verfügung. Sie verbinden verschiedene Techniken aus verschiedenen therapeutischen Richtungen zu umfassenden Programmen, die für die einzelnen Settings, z. B. ambulante Beratung oder stationäre Klinikbehandlung, modifiziert werden. Die Behandlungen folgen einem mehrphasigen Behandlungsplan.

- Am Anfang steht die *Kontaktaufnahme* mit dem Aufbau einer tragenden therapeutischen Beziehung, in der sich der Patient sicher fühlen kann.
- Voraussetzung für die Behandlung ist äußere *Sicherheit* und Vermeidung von Täterkontakt.
- Voraussetzung für eine Bearbeitung der Traumaerinnerung ist eine *Stabilisierungsphase*, in der mit übenden imaginativen Verfahren basale Bewältigungsstrategien gestärkt werden, z. B. wie man sich beruhigt, wie man Intrusionen stoppen und wie man sich schützen kann. Dazu werden spezielle stabilisierende *Imaginationsübungen*[173] (»Einen sicheren Ort aufsuchen«, »Kontakt mit inneren Helfern aufnehmen«) eingesetzt.
- In der Phase der *Traumaexposition* wird nach einer über mehrere Sitzungen gehenden Vorbereitung das Trauma unter Anleitung visualisiert, d. h. in der bildlichen Vorstellung, wie im Kino, erinnert (sog. Screen-Technik). Das geschieht verteilt auf mehrere Sitzungen, um eine Überflutung durch die Erinnerungen zu vermeiden, und mit mehrmaliger Wiederholung, wobei die Erinnerung immer weniger überwältigend wird. Wichtig ist es dabei, dass die Patienten stets die Kontrolle über den Prozess behalten.
- In der anschließenden, über längere Zeit gehenden *Nacharbeit* werden Aspekte der Erinnerung vertieft, erörtert und weiterführende Perspektiven entwickelt. Die leitende Absicht ist die Integration des Erlebens in die Gesamtpersönlichkeit, die Ablösung der passiven Opferposition durch eine aktiv-handelnde Haltung und die Erweiterung des Handlungsspielraumes.
- Abschließend werden *Zukunftsperspektiven* erarbeitet, z. B. juristische Konsequenzen in Hinblick auf den Täter, die künftige Gestaltung von Beziehungen und die Lebensplanung.

Dieses Grundmuster der Traumatherapie kann je nach Orientierung des Behandlers einen stärker psychoanalytisch orientierten[174] oder einen mehr behavioral-kognitiven Akzent[175] haben. Stabilisierungsübungen werden auch mit dem psychodynamischen und dem verhaltenstherapeutischen Behandlungsansatz verbunden und als spezielle Techniken in diese Behandlungen eingeführt.

Als eine spezielle Behandlung von Traumaopfern wurde das *Eye Movement Desensibilisation and Reprocessing (EMDR)*[176] entwickelt. Es ist ein neuropsychologisches Verfahren und beruht auf der Zufallsbeobachtung, dass wiederholte bilaterale Augenbewegungen (»Augenwackeln«) bei gleichzeitiger bildhafter Erinnerung an ein Trauma diese Erinnerung mit der Zeit verblassen

---

173 Reddemann (2001)

174 Reddemann u. Sachsse (1997)
175 Herman (1992a)
176 Shapiro (1995), Hofmann (1999)

lassen. Die EMDR-Sitzungen scheinen die neuropathologische Basis der Traumafolgen zu beeinflussen, der Fragmentierung der Gedächtnisspuren entgegenzuwirken und ihre Integration zu fördern. Da sie dauerhafte Wirkungen haben, werden sie auch im Rahmen der psychodynamischen Traumatherapie verwendet.[177]

Stationär-ambulante Intervallbehandlung

In der Versorgung in Deutschland besteht derzeit das Problem, dass die zugelassenen psychoanalytisch begründeten und verhaltenstherapeutischen Verfahren einerseits von der Dauer her für die Aufarbeitung nachhaltiger Traumafolgestörungen nicht ausreichen und andererseits die spezifische Traumatherapie als Methode nicht zugelassen ist. Lediglich das EMDR kann im Rahmen einer psychoanalytisch begründeten Behandlung eingesetzt werden. Daher bewährt es sich seit Jahren, dass Traumaexpositionen und die Bearbeitung von Traumatisierungen in Intervallbehandlungen in Kliniken durchgeführt werden (Kap. 15.4.3), während im Intervall ambulant vor allem an der Verarbeitung der Traumafolgen gearbeitet wird.

Medikamentöse Behandlung

In der Behandlung akuter und chronischer posttraumatischer Störungen gibt es immer wieder schwierige Behandlungsepisoden, in denen Patienten einer medikamentösen Mitbehandlung bedürfen. Diese ist schwierig, weil es keine spezifischen wirksamen Psychopharmaka gegen posttraumatische Störungen gibt. Es kommen alle gängigen Substanzgruppen zum Einsatz. Ergebnisse, die verallgemeinert werden können, gibt es noch nicht. Ermutigend scheinen Behandlungen mit Antidepressiva (Paroxetin) und die neueren Erfahrungen mit Antikonvulsiva (Carbamazepin) als Stimmungsstabilisatoren zu sein. Erstere sollen die meistens vorhandene depressive Komponente vermindern, letztere werden verabreicht, um Spannungen und Intrusionen abzumildern. Die medikamentöse Mitbehandlung gehört grundsätzlich in die Hand eines erfahrenen Psychiaters.

Zur Vertiefung empfohlene Literatur

Traumafolgen: Grubrich-Simitis I (1979), Hirsch M (1987), Egle U u. a. (1997a)

Traumabehandlung: Holdegger H (1993), PPT (1997), Fischer G (2000), Reddemann L (2001), Sachsse U (2004)

177 Lehrmann (2001)

8 Persönlichkeitsstörungen

Persönlichkeitsstörungen sind überdauernde Auffälligkeiten in den Grundhaltungen zur eigenen Person, in zwischenmenschlichen Beziehungen, gegenüber dem Leben und der Welt, die subjektiv als Beeinträchtigungen erlebt werden und objektiv zu Problemen bei der Lebensbewältigung und in sozialen Beziehungen führen. Dabei kommen tief verwurzelte, z. T. starr fixierte Erlebnis- und Verhaltensmuster zum Tragen, die keine ausreichende Bewältigung anstehender Entwicklungsaufgaben und psychosozialer Probleme gestatten. Sie beruhen, wie der Name sagt, auf einer Störung der Persönlichkeitsentwicklung. Diese ist entweder eine Folge von ausgeprägten und anhaltenden defensiven Verhaltensmustern gegenüber verdrängten Konflikten oder die Folge einer Entwicklungspathologie mit kompensatorischen Gegenbewegungen.

Die Abgrenzung zwischen Eigenheiten einer reifen (»gesunden«) Persönlichkeit, krankheitsdisponierenden neurotischen Persönlichkeiten und krankheitswertigen Persönlichkeitsstörungen ist oft schwierig. Den Anlass zu psychotherapeutischen Behandlungen geben meistens komplexe psychogene Störungen, die durch Komorbidität von Persönlichkeitsstörungen mit Symptomneurosen (funktionellen neurotischen Störungen), insbesondere mit affektiven Störungen und Verhaltensstörungen, zustande kommen.

Behandlungsanlass sind außerdem akute Krisensituationen, in denen die adaptive, defensive oder kompensatorische Funktion der Persönlichkeitsstörungen versagt.

8.1 Das Konzept der Persönlichkeitsstörungen

Terminologie

Der Begriff »Persönlichkeitsstörung« stammt aus dem angloamerikanischen Sprachgebrauch *(Personality Disorder)* und hat sich mit der Einführung der deskriptiven Diagnose- und Klassifikationssysteme ICD und DSM auch im deutschsprachigen Bereich durchgesetzt. Der traditionelle Begriff »Charakterneurose«, der aus der Tradition der Psychoanalyse stammt, wurde damit obsolet. Das gilt auch für die historischen Bezeichnungen der deutschen Psychiatrie, wo Persönlichkeitsstörungen als »psychopathische Persönlichkeiten«, »Psychopathie« oder »Soziopathie« diagnostiziert wurden.

Im psychoanalytisch orientierten Denken wird oft nicht klar zwischen nichtpathologischer Persönlichkeit, neurotischer Persönlichkeit und Persönlichkeitsstörung unterschieden. Diese Begriffe zentrieren alle auf die innere Erfahrungswelt eines Menschen, aus der sich die Dynamik seines Erlebens und Verhaltens speist. Der Übergang zwischen Gesundheit und Krankheit ist dabei fließend.

Die traditionelle Psychoanalyse betrachtete Persönlichkeiten vorrangig unter der Frage, wie sich die Triebentwicklung auf die Charakterbildung auswirkt, und sprach von »Triebschicksalen«. Dabei war die Frage der »Gestörtheit«, d. h. das Ausmaß der Abweichung von der soziokulturellen Norm, nicht vorrangig. Die Dynamik der inneren Prozesse und die Spuren, welche diese in der Struktur der Persönlichkeit hinterlassen, standen im Vordergrund. So erforschte man z. B. den analen und den oralen Charakter.[178]

Erst mit dem Aufkommen der Ichpsychologie und der Erforschung der narzisstischen und Borderline-Persönlichkeitsorganisation kam die Schwere der Störung als weiterer Aspekt hinzu. Das führte dazu, dass der Begriff Persönlichkeits*störung* im psychoanalytisch orientierten Denken häufig mit *schwerer* Charakterpathologie und Borderline-Persönlichkeitsorganisation gleichgesetzt wird.

In diesem Buch wird der Begriff Persönlichkeit[179] allgemeinpsychologisch verwendet. Der Begriff neurotische Persönlichkeit wird zur Bezeichnung der Disposition für die Entstehung neurotischer Störungen und der Begriff Persönlichkeitsstörung als Diagnose für eine spezifische Manifestationsform von neurotischen Störungen im Sinne der o. a. überdauernden Auffälligkeiten gebraucht.

8.1.1 Persönlichkeit und ihre Störungen

Persönlichkeit und Persönlichkeitszüge

Der Begriff Persönlichkeit bezeichnet die Gesamtheit der überdauernden, »charakteristischen« Eigenschaften, die ein Mensch auf der Basis seiner psychischen Konstitution im Laufe seines Lebens in der Begegnung mit der Welt und den Menschen erworben hat und die sein Wesen und die Grundmuster seines Erlebens und Verhaltens prägen. Man kann den erworbenen Anteil der Persönlichkeit als »Charakter« dem konstitutionellen, biologisch-genetisch angelegten Anteil, dem »Temperament«, gegenüberstellen. Persönlichkeit und Charakter werden aber häufig auch synonym gebraucht.

178 Abraham (1925)

179 Vgl. Kap. 3.2.2

Persönlichkeitszüge, also die typischen Eigenschaften eines Menschen, bilden sich im Laufe der Entwicklung im Spannungsfeld zwischen inneren und äußeren dynamisch wirksamen Faktoren, z. B. zwischen Triebanspruch und Erziehungsnorm, zwischen Beziehungswunsch und Enttäuschung. Persönlichkeitszüge sind folglich das Ergebnis der Bewältigung von Erfahrungen. Zu ihnen zählt ein unbegrenztes Spektrum wiederkehrender, positiv und negativ konnotierter Erlebnis- und Verhaltensmuster wie Mut, Tapferkeit, Unternehmungsgeist, Ängstlichkeit, Pessimismus, Klagsamkeit u. v. a.

Neurotische Persönlichkeit und Charakterabwehr

Die Grenze zwischen Symptom und neurotischen Persönlichkeitszügen, zwischen »normal« und »auffällig« ist äußerst unscharf und eine Frage der Konvention. Angst und Kontrollzwang gelten als Symptome, Ängstlichkeit und Pedanterie als spezielle Persönlichkeitszüge. Angepasste, klinisch unauffällige Persönlichkeiten, die unverarbeitete Konflikte oder Strukturdefizite mit Hilfe auffälliger Persönlichkeitszüge kompensieren, bezeichnet man als *neurotische Persönlichkeiten.* Synonym spricht man von neurotischen Persönlichkeitsstrukturen[180] oder Neurosestrukturen[181]. Sie verursachen kein Krankheitsgefühl und keinen Leidensdruck und haben keinen Krankheitswert. Sie stellen für die Betroffenen aber ein Krankheitsrisiko dar. Erst die Dekompensation führt zur Krankheitsentstehung im Sinne von neurotischen Störungen.

180 Vgl. Kap. 3.1. In diesem Buch wird der Begriff neurotische Persönlichkeitsstruktur wegen der Überschneidung mit dem entwicklungsdiagnostischen Strukturbegriff (Strukturniveau) nicht verwendet.

181 Schultz-Hencke (1951)

Neurotische Störungen und ihre Basis, die neurotische Persönlichkeit, ergänzen daher einander. Haltungen, Verhaltensmuster usw., mit denen die Schwächen in der Persönlichkeitsentwicklung ausgeglichen werden und die einer neurotischen Persönlichkeit ihr Gepräge verleihen, nennt man *neurotische Persönlichkeitszüge.* Je nach Basis und Funktion unterscheidet man defizitäre, kompensatorische und defensive Persönlichkeitszüge.

Kriterien für Persönlichkeitsstörungen nach ICD-10

1. Es bestehen anhaltende, von der Norm abweichende Erlebnis- und Verhaltensmuster.
2. Betroffen sind mehr als einer der folgenden Bereiche: Kognition, Affektivität, Impulskontrolle, Bedürfnisbefriedigung, Beziehungen.
3. Es resultiert unangepasstes, unzweckmäßiges, unpassendes Verhalten in persönlichen und sozialen Situationen.
4. Es entsteht früher oder später ein persönlicher Leidensdruck bzw. nachteiliger Einfluss auf die Umwelt.
5. Es kommt zu deutlichen Einschränkungen der beruflichen und sozialen Leistungsfähigkeit.
6. Die Störung besteht nach Beginn in Kindheit oder Jugend anhaltend bis ins Erwachsenenalter.

Persönlichkeitsstörungen

Es gibt neurotische Persönlichkeiten, die durch besonders geringe Flexibilität, durch unangepasste Verhaltensmuster, durch Auffälligkeiten im Denken, Fühlen und Wahrnehmen und durch ein unangepasstes Wesen gekennzeichnet sind. Menschen mit derart auffälligen Persönlichkeiten geraten andauernd mit sich und anderen in Schwierigkeiten

(▲ Übersicht). Persönlichkeitsstörungen äußern sich daher vornehmlich in Beziehungen.

Für diese Art von Persönlichkeiten verwendet man heute die Bezeichnung Persönlichkeitsstörung. Sie sind stärker ausgeprägte Varianten der neurotischen Persönlichkeit und besitzen wie diese eine Bewältigungsfunktion von Entwicklungsdefiziten oder eine Abwehrfunktion in Hinblick auf Konflikte.

Das Paradox besteht darin, dass die starren neurotischen Verhaltensmuster häufig erst Konflikte herbeiführen, die nicht bewältigt werden können. Der Leidensdruck entsteht bei Persönlichkeitsstörungen aus eben diesen Folgen des Verhaltens im persönlichen und sozialen Bereich und nicht, wie im Falle der Symptomneurosen, durch bestimmte Symptome im medizinischen Sinne. Unzufriedenheit, Ziellosigkeit, fortwährende Beziehungskrisen, wiederholtes Scheitern in Beziehungen und im Beruf, soziale Probleme durch Unbeherrschtheit, Unzuverlässigkeit u. v. a. bedingen inneres Leid und äußeres Versagen.

Persönlichkeitsstörungen sind, neben Symptomneurosen (funktionellen neurotischen Störungen), die zweite Manifestationsform der neurotischen Erkrankungen. Ein bedeutender Unterschied besteht darin, dass es bei Persönlichkeitsstörungen keine spezifische Auslösesituation gibt. Die Betroffenen sind »eigentlich schon immer« so gewesen, wenngleich die Störung mit dem frühen Erwachsenenalter offensichtlicher wird als zuvor.

Komorbidität und »schwere« Persönlichkeitsstörungen

Persönlichkeitsstörungen und Symptomneurosen können kombiniert miteinander auftreten. Dieses gleichzeitige Auftreten wird unter dem Aspekt der Klassifikation als Komorbidität beschrieben. Unter psychodynamischen Gesichtspunkten handelt es sich

Persönlichkeitsstörungen nach ICD-10

F60	**Spezifische Persönlichkeitsstörungen**	
	F60.0	Paranoide Persönlichkeitsstörung (Kap. 8.6)
	F60.1	Schizoide Persönlichkeitsstörung (Kap. 9.5)
	F60.2	Dissoziale Persönlichkeitsstörung (Kap. 8.6)
	F60.3	Emotional instabile Persönlichkeitsstörung (Kap. 8.4)
		.30 Impulsiver Typ
		.31 Borderline-Typ
	F60.4	Histrionische Persönlichkeitsstörung (Kap. 8.2)
	F60.5	Anankastische (zwanghafte) Persönlichkeitsstörung (Kap. 9.4)
	F60.6	Ängstliche (vermeidende) Persönlichkeitsstörung
	F60.7	Abhängige (asthenische) Persönlichkeitsstörung (Kap. 4.3.4 und 9.2)
	F60.8	Sonstige spezifische Persönlichkeitsstörungen
		.80 Narzisstische Persönlichkeitsstörung (Kap. 4.3.3 und 8.3)
		.81 Passiv aggressive (negativistische) Persönlichkeitsstörung
F61.0	**Kombinierte Persönlichkeitsstörungen**	
F62	**Andauernde Persönlichkeitsänderungen**	
	F62.1	Andauernde Persönlichkeitsänderung nach Extrembelastung (Kap. 7.3.3 und 7.4.3)
	F62.2	Andauernde Persönlichkeitsänderung nach psychischer Erkrankung

dabei um eine Dekompensation der Bewältigungs- und Abwehrfunktion, die in der Persönlichkeitsstörung gebunden ist und häufig eine besonders geringe Anpassung an aktuelle Belastungen erlaubt. Die resultierenden Krankheitsbilder werden als *komplexe neurotische Störungen* bezeichnet.

Bei den »schweren Persönlichkeitsstörungen«, welche die Psychotherapeuten zunehmend beschäftigen, handelt es sich meistens um komplexe Störungen auf der Basis einer Entwicklungspathologie. Prototyp dafür ist das Borderline-Syndrom, das durch die Komorbidität von Borderline-Persönlichkeitsstörungen mit diversen funktionellen Störungen zustande kommt (Kap. 8.4).

Abgrenzung

Von Persönlichkeitsstörungen werden *andauernde Persönlichkeitsveränderungen* abgegrenzt, die sich sekundär als Folge einer anderen schweren psychiatrischen Erkrankung oder einer extremen Belastung entwickeln. Dazu gehören auch die posttraumatischen Persönlichkeitsstörungen. Sie werden in diesem Buch bei den Traumafolgestörungen behandelt (Kap. 7.4.3). Außerdem gibt es Persönlichkeitsveränderungen als Folge von Erkrankungen des Gehirns (Demenz, Parkinson, nach Schädelhirntrauma usw.).

Diese Persönlichkeitsveränderungen entstehen erst im Erwachsenenalter, während die typischen Persönlichkeitsstörungen sich meistens bis in die Kindheit zurückverfolgen lassen und im Jugendalter als Störungen manifest werden.

8.1.2 Allgemeine und klinische Aspekte

Persönlichkeitsstörungen beginnen zumeist in der Adoleszenz und sind im Verlauf stabil. Fünf bis zehn Prozent der Allgemeinbevölkerung sind von Persönlichkeitsstörungen betroffen. Rund die Hälfte der Patienten, die wegen psychischer Störungen psychotherapeutisch oder psychiatrisch behandelt werden, leidet unter Persönlichkeitsstörungen. In der psychotherapeutischen Praxis machen Patienten mit narzisstischen bzw. komplexen Persönlichkeitsstörungen auf mittlerem Strukturniveau inzwischen mehr als die Hälfte der Klientel aus.

Nosologie

Unsere Systematik unterscheidet nach entwicklungsdiagnostischen Aspekten das höhere, mittlere und niedere Strukturniveau. Danach ergibt sich die folgende Zuordnung (▼ Übersicht).

Neben den in diesem Buch ausführlicher dargestellten Persönlichkeitsstörungen werden in der psychiatrischen Klassifikation nach ICD-10 noch weitere beschrieben (Kap. 8.6). Dabei wird durch die Vielfalt der Untertypen, insbesondere bei den niederstrukturierten Persönlichkeitsstörungen, eine Systematik vorgegeben, die in der Praxis wegen starker Überlappungen oft nicht nachzuvollziehen ist.

Ätiologie

Persönlichkeitsstörungen entstehen, mit Ausnahme der posttraumatischen, auf der Basis von entwicklungshemmenden Bedingungen in den prägenden Lebensphasen, sofern diese nicht in der späteren Entwicklung ausgeglichen werden. Die bedeutsamsten Einflüsse haben anhaltende negative Beziehungserfahrungen, kumulative Mikrotraumatisierungen und die Exposition zu anhaltenden unlösbaren Konflikten in den vulnerablen Entwicklungsperioden der Kindheit. Dabei

Entwicklungsdiagnostische Zuordnung häufiger Persönlichkeitsstörungen

Höheres strukturelles Entwicklungsniveau

- *Hysterische Persönlichkeitsstörung* mit neurotischer Ziellosigkeit, Dramatisierung und Exaltiertheit, Beeinflussbarkeit und naiver Unbefangenheit (Kap. 8.2)
  ICD-10: F60.4 Histrionische Persönlichkeitsstörung
- *Zwanghafte Persönlichkeitsstörung* mit neurotischer Aggressionsgehemmtheit, Unflexibilität und Pedanterie (Kap. 9.4)
  ICD-10: F60.5 Anankastische Persönlichkeitsstörung

Mittleres strukturelles Entwicklungsniveau

- *Narzisstische Persönlichkeitsstörung* mit Selbstwertproblemen und Objektabhängigkeit (Kap. 4.3.3 und 8.3)
  ICD-10: Eine »narzisstische« Persönlichkeitsstörung kommt nicht vor; sie wird den sonstigen spezifischen Persönlichkeitsstörungen F60.8 zugeordnet.
- *Depressive Persönlichkeitsstörung* mit Abhängigkeit, Unterwürfigkeit und altruistischer Selbstaufgabe (Kap. 4.3.4 und 9.2)
  ICD-10: Eine depressive Persönlichkeitsstörung kommt nicht vor; stattdessen finden sich dort: F60.6 ängstliche (vermeidende), F60.7 abhängige Persönlichkeitsstörung, die überwiegend in der depressiven Persönlichkeitsstörung aufgehen (vgl. Kap. 4.3.5 und 8.6).

Niederes strukturelles Entwicklungsniveau

- *Borderline-Persönlichkeitsstörung* mit Instabilität, Impulsivität und Unsicherheit (Kap. 8.4)
  ICD-10: F60.31 Emotional instabile Persönlichkeitsstörung, Borderline-Typ
- *Schizoide Persönlichkeitsstörung* mit Gefühlsarmut, Kontaktscheu und Misstrauen (Kap. 9.5)
  ICD-10: F60.1 Schizoide Persönlichkeitsstörung
- *Paranoide Persönlichkeitsstörung* mit Misstrauen, Überempfindlichkeit und der Neigung, andere und die Umwelt als feindselig gesinnt zu erleben
  ICD-10: F60.0 Paranoide Persönlichkeitsstörung

Posttraumatisch

- *Posttraumatische Persönlichkeitsstörung* mit Misstrauen, Affektleere und Rückzug (Kap. 7.3.3 und 7.4.3)
  ICD-10: F62.0 Andauernde Persönlichkeitsänderung nach Extremtraumatisierung

gelten die ätiologischen Überlegungen zur Ausformung der Entwicklungs- und Konfliktpathologie bzw. der verschiedenen strukturellen Entwicklungsniveaus (Kap. 3.1 und 4). Es besteht ein breites Spektrum von Risikofaktoren (▼ Übersicht).

Krankheitsbilder

Risikofaktoren für die Entstehung einer Persönlichkeitsstörung

Auf Seiten des Kindes

- Konstitutionelle Belastungen: Hypersensibilität, Hypermotorik, geringe Affekttoleranz
- Angeborene Einschränkungen psychischer und kognitiver Funktionen
- Fehlbildungen, körperliche Beeinträchtigungen, häufige Erkrankungen als Säugling
- Erfahrung von Vernachlässigung, Uneinfühlsamkeit, Unzuverlässigkeit, Unberechenbarkeit
- Erleiden von Misshandlungen, Gewaltanwendung und Missbrauch

Von Seiten der Bezugspersonen

- Psychische Erkrankungen, speziell Persönlichkeitsstörungen und Psychosen
- Emotionale Probleme um Schwangerschaft und Mutterschaft/Elternschaft
- Belastung durch Partnerschaftsprobleme und andere Beziehungsprobleme
- Verlusterlebnisse, vor allem während und kurz nach der Schwangerschaft, speziell Aborte
- Krankheit in der Familie
- Häufige Abwesenheiten und Erkrankungen
- Migration, Erfahrung von Flucht, Vertreibung, politischer Gewalt

Die Tatsache, dass im einen Falle eine »normale« Persönlichkeit entsteht, im anderen eine neurotische und im dritten eine Persönlichkeitsstörung, beruht wahrscheinlich auf der Intensität der entwicklungshemmenden, protektiven und kompensatorischen Einflüsse.

Daneben spielt die Konstitution, nämlich eine genetische Vulnerabilität, eine bedeutende Rolle. Psychologisch betrachtet manifestiert sich diese in unterschiedlicher Affekttoleranz, Trieb- und Impulsstärke. Bei der Entwicklungspathologie der »schweren« bzw. frühen Persönlichkeitsstörungen sind heute neurobiologische Fakten bekannt, die als Disposition gelten, insbesondere Veränderungen im Neurotransmittersystem, welche die Impuls- und Affektregulation steuern.[182]

Welche Art der Persönlichkeitsstörung sich im Einzelfall entwickelt, hängt vor allem vom Zeitpunkt der Entwicklungsstörung und dem bis dahin erworbenen strukturellen Entwicklungsniveau der Persönlichkeit ab. Schwere Traumatisierungen können auch noch in späteren Lebensabschnitten bei bis dahin normaler Entwicklung andauernde Persönlichkeitsstörungen hervorrufen.

Klinische Erscheinungen

Es gibt eine Vielzahl von neurotischen Persönlichkeitszügen, u. a. Misstrauen, Geiz, Eifersucht, Pedanterie, Ehrgeiz, Ziellosigkeit, Überheblichkeit, Kränkbarkeit, Naivität, Uneinfühlsamkeit, Ängstlichkeit, geringe Belastbarkeit, Affektlabilität, aber auch positiv konnotierte Eigenarten wie Charme, Altruismus, Wagemut usw. Im Gegensatz zu klinischen Krankheitssymptomen, die ichfremd erlebt werden und ein Krankheitsgefühl erzeugen, werden sie von den Betroffenen wie selbstverständlich zu sich gehörig, d. h. ichsynton erlebt. Daher erzeugen sie im Allgemeinen primär keinen Leidensdruck.

Ebenso wie neurotische Symptome können sie aber nicht durch den Willen verändert werden. Insofern handelt es sich um unwillkürliches Verhalten, für das die Bezeichnung »Charaktersymptom« angemessen wäre. Es kommt hinzu, dass die Folgen von aggressiven, fordernden, rechthaberischen, miss-

182 Übersicht bei Stone (1993)

trauischen, jähzornigen u. a. neurotischen Haltungen zu schwerwiegenden Problemen im zwischenmenschlichen Umgang führen. Sie können dadurch einen sekundären Leidensdruck erzeugen. Deshalb geben im Allgemeinen nicht die neurotischen Persönlichkeitszüge selbst Anlass, Rat und Hilfe zu suchen, sondern das Scheitern in sozialen Beziehungen oder die Unfähigkeit, das Leben erfüllend zu gestalten.

Subjektiv besteht bei den Betroffenen das Gefühl, mit dem Leben, mit den Menschen, mit dem Beruf, bisweilen auch mit sich selbst nicht zurechtzukommen. Objektiv findet man Serien missglückter Partnerschaften, beruflicher Misserfolge sowie exzessives Verhalten, das den Übergang zu Verhaltensstörungen, speziell zum Abhängigkeitsverhalten, bilden kann. Häufig kommen die Betroffenen aber auch zur Behandlung, wenn unter besonderen Belastungen komplexe Störungen auftreten, z. B. Persönlichkeitsstörungen in Komorbidität mit depressiven Störungen oder Angstsyndromen, Schmerzsyndromen oder Verhaltensstörungen, oder wenn durch Dekompensationen der habituellen Bewältigungsstrategien akute Krisen aufgetreten sind.

8.1.3 Zur Behandlung

Anlass für einen Behandlungswunsch ist meistens die Erkenntnis, nicht mehr zurechtzukommen. Wo diese fehlt, bestehen kaum Möglichkeiten für eine Psychotherapie.

Die Differenzialindikation zwischen einer psychodynamischen (psychoanalytisch begründeten) Psychotherapie und einer Verhaltenstherapie beruht auf der Beurteilung der Motivation und der Ressourcen. Wenn der Leidensdruck auf die Persönlichkeit und das Scheitern in Beziehungen zentriert ist, erscheint eine analytische Behandlung vorrangig. Bei ausgeprägter Komorbidität, vor allem wenn Verhaltensstörungen im Vordergrund stehen, kann eher eine Verhaltenstherapie indiziert sein.

Psychodynamische Verfahren

Die psychoanalytisch begründete Behandlung von Persönlichkeitsstörungen unterscheidet sich im Prinzip nicht von der Behandlung anderer neurotischer Störungen. Dabei nimmt die tiefenpsychologisch fundierte, strukturorientierte Behandlungsform vor allem auf die aktuellen psychosozialen Folgen der Persönlichkeitsstörung Bezug und zentriert auf die daran beteiligten strukturellen Anteile der Störung. Die analytische Psychotherapie zentriert dagegen auf die Persönlichkeitsstörung selbst, d. h. auf die Grundkonflikte und ihre habituelle Abwehr und strebt eine Strukturveränderung an, wobei sie auch die Übertragungsdynamik nutzt. Entscheidend für die Behandlungsplanung ist innerhalb dieses Rahmens die Beurteilung des strukturellen Entwicklungsniveaus.

Dabei machen die strukturellen Implikationen von Persönlichkeitsstörungen auf niederem Strukturniveau Modifikationen erforderlich, die einer Entwicklungspathologie Rechnung tragen. Die Ichstörung ist im Allgemeinen mit einer Einschränkung der Fähigkeit verbunden, in einen selbstreflexiven Prozess zu gelangen und eine therapeutische Regression zu nutzen. Dementsprechend wird die Regression begrenzt, indem die Behandlung mit mäßiger Frequenz und grundsätzlich im Gegenübersitzen durchgeführt wird. Sie wird strukturiert, auf Strukturdefizite fokussiert und an der äußeren Realität orientiert. Hier sind inzwischen störungsspezifische Behandlungsansätze ausgearbeitet worden (Kap. 17.3.2).

Die Prognose der Behandlungen ist sehr unterschiedlich und von der Schwere der Störung abhängig, d. h. vom Strukturniveau und dem Ausmaß der Entwicklungspathologie, der Breite der zugrunde liegenden Ätiologie und den Folgen für die bisherige Lebensbewältigung und die gegenwärtige

Krankheitsbilder

Situation. Global betrachtet haben reifere und narzisstische Persönlichkeitsstörungen eine deutlich bessere Prognose als Borderline-Persönlichkeitsstörungen, die meistens mit erheblichen psychosozialen Beeinträchtigungen verbunden sind. Auf jeden Fall ist die Veränderung lebenslanger, tief verwurzelter Haltungen aber schwierig und schwer zu erreichen. Das liegt daran, dass diese das Überleben ermöglicht haben und strukturelle Veränderungen nur bei einer langen Behandlungsdauer und einer hohen Behandlungsfrequenz zu erwarten sind.

Verhaltenstherapie

Während die analytische Psychotherapie die Veränderung der Persönlichkeitsorganisation anstrebt, bemüht sich die Verhaltenstherapie, die Folgen der Ichschwäche im Verhalten zu beeinflussen. Darin ähnelt sie in gewisser Weise der strukturorientierten tiefenpsychologisch fundierten Psychotherapie, die einige Ansätze auch direkt aus der Verhaltenstherapie übernommen hat (Kap. 17.3.2). In der Verhaltenstherapie werden Selbstsicherheitstrainings, Expositions- und Übungsverfahren, strukturierende Maßnahmen und Sozialtrainings angewandt und die kognitiven Funktionen beeinflusst.

Stationäre Psychotherapie

Bei besonders schweren und chronifizierten Störungen, in Krisenfällen und zur Behandlungseinleitung sind stationäre Behandlungen in Psychotherapiekliniken hilfreich (Kap. 15.4.3). Sie verbinden mehrere Behandlungsverfahren und erlauben daher eine intensive Intervention. Bei höherstrukturierten chronischen Störungen kann dadurch eine rigide Konfliktabwehr verflüssigt werden und der Zugang zu unbewussten Hintergrundkonflikten eröffnet werden. Bei niederstrukturierten Störungen stehen strukturbildende Maßnahmen mit übenden Verfahren und der Bearbeitung von sozialen Defiziten im Vordergrund. Dabei können die Verhaltensmuster und Erfahrungen in der Patientengemeinschaft gleichsam vor Ort beobachtet und Veränderungsmöglichkeiten erarbeitet werden.

8.2 Hysterische Persönlichkeitsstörung und »Hysterie«

Die **hysterische Persönlichkeitsstörung** ist (neben der zwangsneurotischen[183]) der Prototyp einer Persönlichkeitsstörung auf höherem Strukturniveau. Sie entsteht durch Fixierung der Entwicklung im Ödipuskomplex und Abwehr des zugehörigen Konflikterlebens durch Verdrängung. Es handelt sich also um eine typische Konfliktpathologie. Das Ergebnis der hysterischen Persönlichkeitsentwicklung ist eine ständige Suche nach Aufmerksamkeit, Bewunderung und Bestätigung sowie eine Neigung zu Dramatisierung und Selbstinszenierung. Die Suche ist Ausdruck der unklaren Identität, die durch die Verdrängungen verloren gegangen ist.

---

183 Es wird auf die Darstellungen der zwanghaften Persönlichkeit bzw. Persönlichkeitsstörung im Zusammenhang mit der Zwangsstörung (Kap. 9.4) verwiesen.

ICD-10: F60.4 Histrionische Persönlichkeitsstörung

Hysterische Persönlichkeitsstörungen wurden früher zusammen mit den hysteriformen Borderline-Persönlichkeitsstörungen, den Konversionsstörungen und den dissoziativen Störungen unter dem Begriff »Hysterie« als nosologische Einheit betrachtet. Diese Sichtweise ist inzwischen ebenso aufgegeben worden wie der Begriff der Hysterie.

»Hysterie« und hysterische Neurose – ein veraltetes Konzept

Die Bezeichnung »Hysterie« stammt von Hippokrates, der die Gebärmutter (*hystera* [griech.]) als den Entstehungsort vielfältiger Krankheitserscheinungen betrachtete, die man früher unter dem Begriff »Hysterie« zusammenfasste. Darunter fielen Gedächtnis- und Bewusstseinsstörungen und verschiedenste körperliche Symptome, z. B. Schwindel, Übelkeit, Schmerzen oder Sensibilitätsstörungen. Den Hintergrund bildete eine exaltierte, zu Dramatik und Selbstdarstellung neigende Persönlichkeit. Es wurden darüber hinaus bei der »Hysterie« auch flüchtige seelische Symptome beschrieben. Dieses komplexe Krankheitsbild wird heute gelegentlich immer noch als »hysterische Neurose« diagnostiziert. Diese Diagnose ist jedoch veraltet, seit man weiß, dass es sich bei der »Hysterie« nicht um eine Krankheitseinheit handelt, sondern aus ätiopathogenetischer und entwicklungsdiagnostischer Sicht um verschiedene Krankheitsformen.

Heute ordnet man die Symptome der früher sog. Hysterie (hysterischen Neurosen) verschiedenen Krankheitsgruppen zu (► **Abb. 8.1**):

- *Konversionsstörungen:* Die somatoformen Syndrome der »Hysterie« beruhen auf einer Konversion. Sie werden heute als eine Manifestation der *somatoformen Störungen* den Konversionsstörungen (Kap. 10.2) zugerechnet. Dabei hat man inzwischen auch erkannt, dass Konversionen nicht spezifisch für hysterische Persönlichkeiten bzw. Persönlichkeitsstörungen sind, sondern auf allen strukturellen Entwicklungsniveaus und als Traumafolgen vorkommen.
- *Dissoziative Störungen:* Die »psychoformen« Gedächtnis- und Bewusstseinsstörungen der »Hysterie« werden heute als dissoziative Störungen (Kap. 9.5) gesondert beschrieben. Auch diese stehen durchaus nicht alle im Zusammenhang mit hysterischen Persönlichkeiten bzw. Persönlichkeitsstörungen. Sie kommen mindestens ebenso häufig als Symptome einer Borderline-Störung oder im Rahmen posttraumatischer Störungen vor.
- *Hysterische und hysteriforme Persönlichkeitsstörung:* Die Exaltiertheit, Theatralik und die übrigen »hysterischen« Persönlichkeitszüge sowie die damit verbundene Depressivität und Gereiztheit sind Auffälligkeiten im Rahmen einer Persönlichkeitsstörung. Je nach Strukturniveau unterscheidet man die hier abgehandelte *hysterische Persönlichkeitsstörung auf höherem Strukturniveau* von der später dargestellten *hysteriformen Borderline-Persönlichkeitsstörung* (Kap. 8.4). Man kann davon ausgehen, dass eine »klassische«, d. h. höherstrukturierte hysterische Persönlichkeit relativ selten vorkommt, während sich exaltiert hysterisch erscheinende Persönlichkeiten strukturdiagnostisch häufig als hysteriforme Borderline-Pathologie erweisen.

Begrifflichkeit

In der neueren psychiatrischen Terminologie und Klassifikation wird für die beiden Begriffe »hysterisch« und »hysteriform« heute

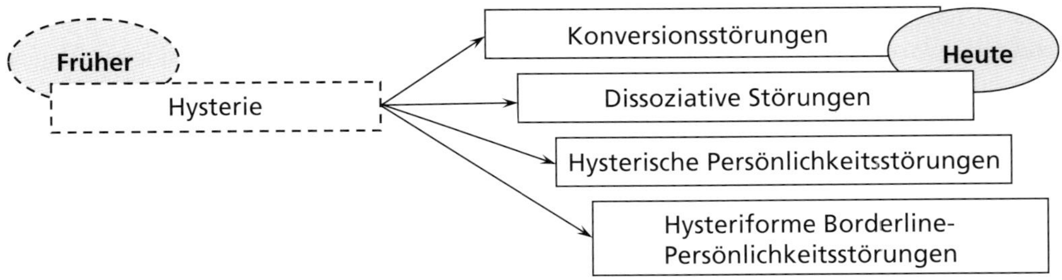

Abb. 8.1: Das Konzept der Hysterie im Wandel

der Terminus *histrionisch* (*histrion* [griech.]: der Schauspieler) verwendet. Er bezieht sich auf das bisweilen unecht und aufgesetzt wirkende, fassadenhafte Erscheinen mancher Hysteriker.

Im psychoanalytischen Sprachgebrauch ist die Bezeichnung »hysterisch« in den Begriffen hysterische Persönlichkeit bzw. Persönlichkeitsstörung und hysterische Konfliktverarbeitung erhalten geblieben.

8.2.1 Hysterische Dissoziation und hysterische Persönlichkeit

Die hysterische Konfliktverarbeitung beruht auf einem komplexen Prozess, der als hysterische Dissoziation[184] (▾Übersicht) bezeichnet werden kann. Sie besteht aus einer Verknüpfung von defensiver Spaltung, Verdrängung und Verleugnung mit dem Ergebnis, dass ein Teil der Wahrnehmung, des Denkens, des Gedächtnisses bzw. der Erinnerungen sowie der Affektivität und Identität unbewusst werden, während der verbleibende Teil die Phänomenologie der Persönlichkeit bestimmt. Dadurch entsteht der Eindruck einer Fassade, des Gespielten und Unechten. Dieser macht das typische Schillern der hysterischen Persönlichkeit aus.

Hysterische Dissoziation

- **Wahrnehmungsdissoziation**
  Bewusste und verdrängte Wahrnehmungswelt stimmen nicht überein.
- **Dissoziation des Denkens**
  Durch Hin- und Hergleiten zwischen Wunsch- und Wirklichkeitsdenken wirken die Betroffenen unstet oder unlogisch im Denken.
- **Affektdissoziation**
  Dissoziierte Gefühlszustände erwecken den Eindruck von Scheinaffekten und emotionaler Oberflächlichkeit.
- **Identitätsdissoziation**
  Die Verdrängung wesentlicher Selbstaspekte führt dazu, dass die nach außen gezeigte Persönlichkeit und das innere Selbstgefühl nicht übereinstimmen (»anders sein als scheinen«). Dadurch entsteht eine verzweifelte Suche nach Anerkennung und Bestätigung und ein starkes Bedürfnis nach Anlehnung an andere und Imitation (hysterische Identifizierung).

Verdrängung und Dissoziation werden nach dieser Auffassung als zusammengehörig beschrieben. Das ist allerdings umstritten. Ursprünglich betrachtete Freud die Hysterie als Ergebnis einer Verdrängung als eine Ab-

184 Sigmund (1994); vgl. auch Kap. 2.1.2, 7.2.3 und 9.5

wehrleistung, während sein Gegenspieler Janet die Hysterie als eine Dissoziation als einen automatischen Bewältigungsmechanismus betrachtete. Für Freud ging es um die Verdrängung von belastenden Vorstellungen und Konflikten, für Janet um die Abspaltung von Traumaerfahrungen.[185]

Spaltung ist an sich der zentrale Mechanismus des niederen Strukturniveaus und der posttraumatischen Dissoziation. Dort dient sie der Ichstabilisierung, indem unvereinbare Wahrnehmungen und Gefühlszustände auseinander gehalten werden.

Bei der hysterischen Dissoziation ist das anders: Sie steht im Dienste der Verdrängung und beruht auf Schuldgefühlen aus dem Ödipuskomplex (Kap. 2.3.5). Diese entstehen aus der ungelösten Liebe-Hass-Ambivalenz im Beziehungsdreieck zwischen den Betroffenen und ihren beiden Eltern. Den einen Elternteil zu begehren und den anderen zu hassen (und umgekehrt), ist mit Gewissensängsten verbunden. Die damit verknüpften Schuldgefühle werden verarbeitet, indem sie mitsamt den dahinter stehenden konflikthaften Gefühlen und Vorstellungen verdrängt und verleugnet werden. So begründen sie den o. a. Zustand der hysterischen Dissoziation als einen Mechanismus auf höherem Strukturniveau.

Hysterische Persönlichkeit

»Typische Hysteriker« sind übermäßig lebhaft, stimmungslabil und leicht erregbar. Sie sind sprunghaft, leicht zu begeistern und zu beeinflussen. Obwohl sie wenig Tiefe in ihrem Gefühlsleben haben, sind sie in der Äußerung von Gefühlen oft übertrieben und wirken dadurch unecht. Bisweilen kommt es zu unerwarteten und heftigen Gefühlsaufwallungen. Hysterische Menschen wirken daher exaltiert, ihre Schilderungen dramatisierend. Sie brauchen ein Publikum, setzen sich »in Szene« und suchen Aufmerksamkeit und Bestätigung. Wenn sie nicht beachtet werden, reagieren sie dysphorisch. Oft spielen sie die Rolle des Hilflosen oder des Opfers. Im Kontakt wirken sie anziehend durch eine schillernde, erotisch ansprechende Ausstrahlung. In der Sexualität erscheinen sie zunächst begehrlich und verführerisch. Dabei ist ihre Fähigkeit, sexuell tiefer zu genießen, aber eingeschränkt.

Die hysterische Persönlichkeit ist, wie alle neurotischen Persönlichkeiten, ein Krankheitsrisiko, sie ist an sich aber keine Erkrankung. Sie bildet die Basis für die Entstehung von neurotischen Persönlichkeitsstörungen und von Symptomneurosen auf höherem Strukturniveau.

Auslösesituationen und Symptomentstehung

Typische Auslösesituationen für die Symptomentstehung bei hysterischen Persönlichkeiten sind

- sexuelle Versuchungs- und Versagungssituationen, bei denen Hingabeängste entstehen,
- die Festlegung auf konkrete Ziele, Werte und Beziehungen,
- Zurückweisungen und Misserfolge im Geltungsbereich.

In solchen Situationen versagt die Abwehr und es entstehen Konversions- und dissoziative Störungen. Es können auf dieser Basis aber auch depressive, Zwangs- und Angststörungen, funktionelle Sexualstörungen, Schmerzsyndrome und eine Vielzahl von Somatisierungsstörungen entstehen.

Krankheitsbilder

185 Freud (1895a), Janet (1889)

8.2.2 Hysterische Persönlichkeitsstörung

Die ausgeprägte Variante der hysterischen Persönlichkeit ist die hysterische Persönlichkeitsstörung. Die neuere Bezeichnung *histrionische Persönlichkeitsstörung* weist auf die theatralisch wirkende Art im Denken und Handeln hin. Sie ist durch die »typisch hysterische Wesensart« gekennzeichnet, wobei die Geltungssucht, Exaltiertheit, Sprunghaftigkeit, Affektlabilität und Getriebenheit das gesamte Leben prägen und die Selbstbezogenheit und hysterische Rücksichtslosigkeit die Beziehungen stark beeinträchtigen. Durch ihre Unbeständigkeit und Oberflächlichkeit und durch das beständige Werben um Anerkennung sind die Beziehungen der Hysteriker unbefriedigend, problem- und konfliktbeladen. Häufig kommt es zu Enttäuschungen und Beziehungsabbrüchen, in deren Folge Gereiztheit und Depressivität auftreten. In krisenhaften Zuspitzungen werden die Betroffenen suizidal und neigen zu parasuizidalen Handlungen. Aus dem Gefühl chronischer Unzufriedenheit heraus entwickelt sich oft auch Alkohol- oder Tablettenmissbrauch.

Psychodynamik

Die hysterische Charakterpathologie hat das Interesse der Menschen seit alters her fasziniert und dabei eine Fülle von Vorurteilen und Diffamierungen hervorgebracht. Die Aufklärung der psychischen Ursache des hysterischen Verhaltens durch Freud und Breuer[186] und deren Gegenspieler Janet[187] um 1890 markiert den Beginn eines neuen Denkens über die Hysterie – und übrigens zugleich den Beginn der Psychoanalyse. In der Folge hat die Einstellung gegenüber der Hysterie sich gewandelt.

Merkmale eines ödipalen Konflikts

- Im Zentrum steht das libidinöse (sexuelle) Begehren.
- Dieses ist auf die trianguläre Beziehungsrepräsentanz Mutter-Vater-Kind bezogen.
- Dabei sind die Beziehungsrepräsentanzen ambivalent: Es besteht ein Nebeneinander von »positivem« und »negativem« Ödipuskomplex. Das Subjekt erlebt sich einmal als Liebespartner bzw. (komplementär) als Rivale des einen Elternteils, später des anderen.
- Sie sind von ambivalenten Affekten und Schuldgefühlen begleitet: Es bestehen Liebe und Hass nebeneinander.

Die Psychoanalyse beschrieb die hysterische Psychodynamik als Folge unverarbeiteter Konflikte aus dem Ödipuskomplex. Danach ist die Diagnose einer hysterischen Persönlichkeit bzw. Persönlichkeitsstörung (▲ Übersicht) nur gerechtfertigt,

- wenn das zentrale dynamische Moment der Psychodynamik die Abwehr *ödipaler Konflikte durch Verdrängung* ist,
- wenn das *hysterische Identitäts- und Selbstwertproblem* ein »ödipales« Niveau hat: Die Unklarheit über sich selbst und der sog. phallische Narzissmus entstehen durch die Verdrängung des libidinösen Begehrens und der konflikthaften Geschlechtsrolle und Objektwahl.

Zunehmend wird heute die Störung der Identität und des Selbstwertgefühls in das Zentrum der Betrachtung der hysterischen Dynamik gestellt. Danach dienen die hysterischen Persönlichkeitszüge der Stabilisierung einer labilen Identität und eines defizitären Selbst. Durch das auffällige Verhalten suchen

186 Freud u. Breuer (1895)
187 Janet (1889)

Hysteriker aus dieser Sicht nach Aufmerksamkeit und Zuwendung des Anderen als Selbstobjekt. Seine Funktion besteht darin, Defizite im Selbsterleben (Minderwertigkeitsgefühle) aufzufüllen.

Abgrenzung gegenüber der hysteriformen Borderline-Persönlichkeit

Am Beispiel der »Hysterie« lässt sich gut der Unterschied zwischen einer defensiven und einer defizitären Persönlichkeit bzw. Persönlichkeitsstörung darstellen. Die oben beschriebene hysterische Wesensart ist das Ergebnis der Verdrängung im Rahmen eines produktiven Abwehrverhaltens, nämlich der hysterischen Dissoziation. Wie bei allen Persönlichkeitsentwicklungen auf höherem Strukturniveau besteht dabei also eine defensive Pathologie.

Je auffälliger das »hysterische« Verhalten ist, desto häufiger ist es Folge einer Ichschwäche mit Defiziten von zentralen Ichfunktionen. In diesen Fällen handelt es sich nicht um »hysterisches«, sondern um hysterisch wirkendes, d. h. *hysteriformes* Verhalten. Es ist Ausdruck einer Identitätsdiffusion. Sie beruht darauf, dass substitutive Strukturen und Beziehungen ausfallen. Das hysteriforme Agieren ist demnach ein Anklammerungsverhalten, mit dem das Selbst stabilisiert und geschützt wird. Die scheinbare ödipale Dreiecksstruktur der Beziehungen erweist sich bei diesen Patienten bei genauerer Klärung als Pseudo-Ödipuskomplex. Er ist das Ergebnis von Affekt- und Objektspaltungen und eines geringen Integrationsvermögens.[188] Um andere Menschen zu binden, werden solche Beziehungen auch sexualisiert.

Diese Persönlichkeitskonstellationen werden in diesem Buch als hysteriforme Borderline-Persönlichkeiten (Kap. 4.2 und 8.4) bezeichnet. Synonyme Begriffe sind infantile Persönlichkeit[189] oder maligne Hysterie[190]. Viele dieser Störungen sind aus heutiger Sicht allerdings nicht auf Entwicklungsstörungen, sondern auf Traumatisierungen zurückzuführen und müssen als posttraumatische Persönlichkeitsstörungen betrachtet werden.

8.2.3 Behandlung

Seit den Anfängen der Psychoanalyse ist die psychoanalytische Behandlung der hysterischen Konfliktpathologie eine ihrer wichtigsten Indikationen. Die Behandlung zielt darauf ab, Verdrängungen aufzuheben und die Fixierung der psychischen Entwicklung im Ödipuskomplex zu lösen. Dazu wird durch höherfrequente Behandlungen im Liegen, durch freie Assoziation, Einhaltung der psychoanalytischen Abstinenz, Widerstandsdeutung usw. eine Übertragungssituation gefördert, in der sich die ödipalen Konflikte abbilden und in ihren Verzweigungen – negativer und positiver Ödipuskomplex, Beziehungs-, Trieb- und narzisstische Konflikte – durchgearbeitet werden können. Zentrale Themen sind dabei Verführung und Enttäuschung. Als besondere Schwierigkeit kann sich die Neigung hysterischer Patienten erweisen, ihre verdrängten Konflikte, vor allem ihre Beziehungssehnsucht, außerhalb und innerhalb der Behandlungssituation zu inszenieren. Mit diesem »Agieren« wehren sie sich unbewusst gegen den Schmerz, der darin besteht, dass sie in der Behandlung vom privaten Leben des Psychoanalytikers ausgeschlossen sind, wie sie einst in der ödipalen Entwicklung aus der Intimität zwischen den Eltern ausgeschlossen waren.

188 Rohde-Dachser (1990)

189 Kernberg (1975)
190 Zetzel (1968)

Krankheitsbilder

Die Verhaltenstherapie legt den Schwerpunkt der Behandlung darauf, Selbstinszenierungen den Boden zu entziehen und dieses Verhalten durch Ignorieren und Umlernen zu verändern.

8.3 Narzisstische Persönlichkeitsstörung und narzisstische Krisen

Narzisstische Persönlichkeitsstörungen sind, zusammen mit depressiven, Prototyp der Persönlichkeitsstörungen auf mittlerem Strukturniveau. Sie sind durch die Unsicherheit im Selbsterleben, durch ihre Bewältigung mit Hilfe von Idealisierung und Entwertung der eigenen Person und anderer sowie durch kompensatorische Größenphantasien und Beziehungsgestaltungen gekennzeichnet. Sie beruhen auf einer Fixierung der Autonomieentwicklung.

Narzisstische Krisen entstehen durch den Zusammenbruch der narzisstischen Kompensationsmechanismen. Sie bilden zumeist den Anlass zu psychotherapeutischen Behandlungen.

Daneben spielt die Behandlung von **komplexen narzisstischen Störungen** auf der Basis einer Komorbidität von narzisstischen Persönlichkeitsstörungen mit affektiven und somatoformen Störungen in der psychotherapeutischen Versorgung eine bedeutende Rolle.

Klassifikation und Terminologie

In der ICD-10 wird die Diagnose narzisstische Persönlichkeitsstörung überraschenderweise nicht aufgeführt. Kodierungen kommen unter F60.6 »ängstliche (vermeidende)«, F60.7 »abhängige« oder F60.8 »andere spezifische Persönlichkeitsstörung« in Betracht.

Im ursprünglichen Sinne wird der Begriff Narzissmus in Anlehnung an die griechische Sage des Jünglings Narziss gebraucht, der sich in sein eigenes Spiegelbild verliebte. In diesem Sinne bedeutet Narzissmus Selbstverliebtheit oder Selbstliebe, die das Pendant zur Objektliebe ist und im Erleben eines jeden Menschen ihren Platz hat. Im psychopathologischen Sinne bezeichnet »Narzissmus« Störungen der Selbstliebe und des Selbstwertgefühls, die mit einer übertriebenen Selbstbezogenheit verbunden sind, und darüber hinaus Störungen der Selbstwertregulation. Diesen Komplex kann man als *narzisstische Pathologie* beschreiben (Kap. 4.4.3). In diesem Kontext findet man verschiedene Begriffe (▼ Übersicht).

8.3.1 Erscheinung der narzisstischen Persönlichkeitsstörung

Das auffälligste Merkmal der *narzisstischen Persönlichkeit* ist das unrealistische Selbstwertgefühl. Es äußert sich entweder in Größenphantasien in Bezug auf die eigene Person oder in Kleinheits- und Minderwertigkeitsgefühlen. Bei der kompensierten Persönlichkeit gleichen diese beiden Einstellungen sich aus, sodass das narzisstische Gleichgewicht gewahrt bleibt.

Terminologie der narzisstischen Pathologie

- **Narzisstische Pathologie**
  Eine Variante der Persönlichkeitsorganisation auf mittlerem strukturellem Entwicklungsniveau. Sie ist gekennzeichnet durch Defizite in der Entwicklung des Selbst und des Selbstwertgefühls (Kap. 4.3.3). Sie bildet (neben der depressiven Pathologie) die Disposition für die Entstehung von Störungen auf mittlerem Strukturniveau.
- **Narzisstische Persönlichkeit**
  Variante der narzisstischen Pathologie mit weitgehend angepassten Verhaltensmustern. Sie bildet ein Krankheitsrisiko für die Entstehung narzisstischer Störungen.
- **Narzisstische Persönlichkeitsstörung**
  Mit Krankheitsgefühl verbundene, ausgeprägte Variante der narzisstischen Persönlichkeit. Das unsichere Selbstwertgefühl und die Folgen, z. B. in den zwischenmenschlichen Beziehungen, erzeugen Leidensdruck. Sie neigen zur Komorbidität und treten dann als komplexe narzisstische Störungen in Erscheinung.
- **Komplexe narzisstische Störungen**
  Psychogene Störungen, die auf der Basis der Komorbidität mit narzisstischen Persönlichkeitsstörungen entstehen; gelegentlich wird dafür auch der Begriff »narzisstische Neurose« verwendet.
- **Narzisstische Krisen**
  Krisenhafte Zuspitzungen des Leidensdrucks durch das Versagen der narzisstischen Kompensationsmechanismen. Sie sind im Allgemeinen mit klinischen Symptomen verbunden und stellen Übergänge zu komplexen narzisstischen Störungen dar

Bei der *narzisstischen Persönlichkeitsstörung* sind Größenphantasien und Minderwertigkeitsgefühle extrem stark ausgeprägt und können miteinander abwechseln: Die Erhabenheit eines Selbstwertgefühls, das von Größenphantasien und Selbstüberschätzung getragen ist, stürzt aus geringem Anlass – einer Kritik, einem Misserfolg, einer Enttäuschung– völlig in sich zusammen und gibt Empfindungen Raum, ein »absolutes Nichts«, ein völliger Versager zu sein. Meistens herrscht bei der narzisstischen Persönlichkeitsstörung die eine oder die andere Einstellung vor. Demzufolge gibt es zwei unterschiedliche Typen (vgl. Kap. 4.3.3):

- den *abhängigen Typus* mit vordergründiger Unterwürfigkeit und Idealisierung anderer, untergründigem Kontrollbedürfnis, Enttäuschungsbereitschaft und Feindseligkeit,
- den *vermeidenden (pseudounabhängigen) Typus* mit Verleugnung der Abhängigkeitstendenzen und ausgeprägten selbstidealisierenden Größenphantasien.

Zum Ausgleich und zur Bewältigung ihrer labilen Selbstwertregulation leben die Betroffenen in auffälliger Selbstbezogenheit, in der ständigen Sorge um sich selbst und um ihre Anerkennung, ihr Ansehen und ihr Aussehen. Sie entwickeln Techniken, mit denen sie sich Bewunderung und Anerkennung sichern und die ihren Anspruch bestätigen, großartig zu sein: Sie verschaffen sich einflussreiche Positionen, erbringen hervorragende Leistungen, schaffen Abhängigkeiten und üben Macht aus. Dabei bleibt oft verborgen, dass es ihnen weniger um die Freude an der Tätigkeit und Interesse an Menschen oder Dingen geht als um den Erfolg, der ihre Einzigartigkeit bestätigen und ihr beschädigtes Selbst stabilisieren soll.

Narzisstische Beziehungen und narzisstische Kollusion

Beziehungen sind bei narzisstischen Persönlichkeitsstörungen durch übertriebene Idealisierungen des Anderen geprägt, die aber leicht in äußerste Entwertung umschlagen können, wenn die Anderen nicht mehr die Funktion erfüllen, das Selbstwertgefühl durch Bewunderung oder Verfügbarkeit aufzufüllen. Es fehlen oft ein lebendiges, warmes Interesse am Anderen, Einfühlungsvermögen, Teilhabe und emotionaler Austausch. Narzisstische Beziehungen wirken daher flach und merkwürdig unbezogen. Sie haben zwei Muster:

- Partner werden idealisiert, solange und weil sie einen bewundern. Wenn sie ihre Aufgabe als stützendes Selbstobjekt nicht mehr erfüllen, werden sie entwertet, kühl und herablassend behandelt oder fallengelassen. Das geschieht, wenn sie eine eigene Meinung vertreten, Kritik äußern, eigene Bedürfnisse vertreten oder sich im schlimmsten Falle von einem trennen.
- Partner werden idealisiert, weil sie die ungelebten Größenphantasien der Betroffenen leben und ihnen die Möglichkeit geben, eigene Minderwertigkeitsgefühle durch Teilnahme an ihrer Größe auszugleichen. Auch diese Konstellation schlägt in Entwertung um, wenn die substitutive Funktion nicht mehr ausgeübt wird.

Im Rahmen narzisstischer Partnerwahlen können zwei narzisstisch gestörte Menschen zusammenfinden, die sich gegenseitig als Selbstobjekt gebrauchen und dadurch stabilisieren. Durch gegenseitige Bewunderung oder durch ein sublimes Zusammenspiel von Idealisierung und Entwertung entstehen auf diese Weise *narzisstische Kollusionen*[191], in denen die Partner selbst aus eigener narzisstischer Bedürftigkeit die Abhängigkeit suchen und als Bewunderer an den Erfolgen des Bewunderten teilnehmen oder in denen sie den Partner als Potenzierung ihrer eigenen Größe erleben. Diese narzisstischen Dyaden können über lange Zeit Bestand haben. Da aber kein tieferes Interesse an der Person des Anderen besteht, sind sie nicht belastungsfähig und scheitern, wenn Anziehung, Macht oder Erfolg verblassen und sich ein attraktiveres Selbstobjekt in Gestalt einer (eines) Jüngeren, Schöneren, Erfolgreicheren anbietet.

Narzisstische Krisen

Der Zusammenbruch der narzisstischen Kompensationsmechanismen (Charakterabwehr) tritt ein, wenn Bewunderung und Anerkennung ausbleiben, wenn die narzisstische Partnerschaft zerbricht, die körperliche Form verblasst, geistige Spannkraft nachlässt, wenn der soziale Erfolg sich nicht mehr einstellt oder sich das Alter ankündigt. Dann entstehen bedrohliche Krisen[192]: Krisen nach Trennungen, Kränkungen, Enttäuschungen, Krisen, wenn die höchste Stufe der Karriere erreicht ist, wenn die Kinder aus dem Haus gehen, Krisen der Lebensmitte oder wenn die Pensionierung bevorsteht.

Die Betroffenen stürzen in tiefe Verzweiflung, erleben ihr Leben leer und sinnlos und sind zutiefst enttäuscht von sich selbst und ihrem Leben. Sie greifen zu Medikamenten oder Alkohol, werden depressiv und suizidal. Manchmal treten als Zeichen der Selbstfragmentierung, d. h. eines beginnenden Selbstverlustes, sogar leichtere psychotische Zustände auf, insbesondere Beziehungsideen und Verfolgungserlebnisse. In diesen Angriffen auf das Selbst äußert sich auch eine tiefgründige narzisstische Wut, die ursprüng-

191 Willi (1975)

192 Henseler (1974)

lich nach außen gerichtet ist gegen Menschen, die einem eine Niederlage, eine Kränkung oder einen Verlust zugefügt haben. Diese Wut wird, wie bei der Depression, gegen die eigene Person gerichtet und verstärkt die Selbstentwertung. Auf diese Weise entsteht ein Zirkel, der schließlich in Suizidhandlungen münden kann.

Psychodynamik der narzisstischen Persönlichkeit

Die Entstehung und Struktur der narzisstischen Pathologie wurden im Kap. 4.3 bzw. 4.3.3 besprochen. Sie beruht auf einer Störung der Autonomieentwicklung im Konflikt zwischen Selbständigkeits- und Abhängigkeitsbedürfnissen (Autonomiekonflikt), zwischen Trennungswunsch und Angst vor Objektverlust. Dadurch misslingt die im zweiten und dritten Lebensjahr notwendige Stabilisierung des Selbstwertgefühls und die Konsolidierung der Selbstregulation. Daraus resultiert eine ständige Unsicherheit, die als *Selbstwertkonflikt* bezeichnet wird.[193] Allerdings bleibt die in der frühen Individuationsentwicklung erworbene Grundsicherheit (Kohärenz) des Selbstgefühls unangetastet. Außerdem ist die Entwicklung so weit vorangeschritten, dass narzisstische Verwundungen durch Kränkungen, Verletzungen, Demütigungen usw. bis zu einem gewissen Grade ertragen oder verdrängt bzw. verleugnet werden können.

Die spezifisch narzisstische Angstbewältigung auf mittlerem Strukturniveau ist durch folgende Merkmale gekennzeichnet: Die Basis ist die *Fragmentierungsangst.* Sie beruht auf der unbewussten Befürchtung, das Selbstwertgefühl nicht aufrechterhalten zu können, wenn Personen, die Anerkennung und Wertschätzung vermitteln, verlorengehen. Daraus resultiert eine Selbstobjekt-Abhängigkeit mit unentwegter Suche nach Anerkennung bzw. die Verleugnung der Abhängigkeit durch Idealisierung/Entwertung. In jedem Falle werden die Beziehungspartner als Selbstobjekte verwendet. Aus dieser Art der narzisstischen Objektbeziehungen entsteht die Angst, den Anderen zu verlieren. Diese Objektverlustangst als Angst vor dem Verlust des anerkennenden Selbstobjekts ist charakteristisch für narzisstische Störungen auf mittlerem Strukturniveau. Sie wird auf zwei Weisen bewältigt:

- *Selbstidealisierung (Bildung eines Größenselbst[194]):* Die Betroffenen idealisieren sich selbst, womit sie ihre Selbstobjekt-Abhängigkeit verleugnen.
- *Selbstobjekt-Idealisierung:* Wenn andere Zuwendung und Anerkennung gewähren, werden sie idealisiert. Um jede Differenz zu vermeiden, werden Ziele und Vorstellungen der Anderen übernommen und das Eigene verleugnet. So entsteht ein *falsches Selbst*[195], ein Leben, das »nicht das eigene Leben« ist.

8.3.2 Diagnostik und Behandlung

Abgrenzung

Die narzisstische Persönlichkeitsstörung ist eine relativ reife Störung. Sie ist auf mittlerem Strukturniveau zwischen höher- und niederstrukturierter Persönlichkeitsstörung organisiert. Sie erlaubt, trotz des versteckten subjektiven Leidensgefühls und der Beziehungsstörungen, eine gute soziale Anpassung.

193 Besser sollte man von Selbstwertambivalenz sprechen, denn es handelt sich nicht um einen eigentlichen Konflikt im Sinne von unvereinbaren Interessen, Zielsetzungen oder Wertvorstellungen. Vgl. auch Kap. 2.1.2.

194 Kohut (1971)
195 Winnicott (1954)

Krankheitsbilder

Diese wird auch dadurch erleichtert, dass der narzisstische »Sozialisationstypus« mit Einstellungen wie Selbstbezogenheit, Funktionalisierung anderer im Dienste des eigenen Narzissmus sowie Betonung von Macht und Ansehen zur Bestätigung des Selbst in der gegenwärtigen Gesellschaft besonders positiv bewertet wird.

Der Boden für die narzisstische Pathologie wird in einer Entwicklungsperiode gelegt, in der die Basalentwicklung der Persönlichkeit weitgehend abgeschlossen ist. Von diesem Narzissmus auf mittlerem Strukturniveau sind abzugrenzen:

- *Narzissmus auf niederem Strukturniveau*, d. h. die narzisstische Borderline-Persönlichkeitsstörung (Pathologischer Narzissmus, Kap. 4.2), der auf einer umfassenden Entwicklungsstörung beruht und bei der das Selbst noch keine ausreichende Grundstabilität (Kohärenz) gefunden hat,
- *Narzissmus auf höherem Strukturniveau*, d. h. bei hysterischen Persönlichkeiten (phallischer Narzissmus, Kap. 8.2), der aus der Verdrängung der Sexualität und der psychosexuellen Rollenkonzepte entsteht,
- die *depressive Persönlichkeitsstörung* (Kap. 9.2) als autoaggressiv verarbeitete Version des Autonomie-Abhängigkeits-Konfliktes mit einer ausgeprägten oralen Triebkomponente und masochistischer Verarbeitung von Schuldgefühlen.

Behandlung

Von der Psychoanalyse wurde der Narzissmus zunächst als ein psychotisches Phänomen betrachtet und für unanalysierbar gehalten.[196] Erst Jahrzehnte später[197] erkannte man im Narzissmus den Kern einer spezifischen Persönlichkeitsstörung. Patienten mit einer narzisstischen Pathologie bilden heute eine Hauptgruppe der Klientel in der analytischen Psychotherapie. In der Behandlung entwickeln sich narzisstische Übertragungen (Kap. 16.2.7): Die Idealisierung des Behandlers und die Verwendung des Behandlers als Selbstobjekt, das die einzige Funktion hat, die Selbstidealisierung des Patienten zu bestätigen.

In der analytischen Psychotherapie gibt es heute verschiedene Behandlungsstrategien. Die Objektbeziehungsansätze sind vorrangig auf die Aufdeckung und Analyse der pathogenen Beziehungen und der Abwehrorganisation ausgerichtet. Die selbstpsychologischen Ansätze zielen auf die empathische Begleitung mit Spiegelung der affektiven Zustände und Bearbeitung der Krisen, die im Rahmen der Selbstobjekt-Übertragungen in jeder Behandlung irgendwann auftreten. In beiden Fällen gilt: Eine Strukturänderung lässt sich am ehesten durch eine dichte Stundenfrequenz und lange Behandlungsdauer erreichen.

Als Alternative mit begrenzter Zielsetzung bietet sich eine tiefenpsychologisch fundierte Psychotherapie an. In diesen kürzeren und weniger dichten Behandlungen kann es gelingen, krisenhafte Zuspitzungen aufzufangen und den Patienten zu helfen, ihre narzisstische Abwehr wieder aufzurichten und zu stärken. Das Problem liegt darin, dass es in den Behandlungen zur narzisstischen Kollusion kommen kann mit gegenseitiger Idealisierung, die letztlich unfruchtbar ist, oder dass als Reaktion auf die Selbstidealisierung des Patienten und sein unstillbares Bedürfnis nach Bestätigung schwer erträgliche (aversive) Gegenübertragungen entstehen können, die einen tieferen, therapeutisch wirksamen Kontakt verhindern.

Die Verhaltenstherapie geht das labile Selbstwertgefühl der narzisstischen Patienten vor allem mit Verfahren an, welche die soziale Kompetenz stärken und sich damit positiv auf das Selbsterleben auswirken. Beispielhaft sei das Selbstsicherheitstraining genannt.

---

196 Freud (1914)

197 Insbesondere seit den Arbeiten von Kohut in den 1960er Jahren

8.4 Borderline-Persönlichkeitsstörung und Borderline-Syndrom

Die **Borderline-Persönlichkeitsstörung** ist ein Prototyp der Entwicklungspathologie und die bedeutendste Persönlichkeitsstörung auf niederem Strukturniveau. Sie ist durch emotionale Instabilität und Unbeherrschtheit, Launenhaftigkeit und Impulsivität sowie Unsicherheit im Selbst- und Weltbezug gekennzeichnet. Daher auch die Bezeichnung »emotional instabile Persönlichkeitsstörung«. Sie beruht auf einer Störung der Persönlichkeitsentwicklung, durch die umfangreiche Ichdefizite entstehen und die Ausformung und Integration der Selbst- und Objektrepräsentanzen beeinträchtigt werden.

Der *impulsive Typ* ist durch die Schwierigkeit gekennzeichnet, Impulse und Affekte zu kontrollieren anstatt sie ohne Rücksicht auf die Folgen auszuagieren. Beim *Borderline-Typ* stehen zusätzlich Leeregefühle und die Unsicherheit im Selbstbild (Identitätsdiffusion) und in der Beziehungsgestaltung im Vordergrund. Die Folgen sind eine ausgeprägte Angewiesenheit auf die Gegenwart anderer (Objektangewiesenheit), eine starke Angst vor dem Verlassenwerden und eine Störbarkeit der zwischenmenschlichen Beziehungen.

Durch Komorbidität entsteht das vielgestaltige **Borderline-Syndrom.**

ICD-10: F60.3 Emotional instabile Persönlichkeitsstörung, F60.30 Impulsiver Typ, F60.31 Borderline-Typ

Geschichte und Terminologie

»Grenzfälle« im Übergangsbereich zwischen den typischen Konfliktstörungen (traditionell bezeichnet als »Neurosen«) und den Psychosen haben die Psychotherapie und die Psychiatrie schon lange beschäftigt. Von der Psychoanalyse wurden zuerst die sog. Impulsneurosen[198], die »Als-ob-Persönlichkeiten«[199] und die »schizoiden Neurosestrukturen«[200] beschrieben. Seit den 1970er Jahren gewann die psychotherapeutische Behandlung von Borderline-Patienten im deutschsprachigen Bereich unter dem Einfluss amerikanischer Konzepte[201] eine immer größere Bedeutung und wurde zu einem wichtigen Arbeitsfeld. An dieser Entwicklung scheint eine Zunahme behandlungsbereiter Borderline-Patienten und ein besseres Verständnis ihrer Pathologie durch die Verbreitung der psychoanalytischen Theorie der Objektbeziehungen beteiligt gewesen zu sein.

Der Borderline-Begriff hat eine entwicklungsdiagnostische und eine klinische Bedeutung:

- *Im entwicklungsdiagnostischen Zusammenhang* bezeichnet der Begriff »Borderline-Persönlichkeitsorganisation«, gleichbedeutend mit »niederes Strukturniveau«, eine der drei entwicklungsdiagnostischen Grundmuster der psychogenen Pathologie, nämlich das niedere strukturelle Entwicklungsniveau. Der persönlichkeitsstrukturelle Hintergrund dieser Störungen in Gestalt der Borderline-Persönlichkeit und die klinischen Manifestationsformen sind in Kap. 4.2 beschrieben worden.

198 Reich (1925)
199 Deutsch (1934)
200 Schultz-Hencke (1940)
201 Kernberg (1975), Blanck u. Blanck (1974) u. v. a.

- *Im klinischen Zusammenhang* nennt man die Extremvariante der Borderline-Persönlichkeit »Borderline-Persönlichkeitsstörung« und unterscheidet dabei die beiden Varianten impulsiver Typ und Borderline-Typ. Der Begriff »Borderline-Syndrom« bezeichnet hingegen ein klinisches Bild, das durch Komorbidität von Borderline-Persönlichkeitsstörungen mit Symptomneurosen entsteht.

8.4.1 Erscheinung der Borderline-Persönlichkeitsstörung

Die Hauptmerkmale der Borderline-Persönlichkeitsstörung sind die Instabilität im Erleben und Verhalten, in der Affektregulation, im Selbstbezug und in den zwischenmenschlichen Beziehungen (▼ Übersicht).

Merkmale der Borderline-Persönlichkeitsstörung

- **Instabilität, Impulsivität, Affektlabilität**
  Unbeständigkeit und Unkontrolliertheit im Fühlen, Handeln, Planen und in den Beziehungen
- **Identitätsdiffusion**
  Unklare und widersprüchliche Vorstellungen von sich selbst, von anderen und von Beziehungen
- **Spaltungsabwehr**
  Auseinanderhalten und rascher Wechsel der gegensätzlichen Gefühlszustände und Wahrnehmungen, stabilisiert durch Hilfsmechanismen wie primitive Verleugnung, Idealisierung/Entwertung, Kontrolle, projektive Identifizierung
- **Verzerrungen im Realitätsbezug**
  Unzureichende Vorstellungen über die innere Welt anderer, mangelnde Empathie, projektive Verzerrungen

Die Patienten wirken infolge ihrer Ichschwäche unstet, impulsiv und chaotisch. Dadurch verstricken sie sich in vielfältige Konflikte und scheitern in Beziehungen. In ihrem affektiven Erleben sind sie labil und pendeln zwischen dysphorischer Verstimmtheit und unnatürlich wirkender Heiterkeit, zwischen begeistertem Interesse und gelangweiltem Desinteresse. Sie neigen zu affektiven Ausbrüchen, vor allem zu Wutausbrüchen.

Infolge der geringen Kohärenz ihres Selbst ist ihr Selbstgefühl äußerst zwiespältig und ihre Einstellung zu sich selbst, den Dingen und Fragen des Lebens vage und wechselhaft. Oft beherrscht eine ausgeprägte innere Leere das Selbsterleben. Sie schwanken zwischen bizarren Größenideen und massiver Selbstentwertung. Ebenso kommt es zu rasch wechselnden, gegensätzlichen, heftigen gefühlsmäßigen Selbstzuständen. Die Veränderungen werden zwar kognitiv erkannt, aber emotional verleugnet, d. h. es wird ihnen keine Bedeutung beigemessen. So wirkt ihr Gefühlsleben flach und unerfüllt.

Die Beziehungen von Borderline-Patienten sind in mehrfacher Weise belastet: Zum einen ist ihr Interesse für andere Menschen nur oberflächlich und emotional distanziert. Zum anderen werden Menschen benutzt, um das eigene Gleichgewicht aufrechtzuerhalten, Defizite im Selbstgefühl auszugleichen und Lücken in den Ichfunktionen zu füllen. Dazu werden über den Modus der projektiven Identifikation (Kap. 2.1.2) und der Sexualisierung (Kap. 4.2.3) intensive Bindungen hergestellt. Die Beziehungen werden aber fallengelassen, wenn der Andere diese Funktion nicht oder nicht mehr erfüllt. Dabei werden die Anderen anfangs in bizarrer Weise idealisiert und ihre tatsächlichen Eigenschaften werden verleugnet. Wenn sich die Verleugnung durch äußere Geschehnisse nicht mehr aufrechterhalten lässt, werden sie entwertet.

Beschäftigt mit der Aufrechterhaltung ihres labilen Selbstgefühls, fehlt Borderline-Patienten oft Mitgefühl und Einfühlung.

Darin äußern sich Defizite der Mentalisierung, die bewirken, dass sie häufig kein realistisches Bild vom Erleben und der Befindlichkeit anderer haben. Oft werden andere Menschen auch projektiv verzerrt im Dienste der eigenen Spaltungsabwehr wahrgenommen: Die einen werden idealisierend verklärt, die anderen herablassend entwertet.

Solche Beziehungen haben selten Bestand. Es bestehen Bindungsschwäche und ein Mangel an bereichernden Erfahrungen, woraus einerseits unerfüllte Sehnsucht nach menschlicher Nähe, andererseits Unerfahrenheit im zwischenmenschlichen Kontakt resultiert. Wenn die Stütze durch andere verlorengeht und Beziehungen scheitern, sind die Betroffenen zutiefst in ihrer Stabilität gefährdet. Sie geraten in bedrohliche Krisen und werden suizidal.

Varianten

Phänomenologisch bestehen mehrere Varianten der Borderline-Persönlichkeitsorganisation. ICD-10 beschreibt zwei Typen, bei denen – neben Impulsivität und geringer Selbstkontrolle – jeweils einige der Borderline-Merkmale besonders konturiert erscheinen:

- *Der impulsive Typ:* Hier stehen affektive Ausbrüche (vor allem Wut) und Impulsdurchbrüche (Gewalt) im Vordergrund, wodurch die Patienten sich in Streitereien und soziale Probleme verstricken.
- *Der Borderline-Typ:* Er ist vor allem durch Identitätsdiffusion, Leeregefühle, Ziellosigkeit in der Beziehungsgestaltung und Selbstschädigungstendenzen gekennzeichnet.

Aus klinischer Sicht sind auch die narzisstische und die hysteriforme Überlagerung der Borderline-Persönlichkeitsorganisation als Varianten der Borderline-Persönlichkeitsstörung zu betrachten:

- *Die narzisstische Borderline-Persönlichkeitsstörung* (Narzissmus auf Borderline-Niveau, destruktiver oder pathologischer Narzissmus): Ihr Wesensmerkmal ist eine extreme Labilität der Selbstkohärenz, die bewirkt, dass andere mit allen Mitteln – von der projektiven Identifizierung bis hin zum antisozialen Agieren – manipulativ gebunden werden, damit deren Realpräsenz vor einem Selbstzerfall bewahrt. Ihr Verlust bewirkt unermessliche Aggressivität und Wut. Diese Konstellation führt zur Lockerung des Realitätsbezuges, zu bizarren kompensatorischen Größenphantasien, ausgeprägten Formen von Idealisierung und Entwertung, Verleugnung und omnipotenter Kontrolle über andere.
- *Die hysteriforme Borderline-Persönlichkeitsstörung* (infantile Persönlichkeit, maligne Hysterie): Sie ist gekennzeichnet durch Agieren und Sexualisierung von Beziehungen. Dabei handelt es sich um Folgen der Ichschwäche und einer mangelnden Impulskontrolle einerseits sowie um Versuche, andere Menschen zu kontrollieren und an sich zu binden andererseits. Im Zusammenwirken mit der Spaltung in »gute« und »schlechte« Beziehungen entsteht eine Konstellation, die als Pseudo-Ödipuskomplex[202] beschrieben wird und bisweilen vom Ödipuskomplex schwer unterscheidbar ist. Sie dient der Sicherung eines kohärenten Selbstgefühls und nicht der reiferen Triebbefriedigung.

Psychodynamik

Borderline-Persönlichkeitsstörungen beruhen auf der Struktur und Dynamik des niederen strukturellen Entwicklungsniveaus. Dieses wurde im Kap. 4.2 ausführlich dargestellt. Neben Hinweisen zur Ätiologie wur-

202 Rohde-Dachser (1990)

Krankheitsbilder

den dort auch die wichtigsten Merkmale der Borderline-Persönlichkeit angegeben:

- die *Ichschwäche* mit der daraus resultierenden unzureichenden Stabilität der Ichfunktionen, speziell der Affektregulierung und der Impulskontrolle,
- die *mangelnde Beziehungsregulation*, basierend auf einer unzureichenden Integration von Selbst- und Objektrepräsentanzen (Spaltung) und Fixierung von Teilobjektbeziehungen, verbundene Bindungs- und Mentalisierungsstörungen,
- *Identitätsdiffusion* mit unklaren Vorstellungen über sich selbst und Unsicherheit im Selbstgefühl.

Die Störung beruht auf Beeinträchtigungen der frühen sensorischen und Individuationsprozesse durch Mangelerlebnisse und Traumatisierungen. In der Folge bleiben Ichfunktionen und das Selbstgefühl labil und defizitär. Oft können sie nur in Anwesenheit von Personen aufrechterhalten werden, die das Ich substituieren und das Selbst stabilisieren. Dadurch reduziert sich der zwischenmenschliche Kontakt auf funktionale Beziehungen, was zu einer Verarmung des Erlebens führt. Die daraus entstehende innere Leere und Beziehungsarmut wird oft verdeckt. Das geschieht, indem die Betroffenen sich in Erregungszustände versetzen, z. B. durch Selbstverletzung, Substanzgebrauch, exzessive Sexualität oder chaotisches Agieren, indem sie ihre Emotionen und Wahrnehmungen verleugnen oder Beziehungen sexualisieren.

8.4.2 Das Borderline-Syndrom

Die Borderline-Persönlichkeit ist durch Ichschwäche, Identitätsdiffusion, Spaltungsabwehr und geringen Realitätsbezug gekennzeichnet. Während andere Persönlichkeitsstörungen aufgrund ihrer relativ stabilen Charakterabwehr ein Bollwerk gegen Dekompensationen darstellen, ist das bei der Borderline-Persönlichkeitsstörung anders. Sie scheint mit ihrer Labilität ein besonderes Risiko für Symptombildungen und Entwicklung von Komorbidität (▾ Übersicht) darzustellen.

Komorbidität bei Borderline-Persönlichkeitsstörungen

- Affektive Störungen: Depressive und Angststörungen
- Verhaltensstörungen: Essstörungen, selbstverletzendes Verhalten
- Suchterkrankungen und andere Abhängigkeitsstörungen wie Spielsucht und Internetsucht
- Psychosomatosen

Situationen, die besondere Anforderungen an die Selbst- und Beziehungsregulation und das Integrationsvermögen stellen, führen bei Borderline-Persönlichkeitsstörungen daher besonders leicht zur Dekompensation, zum Auftreten von Komorbidität und zu komplexen Störungen. Darin manifestiert sich eine zunehmende Destabilisierung der Spaltungsabwehr bei relativ unspezifischen Auslösefaktoren.

Symptomauslösend wirkt eine Vielfalt kleiner und kleinster Verletzungen des fragilen Selbst- und Sicherheitsgefühls durch alltägliche Belastungen, Probleme und Konflikte, insbesondere jede Labilisierung von stützenden Beziehungen. Sie rufen Borderline-Zustände hervor, die schließlich in die Dekompensation führen. Es handelt sich um affektive Ausnahmezustände. Sie werden von heftigen Angstgefühlen und destruktiven Impulsen, Wutaffekten, Verlassenheits- und Verfolgungsängsten begleitet und sind dadurch gekennzeichnet, dass die Patienten für rationale Argumente und wohlwollende Kontaktangebote unerreichbar sind. Dabei ist zu beachten, dass viele Situationen von Borderline-Patienten aufgrund ihrer Ichschwäche und der latenten Gefährdung ihres Selbst als Kränkung, Bedrohung oder als Übergriff erlebt werden, die für andere unbelastend wären, sodass die Reaktionen oft gar nicht nachvollzogen werden können.

Symptome beim Borderline-Syndrom

- **Verstärkung von Basissymptomen der Borderline-Persönlichkeitsstörung**
  - Kontaktabbrüche, sozialer Rückzug
  - Affekt- und Impulsdurchbrüche, Selbstverletzung als gegen das Selbst gewendeter Racheimpuls
- **Symptome der Ichschwächung, welche das Desintegrationserleben begleiten**
  - Panik, Vernichtungsangst
  - Depersonalisation, Derealisation, wahnhafte Entgleisung, vorübergehende Sinnestäuschungen
  - Depressive Leere, Hoffnungslosigkeit, Verzweiflung
  - Multiple Somatisierungsstörungen (Resomatisierung von Affekten)
  - Bizarre Konversionssymptome: Kampf-, Flucht- und Hilfesuchverhalten
- **Symptome, welche das Desintegrationserleben abwehren**
  - Selbstverletzung als Versuch der Belebung des Selbst- und Grenzerlebens
  - Perverse Impulshandlungen, aggressives Agieren als Versuch, die depressive Leere zu füllen und die Kontrolle über den Anderen zurückzugewinnen
- **Symptome, welche einer Reorganisation dienen**
  - Angstbindung durch hypochondrische Befürchtungen, phobische Ängste, Zwangsphänomene
  - Dissoziative Störungen als Schutz für den »überlebenden Selbstanteil«

Als Folge der Desintegration kann ein breites Spektrum klinischer Symptome auftreten (▲ Übersicht). Auf diese Weise entsteht eine akute Erkrankung mit vielfältigem Gepräge, das sog. Borderline-Syndrom. Meistens bestehen zwei oder drei der aufgelisteten Beeinträchtigungen gleichzeitig. Bisweilen häufen sich aber auch die Symptome, sodass ein chaotisches Gesamtbild entsteht, das als Panneurose bezeichnet wird.

8.4.3 Diagnostik und Behandlung

Differenzialdiagnostik

Zur Abgrenzung der Borderline-Persönlichkeitsorganisation erscheinen besonders wichtig:

- der Narzissmus auf mittlerem Strukturniveau als Störung der Selbstwertregulation (Kap. 4.3 und 8.3),
- die hysterischen Persönlichkeitsstörungen auf höherem Strukturniveau (Kap. 8.2),
- die posttraumatischen Persönlichkeitsstörungen und Syndrome (Kap. 7).

Problematisch ist gelegentlich die Abgrenzung zwischen Borderline-Störung und psychotischen Erkrankungen, insbesondere beginnenden Psychosen (Kap. 4.2). Im Übrigen können im Prinzip alle Symptomneurosen durch Komorbidität auf der Basis einer Borderline-Persönlichkeitsstörung entstehen.

Borderline-Behandlungen

Das Ziel der psychoanalytisch begründeten Behandlung ist eine Nachreifung der Persönlichkeit, speziell eine Ichreifung. Dazu gehört, dass defizitäre Ichfunktionen gestärkt und die Spaltungsabwehr gemäßigt werden und das Ich in seiner Funktionsfähigkeit erstarkt. Die Folge ist bei günstigen Verläufen eine Überwindung der Identitätsdiffusion mit zunehmender Integration der polaren Selbst- und Objektvorstellungen zu einem umfassenderen und realistischeren Erleben (Kap. 16.3). Im Brennpunkt der Behandlung stehen also die Ichschwäche und die typische Borderline-Abwehr, insbesondere Spaltung, Projektion und projektive Identifizierung und Verleugnung.

Während man früher im Rahmen der analytischen Verfahren versuchte, Borderline-Patienten im Rahmen der konfliktorientierten Strategien zu behandeln, wurden seit den 1950er Jahren strukturorientierte Modifikationen entwickelt, die in der angewandten Ichpsychologie ihre Wurzel haben.[203] Heute kommen verschiedene Strategien zum Tragen:

- *Die modifizierte analytische Psychotherapie*[204] (Kap. 17.2.2) ist auf die Verankerung der Störung in der Dynamik der Persönlichkeit ausgerichtet und analysiert auf der Basis der neueren Objektbeziehungstheorie die Manifestation der pathologischen Objektrepräsentanzen und der Spaltungsabwehr unter Nutzung der Übertragungsphänomene.
- *Die strukturbezogene Psychotherapie*[205] (Kap. 17.3.4) substituiert die Ichfunktionen, die mangelhaft entwickelt oder durch die Spaltungsabwehr geschwächt sind. Der Behandler kann dabei vorübergehend die Funktion eines Hilfsich übernehmen und den Patienten in der Differenzierung von Wahrnehmungen, in der Einfühlung in das Erleben anderer, im planenden Denken usw. unterstützen.
- *Die übertragungsfokussierte Psychotherapie (TFP)*[206] (Kap. 17.3.5) stellt durch Deutungen im Hier und Jetzt zwischen den dissoziierten Selbstzuständen und zwischen den liebenden und hassenden Selbstanteilen Beziehungen her und fokussiert dabei auf die destruktiven Haltungen, die sich in der Übertragung äußern.
- *Die mentalisierungsbasierte Psychotherapie (MBT)*[207] (Kap. 17.3.6) begegnet ichstrukturellen Defiziten in der Mentalisierungsfähigkeit, indem das Bindungssystem durch das Beziehungssystem aktiviert wird, Mentalisierungshilfen gegeben und traumatische Beziehungserfahrungen bearbeitet werden.

Kern der *Verhaltenstherapie* bei Borderline-Patienten ist das soziale Lernen. Das Ziel ist die Erweiterung der sozialen Kompetenz, z. B. durch ein Selbstsicherheitstraining. Daneben spielen Unterstützungen bei der Realitätswahrnehmung, Strukturierungshilfen, Entspannungsübungen und das Umlernen selbstschädigender Verhaltensweisen eine wichtige Rolle. Inzwischen gibt es umfangreiche Programme zur verhaltensthera-

203 Blanck u. Blanck (1974, 1979)
204 Rosenfeld (1990)
205 Heigl-Evers u. Heigl (1973), Rudolf (2004)
206 Clarkin u. a. (1999)
207 Bateman u. Fonagy (2008)

peutischen Behandlung von Borderline-Persönlichkeitsstörungen.[208]

Stationäre Psychotherapie

Borderline-Patienten werden häufig in stationärer Psychotherapie[209] behandelt. Diese verbindet psychoanalytisch fundierte Problemklärungen und verhaltenstherapeutische Strukturierungen mit speziellen Therapieverfahren, welche die innere chaotische Welt ordnen (z. B. Ausdruckstherapien wie die Maltherapie) und mit der Möglichkeit zum sozialen Lernen in der Stationsgemeinschaft.

8.5 Schizoide Persönlichkeitsstörung

Im Zentrum der **schizoiden Persönlichkeitsstörung** steht eine Beeinträchtigung der Nähe-Distanz-Regulierung. Sie wird auch als Nähekonflikt beschrieben. Die Folge sind ein Rückzug aus Beziehungen und eine Kontaktstörung.

Sie beruht auf der Störung des basalen, zielgerichteten (intentionalen) Bezugs zum Leben und zur Welt und einem gestörten Urvertrauen. Durch die Projektion von aggressiven Affekten und Nähebedürfnissen werden die zwischenmenschlichen Beziehungen bedrängend und bedrohlich erlebt. Sie verarmen, werden gemieden und durch abstrakte Interessen ersetzt. Es besteht ein niederes Strukturniveau.

ICD-10: F60.1 Schizoide Persönlichkeitsstörung

Terminologie und Geschichte

Schizoidie (*schizein* [griech.] spalten) sollte ursprünglich auf die Gespaltenheit der Persönlichkeit hinweisen. Tatsächlich stammt der Begriff, von Eugen Bleuler um 1910 eingeführt, aus einer Zeit, als man schizoide Persönlichkeitszüge noch eng mit schizophrenen Phänomenen in Zusammenhang brachte und in der Schizoidie eine Abortivform der Schizophrenie vermutete. Inzwischen ist bekannt, dass die Schizoidie eine überaus beständige Persönlichkeitsorganisation ist, die kein besonderes Risiko für die Entstehung einer Psychose darstellt.

Mit der Beschreibung der schizoiden Persönlichkeit wurde die Hinwendung der Psychotherapie und der Psychoanalyse zu den »frühen Störungen«, d. h. den präödipalen Störungsformen, eingeleitet. Schultz-Hencke[210] erkannte die in der Schizoidie enthaltene intentionale Gehemmtheit, Erikson[211] das mangelnde Urvertrauen, während Fairbairn[212] als erster die Spaltungsabwehr der Schizoiden und deren Folgen beschrieb.

Erscheinung der schizoiden Persönlichkeitsstörung[213]

Schizoide Menschen sind durch eine Reihe von Persönlichkeitszügen gekennzeichnet,

208 Linehan (1996)
209 Lohmer (1988)

210 Schultz-Hencke (1940)
211 Erikson (1950)
212 Fairbairn (1954)
213 Schultz-Hencke (1940), Rudolf 1988)

die ihr Kontaktproblem erkennen lassen oder ausgleichen (▾ Übersicht). Sie sind verschlossen, distanziert und wirken gefühlsarm. Sie geben sich wenig an anderen interessiert und lassen sie nicht an sich heran. Sie scheinen sich auch wenig damit zu beschäftigen, was andere über sie denken, und zeigen nicht, was sie selbst über andere denken. Als Sonderlinge und Eigenbrötler meiden sie Kontakte oder vermindern sie auf das Unvermeidliche. Sie sind misstrauisch, halten Distanz, wo es möglich ist, und vermeiden die gefühlsmäßige Bindung, wo Kontakte unvermeidlich sind. Engere Bindungen, Intimität oder gar Sexualität führen zu einer tiefen Bedrohung ihres Selbstgefühls.

An die Stelle des Interesses für andere Menschen rückt die intellektuelle und rationale Beschäftigung mit abstrakten Theorien und Gedanken über die Menschen, die Gesellschaft, das Leben schlechthin. Dieses Leben auf Distanz dient als Schutz vor bedrängend erlebten Kontaktangeboten. Es darf jedoch nicht als Unfähigkeit zu Bindung und Liebe missverstanden werden.

Schizoide Persönlichkeitszüge

- **Kontaktstörungen**
  Beeinträchtigung der Fähigkeit, Beziehungen zu anderen zu suchen und als angenehm zu empfinden
- **Zwischenmenschlicher Umgang**
  - Vermeidung von sozialen Kontakten, Misstrauen, Zurückweisung
  - Erfahrungsdefizite im zwischenmenschlichen Umgang, Unvertrautheit und Fremdheit gegenüber der Umwelt
  - Vermeidung von Intimität, wenig Interesse an Sexualität
- **Affektive Gehemmtheit**
  - Kühle, Gefühlsferne, Flachheit, mangelnde Lebensfreude und Freude überhaupt
  - Schwierigkeit Gefühle auszudrücken
- **Kompensatorische Züge**
  Indirekte Formen des Interesses an anderen: Beschäftigung mit Philosophie, ästhetische Interessen, rationale und theoretische Auseinandersetzungen mit gesellschaftlichen Prozessen
- **Sekundäre Symptome**
  Depressive Verstimmungen, Verzweiflung, Suizidalität

Psychischer Hintergrund

Die schizoide Persönlichkeit bzw. Persönlichkeitsstörung ist eine Persönlichkeitsorganisation mit hoher Stabilität. Obwohl es sich entwicklungspsychologisch um eine frühe Störung handelt, fehlt die für das niedere Strukturniveau charakteristische Ichschwäche. Die *unzureichende Nähe-Distanz-Regulation* weist auf eine strukturelle Störung der Fähigkeit der Abgrenzung zwischen Selbst und anderen hin. Das ist die Basis für den Nähe-Distanz-Konflikt.

Vorherrschende Abwehrmechanismen sind Spaltung, Projektion und Reaktionsbildung, die vor allem dazu dienen, die unsicheren Selbstgrenzen zu sichern: Wenn man den anderen als feindselig phantasiert, kann man sich ihm nicht öffnen. Entwicklungsdiagnostisch ist die Schizoidie daher dem niederen Strukturniveau zuzuordnen und bildet gleichsam das stabile Gegenstück zur instabilen Borderline-Persönlichkeitsorganisation.

Schizoidie beruht auf einer Störung des frühen Bindungs- und Sicherheitsbedürfnisses. Oft waren die Betroffenen in ihrer Existenz nicht erwünscht. Häufig finden sich Krankheiten in der Familie, eigene Behinderungen oder frühe Erkrankungen, die Trennungen oder mangelnde Spiegelung bewirkten. Nicht selten sind verunsichernde Früherfahrungen wie Heimatverlust, Kriegseinwirkungen, Heimaufenthalte. Die Folge ist eine Störung des Grundvertrauens und des basalen Sicherheitsgefühls. Diese Störung bewirkt, dass die Betroffenen keine stabilen Selbstgrenzen und keine ausreichende Nähe-Distanz-Regulation entwickeln. So gerät das Selbst bei intensiven Kontaktangeboten in Gefahr, verlorenzugehen. In der Folge bleiben basale Bedürfnisse wie Annäherung und Bindung, Neugier und Vertrauen konflikthaft. So entwickelt sich eine distanzierte, ja misstrauische Einstellung gegenüber der Welt und den Menschen.

Die schizoide Ambitendenz

Unbewusst besteht neben der Verletzungs- und Bindungsangst, die letztlich eine Angst vor Bedrohung des Selbst und Selbstverlust ist, ein ausgeprägtes Bedürfnis nach Bindung und Nähe. Das unbewusste Erleben bleibt auf das Neben- und Gegeneinander (Ambitendenz) von Nähewünschen, Verschmelzungs- und Verfolgungsangst fixiert. Es persistiert eine basale Unsicherheit der Selbstgrenzen, des Interesses an der Welt und am Leben einerseits, eine Sehnsucht nach emotionaler Wärme, Kontakt und Bindung andererseits. Diese Ambitendenz wird durch Rückzug aus den Beziehungen gelöst.

Dekompensation und Komorbidität

Auslösend für die Entstehung klinischer Symptome sind Situationen, die eine Abgrenzung im Kontakt oder eine aktive Kontaktaufnahme erfordern, z. B. der Schul- und Studienbeginn. Besonders gefährdend für die labilen Selbstgrenzen sind Situationen, in denen Nähe entsteht oder entstehen könnte, wenn die Betroffenen sich z. B. verlieben (könnten). Der Konflikt um Nähe und Distanz, um Verschmelzung und Selbstauflösung bricht dann erneut auf. In solchen Situationen entstehen Ängste, Depressionen und psychosomatische Störungen, die bevorzugt an den Grenzflächen (Haut, Schleimhaut, Lunge) lokalisiert sind. Dazu gehören Psychosomatosen wie Neurodermitis und Asthma bronchiale.

Abgrenzungen

- Narzisstische Persönlichkeitsstörung auf mittlerem Strukturniveau (Kap. 8.3)
- Borderline-Persönlichkeitsstörung, niederes Strukturniveau (Kap. 8.4)
- Paranoide und schizotype Persönlichkeitsstörung (Kap. 8.6)
- Schizophrenie und wahnhafte Störung

Psychoanalytische Behandlung

Die psychoanalytisch begründete Behandlung schizoider Patienten muss die besondere Empfindlichkeit für die Nähe im therapeutischen Kontakt berücksichtigen. Modifikationen der Behandlungstechnik werden erforderlich, um eine ausreichende Nähetoleranz herzustellen. Das Augenmerk richtet sich vor allem auf ein angemessenes Setting (Behandlung im Sitzen mit mittlerer oder niederer Frequenz) und auf die empathische Untersuchung und Klärung des Rückzuges, der bei zu viel Nähe und geringsten Verletzungen in der Behandlung auftritt. Veränderungen der Abwehr und der zentralen Ambitendenz lassen sich nur in sehr langfristig angelegten Behandlungen erreichen.

Krankheitsbilder

8.6 Weitere Persönlichkeitsstörungen

Die psychiatrische Klassifikation nach ICD-10 kennt eine Reihe von Persönlichkeitsstörungen, die in der psychoanalytisch orientierten Diagnostik selten auftauchen (Übersicht Kap. 8.1). Einige sollen abschließend kurz erwähnt und vor dem Hintergrund der Strukturdiagnostik erläutert werden.

Die paranoide Persönlichkeitsstörung (ICD-10: F60.0)

Paranoid erlebende Menschen sind vor allem von andauerndem Misstrauen geprägt und überaus kränkbar und verletzlich. Sie neigen dazu, anderen schlechte Absichten und feindselige Motive zu unterstellen, deren Verhalten danach zu interpretieren und schließlich ihre ganze Umgebung als gegen sich gerichtet oder bösartig zu erleben. Auf ihr Gefühl, bedroht zu sein, reagieren sie mit Rückzug, Zurückweisung, Groll und Streitsucht. Typisch sind ihre Rechtsstreitereien. Oft gelten sie als rechthaberisch und als Querulanten. Schließlich kommt es zu einer Verarmung und Ausdünnung der zwischenmenschlichen Kontakte und zur Selbstisolierung.

Dieses Erlebnismuster zeigt krasse Züge von Spaltung und projektiver Identifizierung, womit destruktive Phantasien und Verfolgungsängste bewältigt werden können und die eigene Feindseligkeit anderen zugeschrieben wird. Man kann auch sagen: Die verfolgende innere Welt (inneren Objekte) wird projektiv der Außenwelt zugeschrieben.

Die paranoide Persönlichkeitsstörung zeigt damit zentrale Aspekte des niederen Strukturniveaus mit Wurzeln in missglückten Interaktionen in den Frühbeziehungen. In Extremfällen können wahnhafte Erlebnismuster auftreten. Daraus leitet sich die Bezeichnung »paranoid« ab.

Die schizotypische Persönlichkeitsstörung (ICD-10: F21)

Das Hauptmerkmal der schizotypischen Persönlichkeitsstörung sind auffällige Verhaltensmuster, die sich bereits im Äußeren zeigen: Die Patienten wirken oft merkwürdig in ihrer Sprache, eigensinnig im Denken und unangepasst im Kontakt und Auftreten bis hin zur Verwahrlosung. Ihre Wahrnehmungen sind oft unrealistisch und von Misstrauen geprägt. Sozial besteht eine mangelnde Fähigkeit zu engen persönlichen Beziehungen. Das führt zum sozialen Rückzug. Dabei wirken sie im Kontakt unzugänglich, gemütsarm und gleichgültig.

Im Zentrum steht ein überwältigendes Aggressionspotenzial bei gleichzeitigem Fehlen jedweder Art von Betroffenheit, Schuld- und Verantwortungsgefühl. Es handelt sich um eine strukturelle Störung bei der Überich-Bildung bei gleichzeitiger extremer Ichschwäche. Dadurch kommt es zu einer Missachtung der sozialen Normen mit gewalttätigem und dissozialem Verhalten.

Der schizotypischen Persönlichkeitsstörung liegt ein Nähe-Distanz-Problem zugrunde. Es bewirkt, dass die Distanz zu anderen nicht flexibel gehandhabt werden kann und Nähe als bedrohlich erlebt wird. Bedürfnisse nach Nähe und Intimität werden deshalb projektiv auf andere verlagert und zugleich mit Phantasien von Übergriff und Feindseligkeit verknüpft. So entsteht ein Circulus vitiosus.

In Hinblick auf ihre zwischenmenschlichen Probleme besteht eine große Ähnlichkeit mit der schizoiden Persönlichkeit. In der Weiterverarbeitung der Kontaktproblematik treten das Eigenbrötlerische und der soziale Rückzug allerdings viel ausgeprägter in Erscheinung als dort. Der Hauptunterschied besteht darin, dass bei der schizotypischen Persönlichkeitsstörung ein deutliches Leiden wegen der sozialen Isolierung erlebt wird. Diese ist allerdings auch viel extremer als bei den Schizoiden.

Früher zählte man die schizotypische Persönlichkeitsstörung zur Psycho- oder Soziopathie. Das Problem ist die Überlappung mit anderen Krankheiten. Oft ist die Abgrenzung von Wahnkrankheiten schwierig. Es können auch Körperfühlstörungen, Entfremdungserlebnisse, Halluzinationen und Wahnvorstellungen auftreten. Diese Störungen stellen die stärkste Nähe zur Schizophrenie dar, ohne dass tatsächlich schizophrene Symptome auftreten.

Die dissoziale Persönlichkeitsstörung (ICD-10: F60.2)

Die dissoziale Persönlichkeitsstörung hat ebenfalls ein niederes Strukturniveau. Selbst äußerst verletzlich und kränkbar, muten die Betroffenen anderen ständig Kränkungen und Grenzverletzungen zu. Bei genauerer Betrachtung entdeckt man hinter der Aggressivität paranoide Ängste, die, ähnlich wie bei der paranoiden Persönlichkeitsstörung, projektiv entstehen und durch projektive Identifizierung abgewehrt werden. Statt Schuld zu erleben, beschuldigen sie andere.

Die Ichschwäche und die feindselige Einstellung zur Umwelt bewirken, dass die Betroffenen hilfreiche Beziehungen für sich nicht nutzen und nicht aus Erfahrungen lernen können, sondern dass sie diese entwerten. Eine minder ausgeprägte Form dieser Störung ist der impulsive Typ der emotional instabilen Persönlichkeitsstörung, die als Zwischenglied zur Borderline-Persönlichkeitsstörung zu betrachten ist, wie sie in diesem Buch (Kap. 8.3) beschrieben wird.

Weitere Typen

Die histrionische Persönlichkeitsstörung (Kap. 8.2) bildet zusammen mit der anankastischen (zwanghaften) Persönlichkeitsstörung (Kap. 9.4) die Persönlichkeitsstörungen auf höherem Strukturniveau. Sie werden in den einschlägigen Kapiteln beschrieben.

Merkwürdigerweise kennt die ICD-10-Klassifikation keine narzisstische und keine depressive Persönlichkeitsstörung, wie sie in diesem Buch als die Vertreter der Persönlichkeitsstörungen auf mittlerem Strukturniveau beschrieben werden (Kap. 4.3 bzw. 8.3 und 9.2). Aus der Perspektive der Phänomenologie fokussiert die ICD auf das Vermeidungs- bzw. das Abhängigkeitsverhalten und nicht auf das Schicksal des Autonomiekonfliktes. Auf diese Weise beschreibt sie

- eine *ängstliche (vermeidende) Persönlichkeitsstörung* (ICD-10: F60.6) statt des vermeidenden Modus der narzisstischen und depressiven Persönlichkeitsstörung,
- eine *abhängige Persönlichkeitsstörung* (ICD-10: F60.7) statt des abhängigen Modus der narzisstischen und depressiven Persönlichkeitsstörung.

Daneben wird die narzisstische Persönlichkeitsstörung auch als »sonstige spezifische Persönlichkeitsstörung« der ICD-10-Kategorie F60.8 zugeordnet.

Zur Vertiefung empfohlene Literatur

Persönlichkeitsstörung: Fiedler P (2001), Hoffmann SO (1986), Reich W (1933), Schultz-Hencke H (1940)
Hysterische Persönlichkeitsstörung: Mentzos S (1980), Israel L (1983), Sigmund D (1994)
Narzisstische Persönlichkeitsstörung: Argelander H (1972a), Henseler H (1974), Kohut H (1971)
Borderline-Persönlichkeitsstörung: Kernberg O (1975), Rohde-Dachser C (1979), Kernberg O u. a. (2000)

9 Psychische Störungen (Psychoneurosen)

Unter dem Begriff **psychische Störungen** werden hier die psychogenen Erkrankungen beschrieben, deren Hauptsymptome im Bereich der psychischen Funktionen liegen, insbesondere der Affekte, der Wahrnehmung und des Denkens. Zu ihnen gehören die depressiven Störungen, die Angststörungen, die Zwangsstörungen, die dissoziativen Störungen und die Entfremdungsstörungen.

Psychische Störungen (Psychoneurosen) beruhen auf der Dekompensation einer neurotischen Persönlichkeit in einer persönlichkeitsspezifischen Auslöse- bzw. Belastungssituation. Die Symptombildung hat dabei je nach Strukturniveau eine Abwehrfunktion im Rahmen einer Konfliktpathologie oder ist Folge einer Entwicklungspathologie.

Diese Störungen wurden früher als *Psychoneurosen* bezeichnet und sind das Paradigma der »Neurosen« schlechthin. Für die Unterscheidung von reaktiven und posttraumatischen psychischen Störungen, welche die gleichen Symptome haben können, ist die Disposition in Form einer prämorbiden neurotischen Entwicklung, Persönlichkeit bzw. Persönlichkeitsstörung der wegweisende Faktor.

Die Gewohnheit, einfach nur von »Neurosen« zu sprechen, wenn Psychoneurosen gemeint sind, ist unglücklich, weil der Begriff Neurose (neurotische Störung) unterschiedlich gebraucht wird. In diesem Buch bezeichnet er Störungen, die auf einer neurotischen Entwicklung beruhen (Kap. 3.1). Die Art der Symptome – seelisch, körperlich, im Verhalten oder in der Persönlichkeit – ist dabei gleichgültig.

9.1 Grundlagen

Häufigkeit und Verlauf

Psychogene Störungen mit psychischer Symptomatik sind typische Erkrankungen des frühen und mittleren Erwachsenenalters. Die Schwellensituationen der sozialen Entwicklung wie Trennung von der Primärfamilie, Partnerwahl usw. sind typische Auslösesituationen. Im Kindesalter treten spezielle Neuroseformen auf.[214] Depressive und hypochondrische Störungen beginnen häufig erst im höheren Lebensalter. Der Spontanverlauf ist bei den meisten psychischen Störungen fluktuierend und stark von psychosozialen Belastungen abhängig. Nur die Zwangsstörungen zeigen einen kontinuierlichen Verlauf. Unbehandelt neigen alle zur Chronifizierung. Folgeprobleme wie Alkoholabhängigkeit und Tablettensucht, sozialer Rückzug und Frühberentung sind nicht selten.

Bezüglich der Häufigkeit (► **Tab. 9.1**) sind die epidemiologischen Forschungsergebnisse recht widersprüchlich.

> Als Orientierungsgröße kann man annehmen, dass fünf bis zehn Prozent der Bevölkerung[215] an psychischen Störungen leiden. Dabei überwiegen Frauen gegenüber Männern.

Angststörungen stellen zusammen mit Suchterkrankungen die häufigsten psychischen Störungen überhaupt dar.

214 Z. B. Einnässen, Dunkelangst, kindliche Formen der Depression

215 Schepank (1986), Dilling u. a. (1984)

Tab. 9.1: Häufigkeit von psychischen Störungen (Psychoneurosen)

	Geschlechterverteilung	Punktprävalenz	Lebenszeitrisiko
Depressive Störung (Dysthymie)	Frauen (>) Männer	3 %	6 %
Angststörungen insgesamt	Frauen >> Männer	7 %	15 %
• *Phobien*	Frauen >>> Männer		10 %
Zwangsstörungen	Frauen ~ Männer	1–2 %	2–3 %
Dissoziative Störungen	Frauen >>> Männer	~ 1 %?	unbekannt
Entfremdungsstörungen	Frauen >? Männer	unklar	unbekannt
Psychische Störungen insgesamt	Frauen > Männer	10–15 %	

Ätiopathogenese

Psychoneurosen beruhen – wie alle neurotischen Störungen – im Wesentlichen[216] auf erlebnisbedingten Entwicklungsdefiziten und unverarbeiteten, unbewussten Konflikten. Diese haben ihre Ursache in ungünstigen Entwicklungsbedingungen und Erfahrungen in den prägenden Entwicklungsphasen, insbesondere in den basalen vulnerablen Jahren der frühen Kindheit. Entscheidend als Disposition für die Entstehung ist eine zumeist bis in die Kindheit zurückreichende neurotische Entwicklung (Kap. 3.1). Wie im Kap. 4 ausführlich dargestellt, werden je nach Zeitpunkt und Folgen der disponierenden Einflüsse Störungen auf höherem, mittlerem und niederem Strukturniveau unterschieden. Dementsprechend hat die psychische Symptomatik je nach Strukturniveau eine jeweils unterschiedliche Pathogenese:

- *Bei Störungen auf höherem Niveau* sind Symptome die Folge einer defensiven Kompromissbildung zwischen Abwehr und abgewehrtem Erleben (Konfliktpathologie).
- *Bei Störungen auf mittlerem Niveau* sind sie eine Begleitreaktion der Labilisierung des Selbstwertgefühls und der Aktivierung des Autonomiekonfliktes.
- *Bei Störungen auf niederem Niveau* sind Symptome die Folge von strukturellen Ichdefiziten und kompensatorische Stabilisierungsversuche (Entwicklungspathologie).

9.1.1 Diagnostik und Abgrenzung

Die klinische Diagnose der Psychoneurosen richtet sich nach der Hauptsymptomatik. Es gibt Krankheitsbilder, die eine eindeutige Zuordnung erlauben. Bei anderen gehen verschiedene Symptomgruppen ineinander über: Depressionen sind oft mit angstvollen Spannungen verbunden, Zwänge können von Ängsten, hypochondrische Ängste von Depressionen begleitet sein.

Im Rahmen der psychiatrischen Klassifikation ordnet man die Störungen nach der Hauptsymptomatik in Gruppen ein, die allerdings nicht strikt voneinander abgegrenzt werden können (▾ Übersicht).

216 Zur Erblichkeit vgl. Schepank (1994)

Psychische Störungen (Psychoneurosen) nach ICD-10

Depressive Störungen (Kap. 9.2)

- F32 Depressive Episoden
  - F32.0 Leichte depressive Episode
  - F32.1 Mittelgradige depressive Episode
- F34.1 Dysthymie

Angststörungen (Kap. 9.3)

- Diffuse Angststörungen
  - F41.0 Panikstörung
  - F41.1 Generalisierte Angststörung
  - F41.2 Angst und Depression gemischt
- F40 Phobische Störung
  - F40.0 Agoraphobie
  - F40.1 Soziale Phobie
  - F40.2 Spezifische (isolierte) Phobie
- F45.2 Hypochondrische Störung*

Zwangsstörungen (Kap. 9.4)

- F42 Zwangsstörung
  - F42.0 Vorwiegend Zwangsgedanken,
  - F42.2 Zwangshandlungen und -gedanken

Dissoziative Störungen (Kap. 9.5)

- F44 Dissoziative Störungen (Konversion**)
  - F44.0 Dissoziative Amnesie
  - F44.1 Dissoziative Fugue
  - F44.2 Dissoziativer Stupor
  - F44.3 Trance und Besessenheitszustände
  - F44.81 Multiple Persönlichkeitsstörung

Entfremdungsstörungen (Kap. 9.6)

- F48.1 Depersonalisations-/Derealisationssyndrom*

* ICD-10 zählt die hypochondrischen Störungen und das Depersonalisations-/Derealisationssyndrom zu den somatoformen Störungen.

** ICD-10 unterscheidet nicht zwischen dissoziativen und Konversionsstörungen. Die hier aufgelisteten dissoziativen Störungen zählen nach unserer ätiopathogenetischen Systematik zu den psychischen Störungen, während wir Konversionsstörungen, deren Symptome sich im Körperlichen manifestieren, zu den somatoformen Störungen (Kap. 10.1) rechnen.

Krankheitsbilder

Manchmal ist die Abgrenzung zwischen einzelnen psychischen Störungen völlig willkürlich, sodass Mehrfachdiagnosen erforderlich sind. Selbst die Abgrenzung zwischen psychischen Störungen, somatoformen Störungen und Verhaltensstörungen ist oft schwierig, weil diese Krankheitsgruppen, ebenso wie die einzelnen Syndrome, ineinander übergehen. Das lässt sich am Beispiel der depressiven Störungen zeigen. Dazu gehören definitionsgemäß vegetative Symptome wie Schlaf-, Libido- und Appetitstörungen. Diese wären als solche allerdings den somatoformen Störungen zuzuordnen. Ähnlich ist es bei den Angststörungen. Sie sind fast immer mit somatoformen Herz-Kreislauf-Symptomen verknüpft. Entsprechendes gilt umgekehrt auch für psychische Begleitsymptome, z. B. depressive Symptome bei Verhaltensstörungen usw. Man muss bei der systematischen Darstellung der klinischen Syndrome diese Einschränkungen vor Augen haben, um die Abgrenzung zwischen den einzelnen Krankheitsbildern nicht zu überschätzen.

Das gilt nicht nur für die Erscheinungsform, sondern auch für die Psychodynamik. In den Anfängen der psychoanalytischen Forschung bestand die Auffassung, dass bestimmte Krankheiten immer durch die gleiche Dynamik zustande kommen, z. B. die Zwangsstörungen durch die Abwehr ödipaler Konflikte unter dem Druck von unbewussten Gewissensängsten. Heute gilt, dass man aus der Art der Symptomatik nicht auf die Psychodynamik rückschließen kann. Die Symptome als solche sind unspezifisch. Allein die Art der neurotischen Entwicklung bzw. Persönlichkeit gibt Aufschluss über die Psychodynamik, die einer neurotischen Störung zugrunde liegt.

Ebenso kann man aus einer Symptomatik auch nicht ableiten, auf welchem strukturellen Entwicklungsniveau eine neurotische Störung beruht. Ängste, Depressionen und Zwänge, die drei Hauptgruppen psychischer Symptombildungen, kommen nämlich auf jedem Strukturniveau vor. Maßgeblich für die Zuordnung ist allein die individuelle Entwicklungsdiagnostik (Kap. 4).

9.1.2 Behandlung

Zur Behandlung von psychischen Störungen werden alle Formen der Psychotherapie angewandt. Während die analytische Psychotherapie aus der Behandlung von Psychoneurosen hervorgegangen ist, haben auch die Verhaltenstherapie, die Gesprächstherapie und andere humanistische Psychotherapieverfahren wesentliche Anstöße aus der Behandlung von Psychoneurosen erhalten. Die Prognose ist bei allen Behandlungsverfahren vor allem von der Chronizität, d. h. von der Dauer der Störung und von den Sekundärfolgen abhängig. Es gibt nur wenige aussagekräftige Vergleichsuntersuchungen über die Wirksamkeit der verschiedenen Psychotherapieverfahren bei den einzelnen Störungen.

Bei der psychodynamischen (psychoanalytisch begründeten) *Behandlung* richtet sich die Indikation grundsätzlich nach der Persönlichkeit und dem Strukturniveau und nicht nach der Symptomatik. Insofern ist die Tatsache, ob eine neurotische Störung im Seelischen als psychische, im Körperlichen als somatoforme, im Verhaltensbereich als Verhaltensstörung oder in der Persönlichkeit als Persönlichkeitsstörung manifest wird, für die Indikationsstellung analytisch begründeter Verfahren von nachrangiger Bedeutung. Für die Indikation sind Kriterien wie Reflexionsvermögen, Änderungswunsch oder Chronifizierung und vor allem das Strukturniveau viel wichtiger.

Man kann natürlich umso eher einen Behandlungserfolg erwarten, je weniger tief verwurzelt die Störung ist, je ungestörter die Gesamtentwicklung eines Patienten verlaufen ist und je größer seine Ressourcen sind. Daher sind psychische Störungen bei umschriebener Konfliktpathologie im Allgemeinen viel einfacher mit gutem Effekt zu behandeln als die Borderline-Störungen. Diese machen z. T. weitgehende Modifikationen der Technik und des Rahmens erforderlich. Heute gelten die psychischen und somatoformen Störungen auf mittlerem Strukturniveau als Hauptindikation für die psychoanalytisch begründeten Verfahren.

Der größte Teil der Patienten mit psychischen Störungen wird heute in tiefenpsychologisch fundierter Psychotherapie mit 50 bis 100 Sitzungen behandelt. Intensivere psychoanalytische Langzeitbehandlungen treten zahlenmäßig dem gegenüber zurück. Heute sind es etwa zehn Prozent der Kassenpsychotherapien. Ein kleiner Teil der Patienten kommt in eine tiefenpsychologisch fundierte oder analytische Gruppenpsychotherapie.

Am nützlichsten sind die psychoanalytisch begründeten Verfahren für Patienten mit einer Konfliktpathologie auf höherem oder mittlerem Strukturniveau, die trotz ihrer Beeinträchtigungen eine relativ günstige Entwicklung genommen haben und motiviert sind, sehr grundsätzliche Veränderungen in ihrer Persönlichkeit anzustreben. Dabei stellen die Patienten des mittleren Strukturniveaus die Hauptgruppe in der ambulanten Praxis dar.

Bei der *Verhaltenstherapie* richten sich die Indikation und die Auswahl des Verfahrens nach der Art der Symptome. Klassische verhaltenstherapeutische Dekonditionierungs- und Extinktionsmethoden sind bei der Behandlung von Phobien und Zwängen entwickelt worden. Für die Behandlung von Depressionen steht die kognitive Verhaltenstherapie im Vordergrund.

Stationäre Psychotherapie

Stationäre Behandlungen (Kap. 15.4.3) sind bei psychischen Störungen vor allem unter vier Bedingungen indiziert:

- als Krisenintervention, vor allem bei suizidalen Krisen,
- bei schweren Störungen, vor allem im Sinne einer Borderline-Persönlichkeitsorganisation,
- bei chronifizierten Störungen,
- aus Milieugründen, um einen Kranken aus einem pathogenen Konfliktfeld herauszunehmen.

9.2 Depressive Störungen (Depressive Neurosen)

Depressionen (*depressio* [lat.] Be-, Unterdrückung) sind häufig vorkommende, traurig-bedrückte Verstimmungen und ihre körperlichen Begleiterscheinungen, die auf einem breiten Spektrum von möglichen Ursachen beruhen. Ein bedeutender Teil, nämlich die psychogenen depressiven Störungen, beruht auf psychodynamischen Faktoren und kann durch entsprechende Psychotherapien befriedigend behandelt werden. Dabei handelt es sich um leichtere und mittelschwere Störungen, die meistens auf dem Boden einer depressiven oder narzisstischen Pathologie entstehen. Daneben können sie auf allen Strukturniveaus sowie als reaktive und posttraumatische Störungen auftreten.

Diese Syndrome werden in diesem Buch als **depressive Störungen** (früher: depressive Neurosen) abgehandelt. Sie entsprechen in der Mehrzahl der Dysthymie und den leichten und mittelgradigen depressiven Episoden der gegenwärtigen psychiatrischen Nomenklatur.

ICD-10: F32 Depressive Episoden, F33 Rezidivierende depressive Störung, F34.1 Dysthymie (▼ Übersicht)

Man spricht von Depression, um das Symptom des Bedrücktseins zu bezeichnen, dagegen von depressiver Störung, um das klinische Syndrom zu bezeichnen, das neben Depressionen auch andere Symptome umfasst. Der Begriff Depression hat erst im 20. Jahrhundert den bis dahin gebräuchlichen der Melancholie (»Schwarzgalligkeit«, Schwermut) abgelöst.

Die Klassifikation der hier besprochenen *neurotischen* depressiven Störungen ist schwierig, seit die Psychiatrie die ätiologische Sichtweise zu Gunsten einer rein deskriptiven Betrachtung aufgegeben hat. Die häufigste Zuordnung ist die zur *Dysthymie* (ICD-10: F34.1), wenn die Symptomatik mindestens zwei Jahre lang kontinuierlich besteht. Dann spricht man in der Psychiatrie auch von dysthymer Störung oder von *Minor Depression*[217] (kleinerer Depression), ohne sich dabei auf eine Ätiologie festlegen zu wollen. An die Stelle der früheren Gegenüberstellung von reaktiv-neurotischer und endogen-psychotischer Depression ist damit die Gegenüberstellung Minor Depression versus Major Depression (schwerwiegendere Depression) getreten.

Depressive Neurosen nach ICD-10

- **F32.0 Leichte depressive Episode**
  Der Patient fühlt sich krank und sucht ärztliche Hilfe, kann aber trotz Leistungseinbußen seinen beruflichen und privaten Pflichten noch gerecht werden, sofern es sich um Routine handelt.
- **F32.1 Mittelgradige depressive Episode**
  Berufliche oder häusliche Anforderungen können nicht mehr oder – bei Tagesschwankungen – nur noch zeitweilig bewältigt werden.
- **F32.2 Schwere depressive Episode ohne psychotische Symptome**
  Der Patient bedarf ständiger Betreuung. Eine Klinikbehandlung wird notwendig, wenn das nicht gewährleistet ist.
- **F33 Rezidivierende depressive Störung**
  Hierbei handelt es sich um eine Störung, die durch wiederholte depressive Episoden charakterisiert ist. Diese werden wie bei F32 angegeben, z. B. F33.1 Rezidivierende depressive Störung, gegenwärtig mittelgradige Episode.
- **F34.1 Dysthymie**
  Hierbei handelt es sich um eine chronische, wenigstens zwei Jahre andauernde depressive Verstimmung, die weder schwer noch hinsichtlich einzelner Episoden anhaltend genug ist, um die Kriterien einer depressiven Störung nach F32 bzw. F33 zu erfüllen.

ICD-10 beschreibt rezidivierende depressive Zustände als depressive Episoden und klassifiziert diese nach ihrem Schweregrad (▲ Übersicht). Es gibt klinische Evidenz dafür, dass ein Teil der leichten und mittelschweren depressiven Episoden (ICD-10: F32.0 und .1) auf einer neurotischen Ätiologie beruhen und den depressiven neurotischen Störungen zuzurechnen sind.

217 Die Begriffe *Minor* und *Major Depression* stammen aus dem amerikanischen Klassifikationssystem DSM-IV

Das Problem der rein deskriptiven Erfassung der Depression besteht darin, dass sie bei Patienten auf der Basis eines zum Teil laienhaften Missverständnisses als in irgendeiner Weise genuine, schicksalshafte Erkrankung begriffen wird. Erfahrungsbedingte Ursachen werden dabei überhaupt nicht in Erwägung gezogen. Auf diesem Missverständnis beruht dann häufig eine ausschließlich auf Medikamente bezogene Therapieerwartung, welche die Motivation für eine konfliktorientierte Psychotherapie erheblich erschweren kann.

Depression und Trauer

Depressionen haben eine gewisse Ähnlichkeit mit der Trauer. Dennoch handelt es sich um unterschiedliche Erlebnisweisen: Patienten mit Depressionen wirken innerlich leer, voller Selbstvorwürfe und mit sich selbst beschäftigt. Bei Trauernden ist »das Herz *voll* Traurigkeit«, sie sind bekümmert um die verlorene Person, aber sie sind in ihrem Selbstgefühl nicht nachhaltig beeinträchtigt.

9.2.1 Ätiologie, Verlauf und Symptomatik

Ätiologie

Das Konzept der depressiven neurotischen Störungen zentriert auf psychodynamische und lerngeschichtliche ätiologische Faktoren, die unten näher erläutert werden. Heute ist aber eine umfassendere Betrachtung möglich. Danach muss man auch bei den neurotischen Depressionen eine konstitutionelle, d. h. erbliche Vulnerabilität mit in Rechnung stellen.

Unklar ist trotz intensiver Forschungen, welche Bedeutung neurobiologische Faktoren bei der Depressionsentstehung haben. Man geht heute davon aus, dass es sich aus neurobiologischer Sicht bei der Depressionsentstehung nicht um ein einheitliches Geschehen handelt. Die Forschung konzentriert sich auf mögliche Störungen der zentralnervösen Reizleitung und der Reizübertragung an den Neurorezeptoren sowie auf die Produktion von Überträgersubstanzen und endokrinologische Prozesse. Was Ursache und was Folge einer Dekompensation ist, bleibt bisher offen. Auch wenn man für die neurotische Depression psychosoziale Dispositionen und Auslöser in den Mittelpunkt der Betrachtung stellt, dürfte die Dekompensation letztlich ein neurobiologischer Prozess mit entsprechendem Korrelat sein. Das würde u. a. die psychopharmakologische Beeinflussbarkeit der Symptomatik erklären.

Verlauf

Der Verlauf depressiver Neurosen ist chronisch-intermittierend. Sie beginnen in allen Lebensaltern und zählen bei alten Menschen zu den häufigsten Störungen überhaupt. Es gibt primär chronische Störungen, die über Jahre bestehen und die Bezeichnung rechtfertigen, während die Symptomatik anderer Störungen sich mit dem psychosozialen Kontext wandelt, ohne dass sich Phasen im psychiatrischen Sinne, d. h. mit einer Dauer von einem halben Jahr und spontaner Remission, abgrenzen lassen. Deutlicher als die Abhängigkeit des Verlaufs vom psychosozialen Kontext ist die von der innerseelischen Situation. Dabei zeigt sich, dass eine einmal manifest gewordene Dekompensation zu anhaltenden Depressionen Anlass geben kann, selbst wenn die äußere Situation sich stabilisiert.

Symptomatik

Die Beschwerden betreffen die psychische, somatoforme und die Verhaltensebene (▼ Übersicht).

Symptomatik der depressiven Neurosen

- **Psychische Hauptsymptome**
  Traurige Verstimmungen, Bedrücktheit, Niedergeschlagenheit, Freudlosigkeit, Hoffnungslosigkeit und Antriebsmangel
- **Weitere psychische Symptome**
  Verlust von Interesse, negative Gedanken, Grübeln, Konzentrationsstörungen, Entscheidungsunlust, Leistungsversagen, Schuldgefühle, Selbstvorwürfe, Versagens- und Zukunftsangst
- **Somatoforme Symptome**
  Schlafstörungen oder Schlafbedürfnis, Abgeschlagenheit, Appetitlosigkeit oder Esslust, Herzbeschwerden, Schmerzen, vor allem Kopfschmerzen, Libidoverlust
- **Verhaltensmerkmale**
  Rückzug im sozialen und beruflichen Bereich, Suchtverhalten, suizidales Verhalten

Die Patienten schildern, vor allem am Krankheitsbeginn, innere Unruhe und angstvoll erlebte Gespanntheit, sodass es manchmal schwer ist, darin die Depression zu erkennen. Bisweilen verbirgt sich die Depressivität auch hinter agitierter Getriebenheit. Man muss sich die subjektiven Erlebnisse genau beschreiben lassen und darf sich nicht mit globalen Begriffen, die falsch verwendet werden können, zufrieden geben. Depressive Störungen neigen zur Chronifizierung. Eine Gefahr ist der soziale Rückzug, eine andere die Suchtentwicklung. Bei krisenhaften Zuspitzungen droht Suizidalität.

Depressive Neurosen haben eine starke Tendenz zur Komorbidität. Sie treten oft gemeinsam mit Angststörungen und somatoformen Störungen auf, wobei nicht immer deutlich ist, ob es sich tatsächlich um das Zusammentreffen von zwei Störungen handelt oder ob die Depression als Angst erlebt oder somatisiert wird.

9.2.2 Psychodynamik und Persönlichkeit

Die Ubiquität von depressiven neurotischen Störungen

In der Depression äußert sich die Unterdrückung von Affekten und Impulsen durch Rückzug und Wendung gegen die eigene Person. Diese Affekte und Impulse beruhen auf Konflikten im Zusammenhang mit der Selbstbehauptung und der Regulierung des Selbstwertgefühls. Diese Konflikte sind Grundkonflikte des Lebens. Sie kommen in allen Entwicklungsstufen vor. Depressive Neurosen können daher durch eine Dekompensation der Abwehr bei allen Arten von neurotischen Persönlichkeiten auftreten (► **Abb. 9.1**).

Am häufigsten sind sie bei Menschen mit depressiven oder narzisstischen Persönlichkeiten. Bei dieser Form, die man meint, wenn man gemeinhin von »depressiver Neurose« spricht, steht die neurotische Verarbeitung des Autonomiekonfliktes im Zentrum der Dynamik (Kap. 4.3). Bei zwanghaften und hysterischen Persönlichkeiten äußern sich dagegen in der Depression Liebe-Hass-Konflikte der ödipalen Entwicklung. Der Verarbeitungsmodus ist aber auch hier der Rückzug und die Wendung von Affekten und Impulsen gegen die eigene Person. Dabei kann die Regression aufgrund von präödipalen Fixierungen eine depressionsfördernde Rolle spielen.

Depressive Persönlichkeit und Persönlichkeitsstörung

Die depressive Pathologie wurde bereits im Kap. 4.3.4 dargestellt. Danach handelt es sich bei Depressiven um Menschen, die oral

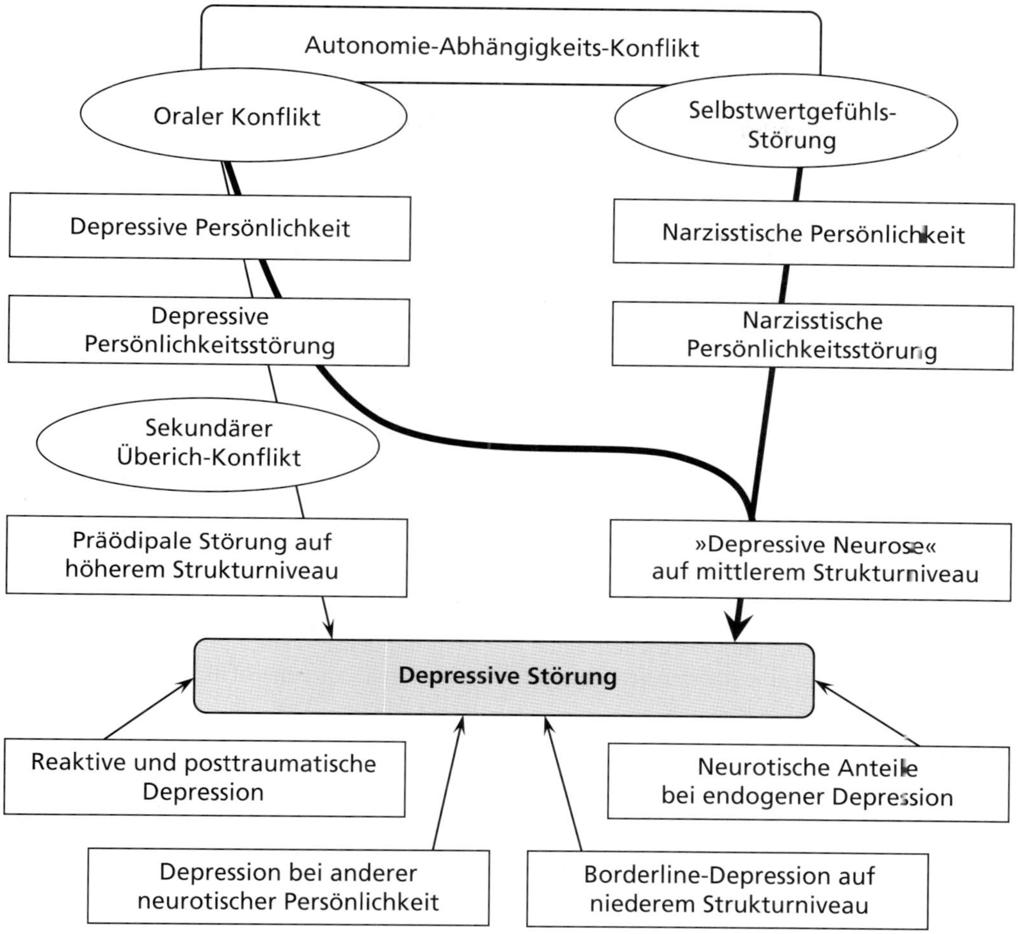

Abb. 9.1: Das weite Feld der depressiven Störungen auf psychogener Basis oder mit psychogener Beteiligung

abhängig geblieben sind und andere Menschen als Versorgungsobjekte brauchen. Fürsorge, Versorgung und orale Befriedigung bedeuten für sie Liebe. Auf Frustrationen dieser basalen Bedürfnisse reagieren sie mit Hass.

Lebensgeschichtlich betrachtet, wurzelt die depressive Entwicklung in Entbehrungen und andauernden oralen Versagungen in den ersten beiden Lebensjahren, der sog. oralen Phase der Triebentwicklung. Die Entbehrungen fixieren das Abhängigkeitserleben und behindern die Autonomieentwicklung. Wenn Bedürfnisse nach Versorgung und Liebe permanent frustriert werden, entsteht ein Teufelskreis: Die Frustration wird durch Identifizierung verinnerlicht, d. h. die Betroffenen entwickeln zur Bewältigung der Frustration die Vorstellung, ihre Bedürfnisse seien übertrieben, ja: unerfüllbar. So entstehen triebfeindliche Überich-Verbote und eine Verzichtsideologie. Schuldgefühle machen ein permanent schlechtes Gewissen wegen der als Gier bewerteten Bedürfnisse, die dadurch zusätzlich gehemmt werden. Der beständige Verzicht lässt aber auch Neid und Hassgefühle entstehen. Diese Gefühle werden durch das Überich in Schach gehalten. So entwickelt sich neben dem basalen Versorgungs- und Autonomiekonflikt zusätzlich ein Überich-Konflikt.

Depressive Persönlichkeiten fühlen sich wegen ihrer natürlichen Bedürfnisse und ihrer Neid- und Hassgefühle schuldig. Sie neigen dazu, diese zu unterdrücken und zu verleugnen. Als Folge davon verfügen sie über keine ausreichende Selbstbehauptung. Daher suchen sie indirekte Wege der Bedürfnisbefriedigung: Sie machen sich unentbehrlich, um Anerkennung zu erlangen. Altruistisch geben sie anderen, was sie für sich wünschen, aber selbst nicht für sich fordern können. Um Liebe und Zuneigung zu erlangen, geben sie sich unterwürfig und passen sich den Erwartungen anderer an. Sie idealisieren und rationalisieren ihre Opferbereitschaft, hinter der sich die ungestillten Bedürfnisse verbergen, und entwickeln eine Verzichtsmoral und eine übertrieben altruistische Helferhaltung.

Depressive Störungen bei depressiver Persönlichkeit

Wie in Kap. 4.3.4 dargestellt, kann man zwei Erscheinungsformen der depressiven Pathologie unterscheiden:

- *die abhängige (passiv-resignative) depressive Persönlichkeit,* bei der es durch Aktualisierung oraler Konflikte zur Symptombildung kommt (Versagen des Anderen als aktives Versorgungsobjekt);
- *die vermeidende (aktiv-altruistische) depressive Persönlichkeit,* bei der die Dekompensation herbeigeführt wird, wenn die Menschen, die in die altruistische Abwehr einbezogen werden, sich der Bevormundung und Überfürsorge entziehen (Versagen des Anderen als passives Versorgungsobjekt).

Orale Versuchungs- und Versagungssituationen sind demnach die typischen Auslösesituationen für die Symptombildung: Situationen, in denen aktive oder passive orale Bedürfnisse wachgerufen und zugleich frustriert werden. In diesen Situationen entstehen Impulse, von Dingen oder Menschen Besitz zu ergreifen. Die Bevorzugung anderer, ihr unerreichbares Glück, ihr Erfolg erregen Neid, Frustration und Enttäuschung, Hass und aggressive Impulse und bewirken letztlich Schuldgefühle gegenüber den strafenden Repräsentanzen. Diese Schuldgefühle wiederum bewirken, dass die Aggressionen nun nach innen gewendet, d. h. autoaggressiv gegen die eigene Person gerichtet werden. An die Stelle der ursprünglichen Bedürfnisse und der reaktiven Gefühle und Impulse tritt auf diese Weise die selbstquälerische Bedrücktheit und Niedergeschlagenheit.

Depressive Störungen entstehen bei einer depressiven Pathologie also daraus, dass ein ursprünglicher Versorgungs- und Autonomiekonflikt zu einem Überich-Konflikt weiterverarbeitet wird und die Schuldgefühle gegen die eigene Person gewendet werden. Dahinter steht die Angst vor dem Verlust der Liebe des Objektes (bzw. des Überichs). Wenn der Versorgungskonflikt leitend ist, besteht meistens ein mittleres Strukturniveau; wenn die Weiterverarbeitung durch Schuldgefühle und Reaktionsbildungen vorherrscht, kann man ein höheres Strukturniveau annehmen. Entwicklungsdiagnostisch betrachtet, markieren diese Störungen also den Übergang vom mittleren zum höheren Strukturniveau.

Depressive Störungen bei narzisstischer Persönlichkeit

Entstehung und Dynamik der narzisstischen Pathologie wurden in Kap. 4.3.1 und 8.3 ausführlich dargestellt. Es handelt es sich um Menschen, die kein genügend stabiles Selbstwertgefühl erworben haben. Sie sind daher von der Bestätigung anderer Menschen abhängig und bedroht, wenn sie diese zu verlieren glauben. Im Zentrum ihres Erlebens stehen

Sorge um Anerkennung und Bestätigung und Objektverlustangst. Demzufolge ziehen die Betroffenen sich in Größenphantasien zurück, idealisieren oder entwerten andere und unterdrücken ihre Autonomiebedürfnisse, um ihre Abhängigkeit nicht zu gefährden.

Erwartete oder reale Trennungen von ihrem bestätigenden Selbstobjekt, aber auch Verletzungen der überhöhten Selbstvorstellungen, Demütigungen oder Kritik labilisieren die narzisstische Abwehr und können zur Auslösesituation für Symptomentstehungen werden. Solche Situationen werden als Objektverlust erlebt. Sie rufen bei den Betroffenen Enttäuschungs- und Kränkungswut und aggressive Impulse hervor, die sich anfangs gegen diejenigen richten, die sie gekränkt, gedemütigt oder verlassen haben. Der Konflikt entsteht daraus, dass die Betroffenen sich nicht nur wütend, sondern zugleich auch äußerst abhängig fühlen. Deshalb müssen sie Personen, von denen sie sich enttäuscht fühlen, vor ihren zerstörerischen Impulsen schützen. Sie unterdrücken diese und »wenden sie nach innen gegen sich selbst«[218]: Sie machen sich Vorwürfe, quälen sich mit Gedanken, entwerten sich und wenden sich schließlich gegen das eigene Leben und werden suizidal.

Unterscheidung zwischen Depressionen bei depressiver und bei narzisstischer Pathologie

Seit einiger Zeit[219] wird die Depressionsentstehung vorwiegend mit Selbstwertproblemen in Verbindung gebracht. Demgegenüber treten die wichtigen klinischen Erfahrungen über die Triebkonflikte bei der Depression[220] in den Hintergrund. Das wird aus der großen Häufigkeit der narzisstischen Störungen verständlich, die möglicherweise auch zunehmen. Die Unterscheidung zwischen zwei Modi der Depressionsentstehung, dem depressiven und dem narzisstischen, entspricht aber nach wie vor der klinischen Erfahrung. Sie darf auch wegen der behandlungstechnischen Konsequenzen[221] nicht vernachlässigt werden. Die Unterscheidung ist allerdings nicht sehr strikt, denn einerseits führen andauernde Frustration und Unterdrückung von oralen Bedürfnissen, die den Kern der depressiven Pathologie bilden, sekundär zu schwerwiegenden Beeinträchtigungen des Selbstwertgefühls, andererseits sind auch bei narzisstischen Persönlichkeiten Neid, Hass und daraus abgeleitete Schuldgefühle wichtige Affekte, die gegen die eigene Person gerichtet werden können.

Die »Borderline-Depression«

Eine Sonderform sind depressive Störungen im Rahmen einer Entwicklungs- oder Traumapathologie. Wegen der zugrunde liegenden Borderline-Persönlichkeitsorganisation (Kap. 4.2.1 und 7.3.2) sprechen wir von Borderline-Depression. Genau genommen müsste man bei Traumafolgestörungen von posttraumatischer Depression sprechen. Die Depression wird bei diesen Störungen als innere Leere, Taubheit, Erstarrung und Selbstentfremdung erlebt (vgl. Konstriktion bei posttraumatischen Störungen, Kap. 7.3.2). Sie unterscheidet sich von der Bedrücktheit der »lebendiger« erscheinenden trieb- bzw. affektnäheren Depression bei

218 Abraham (1925). Freud (1917) nimmt in *Trauer und Melancholie* außerdem an, dass zur Abwendung des Verlustes eine »Introjektion«, d. h. eine phantasierte Vereinigung mit dem verlorenen Objekt stattfindet, sodass die Autoaggression eigentlich ein Angriff auf das im Innern phantasierte gehasste Objekt ist.

219 Überblick bei Eicke-Spengler (1977), Elhardt (1981)

220 Schultz-Hencke (1951)

221 Gemeint ist die Strategie der psychoanalytischen Behandlungen unter dem Stichwort Beziehung/Spiegelung versus Deutung.

Krankheitsbilder

Konfliktpathologie. Sie beruht auf einer Entleerung des Selbstgefühls als Folge von Verlassenheits- bzw. Hilflosigkeitserlebnissen. In der Gegenübertragung fühlt man sich in die Entleerung mit einbezogen oder versucht, sich dagegen zu wehren und abzugrenzen. Im Gegensatz dazu erweckt die typische Depression bei einer Konfliktpathologie in der Gegenübertragung Gegenaggression und andere »lebendige« Empfindungen und Phantasien, die mit den abgewehrten Impulsen und Affekten der Patienten korrespondieren.

Verhaltenstherapeutische Aspekte[222]

Im verhaltenstherapeutischen Verständnis ist für eine Depression entweder das Verhalten auslösend oder die Einstellungen, mit denen Erlebnisse und Ereignisse wahrgenommen und verarbeitet werden. Entsprechend lassen sich lerntheoretische und kognitive Ansätze unterscheiden, die sich gegenseitig ergänzen. Lerntheoretisch betrachtet ist das depressive Verhalten durch operante Prozesse erlernt. Dabei hat auch die Verstärkung des depressiven Verhaltens durch die Umwelt Bedeutung. Der kognitive Ansatz berücksichtigt vor allem die Lernerfahrungen und die daraus entstehenden Einstellungen für die Depressionsentstehung. Als Grundlage wird eine kognitive Störung mit negativen Denkmustern angesehen.[223] Sie beruht auf negativen Lernerfahrungen in der Kindheit und wird durch aktuelle Belastungen aktiviert. Dabei werden positive Erfahrungen mit negativen Gefühlen verknüpft und schlechte Erfahrungen überbetont. Beispielhaft für diesen Ansatz ist das Konzept der erlernten Hilflosigkeit[224].

222 Wahl u. Hartmann (1989)
223 Beck AT u. a. (1979)
224 Seligmann (1975)

9.2.3 Diagnostik und Behandlung

Die Diagnose einer depressiven Neurose ist aufgrund der Symptomatik (s. oben) und anderer diagnostischer Kriterien einfach zu stellen (▼Übersicht). Für die diagnostische Einordnung und die analytische Behandlung ist es jedoch entscheidend, möglichst die aktuell wirksamen Aspekte der Dynamik zu erfassen, die sich in der Auslösesituation konstelliert hat und zum Ausgangspunkt von Behandlungen werden kann.

Diagnostische Merkmale der depressiven Neurosen

- **Typische Haupt- und Begleitsymptomatik**
  - Vgl. Übersicht »Symptomatik der depressiven Neurosen« oben
- **Lebensgeschichtliche Dispositionen**
  - Frühe Trennungen und Verluste
  - Orale Entbehrungen und Verwöhnungen
  - Mangelnde Zuwendung und Bestätigung des narzisstischen Spiegelungsbedürfnisses
  - Beeinträchtigung der Autonomieentwicklung
- **Typische Auslösesituationen**
  - Orale Versuchungen und Versagungen
  - Orale und aggressive Selbstbehauptung
  - Narzisstische Kränkungen
  - Trennungen und Verluste

Abgrenzung und Differenzialdiagnose

- *Somatisierte (larvierte, vitalisierte) Depressionen* werden als Somatisierungsstörungen diagnostiziert, insbesondere, wenn der depressive Affekt fehlt und funktionelle körperliche Beschwerden vorherrschen (Kap. 10.3).

Differenzialdiagnostik der depressiven Neurosen

- **Andere psychogene Depressionen**
  - Andere neurotische Störungen: Bei den meisten psychischen, psychosomatischen, Persönlichkeits- und Verhaltensstörungen finden sich im Spektrum der möglichen Symptome auch Depressionen
  - Reaktive Depressionen: Depressive Belastungsreaktionen, psychosoziale oder somatopsychische Anpassungsstörungen
  - Posttraumatische depressive Störungen
- **Psychosen**
  - Affektive Psychosen: früher sog. endogene Depression und bipolare (manisch-depressive) Erkrankungen
  - Schizoaffektive Psychosen
  - Schizophrenie
- **Suchterkrankungen**
- **Symptomatische Depressionen bei körperlichen Erkrankungen**
  - Hirnerkrankungen: Posttraumatisch, entzündlich, alterssklerotisch u. a.
  - Internistische Erkrankungen: Infektionen, Vergiftungen, Stoffwechselstörungen, endokrine Störungen

- Die Abgrenzung der neurotischen von der sog. *endogenen Depression* und von der *bipolaren (manisch-depressiven) Erkrankung* erfordert eine gesonderte Erörterung (s. unten).
- Im Übrigen kommen Depressionen als unspezifische Affektstörung bei einer Vielzahl von psychisch und körperlich begründeten Erkrankungen vor (▲ Übersicht).

Neurotische versus endogene Depression

Einleitend wurde auf die Problematik des gegenwärtigen psychiatrischen Depressionskonzeptes hingewiesen, das mit der Abkehr von einer ätiologischen Orientierung auf die Abgrenzung zwischen neurotischer und endogener Depression verzichtet und diese durch deskriptive Begriffe wie Minor und Mayor Depression bzw. depressive Episoden ersetzt. Die Unterscheidung ist schwierig, weil die Übergänge fließend sind und erbliche bzw. endogen-biologische und neurotisch-reaktive Faktoren zusammenwirken können. Sinnvoller als eine Abgrenzung ist es daher im Allgemeinen, bei endogenen Depressionen den Anteil und die Art der psychischen Hintergrundkonflikte ausfindig zu machen, die an der Symptomentstehung beteiligt sind und den Krankheitsverlauf beeinflussen[225], und bei neurotischen Depressionen auch einen endogenen Faktor mit in Rechnung zu stellen.

- Das *Krankheitsbild* ist bei endogenen Depressionen (Major Depression, schwere depressive Episoden) schwerer, insbesondere sind die vitale Verstimmung (Erstarrung, Gefühllosigkeit) tiefer und die Schlafstörungen stärker. Aber auch die Angst ist ausgeprägter. Wahnhafte Phä-

225 Das gilt im Prinzip auch für andere endogene Psychosen, z. B. für schizoaffektive und schizophrene Psychosen. Im selben Sinne wird heute auch die Diagnostik bei psychosomatischen Organerkrankungen patientenzentriert und nicht mehr krankheitszentriert aufgefasst, vgl. die Einleitung zu Kap. 12.1.

nomene (Verarmungs-, Versündigungs-, Kleinheitswahn) kommen nur bei endogenen Depressionen vor. Sie treten überwiegend phasenhaft und oft mit Tagesschwankungen (Morgentief) auf. Für Zyklothymien typisch ist der Wechsel zwischen depressiven und manischen Schwankungen.

- *Psychodynamisch* lässt sich die endogene Depression im Allgemeinen nicht eindeutig von der neurotischen Depression bei narzisstischer Pathologie abgrenzen. Auch an der Auslösung von endogenen depressiven Episoden sind sehr häufig konflikthafte Belastungen des Selbst- und Selbstwertgefüges beteiligt, die mit Veränderungen zusammenhängen und als reale oder befürchtete Trennungen, Verluste oder Kränkungen interpretiert werden können. Bisweilen kann eine Probebehandlung hier weiterführende Erkenntnisse bringen.

Bipolare Störungen

Von den »einfachen« neurotischen Depressionen sind auch die bipolaren Störungen abzugrenzen, früher manisch-depressive Erkrankung (MDE) genannt. Hier leiden die Betroffenen unter massiven Stimmungsschwankungen: auf der einen Seite schwerste depressive Niedergedrücktheit und Schwermut mit tief empfundener »vitaler« Verstimmung und massiver Antriebslosigkeit, auf der anderen euphorische Hochgefühle mit Getriebenheit, Aktivitäts- und Tatendrang. Die Erkrankung verläuft individuell sehr unterschiedlich in kürzeren oder lang andauernden Phasen, wobei depressive und manische Phasen sich abwechseln können. Man unterscheidet

- *bipolare Störungen I* mit eindeutigen manischen und depressiven Phasen,
- *bipolare Störungen II* mit weniger markanten, schwächer ausgeprägten Phasen.

Die Differenzialdiagnose ist schwierig, solange keine Manie beobachtet wird. Viele bipolare Störungen werden daher oft erst erkannt, wenn sie chronisch sind und bereits Defizite in der sozialen Entwicklung bestehen. Die Differenzialdiagnose ergibt sich aus der retrospektiven Verlaufsanalyse, wobei insbesondere auf manische Schwankungen geachtet wird.

Vorrangig ist bei bipolaren Störungen die medikamentöse Behandlung (Phasenprophylaxe). Psychotherapeutische Behandlungsansätze begrenzen sich auf die Krankheitsverarbeitung (Leben mit der Krankheit) und auf die Klärung und Prävention von Auslösesituationen, wobei allgemeiner Stress und psychodynamische Faktoren Berücksichtigung finden.

Behandlung akuter depressiver Störungen

Besondere Aufmerksamkeit erfordern akute depressive Störungen. Einerseits ist es wichtig, in frühen Krankheitsphasen die Weichen für Langzeitbehandlungen richtig zu stellen und z. B. den Behandlungsrahmen richtig abzustecken. Andererseits drohen besonders in akuten Phasen Komplikationen in Form von Suizidalität. Zur Stabilisierung kann eine Krisenintervention (Kap. 20.2) erforderlich werden. Zur Entlastung können Medikamente, die Hinzuziehung des Umfeldes oder auch eine stationäre Aufnahme in eine Klinik hilfreich sein. Verhaltenstherapeutisch orientierte Ansätze empfehlen zudem Akuthilfen durch Aufklärung über die Erkrankung und beruhigendes Zureden.

Behandlung rezidivierender und chronischer Depressionen

Die depressiven Neurosen sind eine der häufigsten Indikationen für die verschiedenen Verfahren der *psychodynamischen (psychoanalytisch begründeten) Behandlung*. Die Auswahl des geeigneten Verfahrens richtet sich – wie auch sonst in der analytischen Psychotherapie – nach Indikationskriterien wie Motivation, Chronizität, Verwurzelung der neurotischen Muster, strukturelle Defizite, Ressourcen und Introspektionsvermögen. Die Behandlungen haben das Ziel, Hintergrundprobleme, z. B. orale Konflikte oder narzisstische Verwundungen, zu verarbeiten und die fixierte Autonomieentwicklung voranzubringen. Im Einzelnen kann ein Abbau von Schuldgefühlen, der Aggressions- und Expansionshemmung und der Kränkbarkeit und Objektabhängigkeit dazu beitragen. Dadurch wird die nach innen gewandte Aggressivität in subjektiv nützliche Formen der Selbstbehauptung umgewandelt. Auch strukturorientierte Strategien wie Förderung der Affektwahrnehmung und Affektdifferenzierung kommen zum Tragen.

Beispielhaft für die *Verhaltenstherapie* der Depression ist die kognitive Therapie[226]. Sie untersucht zunächst die Einstellungen der Patienten in Hinblick auf ihre Funktion und identifiziert jene Einstellungen, die zur Aufrechterhaltung des depressiven Verhaltens beitragen. Das sind insbesondere eingeengte oder verzerrte Wahrnehmungen der alltäglichen, gegenwärtigen Lebensabläufe, z. B. die Neigung, Befürchtungen als Gegebenheiten einzuschätzen. Daneben wird sozial kompetentes und aktives Verhalten eingeübt.

9.3 Angststörungen (Angstneurosen)

Angst (von *angust* [althochdt.] Enge) ist ein affektiver Zustand, der mit dem Gefühl, bedrängt und bedroht zu sein, und mit körperlichen Begleiterscheinungen verbunden ist. Sie tritt als Grunderfahrung der menschlichen Existenz auf und begleitet mit verschiedenen Themen die menschliche Entwicklung (Kap. 2.2.1). Als solche dient sie der Existenzsicherung.

Bei einer objektivierbaren Gefahr und Bedrohung handelt es sich um eine reale (realistische) Angst. Anders ist es bei irrationalen Ängsten. Sie können viele Ursachen haben. Hier interessiert die neurotische Angst, d. h. die irrationale und übertriebene Angst aus neurotischen Gründen.

Krankheitsbilder, die durch neurotische Angst als Symptom geprägt sind, werden hier als neurotische **Angststörungen** bzw. Angstneurosen behandelt.

ICD-10: F40 und 41 Angststörungen

Die hypochondrischen Angststörungen werden in der ICD als somatoforme Störungen klassifiziert: ICD-10: F45.2 Hypochondrische Störung.

226 Beck AT u. a. (1979)

Angststörungen nach ICD-10

- F40.0 Agoraphobie: Furcht vor oder Vermeidung von Menschenmengen, öffentlichen Plätzen
- F40.1 Soziale Phobien: Furcht vor Beschämung in sozialen Situationen
- F40.2 Spezifische (isolierte) Phobien: Furcht vor bestimmten Situationen oder Objekten
- F41.0 Panikstörung (episodisch paroxysmale Angst): spontan auftretende, vorübergehende Angstattacken ohne einen spezifischen Inhalt
- F41.1 Generalisierte Angststörung: diffuse Angst und Besorgnis über alltägliche Probleme
- F41.2 Angst und depressive Störung, gemischt

Freud führte 1895 den Begriff Angstneurose ein, der sich bis in die 1970er Jahre hielt und dann, dem allgemeinen Trend zur deskriptiven Diagnostik folgend, durch »Angststörung« ersetzt wurde.

Angststörungen lassen sich von angemessenen »normalen« Ängsten abgrenzen

- durch die »Unangemessenheit« der Angstreaktion, wenn eine mögliche oder tatsächliche Bedrohung in ihrer Gefährlichkeit überschätzt werden oder Angst ohne konkrete Gefahr auftritt,
- durch die Angstintensität, Persistenz und Vermeidung als Angstbewältigung,
- durch die subjektive Beeinträchtigung durch das Angsterleben und, daraus resultierend, Vermeidungs- und Rückzugsverhalten.

Realistische und neurotische Angst

In Gefahrsituationen reagiert das Ich mit Angst[227]. Es handelt sich dabei um einen schützenden Affekt, der auf einem angeborenen Reaktionsmuster beruht, welches bei Gefahren und Bedrohungen aktiviert wird und ihrer Vermeidung oder Bewältigung dient. Hier sprechen wir von einer *realistischen Angst.* Wenn solche Ängste sich nicht auf konkrete Gefahren beziehen, sondern auf widrige Erfahrungen oder bedrohliche Ereignisse, die einen gedanklich anhaltend beschäftigen, sprechen wir von *Sorge.* Angst und Sorge lassen sich schwer voneinander unterscheiden.

Bei der ersten Begegnung mit einer objektiven Gefahr entsteht ein realistisches Gefühl der Bedrohung, die *realistische Angst.* Da es für dieses Erleben und seine Bewältigung noch kein Vorbild gibt, wirkt die Begegnung mit Gefahrsituationen im Extremfall traumatisch, daher auch die Bezeichnung *traumatische Angst.* Sie hinterlässt aber eine Erinnerung, sodass bei einer Wiederholung die Angst als Signal (Signalangst) auftritt und das Ich veranlasst, sich vor der aufkommenden Gefahr zu schützen. Bei posttraumatischen Störungen wird die traumatische Angst zum Symptom. Es handelt sich um eine fixierte realistische Angst vor überwältigenden Erlebnissen.

Die für die Psychopathologie wesentliche *neurotische Angst* ist aber keine realistische, sondern eine irrationale. Sie stammt aus neurotischen Konflikten oder Entwicklungsdefiziten. Von der realistischen Angst unterscheidet sich die neurotische dadurch, dass sie für Außenstehende nicht nachvollziehbar ist, nicht situationsadäquat erscheint, von den Betroffenen nicht beherrschbar ist und als Belastung und Beeinträchtigung empfunden wird.

---

227 Freud (1926)

Unbewusste Angst und Angst als (bewusst erlebtes) Symptom

Neurotische Ängste sind Relikte der primären Ängste, die mit den Entwicklungskrisen und -konflikten der Kindheit (Kap. 2.2) verbunden sind. Wenn diese Ängste nicht verarbeitet werden können, werden sie verdrängt und bestehen im Unbewussten fort. Es sind:

- *Fragmentierungs-, Verfolgungs- und Verlassenheitsängste* des frühen sensorischen und Individuationserlebens,
- *Verlust- und Trennungsängste* bei der Autonomieentwicklung,
- *Ängste vor Liebesverlust, Strafängste und Gewissensängste*, welche in der präödipalen und ödipalen Entwicklung zu bewältigen sind.

Bei allen neurotischen Störungen bestehen solche unbewussten, aus der Entwicklung stammenden Ängste und bilden ihren psychodynamischen Kern.[228] Diese unbewussten Entwicklungs- und Konfliktängste müssen jedoch von der bewussten Angst unterschieden werden, die als Symptom erlebt wird.

Bei den meisten neurotischen Störungen werden die neurotischen Ängste durch die Symptombildung unbewusst gehalten. So entsteht z. B. ein Zwang häufig als Folge einer unbewussten Gewissensangst, die durch die Entwicklung eines Zwangssymptoms verdrängt wird. Bei den Angstneurosen jedoch werden Ängste zum Leitsymptom. Sie treten in drei Formen in Erscheinung: als Panik, Phobie und Hypochondrie (▸ **Tab. 9.2**).

Bei neurotischen Angststörungen (Angstneurosen) sind umschriebene Ängste das Hauptsymptom, wenngleich die Syndrome durch weitere Störungen geprägt sein können, insbesondere durch somatoforme und depressive Symptome. Umgekehrt treten bei den meisten psychogenen Störungen mehr oder weniger häufig auch Ängste auf: bei depressiven Neurosen, dissoziativen Störungen, posttraumatischen Störungen, Persönlichkeitsstörungen u. a.

Zur Besonderheit der Angstsymptomatik gehört, ähnlich wie bei depressiven Syndromen, die starke Tendenz zur Somatisierung. Somatisierte Angst äußert sich vornehmlich in Herz-Kreislauf-Störungen, Zittern und Schwitzen.

Krankheitsbilder

Tab. 9.2: Angstsymptome und neurotische Angststörungen

Symptome	Syndrome
Panik • Ungebunden, frei flottierend, diffus, anfallsartig oder chronisch	Diffuse Angststörung • Panikattacken • Generalisierte Angststörung
Phobie • Gebunden, auf Objekte oder Situationen bezogen	Phobische Angststörung • Situationsphobie • Soziale Phobie • Isolierte Phobie
Hypochondrie • Besorgnis um die eigene Gesundheit, Angst vor Krankheiten, auf den Leib projizierte Angst	Hypochondrische Angststörung • Krankheitsphobie • Dysmorphophobie

228 Freud (1926), Riemann (1961); vgl. auch Ermann (2012)

Häufigkeit und Verlauf von Angststörungen

Neurotische Angststörungen sind die häufigsten psychischen Störungen auf neurotischer Basis. Die Phobien und unter ihnen die Agoraphobien sind die häufigste Untergruppe. Betroffen sind überwiegend Frauen. Bei der Agoraphobie sind es bis zu 80 Prozent. Sie treten in allen Lebensaltern auf mit Häufungen in den Schwellenphasen. Sie neigen zur Chronifizierung und zeigen nur selten eine Spontanheilung.

Ätiopathogenese

Ähnlich wie bei den depressiven Neurosen gibt es kein allgemein anerkanntes, umfassendes Konzept für die Entstehung der Angstneurosen. Neben psychologischen (psychodynamischen und lerntheoretischen) Faktoren werden heute vor allem auch neurobiologische Modelle diskutiert. Man nimmt an, dass die einzelnen Faktoren auf noch unbekannte Weise zusammenwirken, wobei es möglich ist, dass bei den verschiedenen Störungen auch verschiedene Faktoren und Prozesse zusammenwirken.

Die umfangreichen Befunde der Neurobiologie umfassen die funktionelle Neuroanatomie, die Neurophysiologie und die Neuroendokrinologie. Im Zentrum der Forschungen steht das limbische System. Man nimmt an, dass noradrenerge und serotonerge Regulationsprozesse im Bereich des Mandelkerns (Amygdala), des Hippocampus und des Hypothalamus die entscheidende Rolle bei der Angstentstehung und Angstverarbeitung spielen.

Aus aktueller psychoanalytischer Sicht stehen dysfunktionale Bindungen, konflikthafte Abhängigkeiten und Autonomiewünsche, abgewehrte Wut, Verlust- und Trennungsängste im Zentrum der Dynamik von Angststörungen, bei früh gestörten Patienten in Verbindung mit strukturellen Defiziten (Frustrationstoleranz, Trennungstoleranz). Dabei unterscheidet man auch bei Angststörungen zwischen Konflikt- und Entwicklungspathologie. Isolierte Phobien scheinen eher dem höheren Strukturniveau zugeordnet zu sein und auf einer Konfliktpathologie zu beruhen, während diffuse Angststörungen eher dem niederen Strukturniveau zuzuordnen und mit strukturellen Defiziten verknüpft sind. Die Agoraphobie und die Hypochondrie schließlich scheinen am häufigsten mit Autonomieproblemen auf mittlerem Strukturniveau verknüpft zu sein.[229]

Die *Fähigkeit zur Angstbindung*, d. h. Angst so zu organisieren, dass sie eine feste Bindung an einen angstauslösenden Reiz erhält, ist ein Zeichen von Ichstärke. Sie ist wahrscheinlich an die Mentalisierung des Erlebens und das begriffliche Wissen und Erinnern, d. h. an den deklarativ-expliziten Gedächtnismodus gebunden, der mit dem zweiten Lebensjahr entsteht. Die Überflutung des Erlebens mit diffuser Angst ist dagegen ein Anzeichen für ein geschwächtes oder schwaches Ich, das nicht über hinreichende begriffliche »Gedächtnisspuren« verfügt. Das ist der Grund, weshalb man phobische Angst vornehmlich bei einem mittleren und höheren Strukturniveau findet, während diffuse Angst bei Borderline-Störungen oder bei chronifizierten Störungen auftritt, bei denen es zur Erschöpfung der angstbindenden Kapazität im Sinne einer Ichregression gekommen ist. Als Ausdruck der strukturellen Ichschwäche können bei Patienten mit Borderline-Störungen auch mehrere Angstformen nebeneinander auftreten.[230]

229 Hoffmann SO u. Eckert-Henn (2001)
230 Dammann u. Benecke (2004)

9.3.1 Diffuse Angststörungen

Unter der Bezeichnung **diffuse Angststörungen** werden neurotische Angstsyndrome zusammengefasst, die durch »ungebundene«, »frei flottierende«, d. h. diffuse bzw. generalisierte Ängste gekennzeichnet sind, für die ein äußerer Auslösereiz nicht erkennbar ist bzw. von den Betroffenen nicht wahrgenommen wird. Sie umfassen Panikstörungen und generalisierte Angststörungen. Meistens sind sie Indikatoren für ein niederes strukturelles Entwicklungsniveau.

ICD-10: F41.0 Panikstörung, F41.1 Generalisierte Angststörung

Bis vor nicht allzu langer Zeit waren die diffusen, »frei flottierenden« Ängste, gleichgültig ob sie anfallsartig oder chronisch auftraten, kennzeichnend für das Krankheitsbild, das in der deutschsprachigen Psychotherapie und Psychiatrie als »Angstneurose« beschrieben wurde. Mit der 10. Revision der ICD wurde dieses Konzept aufgegeben. Aufgrund von Befunden aus der biologischen Psychiatrie, die bei bestimmten akuten Angstanfällen jede Form der Situationsbezogenheit verneinten, wurde die Angstneurose nun durch die Gruppe der Angststörungen ersetzt und in eine Panikstörung und eine generalisierte Angststörung aufgeteilt. Dabei wurde angenommen, dass die akuten Angstanfälle der Panikstörung im Wesentlichen auf biologischen Faktoren beruhen und unabhängig von psychischen Angstauslösern sind.

Diese Ansicht wird den Tatsachen aus psychodynamisch-klinischer Sicht nicht gerecht. Zwar besteht kein Zweifel daran, dass es biologische Angstbedingungen gibt. Nebenwirkungen bestimmter Medikamente oder psychoorganische Angstsyndrome nach bestimmten körperlichen Erkrankungen sind dafür überzeugende Beispiele. Die erwähnten Befunde sind aber kein Grund, generell von der Möglichkeit einer psychodynamisch begründeten Angstentstehung und Angstverarbeitung bei akuten Panikattacken und generalisierten Angststörungen abzurücken.

9.3.1.1 Panikstörung (Angstattacken)

Symptomatik

Die Symptomatik (▾Übersicht) ist durch wiederkehrende, mehrere Minuten, eine halbe oder auch eine Stunde dauernde heftige Angstanfälle und Vernichtungsgefühle geprägt, die von körperlichen Symptomen (Herzrasen usw.) begleitet werden. Dazwischen bestehen angstfreie Intervalle.

Symptomatik der Panikstörung

- **Rezidivierende Angstanfälle**
  - Intensive Gefühle der Bedrohung und Beklemmung bis hin zu Vernichtungs- und Todesängsten, bisweilen auch mit Entfremdungserlebnissen (Dissoziation)
- **Im anfallsfreien Intervall**
  - Angst vor der Angst
  - Angst vor dem Alleinsein
- **Vegetative Begleitsymptome**
  - Atemnot, Hyperventilation, Enge in der Brust
  - Herzrasen, -stolpern
  - Schwitzen, Zittern, Taubheitsgefühle
- **Phobische Weiterverarbeitung**
  - Panikstörung mit Agoraphobie

Symptomentstehung und Verlauf

Angstauslöser werden von den Betroffenen meistens nicht wahrgenommen; häufig bestehen sie auch nicht in konkret greifbaren äußeren psychosozialen Situationen, sondern in einem inneren Erleben einer diffusen Gefährdung, z. B. wenn innere oder äußere Lebensveränderungen das Sicherheitsgefühl und die innere Orientierung in Frage stellen. Das kann z. B. geschehen, wenn eine Partnerschaft zu zerbrechen droht, die Bedrohung aber verleugnet wird. Solche Hintergründe sind oft schwer fassbar, sodass bei oberflächlicher Betrachtung der Eindruck entstehen kann, die Angstanfälle seien völlig unmotiviert. Oft erweisen sich aber auch »banale« Alltagssituationen bei genauer Kenntnis der Psychodynamik der Kranken und ihrer Beziehung zum Umfeld (Familie, Beruf) als spezifische Auslöser.

Panikanfälle können als solche chronifizieren. In manchen Fällen sind sie aber auch die Erstmanifestation von anderen Angststörungen. Im Verlauf werden die diffusen, »frei flottierenden« Ängste phobisch organisiert, d. h. an bestimmte Situationen oder Ojekte gebunden: Die Umgebungsfaktoren bei einem Angstanfall werden mit dem Angsterleben verknüpft. Danach wird die Angst in ähnlichen Situationen reproduziert. Es handelt sich dabei um eine Konditionierung im Sinne des gelernten Fehlverhaltens und nicht um eine Konfliktabwehr. Die Umweltfaktoren sind vielfältig und haben im Allgemeinen keine besondere unbewusste Bedeutung. Darin liegt der Unterschied gegenüber Situationsphobien.

Bei manchen Patienten setzt die Angstbindung sehr rasch ein. Die anfänglich wie eine »Panikstörung« erscheinende Erkrankung wandelt sich dann zur phobischen Angststörung mit Panikattacken. Später stehen oft die körperlichen Angstkorrelate im Zentrum des Krankheitsbildes, z. B. Hyperventilationsanfälle oder Herz-Angst-Anfälle. Diese Verläufe stellen Übergänge zu den Somatisierungsstörungen (Kap. 10.3) dar. Es besteht zudem eine hohe Komorbidität, insbesondere mit depressiven Störungen.

Psychischer Hintergrund

Die Panik ist die Form der Angst, die der ursprünglichen Entwicklungsangst am nächsten ist. Hier fehlt eine Weiterverarbeitung der Angst im Sinne einer neurotischen Kompromissbildung, durch welche die Angst unbewusst werden würde. Die fehlende Angstbindung ist hier ein Zeichen der Ichschwäche im Rahmen einer Entwicklungspathologie. Nach neuerer Auffassung kann man annehmen, dass diese Ängste einen präsymbolischen Erlebniszustand repräsentieren, der nicht durch Mentalisierungsprozesse begrifflich gefasst worden ist.

Dementsprechend treten chronisch-rezidivierende Angstanfälle vornehmlich auf niederem Strukturniveau auf. Die Symptomangst ist bei diesen Störungen ein unmittelbarer Abkömmling einer Fragmentierungs- und Verlassenheitsangst bei Verlust stützender Selbstobjekte. Diagnostisch bestehen mehr oder weniger ausgeprägt die im Kap. 4.2 beschriebenen diagnostischen Kriterien einer Borderline-Persönlichkeitsorganisation, insbesondere die Identitätsdiffusion, Vernichtungsangst, Entfremdungserlebnisse und Objektangewiesenheit, die als Angst vor dem Alleinsein erlebt wird. Typische Auslösesituationen der Panikattacken sind bei diesen Störungen tatsächliche, drohende oder auch vorgestellte Verluste von Menschen, die als Angstschutz dienen. Häufig besteht eine Disposition durch nicht verarbeitete Trennungserfahrungen und traumatischen Objektverlust in der sensomotorischen und dyadischen Frühphase des Lebens.

Daneben findet man Panikattacken auch im Rahmen einer Konfliktpathologie bei narzisstischen und hysterischen Persönlichkeiten. Bei diesen Störungen sind die Angstattacken nicht weiter überarbeitete Abwehraffekte andrängender aggressiver oder auch sexueller Erregungen und Impulse. Durch die Wucht kommt es zu einer zumindest vorübergehenden Ichregression mit Einschränkung der Angstbindungskapazität. Auf Dauer werden diese Ängste dann aber doch phobisch weiterverarbeitet und gebunden.

Abgrenzung

Von den neurotischen sind andere Formen von Panikstörungen abzugrenzen:

- *Posttraumatische Panikstörungen* im Rahmen akuter Traumareaktionen und posttraumatischer Belastungsstörungen (Kap. 7.4.1 und 7.4.2),
- *Endogene Angststörungen:* Angstanfälle, die scheinbar in keinerlei äußerem und innerem Zusammenhang mit Erlebnisfaktoren stehen; hier sind nach biologisch-psychiatrischer Auffassung *biologische Faktoren* maßgeblich.

9.3.1.2 Generalisierte Angststörung

Panik, Hypochondrie und Phobie sind im klinischen Alltag nicht strikt voneinander zu trennen. Beim Krankheitsbeginn herrscht, nach anfänglicher »panischer Beunruhigung«, meistens eine bestimmte Art des Angsterlebens vor. Im Verlauf vereinheitlicht sich jedoch das Bild: Panikzustände einerseits werden immer stärker mit Umgebungsfaktoren assoziiert, an sekundär angstauslösende Situationen gebunden und auf das Körpererleben ausgedehnt. Hypochondrische Krankheitsängste und Situationsphobien andererseits weiten sich im Verlauf aus und umfassen immer mehr Situationen, in denen Angst entsteht. Die hypochondrische Besorgnis gipfelt oft in panikartigen Angstanfällen; ebenso entwickelt sich bei der Situationsphobie eine panikartige Angst, wenn die angstauslösende Situation nicht vermieden werden kann. Auf diese Weise entstehen allmählich umfassende Krankheitsbilder mit vielfältigen Angstformen. Sie wurden früher mit den Panikstörungen zur Gruppe der damals sog. Angstneurosen zusammengefasst und werden neuerdings als generalisierte Angststörung gesondert beschrieben.

Symptomatik und Verlauf

Im Zentrum des Krankheitsbildes (▼Übersicht) stehen multiple Ängste, d. h. umfassende, vielgestaltige, zumeist chronische Ängste, die nicht mehr klar auf spezifische Objekte, Situationen und Auslöser zu beziehen sind. Weitere psychische und psychovegetative Symptome kommen hinzu und können die Abgrenzung von depressiven und Somatisierungsstörungen schwierig machen.

Die generalisierte Angststörung ist in eine ängstliche Persönlichkeit eingebettet, die durch umfangreiche unbegründete Sorgen und Befürchtungen und ständige Grübeleien über die Gefahren des Lebens und der Welt geprägt ist. Daraus können sich eine umfangreiche Vermeidungshaltung und ein

Symptomatik der generalisierten Angststörung

- **Leitsymptom**
  - Frei flottierende, multiple Ängste
- **Psychische Begleitsymptome**
  - Innere Unruhe, Erwartungsspannung, auch Panik bis hin zu Entfremdungserlebnissen und Todesangst
  - Zunehmende Depressivität
  - Konzentrations- und Leistungsstörungen
- **Körperliche Begleitsymptome**
  - Multiple psychovegetative Beschwerden: Herz-Kreislauf-Störungen, Atemnot, Schwitzen, Schlafstörungen
- **Sekundäre Symptome**
  - Vermeidungsverhalten, sozialer Rückzug

Rückzug aus Kontakten und Beziehungen entwickeln. Schließlich entsteht ein Zustand ständiger Anspannung, der in Erschöpfung und depressive Verstimmung umschlagen kann.

Entstehung: Generalisierung von Angst

Es handelt sich selten um primäre Krankheitsbilder. Meistens sind es Chronifizierungen und Ausweitungen anderer Angststörungen. Generalisierte Angst kann aber auch bei anderen chronischen Störungen, insbesondere bei Persönlichkeitsstörungen, auftreten. Daher ist es bis heute nicht sicher, ob es sich bei der generalisierten Angststörung überhaupt um eine Krankheitseinheit handelt. Typische Entstehungsmechanismen sind:

- Die *Generalisierung von Panikstörungen:* Diese scheinen im Verlauf besonders zur Generalisierung zu neigen. Dabei spielt die spezifische Ichschwäche der von Panikstörungen bevorzugt betroffenen Borderline-Patienten eine besondere Rolle. So kann man die Angstausweitung ohne nachhaltige Angstabwehr als Folgen einer strukturellen Ichschwäche betrachten. Die Nähe zur Konfliktangst (z. B. Verlassenheitsangst, Angst »verrückt zu werden« bzw. Fragmentierungsangst), die für die Panikstörungen charakteristisch ist, entsteht auch bei ausgeweiteten, multiplen Ängsten. Zur multiformen Ausgestaltung des Krankheitsbildes trägt daneben die sekundäre Verknüpfung von Angsterleben und Umgebungserleben im Sinne einer Konditionierung bei.
- Die *sekundäre Ichschwächung bei phobischen und hypochondrischen Angststörungen:* Die Erschöpfung der Abwehrkräfte ist hier der maßgebliche Faktor für die Generalisierung. Sie betrifft vor allem die Situationsphobien und hypochondrischen Krankheitsängste bei narzisstischen Persönlichkeiten. Die anfängliche »strikte« Angstbindung wird dadurch gelockert und die Abwehr labilisiert. Der Übergang von relativ klar umgrenzten Angstauslösern zu vielgestaltigen angstauslösenden Situationen und Vorstellungen ist ein Zeichen für die zunehmende Ichschwächung.

Die jeweiligen Angsthintergründe und Auslösesituationen ergeben sich aus der Dynamik der ursprünglichen Panikstörung bzw. der Situations- und Krankheitsphobie.

9.3.2 Phobische Angststörungen

> Der Begriff **Phobie** (*phobos* [griech.]) bedeutet Angst und Schrecken, aber auch Flucht. Er bezeichnet »gebundene« Ängste, bei denen die angstauslösenden Reize bzw. Bedingungen vermieden werden können. Phobische Angststörungen sind Angsterkrankungen, bei denen die Ängste, im Gegensatz zu diffusen Angststörungen, phobisch gebunden sind. Dazu gehören die Situationsphobien, die sozialen Phobien und die isolierten (spezifischen) Phobien.

ICD-10: F40 Phobische Störungen: F40.0 Agoraphobie, F40.1 Soziale Phobie, F40.2 Spezifische Phobie

Der Begriff Phobie bezeichnet das Symptom »gebundene Angst«, der Begriff phobische Angststörung das Krankheitsbild (Syndrom). Phobien kommen nicht nur auf neurotischer Basis vor, sondern auch im Rahmen von posttraumatischen Störungen.

Allgemeine Merkmale

Phobische Ängste erscheinen unvernünftig, unrealistisch und irrational. Das wird aus ihrem Entstehungsmechanismus, der Angstbindung durch Verschiebung und Verkehrung einer ursprünglich »sinnvollen« Angst (s. u.), verständlich. Sie können aber auch nicht rational beherrscht oder beseitigt werden. Die Folge sind auf Dauer Vermeidungs-, Rückzugs-, Hilfesuch- und Anklammerungsverhalten. Phobien sind außerordentlich häufig, insbesondere die Klaustro- und Agoraphobie. Nur ein Teil von ihnen stellt aber ein schwerwiegenderes Problem dar, das Anlass für Behandlungen wird.

Symptomatik der phobischen Angststörung

- **Phobische Angst**
  - Beklemmung, Spannung bisweilen auch Entfremdungserlebnisse (Dissoziation) in bestimmten Situationen oder im Kontakt mit bestimmten Objekten (gebundene, gerichtete Angst)
- **Psychovegetative Begleitsymptome**
  - Herz-Kreislauf-Störungen (Herzrasen, hypertone bzw. hypotone Reaktionen)
  - Atemnot
  - Schwindel, Schwitzen, Zittern
- **Erwartungsangst**
  - Angst vor der phobischen Angst bis hin zur Gewissheit, sie werde in bestimmten Situationen auftreten
- **Vermeidungsverhalten**
  - bezogen auf die angstauslösenden Stimuli
- **Angstschutzverhalten**
  - Anklammerung an Personen (»steuernde Objekte«)

Symptomatik

Leitsymptom des Krankheitsbildes (▲ Übersicht) ist die phobische Angst. Als Folge entwickelt sich eine Erwartungsangst vor der Angst und schließlich ein Vermeidungsverhalten. Wenn die Vermeidung misslingt, kann Panik auftreten. Eine weitere Folge, vornehmlich bei narzisstischen Patienten, ist eine starke Anklammerung an andere Menschen. Sie erhalten als stützende und steuernde Objekte[231] die Funktion, den Betroffenen vor der Angst zu schützen.

Pathogenese: Die Angstbindung

Offenbar sind gebundene Ängste viel leichter zu ertragen als diffuse. Durch Verknüpfung mit bestimmten Angstbedingungen, z. B. Situationen, in denen man sich ausgeliefert fühlt (Plätze, Vortragssäle), wird die diffuse Angst deshalb organisiert und gerichtet. Aus der diffusen entsteht eine phobische Angst. Solche phobischen Ängste sind nicht einfach mit der Gefährlichkeit der gefürchteten Objekte zu erklären. Das macht das Beispiel der Schlangenphobie deutlich: Sie tritt z. B. in der Großstadt auf, wo Schlangen praktisch nicht vorkommen.

Um Phobien zu verstehen, bieten sich zwei Modelle an, die sich nicht ausschließen, sondern ergänzen: das psychodynamische Modell der phobischen Angstbindung und das Konditionierungsmodell der Verhaltenstherapie.

Das Modell der *phobischen Angstbindung* (► **Abb. 9.2**) beschreibt einen komplexen Prozess. Dabei steht am Anfang eine angsterregende unbewusste Wunschvorstellung in der Person A (»A begehrt B«); sie betrifft in der Regel ein unbewusst konflikthaft erlebtes Bedürfnis, z. B. Rivalität oder Hingabe, oder bezieht sich auf Affekte wie Hass, Wut oder Verliebtheit. Dadurch entsteht ein Konflikt in A. An die Stelle des ursprünglichen Wunsches oder Affektes tritt nun zunehmend die Angst davor (Verkehrung). In einem weiteren Schritt wird die Angst durch *Verschiebung* von B auf C

231 König (1981)

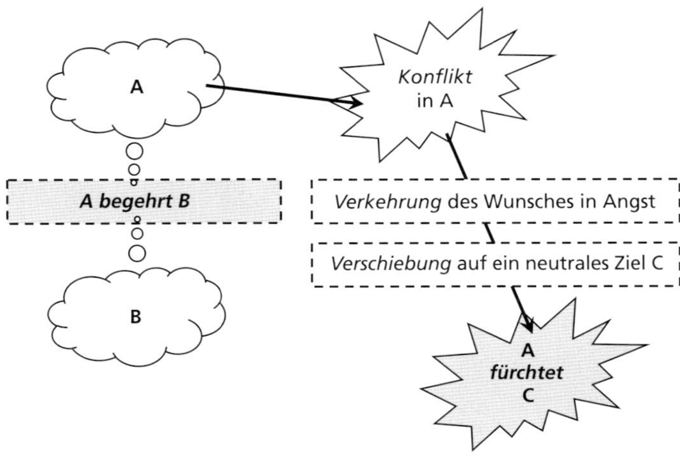

Abb. 9.2: Phobische Angstbindung

abgelenkt: vom Objekt B des ursprünglichen Wunsches bzw. Affektes auf ein an sich neutral erlebtes äußeres Objekt C (z. B. die Straße, eine Spinne). Die ursprüngliche Vorstellung wird dadurch unbewusst gehalten.

Nun fürchtet A das Objekt bzw. die Situation C. Bei der phobischen Angstverarbeitung ist die resultierende gefürchtete Situation bzw. das gefürchtete Objekt C also letztlich ein *Ersatz* für eine unbewusst konflikthafte Vorstellung in A über B.

Nach dem Erklärungsmodell der *Konditionierung*[232] wird eine zunächst diffuse Angst mit einer bestimmten angstauslösenden Situation verknüpft und durch Vermeidungsverhalten sogar verstärkt. Die Angstbedingung, z. B. bei der Agoraphobie der Aufenthalt außerhalb des Hauses, ist dabei der konditionale Faktor, während die Angstursache in einer ursprünglichen Angstsituation zu sehen ist.

Psychischer Hintergrund

Phobien haben viele Erscheinungsformen (▼ Übersicht). Sie kommen vornehmlich als Konflikt- und narzisstische Pathologie auf höherem und mittlerem Strukturniveau vor. Entsprechend sind die typischen Auslösesituationen bei höherem Strukturniveau libidinöse Konflikte, bei mittlerem Strukturniveau Kränkungs-, Trennungs- und Verlusterlebnisse und die damit verknüpften Wut- und Hassaffekte.

Isolierte (spezifische) Phobien

Isolierte Phobien bilden im Allgemeinen einen Überich-Konflikt ab: Das Verlangen nach einem verbotenen Objekt wird in der Phobie zur Furcht vor einem Angriff. So kann bei einem Mann in einer sexuellen Verführungssituation, das unbewusste Verlangen nach dem ödipalen mütterlichen Objekt lebendig werden. Statt sich nun der aktuellen Partnerin hingeben zu können, entsteht dann die Furcht, mit Spinnen in Berührung zu kommen und von ihnen verletzt zu werden. Auf diese Weise entsteht eine *Spinnenphobie*.

Häufig findet man bei isolierten Phobien aber auch konflikthafte Autonomiebestrebungen. Diese Störungen können dem mittleren Strukturniveau zugerechnet werden.

232 Das Konzept der Konditionierung ist eines der zentralen Konzepte der Lerntheorie und Verhaltenstherapie.

Phobische Angststörungen

Situationsphobien

- **Agoraphobie** (*Agora* [griech.] Marktplatz: Platzangst)
  Die häufigste Phobie (bis zu zwei Drittel aller Phobien) bezieht sich auf den Aufenthalt auf Straßen, Plätzen oder überhaupt in der Öffentlichkeit, speziell in Versammlungen (Vorträge, Konzerte, Theater, Vorlesungen). Sie tritt auf, wenn das Haus allein verlassen werden soll, aber auch beim Warten in Schlangen, in Läden, in der U-Bahn u. v. a. Die Angst bezieht sich darauf, in Ohnmacht zu fallen, und ist meistens von starken vegetativen Symptomen (Herzrasen, Schwitzen) begleitet. Sie kann durch Begleitung (Personen, aber auch Fahrrad, Kinderwagen, Pillen, sog. »steuernde Objekte«, s. oben) verringert werden.
- **Klaustrophobie** (*Claustrum* [lat.] Gefängnis)
  - Ängste in geschlossenen Räumen, Fahrstühlen, in Menschenansammlungen
  - *Fahrphobien (Aviophobie):* Angst bei der Fortbewegung. Flugangst, Angst beim Eisenbahnfahren, Autofahrangst; sie sind von einer Klaustrophobie kaum abgrenzbar.

Soziale Phobien

Angst vor Menschen, besser: vor dem Zusammensein mit Menschen. In Gegenwart anderer treten Ängste auf, häufig aber auch nur Angstkorrelate wie z. B. Erröten *(Erythrophobie)*, Zittern oder Herzrasen, manchmal auch begrenzt auf bestimmte Tätigkeiten oder Absichten, z. B. in Gesellschaft zu essen, öffentlich zu sprechen oder einen Vortrag zu halten oder in Anwesenheit anderer zu urinieren *(Paruresis)*. Diese Ängste sind für die Betroffenen unverständlich, bisweilen aber auch mit der Befürchtung verbunden, kritisch beobachtet oder beschämt zu werden. Sie stehen dann in enger Beziehung zu unbewussten Scham- und Schuldgefühlen.

Isolierte (spezifische) Phobien (Monophobien)

Es gibt ein unüberschaubares Spektrum von Möglichkeiten für eine phobische Angstbindung.

- Tierphobien: Schlangenphobie, Spinnenphobie (Arachnophobie), Hundephobie (Canophobie) u. a.
- Höhenängste (Akrophobie)
- Nadelphobie, Messerphobie

Eine gewisse Ausnahme bilden *Ängste vor verletzenden Gegenständen* wie Messer und Nadeln. Sie treten zumeist bei Borderline-Persönlichkeiten als Folge heftiger sadistischer Impulse und Phantasien auf. Sie sind oft mit der Zwangsvorstellung verbunden, sich selbst oder andere zu verletzen.

Soziale Phobien

Soziale Phobien beruhen zumeist auf Schamproblemen. Hinter der Furcht vor Bloßstellung, Versagen, Demütigung und Zurückweisung verbergen sich narzisstische Größenphantasien, Selbstüberschätzung und exhibitionistische Tendenzen. Diese werden durch Vermeidung sozialer Situationen abgewehrt, in denen man sich bewähren und behaupten müsste. Den Hintergrund bilden Störungen der Selbst- und Selbstwertentwicklung einer narzisstischen Pathologie oder traumatische Erfahrungen von Auslieferung, Demütigung und Hilflosigkeit.

Situationsphobien

Situationsphobien sind oft eine Abwehr von Trennungsphantasien; dahinter verbirgt sich zumeist die Ambivalenz zwischen Trennungswunsch und Trennungsangst auf mittlerem Strukturniveau. Eine *Klaustrophobie*, d. h. Ängste im geschlossenen Raum oder bei Fahrten im Auto, können aus dem unbewussten Bedürfnis entstehen, sich aus einer unbefriedigenden Beziehung zu lösen (die »geschlossene Beziehung« [Claustrum] zu verlassen, »weg« [Assoziation: »Weg«] zu fahren). Dem kann die Vorstellung entgegenstehen, damit Pflichten zu verletzen (Überich-Konflikt) oder aber auf den Schutz und die Stützung durch das Selbstobjekt zu verzichten. Diese konflikthafte Dynamik ist auch typisch für die *Fahrphobie* (Eisenbahn-, Flug-, Autofahrphobie).

Bei der *Agoraphobie* besteht oft eine unbewusste Angst vor Kontrollverlust. So können z. B. verpönte sexuelle Hingabewünsche, etwa der Wunsch, sich auf der Straße(!) »gehen« zu lassen, aus unbewussten Straf- und Gewissensängsten durch phobische Vermeidung abgewehrt werden. Bei anderen Patienten beruht die Agoraphobie auf Verlassenheitsängsten: Sie erleben in ihren Ängsten die Ungeborgenheit beim Alleinsein. Hier handelt es sich oft um Traumafolgen, bei denen andere als »steuerndes Objekt« und Angstschutz[233] verwendet werden und deshalb nicht losgelassen werden können.

233 König (1981)

9.3.3 Hypochondrische Angststörungen

Hypochondrie ist übertriebene Selbstbeobachtung aus Sorge um den Körper. Sie bildet den Kern der **hypochondrischen Angststörungen.** Zu ihnen gehören krankheitsphobische und körperdysmorphe Störungen. Bei ersteren verdichtet sich die Besorgnis zu Krankheitsängsten bis hin zu der Überzeugung, an einer bestimmten Krankheit zu leiden, wobei körperliche Erscheinungen als bedrohliche Symptome fehlinterpretiert werden. Bei letzterer bezieht sich die Besorgnis auf das Aussehen und die Gestaltung des Körpers, der als vermeintlich missgestaltet interpretiert wird.

ICD-10: F45.2 Hypochondrische Störung

Hypochondrie (*hypochondrion* [griech.] obere Bauchhöhle) ist von der ursprünglich in der Antike üblichen Bezeichnung für den Oberbauch als vermeintlichem Ort der Melancholieentstehung abgeleitet. Ob man eine Hypochondrie als eigenständiges Krankheitsbild betrachten kann, gilt heute als umstritten. Die Übergänge zu den phobischen Angststörungen, Zwangsstörungen und Somatisierungsstörungen sind unscharf. ICD-10 ordnet die hypochondrischen Störungen den somatoformen Störungen zu, obwohl körperliche Symptome im eigentlichen Sinne nicht vorhanden sind.

Projektionsfeld Körper

Der Körper stellt den Übergangsbereich zwischen der psychischen Innen- und der sozialen Außenwelt dar, das Feld, in dem Kontaktaufnahme und Abgrenzung, Selbstbezogenheit und zwischenmenschliche Beziehungen sich konkretisieren. Er bietet sich damit zum Projektionsfeld an für Konflikte zwischen Selbst- und Fremdbezogenheit, zwischen Kontaktwunsch und Abgrenzung.

Bei der Hypochondrie wird der Körper zum Projektionsfeld für Spannungen und Besorgnis, die aus diesen Konflikten entstehen. Die hypochondrischen Klagen bringen diese Konfliktdynamik meistens recht unmittelbar zum Ausdruck: Die Patienten sind »süchtig«, ihre Sorgen mitzuteilen, also im Kontakt zu sein, doch sie kennen nur das eine Thema, sind ganz auf ihre Klagen und ihren Körper fixiert und geben dem Gegenüber keine Chance, etwas von ihren eigentlichen Besorgnissen hinter der Klage zu erfahren. Sie halten den anderen mit ihren Klagen im Kontakt fest und halten ihn damit zugleich fern. Deshalb stellen die hypochondrischen Klagen Angehörige und Behandler auf eine harte Probe: Man spürt, dass die Kranken auf ihre Klagen angewiesen sind und einen als Adressaten brauchen, fühlt sich zugleich aber überflüssig, abgewiesen und schließlich ungeduldig, gereizt und abweisend.

Gelegentlich entwickeln die Patienten auch ein Vermeidungsverhalten, indem sie sich von Kontakten, aus Beziehungen und aus der Öffentlichkeit zurückziehen und sich nicht mehr im Spiegel anschauen. Bei diesen Patienten spielt die Scham eine besondere Rolle. Oft kommen Resignation, Hoffnungslosigkeit und Wut hinzu. Manche betäuben ihre Sorgen und Nöte auch mit Suchtmitteln.

Symptomatik und Abgrenzung

Im Vordergrund des Krankheitsbildes (▼Übersicht) stehen die Besorgnis um Gesundheit und Aussehen und Angst vor Krankheiten und körperlichen Makeln. Je nach Schwerpunkt der Symptomatik unterscheidet man dabei zwischen körperdysmorphen und krankheitsphobischen Störungen. Differenzialdiagnostisch müssen wahnhafte Störungen (körperbezogener Wahn) in Betracht gezogen werden.

Symptomatik der hypochondrischen Angststörungen

- **Krankheitsphobische Angststörung (Krankheitsphobie)**
  - Anhaltende Besorgnis um die Gesundheit und das Wohlbefinden
  - Andauernde Beobachtung des Körpers
  - Überbewertung und Fehlinterpretation unspezifischer Körperphänomene und banaler Funktionsstörungen
  - Unbegründete Angst vor Krankheiten
  - Überzeugung, an einer bestimmten (unentdeckten) Erkrankung zu leiden
  - Weigerung zur Veränderung dieser Überzeugung durch Untersuchungen und Informationen
- **Körperdysmorphe Angststörung (Dysmorphophobie)**
  - Andauernde Besorgnis um das Aussehen
  - Andauernde Beschäftigung mit der Gestalt und deren (vermeintlichen) Makeln
  - Fehleinschätzung der tatsächlichen Gegebenheiten im Vergleich zu anderen
  - Unbegründete Angst vor Entstellungen
  - Überzeugung, bestimmte Körperteile seien missgestaltet
  - Drängender Wunsch nach Korrektur, z. B. nach kosmetischer Operation

9.3.3.1 Körperdysmorphe Störung (Dysmorphophobie)

Bei der Dysmorphophobie (*morphe* [griech.] Gestalt, also die Befürchtung, eine gestörte Gestalt zu haben) bestehen zumeist schwerwiegende Störungen des Körperschemas mit bedrückenden Sorgen um das Aussehen. Meistens sind es Befürchtungen, die Nase sei zu groß, der Penis zu klein, die Brust zu üppig. Objektiv sind diese Befürchtungen oder ihr Ausmaß nach dem tatsächlichen Aussehen für Außenstehende nicht nachzuvollziehen. Eigentliche Angstgefühle treten gegenüber diesen Sorgen und Befürchtungen in den Hintergrund. Dynamisch handelt es sich um unterschiedliche Störungen:

- *Leichtere Formen* kommen im Rahmen von Adoleszentenkrisen vor und sind eine Folge der für dieses Alter typischen, aber bei den Betroffenen besonders ausgeprägten Selbstwertprobleme. Es geht dabei um die Frage: Bin ich annehmbar? Häufig richten die Befürchtungen sich auf den sexuellen Bereich, oft besteht auch eine Verschiebung von den Sexual- auf »harmlosere« Organe (Nase). Es zeigt sich darin, dass die Selbstwertzweifel der Adoleszenten oft durch Probleme im Zusammenhang mit der Übernahme der Rolle als Frau oder als Mann stehen und durch die sexuelle Reifung ausgelöst werden.
- *Schwerere Formen* sind im Allgemeinen Folge einer umfassenden narzisstischen Problematik, oft im Sinne einer narzisstischen Borderline-Störung (Kap. 4.2). Die Befürchtungen nehmen dabei gelegentlich wahnhafte Züge an, der Realitätsbezug in Hinblick auf das Aussehen wird beeinträchtigt. Manchmal unterziehen die Patienten sich kosmetischen Operationen und Korrekturen. Die Entlastungen, die man dadurch erreichen kann, sind im Allgemeinen allerdings nur vorübergehend. Der Körper wird bei diesen Patienten zum Projektionsfeld von tiefgehenden, in frühen Erfahrungen verwurzelten Störungen des Selbstgefühls, die meistens auch nicht an konkrete Auslöser gebunden sind, sondern schleichend beginnen, und die natürlich durch äußere Veränderungen nicht dauerhaft beseitigt werden können.

9.3.3.2 Krankheitsphobische Angststörungen (Krankheitsphobien)

Es handelt sich um weit verbreitete Störungen, die durch die Sorge oder durch die Überzeugung geprägt sind, an einer gefährlichen, unheilbaren oder zum Tode führenden Krankheit zu leiden. Beispiele sind die Herzneurose und die AIDS-Phobie (▼Übersicht). Die Sorge ist durch medizinische Maßnahmen, z. B. Untersuchungen, nicht zu korrigieren. Dennoch sind die Patienten, im Gegensatz zum psychotischen Krankheitswahn, bis zu einem gewissen Grade einsichtsfähig und auslenkbar.

Das auffälligste Merkmal dieser Störungen ist die Neigung, von Arzt zu Arzt zu laufen, zunächst übermäßig viel Hoffnungen zu investieren und dann den Kontakt abzubrechen, wenn der Arzt weitere, nicht indizierte Untersuchungen verweigert.

9.3.3.3 Entstehung der hypochondrischen Angststörungen

Eine Hypochondrie entsteht durch die Projektion von Selbstwertproblemen auf den Körper und seine Funktionen. Dabei werden Selbstrepräsentanzen, einschließlich der Repräsentanz von Gesundheit und Wohlbefinden, zum Projektionsfeld von Insuffizienzgefühlen. Die körperbezogenen Selbstrepräsentanzen, auf die diese Gefühle und Phantasien projiziert werden, werden als Körperselbst bzw. Körperbild bezeichnet.

Beispiele für krankheitsphobische Angststörungen

- **Herzneurose**[234] **(Herzphobie, Herzhypochondrie**[235]**)**
  Die Herzneurose ist ein typisches Beispiel für eine hypochondrische Angststörung auf mittlerem Strukturniveau. Das Krankheitsbild wird im Kap. 10.3.3.3 beschrieben. Die Kranken etablieren infolge von Kränkungserlebnissen, bei denen sie ihre Kränkungswut nicht wahrnehmen, nicht äußern und verdrängen, eine hochgradig ambivalente Beziehung zu ihrem Herzen. Sie widmen ihm ihre ganze Sorge, so wie sie sich das ungeteilte Interesse anderer Menschen (ihrer Selbstobjekte) wünschen. Zugleich phantasieren sie beständig den Herztod. Darin kommt ihre verdrängte Kränkungswut zum Ausdruck. Für diese Wut und destruktiven Phantasien bestrafen sie sich mit der Vorstellung, am Herztod zu sterben.
  Man kann die Herzneurose als Hypochondrie betrachten und von einer Herzhypochondrie sprechen, wenn die Krankheitsbefürchtungen und die Selbstbeobachtung im Vordergrund stehen. Im Allgemeinen bieten die Patienten jedoch funktionelle Herzbeschwerden als Leitsymptom an, sodass die Herzneurose besser als Somatisierungsstörung betrachtet wird.
- **AIDS-Phobie**[236]
  Die AIDS-Phobie gehört zu den Erkrankungen, die einen deutlich situativen Bezug haben. Sie trat aus aktuellem Anlass in den 1980er Jahren endemisch auf und ist inzwischen weitgehend verschwunden. Sie war durch unrealistische Befürchtungen gekennzeichnet, sich mit dem HIV-Virus infiziert zu haben. Durch negative Befunde im HIV-Antikörpertest waren diese Ängste nicht zu beseitigen. Die AIDS-Phobie trat oft nach verheimlichten Sexualkontakten auf. Den Kern bildeten Selbstbestrafungsimpulse, die auf mehr oder weniger bewussten Schuldgefühlen über verpönte sexuelle oder aggressive Impulse beruhten. Bei einigen Patienten standen auch konflikthafte unterdrückte homosexuelle Phantasien und Impulse im Hintergrund einer AIDS-Phobie. In diesen Fällen brachte sie die Sorge zum Ausdruck, tatsächlich oder womöglich homosexuell zu sein, diese Einstellung aber nicht als Teil der eigenen Identität akzeptieren zu können. Bei Menschen, die ihre homosexuelle Lebensweise konfliktfrei akzeptieren, fand man solche Ängste dagegen nicht. – An die Stelle der AIDS-Phobie trat zwischenzeitlich die BSE-Phobie, die aber auch rasch wieder abgeebbt ist. Die Krankheitsbefürchtungen sind mit Ängsten und körperlichen Funktionsstörungen verbunden, sodass es oft eine willkürliche Entscheidung ist, ob man die Störung als diffuse oder hypochondrische Angststörung oder als Somatisierungsstörung klassifiziert. Bis zu einem gewissen Grade sind alle Somatisierungsstörungen (Kap. 10.3) mit hypochondrischen Befürchtungen verbunden.

Bei der Hypochondrie ist das Körperbild durch Störungen der Interaktionen in sehr frühen unglücklichen Beziehungen verknüpft. Dabei handelt es sich um Erfahrun-

234 Richter u. Beckmann (1969)
235 Bräutigam (1964)
236 Ermann u. Waldvogel (1992)

gen von Zurückweisung und Vernachlässigung, die noch körperbezogen erlebt wurden. Auch sexuelle Missbrauchserfahrungen dürften hier eine Rolle spielen. Diese Erfahrungen bleiben bei hypochondrischen Patienten offenbar im vorsprachlichen Bereich stecken und werden prozedural-implizit codiert. Sie sind dem bewussten Erleben als solche nicht zugänglich. Dadurch ist der Körper disponiert, zum Projektionsort für ein gestörtes narzisstisches Erleben zu werden.[237] Durch Verschiebung und Verkehrung, also durch die typische phobische Angstbindung (Kap. 9.3.2), werden Bedürfnisse nach Anerkennung und Spiegelung und Sorgen um das eigene Selbst zu Befürchtungen, die auf das Körperselbst projiziert werden.

Es besteht aber nicht nur eine Ähnlichkeit mit der Phobie, sondern auch mit der Depression: Die Destruktivität der auf das Selbst gerichteten Ängste – vor Krebs, Herztod, AIDS, Multipler Sklerose – erinnert an die Wendung von Aggressionen gegen das Selbst, also an die autoaggressive Verarbeitung von Impulsen bei der Depressionsentstehung (Kap. 9.2.2).

Hypochondrische Angststörungen kommen bei jedem Strukturniveau vor:

- *Auf mittlerem und höherem Strukturniveau* kommt der oben beschriebene hypochondrische Mechanismus mit Verschiebung, Verkehrung, Projektion und Wendung gegen die eigene Person zum Tragen. Hier handelt es sich um eine typische Konfliktpathologie.

  Beim mittleren Niveau kommt es als Folge von realen, drohenden oder phantasierten Kränkungen, die wie ein Objektverlust erlebt werden, zum narzisstischen Rückzug aus der Objekt- in die Körperwelt. Kränkung und Verlust können dadurch verleugnet werden. Eine »sichere«, von anderen unabhängige Beziehung kann hergestellt werden.

  Auf höherem Strukturniveau ist Hypochondrie selten. Wenn sie vorkommt, steht die Besorgnis um den Körper für die Sorge um zumeist libidinöse Impulse und Phantasien, die konflikt- und schuldhaft erlebt werden.
- Bei hypochondrischen Störungen auf *niederem Strukturniveau* werden Verfolgungs- und Vernichtungsangst sowie die Hilflosigkeit und Hoffnungslosigkeit der frühen Individuationsentwicklung auf den Körper projiziert und dadurch gebunden. Insoweit handelt es sich auch hier also um eine konstruktive Ichleistung, welche Vernichtungsangst in weniger belastende, körperbezogene Befürchtungen umwandelt. Die Basis bildet jedoch eine Entwicklungspathologie mit nicht mentalisierten Selbstzuständen von Hilflosigkeit, Hoffnungslosigkeit und Verlassenheit, die keine psychische Repräsentanz haben.

9.3.4 Verhaltenstherapeutische Aspekte der Angst

Die verhaltenstherapeutischen Modelle zur Erklärung der Angststörungen betrachten die lerntheoretischen, die kognitiven und die psychophysiologischen Faktoren bei der Angstentstehung.

- Nach dem *lerntheoretischen Modell*[238] entstehen Angststörungen durch Konditionierung. Danach werden zunächst neutrale Reize mit bedrohlich erlebten Ereignissen und Angstreaktionen gekoppelt und durch anschließendes Vermeidungsverhalten verstärkt. Diese Zwei-

237 Schilder (1923)

238 Mower (1960)

Faktoren-Theorie der Angstentstehung wurde später erweitert und modifiziert.

- Das *kognitive Modell*[239] führt die Angstentstehung auf eine inadäquate Wahrnehmung und Interpretation von Reizen zurück. Gefahren werden verzerrt wahrgenommen und nicht richtig eingeschätzt, der Realitätsgehalt der Ängste nicht angemessen überprüft.
- Das *psychophysiologische Modell*[240] schließlich betrachtet körperliche Veränderungen, z. B. eine Herzfrequenzbeschleunigung, als Angstauslöser, wenn körperliche Veränderungen vom Patienten als Signale für Gefahren gelernt worden sind. Es kann zu einem Rückkoppelungsprozess zwischen situativen und emotionalen Belastungen, körperlichen und kognitiven Empfindungen, Assoziationen mit Gefahr sowie Angstreaktionen kommen. Dadurch können Angsterlebnisse hervorgerufen und aufrechterhalten werden.

9.3.5 Diagnostik und Behandlung der neurotischen Angststörungen

Diagnostik

Ängste gehören zu den am häufigsten geklagten Beeinträchtigungen in der Praxis (▼Übersicht). Dabei ist zu beachten, dass realistische Ängste und Sorgen bei Belastungen und Problemen zum menschlichen Leben gehören und nicht unbedingt übertrieben oder krankhaft sein müssen. Andererseits werden irrationale, neurotische Ängste oft rationalisiert, d. h. es wird versucht, sie mit vernünftigen Gründen zu erklären. Außerdem verbergen neurotische Ängste sich häufig hinter körperlichen Symptomen und werden nur auf Nachfrage mitgeteilt. Es kommt hinzu, dass Ängste und Depressionen im Erleben oft als diffuse Spannungen erlebt und nicht zutreffend bezeichnet werden. Die Diagnose einer Angststörung setzt daher eine eingehende Untersuchung voraus, die zunächst die Störung eingrenzt und schließlich auch differenzialdiagnostische Überlegungen mit einbezieht.

Allgemeines zur Behandlung

Die Aufgaben und Probleme der Behandlung von Angstpatienten hängen stark von der Art der Angststörung und vom Chronifizierungsstadium ab. Die Hauptprobleme sind

- das *Vermeidungs- und Anklammerungsverhalten:* Es tritt bei den meisten Angstpatienten im Verlauf auf und führt zum sozialen Rückzug mit all seinen negativen Folgen für das Familienleben, das Berufsleben usw. Es bilden sich auf Dauer häufig sekundär Familienneurosen in Gestalt einer Art Festung um den Angstpatienten herum, der die Familie mit seinen Ängsten unter Kontrolle hält und sich damit Sicherheit schafft (Kap. 19.2.1).
- die *Suchtentwicklung*, speziell Medikamenten- und Alkoholabhängigkeit,
- die *Somatisierung der Angst* und die iatrogene Fixierung auf die körperlichen Angstäquivalente (vgl. somatoforme Störungen, Kap. 10).

Für die allgemeinärztliche Versorgung ergibt sich daraus die Notwendigkeit, mit Medikamenten zurückhaltend zu sein und zügig eine psychotherapeutische Fachdiagnostik einzuleiten. Zunächst wird man akute Angstanfälle jedoch medikamentös mit Anxiolytika oder, zur Vermeidung einer Abhängigkeitsentwicklung, mit Antidepressiva (z. B. Imipramin) behandeln, die allerdings eine mehrwöchige Latenz haben, bis die anxiolytische Wirkung einsetzt.

239 Beck (1976)
240 Ehlers u. Margraf (1989)

Differenzialdiagnostik der neurotischen Angststörungen

- **Andere Formen psychogener Störungen**
  - Reaktive Angststörungen, insbesondere Panikstörungen und Phobien in Anschluss an belastende Erlebnisse
  - Posttraumatische Angststörungen: Dabei handelt es sich um fixierte realistische Ängste, die als Intrusionen und Hyperarousal bei Traumaerinnerungen auftreten.
  - Zwangsstörungen (speziell Zwangsvorstellungen)
  - Depressive Störungen
  - Somatisierungsstörungen
- **Angst bei anderen Erkrankungen**
  - Panik und chronische diffuse Angst bei Schizophrenien und endogenen Depressionen
  - Hypochondrischer Wahn bei Psychosen; bei der neurotischen Hypochondrie ist die Krankheitseinsicht vorübergehend herstellbar, im Wahn ist sie nicht vorhanden.
  - Symptomatische Ängste bei körperlichen Erkrankungen: Hyper- und Hypothyreose, Erkrankungen des ZNS, Herz- und Lungenerkrankungen, Stoffwechselstörungen (Hypoglykämie), postinfektiöse Zustände
  - Angst bei Abhängigkeitskrankheiten, insbesondere als Entzugserscheinung
  - Ängste als Nebenwirkung und beim Absetzen von Medikamenten, nicht nur von Psychopharmaka

Psychotherapie

In der Fachpsychotherapie gehören Angststörungen zu den Hauptindikationen für psychotherapeutische Behandlungen. Allerdings sind Indikationen und Prognosen, je nach Angsthintergrund und Strukturniveau, unterschiedlich. Ausgeprägte Symptombildungen machen eine stationäre Psychotherapie erforderlich, weil heftige oder chronische Panikstörungen, Straßenängste, Fahrängste usw. das Leben im Alltag schwer behindern und ggf. den Weg zur ambulanten Psychotherapie unmöglich machen.

Ambulante psychodynamische Psychotherapie ist bei allen Arten der Angsterkrankungen indiziert, wenn eine Bereitschaft zur Klärung von individuellen Hintergründen besteht. Das Ziel ist, die Bedeutung der angstauslösenden Situationen und ihre Verankerung in der Persönlichkeit zu verstehen und eine emotionale Veränderung herbeizuführen. Bei typisch neurotischen Angststörungen (höheres Strukturniveau) rücken dabei verdrängte Kindheitskonflikte in das Zentrum. Angststörungen erweisen sich häufig aber auch als strukturelle Störungen aufgrund von Mangelerlebnissen und Traumatisierungen in der Entwicklung. Dann zielt die Behandlung auf die strukturellen Defizite und die Nachreifung der Struktur.

Bei phobischen Angststörungen wird eine aktive Technik bevorzugt, in welcher der Patient veranlasst wird, sich den Angstsituationen zu stellen. Für die hypochondrischen Störungen gelten die bei den somatoformen Störungen genannten Aspekte. Unterschiedliche Auffassungen bestehen zur Frage, ob während der analytisch begründeten Behandlung auch generell Medikamente gegeben werden sollten oder nicht (Kap. 22).

Die *Verhaltenstherapie* hat sich bei der Behandlung von Angststörungen als sehr effizient erwiesen. Dabei werden Psychoedukation, »Exposition«, Entspannungstherapie und kognitive Verfahren angewandt. Bei den phobischen Angststörungen steht die Konfrontation mit den angstauslösenden Reizen im Mittelpunkt von Expositionstherapien. Bei der Behandlung von Angstanfällen steht das Angstmanagement im Vordergrund. Bei den nicht auslöserbezogenen Angststörungen werden kognitive Verfahren eingesetzt, um angstverstärkende Vorstellungen zu vermindern oder zu verhindern.

9.4 Zwangsstörungen (Zwangsneurosen)

Zwänge sind quälende Gedanken, Impulse und Handlungen, die sich dem Betroffenen aufdrängen und die er nicht unterdrücken kann, obwohl er sie als unsinnig erkennt und darunter leidet. Neurotische **Zwangsstörungen** sind durch Zwänge geprägte Psychoneurosen auf höherem und mittlerem Strukturniveau, zumeist bei zwanghaften Persönlichkeiten. Man beobachtet Zwangssyndrome jedoch auch auf niederem Strukturniveau.

In diesem Kapitel wird auch die *zwanghafte Persönlichkeitsstörung* beschrieben.

ICD-10: F42 Zwangsstörung (▾Übersicht). Die neurotischen Zwangsstörungen auf höherem Strukturniveau werden traditionell als Zwangsneurosen bezeichnet. Man spricht auch von anankastischen Syndromen. Für die zwanghafte Persönlichkeitsstörung gab es früher die Bezeichnungen Zwangscharakter oder analer Charakter.

Zwangsstörungen nach ICD-10

- F42.0 Zwangsstörung mit vorwiegend Zwangsgedanken oder Grübelzwang
- F42.1 Zwangsstörung mit vorwiegend Zwangshandlungen
- F42.2 Zwangsstörung mit Zwangsgedanken und Zwangshandlungen gemischt
- F60.5 Anankastische Persönlichkeitsstörung

9.4.1 Zwangsphänomene und Zwangsstörungen

Zwänge treten in sehr unterschiedlicher Ausprägung auf. Jeder kennt banale, vorübergehende *Alltagszwänge*, z. B. die Neigung zu Ritualen (auf Holz klopfen), den melodischen »Ohrwurm« (ein Musikeinfall, der einen den ganzen Tag lang begleitet), die Hemmung, bestimmte Zahlen oder Wörter zu denken oder Handlungen zu vollziehen, oft verbunden mit der flüchtigen Befürchtung, andernfalls ein Unglück herbeizuführen. Verbreitet ist auch der Drang, das Ausschalten von elektrischen Geräten oder das Verschließen von Türen, Fenstern oder Autos zu kontrollieren oder sich mehrfach zu vergewissern, bestimmte Dinge nicht vergessen zu haben.

In einem erweiterten Sinne kann man auch soziale Rituale, z. B. bei Feierlichkeiten oder in Schwellensituationen (Initiationen, Abschiede) unter dem Aspekt betrachten, sich durch das Einhalten von Regeln Sicherheit und Orientierung zu verschaffen und emotional bewegende Situationen zu bewältigen.

Von solchen Alltagszwängen sind krankhafte Zwangssymptome zu unterscheiden, welche die Zwangsstörungen charakterisieren. Sie beherrschen die Betroffenen, ihr Leben und ihre Beziehungen als unkontrollierbarer Drang zu bestimmten Handlungen oder als unabweisbare Gedanken. Sie bilden den Kern von eindrucksvollen Krankheitsbildern. Diese sind aber mit einem Auftreten bei gut einem Prozent der Bevölkerung relativ selten.

Ätiopathogenese

Die Ursache der typischen Zwangsneurosen liegt meistens in einer Entwicklungsstörung in der präödipalen und ödipalen Entwicklung. Sie sind daher »klassische Neurosen« auf höherem oder mittlerem Strukturniveau. Daneben gibt es Borderline-Zwänge auf niederem Strukturniveau. In jedem Fall besteht eine hohe Komorbidität, insbesondere mit depressiven und Angststörungen.

Neben der psychischen Disposition ist eine gewisse erbliche Disposition durch Zwillingsuntersuchungen belegt.[241] Außerdem besteht eine gewisse Nähe von Zwangssyndromen mit Erkrankungen des Zentralnervensystems.

Befunde deuten darauf hin, dass Zwangsstörungen durch eine Störung des Zusammenspiels von Frontalhirn, Basalganglien und limbischem System gefördert werden. Eindrucksvoll ist in diesem Zusammenhang das *Gilles-de-la-Tourette-Syndrom*, eine Erkrankung der Basalganglien mit Komorbidität von raptusartigen Bewegungsstörungen, Koprolalie (zwanghaftes Ausstoßen von Fäkalausdrücken) und anderen Zwangssymptomen. Außerdem zeigt sich, dass ein beachtlicher Teil der therapieresistenten Zwangsstörungen durch neurochirurgische Operationen, welche die Projektionsbahnen zwischen Frontalhirn und Basalganglien durchtrennen, positiv beeinflusst werden können. Es wird außerdem diskutiert, dass auch eine Störung der Serotonin-Wiederaufnahme an der Entstehung von Zwangsstörungen beteiligt sein könnte.

Symptomatik und Verlauf

Zwangsneurosen beginnen oft schon in der Kindheit, meistens aber in der Pubertät im Kontext von Erlebnissen der sexuellen Reifung oder im frühen Erwachsenenalter. Der Beginn ist damit deutlich früher als der anderer psychischer Störungen. Das führt dazu, dass sie oft mit umfangreichen Einbußen in der sozialen Entwicklung verbunden sind. Zwangspatienten leben daher überdurchschnittlich häufig allein und sozial isoliert. Die Erkrankung wird zunehmend zum Lebensthema. Das liegt auch daran, dass die Zwangsstörungen im Allgemeinen schwerwiegend sind und sich ausweiten, chronisch verlaufen, keine Spontanheilung zeigen und außerordentlich schwer zu behandeln sind.

Die Symptomatik der Zwangsneurosen ist sehr prägnant und an sich leicht zu erfassen (▼ Übersicht).

Die Symptome sind Zwangsgedanken, Zwangshandlungen, begleitende Ängste und Depressionen, Vermeidungsverhalten und zwangsneurotische Persönlichkeitszüge. Das Problem besteht darin, dass Zwänge Beschämung auslösen und von den Betroffenen daher gern verschwiegen werden.

Der Zwangskranke kann einen Zwang nicht einfach unterdrücken. Wenn er es versucht, gerät er in zunehmende Angstspannung, die sich bis zur Panik steigern kann. Gibt er dem Zwang nach, verschafft das allerdings nur eine vorübergehende Beruhigung, bis die Spannung erneut anwächst. Zwänge treten anfangs einzeln auf, später in Kombination. Im Verlauf können sie das gesamte Leben okkupieren: Es besteht dann nur noch daraus, von morgens bis abends die Wäsche zu waschen, zu sortieren, einzuräumen und wieder von vorn zu beginnen oder sich selbst mehrmals am Tage von oben bis unten zu waschen, abzutrocknen und nach kurzer Zeit wieder von vorn damit beginnen zu müssen.

241 Schepank (1994)

Symptome der Zwangsstörungen

- **Zwangsgedanken**
  Wiederkehrende Gedanken, Vorstellungen und Impulse, die sich unwillentlich aufdrängen und denen man sich nicht willentlich entziehen kann, die aber als krankhaft und quälend erlebt werden. Sie haben oft krasse sadistische oder obszöne sexuelle Inhalte oder beinhalten Schmutzphantasien. Oft bestehen auch nur immer wiederkehrende Worteinfälle (meistens anale Schimpfworte). Beim *Grübelzwang* kann ein Gedankengang nicht abgeschlossen werden, sondern er wird auf selbstquälerische Weise ständig wiederholt.
  Beispiele:
  - Die Vorstellung, einen Menschen mit dem Wagen überfahren zu haben
  - Die Idee, sich oder einen anderen beim Händedruck beschmutzt oder infiziert zu haben
  - Der Impuls, sich ein Messer in den Bauch zu rammen oder das eigene geliebte Kind zu verletzen
- **Zwangshandlungen**
  Dranghaft erlebte Handlungen, die an sich zweckmäßig sein könnten, jedoch in der durchgeführten Art unsinnig, übertrieben und gelegentlich absurd wirken.
  Beispiele:
  - *Waschzwang:* Beständiges Händewaschen, Waschen von Wäsche, Putzen (Putzzwang)
  - *Kontrollzwang:* Wiederholtes Nachschauen, ob der Gashahn oder das Wasser abgestellt sind, ob die Tür verschlossen oder die Herdplatte abgeschaltet ist
  - *Zählzwang:* Zählen von Schritten, Gehsteigplatten, vorbeihuschenden Oberleitungsmasten
- **Additive Symptome**
  - Begleitende *Ängste* und *Depressionen*, vor allem in frühen Krankheitsstadien, sodass die Abgrenzung anfangs schwierig sein kann
  - Reaktives *Vermeidungsverhalten* von Gegenständen oder Situationen, die mit den Inhalten der Zwänge verbunden sind
- **Zwanghafte Persönlichkeitszüge**
  - Pedanterie, Überordentlichkeit, Zweifelsucht

9.4.2 Die zwanghafte Persönlichkeit und Persönlichkeitsstörung

Die Zwangssymptomatik ist bei Zwangsneurosen in sehr typische Persönlichkeitszüge (▼Übersicht) eingebettet, welche die sog. zwanghafte, zwangsneurotische, anankastische oder anale Persönlichkeit[242] bzw. Persönlichkeitsstörung ausmachen. Die lebensgeschichtliche Disposition für diese Persönlichkeitsentwicklung bildet ein im Allgemeinen triebfeindliches, auf Anpassung

242 Abraham (1925), Schultz-Hencke (1940), Hoffmann SO (1979)

bedachtes Familienmilieu und eine Erziehung, in der expansive Bedürfnisse und autonome Tendenzen unterdrückt und mit Bestrafung bedroht werden. Als paradigmatisch dafür gilt eine dressurartige Sauberkeitserziehung – wobei die kindliche Beschmutzungslust ursprünglich die Funktion hat, sich trotzig gegen die Forderungen der Erziehungspersonen abzugrenzen und den eigenen Willen durchzusetzen. Insgesamt werden Expansivität, Spontaneität, Eigenständigkeit, Selbstbehauptung und Selbstvertrauen, die Bejahung des Körpers und des Begehrens durch das Familienklima und kumulativ traumatisch wirkende Strafen beeinträchtigt. Stattdessen werden eine Unterwerfung unter triebfeindliche Normen und Gehorsam aufgezwungen.

Zwanghafte Persönlichkeitszüge

- **Magisches Denken**
  Durch Handlungs- und Denkrituale (Einhalten bestimmter Reihenfolgen; nach einer Handlung oder einem Gedanken muss eine Zahlenreihe gedacht werden usw.) kann Unheil abgewendet werden.
- **Zweifelsucht**
  Jeder Möglichkeit steht eine Alternative entgegen, sodass es nicht zur Festlegung kommt; daraus resultiert eine bisweilen quälende Unentschlossenheit.
- **Abwehr der analen Triebhaftigkeit** (Analität und Willkür)
  Ordentlichkeit, Pünktlichkeit, Gewissenhaftigkeit, Sparsamkeit und Eigensinn
- **Aggressive Gehemmtheit**
  Unterwürfigkeit, Übergefügigkeit, unabdingbarer Gehorsam
- **Absicherung gegen Versuchungen**
  Pedanterie, Übergefügigkeit, Prinzipientreue, moralisierende Grundhaltung

Zwangsneurotiker entwickeln auf diese Weise ein strenges, verbietendes »heteronomes« Überich, d. h. sie erleben die Überich-Gebote im Grunde als fremd und gegen sich gerichtet und nicht als schützend und bewahrend und liegen mit ihnen im ständigen unbewussten Zwiespalt. Sie können sich einerseits den Überich-Geboten nicht anvertrauen, vertrauen andererseits aber auch nicht auf ihre eigene Spontaneität und das eigene Wollen und Begehren.

Die zwanghafte Persönlichkeit, die ein Erkrankungsrisiko darstellt, und die stärker ausgeprägte Variante, die zwanghafte Persönlichkeitsstörung, sind Abwehrformationen auf der Ebene des höheren und mittleren Strukturniveaus. Beim höheren Strukturniveau handelt es sich um Persönlichkeiten, die durch Trieb-Überich-Konflikte gekennzeichnet sind. Beim mittleren bildet der Komplex des Autonomiekonfliktes das Zentrum. Die zu Grunde liegenden Konflikte sind

- *ödipale Konflikte* um Sexualität und Rivalität,
- *Autonomiekonflikte* um Expansion und Selbstbehauptung.

Sie werden durch Verdrängungsabwehr, speziell durch Reaktionsbildungen, Rationalisierungen, Affektverdrängung und Gefühlsisolierung unbewusst gehalten. Wenn diese Abwehr versagt, entstehen »klassische Zwangsneurosen« als Prototyp der präödipalen Psychoneurosen.

Die Breite der möglichen unbewussten Konflikte als Hintergrund der präödipalen Zwangsstörungen wird verständlich, wenn man die Dynamik von Regression und Verdrängung (Kap. 4.4.3) berücksichtigt.

Dabei gibt es zwei unterschiedliche Muster:

- *Primäre Fixierung eines anal-aggressiven Triebkonflikts aus der Autonomieentwicklung:* Beschmutzungs- und

Selbstbehauptungsimpulse aus der sog. Trotzphase werden in einer entsprechenden Versuchungs-Versagungs-Situation aus unbewusster Angst vor Strafe und Liebesverlust mit Hilfe der Symptombildung abgewehrt.

- *Regression bei ödipalen Sexual- und Rivalitätskonflikten:* Ebenfalls unter der Wirkung unbewusster Strafangst (Überich-Angst) wird ein ödipaler Konflikt durch Regression auf die präödipale anale Funktionsstufe abgewehrt und dort bei entsprechender Versuchungs-Versagungs-Situation mit einer Zwangsstörung beantwortet.

Zwangsstörungen auf höherem und mittlerem Strukturniveau (Klassische Zwangsneurosen)

Der geschilderten Dynamik von Fixierung und Regression entsprechend, können sowohl ödipal-sexuelle als auch expansiv-aggressive Versuchungs-Versagungs-Situationen zur Symptomauslösung führen. Sie aktivieren unbewusste anale, sadistische, sexuelle, homoerotische, autoerotische oder voyeuristische, jedenfalls sozial und vom Überich der Betroffenen verpönte Phantasien und Impulse. Damit entsteht ein Trieb-Überich-Konflikt. Er wird gelöst, indem die konflikthaften Phantasien bzw. Impulse durch die Abwehr entstellt und damit unbewusst werden.

So kann z. B. der Affekt von einer sexuell erregenden Vorstellung abgetrennt und verdrängt werden (Affektverdrängung). Auf diese Weise kann aus einer voyeuristischen Phantasie (neugierig nachschauen wollen) ein *Kontrollzwang* (zwanghaft nachschauen müssen) werden. Das Nachschauen bleibt dabei als Handlungsablauf im Bewusstsein erhalten, während die ursprüngliche Neugier und Erregung unbewusst werden. Ebenso kann man z. B. in einem *Waschzwang* einen verpönten Onanieimpuls (die rhythmische Bewegung) und das Abwaschen der Schuldgefühle (Ungeschehenmachen) entdecken. Insofern hat die Zwangshandlung eine symbolische Bedeutung, wobei sie eine an sich sinnvolle Aktion durch eine unsinnige ersetzt.

Zwangsstörungen auf niederem Strukturniveau (Borderline-Zwänge)

Zwänge und Rituale sind Strukturierungshilfen, indem sie eine (bisweilen unsinnig erscheinende) Ordnung herstellen. Insofern haben Zwänge eine *ichstabilisierende* Funktion. Sie beruht darauf, dass die ritualisierte Wiederholung eines Gedanken- oder Handlungsablaufes eine Art Denkstruktur und Verhaltensidentität gibt, die entlastet und vor der Desintegration des Ich bzw. vor der Fragmentierung des Selbst schützt.[243] In dieser Funktion wird der Zwang bei Borderline-Persönlichkeiten (und bei beginnenden Psychosen) zur Stabilisierung eingesetzt, d. h. als Schutz vor Desintegration, Selbstauflösung und Ichzerfall.

Borderline-Zwänge sind die Folge der spezifischen Ichschwäche des niederen Strukturniveaus. In ihrer Erscheinung sind sie von den höherstrukturierten Zwangsneurosen kaum zu unterscheiden. Bisweilen sind sie besonders bizarr und erschreckend. Manchmal sind sie auch fluktuierend, d. h. verschiedene Zwänge treten nebeneinander oder nacheinander auf. An Stelle der typisch zwangsneurotischen Charakterzüge steht die typische Borderline-Persönlichkeit. Außerdem fehlt eine charakteristische auslösende Versuchungs-Versagungs-Situation.

Borderline-Zwänge erscheinen oft realitätsfern und vermitteln dem Untersucher ein Gefühl von untergründiger Gefährdung und Auflösung. In der Behandlung wirken Deutungen, die auf Trieb-Überich-Konflikte ausgerichtet sind, desintegrierend und müssen

243 Quint (1984)

Krankheitsbilder

zu Gunsten ichaufbauender Interventionen vermieden werden.

9.4.3 Verhaltenstherapeutische Aspekte

Die Entstehung der Zwangsphänomene wird aus verhaltenstherapeutischer Sicht im Konzept der Konditionierung betrachtet. Zwangsgedanken werden danach zunächst neutral erlebt, dann jedoch mit einem angstauslösenden Erlebnis verknüpft und selbst zum Angstauslöser. In einem weiteren Schritt können bestimmte Handlungen entdeckt werden, welche die Angst, die mit dem Zwangsgedanken verbunden ist, vermindern. Durch wiederholte Ausführung können solche vermeidenden Handlungen verstärkt und nun selbst zum Symptom werden.

Die kognitive Auffassung betrachtet vorrangig die negative Bewertung der Zwänge durch die Patienten. Durch die Verknüpfung von Zwängen mit Selbstbeschuldigungs- und Katastrophenphantasien entstehen Teufelskreise aus Zwang, Angstspannung und neutralisierenden Gegengedanken, wodurch eine Verstärkung hervorgerufen wird.

9.4.4 Diagnostik und Behandlung

Diagnostik und Abgrenzung

Zwänge sind eindrucksvolle und charakteristische Symptome, die im Allgemeinen diagnostisch leicht zu erkennen sind. In Anfangsuntersuchungen werden sie vor allem von jungen Patienten aus Scham aber auch gern verschwiegen. Manchmal helfen sublime Wahrnehmungen (Umständlichkeit der Alltagsbewältigung, Zähigkeit und Unlebendigkeit von Schilderungen, sich nicht festlegen können) bei der Klärung. Differenzialdiagnostisch kommen besonders in Betracht:

- *Angststörungen:* In Frühphasen der Erkrankungen sind Zwangsbefürchtungen und Objekt- oder Situationsphobien oft schwer zu unterscheiden: Eine Angst vor spitzen Gegenständen, z. B. vor Messern, kann zunächst einem angstvoll erlebten Impuls ähnlich sein. Gemeinsam haben beide Störungen das Vermeidungsverhalten. Bei der generalisierten Angststörung haben die Sorgen eine gewisse Ähnlichkeit mit Grübelzwängen. Auch die Abgrenzung von hypochondrischen Ängsten und Zwangsbefürchtungen kann schwierig sein.
- *Psychosen:* Zwänge kommen auch bei Schizophrenien und endogenen Depressionen vor. Wichtig ist dabei die Abgrenzung zwischen Zwang und Wahn: Zwänge werden ichdyston und als krankhaft, quälend und unsinnig erlebt und erzeugen bisweilen heftigen Leidensdruck. Der Wahn ist dagegen von einer subjektiven, nicht korrigierbaren Gewissheit geprägt und wird oft von einer typischen Wahnstimmung begleitet.
- *Hirnerkrankungen* können die Ursache von Zwängen sein: Hirntumor, Enzephalitis, Epilepsie, Hirnatrophie, Hirntraumen, Arteriosklerose.

Behandlung

Die *psychoanalytische Behandlung*[244] von Zwangspatienten hat eine lange Tradition. Sie führte zu einem sehr differenzierten Verständnis der Psychodynamik der »klassischen« Zwangsneurosen und des höheren Strukturniveaus, das auch für die Klärung grundsätzlicher seelischer Prozesse und

244 Quint (1988)

Phänomene (Strafangst, Überich-Einflüsse usw.)[245] und anderer Erkrankungen hilfreich war. Allerdings gilt die Behandlung als schwierig. Die Beeinflussbarkeit speziell von schweren, chronifizierten Zwangsstörungen ist oft unbefriedigend und erfordert einen großen Aufwand. Das gebietet eine strikte Indikationsstellung und Behandlungseinleitung, die durch das zögerliche Verhalten der Betroffenen erschwert wird.

Besonders wichtig für die Prognose ist das entwicklungsdiagnostische Strukturniveau: Zwangsstörungen auf höherem und mittlerem Niveau lassen sich viel erfolgreicher psychoanalytisch behandeln als Borderline-Zwänge mit Zwangssymptomatik. Es mag sein, dass ein Teil der unbefriedigenden Verläufe früher dadurch bedingt war, dass man die Störungen grundsätzlich als höherstrukturierte Neurosen behandelte und die Borderline-Persönlichkeitsorganisation nicht kannte bzw. nicht erkannte. Heute ist die Differenzialindikation zwischen konflikt- und strukturorientierter Behandlung für die Indikationsstellung leitend.

In der *Verhaltenstherapie*[246] hat sich die Expositionstherapie im Sinne der Dekonditionierung als die wirksamste erwiesen. Bei Zwangshandlungen am meisten bewährt ist die Reizkonfrontation. Bei Zwangsgedanken wird die Exposition in der Phantasie angewendet. Die kognitiven Strategien greifen in den oben geschilderten verstärkenden Teufelskreis ein und versuchen, die Verknüpfung von Zwang, verstärkender Bewertung und negativer Grundüberzeugung zu lösen. Sie sind besonders wirksam in Verbindung mit Exposition und Reaktionsmanagement.

Prognose und Alternativen

Die Prognose ist für alle Formen der Psychotherapie schwierig bis unbefriedigend. Von spektakulären Anfangserfolgen abgesehen, gibt es keine systematisch reproduzierbaren Behandlungserfolge. Positive Verläufe sind auf leichtere oder Einzelfälle beschränkt. In dieser ungünstigen Ergebnislage könnte sich niederschlagen, dass die neurobiologische Basis bei vielen Zwangspatienten stärker ausgeprägt ist, als man es aufgrund der Tatsache, dass Zwangsneurosen eine Traditionsdomäne der Psychotherapie sind, wahrhaben möchte.

Als Alternativen angesichts der Probleme der Psychotherapie sind *Psychopharmaka* bedeutungsvoll. Doch auch die Pharmakotherapie der Zwangsstörungen ist nicht befriedigend. Am günstigsten wirken Antidepressiva vom Typ der SSRI in hoher Dosierung über lange Zeit (Kap. 22.2).

Als Ultima ratio kommen auch stereotaktische Operationen mit einer Durchtrennung von Leitungsbahnen zwischen Frontalhirn und Basalganglien in Betracht.

Krankheitsbilder

245 Z. B. Freud (1908, 1909)
246 Hand (1991)

9.5 Dissoziative Störungen

Dissoziation bedeutet Separation mentaler Prozesse. Sie ist ein komplexer Vorgang, in dem es zu einer Fragmentierung des Gedächtnisses und des Identitätserlebens kommt. Sie führt zum Zerreißen von Bewusstseinszusammenhängen und zur Abspaltung von Erlebnisinhalten und Erinnerungen und deren Verdrängung aus dem Bewusstsein. Dadurch entsteht ein Nebeneinander von verschiedenen Bewusstseins- und Selbstzuständen, von denen ein Teil bewusst erlebt, der andere unbewusst ist. Die verdrängten Inhalte bleiben im Unbewussten aber aktiv und beeinflussen unmerklich die psychischen Vorgänge. Sie können leitend für das Verhalten werden (Fugue) oder als Symptom, z. B. als Intrusion (Einschießen von Erinnerungen), wieder zum Bewusstsein gelangen.

Die **dissoziativen Störungen** sind durch solche Bewusstseinsstörungen gekennzeichnet. Sie beziehen sich auf Gedächtnis, Wahrnehmung und Identitätsgefühl und umfassen verschiedene reversible Syndrome. Sie können eine neurotische oder eine posttraumatische Ätiologie haben.

ICD-10: F44 Dissoziative Störungen (▾ Übersicht). ICD-10 rechnet auch die dissoziativen Störungen der Bewegung und Wahrnehmung zu den dissoziativen Störungen. Sie werden in diesem Buch unter den Konversionsstörungen (Kap. 10.2) abgehandelt.

Dissoziative Störungen nach ICD-10

- F44.0 Hysterische Amnesie
- F44.1 Fugue
- F44.2 Dissoziativer Stupor
- F44.3 Trance und Besessenheitszustände
- F44.81 Multiple Persönlichkeit

Der Begriff Dissoziation stammt von dem Pariser Philosophen und Psychiater Pierre Janet, der seinerzeit bei der Erforschung der Hysterie mit Hilfe der Hypnose als Gegenspieler von Sigmund Freud, dem Wiener Begründer der Psychoanalyse, galt. Er beschrieb die hysterische Dissoziation als eine automatisch stattfindende Abspaltung von traumatischen Bewusstseinsinhalten.[247] Freud sah darin dagegen eine aktive psychische Leistung, die er mit den Mechanismen Verdrängung und Konversion in Verbindung brachte. Darin gründet ein Streit um die Pathogenese der Hysterie, in dem Dissoziation und Verdrängung einander gegenüber gestellt wurden. Dieser Streit ist bis heute nicht entschieden.

Das Phänomen der Dissoziation besteht in einer Trennung von Wahrnehmungs- und Gedächtnisinhalten und einem Nebeneinander der verschiedener Bewusstseinszustände. Es kommt dadurch zu Stande, dass verschiedene mentale Informationen (sensorische, kognitive, affektive usw.) nicht zu einem Gesamterleben integriert werden. Aus neurobiologischer Sicht besteht die Vorstellung, dass die Verknüpfung zwischen Orten der Aufnahme und Verarbeitung verschiedener Informationen im Gehirn, die erst in ihrer Gesamtheit ein Ganzes bilden, bei der Dissoziation eingeschränkt oder unterbrochen wird. Das kann bei neurotischen Dissoziationen rein funk-

247 Janet (1889)

tionelle Gründe haben und geschehen, wenn z. B. unerträgliche Wahrnehmungen aus Abwehrgründen »abgeschaltet« werden. Nach Traumatisierungen sind zudem neurobiologische Prozesse beteiligt, die zu anhaltenden strukturellen und funktionellen Veränderungen im Gehirn führen (Kap. 7.3.1).

Das Konzept der Dissoziation war lange in Vergessenheit geraten und in den klassischen Konzepten der Hysterie und der Konversion aufgegangen. Erst die neueren Klassifikationssysteme haben es wieder aktualisiert. Daran mag es liegen, dass es genauere Daten zu Häufigkeit und Verlauf derzeit noch nicht gibt. Man weiß allerdings, dass Frauen deutlich häufiger betroffen sind als Männer und dass eine starke Tendenz zur Chronifizierung und zur Komorbidität, insbesondere mit Persönlichkeitsstörungen, besteht.

Eine starke Beachtung findet das Konzept, seit die Bedeutung von Dissoziationen bei der Traumaverarbeitung und den posttraumatischen Störungen erkannt worden ist. Damit ergibt sich zugleich die Schwierigkeit von Überschneidungen bei der Klassifikation. Letztlich bleibt bei der rein deskriptiven Klassifikation unklar, ob man posttraumatische Dissoziationen den dissoziativen Störungen oder den posttraumatischen Störungen zurechnen soll. In der ätiologischen Systematik dieses Buches bilden die neurotischen Dissoziationen eine eigenständige Krankheitsgruppe, während wir dissoziative Störungen als Traumafolge den posttraumatischen Störungen zuordnen (Kap. 7.3).

Bei der hysterischen Persönlichkeitsstörung (Kap. 8.2) wurde bereits erläutert, dass dissoziative Störungen und Konversionsneurosen lange vornehmlich im Zusammenhang mit hysterischen Persönlichkeiten gesehen und als Hysterie zusammengefasst wurden. Während ICD-10 Dissoziationen und Konversionen als eine gemeinsame Gruppe den psychischen Störungen zuordnet, folgen wir der traditionellen psychosomatischen Sichtweise und behandeln die Konversionsstörungen (dissoziative Bewegungsstörungen, Krampfanfälle, Sensibilitätsstörungen usw.) unter den somatoformen Störungen (Kap. 10.2).

9.5.1 Dissoziation als pathogenetischer Mechanismus

Heute betrachtet man die Dissoziation als einen Mechanismus der Krankheitsentstehung, in seinem Stellenwert vergleichbar dem Mechanismus der Konversion (Kap. 10.1), der als Abwehr- und Bewältigungsstrategie eingesetzt wird und verschiedene Funktionsbereiche betreffen kann:

- die *Aufspaltung des Ich* in einen erlebenden und einen beobachtenden Anteil,
- die *Aufspaltung der Erinnerung* in einen zugänglichen und einen abgespaltenen Anteil,
- die *Aufspaltung des Bewusstseins* in einen bewussten und einen unbewussten Anteil.

Die abgespaltenen Erlebnisinhalte, z. B. der traumatisierte Selbstzustand oder die Selbstwahrnehmung als Verführer oder Aggressor, werden verdrängt, d. h. sie werden dem Bewusstsein entzogen, entfalten aber aus dem Unbewussten heraus dynamische Wirkung und können unter bestimmten Bedingungen, z. B. bei einer Aktivierung einer Traumaerinnerung oder in Träumen, wieder ins Bewusstsein treten. So ist z. B. im Wechsel zwischen zwei Selbstzuständen bei der multiplen Identitätsstörung immer nur der gerade aktive Selbstzustand bewusst, der andere bleibt unbewusst.

Die Dissoziation ist also ein Mechanismus der Symptombildung, in dem Spaltung und Verdrängung zusammenwirken (vgl. auch Kap. 2.1.2 und 8.2.1). Sie kommt, ähnlich wie der Mechanismus der Konversion, auf jedem strukturellen Entwicklungsniveau vor. Es gibt auch Dissoziationen im

Krankheitsbilder

Alltag, die nicht der Psychopathologie zuzurechnen sind. Dazu gehört zum Beispiel die Versunkenheit bei intensiven Beschäftigungen (Lesen), die absichtlich herbeigeführte Ablenkung und Zerrstreuung, z. B. im Kino oder Theater, oder der mentale Zustand während »automatischer« Tätigkeiten wie z. B. Autofahren. Dissoziation ist außerdem der bevorzugte Mechanismus der Traumabewältigung. Die folgende ▼Übersicht zeigt die Abgrenzung von verwandten Phänomenen.

Dissoziation und verwandte Phänomene

- **Dissoziation als pathogenetischer Mechanismus**
  Bei der Entstehung dissoziativer Symptome wirkt die Spaltung mit der Verdrängung zusammen. Dadurch entstehen dissoziierte Bewusstseinszustände, Selbstzustände usw., von denen ein Teil jeweils unbewusst ist. Unterschiedliche solche Zustände (»Spaltungsprodukte«) können abwechselnd das bewusste Erleben bestimmen. Je nachdem, ob es sich um eine neurotische oder posttraumatische Symptombildung handelt, kann man von neurotischer Dissoziation oder von posttraumatischer Dissoziation (Kap. 7.3) sprechen. Die neurotische Dissoziation kommt sowohl bei Entwicklungs- als auch bei Konfliktpathologie vor.
- **Hysterische Dissoziation**
  Bei der hysterischen Konfliktverarbeitung (Kap. 8.2.1) werden Affekte und Repräsentanzen gespalten und der »unverträgliche« Teil durch Verdrängung und Verleugnung abgewehrt. Es handelt sich dabei um eine spezielle Formation der Verdrängungsabwehr bei hysterischer Konfliktpathologie.
- **Primäre und defensive Spaltung**
  Spaltung ist der zentrale Mechanismus bei der Entwicklungspathologie. Durch Spaltung werden verschiedene gegensätzliche Aspekte der Wahrnehmung, Vorstellung (Repräsentanzen) und Beurteilung getrennt voneinander gehalten. Der Spaltungsprozess verläuft unbewusst; das Ergebnis, nämlich die Identitätsdiffusion, der Wechsel von Einstellungen, Selbstzuständen usw., kann aber bewusst erlebt werden.

  Primär repräsentiert Spaltung einen frühen Entwicklungsstand, bei dem die Fähigkeit zur Integration noch unzureichend entwickelt ist. Dieser Zustand kann sekundär zu Abwehrzwecken hergestellt werden (defensive Spaltung).
- **Spaltungsabwehr**
  Spaltung wird durch weitere Hilfsmechanismen in ihrer ichentlastenden Funktion stabilisiert. Dadurch entsteht die Spaltungsabwehr als komplexe Organisation der Abwehr- und Bewältigungsmechanismen, die das niedere Strukturniveau kennzeichnet, vergleichbar dem Komplex der Verdrängungsabwehr bei der Konfliktpathologie auf höherem Strukturniveau (vgl. Kap. 2.1.2).

9.5.2 Klinische Aspekte

Symptomatik

Im Vordergrund des Krankheitsbildes (▼Übersicht) stehen verschiedene, zeitlich begrenzte Bewusstseinsstörungen. Sie hören im Allgemeinen so plötzlich auf, wie sie begonnen haben, und hinterlassen keine bleibenden Gedächtnisstörungen. Die wichtigsten Syndrome sind die Amnesie, die Fugue und die multiple Persönlichkeit.

Dissoziative Störungen*

- **Dissoziative Amnesie**
  Verlust der Erinnerung an rezente Erlebnisse, zumeist selektiv und als krankhaft erlebt. Plötzlich werden persönliche Daten aus einem umschriebenen Zeitraum nicht mehr erinnert. Oft handelt es sich um wichtige aktuelle Ereignisse wie z. B. Unfälle oder Gewalttaten. Dabei schwankt das Ausmaß der Erinnerungsstörung bis hin zum absoluten Vergessen. Auslösend sind traumatische Erlebnisse, z. B. Katastrophen, Kampfhandlungen, oder Versuchungen und Versagungen, die zu Gewissenskonflikten führen.
- **Dissoziative Fugue (Weglaufen)**
  Plötzliches zielgerichtetes Weggehen oder Wegreisen aus der gewohnten Umgebung, ohne dass es den Betroffenen bewusst wird. Anschließend fehlt die Erinnerung daran. Die Fugue ist oft verbunden mit dem plötzlichen Wechsel von Verhaltensweisen und Wesensart (Identitätswechsel). Verwirrtheit kann, muss aber nicht auftreten. Der Zustand dauert Stunden oder Tage. Während der Fugue besteht keine Erinnerung an die Herkunft und Identität (Identitätsstörung). Anschließend unterliegt das Weglaufen einer Amnesie.
- **Dissoziative Trance**
  Verlust des Identitätsgefühls und des Kontaktes zur Umgebung, verbunden mit einer Einschränkung der Mimik, Gestik und der Bewegungen. Die Betroffenen wirken »völlig abwesend« und befinden sich »wie in einer anderen Welt«. Bei der Hypnose (Kap. 20.3.1) wird therapeutisch eine dissoziative Trance hergestellt und für die Behandlung genutzt.
- **Dissoziativer Stupor**
  Zustand völliger Regungs- und Bewegungslosigkeit und verminderter Ansprechbarkeit und fehlender Reaktion auf Reize wie Licht, Geräusche oder Berührungen
- **Multiple Persönlichkeit (dissoziative Identitätsstörung)**
  Die Betroffenen leben abwechselnd in zwei (oder mehreren) voneinander getrennten Persönlichkeiten. Während des Lebens in der einen besteht an die andere bzw. anderen keine Erinnerung. Jede Persönlichkeit hat ihr eigenes Gedächtnis und ihre Eigenarten (z. B. Handschrift). Wenn eine Teilpersönlichkeit aktiv ist, dominiert sie die gesamte Person. Die Erinnerung an die »Normalperson« fehlt. Erinnerungslücken in Bezug auf die persönliche Geschichte und aktuelle Erlebnisse (z. B. getätigte Einkäufe) können Hinweise auf multiple Persönlichkeiten sein. Auffällig sind auch »Stimmen im Kopf«, die von Halluzinationen unterschieden werden müssen, oder spontane innere Dialoge. Gelegentlich lässt die Häufung wechselnder oder unklarer psychiatrischer Diagnosen bei chronischem Verlauf den Verdacht auf eine multiple Persönlichkeit aufkommen.
- **Ganser-Syndrom**
  Unbeeinflussbares Vorbei-Antworten, meistens begleitet von anderen dissoziativen Symptomen

* DSM zählt auch Depersonalisationen und Derealisationen zu den dissoziativen Störungen.

Symptomentstehung

Die Gemeinsamkeit bei den verschiedenen Störungen besteht in der Spaltung der Selbstrepräsentanz und Verdrängung des jeweils abgespaltenen Anteils. Dadurch können unerträgliche Wahrnehmungen und Sinneseindrücke (z. B. bei Traumatisierungen), aber auch konflikthafte Phantasien und Impulse aus dem Selbst ausgegrenzt werden. Ähnlich wie bei der Hypochondrie handelt es sich hier um einen Rückzug aus der Objektwelt in eine narzisstische Welt.

- Die *Fugue* und die *multiple Persönlichkeit* entstehen durch wechselnde Identifizierungen mit den gespaltenen Selbstanteilen (z. B. »mein Selbst auf der Flucht«). Diese bilden die Basis für wechselnde Verhaltensweisen und Identitäten.
- Bei der *Amnesie* ist das Bestimmende für die Symptombildung die Identifizierung mit einem verdrängten Selbstanteil. Verdrängung wird damit gleichsam zum Symptom.

Trotz der Abgrenzung gegenüber den Konversionsstörungen drängt sich doch der Ausdrucksgehalt der Bewusstseinsstörungen auf. Die Persönlichkeitsspaltung erscheint als Inszenierung der Phantasie, dass ein Teil der Persönlichkeit nicht wissen will, was der andere tut, oder dass ein Teil der Persönlichkeit durch Abspaltung in Sicherheit gebracht wird.

Psychischer Hintergrund

Dissoziative Störungen kommen auf allen strukturellen Entwicklungsniveaus und als posttraumatische Störungen vor. Auch im Alltag kennen wir dissoziative Zustände, wenn uns z. B. eine Beschäftigung völlig in Anspruch nimmt und wir die Umgebung ausblenden.

- Heute sieht man dissoziative Störungen wahrscheinlich am häufigsten als Folge von *Extremtraumatisierungen* zumeist im Rahmen einer posttraumatischen Borderline-Persönlichkeitsorganisation (Kap. 4.2.1). Dabei stellt die Dissoziation eine Reaktion des traumatisierten Ich dar, das sich vor Traumaerinnerungen oder vor Retraumatisierungen schützt.
- Schwerwiegende Dissoziationen werden aber auch bei einer *Entwicklungspathologie*, d. h. bei Borderline-Patienten beobachtet. Hier ist immer auch die Möglichkeit zu bedenken, dass letztlich nicht erinnerte Traumatisierungen im Hintergrund stehen.
- Für die seltenen dissoziativen Störungen auf der Basis einer *Konfliktpathologie* ist der zentrale Aspekt die Abwehr von Schuldgefühlen und Gewissensängsten, die im Zusammenhang mit abgelehnten sexuellen oder aggressiven Phantasien, Impulsen und Erinnerungen auf der Basis ödipaler Konflikte entstehen. Dieses Syndrom würde der klassischen Hysterie entsprechen.
- Daneben kommen dissoziative Symptome nach *Belastungen* und traumabedingt vor, ohne dass diese einen Krankheitswert haben müssen.

Differenzialdiagnose

Differenzialdiagnostisch muss man an folgende Störungen denken:

- *psychische Störungen:* akute Psychosen, insbesondere Schizophrenien,
- *organische Psychosyndrome:* Hirnerkrankungen, Epilepsie.

Behandlung

Während Freud seine *psychoanalytische* Methode großenteils bei der Behandlung von Patientinnen mit dissoziativen Störungen (Hysterie) entwickelt hat, gibt es derzeit kaum noch Berichte über psychoanalytische Behandlungen von dissoziativen Zuständen, zumindest von schwerwiegenden. Lange scheinen pragmatische Verfahren und psychopharmakologische Behandlungen vorgeherrscht zu haben. Erst seit man in der Psychotherapie die posttraumatische Ursache der dissoziativen Störungen wiederentdeckte, die Freud noch gegenwärtig war, und ihre Nähe zu Borderline-Persönlichkeitsorganisation erkannte, gab es neue Entwicklungen. Heute gelten für die Behandlung dieser schweren dissoziativen Störungen die *Kriterien der Borderline- und Traumatherapie*, bei denen hypnotherapeutische und imaginative, supportive, übende und psychoanalytisch begründete Verfahren miteinander verknüpft werden (Kap. 7.5 und 8.4.2).

Die *Verhaltenstherapie* bevorzugt Psychoedukation und das Erarbeiten von Strategien zur Beendigung von Dissoziationen, Verbesserung der Gefühlskontrolle und Übungen zur Problemlösung.

9.6 Entfremdungsstörungen (Depersonalisations-/Derealisationssyndrome)

Entfremdungsstörungen sind Syndrome, die durch Fremdheitsgefühle gegenüber der eigenen Person, dem Körper oder der Umgebung gekennzeichnet sind. Diese Störungen werden als Depersonalisation und Derealisation bezeichnet und kommen als eigenständige Syndrome, bei schizoiden Persönlichkeiten und Persönlichkeitsstörungen sowie bei posttraumatischen Entwicklungen vor. Sie treten aber auch bei anderen neurotischen Störungen auf, z. B. bei schweren depressiven Störungen und Angstanfällen. In der Psychiatrie diagnostiziert man sie als Ichstörungen.

ICD-10: F48.1 Depersonalisations-/Derealisationssyndrom. In der amerikanischen Systematik nach DSM-IV werden Depersonalisations- und Derealisationsphänomene den dissoziativen Störungen zugerechnet.

Entfremdungserlebnisse sind relativ häufig und kommen als eigenständiges Syndrom sowie bei verschiedenen psychischen und organischen Erkrankungen vor. *Depersonalisation* bezieht sich auf das Selbst und den Körper, *Derealisation* auf die Umgebung. Es entsteht das Empfinden von Unwirklichkeit. Die eigene Person, das Denken und Fühlen, der Körper oder die Umgebung erscheinen verändert und anders, als sie gewöhnlich erlebt werden. Es entsteht ein Gefühl, es seien der Körper und das Selbst gar nicht die eigenen oder die gewohnte Umgebung fremd. Körperteile können losgelöst oder leblos erlebt werden. Das eigene Leben kann auf die Betroffenen fern, fremd und wie gemacht erscheinen, als beobachteten sie ein fremdes Leben und eine fremde Welt. Diese Zustände sind von einer merkwürdigen Unbestimmtheit und einem Gefühlsverlust begleitet, die Angst hervorrufen.

Solche Zustände kommen auch bei Gesunden im Zustand von Müdigkeit und Erschöpfung vor. Sie werden auch durch Drogen hervorgerufen oder können in Extremsituationen, z. B. im Zustand der Traumatisierung und der Todesdrohung, auftreten.

Entfremdungsstörungen

Depersonalisations- und Derealisationssyndrome sind selten. Überzeugende Zahlen liegen nicht vor. Frauen scheinen häufiger betroffen zu sein als Männer. Über die neurobiologischen Korrelate gibt es, über die Annahmen bei posttraumatischen Störungen hinaus (Kap. 7.3.5), keine verlässlichen Erkenntnisse. Der Beginn ist meistens plötzlich, der Verlauf chronisch.

Symptomatik

Depersonalisations- und Derealisationserlebnisse (▾Übersicht) können einzeln oder in Kombination miteinander auftreten. Es besteht Krankheitsgefühl und Krankheitseinsicht und ein realistischer Realitätsbezug.

Symptome der neurotischen Entfremdungsstörungen

- **Depersonalisation**
  Sich selbst fremd sein, den Körper fremd erleben, Körperteile wie tot oder abgeschnitten erleben, das Leben wie gemacht erleben, wie neben sich stehen
- **Derealisation**
  Die Umgebung erscheint kalt und fremd, die Menschen um einen herum fern.
- **Konstriktion**
  Affektleere, innere Taubheit, Stumpfheit, Freudlosigkeit
- **Ängste**
  Erschrecken über das Entfremdungserleben, paranoide Ängste, Angst vor herannahendem Unglück, Angst verrückt zu werden

Psychodynamik

Entfremdungssymptome entstehen durch Spaltung der Selbstrepräsentanz[248] in einen erlebenden und einen erlebten Teil. Auf diese Weise beobachtet man sich selbst wie von außen. Der erlebte Teil, z. B. der »fremde Körper«, steht dabei an der Stelle des ursprünglich bedrohten Selbst. Der erlebende Teil vertritt das ursprünglich ganzheitliche Selbst, das sich durch die Spaltung Distanz von der Bedrohung geschaffen hat.

Im Hintergrund der Entfremdungserlebnisse steht sehr häufig eine schizoide oder eine hysterische Persönlichkeit bzw. Persönlichkeitsstörung (Kap. 8.5 und 8.3). Bei der schizoiden Störung können durch Entfremdungserlebnisse Konflikte um Nähe und Distanz unbewusst gehalten und die Vernichtungsangst in ein offenbar leichter erträgliches Fremdheitsgefühl umgewandelt werden. Bei der hysterischen Störung steht die Entfremdung im Dienste der Abwehr von bedrohlichen Triebkonflikten und tabuisierten Triebregungen, die auf den fremd erlebten Selbstanteil projiziert werden.

Entfremdungserlebnisse sind häufige Symptome im Rahmen von posttraumatischen Störungen. Vor allem die peritraumatische Reaktion (Kap. 7.3.1) wird oft so erlebt, als stünden die Betroffenen neben sich. Daneben treten sie beim dissoziativen Typ von posttraumatischen Belastungsstörungen auf (Kap. 7.4.4). Dabei schützen die Betroffenen sich, indem sie sich gleichsam aus der traumatischen Situation oder der Traumaerinnerung herausnehmen und neben sich treten.

248 Vgl. auch die Spaltung bei hypochondrischen Angststörungen (Kap. 9.3) und dissoziativen Störungen (Kap. 9.5)

Abgrenzung und Differenzialdiagnose

Entfremdungserlebnisse treten auch bei Gesunden im Zustand der Übermüdung, bei tiefer Versenkung oder im Zusammenhang mit einem Suchtmittelkonsum auf. Als eigenständige Syndrome sind sie von dissoziativen Störungen abzugrenzen. Der Unterschied besteht darin, dass die Veränderung den Betroffenen bei den Entfremdungsstörungen bewusst ist, bei Dissoziationen nicht.

Entfremdungserlebnisse kommen auch bei anderen neurotischen Störungen vor, insbesondere bei Angst- und Zwangsstörungen, depressiven Störungen, Borderline-Störungen, schizoiden und schizotypen Persönlichkeitsstörungen.

Differenzialdiagnostisch muss man denken an

- *psychotische* Entfremdungserlebnisse bei Wahnerkrankungen und Schizophrenien,
- *symptomatische* Entfremdungserlebnisse bei neurologischen Erkrankungen, Demenz und Epilepsie,
- *drogeninduzierte* Entfremdungserlebnisse.

Behandlung

Die Behandlung richtet sich zunächst nach der Zuordnung der Störung. Für posttraumatische Entfremdungsstörungen gelten die Ausführungen zur Traumatherapie in Kap. 7.5. Psychoanalytisch begründete Behandlungen werden die Aufarbeitung der zugrunde liegenden Störung der Persönlichkeit anstreben, wobei auf die Besonderheiten der Behandlung der hysterischen (Kap. 8.2) und der schizoiden Störungen (Kap. 8.5) verwiesen wird.

Neben diesen weitreichenden Behandlungen kann man die Symptomatik manchmal mit Hilfe von pragmatischen Mitteln eindämmen. Man kann die Patienten anleiten, angenehme Gedanken oder Kontakt zu vertrauten Objekten herzustellen und zu vertiefen oder sich durch Berührung von reizauslösenden Gegenständen (Igelball) einfach sensorisch abzulenken.

Zur Vertiefung empfohlene Literatur

Psychische Störungen allgemein: Freud S (1926), Mentzos S (2009), Roskamp H (1971)
Depressive Störungen: Eicke-Spengler M (1977), Elhardt S (1981), Will H u. a. (2008)
Angststörungen: König K (1981), Mentzos S (1994), Ermann M (2012)
Zwangsstörungen: Freud S (1909), Quint H (1988)
Dissoziative Störungen: Scharfetter C (1999), Dulz B u. Sachsse U (2001), Reddemann u. a. (2004), Gast U u. Wabnitz P (2014)

10 Somatoforme Störungen (Organneurosen)

Somatoforme Störungen sind die Manifestation von psychogenen Störungen in Form von körperlichen Symptomen und Befindensstörungen. Sie umfassen körperliche Missempfindungen und Störungen von Funktionsabläufen an pathologisch-anatomisch intakten Organen. Es handelt sich um sehr häufige Störungen.

Fließende Übergänge bestehen zu den psychischen Störungen, insbesondere zu depressiven Neurosen und Angststörungen. Nach der Pathogenese werden *Konversionsstörungen* und *Somatisierungsstörungen* unterschieden. Neben neurotischen gibt es auch reaktive und posttraumatische somatoforme Störungen.

ICD-10: F45 Somatoforme Störungen

Somatoforme Störungen (Organneurosen) nach ICD-10

- **Konversionsstörungen** (Kap. 10.2; vgl. auch Kap. 9.5)
  - F44 Dissoziative Störung (Konversionsstörung)
  - F45.8 Sonstige somatoforme Störung (die nicht durch das vegetative Nervensystem vermittelt wird)*
- **Somatisierungsstörungen** (Kap. 10.3)
  - F45.0 Somatisierungsstörung
  - F45.1 Undifferenzierte Somatisierungsstörung
  - F45.3 Somatoforme autonome Funktionsstörung
  - F48.0 Neurasthenie
- **Somatoforme Schmerzstörungen** (Kap. 10.4)
  - F45.4 Anhaltende somatoforme Schmerzstörung
- **Psychogene Sexualstörungen** (Kap. 10.5)
  - F52 Nichtorganische sexuelle Funktionsstörung; auch als F45.8 sonstige somatoforme Störung klassifiziert
- **Weitere Störungen**, die in diesem Buch den psychischen Störungen, nach ICD-10 aber den somatoformen zugerechnet werden:
  - F45.2 Hypochondrische Störung (Kap. 9.3.3)
  - F48.1 Depersonalisations-/Derealisationssyndrom (Kap. 9.6)

* Beispiele: Parästhesien, Globus hystericus, Schluckstörungen, psychogener Juckreiz, psychogene Dysmenorrhoe

Die Bezeichnung somatoform (*soma* [griech.] Leib, Körper; *forma* [lat.] gestaltet; somatoform nach dem Körper gestaltet, wie körperlich erscheinend) deutet an, dass man die betreffenden Störungen zunächst für körperlich verursacht halten könnte, dass es dafür aber bei genauerer Untersuchung keine Belege im Sinne von morphologischen Befunden gibt.

Somatoforme Störungen (▲ Übersicht) wurden früher *Organneurosen* genannt. In der Allgemeinmedizin und Inneren Medizin sprach man lange, recht unspezifisch, auch von funktionellen Störungen. Es handelt sich um die Gruppe von Erkrankungen, die populär am häufigsten zu Recht als »psychosomatisch« bezeichnet werden.

In der psychiatrischen Klassifikation findet sich nur noch die Bezeichnung »somatoforme Störungen«. Nachdem die Störungsgruppe 1980 in das amerikanische Klassifikationssystem DSM-III aufgenommen wurde, ist sie überraschenderweise aus der neuesten Version (DSM-V) eliminiert worden. Dort werden Somatisierungsstörung, Schmerzstörung und Hypochondrie nun als *Somatic symptom disorder* zusammengefasst, wobei das besondere Krankheitserleben in den Vordergrund gerückt wird. Ob eine organische Erkrankung besteht oder nicht, spielt dabei keine Rolle. – Es ist zu hoffen, dass diese Neuerung nicht in die Neufassung der ICD übernommen wird.

10.1 Grundlagen

Häufigkeit und Verlauf

Rund zehn Prozent der Bevölkerung leiden unter somatoformen Störungen. Jeder vierte Patient sucht die Allgemeinpraxis wegen einer somatoformen Störung auf. Dabei sind die häufigsten Symptome Abgeschlagenheit, Schmerzen, Schlafstörungen, Herz-Kreislauf- und Magen-Darm-Beschwerden. Allein schon in dieser enormen Häufigkeit liegt eine große Bedeutung dieser Patientengruppe.

Somatoforme Störungen beginnen meistens in der Spätadoleszenz oder im frühen Erwachsenenalter. Sie treten häufiger bei Frauen auf als bei Männern. Sie können spontan verschwinden, wobei es sich in diesen Fällen in der Regel um reaktive Symptombildungen handelt und nicht um neurotische Störungen. Letztere haben einen wechselhaften Verlauf und neigen zur Chronifizierung, die bei Somatisierungsstörungen stärker ausgeprägt ist als bei Konversionsstörungen.

Zur Diagnose und Pathogenese

Maßgeblich für die Diagnose ist eine spezifische *Auslösesituation*. Darunter versteht man eine psychosoziale Belastungssituation, die im zeitlichen Zusammenhang mit der Symptommanifestation auftritt, in der ein neurotischer Konflikt aktualisiert oder ein strukturelles Defizit manifest wird. Was für den jeweils Betroffenen »spezifisch« ist, ergibt sich aus den Fixierungen im Verlauf der Entwicklung. Maßgeblich sind dabei die Art der neurotischen Persönlichkeit und die darin gebundenen Strukturdefizite und unbewussten Konflikte.

Wegweisend für eine Verdachtsdiagnose ist die Diskrepanz zwischen Befindensstörung und dem somatischen Befund. Ausreichend für eine begründete Verdachtsdiagnose ist das Fehlen eines organpathologischen Befundes aber nicht. Die Voraussetzung ist vielmehr, dass sich in der Diagnostik ein begründeter Hinweis auf spezielle Belastungen und Konflikte, insbesondere im zeitlichen Zusammenhang mit dem Symptombeginn, ergibt. Untersuchungsgespräche, die zu diesem Ergebnis führen, schaffen bei den Patienten auch eine Motivation, sich zur Fachdiagnostik überweisen zu lassen und dort im diagnostischen bzw. psychotherapeutischen Gespräch zu kooperieren (Kap. 5.1.1).

Somatoforme Störungen sind in jeder Weise »ernst zu nehmende« Erkrankungen. Sie sind weder vorgetäuscht (im Gegensatz zu artifiziellen Störungen, Kap. 11.3) noch »eingebildet« (in Abgrenzung zu körperbezogenen Klagen bei hypochondrischen Angststörungen, Kap. 9.3.3), sondern Folge einer neurotischen Pathologie. Aus psychoanalytischer Sicht beruhen sie auf emotionalen

Entwicklungsdefiziten und der Weiterverarbeitung von neurotischen Konflikten. Man unterscheidet dabei zwei Entstehungsmechanismen: die Konversion und die Somatisierung.

10.1.1 Konversion

Konversion[249] (*conversio* [lat.] ~ Umsetzung, Umkehrung) ist ein spezieller Modus der Abwehr und der somatoformen Symptombildung, der sich in der Bildung von Körpersymptomen mit einem Ausdrucksgehalt manifestiert. Die Symptome bestehen im Verlust oder in der Veränderung einer körperlichen Funktion, die durch das cerebro-spinale Nervensystem gesteuert wird. Es gibt keine erkennbare organische Ursache.

In reiferer Form steht die Konversion im Dienste der neurotischen Abwehr von Triebkonflikten durch eine somatoforme Symbolisierung. Bei basalen Störungen in Rahmen einer Trauma- oder Entwicklungspathologie ist die Konversion eine somatoforme Gleichsetzung mit psychischen Vorstellungen in Folge eines regressiven Sprachverlustes. Durch die Bildung einer Konversionsstörung wird der ursprüngliche konflikthafte oder belastende Inhalt – Wahrnehmung, Vorstellung, Konflikt, Affekt usw. – unbewusst.

Der Mechanismus der Konversion kommt bei der Konflikt-, Entwicklungs- und Traumapathologie sowie bei reaktiven Störungen vor. Die Konversionssymptome bilden die Leitsymptomatik der **Konversionsstörungen**.

Konversionssymptome sind reine funktionelle Störungen an den betroffenen Organen bzw. der zugehörigen Funktionen. Gestört ist also z. B. die Sehfunktion, nicht aber das Auge, der Erregungszustand bestimmter Muskeln, nicht aber der Muskel selbst. Diese Symptome beruhen auf einer zentralnervösen Störung der Informations- und Erregungsverarbeitung, die einen Ausfall der betroffenen Funktion oder ihre Veränderung bewirkt. Genau betrachtet liegt den Konversionssymptomen also eine funktionelle Störung des Gehirns zugrunde. Organisch gibt es, außer der Funktionsstörung selbst, keine pathologischen Befunde – weder im Gehirn[250] noch an den Organen der Symptombildung.

Psychodynamisch betrachtet dient die Konversion der Ichentlastung und der Stabilisierung in einer persönlichkeitsspezifischen Auslöse- oder Belastungssituation. Allerdings lässt eine Belastung oder ein Konflikt sich diagnostisch nur in seltenen Fällen direkt erfassen, weil die Erinnerung daran durch die Symptombildung im Allgemeinen unbewusst wird. Man kann ihn in solchen Fällen nur vermuten und eine psychodynamische Arbeitshypothese bilden, die sich im Verlauf bestätigen oder widerlegen lässt.

Somatoforme Symbolisierung

Auf höherem und mittlerem Strukturniveau dient die Konversion der neurotischen Konflikt- und Affektabwehr.[251] Bei dieser »klassischen« Konversion, die von Freud beschrieben worden ist, wird ein Trieb-Überich-Konflikt ins Körperliche umgesetzt, er wird »symbolisiert«, und dadurch unbewusst.

249 Freud (1895a), Fenichel (1931), Rangell (1959)

250 Eine Ausnahme bilden einige extrapyramidale Bewegungsstörungen, vgl. Kap. 10.2.3.

251 Zur Symbolisierung vgl. Segal (1957), Lorenzer (1970)

Krankheitsbilder

Bei anderen Formen werden narzisstische Wut oder orale Versorgungskonflikte abgewehrt.

Diese Umsetzung bezeichnet man als *somatoforme Symbolisierung*. Sie führt zur Symptombildung (▼Übersicht). Der psychische Inhalt wird in Körpersprache »übersetzt« und symbolisch chiffriert zum Ausdruck gebracht.

Beispiele für somatoforme Symbolisierungen

- Der Wunsch, etwas Verbotenes (subjektiv als verboten Erlebtes) mit der Hand zu berühren, kann eine konversionsneurotische Handlähmung hervorrufen.
- Der Wunsch, aus einer Situation zu fliehen, kann als bedrohlich erlebt werden und eine Gangstörung bewirken.
- Die Konversion enttäuschter Liebeswünsche kann Herzschmerzen verursachen.
- Die Idee eines oralen Sexualaktes kann verboten erlebt werden und zu einer psychogenen Schluckstörung oder zu einem psychogenen Erbrechen führen.

Bei der somatoformen Symbolisierung gibt es sehr unmittelbare Umsetzungen von sprachlichen Begriffen in körperliche Symbole, ähnlich wie sie im Traum bei der Umsetzung von Begriffen in Traumbilder vorkommen. Das Symbol verweist dabei auf etwas anderes, das Symptom auf den Konflikt, eine Vorstellung, einen Affekt.

Die Entdeckung, vom Partner betrogen zu werden, kann zum Beispiel die Beeinträchtigung der Schließfunktion der Augenlider bewirken. Sie wird mit der Vorstellung besetzt: »Mir werden die Augen geöffnet«, und kann durch Verneinung (öffnen – nicht öffnen können) und Konversion einen Lidkrampf (Blepharospasmus) hervorrufen. Die Entdeckung selbst wird dabei verdrängt und kann nicht erinnert werden. Der Lidkrampf symbolisiert dann diese Entdeckung und verweist auf die bewusst gewordene Wahrnehmung.

Oft werden bei der somatoformen Symbolisierung auch Redewendungen, die vom körperlichen Erleben abgeleitet sind, in Körpersprache rückübersetzt. So kann ein konversiver Herzschmerz, in Anspielung auf ein »gebrochenes Herz«, einen Liebeskummer und die damit verbundene Sehnsucht und Wut symbolisieren und diese im Unbewussten belassen.

Somatoforme Gleichsetzung

Bei Borderline-Persönlichkeitsorganisation und bei der Traumapathologie kann es durch Überlastungen der ichschwachen Persönlichkeit zur Ichregression kommen. Das gilt auch für die Ichschwächung in der akuten Traumareaktion oder bei Wiederbelebung der Traumaerinnerung bei posttraumatischen Persönlichkeiten. Die Regression bewirkt einen »Sprachverlust«, d. h. Affekte, Phantasien, Impulse können nicht mehr auf der semantisch-symbolischen Ebene ausgedrückt werden. Stattdessen greift das regredierte Ich auf eine atavistische präsemantische Körpersprache zurück, die sich in einer Resomatisierung von Ichfunktionen zeigt. Beispiele:

- Statt sich verbal gegen eine mehr oder weniger unbewusst wahrgenommene Gefährdung zu wehren, werden die Arme wie zum Schutz vor einer Gefahr (die äußerlich gar nicht erkennbar ist) vorgestreckt. Auf diese Weise entsteht ein Bewegungskrampf.
- Auf dieser Ebene kann eine konversive Absence eine im Körperlichen ausgetragene Flucht vor einer unerträglichen Situation oder Wahrnehmung darstellen.

> Indem die Wahrnehmung abgeschaltet wird, bringt der Betroffene sich gleichsam in Sicherheit.

In diesem Sinne kann man viele dissoziative Symptome (Kap. 9.5) auch zu den Konversionen zählen, wie es in der amerikanischen Klassifikation nach DSM-IV tatsächlich auch geschieht.

Diese Art der Konversion beruht auf affektiv-somatischen Kopplungen und prozedural-impliziten Erfahrungen aus frühesten Entwicklungsstadien. Im Unterschied zur Konversion bei einer Konfliktpathologie hat der Rückgriff auf die atavistische Körpersprache keinen Symbolgehalt; sie verweist nicht auf ein Drittes. Das Körpersymptom ist nicht Stellvertreter für psychische Inhalte, es ist nicht mit »Bedeutung« behaftet. Das Symptom ersetzt den Inhalt (Ersatzbildung) und ist ihm äquivalent (Gleichsetzung); es ist ganz konkretistisch gemeint – es ist, was es ist. Erstarrung *ist* Schreck, Körperschmerz *ist* auf dieser Ebene Seelenschmerz. Die Körperfunktion oder ein Abkömmling derselben tritt an die Stelle der Sprache, weil diese versagt. Dieser Vorgang kann in Abgrenzung von der somatoformen Symbolisierung als *somatoforme Gleichsetzung* bezeichnet werden.[252]

Identifizierung in der Konversion

Wenn mit der Konversion bei einem Partnerverlust oder bei Todesfällen spezifische Verlustängste abgewehrt werden, dann kann die Verbindung zu der verlorenen Person durch eine Identifizierung im Konversionssymptom aufrechterhalten werden. Das Symptom bringt dann symbolisch die weiterbestehende Bindung und Verbundenheit zum Ausdruck. Auf diese Weise können z. B. Herzschmerzen entstehen, wenn ein Angehöriger an einem Herzinfarkt verstorben ist. Sie verweisen dann auf die Sehnsucht nach dem verlorenen Objekt.

Die Bereitschaft zur Identifizierung wird auch bei ichschwachen Persönlichkeiten beobachtet. So neigen Borderline-Patienten dazu, unter Belastungen auf Symptome zurückzugreifen, die sie bei anderen, nicht unbedingt nahestehenden Personen beobachtet haben. In diesen Fällen haben die Identifikation und das Symptom keine besondere Bedeutung. Man spricht deshalb besser von Imitation als von Identifizierung.

10.1.2 Somatisierung

> Die **Somatisierung** ist die zweite Art der somatoformen Symptombildung. Dabei handelt es sich um einen komplexen Ablauf körperlicher, affektiver und kognitiver Vorgänge. Sie beruhen auf einer partiellen Ichregression, die durch psychosoziale Belastungen und Konflikte hervorgerufen wird und »alte«, in der Frühzeit der Entwicklung angelegte, vegetativ-affektive Reaktionsmuster aktiviert. Dadurch kommt es zur Resomatisierung von Beziehungsrepräsentanzen, d. h. von Erfahrungen und den damit verbundenen Affekten.
>
> So entstehen vegetative und Organfunktionsstörungen als deren *körperliche Korrelate*.[253] Sie beherrschen zunehmend

252 Ein ähnlicher Mechanismus findet sich im Traum bei tief regredierten Patienten. Hanna Segal (1991) bezeichnet die Vorform der echten Symbolisierung in ihrer Theorie des Träumens als *symbolische Gleichsetzung*. Sie hat dabei das konkretistische Wesen der symbolischen Gleichsetzung betont. – Ich habe in früheren Auflagen dieses Buches von somatoformer Ersatzbildung gesprochen, um den gleichen Sachverhalt zu beschreiben.

253 Affektäquivalente nach Alexander (1950)

die Selbstwahrnehmung und können die seelisch-konflikthafte Dimension des Erlebens völlig überdecken.

Somatisierung ist der zentrale pathogenetische Mechanismus der **Somatisierungsstörungen**, kommt aber auch bei somatoformen Schmerzstörungen und somatoformen Sexualstörungen sowie bei affektiven psychischen Störungen vor. Sie kann auf allen neurotischen Strukturniveaus angesiedelt sein und auch als Traumafolge auftreten. Am häufigsten ist das mittlere Strukturniveau mit narzisstischen und depressiven Persönlichkeiten.

In der frühen Entwicklung werden Erfahrungen vor allem durch sensorische Wahrnehmungen und affektive Zustände über den Körper vermittelt. Seelisches und körperliches Erleben ist anfangs eng ineinander verschränkt. Die körperbezogenen Erfahrungen spielen für die frühe Affektregulierung die entscheidende Rolle. Streicheln und Sättigung sind z. B. gleichbedeutend mit Wohlbefinden und guter Beziehung, Körperschmerz mit Schutzlosigkeit und Feindseligkeit. Diese Erfahrungen finden noch keine psychische Repräsentanz, sondern werden als vegetativ-affektiv-sensorische Zustände und Reaktionsmuster im implizit-prozeduralen Gedächtnis abgelegt und bilden dort einen Pool von somatischen Erinnerungen (Kap. 12.2.2) als Vorläufer für das, was sich später mit dem Erwerb von Begriffen als Beziehungsrepräsentanzen weiterentwickelt.

Die seelische und die körperliche Seite des Erlebens werden im Laufe der Entwicklung nach und nach voneinander getrennt, d. h. das Erleben wird desomatisiert und mentalisiert. Die körperliche Seite wird dabei auf die Ebene der vorbewussten Wahrnehmung abgedrängt. Das bedeutet, dass man das körperliche Erleben im Allgemeinen nicht mehr als solches wahrnimmt, sondern nur noch den zugehörigen mentalisierten Affekt, z. B. Angst. Dieser Reifungsvorgang ist ein Prozess, der unter psychischem Druck rückgängig werden kann, eine Entwicklung, die als Ichregression bezeichnet wird. Wenn das geschieht, erlebt man wieder so, als sei ein Affekt eine körperliche Erregung, z. B. die Angst eine Herzfrequenzbeschleunigung. Diesen Vorgang nennt man *Resomatisierung*[254] oder auch einfach Somatisierung der Affekte bzw. Erfahrungen.

Die Somatisierungssymptome beruhen also auf einer Ichregression, mit der ein früherer psycho-physiologischer Entwicklungs- und Erlebniszustand wiederhergestellt wird. Auf dieser Ebene haben die funktionellen vegetativen und körperlichen Symptome bei der Somatisierung keine symbolische Bedeutung. Das unterscheidet sie von Konversionssymptomen bei der Konfliktpathologie. Es gibt aber eine formale Ähnlichkeit zwischen der Somatisierung und der speziellen Form der Konversion bei Entwicklungs- und Traumapathologie, die dort somatoforme Gleichsetzung genannt wurde (Kap. 10.1.1). Sie besteht darin, dass beide im Bereich des prozedural-impliziten Gedächtnisses wurzeln.

Man kann sich die Somatisierung in mehreren Schritten vorstellen (▸ **Abb. 10.1**): Zuerst führt ein definierter Auslöser (ein unlösbarer Konflikt, eine Kränkung usw.) zu einem neurotischen Affekt in Form von Angst, Depression, Wut, Neid, sexueller Erregung usw. Dabei werden die Organe miterregt, die durch biologische Konstitution und frühkindliche psycho-physiologische Kopplungen[255] mit dem betreffenden Affekt verknüpft sind. Auf diese Weise tritt parallel zu einem pathogenen Affekt eine Aktivierung von Organfunktionen auf, z. B. bei einer sexuellen Erregung eine Atembeschleuni-

254 Alexander (1950), Schur (1955)
255 Schultz-Hencke (1951)

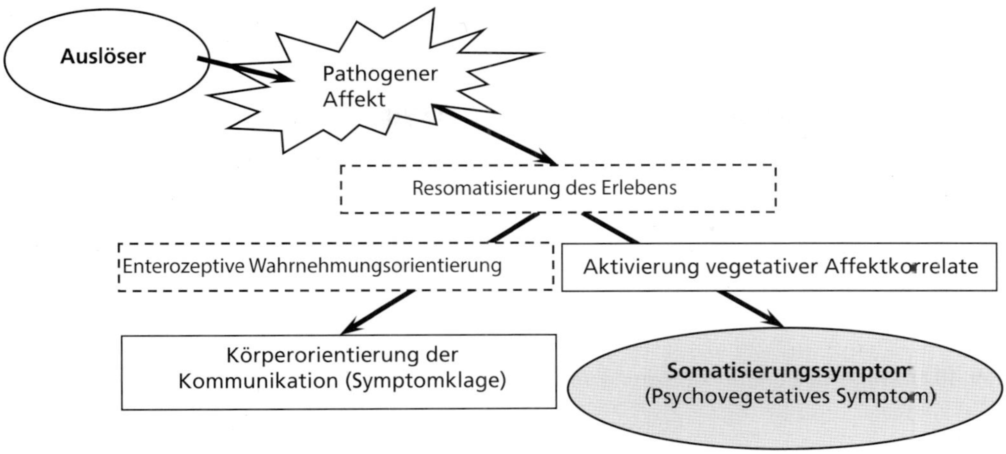

Abb. 10.1: Somatisierung

gung oder bei Angst Herzrasen und Schwitzen. Man spricht auch von *Affektkorrelaten.*

Jeder Mensch hat seine psychovegetativen Reaktionsmuster: Der eine reagiert z. B. auf Angst mit Herzrasen, ein anderer mit Stuhl- oder Harndrang. Es gibt aber auch gewisse überindividuelle Verknüpfungen, die durch das autonome Nervensystem vorgegeben werden: Abneigung und Ekel erregen den Magen, Schreck »schlägt« auf den Kreislauf, Liebe »berührt« das Herz, während Sorgen es »bedrücken« (deprimieren). Angriff verschließt die Sphinktermuskeln, Unterwerfung öffnet sie.

Die Ichregression (Resomatisierung) betrifft nicht nur affektive Zustände, sondern auch die Beziehungsrepräsentanzen, und ist mit einer Veränderung der kognitiven Prozesse verbunden. Die Folge ist eine *enterozeptive Wahrnehmungsorientierung*: Das Selbst, der Andere und die Beziehungen und Affekte werden nun wieder über den Körper erlebt und wahrgenommen, d. h. Körperempfindungen rücken in das Zentrum des Selbsterlebens, der Wahrnehmung und der Kommunikation. Dadurch wird der Körper vermehrt auch zum Projektionsfeld für vielerlei Missempfindungen wie z. B. die Sorge um das Selbst (vgl. Kap. 9.3.3: Hypochondrische Angst). Schließlich »dreht sich alles nur noch um den Körper« (das Symptom). Auf diese Weise entsteht beim ursprünglich höheren Strukturniveau eine Abwehrschranke, die vor dem neurotischen Konflikterleben schützt, während bei niederem Strukturniveau die zentralen Strukturdefizite offengelegt werden.

10.1.3 Konversion und Somatisierung im Vergleich

Nach dem hier zugrunde liegenden Verständnis bilden Konversion und Somatisierung zwei Pole im Spektrum der möglichen Verarbeitung von Konflikten, Belastungen und Entwicklungsdefiziten. Unter den klinischen Bildern repräsentieren die typischen monosymptomatischen Konversionsstörungen den einen Pol, die spezifischen Somatisierungsstörungen (autonome somatoforme Funktionsstörungen nach ICD-10) den anderen, während die allgemeinen Somatisierungsstörungen (Somatisierungsstörung nach ICD-10) eine Mittelstellung haben.

Die Unterscheidung von Konversion und Somatisierung (► Tab. 10.1) ist so alt wie die Psychosomatik und geht auf Freud[256] zurück, der mit der Unterscheidung zwischen Aktualneurosen und Hysterie die beiden Grundformen der somatoformen Störungen voneinander abgrenzte. Den Kern der Unterscheidung bildet das Vorhandensein oder Fehlen eines Ausdrucksgehaltes der körperlichen Symptomatik. Damit ist die Unterscheidung zwischen den beteiligten nervösen Steuerungssystemen verknüpft: Das Ausdrucksverhalten wird durch das cerebro-spinale Nervensystem vermittelt, also das zentrale und periphere Nervensystem, das die Beziehung zur Umwelt regelt, während die Somatisierung über das autonome (vegetative) Nervensystem läuft, das die Funktionen der inneren Organe steuert und koordiniert und das Gesamtsystem aufrechterhält.

Tab. 10.1: Konversion und Somatisierung im Vergleich

	Konversion	**Somatisierung**
Mechanismus	Körpersprachliche Symbolisierung bzw. Ersatz (Gleichsetzung) der psychischen Inhalte	(Re-)Somatisierung von affektiven Zuständen
Schicksal der zugrunde liegenden Konflikte	Verdrängung mit der Symptombildung	Verleugnung
Vermittelndes Nervensystem	Cerebro-spinal (ZNS und periphere Nerven)	Autonomes (vegetatives) Nervensystem
Betroffene Funktionen	• Sensorium und Sensibilität • Willkürinnervation • Zentrale Schmerzwahrnehmung • Vegetative Funktionen	• Viszerale Organfunktionen • Vegetative Funktionen
Bevorzugte Lokalisation	• Sinnesorgane • Periphere Nerven • Quergestreifte Muskulatur • Genitalsystem • Vorgeschädigte oder chronisch belastete Organe • Allgemeinbefinden	• »Innere« Organe • Spezielle vegetative Funktionen (Schlaf, Schwitzen, Appetit) • Allgemeinbefinden
Krankheitsbild	Meistens monosymptomatisch	Allgemeinstörung: multiform Spezifische Somatisierungsstörungen: funktionsbezogen
Symptombegleitende Affekte	Primär keine Sekundär: Beunruhigung, Angst, Verzweiflung	Vordergründig keine Bei genauerem Nachfragen und Hinhören: Angst, Depression
Geschlechtsverteilung	Frauen >> Männer	Frauen > Männer
Verlauf	Teils Spontanheilung, teils Chronifizierung	Chronifizierend

256 Freud (1895b)

Diese Unterscheidung gilt in dieser strikten Form nur für die Gegenüberstellung von somatoformer Symbolisierung bzw. Konversion auf höherem und mittlerem Strukturniveau einerseits und Somatisierung andererseits. Selbst dort ist die Unterscheidung zwischen Konversion und Somatisierung in der Praxis nicht immer leicht zu treffen. Das liegt daran, dass Affekte, Konflikte und Phantasien ein psychologisches Ganzes bilden.

Das lässt sich am Beispiel von Sexualkonflikten gut zeigen. Sie beruhen auf einer zunächst mehr oder weniger bewussten sexuellen Phantasie, einer Erregung und einem verpönten Begehren. Das Begehren und die Erregung können somatisiert werden und eine funktionelle Störung im Urogenitalbereich, z. B. eine atypische Prostatitis, hervorrufen. Sie können aber auch als unbewusster Ausdruck des Begehrens konvertiert werden und die gleiche Symptomatik bewirken. Welcher der beiden Mechanismen vorliegt, ist in diesem Falle kaum zu entscheiden.

Allerdings ist die Unterscheidung nicht belanglos. Ihre Bedeutung liegt – neben dem wissenschaftlichen Anspruch auf möglichst genaue Ergründung der jeweiligen Krankheitsentstehung – in der Konsequenz für die Behandlungsstrategie in der psychodynamischen Psychotherapie. Die Konversionssymptomatik wird in Hinblick auf die darin enthaltene Symbolik gedeutet und damit das dahinter stehende Motiv aufgedeckt, während die Somatisierungsstörung zunächst auf den ursprünglichen Affekt zurückgeführt wird und dann erst der dahinter stehende Konflikt aufgedeckt und durchgearbeitet wird.

Bei Störungen auf niederem Strukturniveau ist das etwas anders. Hier ist die Unterscheidung nach der Pathogenese schwierig, weil somatoforme Ersatzbildung und niederstrukturierte Somatisierung beide auf atavistischen Mustern beruhen, die keine symbolische Bedeutung haben. Allerdings ist eine Unterscheidung möglich, wenn man die Lokalisation der Symptomatik im Bereich der Willkürmotorik und Sensorik bei der Konversion und im Bereich des Vegetativums bei der Somatisierung berücksichtigt. Für die Behandlung niederstrukturierter Patienten ist sie allerdings weniger wichtig, weil hier weitgehend Strategien zum Tragen kommen, die für beide Krankheitsgruppen gleich sind: nämlich strukturorientierte Strategien zur Ichstärkung wie Affektwahrnehmung und Affektdifferenzierung sowie zur Integration der Selbst- und Objektrepräsentanzen.

10.1.4 Verhaltenstherapeutische Aspekte

Somatoforme Störungen sind aus verhaltenstherapeutischer Sicht, wie andere neurotische Störungen auch, fehlgelerntes Verhalten (Kap. 3.2). Physiologische Reaktionen werden dabei als verdeckte Verhaltensweisen betrachtet. Sie sind entweder direkt erworbenes, unzweckmäßiges Verhalten oder affektive und emotionale Begleiterscheinungen von Affekten, die auf fehlgelerntes Verhalten zurückgehen. Für das Verständnis der Entstehung von somatoformen Störungen kommen vor allem Konditionierungen und soziales Lernen in Betracht.

10.2 Konversionsstörungen (Konversionsneurosen)

Konversionsstörungen sind Organfunktionsstörungen und körperliche Missempfindungen, die durch den Mechanismus der Konversion, also durch Umsetzung seelischer Inhalte ins Körperliche entstehen. Sie betreffen das Sensorium, die Motorik und vegetative Funktionen.

Konversionssymptome sind körpersprachliche Symbole oder ein äquivalenter präsymbolischer Ersatz für unbewusste Konflikte, Bedürfnisse, Affekte, Wahrnehmungen und Phantasien. Sie kommen auf allen Strukturniveaus und nach Traumatisierungen vor, wobei die »klassischen« Konversionsneurosen auf höherem Niveau, die im Dienste der Konfliktabwehr stehen, überwiegen.

ICD-10: F44 Dissoziative Störungen (Konversionsstörungen) (▼ Übersicht). Synonyme sind Konversionssyndrome und »Ausdruckskrankheiten«. In diesem Buch wird unterschieden zwischen

- somatoformen *Konversionsstörungen*; diese werden im Folgenden abgehandelt,
- psychoformen *dissoziativen Störungen* (des Gedächtnisses und des Identitätserlebens). Diese werden im Kapitel 9.5 dargestellt.

Im Zusammenhang mit der hysterischen Persönlichkeitsstörung (Kap. 8.2) wurde ausführlich dargestellt, dass Konversionsstörungen früher, zusammen mit dieser und den dissoziativen Störungen, dem übergeordneten Konzept der Hysterie zugeordnet wurden und dass diese Zuordnung nicht mehr aufrechterhalten wird.

Konversionsstörungen modifiziert nach ICD-10

Pseudoneurologische Konversionsstörungen motorischer oder sensorischer Funktionen

- F44.4 dissoziative Bewegungsstörungen
- F44.5 dissoziative Krampfanfälle
- F44.6 dissoziative Sensibilitäts- und Empfindungsstörungen
- F44.7 dissoziative Störungen (Konversionsneurosen), gemischt
- F44.8 andere Konversionsstörungen

Vegetative Konversionsstörungen*

- F50.5 psychogenes Erbrechen**

* Dieser Begriff taucht im ICD-10 nicht auf.
** Im ICD-10 unter Essstörungen kategorisiert.

Vorkommen

Konversionsstörungen kommen in allen Kulturen, Schichten und Altersgruppen vor. Die epidemiologischen Daten sind widersprüchlich. Man kann danach mit einiger Wahrscheinlichkeit davon ausgehen, dass zwei bis drei Prozent der Bevölkerung an Konversionsstörungen leiden. Dabei scheinen Personen aus einfacheren Schichten, vor allem aus ländlichen Regionen, oder Zuwanderer aus traditionellen Kulturen besonders häufig betroffen zu sein.

Die Diagnose wird bei Frauen häufiger gestellt als bei Männern. Ob sich darin eine objektive Häufung niederschlägt oder ein lange bestehendes Vorurteil, muss offen bleiben. Wahrscheinlich werden viele Konversionsstörungen nie richtig diagnostiziert. Die eindrucksvollen, traditionellen konversionsneurotischen Krankheitsbilder, z. B. totale Blindheit oder große hysterische Anfälle, sind heute selten. Sie werden allerdings wieder häufiger bei Ausländern aus Südosteuropa und den islamischen Ländern beobachtet. Darin äußern sich kulturelle Einflüsse auf die Art der Symptombildung und die zu Grunde liegende Konfliktpathologie.

Auftreten und Verlauf

Konversionsstörungen treten meistens plötzlich auf und sind in ihrer Symptomatik recht gleichbleibend. Bei nicht selten beobachteten Spontanheilungen verschwinden sie ebenso plötzlich, wie sie begonnen haben, ohne irgendwelche Spuren zu hinterlassen. Allerdings gibt es häufig Rezidive. Meistens handelt es sich um monosymptomatische Krankheitsbilder. Es gibt aber auch multiforme Konversionsstörungen, die schwer von den multiformen Somatisierungsstörungen abzugrenzen sind.

Ätiologie

»Klassische Konversionsneurosen«, wie Freud sie gesehen und beschrieben hat, sind Konversionsstörungen bei typischer Konfliktpathologie auf höherem Strukturniveau (Kap. 4.4). Daneben gibt es Konversionen auch auf mittlerem Strukturniveau bei depressiven oder bei Selbstwertkonflikten (Kap. 10.1.1).

In den letzten Jahren hat sich die Erkenntnis durchgesetzt, dass ein beträchtlicher Teil chronischer Konversionsstörungen eine posttraumatische Ätiologie (Kap. 7.4) hat. Dabei handelt es sich sowohl um Symptome erst kürzlich erfahrener Traumatisierungen im Erwachsenenalter als auch um Spätfolgen einer oft schwer einzuschätzenden, meistens nicht konkret erinnerbaren Traumatisierung durch Vernachlässigung, Misshandlung und sexuellen Missbrauch in der Kindheit.

Unklar ist heute noch, ob und in welcher Weise die Konversion mit einem physiologischen oder organischen Entgegenkommen[257] verbunden ist, das als Disposition oder Risikofaktor gelten könnte. Als solche werden neurologische Vorschädigungen und zerebrale Dysfunktionen diskutiert.

10.2.1 Pseudoneurologische und vegetative Konversionsstörungen

Im Prinzip kann jede Körperfunktion benutzt werden, um einen unbewussten Konflikt symbolisch zum Ausdruck zu bringen oder den sprachlichen Ausdruck eines psychischen Inhalts zu ersetzen (▸ **Tab. 10.2**). Je nach betroffenen Organen bzw. Funktionen unterscheidet man

- *pseudoneurologische Konversionsstörungen:* Sie sind die »typischen« Konversionsstörungen und betreffen die Willkürmotorik und das Sensorium,
- *vegetative Konversionsstörungen,* z. B. psychogene Übelkeit und psychogenes Erbrechen und einige somatoforme Schmerzsyndrome (Kap. 10.4), die im Gegensatz zu den psychovegetativen Somatisierungsstörungen einen Symbolgehalt zum Ausdruck bringen.

Alle Altersgruppen, selbst Kinder, können von Konversionsstörungen betroffen sein. Frauen überwiegen. Allerdings ist die traditionelle Vorstellung, dass Konversionsstörungen mehr oder weniger ausschließlich bei Frauen mit hysterischen Persönlichkeiten vorkommen, nicht gerechtfertigt.

257 Freud (1905a)

Tab. 10.2: Symptomatik bei Konversionsstörungen

Betroffene Funktionen	Bevorzugte Lokalisation	Symptome
Sensorische Funktionen	Sinnesorgane	
• Sehen • Hören • Riechen • Tastsinn • Gleichgewichtssinn	• Sehapparat/Auge • Hörorgan/Ohr • Riechorgan/Nase • Tastorgan/Nervenenden • Gleichgewichtsorgan/Innenohr	• Sehstörungen, Blindheit • Hörstörungen, Taubheit • Riechstörung • Par-, Hyper-, Anästhesie • Schwindel
Willkürmotorik	• Extremitätenmuskulatur (selten auch Gesicht, Nacken, Stamm)	• Muskelatonie, Lähmung (Parese) • Muskelhypertonie, Verkrampfung, Starre • tonische/klonische motorische Anfälle • Stehstörung, Astasie, Gangstörung, Abasie • Spezifische Dystonie*
Spontanmotorik	• Kehlkopf • Schlund • Augenlider • Sphinktermuskulatur (Lider, Anus, urogenital)	• Sprechstörungen, Stimmkrampf • Schluckstörung (Globus) • Blepharospasmus: Verkrampfung, Inkontinenz, Harnverhaltung
Vegetative Funktionen	• Haut • Kreislauf • Atemorgane/Lunge • Allgemeinbefinden	• Schwitzen • Synkope, hypotone Krise • Atemnot, Hyperventilation • Abgeschlagenheit
Zentrale Schmerzwahrnehmung	• Skelettmuskulatur • Herz • Urogenitalsystem • Vorgeschädigte Organe (z. B. nach Unfall, postoperativ)	• Muskelschmerz • Herzschmerz • Genitalschmerz • Spezifischer Schmerz**
Viszerale Funktionen	• Magen/Schlund • Darm • Sexualorgane	• Erbrechen • Durchfall, Verstopfung • Spasmen, sexuelle Dysfunktion

*Extrapyramidale Bewegungsstörungen: Kap. 10.2.3
** Somatoforme Schmerzstörung: Kap. 10.4.

Hysterische psychogene Anfälle

Das »klassische« Krankheitsbild der Konversion war durch tonische (manchmal tonisch-klonische) hysterische Anfälle gekennzeichnet. Sie wurden bei Hysterikerinnen beschrieben und imponierten durch Überstreckung des liegenden Körpers, der einen »Arc de cercle« (Kreisbogen) bildete, während der Unterleib vorgestreckt wurde. In dieser Haltung manifestierten sich nach landläufiger Auffassung unbewusste Koitusphantasien. Gegenüber dem epileptischen Anfall fehlten Zungenbiss und Einnässen, während die Pupillenreaktion erhalten war.

Typische Konversionsstörungen

Inzwischen hat die Erscheinungsform der Konversionsstörungen sich nachhaltig gewandelt. An Stelle dramatischer Lähmungen,

Blindheit oder Taubheit stehen heute viel häufiger diskretere Störungen, z. B. umgrenzte Gehstörungen, Skotombildungen oder Ohrgeräusche. Meistens handelt es sich um anhaltende, monosymptomatische Krankheitsbilder (▼ Übersicht).

Einige typische Konversionsstörungen*

Pseudoneurologische Konversionsstörungen

- **Abasie bzw. Dysbasie**
  Gangunfähigkeit bzw. Gangstörung mit schlaffer Lähmung. Den Hintergrund bilden oft unbewusste konflikthafte Weglauf- oder Fluchtimpulse auf höherem Strukturniveau oder nach Traumatisierung (Unfall). Alle möglichen Wahrnehmungen werden dabei als innere Gefährdung erlebt. Am häufigsten sind unbewusste sexuelle und aggressive Impulse und Affekte im Zusammenhang mit Partnerschaftskonflikten.
- **Anfälle**
  Motorische Anfälle, manchmal mit vorangehendem Schwindel und Kopfdruck, mit sehr unterschiedlichem Erscheinungsbild: tonisch, klonisch, oft bizarr wirkende Motorik und von weiteren Konversionssymptomen begleitet. Selten mit Verletzung und Inkontinenz verbunden. Im Vergleich zur Epilepsie länger, häufiger und ohne EEG-Veränderungen im Intervall. Während die »großen hysterischen Anfälle« früher als Beispiel der klassischen Hysterie galten, sieht man diese nicht sehr häufigen Krankheitsbilder heute vornehmlich bei Borderline-Persönlichkeitsorganisation oder posttraumatisch, gelegentlich auch in Kombination mit artifiziellen Störungen.
- **Globus hystericus**
  Die psychogene Schluckstörung mit Kloßgefühl im Hals bringt häufig verpönte oral-sexuelle Phantasien auf höherem Strukturniveau zum Ausdruck.
- **Sensibilitätsstörung**
  Handschuhartig lokalisierte Parästhesien, Hypästhesien usw. bis hin zur Hemianästhesie als Konversion für aktive oder passive Berührungswünsche
- **Sprechstörung (Dysarthrie), Stimmstörung (Dysphonie)**
  Konversion des »Unsagbaren«, »Unaussprechlichen«, z. B. im Zusammenhang mit Loyalitätskonflikten auf mittlerem oder Überich-Konflikten auf höherem Strukturniveau, aber auch nach Traumaerfahrungen
- **Synkopen**
  Ohnmachtsanfälle als Konversion von Schamkonflikten (»in den Boden versinken«) oder Hingabekonflikten (»sich zu Füßen werfen«), höheres Strukturniveau, bisweilen auch als Traumafolgestörung nach sexuellem Missbrauch

Vegetative Konversionsstörungen

- **Bauchschmerzen**
  Ebenfalls vorherrschend das höhere Strukturniveau. Im Hintergrund stehen häufig Konflikte und Phantasien um Schwängerung und Schwangerschaft, z. B. Adnexschmerz.
- **Erbrechen**
  Typisches Symptom bei Kränkungskonflikten auf mittlerem Strukturniveau. Die Kränkungswut wird als »Vor-Wurf« (»es kotzt mich an«) in Körpersprache umgesetzt.

Gelegentlich auch ein Symptom, das einen unbewussten Schwangerschaftswunsch zum Ausdruck bringt.

- **Herzschmerzen**
  Wenn das Herz vor Liebe oder Kummer (oder Liebeskummer) bricht, kann Liebes- und Verlustschmerz in körperlich empfundenen Herzschmerz konvertiert und der Seelenschmerz, aber auch die Verlust- oder Enttäuschungswut unbewusst gehalten werden. Häufig auf mittlerem Strukturniveau.

*Dabei ist unbedingt zu beachten, dass die in der Konversion abgewehrten Inhalte (Impulse, Phantasien, Konflikte usw.) unbewusst sind und aus dem Imaginären stammen, d. h. die Abwehr von Diebstahlphantasien bedeutet nicht, dass der Patient tatsächlich gestohlen hätte oder stehlen wollte.

Briquet-Syndrom

Eine Sonderstellung hat das Briquet-Syndrom, das mit Sensibilitätsstörungen, Spasmen, Muskelkontraktionen und Lähmungen einhergeht und ein buntes Bild häufig wechselnder, multiformer Konversionssymptome darstellt. Es kann auch mit einer Reihe weiterer Beschwerden aus dem vegetativen Bereich, z. B. Herzklopfen, Übelkeit, Atemnot, Schwindel und mit psychischen Symptomen wie Angst und Depressionen verbunden sein. Dieses ursprünglich von Briquet beschriebene Krankheitsbild gehört, pathogenetisch betrachtet, zu den Konversionsstörungen. Die in der moderneren Literatur (z. B. im DSM-IV) beschriebene, umfassendere Form ist ein Mischbild von Konversions- und Somatisierungssymptomen und wird dort unter dem Begriff »Somatisierungsstörung« geführt. In diesem Buch wird das Briquet-Syndrom der allgemeinen Somatisierungsstörung (Kap. 10.3.3.1) zugeordnet.

Krankheitsverhalten

Die Symptome der Konversionsstörungen sind für die Betroffenen und für die Umgebung beunruhigend und oft dramatisch. Das führt dazu, dass die Betroffenen oft von Arzt zu Arzt gehen, damit die vermeintlich körperlichen Ursachen herausgefunden werden können, und nicht davon zu überzeugen sind, dass diese im psychischen Bereich liegen. Im weiteren Verlauf bieten die Erkrankungen bisweilen Vorteile; man spricht dann vom sekundären Krankheitsgewinn. Insbesondere bietet die Krankenrolle oft die Möglichkeit zur Befriedigung regressiver Wünsche nach Schonung, Versorgung und Beachtung. Durch projektive Identifizierungen kann auf Dauer ein familienneurotisches Milieu entstehen, in dem die Konversionssymptomatik zum Familienthema wird.

10.2.2 Struktur und Psychodynamik

Bei der Konversion handelt es sich um einen Modus der Symptomentstehung (Kap. 10. 1.1) und nicht um eine einheitliche Krankheitsgruppe. Sie kommt auf allen Strukturniveaus, d. h. bei allen Arten der Psychopathologie vor.

Konversionsstörungen auf höherem Strukturniveau

Die wissenschaftlich zuerst untersuchten, sog. klassischen Konversionsneurosen basieren auf höherem Strukturniveau. Hier ist die Konversion eine Abwehr von Trieb-Überich-

Konflikten. Auf der einen Seite bestehen sexuelle, motorisch-aggressive oder orale Triebimpulse, auf der anderen strikte, unerbittliche moralische Gebots- und Verbotsvorstellungen.

Bei dieser Konfliktpathologie entsteht ein Kompromiss zwischen einer Wunschvorstellung, einem Affekt oder einer Phantasie und deren Abwehr: Durch somatoforme Symbolisierung (Kap. 10.1.1) wird die unbewusste Vorstellung einerseits über den Körper zum Ausdruck gebracht, andererseits wird sie durch den Rückgriff auf die Körpersymbolsprache derart entstellt, dass ihr Inhalt dem Kranken verborgen bleibt.

Beispiel: Bei Menschen, bei denen sexuelle Schaulust und damit verbundene Schuldgefühle neurotisch verarbeitet worden sind, kann im Erwachsenenalter durch den Anblick eines sexuell erregenden Aktes ein neurotischer Schuldkonflikt reaktiviert werden (Auslösesituation). Man kann diesen als Konflikt zwischen dem Impuls, hinschauen zu wollen, und der Gegentendenz, sich das Schauen zu verbieten, beschreiben. Statt diesen Konflikt bewusst zu erleben und damit umzugehen, z. B. sich abzuwenden, wird er in die Sehfunktion konvertiert, d. h. die Sehfunktion wird zum Austragungsort des unbewussten Schaukonfliktes. Zur Lösung dieser prekären Situation wird die Sehfunktion »einfach« eingeschränkt oder sogar abgeschaltet. Auf diese Weise entsteht eine Sehstörung, z. B. in Gestalt von Augenflimmern, Gesichtsfeldeinschränkung, Skotomen oder sogar Blindheit. Das Sehen (scheinbar das Auge) wird auf diese Weise zur Bühne der Konfliktdarstellung. Den aktuellen Hintergrund solcher Auslösesituationen bildet eine breite Palette von psychosozialen Konflikten. Partnerschafts- und Sexualkonflikte spielen dabei eine herausragende Rolle.

Prägenitale Konversionsstörungen[258] auf mittlerem Strukturniveau

Bei Persönlichkeiten auf mittlerem Strukturniveau werden durch die Konversion vor allem narzisstische Affekte wie Verlustangst, Scham, Wut und Verzweiflung sowie depressive Ängste vor Trennung und Verlassenheit abgewehrt. Die Auslösesituationen sind demnach insbesondere Kränkungen, Beschämungen, Trennungen und Verlassenheitserlebnisse. Viele Konversionsstörungen beruhen auch auf unbewussten Erlebnissen, insbesondere Hilflosigkeit und Hoffnungslosigkeit aus tiefen Persönlichkeitsschichten. So kann eine psychogene Handlähmung Verzweiflung (»ich kann es nicht fassen«) zum Ausdruck bringen.

Konversionsstörungen bei niederem Strukturniveau

Die besonders drastischen Konversionssymptome beruhen meistens auf einer Entwicklungspathologie. Hier kommt es im Rahmen einer persönlichkeitsspezifischen Belastung, z. B. beim Verlust strukturgebender Beziehungen, zur Dekompensation des ohnehin schwachen Ich und zur Ichregression. Diese kann mit einem regressiven Sprachverlust verbunden sein, der bewirkt, dass psychische Inhalte nicht mehr mit sprachlichen Begriffen ausgedrückt werden können, sondern durch eine Körperreaktion oder Abkömmlinge, z. B. Störungen von Körperfunktionen, ersetzt werden. Diese treten als Konversionssymptom in Erscheinung. Die Dekompensation bzw. das Symptom haben in diesem Falle eine Stellvertreterfunktion und keinen eigentlichen Symbolgehalt. Sie beruhen auf vorsprachlichen Erfahrungen. Wir sprechen von somatoformer Gleichsetzung (Kap. 10.1.1).

258 Fenichel (1946), Kap. 12

Konversionen sind bei Entwicklungspathologie nicht besonders häufig. Wenn sie auftreten, entsteht der Verdacht, dass sich darin eine Traumapathologie verbirgt.

Posttraumatische Konversionsstörungen

Menschen mit einer neurotischen Disposition sind besonders gefährdet, durch psychische Traumatisierungen, z. B. durch Katastrophen, Vergewaltigung oder Inzest, eine posttraumatische Entwicklung ihrer Persönlichkeit zu erleiden. In der Folge entsteht eine Ichregression mit Verlust des sprachlich-begrifflichen Symbolisierungsvermögens für die Traumaerfahrung. Die Erinnerung daran wird körperlich in Form von Erregungszuständen und psychophysischen Zuständen »prozedural« gespeichert. Eine andere Ausdrucksform ist der Rückgriff auf eine atavistische Körpersprache. Diese besteht darin, dass uralte Reflexe oder prozedurale Rudimente von Handlungsmustern ohne Gefühlsbeteiligung aktiviert werden, die das abgewehrte Erleben oft sehr unmittelbar, d. h. konkretistisch, erkennen lassen.

Die posttraumatische Konversion kommuniziert zumeist Hilflosigkeit, Schuld- und Schamgefühle, z. B. in Gestalt von generalisierten Krämpfen (»ich wehre mich«, »ich bin starr vor Schreck«), Blindheit (»ich kann das nicht sehen«) oder Dissoziationen (»ich bringe mich in Sicherheit«).

Beispiel: Angenommen, eine Patientin hat durch ein traumatisches Erlebnis, z. B. ein Kriegstrauma, eine Schockreaktion erfahren und niemals verarbeitet, sondern als dissoziatives Erleben in sich abgespalten (Kap. 7.3). Wenn sie in ihrem späteren Leben einem Erlebnis ausgesetzt ist, das dem dissoziierten Traumaerleben ähnelt, z. B. einem neuen Schock, dann kann die alte Schockreaktion in ihr wiederbelebt werden. Zum Schutz vor Überwältigung durch die alte Erfahrung kann sie ins Körperliche konvertiert werden. Statt des alten Erlebnisses wird die Schockreaktion dann z. B. körperlich dargestellt: Die Patientin entwickelt mit weit aufgerissenen Augen raptusartige Bewegungsstörungen, ist mit ihrem ganzen Körper »ein einziger Schreck«, emotional dabei aber ganz ruhig und verwundert über ihre eigene Reaktion. Hier handelt es sich um eine posttraumatische Konversion zum Schutz vor dem Erleben eines reaktivierten Traumas. Bei der Beobachtung der Symptomatik fällt eine gewisse Ähnlichkeit mit dem Moro-Reflex auf. Womöglich beruht die Konversion in diesem Falle auf einer Ichregression, in der Rudimente dieses Reflexes, der normalerweise nur bei Neugeborenen vorhanden ist, reaktiviert werden.

10.2.3 Extrapyramidale Bewegungsstörungen

Zu den extrapyramidalen Bewegungsstörungen zählen der Schreibkrampf, der Schiefhals und die Tics, z. B. manche Formen des Blepharospasmus (▾ Übersicht). Sie beruhen auf Störungen der Muskelinnervation, z. B. des M. sternocleidomastoideus beim Schiefhals. Sie nehmen im Spektrum der Konversionsstörungen wegen der möglichen organischen Beteiligung an der Krankheitsentstehung eine Sonderstellung ein und bilden keine einheitliche Krankheitsgruppe.

- *Reine Konversionsstörungen* unter den extrapyramidalen Bewegungsstörungen sind rein funktionelle zentralnervöse Störungen der Informationsverarbeitung ohne organpathologisches Substrat. So kann ein Schreibkrampf allein auf dissozialen Handlungskonflikten beruhen oder ein Blepharospasmus auf einer konflikthaften unbewussten Schaulust. Solche Störungen finden sich auf allen Strukturniveaus. Entsprechend unterschiedlich sind die psychodynamischen Inhalte: Überich-Konflikte bei höherstrukturierten Störungen, Kränkungserlebnisse bei

Psychodynamik bei extrapyramidalen Bewegungsstörungen

- **Schreibkrampf**
  Im Schreibkrampf (»Hand«-Krampf) äußert sich ein »Hand«-lungskonflikt, z. B. der Konflikt angesichts einer Versuchung, zu stehlen oder eine Unterschrift zu fälschen. Oft bei zwanghaften Persönlichkeiten (Kap. 9.4.2), wenn diese mit ihrem strengen Überich in Konflikt geraten.
- **Schiefhals**
  Beim Schiefhals kann sich ein unbewusster Versorgungs-, Ablösungs- oder Autonomiekonflikt (ambivalente Suche nach der Mutterbrust) Ausdruck verschaffen. Meistens bei verletzlichen und abhängigen narzisstischen oder depressiven Persönlichkeiten auf mittlerem Strukturniveau. Es kann sich darin auch eine unbewusste Selbstbestrafung für verpönte Schauimpulse (Sexualneugier) bei höherem Strukturniveau zeigen.
- **Tic**
  Autoerotische sowie aggressive oder herabsetzende Impulse können in Tics konvertiert werden. Häufig bei aggressionsgehemmten, zwanghaften Persönlichkeiten auf höherem Strukturniveau. Beim *Blepharospasmus* (Lidkrampf) bestehen häufig unbewusste Neidimpulse und Verheimlichungstendenzen.

einer narzisstischen Pathologie und Ichdefizite bei Entwicklungspathologie. Im Rahmen einer tiefen, z. B. posttraumatischen Regression kann Hilflosigkeit und Hoffnungslosigkeit eine Reaktivierung atavistischer Reflexe und prozeduraler frühester Erfahrungen als Basis für die Ausgestaltung der Symptomatik bewirken: Greifreflexe beim Schreibkrampf, Saugreflexe beim Schiefhals, Schreckreflexe beim Tic (vgl. Beispiel oben).[259]

- Andere Konversionsstörungen entstehen durch *Komorbidität mit einer Erkrankung von Basalganglien* im Gehirn, welche die Bewegungskoordination steuern. Gelegentlich findet man anamnestisch Vorschädigungen des Gehirns, z. B. eine Enzephalitis. Streng genommen sind diese Störungen wegen des Zusammentreffens und Zusammenwirkens von organischen und psychischen Krankheitsfaktoren den Psychosomatosen zuzurechnen. Der organische Krankheitsanteil limitiert die Möglichkeiten einer kausalen Psychotherapie, sodass man sich bei dieser Untergruppe häufig mit der Unterstützung der Krankheitsbewältigung begnügen muss.

10.2.4 Diagnostik und Behandlung

Diagnostik

Die Diagnose einer Konversionsstörung setzt voraus, dass ein konflikthaftes, traumatisches oder besonders belastendes Ereignis als Auslösesituation angenommen werden kann. Das Problem der Diagnostik besteht darin, dass diese Ereignisse durch die Konversion meistens verdrängt, dissoziiert und abgespalten werden, also von den Patienten nicht erinnert und berichtet werden können. Sie können höchstens aus indirekten Hinweisen wie biografischen Zusammenhängen und Übertragungs-Gegenübertragungs-Szenen gefolgert werden. Konflikte, die als Auslöser bereitwillig mitgeteilt werden, sind im Allgemeinen nicht krankheitsbedingend, jedenfalls nicht in der berichteten – bewussten! – Bedeutung.

259 Ferenczi (1918), Mitscherlich M (1971), Janus (1987), Ermann (1989b)

Verdachtshinweise auf Konversionsstörungen

- **Typische Symptomatik**
  - Am häufigsten reine »pseudoneurologische«, meist monosymptomatische Funktionsstörungen im senso-motorischen Bereich
  - Nachgestaltung von Innervationsbereichen und Organerkrankungen nach populärer Vorstellung, die einer präzisen Organ- und Funktionsdiagnostik nicht standhalten (z. B. »Mittellinienorientierung« bei der Sensibilitätsprüfung)
  - Affektive Indifferenz in der Symptomschilderung und im Symptomerleben, zugleich demonstrative, leidvolle, ausdrucksstarke Symptompräsentation
  - Ausschluss organischer Krankheitsursachen
  - Gelegentlich familiärer oder sozialer Vorteil durch die Krankenrolle (»sekundärer Krankheitsgewinn«)
- **Verlauf**
  - Vergebliche Untersuchungswiederholungen mit zunehmender Invasivität
  - Häufige Arztwechsel
  - Starke Beteiligung der Familie am Krankheitsgeschehen (»sekundäre Familienneurose«)
- **Anamnestisch**
  - Angeblich »unauffällige« Vorgeschichte
  - Beginn oft plötzlich, »aus heiterem Himmel«
  - Gelegentlich Vorbilderkrankung im näheren Umfeld
- **Fremdanamnestisch**
  - Mitteilung von konflikthaften, belastenden oder traumatisierenden Auslösesituationen

In der Praxis ergeben sich meistens Hinweise, die bei unklaren Fällen als Verdachtsmomente für das Vorliegen einer Konversionsstörung dienen können (▲ Übersicht).

Der Umgang mit Patienten, die an Konversionsstörungen leiden, wird dadurch erschwert, dass sie dazu neigen, vom Arzt wiederholte und invasive Untersuchungen zu fordern und ihn dazu bringen, rational unbegründete Untersuchungen durchzuführen. Diese Forderungen beruhen auf unbewussten Schuldkomplexen und dienen der Selbstbestrafung (Kap. 11.3).

Differenzialdiagnostik

Die Differenzialdiagnose der Konversionsstörungen bezieht sich vor allem auf die Abgrenzung gegenüber ähnlich erscheinenden neurologischen u. a. körperlichen Erkrankungen.

- *Körperliche Erkrankungen:* mit unklaren multiplen Symptomen, z. B. Hirntumor, Multiple Sklerose, Epilepsie, generalisierter Lupus erythematodes u. v. m. Die Differenzialdiagnostik ist schwierig und erfordert besondere Erfahrung und Augenmaß. Es besteht die Gefahr, dass eine somatische, zumeist neurologische Erkrankung als Konversionsstörung falsch diagnostiziert wird und umgekehrt.
- *Simulations- bzw. artifizielle Störungen:* Diese werden willkürlich erzeugt, sind bewusst und lassen, wenn sie erkannt werden, einen persönlichen Vorteil rasch erkennen. Die Schwierigkeit besteht darin, dass die Vortäuschung verborgen wird und äußerst schwierige Interaktionen erzeugt.
- *Posttraumatische Störungen:* Bei schweren, anhaltenden Konversionsstörungen sollte immer die Möglichkeit einer Traumapathologie bedacht werden.

Behandlung

Die *analytische Psychotherapie* von neurotischen Konversionsstörungen gilt als eine ihrer Domänen. Maßgeblich für die Behandelbarkeit ist aber nicht die Art der Symptomatik, sondern die Reife der Persönlichkeit bzw. das strukturelle Entwicklungsniveau. Konversionsneurosen auf höherem Strukturniveau lassen sich mit viel besseren Erfolgsaussichten behandeln als prägenitale. Dabei muss auch die Notwendigkeit beachtet werden, die Behandlungsstrategie der Art der Persönlichkeit der Patienten anzupassen und insbesondere bei Borderline-Patienten die strukturellen Störungen zu berücksichtigen (Kap. 16.3).

Auch die Behandlung der klassischen Konversionsneurosen ist mit speziellen Problemen behaftet: Die Motivation zur analytischen Psychotherapie ist aufgrund der Verdrängung der Konflikte oft unzureichend. Eine forcierte Konfliktkonfrontation bewirkt Ängste und Abwehr. Dagegen kann eine langsam auf die unbewusste Beteiligung hinführende, zunächst stützende Behandlungseinleitung weiterführen. Ein weiteres Problem stellt die Neigung dar, sich der Analyse familiärer und beruflicher Probleme durch Agieren im sozialen Umfeld zu entziehen.

Häufig reagieren die Familien, die sich dem Appellcharakter der Symptomatik und des Agierens nicht entziehen können, auf eine sehr gewährende und verwöhnende Weise, die den Betroffenen einen Krankheitsgewinn verschafft. Dieser kann eine konsequente Therapie, die eine Befriedigung neurotischer Bedürfnisse versagt, behindern. Deshalb muss bei der Indikationsstellung abgewogen werden, ob eine Familientherapie erforderlich ist, und zwar begleitend oder bevor die Patienten individuell behandelt werden können.

Verhaltenstherapeutische Maßnahmen zentrieren vor allem darauf, Vermeidungsverhalten und den möglichen sekundären Krankheitsgewinn zu vermindern bzw. abzubauen und die Patienten zu aktivieren. Außerdem werden kognitive Einstellungen und soziale Probleme sowie Beziehungsprobleme bearbeitet. Bei der Behandlung des psychogenen Schiefhalses und des Schreibkrampfs kommen auch Biofeedback und Entspannungsverfahren zur Anwendung.

10.3 Somatisierungsstörungen

Als **Somatisierungsstörungen** werden hier Störungen des Allgemeinbefindens, von vegetativen Funktionen und der Organfunktionen beschrieben, die durch den Mechanismus der Somatisierung (Kap. 10.1.2) entstehen und durch das autonome Nervensystem vermittelt werden. Anhaltende Somatisierungsstörungen beruhen auf einer neurotischen Entwicklung. Sie werden in diesem Abschnitt behandelt. Davon sind insbesondere die häufigen passageren reaktiven Somatisierungsstörungen abzugrenzen, die im Kap. 6 besprochen werden.

Je nach Zentrierung der Symptomatik lassen sich *allgemeine* (undifferenzierte) von *spezifischen* (organ- oder funktionsbezogenen) Somatisierungsstörungen unterscheiden.

Durch die *Somatisierung* entstehen körperliche Funktionsstörungen und Missempfindungen sowie eine ausgeprägte Körperorientiertheit. Die Organe sind dabei morphologisch intakt. Die Körpersymptome sind die körperliche Seite von Erfahrungen und Affekten, die reaktiv bei Belastungen, durch neurotische Konflikte oder als Folge von Entwicklungsdefiziten hervorgerufen werden (Affektkorrelate).

ICD-10: F45.0 Somatisierungsstörung, F45.1 Undifferenzierte Somatisierungsstörung, F45.3 Somatoforme autonome Funktionsstörung, F48.0 Neurasthenie

Somatisierungsstörungen wurden früher (auch in früheren Auflagen dieses Buches) »psychovegetative Störungen« genannt. Traditionell sind sie unter den Namen »Organneurosen«, »funktionelle Störungen« bekannt geworden. Gelegentlich werden auch noch die Bezeichnungen »psychophysiologische Störungen« und »funktionelle Syndrome« verwendet.

Wenn an Stelle organbezogener Klagen (»Organneurose«) Erschöpfung, rasche Ermüdung, Müdigkeit und Konzentrationsstörungen im Vordergrund der Beschwerden stehen, spricht man von *Neurasthenie*. Dieses typische Krankheitsbild des Beginns des 20. Jahrhunderts wird heute kaum mehr diagnostiziert. Es scheint in den modernen Diagnosen Fatigue-Syndrom und Burn-out-Syndrom aufgegangen zu sein.

ICD-10 beschreibt Somatisierungsstörungen mit multipler, häufig wechselnder Symptomatik als eigene Kategorie (»undifferenzierte Somatisierungsstörung«) und grenzt davon die Kategorie der organbezogenen somatoformen autonomen Funktionsstörungen ab. In Weiterentwicklung der Bezeichnungen, die in den früheren Auflagen dieses Buches verwendet wurden, sprechen wir von *allgemeiner (undifferenzierter)* und *spezifischer Somatisierungsstörung*.

Häufigkeit und Verlauf

Somatisierungsstörungen gehören zu den häufigsten Erkrankungen in der gesamten Medizin. Trotz auseinandergehender Forschungsergebnisse kann man annehmen, dass etwa zehn Prozent der Bevölkerung unter diesen Störungen leiden und dass Patienten mit Somatisierungsstörungen die größte Gruppe in der Allgemein- und Inneren Medizin ausmachen.

Neurotische Somatisierungsstörungen sind durch eine Fülle möglicher Symptome gekennzeichnet und kommen in allen Fachdisziplinen vor (▾Übersicht). Der Altersgipfel liegt im dritten und vierten Lebensjahrzehnt, wobei Frauen gegenüber Männern die Mehrheit bilden. Es ist zu berücksichtigen, dass somatoforme Beschwerden als passagere Befindensstörungen auch bei Gesunden vorkommen und dass jeder Mensch unter Belastungen vorübergehend auch »psychovegetativ« reagieren kann. So findet man somatoforme Beschwerden besonders häufig auch bei nichtneurotischen Persönlichkeiten im Rahmen von reaktiven Störungen (Kap. 6).

Neurotische Somatisierungsstörungen neigen zur Chronifizierung und haben eine geringe Spontanheilung[260]. Sie gehen jedoch nicht in Erkrankungen mit Organläsionen über. In der sekundären Verarbeitung der Symptomatik lassen sich zwei Linien unterscheiden:

- *Die phobische Verarbeitung*: Sie ist durch zunehmendes Vermeidungs- und Schonverhalten und einen Rückzug aus dem sozialen Leben gekennzeichnet, z. B. aus dem Beruf und dem Bekanntenkreis. Das Leben dient der Pflege der Erkrankung.
- *Die hypochondrische Verarbeitung*: In den Mittelpunkt des Lebens rückt die Besorgnis um die eigene Person, die Gesundheit, den Körper oder bestimmte Organe wie das »kranke« Herz (Kap. 9.3.3).

260 Cremerius (1968)

Die wichtigsten Somatisierungsstörungen nach ICD-10

Allgemeine Somatisierungsstörung

- F45.0 Somatisierungsstörung (multiple psychovegetative Symptomatik)
- F45.1 undifferenzierte Somatisierungsstörung (kürzer bestehend und mit weniger Symptomen)
- F48.0 Neurasthenie (multiple vegetative Symptomatik)

Spezifische Somatisierungsstörungen

- F51 nichtorganische Schlafstörung (somatoforme Insomnie, psychogene Schlafstörung)
- F45.30 somatoforme autonome Funktionsstörung des kardiovaskulären Systems (kardiovaskuläre Somatisierungsstörung, Herzneurose)
- F45.31 somatoforme autonome Funktionsstörung des oberen Gastrointestinaltraktes (gastrointestinale Somatisierungsstörung, Magenneurose)
- F54, K58 Colon irritabile (Reizdarm)
- F45.33 somatoforme Funktionsstörung des respiratorischen Systems (Hyperventilationsstörung, bronchopulmonale Somatisierungsstörung)
- F45.34 somatoforme autonome Funktionsstörung des urogenitalen Systems (urethrale Somatisierungsstörung)
- F54, L50 Urtikaria (Somatisierungsstörung der Haut)

Bei beiden Entwicklungen erhält die Krankheit (das kranke Herz usw.) eine narzisstische Funktion: Sie wird zum stets verfügbaren Begleiter (Selbstobjekt). Um diese Beziehung zu sichern, kommt es zu weiteren, unbewusst motivierten Chronifizierungsschritten:

- *Die familienneurotische Ausweitung*: Hier wird die Familie in die »Symptompflege« einbezogen.
- *Die rentenneurotische Entwicklung:* Sie ist eine Hinwendung zur materiellen Sicherung, die als Ausdruck eines unbewussten labilen Sicherheitsgefühls zu verstehen ist.

Ätiologie und Komorbidität

Neurotische Somatisierungsstörungen beruhen auf einer neurotischen Pathologie. Es wird diskutiert, ob neurophysiologische Dysfunktionen eine weitere Disposition darstellen. Die körperorientierte (enterozeptive) Ausrichtung der Wahrnehmung und der Aufmerksamkeit ist eine Folge der Ichregression bei der Krankheitsentstehung (Kap. 10.1.2). Sie kann im Einzelfall durch konstitutionelle Faktoren begünstigt sein.

Auffällig häufig treten Somatisierungsstörungen zusammen mit anderen Symptomneurosen auf. Dabei handelt es sich meistens um eine Komorbidität mit Angst- und depressiven Störungen.

10.3.1 Klinische Erscheinungen

Symptome bei Somatisierungsstörungen

- **Organfunktionsstörungen**
  Im Prinzip kann jede Organfunktionsstörung in die Somatisierung einbezogen werden. Bevorzugt sind die viszeralen Funktionen Kreislaufregulation und Verdauung:
  - Herzrhythmusstörungen; Hyper- und Hypotonie
  - Sekretionsstörungen (z. B. Hyperazidität) und Motilitätsstörungen im Magen-Darm-Bereich
  - Refluxerscheinungen
  - Blähungen, Durchfälle, Verstopfungen
  - Entleerungsstörungen (Polyurie, Inkontinenz, Spasmen) im Urethralbereich
  - Durchblutungsstörungen (»Digitus mortuus«)
  - Hautjucken, Wundheit, Urtikaria (»Nesselsucht«)
  - Schmerzen: insbesondere Spannungskopfschmerz, Rückenschmerzen (Kap. 10.4 und 14.3.8)
- **Organbezogene Missempfindungen**
  Organe und Organfunktionen erhalten im Entwicklungsverlauf eine psychische Repräsentanz und können damit Projektionsfeld für Missempfindungen werden, speziell für seelischen Schmerz, für Spannung, Kummer und Sorge. Hier ist die Abgrenzung zu Konversionssymptomen schwierig. Sie äußern sich als
  - Schmerzen und Druckgefühl am Herzen
  - Völlegefühl und Magenschmerz
  - Übelkeit und Leibschmerz
  - Harnbrennen u. v. a
- **Vegetative Beschwerden**
  - Müdigkeit, Mattigkeit, Abgeschlagenheit, Lustlosigkeit (Typ I der Neurasthenie)
  - Körperliche Schwäche und Erschöpfung (Typ II der Neurasthenie)
  - Schlafstörungen
  - Appetitstörungen
  - Libidostörungen
  - Schweißneigung
- **Psychische Begleitsymptome**
  - Ängstlichkeit, Depressivität

Somatisierungsstörungen können eine schwer überschaubare Vielfalt von Symptomen hervorbringen (▲ Übersicht). Alle vegetativen und somatischen Funktionen können betroffen sein. Daneben finden sich körperliche Missempfindungen und psychische Begleitsymptome. Typisch sind zwei Formen klinischer Syndrome:

- *Allgemeine Somatisierungsstörung* (Somatisierungsstörung nach ICD-10): Ursprünglich als Briquet-Syndrom mit häufig wechselnden Konversionssymptomen beschrieben, umfasst das Allgemeinsyndrom eine Fülle möglicher Somatisierungssymptome. Konversionssymptome können hinzukommen. Typisch ist der häufige

Wechsel der Intensität und Lokalisation der Beschwerden. Oft lässt sich ein über längere Zeit gleichbleibendes Bild nicht erfassen. Im Vordergrund steht das Unwohlsein. Dieses Krankheitsbild wurde von internistischer Seite früher als »vegetative Dystonie« beschrieben.

- *Spezifische Somatisierungsstörungen* (Somatoforme autonome Funktionsstörung nach ICD-10): Sie sind organ- bzw. funktionszentriert, d. h. die Symptomatik und die subjektiven Beschwerden konzentrieren sich auf ein bestimmtes Organ oder Organsystem, eine einzelne Organfunktion oder auch auf eine einzelne vegetative Funktion. Neben dem Leitsymptom (z. B. Harnröhrenspasmen bei der urethralen Somatisierungsstörung) bestehen in der Regel weitere Organfunktionsstörungen, vegetative Beschwerden und psychische Beeinträchtigungen.

10.3.2 Struktur und Symptomentstehung

Die psychische Dynamik der neurotischen Somatisierungsstörungen ähnelt stark der von depressiven und Angststörungen. Der wesentliche Unterschied besteht darin, dass bei den Somatisierungsstörungen der Mechanismus der Somatisierung hinzukommt und die depressiven und Angstaffekte dadurch in den Hintergrund treten. Die Ursache dafür ist nicht erwiesen. Neben den in Kap. 10.1.2 erwähnten disponierenden psychosomatischen Kopplungen und Fixierungen aus der Zeit der präverbalen Kommunikation werden genetische Dispositionen und affektfeindliche familiäre Kommunikationsstile angenommen, die eine sichere Desomatisierung und Mentalisierung von Affekten beeinträchtigen und später eine psychosomatische Regression (»Resomatisierung«) bahnen.

Die Somatisierung tritt bei allen Arten der neurotischen Pathologie auf. Es zeigt sich aber eine deutliche Häufung bei narzisstischen und depressiven Pathologie, also eine Bevorzugung des mittleren strukturellen Entwicklungsniveaus.

Somatisierungsstörungen auf mittlerem Strukturniveau

Somatisierungsstörungen gelten neben Angststörungen und depressiven Störungen als Hauptgruppe der neurotischen Störungen auf mittlerem Strukturniveau. Narzisstische Probleme der Selbstwertregulation und oral-depressive Abhängigkeits- und Versorgungskonflikte sowie die Abwehr der damit verknüpften Enttäuschungswut bilden die bei Weitem häufigste Basis. Sie beruhen, wie bereits ausführlich dargestellt (Kap 4.3), auf einer gestörten Autonomieentwicklung und führen dazu, dass die Betroffenen in besonderer Weise abhängig von anderen Menschen sind, von denen sie Bestätigung, Anerkennung, Fürsorge und Versorgung erhalten. Die Patienten sind oft rasch gekränkt und enttäuscht. Im Zentrum der Psychodynamik steht dabei die Abwehr von Depression, von narzisstischer Wut, von Neid und von Trennungs- und Verlustängsten.

Verschiedene Ereignisse können symptomauslösend sein:

- *Reale oder phantasierte narzisstische Kränkungen*, welche die Betroffenen in einen Selbstwertkonflikt zwischen Größenphantasien und Minderwertigkeitserleben stürzen. Dabei handelt es sich um Zurücksetzungen, Demütigungen, Misserfolg, aber auch das Älterwerden oder die Wahrnehmung von persönlichen Unvollkommenheiten oder Krankheiten. Manchmal wirken auch bereits Leistungsanforderungen und Konkurrenz symptomauslösend, wobei der befürchtete oder erwartete Misserfolg als Tatsache angenommen wird.

- *Entbehrungen, Zurücksetzungen, Verlust und Trennungen,* die einen unbewussten Versorgungskonflikt reaktivieren. Insbesondere bei vermeidend depressiven Persönlichkeiten führt die andauernde Opferhaltung zur Erschöpfung der Abwehr, die eine Somatisierung von Enttäuschungs- und Frustrationswut erforderlich machen kann.
- *Familiäre Entwicklungen:* Abhängig-narzisstische Persönlichkeiten erleben familiäre Schwellensituationen, in denen Zweierbeziehungen durch das Hinzukommen eines Dritten erweitert werden, als Triangulierungskonflikt, der Neid, Rivalität, latente Trennungsimpulse oder Loyalitätskonflikte hervorruft. Als besondere Herausforderung erleben sie es dabei, Zuwendung teilen zu müssen. So kann es zur Symptomentstehung kommen, wenn Väter nach Geburt eines Kindes oder wenn Mütter durch die Kontaktaufnahme des Säuglings zum Vater die Aufmerksamkeit der Partnerin bzw. des Partners nicht mehr allein für sich haben.
- *Entwicklungsschritte in die Autonomie:* Wenn durch die Entwicklung eine unbewusst fixierte neurotische Mutterbindung in Frage gestellt wird, entsteht ein Autonomiekonflikt; solche Entwicklungsschritte, z. B. die Loslösung vom Elternhaus, Berufs- und Partnerwahl, Familiengründung, Zuwachs an Verantwortung, sexuelle Versuchungen, werden unbewusst als reale oder phantasierte Angriffe auf andere erlebt und mit unbewussten Schuldgefühlen beantwortet.

Selbstwert-, Versorgungs-, Triangulierungs- und Autonomiekonflikte rufen unbewusst Angst, Depression, aber auch Aggression, Neid oder Wut hervor. Diese Affekte werden somatisiert und führen zur somatoformen Symptombildung. Die Dynamik der Symptomentstehung folgt also der Reihe: Narzisstischer oder depressiver (oraler) Konflikt → pathologischer Affekt → Somatisierung → Somatisierungssymptom.

Somatisierungsstörungen auf höherem Strukturniveau

Wenn es sich um Störungen auf höherem Strukturniveau handelt, dann werden mit der Somatisierung Affekte wie Angst, Schmerz, Ekel, Neid, Schuld und Scham abgewehrt, die bereits das Ergebnis einer misslungenen Konfliktlösung sind. Der Inhalt der ursprünglichen Konflikte umfasst das gesamte Spektrum sexueller, analer und oraler neurotischer Trieb- und Beziehungsthemen. Dynamisch ergibt sich die Reihe: Trieb-Überich-Konflikt → pathologischer Affekt → Somatisierung → Somatisierungssymptom.

Die Abgrenzung zwischen Konfliktpathologie auf höherem Strukturniveau und narzisstischer Problematik auf mittlerem Niveau ist fließend und oft nicht eindeutig. Ein klassischer Triebkonflikt kann sekundär das Selbstwertgefühl beeinträchtigen. Ebenso haben Personen, die als »Triebobjekte« zur Bedürfnisbefriedigung verwendet werden, oft auch eine bestätigende narzisstische Funktion als Selbstobjekt.

Höherstrukturierte Triebkonflikte können außerdem in einem ersten Schritt durch Regression abgewehrt und als Versorgungskonflikte weiterverarbeitet werden (Kap. 4.4.3). Daraus ergibt sich für die Symptomentstehung die Ergänzungsreihe: Trieb-Überich-Konflikt → Regression als Abwehr → pathologischer Affekt → Somatisierung → Somatisierungssymptom.

Andere Somatisierungsstörungen

Somatisierungsstörungen auf niederem Strukturniveau sind selten. Jedoch findet man bei vielen Borderline-Störungen als Begleitsymptom auch Somatisierungen. Hier handelt es sich um Affektäquivalente von Ängsten, die bei der Desintegration entstehen und wegen der Ichschwäche nicht kontrolliert werden können.

Auch bei chronischen posttraumatischen Störungen entstehen als Begleitsymptome Somatisierungen. Sie können als Hyperarousal und somatisierte Flashbacks (Kap. 7.3.2) das Krankheitsbild entscheidend mit prägen. Bei akuten Traumareaktionen (Kap. 7.4.1) können vegetative Störungen, z. B. Schlaflosigkeit, das Krankheitsgeschehen beherrschen.

Schließlich findet man sehr häufig Somatisierungsstörungen bei reaktiven Störungen (Kap. 6). Sie sind aber weniger konstant als bei neurotischen Störungen und zeigen eine hohe Spontanheilungstendenz.

10.3.3 Typische Somatisierungsstörungen

10.3.3.1 Allgemeine Somatisierungsstörung

ICD-10: F45.0 Somatisierungsstörung (multiple psychosomatische Störung), F45.1 Undifferenzierte Somatisierungsstörung (kürzer bestehend und mit weniger Symptomen), F48.0 Neurasthenie (multiple vegetative und Somatisierungssymptomatik). Synonyme sind Briquet-Syndrom, neurozirkulatorische Asthenie, Effort-Syndrom, vegetative Dystonie

Die allgemeine Somatisierungsstörung kommt als flüchtiges und ebenso als chronisches Krankheitsbild vor. Dabei wird das Klagen, d. h. der depressive Affekt, somatisiert (somatisierte oder »larvierte« Depression): Das Leid wird auf den Leib projiziert. Oft handelt es sich dabei um das Leid der Verlassenheit und Ungeborgenheit als narzisstisches, aber auch als orales Problem. Es bestehen häufig wechselnde, multiple funktionelle Organstörungen, vegetative Beschwerden und Konversionssymptome (▼Übersicht). Diese Störung nimmt in Hinblick auf die Pathogenese deshalb eine Mittelstellung zwischen Konversion und Somatisierung ein (Kap. 10.1.3).

Symptome der allgemeinen Somatisierungsstörung

- **Vegetative Störungen**
  Mattigkeit, Abgeschlagenheit, Müdigkeit, Schwäche, Schlafstörungen, Appetitstörungen
- **Funktionelle Organstörungen**
  Herzbeschwerden, v. a. Herzklopfen, Atembeschwerden, v. a. Atemnot, Magen-Darm-Beschwerden, v. a. Blähungen, Übelkeit, Erbrechen, Durchfall
- **Konversionssymptome**
  Pseudoneurologische Symptome, z. B. Muskelschwäche, Parästhesien, Sehstörungen, Schluckbeschwerden, Harnverhalt, Schwindel
- **Psychische Symptome**
  Depressive Verstimmungen, Angst, hypochondrische Angst
- **Somatoforme Schmerzen**
  Muskelschmerz, Kopfschmerz, Herzschmerz
- **Sexuelle Störungen**
  Lustlosigkeit, Schmerzen beim Verkehr, Zyklusbeschwerden

Neurasthenie

Früher wurde als spezielle Form dieser Störung die Neurasthenie als eigenes Krankheitsbild beschrieben. Heute wird sie kaum noch diagnostiziert. In der ICD-10 wird sie unter F48.0 noch gesondert aufgeführt. Sie ist vor allem durch multiple vegetative Symptome gekennzeichnet:

- Typ I: Müdigkeit und Mattigkeit,
- Typ II: Schwäche und Erschöpfung.

Weitere Symptome wie Schlafstörungen, Schmerzen und Schwindel können hinzukommen. Seit einiger Zeit spricht man auch von einem chronischen Müdigkeitssyndrom (Chronic Fatigue Syndrome) und vom Burnout-Syndrom.

10.3.3.2 Somatoforme Insomnie (Psychogene Schlafstörung)[261]

ICD-10: F51 Nichtorganische Schlafstörungen

Schlafstörungen sind die am meisten verbreiteten vegetativen Störungen bei psychogenen Erkrankungen. Sie kommen bei vielen und bevorzugt bei depressiven Störungen vor, als reaktive und posttraumatische Störungen bei akuten und chronischen Belastungen oder im Rahmen von Somatisierungsstörungen auf der Basis neurotischer Entwicklungen. Als spezifische, in diesem Falle monosymptomatische Somatisierungsstörung (Psychogene Schlafstörung i. e. S.) sind sie jedoch nicht besonders häufig. Sie werden auch als psychophysiologische *primäre Insomnie* bezeichnet. Man unterscheidet:

- *Insomnie* (Schlaflosigkeit)
- *Ein- und Durchschlafstörungen* (Aufwachen)
- *Pseudoinsomnie* (Schlafneurose, Schlafwahrnehmungsstörung): nicht objektivierbare Klagen über Schlafstörungen bei gleichzeitig bestehender chronischer Müdigkeit

Äußere Einflüsse wie Lärm, Schichtarbeit oder Dauerstress im Beruf sind zusätzliche schlafstörende Belastungen. Morgendliche, lange andauernde Zerschlagenheit führt zur Verstärkung von Gereiztheit und Niedergeschlagenheit und schwächt die psychische Bewältigung von Alltagsbelastungen. So entsteht ein Teufelskreis. Schlafstörungen haben daher eine starke Chronifizierungstendenz und bilden häufig die Basis für die Entwicklung einer Medikamentenabhängigkeit.

Psychogene Schlafstörungen sind Äquivalente von Angst, Depression und angespannter Unruhe. Sie beruhen auf der unbewussten Angst vor Verlust des Selbst und der Kontrolle über sich selbst, die sich angesichts des Schlafes konkretisiert. Eine zentrale Bedeutung haben dabei chronische unterdrückte Wutaffekte und Aggressionen, die sowohl aus narzisstischen Konflikten (narzisstische Enttäuschungswut) als auch aus konflikthaften Rivalitäts- und Neidimpulsen oder aus Trennungsaggressionen stammen können. Daneben spielt die Befürchtung eine Rolle, im Schlaf und Traum verdrängten unbewältigten Konflikten, destruktiven Phantasien und tabuisierten Regungen ausgeliefert zu sein.

Differenzialdiagnostisch sind von den psychogenen Schlafstörungen abzugrenzen:

- *Schlafstörungen bei Psychosen:* bei endogenen Depressionen und beginnender Schizophrenie,
- *Schlafstörungen bei organischen Erkrankungen* wie Polyneuropathie, Herzerkrankungen, Hyperthyreose,
- *Situative Schlafstörungen* durch äußere Überreizung, z. B. durch Straßenlärm oder ungünstige Schlafbedingungen,
- *Schlafstörungen durch anregende Substanzen:* Kaffee, Tee, Medikamente. Auch nach Absetzen von Schlafmitteln können Schlafstörungen auftreten.

Durch Untersuchungen im Schlaflabor (Registrierung von EEG, Muskeltonus usw.) können weitere spezifische organische Schlafstörungen ausgeschlossen werden: Narkolepsie, Schlafapnoe, Myoklonie, Restless-Legs-Syndrom u. a.

Psychotherapeutisch steht neben der Bearbeitung zugrunde liegender Konflikte die Beratung in Hinblick auf Lebensweise, Gewohnheiten vor dem Schlafengehen und Schlafhygiene. Schlafmittel sollten wegen der Gewöhnung nur kurzfristig verordnet werden.

261 Hoffmann SO (1975), Ermann (1989c)

10.3.3.3 Kardiovaskuläre Somatisierungsstörung

ICD-10: F45.30 Somatoforme autonome Funktionsstörung des kardiovaskulären Systems

Funktionelle Herz-Kreislauf-Beschwerden im Sinne einer Somatisierungsstörung (▼Übersicht) sind außerordentlich häufig. Die Abgrenzung gegenüber der allgemeinen Somatisierungsstörung und Angststörungen ist willkürlich, d. h. die Krankheitsbilder und die Psychodynamik ähneln einander stark. Auf körperlicher Seite können organische Herzbeschwerden bisweilen bahnend sein. Gelegentlich wird auch ein ausgeheilter Herzinfarkt neurotisch verarbeitet, sodass eine sekundäre Somatisierungsstörung entstehen kann. Im Allgemeinen sind die Betroffenen organisch aber völlig herzgesund. Ihre Herzbeschwerden sind Korrelate von Angst (»somatisierte Angst«) und Aggression.

Kardiovaskuläre Somatisierungsstörungen

- **Herzneurose**[262] **(Herzangstneurose**[263]**, Herzphobie, s. a. Kap. 9.3.3.2)**
  Es handelt sich um ein vielgestaltiges Krankheitsbild mit oft wechselnden Beschwerden.
  - Multiple herzbezogene Missempfindungen: Brust- und Herzschmerz, Herzdruck (abzugrenzen von Konversionsschmerzen am Herzen, Kap. 10.2)
  - Dysregulation der Herzfrequenz: Paroxysmale Tachykardie (Herzrasen), supraventrikuläre Extrasystolen (Herzstolpern)
  - Sympathikovasale »Herzanfälle« oder Herz-Angst-Anfälle
  - Zunehmende *Herzangst*, d. h. die Befürchtung, an einem Herztod zu sterben
  - Begleitsymptomatik: Schlafstörungen, Müdigkeit, Mattigkeit usw.

  Die Symptome sind zumeist Korrelate von abgewehrten Verlust- und Trennungsängsten, von narzisstischer Wut oder von Verselbstständigungsaggressionen und damit verbundenen Ängsten. Sie repräsentieren das mittlere Strukturniveau. Typisch sind bei fortgeschrittenem Verlauf starke Chronifizierungszeichen in Form von phobischer Vermeidung und hypochondrischer Besorgnis.
- **Kardiovaskuläres Syndrom**[264]
  Herzrhythmusstörungen (Störungen der Erregungs*bildung*: Tachykardien, Extrasystolen) als Korrelat von Verselbstständigungsaggressionen und von Ängsten vor Auslieferung und Verlust der Gefühlskontrolle.
- **Hypertonie**[265] **(essenzielle Hypertonie)**
  Chronische oder chronisch rezidivierende Blutdrucksteigerung über 140–160/90–95 mm Hg, auf Dauer auch sekundär fixiert (daher fälschlich gelegentlich zu den psychosomatischen Organerkrankungen gezählt). Eine essenzielle Hypertonie liegt vor, wenn andere Hochdruckursachen (renale, endokrine, kardiovaskuläre) ausge-

262 Richter u. Beckmann (1969), Ermann (1987)
263 Hoffmann SO u. Hochapfel (1991)
264 Zauner (1967)
265 Herrmann u. a. (1990a)

Krankheitsbilder

schlossen sind. Im Verlauf treten Krankheitserscheinungen durch Gefäßkomplikationen an Herz, Gehirn, Nieren und peripheren Gefäßen auf.

- Das psychosoziale *Krankheitsrisiko* liegt in unverarbeiteten intrapsychischen, familiären und sozialen Spannungen.
- Die *Psychodynamik* ist durch Konflikte um die Selbstbehauptung geprägt: Anhaltende Unterdrückung von aggressiven Impulsen und Affekten und damit verknüpfte unbewusste Schuldgefühle, die masochistisch verarbeitet werden (die Position des »Lastesels«). Dahinter stehen Feindseligkeit, Selbstbehauptungs- und Trennungsaggressionen aus dem Autonomiekonflikt.
- Das *Erleben und Verhalten* ist geprägt durch zwanghaft kontrollierte Aggressivität, Gereiztheit und leistungsbetonte Überangepasstheit mit Ideologiebildung (Helferhaltung). Kompensatorisch für mangelndes Selbstvertrauen besteht oft eine anhaltende Leistungsbereitschaft.

Gastrointestinale Somatisierungsstörungen

- **Funktionelles Oberbauchsyndrom** (»Magenneurose«, »Reizmagen«)[266]
  Magenschmerzen (»Dyspepsie«), Luftschlucken, Sodbrennen und Aufstoßen, Übelkeit, Erbrechen, Appetitstörungen.
  Im Allgemeinen bestehen orale und oral-aggressive Triebkonflikte, wobei die orale Versorgung (»Fütterung«) für die Betroffenen Liebe, Anerkennung, Fürsorge und Zuwendung bedeuten. Es handelt sich fast immer um sehr fordernde, gelegentlich auch abhängige Patienten. Oft ist es schwer, zu unterscheiden, ob oraler Neid der zentrale psychodynamische Faktor ist oder die Angst, die Anerkennung, Bewunderung und Stütze anderer zu verlieren.
- **Funktionelles Unterbauchsyndrom (Colon irritabile, Colitis mucosa)**[267]
  Bauchschmerzen, Völlegefühl, Blähungen, Obstipation, Durchfälle. Manchmal bestehen auch chronische monosymptomatische Störungen: psychogene Obstipation oder psychogene Diarrhö, Gallenkoliken.
  Im Mittelpunkt der Psychodynamik stehen typischerweise Aggressions-Überich-Konflikte (anale Triebe) im Zusammenhang mit Selbstbehauptung oder Rivalität bei zwanghaften Persönlichkeiten, in anderen Fällen die Wut darüber, andere, auf die man sich angewiesen fühlt, nicht beherrschen zu können.
  Gallenkoliken können körperliche Wutäquivalente sein, die auf Geltungssucht oder Enttäuschung zurückgehen.

---

266 Schüffel u. v. Uexküll (1990)
267 Schüffel u. v. Uexküll (1990)

10.3.3.4 Gastrointestinale Somatisierungsstörung

ICD-10: F45.31 Somatoforme autonome Funktionsstörung des oberen Gastrointestinaltraktes, F54, K58 Colon irritabile

Funktionelle Beschwerden sind im Magen-Darm-Bereich (▲ Übersicht) besonders häufig. Das liegt an der zentralen Bedeutung der Nahrungsaufnahme und der Ausscheidung. Sie sind wegen ihrer lebenserhaltenden Funktion (»oraler« und »analer« Trieb, Kap. 2.2.2) und der frühen, damit verbundenen Interaktionen (Füttern, Sauberkeitserziehung) psychologisch besonders stark determiniert. Chronische, auf neurotischen Problemen beruhende Störungen stellen ein ernsthaftes medizinisches Problem dar. Es handelt sich um somatische Korrelate von Depressionen, Ängsten, Wut und Ekel. Auslöseprobleme sind bei aufmerksamer Anamneseerhebung im Allgemeinen leicht ausfindig zu machen: Liebes- und Geborgenheitsverlust, Versorgungs- und Fürsorgekonflikte, Rivalität, Niederlage und Unterwerfung, gekränkter Ehrgeiz u. v. a. Typisch sind im Verlauf die vielfältigen Beschwerden, die Klagsamkeit und die hypochondrische Verarbeitung.

10.3.3.5 Somatoformes Hyperventilationssyndrom (Bronchopulmonale Somatisierungsstörung)[268]

ICD-10: F45.33 Somatoforme Funktionsstörung des respiratorischen Systems. Synonyme: Tetaniforme Störung, funktionelles oder psychogenes Atemwegssyndrom

Atemstörungen sind häufige und eindrucksvolle Erkrankungen. Im Zentrum stehen Atemnotanfälle, die durch »Zureden« unterbrochen werden können[269], mit Angst und Unruhe, Parästhesien, evtl. Pfötchenstellung und Gliederkrämpfen. Es besteht Herzrasen und Tachypnoe, d. h. schnelles, flaches Atmen. Als Nebensymptome können Kopf- und Herzschmerzen und multiple vegetative Symptome auftreten. Die Parästhesien und Muskelverkrampfungen sind die Folge der Abatmung von Kohlensäure (CO_2-Mangel [Hypokapnie], Verschiebung des pH-Wertes [Alkalose]).

Die Symptomatik ist ein Korrelat von heftigen seelischen Spannungen, zumeist Wut, Zorn und Ärger in familiären und beruflichen Konflikten. Oft bestehen auch äußerst ambivalente Abhängigkeitsbeziehungen und – damit verbunden – Trennungsimpulse und -ängste. Die Abhängigkeit kann sich auch auf sexuelle Erlebnisse beziehen. Dann kommt in der Hyperventilation sexuelle Erregung und ein masochistisches Unterwerfungsbedürfnis zum Ausdruck. Die Besonderheit ist, dass die Beziehungen der Kranken zwar überwiegend dem Selbstschutz dienen (Verwendung des anderen als Selbstobjekt), aber stark mit sexuellen Konflikten verschränkt sind (sog. Sexualisierung der Abhängigkeit). Dementsprechend findet man Hyperventilationsstörungen besonders häufig bei Patient(inn)en mit narzisstischer Persönlichkeit und hysterischer Abwehr. Hyperventilationsstörungen sind mit Angststörungen, insbesondere mit Panikstörungen, und mit Herzneurosen verwandt und können

268 Herrmann u. a. (1990b)

269 Als »Hausmittel« lässt man die Patienten im Anfall auch in die Hand des Arztes (oder, weniger beruhigend, in eine Plastiktüte) atmen. Dadurch kommt es zur Anreicherung von CO_2 in der Atemluft und im Blut und zur Normalisierung der Atmung.

Krankheitsbilder

oft kaum überzeugend davon abgegrenzt werden.

10.3.3.6 Urethrale (urogenitale) Somatisierungsstörung[270]

ICD-10: F45.34 Somatoforme autonome Funktionsstörung des urogenitalen Systems. Synonym: Psychogenes Urethralsyndrom, ggf. auch Urogenitalsyndrom

Spasmen und brennende Schmerzen beim Wasserlassen, Harnträufeln, Druckgefühl und Schmerzen im Dammbereich sind die Hauptsymptome der funktionellen Harnwegsstörungen. Man kann drei Manifestationsformen unterscheiden: Prostatitis, Uretritis und Cystitis (▾ Übersicht).

Als psychischer Hintergrund bestehen »urethrale« Konflikte: Ehrgeiz-, Abgrenzungs- und Autonomiestrebungen einerseits, Hingabewünsche (»es strömen lassen«, »sich verströmen«) andererseits. Im urethralen Erleben besteht also eine enge Verbindung zwischen narzisstischen und sexuellen Konfliktthemen. Anders als bei den Konversionsschmerzen im Unterbauch sind hier die prägenitalen Aspekte der Sexualität (Zärtlichkeit, Hingabe) betont.

Bei der chronischen Urethritis und der Reizblase äußern sich prägenitale Bedürfnisse nach Geborgenheit und »feuchter Wärme« (ähnlich wie beim Bettnässen des Kindesalters). Dabei handelt es sich oft um eine Regression als Konfliktabwehr: Die Geborgenheitswünsche stehen im Zusammenhang mit der Abwehr der reifen Sexualität, die aufgrund unbewusster Konflikte, z. B. einer neurotischen Fixierung an den Vater der Kindheit, abgelehnt wird. Die Symptomatik kann dann auch als eine unbewusste sexuelle Verweigerung aufgefasst werden und eine aggressive Note erhalten. Sie wird durch sexuelle Absichten oder Erlebnisse ausgelöst, z. B. durch konflikthaften Geschlechtsverkehr, oder durch aversive Einstellungen gegenüber dem Sexualpartner.

Urethrale (urogenitale) Somatisierungsstörungen

- **Chronisch-rezidivierende Prostatitis beim Mann**
  Leisten- und Hodenschmerzen, Libido- und Potenzprobleme, gelegentlich Angst und Depression. Psychodynamisch handelt es sich um Patienten mit konflikthaften, fixierten Vaterbeziehungen. Sie bleiben »auf der Suche nach dem Vater«, suchen Bestätigung und Anerkennung bei Männern und haben gegenüber Frauen latent abwertende Einstellungen. Bisweilen bestehen auch unterdrückte homosexuelle Konflikte (Hingezogensein versus Angst vor homosexuellen Impulsen).
- **Chronisch rezidivierende Urethritis/Cystitis (Reizblase)**
  Bevorzugt bei Frauen: Plötzlich einsetzende Beschwerden aufgrund einer bakteriellen Harnwegsentzündung, einer (nichtbakteriellen) Reizung der Blasenschleimhaut bzw. einer Übererregbarkeit der Blasenmuskulatur. Die Lokalisation betrifft die Harnröhre und/oder die Blase: Harndrang, Schmerzen, Brennen, ggf. Hämaturie.
  Im Zentrum der Psychodynamik stehen prägenitale Bedürfnisse nach Geborgenheit im Konflikt mit reifer Sexualität.

270 Diederichs (1983)

10.3.3.7 Urtikaria (Somatisierungsstörung der Haut)[271]

ICD-10: F54, L50 Urtikaria

Die »Nessel-« oder »Quaddelsucht« ist durch Juckreiz und Schwellung der Haut gekennzeichnet. Psychodynamisch handelt es sich dabei meistens um die Somatisierung von Trennungsaggressionen, die aus einem Trennungs-Abhängigkeits-Konflikt (Individuationskonflikt) stammen. Bei anderen Patienten stehen der Autonomiekonflikt und eine somatisierte Trauer im Vordergrund. Manche Urtikaria-Erkrankungen lassen sich allerdings besser als Konversion verstehen. Hier wird mit der Symptomatik der ambivalente Wunsch nach Zärtlichkeit (»Streichele mich!«) zum Ausdruck gebracht.

Häufiger als eine »rein psychosomatische« Urtikaria ist eine primär allergisch bedingte Urtikaria, die sekundär psychisch verarbeitet wird.

10.3.4 Diagnostik und Behandlung

Das ärztliche Gespräch

Das Schicksal der Patienten hängt von einer Frühdiagnose der neurotischen Ätiologie der körperlichen Beschwerden ab. Die Weichenstellung geschieht oft im ärztlichen Untersuchungsgespräch in der Haus- oder Facharztpraxis.

Die Funktion des Haus- oder Facharztes besteht bei somatoformen Störungen darin, dem Patienten im ärztlichen Gespräch einen ersten Zugang zu seinen konfliktbedingten Erlebnisweisen zu verschaffen und ihn zugleich vor unzweckmäßigen Behandlungen zu bewahren. Die gezielte Erhebung der Krankengeschichte, in der auch die Erkundung der gegenwärtigen bio-psycho-sozialen Situation ihren Platz hat, schafft dafür gute Voraussetzungen. Sie sollte mit einer annehmenden Grundhaltung und verständnisvollem Umgang mit den Somatisierungsphänomenen als gegenwärtig bestmögliche Strategie der Patienten verbunden sein.

- Erste Hinweise auf Somatisierungsstörungen bietet die Diskrepanz zwischen körperlichem Befund und Befinden.
- Weitere Hinweise bietet die meistens lange Krankengeschichte mit wiederholten Untersuchungen und unbedeutenden organischen Befunden.
- Den entscheidenden Hinweis bietet die Auslösesituation der Krankheitsentstehung (Kap. 5.1). Wenn es gelingt, psychische Belastungen als Auslöser ausfindig zu machen, rechtfertigt das, bis zum Ergebnis der Fachdiagnostik weitere somatische Untersuchungen zu unterlassen.

Jede Unsicherheit in diesem Punkt wird von den Betroffenen als Bestätigung der Unterstellung interpretiert, dass der Arzt von seiner Sache nichts versteht, und endet mit einer Entwertung (Arztwechsel). Noch problematischer wird es, wenn der Arzt durch somatische Behandlungen die unzutreffende Annahme der Patienten bestätigt, es bestehe eine körperliche Erkrankung. Dadurch kommt es zu einer iatrogenen Fixierung einer unzutreffenden subjektiven Krankheitstheorie (Kap. 1), die das größte Hindernis für einen späteren psychotherapeutischen Behandlungserfolg darstellen kann.

Das Ziel des ärztlichen Gesprächs ist die Förderung der Selbstwahrnehmung, insbesondere auch des psychosozialen Hintergrundes und die langsame Hinführung zu einem vertieften Selbstverständnis. Wie weit ein Hausarzt sich in das psychosomatische Gespräch hineintraut, ist eine Frage seiner

271 Schubert (1989), Rechenberger (1976)

Krankheitsbilder

Aus- und Fortbildung und seiner Erfahrung. Der nächste Schritt ist ggf. die Weiterüberweisung an den Psychotherapeuten.

Psychotherapeutische Fachdiagnostik

Eine fachpsychotherapeutische Diagnostik erfordert von den Patienten die Einsicht, dass ein psychotherapeutisches Gespräch notwendig ist und hilfreich für sie sein kann. Ängste, Fehlerwartungen und Vorurteile stehen dem oft im Wege. Die Überweisung gestaltet sich schwierig, wenn der Weg zum Psychotherapeuten als weitere Kränkung oder Niederlage erlebt wird. Es kommt die spezielle Problematik hinzu, dass neurotische Patienten mit körperlichen Symptomen den Zusammenhang mit seelischen Hintergrundproblemen – krankheitsbedingt – zunächst lange nicht nachvollziehen können, weil diese ihnen unbewusst sind. Diese Probleme sind im Kap. 5.1 ausführlicher dargestellt worden.

Entscheidend für die Diagnose einer Somatisierungsstörung ist die Eingrenzung einer fallbezogenen Psychodynamik der Störung. Sie ergibt sich aus der Auslösesituation vor dem Hintergrund der Biografie und der Lebensbewältigung (Kap. 5.2).

Zumeist besteht in der Auslösesituation ein Versorgungs- oder Geltungsproblem, ein Verlust, eine Kränkung oder Versagung in den familiären und beruflichen Beziehungen und in den persönlichen Plänen.

Abgrenzungen

Somatoforme Symptome kommen nicht nur bei Somatisierungsstörungen vor. Die Zuordnung und Abgrenzung gegenüber anderen neurotischen Störungen ist oft unklar und willkürlich. Als Orientierungsrahmen gilt, dass die spontan berichtete und Leidensdruck erzeugende Leitsymptomatik für die Zuordnung maßgeblich ist. Im Einzelnen sind folgende Abgrenzungen zu erwägen:

- *Angststörungen*, insbesondere Panikstörungen und hypochondrische Angststörungen,
- *Depressive Störungen*,
- *Konversionsstörungen:* Bei Herz-, Bauch- und Genitalschmerzen ist die Abgrenzung zwischen Somatisierungs- und konversionsneurotischen Schmerzen (Kap. 10.4) oft schwierig.

Differenzialdiagnose

- *Körperliche Erkrankungen:* Grundsätzlich muss man bei der Abklärung von Somatisierungsstörungen körperliche Erkrankungen ausschließen. Das ist angesichts der modernen diagnostischen Möglichkeiten im Allgemeinen kein Problem. Es besteht allerdings die große Gefahr, dass Somatisierungsstörungen aufgrund der somatologischen Orientierung der heutigen Medizin und der starken Körperorientierung der betroffenen Patienten, die sich selten mit »negativen« Organbefunden zufrieden geben, lange nicht erkannt und fälschlich als körperliche Erkrankungen eingeschätzt und behandelt werden.
- *Reaktive und posttraumatische Störungen:* Auf die Abgrenzung wurde oben bereits hingewiesen (Kap. 6 und 7).
- *Psychosen:* Schwierig ist die Abgrenzung von psychosenahen oder psychotischen Depersonalisationssyndromen, von coenästhetischen Störungen und körperbezogenen Wahnstörungen. Auch endogene Depressionen sind meistens mit schwerwiegenden vegetativen Beeinträchtigungen verbunden.
- *Symptomatische Störungen:* Vergiftungen (z. B. mit Holzschutzmitteln) verursachen Beschwerden, die der allgemeinen Somatisierungsstörung ähneln. Stoffwechselerkrankungen (z. B. Hyperthyreose), interne Erkrankungen (z. B. Hepatitis) und hormonaktive Tumore können multiple vegetative Beschwerden hervor-

rufen. Zentralnervös können ähnliche Symptome durch Hirnerkrankungen, speziell durch einen Hirntumor, hervorgerufen werden.

Behandlung

Die *analytische Psychotherapie*[272] kommt in verschiedenen Formen in Frage:

- Mit einer konfliktzentrierten tiefenpsychologisch fundierten Aufarbeitung der auslösenden Belastungen kann man häufig eine dauerhafte Beseitigung der Symptomatik erreichen. Diese Behandlungen können mit Psychopharmaka, mit übenden und imaginativen Verfahren oder mit Psychoedukation unterstützt werden.
- Wenn stärkere strukturelle Störungen mit der Symptombildung verbunden sind, kann die tiefenpsychologisch fundierte Psychotherapie modifiziert und als strukturorientierte Behandlung durchgeführt werden.
- Die Veränderung der häufig zugrunde liegenden narzisstischen Störung erfordert eine analytische Langzeitbehandlung. Dafür reicht die Motivation vieler Patienten aber nicht aus. Oft wird man sich daher in einer tiefenpsychologisch orientierten Psychotherapie damit begnügen müssen, die narzisstische Abwehr im Sinne einer Fokaltherapie zu stabilisieren.
- Die Behandlung in der analytischen Gruppentherapie hat sich bewährt, weil sie die narzisstisch verarbeiteten sozialen Konflikte im Hier und Jetzt der Gruppe gut zugänglich macht.
- Zur Behandlungsmotivation kann eine stationäre Behandlungseinleitung nützlich sein.

272 Ermann (1987)

Verhaltenstherapeutisch kommen verschiedene Verfahren zur Anwendung, vor allem auf der physiologischen Ebene: Entspannungsübungen, Biofeedback und Reizüberflutung (flooding), systematische Desensibilisierung, aber auch kognitive Umstrukturierung u. a.

Medikamentöse Behandlung

Zur Krisenintervention und zur Unterstützung während der Behandlungseinleitung kann eine psychopharmakologische Behandlung sinnvoll sein. Dabei muss man sich der Grundsätze und Gefahren der Behandlung mit Benzodiazepinen, die noch immer die am häufigsten verwendeten Substanzen sind, bewusst sein (Kap. 22.2). Im Allgemeinen kann man auf Medikamente ausweichen, die nicht abhängig machen, speziell auf Beta-Blocker und Antidepressiva. Die Indikation sollte aber sehr streng erfolgen, um die Einleitung einer Psychotherapie nicht hinauszuzögern, sofern diese indiziert ist.

Prognose

Die Behandlungsergebnisse sind bei angemessener Indikation günstig: 65 Prozent der Patienten können nach einer Psychotherapie mit einer anhaltenden Besserung rechnen.[273] Das Ergebnis ist abhängig von der Schwere der Störung, vom Intervall zwischen Symptombeginn und Therapiebeginn (Chronifizierung), von der Ausprägung der sekundären Verarbeitung und vom sekundären Krankheitsgewinn.

273 Rohrmeier (1982)

10.4 Schmerzstörungen

Somatoforme Schmerzstörungen sind psychogene Erkrankungen, die durch chronische quälende Schmerzen geprägt sind und nicht körperlich erklärt werden können. Sie können durch psychovegetative Fehlregulationen im Sinne der Somatisierung, durch cerebro-spinale Störungen der Schmerzwahrnehmung im Sinne der Konversion oder durch Projektion von schmerzhaften Empfindungen auf den Körper entstehen. Sie kommen auf der Basis einer neurotischen oder einer posttraumatischen Ätiologie vor.

Wenn die Schmerzen unmittelbar der Konflikt- und Affektabwehr dienen, handelt es sich um eine *primäre Schmerzstörung*. Wenn ein zunächst somatisch begründeter Schmerz neurotisch weiterverarbeitet wird (»unbewusstes Festhalten am Körperschmerz«), dann spricht man von einer *sekundären Schmerzstörung*.

ICD-10: F45.4 Anhaltende somatoforme Schmerzstörung. Synonym: Psychialgie

Früher wurde die Bezeichnung psychogene Schmerzsyndrome verwendet. Der Begriff psychogene Schmerzen wird in diesem Buch beibehalten, um die seelisch bedingte Ätiologie zu betonen.

10.4.1 Psychogene Schmerzen

Schmerz ist ein subjektives Erleben. Er ist eine hoch komplexe Wahrnehmung, an der kognitive Vorgänge und emotionale Zustände beteiligt sind. Er ist der häufigste Anlass, medizinische Hilfe zu suchen (▼Übersicht). Man unterscheidet zwischen *akuten Schmerzen*, die ein wichtiges Alarm- und Schutzsignal sind, und *chronischen Schmerzen*, die länger als sechs Monate dauern und oft aus dem somatischen Befund heraus nicht erklärt werden können.

Psychogene Schmerzen

Die häufigsten psychogenen Schmerzen

- Kopfschmerz (s. unten)
- Rückenschmerz (Kap. 14.3.8)
- Gliederschmerz (Kap. 10.2.1)
- Bauchschmerz (Kap. 10.2.1)
- Herzschmerz (Kap. 10.2.1)
- Urogenitalschmerz (Kap. 10.2.1)

Fachspezifische somatoforme Schmerzstörungen

- Fibromyalgie: Muskelschmerzen und Steifigkeit in drei oder mehr Bereichen (Kap. 14.3.8). Vorkommen zumeist in der Orthopädie und Neurologie
- Orofazialer Schmerz: atypischer Gesichtsschmerz, Kieferschmerz, Bruxismus (Kap. 14.3.11). Vorkommen zumeist in der Zahnmedizin

Häufigkeit und Verlauf

Zuverlässige Daten liegen nicht vor, weil Schmerzstörungen erst in letzter Zeit genügend präzise erfasst werden. Es wird angenommen, dass rund 15 Prozent der Bevölkerung unter chronischen psychogenen Schmerzen leiden. Geschlechtsunterschiede sind nicht gesichert. Die Symptomatik beginnt meistens recht akut und nimmt zu, breitet sich gegebenenfalls auch aus und entwickelt dann eine anhaltende Intensität.

Symptomatik und Krankheitsverhalten

Somatoforme Schmerzsyndrome sind durch chronisch-rezidivierende oder anhaltende psychogene Schmerzen gekennzeichnet (▾ Übersicht), die entweder umschrieben und auf eine Lokalisation begrenzt oder diffus sind, wechseln und mehrere Bereiche betreffen.

Im Verlauf der Schmerzerkrankung kommen weitere Symptome hinzu. Typisch ist, dass ähnlich wie bei Konversionsstörungen kein Zugang zu psychischen Krankheitsfaktoren vorhanden ist und oft eine familienneurotische Einbindung der Störung (»Symptompflegefamilie«) besteht. Die Patienten beharren auf körperlichen Ursachen und Untersuchungen und neigen zum Arztwechsel. Gelegentlich entwickeln sie auch einen deutlichen sozialen Krankheitsgewinn (Berentung).

Symptomatik der somatoformen Schmerzstörungen

- Chronischer Schmerz oder chronische Schmerzen ohne hinreichende organische Erklärung
- Erschöpfung, Ermattung
- Schlafstörungen
- Depressionen, Anspannung, Angst
- Sexualstörungen, insbesondere Lustlosigkeit
- Typisches Krankheitsverhalten
- Familienneurotische Einbindung
- Sekundär Medikamentenabusus

Ätiologie

Primär psychogene Schmerzen beruhen auf neurotischen Entwicklungen oder auf Traumatisierungen, mithin auf seelischen Ursachen. Sie können in allen Bereichen der Medizin vorkommen. Disponierend sind Mangelerfahrungen und Verlusterlebnisse in der frühen Entwicklung.

Die Dichotomie somatogen oder psychogen ist jedoch nur begrenzt nützlich, weil psychogene Schmerzen auch durch ursprünglich somatisch begründetes Schmerzerleben hervorgerufen werden können. Das geschieht, wenn die Bewältigung zunächst körperlich begründeter Schmerzen misslingt und das Schmerzerleben aus neurotischen Gründen – wegen seiner unbewussten Bedeutung, auf der Basis von unbewussten Schuldgefühlen und Selbstbestrafungstendenzen, Konditionierungen und Verstärkung – fixiert wird. Auf diese Weise entstehen *sekundär psychogene Schmerzen.*

Schmerzerleben und Schmerzwahrnehmung

Es gibt eine große inter- und intraindividuelle Bandbreite für die Intensität des Schmerzerlebens. Ob ein Schmerz stark oder weniger stark erlebt wird, hängt z. B. von der augenblicklichen Stimmungslage ab. Depressivität, Angst und Anspannung steigern die Schmerzintensität, während Entspannung sie vermindert (▾ Übersicht).

Faktoren für die Intensität des Schmerzerlebens

- Intensität, Art und Dauer des Schmerzes, ggf. Prognose einer primär zugrunde liegenden somatischen Erkrankung
- Konstitutionelle Schmerzempfindlichkeit
- Frühere Schmerzerlebnisse und der Umgang damit
- Ausgeliefertsein an das Schmerzerleben
- Stimmungen, insbesondere Depressivität, Ängstlichkeit und Klagsamkeit
- Subjektive Bewertungen des Schmerzerlebens
- Subjektive Bedeutungen, die dem Schmerz gegeben werden

Über lange Zeit hat man die Schmerzwahrnehmung als einen linearen Prozess betrachtet und angenommen, dass die Intensität und Qualität des Schmerzes ausschließlich von einem Reiz abhängig ist, der von außen oder aus dem Körperinneren kommt. Dem widerspricht aber, dass Schmerzen z. B. ohne Verletzungen oder andere morphologische Befunde entstehen können und durch psychische Vorgänge, z. B. durch Suggestion und Hypnose, beeinflusst werden können. Inzwischen herrscht die Auffassung vor, dass komplexe Regulationsmechanismen an der Schmerzwahrnehmung beteiligt sind. Dabei werden Schmerzimpulse durch hemmende Einflüsse aus verschiedenen Zentren des ZNS moduliert. Diese haben eine Art Kontrollfunktion über die Schmerzwahrnehmung.[274] Psychische Gestimmtheiten und Konflikte sind wichtige derartige Modulatoren.

10.4.2 Pathogenetische Schmerzformen

Bei *peripheren Schmerzen* kommt es aufgrund einer Schädigung, z. B. einer Verwundung, oder einer funktionellen Störung, z. B. einer Verspannung, zur Stimulierung von Schmerzrezeptoren. Bei Überschreitung der Schmerzschwelle werden von dort aus Schmerzreize in die Schmerzzentren des ZNS geleitet und dort als Schmerz wahrgenommen. *Zentrale Schmerzen* beruhen hingegen auf einer direkten Schmerzwahrnehmung im Gehirn aufgrund von Störungen der Informationsverarbeitung im Hypothalamus und in der sensorischen Hirnrinde, ohne dass die peripheren Schmerzrezeptoren beteiligt sind.

Pathogenetisch werden verschiedene Modi der Schmerzentstehung unterschieden (▼Übersicht).

Konversionsschmerz

Beim Konversionsschmerz handelt es sich um einen reinen Erlebnisschmerz, der in einer symbolischen körpersprachlichen Weise unbewusste Konflikte zum Ausdruck bringt (Kap. 10.1.1). Er tritt häufig bei Persönlichkeiten auf höherem und mittlerem Strukturniveau auf. Der Körperschmerz symbolisiert bei dieser Dynamik einen Seelenschmerz und steht meistens zugleich im Dienste einer Selbstbestrafung aufgrund von unbewussten Schuldgefühlen. Diese beruhen auf verpönten libidinösen bzw. aggressiven Phantasien und Impulsen.

Charakteristisch ist der chronifizierende Verlauf ohne wesentliche Begleitsymptomatik bei gleichbleibender Lokalisation. Für die Schmerzlokalisation können auch Schmerzen anderer eine Rolle spielen: Es bestehen unbewusste Identifizierungen bzw. Lernvorgänge im Sinne des Lernens am Modell, z. B. Herzschmerz als Festhalten an einer geliebten Person, die an einem Herzinfarkt verstorben ist.

Posttraumatischer Schmerz

Eine häufige Sonderform des Konversionsschmerzes ist der posttraumatische Schmerz. Wie bei der posttraumatischen Konversion (Kap. 10.1.1) wird hier der Schmerz zum konkretistischen Ausdruck für den Schmerz, der psychisch und körperlich im Zusammenhang mit der Traumatisierung erfahren wurde. Im Rahmen der Ichregression gehen die Worte und Begriffe verloren, sodass der Schmerz nicht sprachlich zum Ausdruck gebracht werden kann.

---

274 *Gate-Controll*-Theorie von Melzack und Wall (1965)

Beispiele für die Pathogenese psychogener Schmerzen

- **Konversionsschmerz**
  - *Herzschmerz*: Konversion der Ambivalenz gegenüber Menschen, die, z. B. aufgrund einer Liebesenttäuschung, zugleich geliebt und gehasst werden: das »gebrochene Herz« (Kap. 10.2)
  - *Genitalschmerz*, speziell Adnexschmerzen nach einem Abort oder bei Sexualkonflikten: konversiver Verlustschmerz, Schuldschmerz, Selbstbestrafungsschmerz
  - *Extremitätenschmerz*:
    - Beinschmerzen als Konversion des Schmerzes bei Trennungen/Verlassenheit (»Weggehen«)
    - Armschmerzen als Schuldschmerz bei Aggressionskonflikten (Konversion des Impulses, zu schlagen)
- **Posttraumatischer Konversionsschmerz**
  - *Genitalschmerz* (Adnexschmerz) nach sexuellen Übergriffen als somatoformer Ersatz für Gewalterleben
  - *Ganzkörperschmerz* als Ersatz für umfassende demütigende Erfahrungen und körperliche Verletzungen, z. B. durch eine Folterhaft
- **Somatisierungsschmerz**
  - *Spannungskopfschmerz* mit Verspannungen der Nackenmuskulatur als Wutäquivalent (vgl. den atavistischen Nackenhaarreflex, den man bei wütenden Hunden gut beobachten kann)
  - *Rückenschmerz:* Schulter-Arm-Syndrom, Lumbalsyndrom mit Verspannungen der Muskulatur im Bereich der Hals- bzw. Lendenwirbelsäule als Äquivalent von Erschöpfung (»Eine allzu große Last tragen müssen«)
- **Projektionsschmerz**
  - *Orofazialschmerz:* Projektion des Schmerzes um den Verlust des jugendlichen Gesichtes beim Älterwerden bzw. um den Verlust der Jugend schlechthin (Kap. 14.3.11)
- **Sekundärer Schmerz**
  - *Chronischer Rückenschmerz* als neurotische Verarbeitung einer Bandscheibenoperation, z.B. bei unbewusster Schuldproblematik
  - »*Verwachsungsschmerz*« im Unterbauch als Verarbeitung einer Bauchoperation, z.B. bei unbewussten Sexual- und Hingabekonflikten

Somatisierungsschmerz

Im Gegensatz zum Konversionsschmerz ist der Somatisierungsschmerz ein peripherer. Er ist ein körperliches Korrelat von Wut und Aggression, Angst und Depression, das bevorzugt auf mittlerem und höherem strukturellen Entwicklungsniveau bei depressiven bzw. zwanghaften Persönlichkeiten vorkommt. Durch andauernde Unterdrückung und übermäßige Kontrolle dieser Affekte entstehen zunächst muskuläre Verspannungen als primäre Affektkorrelate, die sekundär – direkt oder über die begleitende Ischämie – die Somatisierungsschmerzen hervorrufen. Sie sind häufig in multiforme Somatisierungsstörungen eingebettet und wechseln in Lokalisation und Intensität. Ein Beispiel für Somatisierungsschmerz ist der psychogene Kopfschmerz (▾ Übersicht).

Beispiel: Psychogener (somatoformer) Kopfschmerz

ICD-10: F45.4

- **Vorkommen**
  Psychogene Kopfschmerzen sind außerordentlich häufig.
- **Symptomatik**
  Intermittierende oder dauerhafte Schmerzzustände, im Allgemeinen beidseitig oder in der Stirn oder im Hinterkopf lokalisiert
- **Kopfschmerzpersönlichkeit**
  Zwanghafte und narzisstische Züge mit Ehrgeizhaltungen und Gefühlsisolierung und der Neigung zu Passivität und Feindseligkeit, Kampf und Flucht. Psychodynamisch bestehen meistens daraus resultierende Rivalitäts- und Selbstbehauptungskonflikte.
- **Pathogenese**
  1. Kopfschmerz ist ein typischer Somatisierungsschmerz bei ehrgeizigen, narzisstisch frustrierten Persönlichkeiten. Die Somatisierung betrifft Rivalität, Missgunst, Neid, Ärger usw.
  2. Disponierend ist von somatischer Seite häufig eine Ischämie, die von der Verspannung der Nackenmuskulatur ausgeht und Kopf- und Nackenschmerz verursacht. Aus psychodynamischer Sicht kann diese ebenfalls als Äquivalent von Wut und Angriffsimpulsen betrachtet werden, vergleichbar dem Aufstellen der Nackenhaare als Angriffsgeste bei Hunden.
  3. Es gibt auch reinen Konversionskopfschmerz. Er hat kein pathophysiologisches Korrelat. Er ist seltener als Somatisierungskopfschmerz. Dabei wird z. B. die Idee, »sich den Kopf zu zerbrechen«, als Schmerz zum Ausdruck gebracht.
- **Behandlung**
  Entspannungstherapie, psychoanalytische orientierte Bearbeitung der Hintergrundkonflikte, Biofeedback, kognitive Verhaltenstherapie
- **Differenzialdiagnose**
  - Migräne (Kap. 14.3.7) (ICD-10: F54, G43)
  - Spannungskopfschmerz mit nachweisbaren pathophysiologischem Befund, der in diesem Falle als maßgeblich für das Schmerzerleben anzusehen ist (ICD-10: F54, G44.2)
  - Medikamenteninduzierter Kopfschmerz: paradoxerweise bei chronischem Schmerzmittelgebrauch u. a.
  - Cluster-Kopfschmerz: ätiologisch unklare, einseitige Kopfschmerzattacken
  - Symptomatischer Kopfschmerz bei körperlichen Erkrankungen, insbesondere nach Schädel-Hirn-Trauma und bei einem Hirntumor

Projektionsschmerz (Hypochondrischer bzw. narzisstischer Schmerz)

Schmerz kann auch eine Folge der Projektion von schmerzlichen seelischen Empfindungen auf Körperorgane sein. Er wird durch Kränkungen und Verletzungen, durch Misserfolge und Minderwertigkeitserlebnisse ausgelöst, aber auch durch unerwartete Konfrontationen mit den eigenen Grenzen, mit Hilflosigkeit, Ohnmacht und Benachteiligung. Dahinter steht die Psychodynamik der narzisstischen Pathologie (Kap. 8.3).

Sekundärer psychogener Schmerz

Die neurotische Fixierung und Ausweitung von Schmerzzuständen, die ursprünglich organisch bedingt sind, führt zu einer sekundären somatoformen Schmerzstörung. Nach einem körperlichen Geschehen, z. B. einem Bandscheibenprolaps, einer Operation, einem Unfalltrauma, bleibt der Schmerz trotz eines günstigen somatischen Heilungsverlaufs erhalten und nimmt – ohne erkennbaren somatischen Grund – sogar zu. Hier wird die organische Erkrankung oder die Behandlung zum Auslöser für eine sekundäre neurotische Störung. Dabei dient das Festhalten am Schmerz sehr häufig der Entlastung von Schuldgefühlen im Sinne des psychischen Masochismus, gelegentlich aber auch einem sekundären Krankheitsgewinn im Sinne eines Rentenbegehrens.

Beispiele für sekundäre Schmerzsyndrome:

- *Postoperativer Schmerz*: Projektion der Trauer über das verlorene Organ, z. B. die Gebärmutter, oder eine verlorene Funktion, z. B. die Gebärfähigkeit.
- *Schmerzen nach Unfällen*: Konversion der erlittenen Hilflosigkeit als Unfallopfer oder von Schuldgefühlen als Unfallverursacher.

10.4.3 Psychischer Hintergrund

Das neurotische Schmerzerleben wird durch die Verknüpfung zwischen verschiedenen Erlebnisinhalten gebahnt und konditioniert, z. B. Schmerzerleiden, Schmerzandrohung, Bestrafung durch Schmerz, Ausübung von Macht, Entstehung von Angst, Verlust von Liebe, Trost oder Selbsttröstung. Diese Verknüpfungen beruhen auf frühen Erfahrungen.

Der individuelle aktuelle und lebensgeschichtliche Hintergrund ist äußerst vielfältig.[275] Das Gemeinsame der Schmerzpersönlichkeit[276] ist eine autoaggressive Grundeinstellung, die zu dem Zwang führt, leiden zu müssen. Sie ist als Hintergrund für die Bereitschaft zu betrachten, sich immer neuen, schmerzhaften Erfahrungen auszusetzen, sich z. B. im Verlaufe der Schmerzerkrankung immer neuen, immer invasiveren Untersuchungen auszuliefern.

Dieser sog. *psychische Masochismus* hat, je nach dem strukturellen Entwicklungsniveau, verschiedene Wurzeln. Oft bilden unbewusste Schuldgefühle die Basis, häufig aber auch ein unbewusstes Bedürfnis, durch Unterwerfung oder Provokation ein sadistisches Verhalten im anderen hervorzurufen, das einem aus der Lebensgeschichte bekannt ist, um sich damit Sicherheit zu verschaffen oder ihn festzuhalten.

- *Schmerzstörungen auf dem höheren Strukturniveau* beruhen auf der masochistischen Schuldverarbeitung von neurotischen Triebkonflikten, Straf- und Gewissensängsten: Körperschmerz entsteht hier aus Gewissensangst, Strafangst oder Liebesverlustangst und dient der Selbstbestrafung für die verpönte Triebhaftigkeit.
- *Schmerzstörungen auf dem mittleren Strukturniveau* beruhen auf maßloser Wut über Verletzungen und Kränkungen, Frustrationen und Zurücksetzungen.
- *Schmerzstörungen auf dem niederen Strukturniveau* beruhen auf Verlassenheits- und Verlustängsten, auf Hilflosigkeit und Hoffnungslosigkeit, aber auch

275 Egle u. Zentgraf (2014)
276 Pain prone personality, Engel (1959)

unbändigem Hass, für den es keine Worte gibt.
- *Posttraumatische Schmerzstörungen* beruhen auf unbewussten aggressiven Phantasien und Affekten, die durch traumatische Verletzungen und Hilflosigkeit begründet sind. Dabei spielen Schuldgefühle eine große Rolle: realistische, z. B. als Verursacher eines Unfalls, und paradoxe als Identifizierung mit einem Täter oder als Überlebensschuld (Kap. 7.3.1).

Es besteht demnach bei somatoformen Schmerzstörungen kein einheitlicher psychodynamischer Hintergrund. Vereinfachende Gleichsetzungen, z. B. Kopfschmerz als konflikthafte »Be-Hauptung«, mögen erste Anhaltspunkte geben, führen aber nicht weiter. Das Schmerzerleben ist vielmehr eine unspezifische seelische Reaktionsform, darin der Angst vergleichbar, und kommt auf allen Ebenen der neurotischen Pathologie vor. Die Klärung des individuellen Hintergrundes ist daher für eine positive Diagnose unerlässlich.

Von Seiten der *Verhaltenstherapie* sind Schmerzerleben und Schmerzbewältigung seit Langem intensiv beforscht worden. Dabei erwies sich übermäßiges Schmerzerleben als Ergebnis von Lernprozessen. So können bestätigende Antworten (Zuwendung) im Rahmen des operanten Lernens zur positiven Verstärkung und Fixierung von Schmerzen führen. Drohung, Bestrafung u. a. können Schmerzerleben konditionieren. Auch Erwartungsangst und irrationale Überzeugungen können die Bewältigung von Schmerzen beeinträchtigen.

10.4.4 Diagnostik und Behandlung

Somatoforme Schmerzstörungen sind nicht leicht zu diagnostizieren (▾ Übersicht). Die Differenzialdiagnose ist – insbesondere bei den häufigen sekundären Schmerzstörungen – oft schwierig.

Hinweise auf psychische Ätiologie von Schmerzen

- Grundsätzlich: Diskrepanz zwischen subjektiven Schmerzen und objektivem Befund
- Chronische Schmerzen von mehr als zwei Monaten Dauer ohne organisch hinreichend erklärende Basis
- Masochistische Persönlichkeitszüge, Sucht zu leiden
- Zunahme von Schmerzen bei anfänglich körperlicher Ursache trotz angemessener medizinischer Behandlung
- Auseinandergehen von zunehmenden Schmerzen und objektiv zufriedenstellendem Verlauf nach Operationen und anderen medizinischen Eingriffen (»Scherenphänomen«)
- Übertriebene Schmerzpräsentation
- Idealisierung und Entwertung, Abhängigkeit und Distanzierung in der Beziehung zwischen Patient und Behandler

Die Diagnostik sollte eine umfassende *Schmerzanamnese* enthalten, die auch die Schmerzerfahrungen und -bewältigung, frühere und gegenwärtige Vorbilder sowie die Frage des »Krankheitsgewinns« in Familie und Partnerschaft berücksichtigt. Wenn der Verdacht entsteht, dass ein Schmerzsyndrom seelisch bedingt ist, sollten folgende Tatsachen berücksichtigt werden:

- Schmerzpatienten nehmen wegen der Verdrängung des Konflikterlebens subjektiv niemals Probleme wahr; ihre »einzigen Probleme« sind die Schmerzen. Psychosoziale Bedingungen lassen sich nur in oft zeitaufwendigen biografischen Gesprächen herausarbeiten.

- Der Ausschluss oder die realistische Einschätzung der Bedeutung von gleichzeitig bestehenden organischen Störungen ist Voraussetzung für die Diagnose. Die Vorgeschichte mit oft unzähligen Untersuchungen und vergeblichen Behandlungen weist aber darauf hin, dass das Bedürfnis nach Untersuchung als ein Symptom im Sinne eines psychischen Masochismus zu betrachten ist. Diesem Bedürfnis nachzugeben, schafft nur vorübergehende Entlastung, ist manchmal für den Aufbau einer annehmenden Beziehung aber unvermeidlich.

Differenzialdiagnostisch sind natürlich körperlich bedingte Schmerzen abzuklären. Man muss aber auch an Schmerzen bei Psychosen, insbesondere bei der Schizophrenie und schweren Depressionen, denken.

Allgemeines zur Schmerztherapie

Somatoforme Schmerzstörungen gelten als außerordentlich schwer psychotherapeutisch zu behandeln. Das liegt an der stabilisierenden, wenngleich maladaptiven Funktion der Schmerzen und der untergründig aggressiven Einstellung, mit der die Patienten darauf reagieren, wenn sie fürchten, dass ihnen diese Stabilisierung »weggenommen« werden soll. Äußerst willig in der Darstellung ihrer Schmerzsymptomatik, erleben sie die Möglichkeit einer Psychotherapie leicht als Gefährdung, gegen die sie sich wehren. Die größte Schwierigkeit in der Behandlung ist daher der Aufbau einer vertrauensvollen und kooperativen Beziehung.

Um die Dynamik der therapeutischen Beziehung zu verstehen, kann man den Schmerz als eine kompromisshafte Kommunikation auffassen, die zugleich eine Kontaktaufnahme und eine selbstschützende Distanz beinhaltet. Man muss daher den Schmerz zunächst oft unangetastet lassen und darf ihn nicht voreilig in Frage stellen. Deshalb ist eine simultane Diagnostik und Behandlungseinleitung vorteilhaft, in der körperliche und psychische Aspekte Hand in Hand gehen. Medikamentöse Behandlungen, bevorzugt mit Antidepressiva, balneologische Maßnahmen und körperbezogene Übungen wie Autogenes Training oder Progressive Muskelentspannung kommen dem Bedürfnis der Patienten entgegen, in ihrem Schmerz gesehen und angenommen zu werden.

Stationäre Psychotherapie

Stationäre Behandlungen mit körperorientierten Verfahren und Ausdruckstherapie (Konzentrative Bewegungstherapie, Musiktherapie usw.) kommen den begrenzten Erlebnismöglichkeiten am Behandlungsbeginn entgegen und können die Motivation zur Introspektion und Problemklärung fördern. Außerdem kann man in Kliniken psychodynamische und verhaltenstherapeutische, Einzel- und Gruppenverfahren gut verknüpfen und dadurch eine hohe Intensität der Behandlung herstellen. Deshalb sind stationäre Psychotherapien gut zur Behandlungseinleitung geeignet.

Psychodynamische Verfahren

In der psychodynamischen Behandlung sind zumeist erlebnisnahe Problem- und Konfliktklärungen angezeigt. Das ist der Ansatz der tiefenpsychologisch fundierten Psychotherapie. Tiefergehende regressive Prozesse mit umfassender Konfliktanalyse sind für viele Patienten mit Schmerzstörungen eine Überforderung. Auch Gruppentherapien fördern mit der Möglichkeit der Anlehnung an Mitpatienten die Überwindung der Schwierigkeiten zu Behandlungsbeginn.

Paar- und Familientherapie

Der krankheitsbedingte Rückzug ins Symptomerleben gibt den Betroffenen oft eine Sonderstellung in der Familie und führt zu pathologischen Entwicklungen der Familienstruktur (»Symptompflegefamilien«). Man kann versuchen, durch Paar- und Familientherapie eine Lockerung der familiären Abwehrbarrieren zu fördern, hinter denen häufig Ängste vor Veränderung der Paardynamik oder der familiären Rollen stehen, gelegentlich auch familiäre Geheimnisse und Schuldgefühle.

Verhaltenstherapie

In den letzten Jahren hat die Behandlung von Schmerzzuständen durch Verhaltenstherapie immer breiteren Raum erhalten.[277] Im Vordergrund stehen operante Verfahren zur Verstärkung alternativer Verhaltensweisen, Biofeedback, Entspannungstraining und kognitive Schmerzbewältigung.

Psychosomatische integrative Schmerztherapie

Schmerzbehandlung stellt heute ein umfangreiches interdisziplinäres Arbeitsgebiet dar, das nicht auf Psychotherapie bei primär seelisch bedingten Schmerzen beschränkt ist, sondern insbesondere die Bewältigung chronischer somatogener Schmerzzustände (Tumorschmerzen, postoperative Schmerzen, rheumatische Schmerzen usw.) mit umfasst. In speziellen Schmerzkliniken arbeiten Anästhesisten, Balneologen, Physiotherapeuten, psychoanalytisch orientierte und verhaltensorientierte Psychotherapeuten in Programmen zusammen, die vorrangig das Ziel haben, ein möglichst unbeeinträchtigtes »Leben mit dem Schmerz« zu ermöglichen.

10.5 Funktionelle Sexualstörungen

10.5.1 Über Sexualität

Die Sexualität ist eines der zentralen Themen des menschlichen Lebens. Sie stiftet Interesse, schafft Bindungen, ist die Basis von weiten Bereichen des Gefühlslebens und eine Quelle der Kreativität. Biologisch dient sie der Fortpflanzung und dem Arterhalt. Das sexuelle Verhalten und Erleben des Kulturmenschen ist jedoch zu Gunsten der sexuellen Funktionslust davon weitgehend abgelöst. Dafür ist die Dominanz der Großhirnsteuerung gegenüber der hormonell-vegetativen autonomen Steuerung der Sexualität bei den Primaten verantwortlich. Sie wird von biologischen, psychologischen und soziokulturellen Faktoren geprägt: biologisch vom »Trieb«, psychologisch von Identifizierung, Lernen und Erfahrung und soziokulturell von Werten, Normen und Ethik.

Psychologisch steht die Sexualität in enger Beziehung zum Gefühlsleben: Insbesondere ist Liebe zwischen Erwachsenen eng mit sexuellem Begehren und sexueller Befriedigung verbunden. Zärtlichkeit und Zuneigung und viele Formen der üblichen sozialen Zugewandtheit enthalten auf sublime Weise ebenfalls Sexuelles. Aber auch Hass, Eifersucht, Neid, Rivalität und viele andere Motive entstammen dem Erleben und der Verarbeitung von sexuellen Motiven.

Sexualität ist ein bedeutsamer Bestandteil des Identitätsgefühls. Befriedigende Sexualität ist die Basis für Lebenszufriedenheit und Glück. Sie setzt ein stabiles Selbstwertgefühl, Abgegrenztheit, eine positive Einstellung zu den eigenen Bedürfnissen, zum eigenen Körper sowie Interesse und Wertschätzung am

277 Kaluza u. Basler (1989)

Partner oder an der Partnerin voraus. Über die Triebbefriedigung hinaus wird die Sexualität auf diese Weise zur Grundlage von befriedigenden und beglückenden Beziehungen.

Die Spielarten der Sexualität[278] sind äußerst vielfältig. Sie reichen vom heterosexuellen Geschlechtsverkehr über Selbstbefriedigung und homosexuelle Akte bis hin zu perversen Handlungen (Kap. 11.4.2). Dieser Vielfalt stehen, als Regulativ, gesellschaftliche Vorstellungen von einer »normalen Sexualität« und eine bis vor nicht langer Zeit sexualfeindliche Erziehung und Moral entgegen. Die Idee, reife Sexualität konzentriere sich auf einen ehelichen heterosexuellen genitalen Geschlechtsverkehr, dürfte einem solchen gesellschaftlichen Ideal entsprochen haben. Der berühmte Kinsey-Report[279] hat indessen deutlich gemacht, dass sie weit von der Realität des tatsächlichen Sexualverhaltens entfernt ist. Durch gesellschaftliche Normen werden individuelle Gestaltungen des Sexuallebens reglementiert und »Abweichungen« wurden mehr oder weniger stark tabuisiert und sanktioniert. Dadurch wurden sexuelle Minderheiten, z. B. Homosexuelle, diskriminiert, bestraft oder – wie unter dem Nationalsozialismus – sogar getötet.

Für Sigmund Freud stand die Sexualität im Zentrum der Erforschung des menschlichen Seelenlebens. Mit seiner Entdeckung, dass Kinder eine spezifisch infantile Sexualentwicklung durchmachen, die noch im Vorschulalter in den »Ödipuskomplex« einmündet, löste er breite Empörung aus. Andererseits hat seine Triebtheorie der Neurosen, wonach die Unterdrückung der Sexualität seelische Erkrankungen hervorruft, wesentlich zur »sexuellen Revolution« und Befreiung in unserer westlichen Gesellschaft beigetragen. Dabei muss man allerdings bedenken, dass Freud die Sexualität sehr weit als »Libido« definiert hat[280] und auch das orale und anale Begehren libidinös verstanden hat.

10.5.2 Klinische Aspekte

Psychogene Sexualstörungen sind chronische Störungen der sexuellen Reaktionen und der Befriedigung ohne körperliche Grundlage. Sie kommen bei einer Vielzahl von psychischen Störungen vor und können auch das Leitsymptom eines monosymptomatischen Syndroms bilden. Es handelt sich meistens um Konversionsstörungen. Es kann aber auch eine Somatisierung zugrunde liegen, insbesondere bei den sehr häufigen Libidostörungen.

ICD-10: F52 Nichtorganische sexuelle Funktionsstörung. Synonym: Sexuelle Dysfunktion, sexuelle Funktionsstörung. In früheren Auflagen dieses Buches: Funktionelle Sexualstörungen. Manchmal wird der Begriff »sexuelle Dysfunktion« benutzt, wenn vorwiegend körperliche Ursachen angenommen werden, und entsprechend »funktionelle Sexualstörung« bei vorwiegend psychischen Ursachen.

Abgrenzungen

Von den psychogenen Sexualstörungen sind die sexuellen Verhaltensstörungen abzugrenzen, nämlich die früher als »Perversionen« bezeichneten Deviationen der sexuellen Orientierung, sowie Störungen der sexuellen Identität (Kap. 11.4.2). Die Psychotherapie ist außerdem häufig mit den Folgen von

278 Kockott(1995)
279 Kinsey (1948, 1953)

280 Freud (1905)

Krankheitsbilder

sexuellen Traumatisierungen befasst, speziell durch sexuellen Missbrauch und Vergewaltigung (Kap. 7.3).

Sexualität, Konflikt und Befinden

Aus der zentralen Position, die die Sexualität im Seelenleben einnimmt, ergibt sich auch ihre besondere Disposition für Störungen. Einerseits wirken Konflikte um die Sexualität sich auf das gesamte Seelenleben aus, haben maßgeblich Anteil an der Entstehung von psychogenen Störungen und beeinträchtigen die Sexualfunktionen. Andererseits ist die Fähigkeit zum ungetrübten sexuellen Begehren und Genuss von der seelischen Befindlichkeit abhängig: von Stimmungen, Selbstvertrauen und Selbstsicherheit, Ausgeglichenheit, körperlicher Kondition und Unversehrtheit u. v. a. Schließlich wirken Störungen der Sexualität sich ihrerseits negativ auf die Befindlichkeit aus, führen zu Angst und Depression, zu zwischenmenschlichen und Selbstwertkonflikten und können auf diese Weise Sexualstörungen noch verstärken.

Diese Komplexität bewirkt, dass sexuelle Funktionsstörungen außerordentlich vielfältig und häufig sind (▼Übersicht). Zuverlässige Zahlen liegen wegen methodischer Unzulänglichkeiten der einzelnen Studien nicht vor. Man kann aber von einer Prävalenz von 15 bis 20 Prozent in der Bevölkerung ausgehen, wobei die einzelnen Formen sehr unterschiedlich häufig vorkommen. Am häufigsten sind bei Männern Libidostörungen, Erektions- und Ejakulationsstörungen, bei Frauen Appetenz- und Orgasmusstörungen. Dabei werden die Störungen mit zunehmendem Alter häufiger. Sexualstörungen bei jungen Menschen sind meistens seelisch bedingt.

Psychogene Sexualstörungen (sexuelle Funktionsstörungen) nach ICD-10

- **F52.0 Mangel oder Verlust von sexuellem Verlangen**
  - Lustlosigkeit (Libidoverlust, Alibidinie)
- **F52.1 Sexuelle Aversion und mangelnde sexuelle Befriedigung**
  - Vermeiden der sexuellen Aktivität
  - Normaler Ablauf der sexuellen Reaktion mit Orgasmus, aber ohne Befriedigungsgefühl
  - Gereiztheit und Verstimmung nach dem Verkehr
- **F52.2 Versagen genitaler Reaktionen (psychogene Impotenz)**
  - Beim Mann: Erektionsstörung (Gliederschlaffung, Gliedsteife [Priapismus])
  - Bei der Frau: Frigidität (fehlende Lubrikation, Trockenheit der Vagina)
- **F52.3 Orgasmusstörungen**
  - Bei beiden Geschlechtern: Anorgasmie
- **F52.4 Ejaculatio praecox**
  - Vorzeitiger oder verzögerter Samenerguss
- **F52.5 Anorgasmie, Vaginismus**
  - Scheidenkrampf
- **F52.6 Dyspareunie**
  - Schmerzen beim Verkehr
- **F52.7 Gesteigertes sexuelles Verlangen**
  - Nymphomanie (Sexsucht bei der Frau, »Mannstollheit«)
  - Satyriasis (Sexsucht beim Mann, »Donjuanismus«)

Ätiopathogenese

An der Entstehung psychogener Sexualstörungen sind verschiedene Faktoren zumeist gleichzeitig beteiligt (▾Übersicht). In den meisten Fällen handelt es sich um die Folge von Stress und Erschöpfung, Spannung und Nervosität. Es entstehen Sexualstörungen als vegetative Äquivalente von depressiven und Angstaffekten, die als *Somatisierung* einzustufen sind. Am häufigsten sind Libidostörungen, vor allem die Verminderung oder der Verlust des sexuellen Begehrens (Alibidinie). Sie kommen im Rahmen von Belastungsstörungen, neurotischen Störungen und als Symptom von Somatisierungsstörungen vor und sind Teil von multiformen Krankheitsbildern. Häufig bestehen gleichzeitig ängstliche und depressive Verstimmungen, Schlafstörungen, Kopfschmerzen und Mattigkeit.

Monosymptomatische Sexualstörungen beruhen dagegen meistens auf einer Konversion von Angst und Aggression in Sexual- und Partnerschaftskonflikte, die ein breites Spektrum von Ursachen haben können, von Hingabeängsten auf niederem Strukturniveau über Selbstbehauptungskonflikte auf mittlerem Strukturniveau bis hin zu Bestrafungsängsten auf höherem Strukturniveau. Häufig sind auch reaktive Konversionsstörungen bei akut auftretenden Sexual- und Gewissensängsten, z. B. in ersten intimen Partnerschaften oder im Zusammenhang mit Schwangerschaftsängsten und -problemen. Die Konversionsstörungen betreffen die spezifischen sexuellen Funktionen, nämlich die Erregung, den Koitus, den Orgasmus und die Entspannung. Als Folge der Sexualstörung entstehen depressive Gereiztheit, Erwartungs- und Versagensängste, Minderwertigkeitsgefühle und Selbstvorwürfe und natürlich Probleme in der Partnerschaft.

Schließlich kommen auch posttraumatische Sexualstörungen vor. Sie beruhen auf einem »Abschalten« des libidinösen Begehrens und auf einer posttraumatischen Konversion, mit der das Erschrecken über Missbrauch und die Verweigerung der Wiederholung zum Ausdruck kommen.

Belastende und auslösende Faktoren von psychogenen Sexualstörungen

- Negative Sexualerfahrungen, Ängste vor Verletzungen
- Ängste vor Krankheiten, z. B. vor AIDS
- Konflikte mit Werten und Normen, z. B. kann ein vorehelicher Verkehr ein auferlegtes Keuschheitsideal verletzen
- Partnerschaftsprobleme, z. B. Schamgefühle und Verletzungen in »Streitehen«
- Überich-Konflikte, z. B. Schuldprobleme bei heimlichen außerpartnerschaftlichen Sexualkontakten
- Unbewusste Bindungen, die Befangenheit verursachen, z. B. eine unbewusste Mutterbindung, die den Akt mit der Partnerin unbewusst als Inzest und Verrat an der Mutter erscheinen lässt
- Aggressive Phantasien, die den Akt unbewusst als Verletzung erscheinen lassen
- Eine konflikthafte Geschlechtspartnerorientierung, d. h. praktisch, dass während des heterosexuellen Verkehrs eine untergründige homosexuelle Präferenz bekämpft wird
- Verdrängte perverse Phantasien, die im Akt aktiviert werden und unbewusst gehalten werden müssen
- Mangelnde Selbstsicherheit durch unbewusste Minderwertigkeitsgefühle
- Aktuelle Selbstwertkrisen, z. B. beim Versagen im beruflichen Bereich
- Bedrohungen der Abgrenzung zwischen Selbst und Objekt im Akt auf der Basis unbewusster Verschmelzungswünsche und -ängste

Psychodynamik und Persönlichkeit bei psychogenen Sexualstörungen

Die Dynamik zentriert bei allen Formen der psychogenen Sexualstörungen jedoch um die Beeinträchtigung, sich im Akt hinzugeben und sich in Besitz nehmen zu lassen oder von der Partnerin bzw. vom Partner Besitz zu ergreifen. Diese Beeinträchtigung hat ihre Wurzel in einem großen Spektrum möglicher Konflikte und Phantasien. Sie betreffen die biologische Geschlechtlichkeit (Geschlechtskernidentität), die seelische geschlechtliche Identität und die soziale Rolle als Frau bzw. als Mann. Sehr häufig sind neurotische Sexualstörungen mit Partnerschaftskonflikten, mit aggressiven Hemmungen oder mit einer neurotischen Geltungs- und Leistungsproblematik verbunden.

Die *Auslösesituationen* sind je nach dem Konflikthintergrund sehr verschieden und sehr vielfältig. Konflikthafte, verletzende oder traumatische Sexualerlebnisse, Partnerschaftskonflikte, sexuelle Versuchungen, Kränkungen, Misserfolge oder Verluste, aber auch chronische Belastungen und sozialer Stress sind häufig. Bei Jugendlichen kommen die entwicklungsbezogene Unsicherheit gegenüber der Sexualität und mangelnde Erfahrung hinzu.

Eine besondere Situation besteht jenseits der Fünfzig, wenn einerseits das sexuelle Begehren nachlässt und andererseits organische Faktoren wie Herz- und Kreislauferkrankungen oder Diabetes an der Entstehung von Sexualstörungen beteiligt sein können. Die Intensität und Geschwindigkeit der sexuellen Abläufe nimmt mit dem Alter ab; die Erregung entsteht langsamer und ist weniger stark, die Refraktärzeit nach einem Orgasmus ist deutlich verlängert. Unkenntnisse über diese Tatsachen können Fehlerwartungen und Druck hervorrufen, der ein Versagen fördert.

Verhaltenstherapeutische Aspekte

Aus verhaltenstherapeutischer Sicht[281] unterscheidet man Defizite in der individuellen Lerngeschichte und Selbstverstärkungsmechanismen als maßgebliche Faktoren bei der Entstehung und Aufrechterhaltung von somatoformen Sexualstörungen. Danach werden Lebensereignisse zum Auslöser, wenn sie negative sexuelle Vorerfahrungen wiederholen. Die negative Erfahrung ist die Basis für gesteigerte Erwartungsangst, die schließlich in eine Aversion münden kann. Auf diese Weise schließt sich ein Teufelskreis, in dem Sexualstörung und Misserfolg sich gegenseitig verstärken.

10.5.3 Diagnostik und Behandlung

Die Sexualität hat auf jeder Ebene der neurotischen Pathologie und bei allen Formen neurotischer Persönlichkeiten eine spezifische Bedeutung und Konflikthaftigkeit. Deshalb ist bei jeder psychogenen Sexualstörung der individuelle Hintergrund zu erkunden (▾ Übersicht).

Die somatische Differenzialdiagnose psychogener Sexualstörungen umfasst

- gefäßbedingte Störungen (meistens Erektionsstörungen),
- stoffwechselbedingte Störungen (meistens Appetenzstörungen),
- neurologisch bedingte Störungen,
- hormonell bedingte Störungen,
- Nebenwirkungen von (Psycho-)Pharmaka und Drogen,
- alkoholbedingte Störungen.

281 Kockott (1995)

Diagnostik von psychogenen Sexualstörungen

- Sexuelles Erleben und Verhalten, speziell im Zusammenhang mit der Sexualität und in der Partnerschaft
- Bedingungen des Symptombeginns (Belastung, Trauma, Krankheit, neurotische Auslösesituation)
- Aktueller Lebensrahmen: Belastungen, Sorgen und Konflikte
- Abklärung einer individuellen neurotischen Entwicklung und neurotischen Partnerschaftsdynamik
- Ggf. die somatische Differenzialdiagnostik

Grundsätzlich ist es wichtig zu entscheiden, ob man die Partnerin bzw. den Partner zum Gespräch hinzuzieht oder nicht. *Bei jungen Menschen*, die im sexuellen Bereich noch auf der Suche sind und auch noch nicht fest gebunden sind, wird das Gespräch sich im Allgemeinen auf den Betroffenen selbst beschränken. *Bei Patienten mit etablierten Beziehungen*, z. B. Ehepaaren, kann die gemeinsame Klärung von Sexualproblemen nützlich sein, die oft mit langfristigen, nie offengelegten Fehlerwartungen, verleugneten Verletzungen, Kränkungen und Missachtungen verbunden sind. Wenn die Sexualstörung aber die Funktion hat, sich in der Partnerschaft abzugrenzen, indem man sich gleichsam verweigert, dann sollte das Gespräch einen geschützten Raum bieten, in dem der Betroffene sich zunächst offenbaren und entlasten und die Erfahrung machen kann, mit seinen Problemen dort einen Bereich für sich zu haben und Interesse zu finden.

Beratung

Sexualberatung befasst sich zunächst mit der Klärung der bestehenden Probleme, der Vorstellungen, die die Betroffenen von einer »normalen« Sexualität haben, der Möglichkeiten, die sie für sich selbst verwirklichen wollen, und der Ursachen, die sie selbst für die Sexualstörung verantwortlich halten.

Ein wichtiger Aspekt der Beratung ist die Information und Aufklärung über seelische, körperliche und gesellschaftliche Faktoren im Zusammenhang mit der Sexualität, z. B. in Hinblick auf natürliche Sexualängste und -tabus, auf das vermutete oder wahrscheinliche sexuelle Erleben der Partnerin bzw. des Partners, über Möglichkeiten und Grenzen, darüber zu sprechen, über Empfängnisverhütung, Infektionsprävention usw. Oft ist es bereits hilfreich, darauf Einfluss zu nehmen, dass die Partner sich nicht überfordern, nicht äußeren Vorbildern nacheifern, eine angemessene Situation für das intime Zusammensein schaffen und gemeinsam einen ausreichenden Intimbereich wahren und anerkennen, dass rücksichtsloses, vorwurfsvolles und verletzendes Verhalten in der Partnerschaft als erstes die Sexualität beeinträchtigt. Nützlich ist es auch, anhand der Sexualanamnese moralische Werte, Idealvorstellungen, Ängste und Befürchtungen zu erkunden und zu erörtern.

Behandlung

Psychodynamische (psychoanalytisch begründete) Verfahren: Bei ausgeprägten und insbesondere bei chronischen Sexualstörungen auf der Basis neurotischer Entwicklungen kommt eine psychoanalytisch begründete Behandlung in Betracht. Hier besteht ein breites Spektrum von Möglichkeiten, die je nach der Art der Konflikte, der Persönlichkeit und der Schwere der Störung Anwendung finden.

- In der *individuellen Behandlung* werden die neurotischen Probleme und Konflikte geklärt und bearbeitet. Das geschieht meistens in einer fokal auf aktuelle Konflikte ausgerichteten tiefenpsychologisch

Krankheitsbilder

fundierten Psychotherapie. Mit einer analytischen Langzeitbehandlung behandelt man eine isoliert auftretende psychogene Sexualstörung dagegen recht selten.

- Die *Gruppentherapie* kann vor allem auf die zwischenmenschlichen Beziehungen ausgerichtet sein.
- Eine *Paartherapie* oder auch Paar-Gruppentherapie kommt in Frage, wenn schwerwiegendere Partnerschaftsprobleme bestehen. Sie legt den Fokus auf spezielle Bereiche der Partnerschaft und das Kommunikationsverhalten.

Die *Verhaltenstherapie* verwendet Aufklärung, Verhaltensanweisungen, Rollenspiel, Entspannungsübungen und systematische Desensibilisierungen.

Sexualtherapie

Spezielle Sexualtherapien für Paare vereinen Anweisungen und Übungen zum Sexualverhalten mit Übungen der Partnerschaftskommunikation. Die »klassische« Paarsexualtherapie in diesem Sinne[282] wird mit täglichen Sitzungen über drei bis vier Wochen von einem Therapeutenpaar als spezifische Desensibilisierung durchgeführt. Sie umfasst Entspannungsübungen des Paares und sukzessiv Berührungen unter Anleitung bis hin zu sexuellen Stimulierungen (Petting).

Die Übungen werden vom Paar zwischen den Therapiesitzungen weitergeführt, die Erfahrungen dabei in der Behandlung besprochen. Die Erfolge dieses Vorgehens sind beträchtlich. Es werden anhaltende Effekte bei rund drei Viertel der Behandelten berichtet.

Inzwischen ist das Verfahren variiert worden: Die Sitzungen finden seltener statt, werden von einem einzelnen Behandler oder auch als Gruppentherapie durchgeführt und bei Bedarf auch mit psychoanalytisch orientierten Gesprächen kombiniert.

Zur Vertiefung empfohlene Literatur

Konversionsstörungen und Somatisierungsstörungen: Alexander F (1950), Brede K (1971) (darin insbesondere: Schur M, Klauber J), Ermann M (1987), Jores A (1973), Mentzos S (1982), Mitscherlich A (1969), Overbeck G u. Overbeck A (1978) (darin insbesondere: Rangell L), Richter HE u. Beckmann D (1969), Kapfhammer P u. Gündel H (2001)

Psychogene Schmerzstörungen: Ermann M u. Scharfenstein J (1987), Egle UT u. Zentgraf B (2014)

Sexualität und Sexualstörungen: Bräutigam W u. Clement U (1989), Kockott (1995), Masters WH u. Johnson VE (1973), Sigusch V (1995)

---

282 Masters u. Johnson (1973)

11 Verhaltensstörungen

Als **Verhalten** bezeichnet man die nach außen und auf die eigene Person gerichteten Lebensäußerungen des Menschen, die Muster, mit denen er sich mit seiner Umwelt und mit sich selbst in Beziehung setzt und – im engeren Sinne – wie er handelt und eine bewusste oder unbewusste Absicht verwirklicht.

Als **Verhaltensstörungen** werden in diesem Buch maladaptive Verhaltensmuster von Krankheitswert bezeichnet und den Störungen der Persönlichkeit, des psychischen Erlebens und der körperlichen Funktionen gegenüber gestellt.

ICD-10 ordnet diese Gruppe von Störungen verschiedenen Kategorien zu, nämlich den Kategorien F1, F5 und F6 (▾ Übersicht).

Verhaltensstörungen nach ICD-10

- **F1 Psychische und Verhaltensstörungen durch psychotrope Substanzen**
  - F10–19 Missbrauch abhängigkeitserzeugender psychotroper Substanzen (Kap. 11.2)
- **F5 Verhaltensauffälligkeiten mit körperlichen Störungen und Faktoren**
  - F50 Essstörungen (Kap. 11.1)
  - F51 nichtorganische Schlafstörungen (Kap. 10.3.3.2)
  - F52 sexuelle (psychogene, somatoforme) Funktionsstörungen (Kap. 10.5)
  - F55 schädlicher Gebrauch von nicht abhängigkeitserzeugenden Substanzen (Kap. 11.2.1.2)
- **F63 abnorme Gewohnheiten und Störungen der Impulskontrolle**
  - F63.0 pathologisches Spielen (Kap. 11.2.2.1)
- **F64 Störungen der Geschlechtsidentität** (Kap. 11.4)
- **F65 Störungen der Sexualpräferenz** (Kap. 11.4)
- **F68 andere Persönlichkeits- und Verhaltensstörungen**
  - F68.1 artifizielle Störungen (Kap. 11.3)
- **Suizidales Verhalten** (nicht kategorisiert) (Kap. 11.5)
  - X60 Suizidversuch
- **F94 Hyperkinetische Störungen**
  - F94.1 einfache Aktivitäts- und Aufmerksamkeitsstörung (ADHS) (Kap. 11.6)

Im Gegensatz zum Verhalten bezieht *Erleben* sich auf die Wahrnehmung des Seins und der Bezogenheit zu sich selbst und zur Umwelt. Verhalten und Erleben sind eng miteinander verbunden und aufeinander bezogen. So kann es z. B. einerseits ohne Erleben von Motivationen kein Verhalten geben; am Verhalten wird andererseits die Motivation erlebbar.

Wenn hier eine besondere Gruppe von Erkrankungen als Verhaltensstörungen in dem oben genannten Sinne von anderen psychischen Störungen abgegrenzt wird, dann soll besonders hervorgehoben werden, dass der Krankheitswert der Störungen die *Handlungsvollzüge* betrifft. Es werden damit Erkrankungen beschrieben, bei denen Störungen der Handlungsmotivation unmittelbar in pathologische Verhaltensmuster umgesetzt werden, während die Hintergrunderlebnisse, insbesondere Ängste oder Depressionen, klinisch hinter den Störungen des Verhaltens zurücktreten. Sie werden im Verlauf psychoanalytisch orientierter Behandlungen allerdings rasch offenkundig und bilden dort das Zentrum des Interesses.

Zu diesen Verhaltensstörungen gehören vor allem Essstörungen, Abhängigkeitsverhalten, selbstverletzendes Verhalten, sexuelle Verhaltensstörungen sowie Suizidalität. Man könnte mit gewissem Recht auch funktionelle Sexualstörungen, Zwangshandlungen und dissoziative Störungen wie die Fugue hinzuzählen.

11.1 Essstörungen

Psychogene Essstörungen sind Störungen des Essverhaltens auf der Basis einer neurotischen Entwicklung. Das gestörte Essverhalten erhält dabei die Funktion, innerseelische Spannungen zu vermindern und Einfluss auf zwischenmenschliche Beziehungen zu nehmen.

Je nach Art der Essstörung kommt es zu Abweichungen vom Normalgewicht oder auch nicht. Das **Normalgewicht** wird nach dem *Body-Mass-Index* ermittelt: Gewicht [kg]/Größe $[m]^2$. Der Normalwert für erwachsene Europäer liegt zwischen 18,5 und 25 kg/m^2.

ICD-10: F50 Essstörungen

Anorexie, Bulimie und Esssucht bilden zusammen die Gruppe der Essstörungen (▾ Übersicht), die den Verhaltensstörungen zuzurechnen ist. Sie wurden lange als psychosomatische Erkrankungen beschrieben. Diese Zuordnung war unzutreffend, weil die maßgeblichen körperlichen Symptome, insbesondere die Adipositas bzw. Kachexie, eine Folge der gestörten Verhaltensmuster sind und nicht ein primär psychosomatisches Geschehen. Auch die psychosomatischen Funktionsstörungen wie Amenorrhö und Obstipation treten erst als Folge des verhaltensinduzierten veränderten körperlichen Zustandes auf. Darauf wird unten näher eingegangen werden.

Essstörungen nach ICD-10

- F50.0 Anorexia nervosa
  - F50.00 Anorexie ohne aktive Maßnahmen zur Gewichtsabnahme (restriktive Anorexie)
  - F50.01 Anorexie mit aktiven Maßnahmen zur Gewichtsabnahme (bulimische Anorexie)
- F50.1 Atypische Anorexia nervosa
- F50.2 Bulimia nervosa
- F50.3 Atypische Bulimia nervosa
- F50.4 Essattacken bei sonstigen psychischen Störungen (reaktive Hyperorexie, Kap. 6.1)
- F50.5 Erbrechen bei psychischen Störungen (vgl. Erbrechen als Konversionsstörung Kap. 10.2)
- F66 Esssucht (Hyperphagie, Adipositas)
  - in Verbindung mit F54 Psychische Faktoren bei bestimmten Krankheiten
  - oder F 48.9 nicht näher zu bezeichnende neurotische Störung

Krankheitsbilder

11.1.1 Psychosomatik der Oralität

Oralität als Krankheitsfaktor

Der orale Beziehungsmodus ist wegen seiner zentralen und vielfältigen Bedeutung leicht störbar und dazu prädisponiert, im Feld der zwischenmenschlichen Konflikte eine hervorragende Stellung zu erlangen. Essstörungen sind daher ein umfassendes Feld (▸ **Tab. 11.1**) mit hervorragender Bedeutung, in dem sich das Misslingen zwischenmenschlicher Beziehungen manifestiert. Sie weisen aber nicht nur auf Störungen des oralen Trieberlebens hin, sondern insbesondere auf Probleme in der Regulierung der basalen Sicherheit, der Kernidentität, des Selbstwertgefühls und der Autonomie. Einerseits äußert sich in ihnen ein Fürsorgebedürfnis und -defizit, andererseits dienen sie der Selbstbehauptung, der Autonomie und der Stabilisierung gefährdeter Ichgrenzen.

Tab. 11.1: Psychogene Essstörungen im Vergleich

	Anorexia nervosa	Bulimie	Esssucht
Betroffene	Ganz überwiegend Frauen	Ganz überwiegend Frauen	Beide Geschlechter
Manifestationsalter	15–30, oft Pubertät	15–35, meist Anfang 20	Alle Altersgruppen
Häufigkeit	~ 1 %	1–3 %	~ 1,5 %
Zentrale Psychopathologie	Störung des Körperschemas, Gewichtsphobie	Fixierung auf das Essen	Fixierung auf das Essen
Zentrales Symptom	Fasten mit Kontrollverlust	Essanfälle mit Kontrollverlust	Essanfälle oder Daueressen
Gewicht	Untergewicht, Kachexie Body Mass Index < 17,5 kg/m²	~ Normalgewicht	Übergewicht, Adipositas Body Mass Index > 30 kg/m²
Erbrechen	Im typischen Falle obligat	Im typischen Falle extrem	Nicht vorhanden
Weitere Gewichtskontrolle	Laxantien, Aktivität	Laxantien, Aktivität	Nicht vorhanden
Amenorrhö	Im typischen Falle obligat	Nicht vorhanden	Nicht vorhanden
Angelpunkt der Psychodynamik	Störung der weiblichen Identität	Störung des Selbstwertgefühls	Störung der realistischen Selbsteinschätzung
Zentrale Psychodynamik	Angst vor der Rolle als Frau, Loslösung aus der Kindheit und vom Elternhaus	Angst vor Zielsetzung, Bindung, Hingabe	Angst vor Herausforderungen und Leistungserwartungen
Strukturniveau	Niederes/mittleres	Mittleres/höheres/niederes	Mittleres/niederes
Verlauf	Chronisch. 20 % letal	Günstiger als Anorexie	Chronisch

Psychophysiologische Grundlagen

Die Nahrungsaufnahme als ein menschliches Grundbedürfnis ist vielfach determiniert. Instinktiv-triebhafte, psychologisch-interaktionelle und physiologische Faktoren wirken zusammen und steuern das Essverhalten. Die instinktive Sicherung des Essverhaltens wird z. B. am Saugreflex deutlich. Psychologische Einflüsse zeigen sich am Einfluss von Stimmungen, Spannungen und Umgebungsfaktoren auf das Essverhalten: Gesellschaft und »Futterneid« wirken im Allgemeinen anregend, Gefahr oder Kummer störend.

Neurobiologische Regelkreise steuern den Prozess zwischen Hunger bzw. Appetit, Nahrungsaufnahme und Sättigung durch humorale, hormonelle und zentralnervöse Einflüsse. Dabei spielen der Füllungszustand des Magendarmkanals, der Blutzuckerspiegel, die Konzentration von Adrenalin und Acetylcholin und die Stimulierung höherer Hirnzentren über den lateralen Hypothalamus eine Rolle. Bestimmte Peptide wie das Y- und YY-Peptid, die von der Bauchspeicheldrüse ausgeschüttet werden, erhöhen das Hungergefühl, andere wie Glucagon und das Gastrin-Releasing-Peptid reduzieren sie.

Lernvorgänge

Auch Lernvorgänge beeinflussen Hungergefühl und Essverhalten. Berühmt ist die klassische Konditionierung von Hungergefühl und Speichelsekretion bzw. Sekretion von Magensaft durch die Experimente des russischen Physiologen Iwan P. Pawlow mit Hunden, die eine der Wurzeln der Lerntheorie darstellen. Pawlow schloss aus der Tatsache, dass die Speichelsekretion schon beim Erscheinen der Tierwärter mit dem Futter begann und nicht erst bei der Berührung der Schnauze mit dem Futter, dass die Sekretion Lernprozessen unterliegt. Daraufhin konditionierte er die Sekretion und das Hungergefühl, indem er den Hunden gleichzeitig Futter anbot und einen Glockenton erklingen ließ. Nach gelungener Konditionierung wurde Magensaft beim Glockenton sezerniert, ohne dass Futter angeboten wurde.

Interaktionelle Funktion

In der Entwicklung haben Nahrungsaufnahme und Fütterung eine zentrale interaktionelle Funktion. Die Fütterung ist begleitet vom Erlebnis, gehalten und gewärmt zu werden sowie Hautkontakt und Körperbewegung zu spüren. Mit der Fütterung vermittelt sich auf diese Weise die Erfahrung einer fundamentalen zwischenmenschlichen Bezogenheit, die als prozedurale Beziehungserfahrung im impliziten Gedächtnis abgelegt wird. Eine gelungene orale Bedürfnisbefriedigung wird daher zur basalen Erfahrung von Fürsorge und Geborgenheit.

Oralität und Aggression

»Oralität« meint mehr als die Zufuhr von Nahrung. Die Erlebnisseite der Oralität ist die Lust, Bedürfnisspannungen durch Erwerb und Einverleibung zu befriedigen; daran knüpft sich das Besitzstreben[283] als eines der menschlichen Grundbedürfnisse. Übermäßige orale Entbehrungen, Verwöhnung oder Willkür führen dagegen zu nachhaltigen Irritationen in den frühen Beziehungen, welche die Entwicklung der psychischen Grundstruktur schwer beeinträchtigen können. Dies äußert sich in einer Disposition, auf seelische Spannungen, insbesondere auf Belastungen und Konflikte, mit Aggressionen und destruktiven Phantasien zu reagieren. Diese beruhen auf Projektionen von Enttäuschungs- und Frustrationsaggression, Verlassenheitsangst und Angst vor dem Verlust schützender Selbstobjekte, die den Anderen

283 Der Erwerb ist eine »orale« Erlebnisqualität, der Besitz als solcher eine »anale« (Schultz-Hencke 1940).

als »nur-schlechtes« Objekt erscheinen lassen. Diese Dynamik wird meistens auf niederem und mittlerem Strukturniveau organisiert.

Narzissmus und Autonomie

Daneben erhält die Oralität im Verlauf der Entwicklung immer stärker eine selbstregulierende Funktion. Sie beruht auf verschiedenen damit verbundenen narzisstischen Bedürfnissen:

- dem Bedürfnis nach Bindung und Sicherheit,
- dem Verlangen, in seinen Bedürfnissen erkannt zu werden,
- in seiner Eigenart anerkannt und wohlwollend behandelt zu werden
- und schließlich in die Unabhängigkeit entlassen zu werden.

Die Befriedigung dieser Bedürfnisse mündet in ein stabiles Selbstwertgefühl.

Angemessene und zeitgerechte Enttäuschung der oralen und oral-narzisstischen Bedürfnisse stimuliert den Prozess der psychischen Verselbstständigung und fördert die Autonomie. Orale Abhängigkeiten behindern dagegen die Selbstständigkeit und bewirken tiefgründige Konflikte zwischen Bedürfnisbefriedigung und Anpassung, Autonomiestreben und Verlustängsten. Umgekehrt können Störungen der Individuations- und Autonomieentwicklung die Oralität in besonderer Weise konflikthaft belasten. Solche Konflikte bilden die Grundlage dafür, spätere Konflikte um Individuation, Autonomie und Identität als orale Konflikte auszutragen.

Diese Art der Konfliktverarbeitung kann einerseits zur Entstehung von Somatisierungsstörungen oder Psychosomatosen führen. Sie kann zur Entstehung einer gastrointestinalen Somatisierungsstörung (Kap. 10. 3.3.4) oder – im Zusammenspiel mit somatischen Krankheitsfaktoren – einer Ulkuskrankheit (Kap. 12.4.2) disponieren. Andererseits bildet sie die Grundlage für die Entstehung der psychogenen Essstörungen und des Suchtverhaltens.

11.1.2 Anorexia nervosa (Magersucht)

Die **Anorexia nervosa**[284] (*orexis* [griech.] Verlangen, anorexie ~ ohne Verlangen) ist eine lebensbedrohliche Erkrankung, die vornehmlich bei jungen Mädchen vorkommt und durch ein krankhaftes Bedürfnis gekennzeichnet ist, das Gewicht zu vermindern. Dieses Bedürfnis hat eine dranghafte Qualität. Es wird jedoch nicht zum Anlass, Hilfe zu suchen. Erst die Folgen der »Magersucht«, insbesondere der Gewichtsverlust um mehr als 15 Prozent des altersüblichen Gewichts oder die Amenorrhö, führen die Patientinnen zum Arzt. Bedrohlich sind die somatischen Komplikationen, die zum Tode führen können.

ICD-10: F50.0 Anorexia nervosa, F50.1 atypische Anorexia nervosa. Synonyme: (Pubertäts-)Magersucht, Anorexia mentalis oder hysterica, Pubertätsdystrophie, psychogene Kachexie u. v. a

Die Magersucht, im 19. Jahrhundert vom Engländer Gull und vom Franzosen Lasègue unabhängig voneinander wissenschaftlich beschrieben, ist eine in ihrer Erscheinung beeindruckende, aber nicht besonders häufige Erkrankung. Die Bezeichnung »Anorexie« ist irreführend, denn es besteht keine

284 Aus der Vielzahl der Monografien über die Anorexie seien genannt: Mester (1981), Reich u. Cierpka (2001).

Appetitlosigkeit. Maßgeblich ist die Verleugnung des Untergewichtes.

Vorkommen und Verlaufsformen

Die Anorexie kommt überwiegend bei Frauen vor und beginnt sehr häufig in der Adoleszenz. Sie trifft heute rund ein Prozent der Frauen im Hauptrisikoalter zwischen 15 und 30 Jahren. Sie ist also nicht sehr häufig. Rund fünf Prozent der Betroffenen sind junge Männer. Je nach Manifestationsalter und Verlauf unterscheidet man:

- *Die anorektische Reaktion:* Diese leichtere Form der Anorexie beschränkt sich auf Sexual- und Rollenkonflikte der altersspezifischen Adoleszentenkrise. Sie hat die beste Prognose und zeigt eine recht hohe Spontanremission.
- *Die chronifizierende Anorexie:* Der Verlauf ist im Allgemeinen chronisch. Er beruht meistens auf einer Borderline-Persönlichkeitsorganisation. Das Thema ist hier das Ringen um Identität bzw. der Kampf gegen die borderlinetypische Identitätsdiffusion. Er hat eine schlechte Prognose. Bei anderen Patientinnen dominiert die narzisstische Dynamik auf mittlerem Strukturniveau mit dem Ringen um Selbstbehauptung und Autonomie. Sie ist prognostisch günstiger.
- *Die Spätanorexie,* die oft im Zusammenhang mit Schwangerschaften ausgelöst wird und daher früher fälschlich als postpartale Hypophyseninsuffizienz (Sheehan-Syndrom, Simmonds' Kachexie) fehldiagnostiziert wurde. Sie tritt bei Frauen auf, die um 30 Jahre alt oder älter sind, und hat eine besonders ungünstige Prognose.

Symptomatik

Das Krankheitsbild der typischen Anorexie (▾ Übersicht) ist durch die *anorektische Trias* Hypophagie mit Kachexie, induziertes Erbrechen und sekundäre Amenorrhö gekennzeichnet. Es bestehen ein suchtartiges Schlankheitsbedürfnis, Angst vor Gewichtszunahme (»Gewichtsphobie«), manipulierte Gewichtsabnahme, gestörte Körperwahrnehmung und somatische Krankheitskorrelate, insbesondere Elektrolytstörungen und Kachexie. Das Körpergewicht nach dem *Body Mass Index* beträgt unter 17,5. Ab einem BMI unter 14 wird das Gewicht für die Aufrechterhaltung lebenswichtiger Funktionen kritisch und erfordert eine Klinikbehandlung.

Neben der typischen Anorexie gibt es drei besondere Unterformen:

- Die *atypische Anorexie:* Hier fehlen ein oder zwei Kernsymptome der o. a. anorektischen Trias bei sonst voller Ausprägung, gelegentlich auch nur geringgradiger Ausprägung des übrigen Krankheitsbildes.
- Die *bulimische Anorexie:* Manche Patientinnen haben neben der Magersucht zugleich auch Essattacken mit anschließendem Erbrechen *(Binge-Eating-/Purging-Typ)*. Hier handelt es sich um eine Übergangsform zur Bulimie, die auch als *Bulimarexie* oder Bulirexie oder aktive Form der Anorexie bezeichnet wird.
- Die *restriktive Anorexie:* Um das ohnehin geringe Gewicht niedrig zu halten, treiben manche Patientinnen übertrieben viel Sport, benutzen Treppen statt Fahrstühle oder entwickeln andere kalorienkonsumierende Bewegungsarten zur Gewichtskontrolle anstelle des provozierten Erbrechens. Für diese Unterform spricht man auch von asketischer oder passiver Form der Anorexie (gemeint ist: ohne aktive Form der Gewichtskontrolle, d. h. ohne Erbrechen usw.).

Der Dreh- und Angelpunkt der Erkrankung ist die Furcht vor einer Gewichtszunahme. Sie wird allerdings nicht offen leidvoll erlebt und oft lange verheimlicht. Es besteht ein bewusstes Schlankheitsideal, dem die Betroffenen zwanghaft nacheifern, und eine Störung des Körperschemas: Die Kranken fühlen sich viel zu dick, obwohl sie u. U. extrem untergewichtig sind.

Symptomatik der Anorexia nervosa

Das diagnostische Kernkriterium ist die *anorektische Trias*: Hypophagie mit Kachexie, induziertes Erbrechen und sekundäre Amenorrhö

- **Anorexie**
  Das zentrale Symptom der Erkrankung ist eine verminderte Nahrungsaufnahme. Dabei werden Hunger und Appetit zunächst bewusst unterdrückt, später stellt sich kein Hungergefühl mehr ein. Oft besteht auch Übelkeit und Widerwillen gegen das Essen, speziell gegen Fleisch.
  Als Grenzgewicht gilt 15 Prozent unter dem für das Alter und Gewicht normalen Gewicht, das entspricht einem BMI-Index $< 17{,}5\ kg/m^2$ bzw. einem Körpergewicht von unter 50 kg bei einer Körpergröße von ca. 1,70 m. Es kommen extreme, lebensbedrohliche Abmagerungen auf weniger als 30 kg vor.
- **Induziertes Erbrechen, Gewichtsabnahme, Verstopfung**
  Durch exzessive Diät, Erbrechen, Abführmittel und Diuretika sowie übersteigerte körperliche Anstrengungen wird das Gewicht zusätzlich reduziert. Durch geringe Nahrungsaufnahme, Abführmittel und Diuretika entstehen chronische Verstopfungen. Es entsteht ein Circulus vitiosus.
- **Sekundäre Amenorrhö**
  Diese ist teils psychosomatisch, d. h. durch weibliche Rollenkonflikte bedingt, teils auf die Unterernährung zurückzuführen. Sie tritt schon in Anfangsphasen der Erkrankung auf, häufig noch bevor eine stärkere Gewichtsabnahme erkennbar ist. Häufig wird daher zuerst der Frauenarzt aufgesucht, oft in Begleitung der Mutter, wenn es sich bei den Patientinnen um junge Mädchen in der Pubertät handelt.
- **Weitere sekundäre funktionelle Störungen**
  Bradykardie, Hypotonie auf der Basis von Kaliummangel durch Erbrechen
- **Komorbidität**
  - Häufiges Begleitsymptom sind Alkoholprobleme, Drogenmissbrauch und Abhängigkeit von Schmerzmitteln oder Diuretika
  - Komorbidität besteht auch mit Angst- und depressiven Störungen
- **»Essstörung«**
  Das Thema (Nicht-)Essen ist das zentrale Thema im Leben der Magersüchtigen. Manche sammeln heimlich Nahrungsmittel, andere vernichten sie. Statt selbst zu essen, kochen und backen sie für andere.

Verlauf

Erstes Zeichen ist oft die sekundäre Amenorrhö. Die Essstörung selbst wird möglichst lange verheimlicht. Auffällig ist zuerst, dass die Betroffenen beginnen, das vorbereitete Essen bei Tisch abzulehnen und sich z. B. in der Küche selbst zu versorgen und heimlich zu naschen. Später wird das Essproblem zum »Familienthema«: Durch Zureden, Drängen und Vorwürfe entsteht ein zunehmend aggressives Klima in der Familie. Die Mahlzeiten werden zur gemeinsamen Tortur.

Mit der Gewichtsabnahme fällt schließlich auch das Erbrechen auf, während der Abusus von Laxanzien und Abführmitteln meistens sehr lange geheim gehalten werden kann.

Das zwanghafte bzw. suchtartige Wesen der Erkrankung lässt eine Krankheitseinsicht und einen offenen Leidensdruck lange vermissen. Erst bei starker Abmagerung wird eine Behandlung akzeptiert. Dann sind durch das Untergewicht und die durch Erbrechen und Durchfälle bedingten Elektrolytstörungen (Kaliummangel) bisweilen schon sekundäre körperliche Störungen erkennbar: Kälte der Glieder, Ödeme, Bradykardie, Herzrhythmusstörungen und Hypotonie. Im Zusammenwirken mit Schmerzmittelabusus entstehen außerdem Leber- und Nierenschädigungen.

Bei rund 20 Prozent der Patientinnen endet die Krankheit tödlich durch Kachexie, Infekte, Nierenversagen oder durch Suizid. Dabei steigt das Mortalitätsrisiko mit dem Verlauf: Rund ein Drittel der chronischen Anorektikerinnen verstirbt irgendwann infolge der Erkrankung. Ein Teil der Verläufe mündet in eine Schizophrenie.

Ätiopathogenese

Störungen des Essverhaltens beruhen auf einer Störung des komplexen Zusammenspiels von soziopsychischen und psychophysiologischen Faktoren, deren Einzelheiten noch unbekannt sind. Jedenfalls resultiert eine Störung des Hunger- bzw. Sättigungsgefühls, verbunden mit einer Störung der Körperwahrnehmung.

Nach Zwillingsuntersuchungen besteht eine beträchtliche genetische Disposition, die durch eine deutlich höhere Übereinstimmung der Krankheitshäufigkeit bei eineiigen im Vergleich zu zweieiigen getrennt aufgewachsenen Zwillingen belegt ist.

Psychodynamik[285]

Die zentrale Dynamik der Anorexia nervosa ist die konflikthafte Selbstfindung im Rahmen einer zugespitzt krisenhaften Pubertätsentwicklung. Der übergeordnete Konflikt ist der zwischen Veränderung und Festhalten am Bisherigen. Die typische Auslösesituation der Anorexie ist daher das Gewahrwerden von Veränderungen in den verschiedensten Varianten: anhand des körperlichen Wachstums, räumlicher Trennungen, der Wahrnehmung von Triebregungen und sexueller Attraktion, von familiären Veränderungen usw.

Entsprechend der Kernthematik der Pubertät – der Sexualität – wird dieser Konflikt im Felde des Sexualerlebens und der sexuellen Identität ausgetragen. Die Furcht vor dem »Dickwerden« ist eine Ablehnung der reifen, runden weiblichen Körperformen, stellvertretend für die Ablehnung der biologischen und sozialen Rolle der erwachsenen Frau. In der Anorexie äußert sich das Bedürfnis, die Kontrolle über den eigenen Leib, über die Reifung, Entwicklung und über die sexuellen und autonomen Bedürfnisse zu behalten, die sich in dieser Entwicklung verstärkt regen. Diese Ausübung der Kontrolle wird durch den Mechanismus der Selbstspaltung ermöglicht: Im Körperselbst werden bedrohliche Anteile vom übrigen Selbst getrennt gehalten und auf diese Weise unter Kontrolle gebracht.[286]

Nahrungsaufnahme bedeutet, etwas in sich aufzunehmen, das von der Mutter kommt und einen wie die Mutter macht – nämlich zur Frau. Unbewusster Hass in der

285 Zur Psychodynamik der Anorexie liegt eine umfangreiche Literatur vor, z. B. Bruch (1978), Hirsch (1991), Seidler (1993), Thomä (1961).

286 Verwendung des eigenen Körpers als Objekt im Sinne von Hirsch (1991)

Krankheitsbilder

Beziehung zur Mutter bewirkt, nicht wie die Mutter werden zu wollen. Dieser Hass stammt zumeist aus einer misslungenen Individuations- oder Autonomieentwicklung. Ebenso kann eine negativ erlebte Rolle der Mutter in der Beziehung zum Vater, z. B. als Folge fortwährender gegenseitiger Entwürdigungen, das Frau-Sein verhasst machen und die weibliche Sexualität als Beschmutzung und Demütigung erscheinen lassen. Diese Dynamik weist darauf hin, dass die ödipale Entwicklung gescheitert ist; darin liegt die Disposition zur Regression in orale Erlebnisweisen.[287]

Belastend wirken auch Konflikte aus der Vater-Tochter-Beziehung: Mangelndes Einfühlungsvermögen des Vaters in das Erleben des pubertierenden jungen Mädchens, verführerisches, werbendes Verhalten, abwertende Äußerungen über Weibliches oder über den Körper der Tochter und speziell natürlich die Überschreitung von Intimgrenzen, sexuelle Annäherungen und Übergriffe.

Die Aversion gegen die erwachsene weibliche Sexualität wird auf die Oralität verschoben. Diese Regression wird durch Fixierungen der oralen Triebentwicklung und Störungen der frühen dyadischen und Autonomieentwicklung gebahnt. Die Verweigerung des Essens wird zum Ausdruck einer Störung der Beziehung zum Selbst und – bei späteren Fixierungen – einer nicht erreichten Autonomie. Die Qualen der Askese sichern die Selbstgrenzen, entlasten von Schuldgefühlen und erlauben es, omnipotente Beherrschung des eigenen Körpers und der basalen triebhaften und narzisstischen Bedürfnisse zu erleben. Sie geben ein Gefühl der Kontrolle und Sicherheit in den Stürmen der Pubertät und später des jungen Erwachsenenalters.

Persönlichkeiten und Familiendynamik

Anorektische Patienten bzw. Patientinnen sind häufig misstrauisch, zurückgezogen, verschlossen und mit sich selbst bzw. mit ihrem Aussehen, Gewicht und ihren Diäten beschäftigt. Sie haben häufig keine befriedigenden sozialen Kontakte und sind in ihrer Freizeit unausgefüllt. Auffällig ist ein Leistungszwang. In Leistungen finden sie einen Spiegel für ihr positives Selbst. Dazu gehört nicht nur Ehrgeiz im schulischen, beruflichen und geistigen Bereich, sondern insbesondere auch in Hinblick auf körperliche Bewegung und Sport. Hier berühren sich das Bedürfnis nach Gewichtskontrolle durch Training und das nach Spiegelung durch Erfolg. Daraus kann sich ein bisweilen erschreckender Teufelskreis entwickeln, wenn hochgradig gewichtsreduzierte Anorektikerinnen sich extreme sportliche Ausdauerleistungen abverlangen.

Patientinnen mit einem tiefgehenden Hass auf sich selbst und ihre primären Objekte neigen zu Spaltungen ihrer Selbst- und Objektrepräsentanzen und zeigen eine Borderline-Persönlichkeitsorganisation. Sie ist durch Chronifizierung gekennzeichnet und hat die schlechteste Prognose. Bei anderen Patienten stehen die Ablösung, Eigenständigkeit und das Bedürfnis nach Bestätigung als werdende Frau im Vordergrund. Hier dominiert die narzisstische Dynamik mit besserer Prognose.

Die Anorexie ist häufig in eine typische *Familiendynamik*[288] eingebettet: In den Familien wird Autonomie wenig respektiert; es bestehen keine eindeutigen Grenzen. Einer versucht, den anderen zu dominieren. Die Erkrankung der Tochter neutralisiert

287 Zur Dynamik von Fixierung und Regression bei der Neurosenentstehung vgl. Kap. 4.4.3

288 Z. B. Minuchin u. a. (1978), Selvini-Palazzoli (1974), Stierlin u. Wirsching (1977), Reich u. Cierpka (2001)

oft einen schwelenden Dominanz-Unterwerfungs-Konflikt, der zwischen Eltern oder zwischen Eltern und Kindern besteht. Statt der Patientin ihre Eigenständigkeit zuzugestehen, wird sie durch Schuldgefühle an die Familie gebunden. Mit ihrem Symptom und der Sorge aller um sie hält sie die Familie zusammen; zugleich rächt sie sich mit der quälerischen Verweigerung unbewusst für Opfer, die sie der Familie bringt.

Diagnostik

Die Diagnose ist durch die typische Trias (Magersucht, induziertes Erbrechen, sekundäre Amenorrhö) leicht zu stellen, sie wird aber dadurch erschwert, dass die Kranken die Krankheit verheimlichen und das Krankheitsbild verschleiern. Oft täuschen sie bewusst falsche Tatsachen vor.

Differenzialdiagnostik der Anorexia nervosa

- **Depressive Neurosen**
  Appetitstörungen im Rahmen von depressiven neurotischen Störungen sind nicht durch das Bedürfnis, abzumagern, geprägt. Es fehlt das induzierte Erbrechen.
- **Psychogenes Erbrechen**
  im Sinne einer neurotischen Konversionsstörung (Kap. 10.2); es erzeugt Leidensdruck.
- **Schizophrenie**
  Essstörung in Folge von Vergiftungswahn
- **Symptomatische Essstörungen**
  bei körperlichen Erkrankungen, insbesondere konsumierende Tumorerkrankungen, Stoffwechselstörungen, Infektionen
- **Hypophyseninsuffizienz (Sheehan-Syndrom)**
  im Anschluss an eine Geburt

Differenzialdiagnostisch sind alle möglichen Formen von Essstörungen zu erwägen (▲ Übersicht). Die somatische Diagnostik ist mit Augenmaß zu betreiben, um der masochistischen Verarbeitung von destruktiven Gefühlen und Hass nicht Vorschub zu leisten.

11.1.3 Bulimie (Ess-Brech-Sucht)

Die **Bulimie** (»Ochsenhunger«: *bus* [griech.] der Ochse, *limos* Hunger) ist eine erst seit einigen Jahrzehnten gehäuft auftretende Erkrankung. Sie kommt inzwischen häufiger vor als die Anorexie und ist wie diese eine bevorzugte Erkrankung von Frauen. Sie tritt allerdings etwas später in Erscheinung.

Sie ist durch ständige Beschäftigung mit dem Essen, episodischen Heißhunger mit Essattacken mit anschließenden Selbstvorwürfen und Maßnahmen gegen Gewichtszunahme geprägt. Außerdem besteht eine beständige Angst vor Kontrollverlust in Bezug auf das Essen.

ICD-10: F50.2 Bulimia nervosa

Die Bulimie wurde als Krankheitsbild erst um 1980 in den USA beschrieben. Es gibt Anhaltspunkte dafür, dass sie seither auch häufiger geworden ist. Sie unterscheidet sich

- *von der Anorexie* vor allem durch die exzessiven Essanfälle bei Normalgewicht,
- *von der Esssucht* (Kap. 11.1.4) durch die strikten Maßnahmen gegen eine mögliche Gewichtszunahme, die dort fehlen.

Es bestehen jedoch große Ähnlichkeiten zwischen den drei Krankheiten.

Vorkommen und Verlauf

Die Bulimie ist eine Erkrankung der Spätadoleszenz und des frühen Erwachsenen-

Krankheitsbilder

alters, sie tritt also später auf als die Anorexie. Wie bei dieser sind junge Frauen deutlich häufiger betroffen als Männer. Häufig geht eine Anorexie voraus. Im Verlauf wechseln Phasen mit gehäuften Essattacken und Zeiten mit normalem Essverhalten. Insgesamt verläuft die Krankheit chronifizierend. Wegen starker Schamgefühle wird sie lange geheim gehalten. Erst nach heftigem innerem Ringen wird ein Arzt oder auch ein Psychotherapeut aufgesucht.

Manchmal wechseln auch anorektische und bulimische Phasen miteinander ab, dann spricht man von *Bulimarexie* (vgl. auch *Binge-Eating-/Purging-Typus* der Anorexie).

Symptomatik

Im Zentrum des Krankheitsbildes (▾Übersicht) steht die Beschäftigung mit dem Essen, verbunden mit Anfällen von Heißhunger, Gier nach Nahrung und Essattacken, in denen »ochsenmäßig«, d. h. in großen Mengen, Nahrung völlig unkontrolliert verschlungen und meistens anschließend wieder erbrochen wird. Dadurch wird das Gewicht im Allgemeinen auf Normalniveau gehalten. Es gibt aber auch Bulimie mit Unter- oder Übergewicht. Gewichtskontrolle erfolgt auch durch Abführmittel und andere Medikamente.

Subjektiv leiden die Kranken darunter, dass sich »alles nur noch um das Essen dreht«. Es besteht – im Gegensatz zur Anorexie[289] – also ein Krankheits- und Leidensgefühl. Wegen der Essstörung bestehen Schamgefühle und Selbstvorwürfe. Sie führen dazu, dass die Betroffenen die Krankheit verheimlichen, sich aus ihren sozialen Kontakten mehr und mehr zurückziehen und sich isolieren.

Symptomatik der Bulimie

- **Essattacken**
  Heimliches Verschlingen großer Mengen kalorienreicher Nahrung, bevorzugt abends und nachts in stundenlangen »Sitzungen« beim Alleinsein; oft wird dann massenweise Pudding und Schokolade verzehrt. Dabei erleben die Betroffenen einen Kontrollverlust über ihr Essverhalten.
- **Bauchschmerzen**
  Nach den Essanfällen Bauchschmerzen durch Überdehnung des Magens
- **Erbrechen, Manipulation des Körpergewichts**
  - Induziertes Erbrechen *(Purging-Typ)* aus Angst vor Gewichtszunahme. Das Gewicht kann auch durch Fasten oder Gebrauch von Abführmitteln, Diuretika oder Schilddrüsenpräparaten konstant gehalten werden.
  - Beim *Non-Purging-Typ* fehlt das Erbrechen; hier wird das Gewicht durch Fasten und Sport reguliert.
- **Elektrolytstörungen**
  Als Folgeerscheinungen des Erbrechens entstehen Elektrolytstörungen (Hypokaliämie) mit Ödemen, Muskelschwäche, Obstipation, Herzrhythmusstörungen und Hypotonie.
- **Folgeschäden**
  - Durch die Einwirkung der Magensäure entstehen Zahnschäden, vor allem an der Zungenseite der Zähne.
  - Bei Zuckerkranken kann die Insulinbehandlung vernachlässigt werden und der Zuckerstoffwechsel entgleisen.

Auch Bulimikerinnen sind von der Furcht bestimmt, zu dick zu werden, jedoch in wesentlich geringerem Maße als Anorektike-

---

289 Zur Gegenüberstellung Anorexie – Bulimie vgl. z. B. Schmitt (1987)

rinnen. In Bezug auf die Gewichtskontrolle unterscheidet man drei Formen:

- *Purging-Typ* mit Erbrechen und Gewichtskontrolle durch Medikamente
- *Non-Purging-Typ* ohne Erbrechen, mit Gewichtskontrolle durch Fasten und Bewegung (vergleichbar dem restriktiven Typ der Anorexie)
- *Binge-Eating-Disorder* ohne Erbrechen und ohne Gewichtskontrolle. Hier besteht ein Übergang zur Esssucht, die aber durch andauernde Hyperphagie gekennzeichnet ist und weniger durch Essattacken.

Psychodynamik und Persönlichkeit[290]

Die Psychodynamik der Essanfälle wird als durchbruchsartige Befriedigung sonst verleugneter Bedürfnisse verständlich. Die Patientinnen neigen dazu, ihre Triebbedürfnisse zu unterdrücken, weil sie sich unbewusst gierig erleben und fürchten, durch ihre Gier die Liebe anderer zu verlieren. Die körperliche orale Gier ist Ausdruck seelischer Bedürftigkeit und einer Beziehungssehnsucht; diese Gier im Seelischen wird gleichsam im körperlichen Bereich bekämpft.

Auslösend für Essattacken ist meistens der Verlust selbststützender und versorgender Beziehungen. Dieser bewirkt Kränkungen und Frustration und führt zur plötzlichen Regression, durch welche orale, anal-aggressive und auch infantil-sexuelle Impulse auftauchen. Sie werden in einer orgastischen Form gestillt: Die Nahrung wird hineingestopft, zermalmt, verschlungen und herausgewürgt. Dieser »orale Orgasmus« dient nicht nur der Triebbefriedigung, er gibt auch das Gefühl, einerseits lebendig, andererseits von anderen unabhängig zu sein. Der Rückzug aus der enttäuschenden Welt in »verlässliches«, verfügbares bulimisches Verhalten dient dem Selbsttrost. Es ist aber auch ein selbstschädigendes Verhalten, indem die Wut der Kränkung und Verzweiflung sich gegen die eigene Person wendet.

Mit der Übersättigung stellen sich Schuldgefühle, quälende Selbstvorwürfe und Selbsthass ein. Jetzt betrachten sich die Betroffenen aus der Sicht der verurteilenden inneren Objekte und richten den Hass gegen sich, weil sie im Essanfall ihre Gier nicht beherrschen konnten. Dabei gilt die Verachtung den Triebbedürfnissen, mehr aber noch der Bedürftigkeit nach Liebe und Zuwendung. Im Selbsthass schützen sich die Betroffenen davor, die Kontrolle über ihre Bedürftigkeit endgültig zu verlieren und sich gleichsam selbst auf Dauer aufzugeben.

Bezüglich der Psychodynamik der Persönlichkeit sind bisher keine eindeutigen Unterschiede gegenüber der Anorexie gesichert worden. Es bestehen aber Unterschiede in der Gewichtung. Auch bei der Bulimie spielen Probleme des weiblichen Körpererlebens – stellvertretend für die weibliche Identität und die Rolle als heranreifende Frau – eine bedeutende Rolle. Allerdings ist das spätere Auftreten der Bulimie im Vergleich zur Anorexie damit verbunden, dass Probleme der späteren Lebensphase hier einen stärkeren Einfluss haben. Bei der Bulimie scheinen Probleme der Bindung im Vordergrund zu stehen, bei der Anorexie die der Loslösung und Autonomie. Bindungskonflikte sind z. B. solche zwischen Hingabewunsch und Hingabeangst oder Entscheidungskonflikte um die Festlegung auf Menschen, berufliche Tätigkeiten oder andere Ziele. Sie können im Einzelfall sehr unterschiedliche Akzente haben: Angst vor Selbstaufgabe, vor Kontrollverlust, aber auch Angst vor Ablehnung, Kritik, Kränkung, Verweigerung von Leistung und die Weigerung zu verzichten und Kompromisse einzugehen.

Der Angelpunkt der Persönlichkeit liegt bei der Bulimie also in einer narzisstischen Pathologie. Sie ist damit typischerweise eine

290 Habermas (1990), Hirsch (1991)

Krankheitsbilder

Störung auf mittlerem Strukturniveau. Minderwertigkeitsgefühle, Selbstunsicherheit, Verletzlichkeit und Kränkbarkeit sind dabei die zentralen Persönlichkeitszüge, verbunden mit einer starken Tendenz, den Erwartungen der Umwelt zu entsprechen und dadurch Bestätigung oder Zuwendung zu erlangen. Die oben beschriebenen Konflikte können aber auch auf höherem Strukturniveau organisiert sein. Schwere Formen der bulimischen Störungen können sich allerdings auch als Entwicklungspathologie entlarven, was nach klinischer Erfahrung aber selten vorkommt.

Diagnose

Diagnostisch ist die Bulimie manchmal schwer von der Anorexie abzugrenzen, zumal es mit der bulimischen Anorexie (Binge-Eating-/Purging-Typ, Bulimarexie) Übergänge zwischen beiden Erkrankungen gibt. Ansonsten ist das Krankheitsbild leicht zu erkennen, wenn es nicht verheimlicht wird.

Differenzialdiagnostisch müssen organische Erkrankungen mit Heißhungeranfällen bedacht werden, insbesondere Diabetes mellitus und hormonaktive Tumorerkrankungen.

11.1.4 Esssucht (Hyperphagie)

Unter **psychogener Esssucht** oder Hyperphagie (von *phagein* [griech.] essen) versteht man eine suchtartige übermäßige Nahrungsaufnahme, die Übergewichtigkeit (Adipositas) mit einem Body Mass Index von mehr als 30 kg/m^2 bewirkt, wobei gewichtsreduzierende Gegenmaßnahmen fehlen. Sie ist die Folge einer neurotischen Entwicklung. Diese Störung wird neuerdings unter dem Einfluss von DSM-IV als *Binge Eating Disorder* (»Essorgienstörung«) bezeichnet.

ICD-10: Die Esssucht (Hyperphagie) wird im ICD nicht als eigenständige Krankheitsgruppe genannt. Hilfsweise bietet sich die Klassifikation bei internistischen Erkrankungen unter »E66 Fettsucht, mit der Ergänzung »F54 Psychische Faktoren bei bestimmten Krankheiten« oder »F 48.9 Nicht näher zu bezeichnende neurotische Störung« an. Wenn es sich um eine reaktive Störung handelt und nicht um eine chronische, wird »F50.4 Essattacken bei sonstigen psychischen Störungen« verwendet.

Der Begriff Esssucht/Hyperphagie oder Hyperorexie bezieht sich auf das Essverhalten, der Begriff Adipositas/Fettsucht auf das starke Übergewicht als Folge. Synonyme Bezeichnungen: Fettsucht, Adipositas, Obesitas, Hyperorexie, *Binge Eating Disorder*.

Vorkommen

Es handelt sich um eine Erkrankung, die alle Altersgruppen und beide Geschlechter etwa gleich stark betrifft. Bei der Verbreitung spielt die soziale Konnotation des Dickseins eine Rolle: In manchen Ländern bedeutet es, »gewichtig« zu sein, in manchen Epochen entsprach Körperfülle dem Schönheitsideal. In Europa herrscht heute ein Schlankheitsideal vor, dem gegenüber Esssüchtige einen gewissen Trotz entwickeln.

Während die Hyperphagie im Allgemeinen eine chronisch verlaufende Verhaltensstörung ist, gibt es nach Trauerfällen, Trennungen, Unfällen, Operationen und anderen belastenden Ereignisse auch eine reaktive Hyperphagie als Belastungsreaktion (Kap. 6.1).

Symptomatik

Das Krankheitsbild der Esssucht (▼Übersicht) ist durch Essanfälle mit Kontrollverlust, anschließendes Völlegefühl, erhebliches Übergewicht und damit verbundene Selbstverachtung geprägt. Das Übergewicht kommt dadurch zustande, dass erheblich mehr Kalorien aufgenommen werden als verbraucht werden können. Das Essen richtet sich dabei nach einem inneren Drang und nicht nach dem tatsächlichen Bedarf. Dieses Missverhältnis wird subjektiv meistens aber nicht bemerkt. Im Gegensatz zur Bulimie werden keine Maßnahmen wie Erbrechen oder Laxanzieneinnahme getroffen, um das Gewicht zu kontrollieren oder zu reduzieren.

Symptomatik der Esssucht (Hyperphagie)

- **Hyperorexie, Hyperphagie**
  - Anfallsartiges suchtartiges Verlangen nach Nahrung
  - Rauschartige, anfallsartige, fortwährende oder in bestimmten Situationen (Alleinsein) oder zu bestimmten Zeiten (nachts) auftretende übermäßige Nahrungsaufnahme
- **Adipositas**
  - Deutliches, z. T. extremes Übergewicht, das mehr als ein Drittel über dem liegt, was für Alter, Geschlecht und Körpergröße angemessen wäre, entsprechend einem Body-Mass-Index > 30 kg/m^2
  - Störungen des Fettstoffwechsels, Gefäßsklerose, Hypertonie, Diabetes mellitus sowie Bindegewebsschwäche und orthopädische Beschwerden
- **Psychisch**
  - Innere Unruhe, Getriebenheit, Betriebsamkeit
  - Dysphorische Stimmung, innere Leere, Antriebsarmut und Leistungsschwäche
- **Störungen des sozialen Verhaltens**
  - Von Kontaktsucht beherrscht, wobei die Kontakte oberflächlich bleiben
  - Alternativ besteht Kontaktscheu

Psychodynamik und Persönlichkeit

Die Psychodynamik der Hyperphagie entspricht jener der depressiven Störungen bei narzisstischen Persönlichkeiten (Kap. 9.2). Es handelt sich zumeist also um eine Störung auf mittlerem Strukturniveau. Es bestehen Versorgungswünsche, unrealistische Erwartungen an andere Menschen, die mit Fehleinschätzungen der eigenen Person verbunden sind, eine starke Kränkungsbereitschaft und Neigung zum Rückzug. Menschen mit Hyperphagie unterschätzen aufgrund von Größenphantasien oft den Aufwand an Kraft und Ausdauer, der erforderlich ist, um Ziele zu erreichen oder Kontakte zu anderen Menschen herzustellen und aufrechtzuerhalten. Schon das Ausbleiben eines Erfolges erscheint ihnen als Versagung, selbst wenn sie sich gar nicht aktiv um Erfolg bemüht haben. Wenn Selbstzweifel bezüglich der sexuellen Rollenidentität hinzukommen, werden solche Versagungen als Beweis gewertet, als Junge/Mann bzw. als Mädchen/Frau nicht begehrenswert zu sein.

Als Disposition wirken orale Verwöhnungen in der Kindheit als Ersatz für emotionale Zuwendung: Oft handelt es sich um Menschen, die gewohnt sind, dass ihnen bei jedem Kummer »der Mund gestopft« wird. Dahinter steht das Schuldgefühl von Eltern, die glauben, z. B. wegen eigener Probleme dem Kind nicht genug zu geben oder geben zu können. Auf diese Weise erwerben die Kinder kein realistisches Gefühl für die eigenen Möglichkeiten, aber auch keine realistische Einstellung dazu, was man ihnen zumuten kann. Durch Überprotektion sind sie zur Bequemlichkeit und Unselbstständigkeit erzogen worden, wobei ihnen alle Hürden aus dem Weg geräumt wurden. Als Jugendliche versagen sie, wenn sie gefordert werden, und betrachten es unbewusst als Zumutung, dass sie sich bewähren und für ihre Ziele und Interessen kämpfen müssen. Auffällig ist die familiäre Häufung: Mag dabei auch ein Anlagefaktor in Betracht kommen, so sind es doch »orale« Beziehungsstile, die Gleichsetzung von Zuwendung mit Fütterung, die dabei maßgeblich sind.

Symptomauslösend wirken vornehmlich Objektverluste und Trennungen, Kränkungen und Enttäuschungen im persönlichen und im beruflichen Bereich. Bei Jugendlichen sind es häufig Trennungen vom Elternhaus und Enttäuschungen bei der Partnersuche, beim Älterwerden die Enttäuschung über den Verlust der Jugendlichkeit. Oft wirken Leistungsanforderungen, wie z. B. Prüfungen, symptomauslösend. Statt anlässlich eines Live Events kann die Symptomatik auch schleichend beginnen, wenn es sich z. B. um anhaltende Frustrationen über das Alleinsein, um eine unbefriedigte sexuelle Lebensweise oder enttäuschende berufliche Entwicklungen handelt.

Das Essen ist einerseits ein Ersatz für verlorene oder nicht erlangte Liebe, Bewunderung und Bestätigung - eine Selbsttröstung, die von der enttäuschenden Umwelt unabhängig macht. Im Übermaß des Essens äußert sich aber andererseits bereits die Innenwendung der gegen den enttäuschenden, kränkenden Anderen gerichteten Aggressivität. Selbstdestruktivität zeigt sich dann vollends in den Folgen: In der unförmigen Körpergestalt, der Unattraktivität oder dem sogar abstoßenden Äußeren.[291]

Diagnostik

Die Diagnose kann erschwert werden, wenn die Betroffenen keine Vorstellungen von einem realistischen Kalorienbedarf haben und subjektiv glaubhaft versichern, nicht besonders viel zu essen.

Differenzialdiagnostisch sind endokrine Störungen in Betracht zu ziehen; allerdings sind sie viel seltener als angenommen: Über 90 Prozent der Adipösen leiden an einer psychogenen Esssucht.

11.1.5 Behandlung der Essstörungen

Das Ziel der Behandlung von Essstörungen ist eine Normalisierung des Essverhaltens und des Gewichts. Eine bloße Verbesserung des Gewichts allein, etwa durch Auffütterung bzw. Fasten und Diäten, wird aber kaum dauerhaft sein, solange die dahinter stehende Pathologie, also die Angst vor der Gewichtszunahme bzw. die Kontrollverluste beim Essen oder Fasten nicht behoben werden. Es droht unweigerlich ein Rezidiv. Plötzliche von außen induzierte Gewichtszunahmen bewirken bei Anorexien außerdem heftige Angstzustände und Entfremdungserlebnisse, welche die Kranken gefährden. Das Ziel der Behandlung ist deshalb die Klärung, Bearbeitung und Stabilisierung des persönlichen Hintergrundes.

Behandlungsindikation

Die Behandlung von Essstörungen ist oft schwierig, weil die Betroffenen lange warten, bis sie Hilfe suchen, und die Symptomatik dann chronifiziert ist. Oft suchen sie nicht aus eigenem Antrieb eine Behandlung, sondern sind fremdmotiviert, ablehnend und misstrauisch. Probleme machen auch die Nebensymptome, z. B. ein Alkohol- oder Medikamentenmissbrauch.

Die Indikation richtet sich nach dem körperlichen Zustand und nach der Behandlungsmotivation. Psychotherapie setzt voraus, dass die Patienten einen Body Mass Index von über 15 kg/m^2 haben, was bei mittlerer Größe einem Minimalgewicht um 40 kg entspricht. Menschen, die weniger wiegen, befinden sich in einem hirnorganisch bedingten Zustand verminderter emotionaler Ansprechbarkeit, in dem psychotherapeutische Maßnahmen wenig nutzen.

291 Im Abstoßenden liegt auch ein Schutz vor konflikthafter sexueller Attraktion.

Stationäre Psychotherapie

Meistens ist eine psychosomatische Klinikbehandlung notwendig, um eine ausreichende Überwachung des Essverhaltens bzw. Erbrechens zu ermöglichen und durch Kombination verschiedener Verfahren eine hinreichende Psychotherapiemotivation herzustellen. Um außerdem bei der Anorexie ein ausreichendes Gewicht zu erreichen, sind häufig Sonden- oder sogar Infusionsernährung, Bettruhe und Sedierung erforderlich. Neben Nahrungsaufnahme, Gewicht, Elektrolyt- und Eiweißindizes muss der Missbrauch von Alkohol und Medikamenten überwacht werden.

Das psychotherapeutische Vorgehen in Kliniken umfasst die psychoanalytische Bearbeitung von Hintergrundkonflikten, verhaltensorientierte Maßnahmen und daneben erlebnisorientierte Verfahren, z. B. Bewegungstherapie, Mal- und Musiktherapie, welche die Konflikt- und Affektwahrnehmung fördern. Hilfreich sind dabei auch körperorientierte Verfahren, welche die Körperwahrnehmung verbessern, und Verfahren wie das Autogene Training oder die Muskelrelaxation, die Spannungen abbauen.

Je nach der Art und Schwere der Störung sind die Dauereffekte solcher Behandlungen sehr unterschiedlich. Im besten Falle gelingt es, eine solide Basis für eine erfolgversprechende psychotherapeutische Langzeitbehandlung aufzubauen.

Ambulante Behandlung

Die *psychoanalytische Behandlung* ist schwierig, solange die Kranken keinen tragfähigen Veränderungswunsch verspüren. Es kommt meistens zur Krise, wenn die Patienten weiter an Gewicht verlieren. Oft entwickelt sich daraus ein Machtkampf um Essen und Autonomie. Die Behandlungen können daran scheitern. Wenn es gelingt, die darin enthaltenen Übertragungen zu bearbeiten, kann es zur Wende kommen.

Die Prognose ist mehr vom strukturellen Entwicklungsniveau abhängig als von der Art der Essstörung. Wenn der Schwerpunkt im Bereich der narzisstischen Pathologie liegt, was sehr häufig für die Bulimie zutrifft, lassen die dahinter stehenden Probleme sich in einer psychoanalytisch begründeten Behandlung befriedigend aufarbeiten und lässt die Störung sich gut beeinflussen. Bei der Anorexie, die sehr häufig auf einer Entwicklungspathologie beruht und durch starke familienneurotische Verstrickungen gekennzeichnet ist, ist die Prognose für eine analytische Behandlung durch die strukturspezifischen Probleme der Ichschwäche begrenzt.

Um die dargestellten familiendynamischen Verklammerungen zu lösen, werden Anorexien seit Langem durch *Familientherapie*[292] (Kap. 18) behandelt. Dabei ist es das Ziel, die Autonomie der einzelnen Familienmitglieder zu fördern. Die Erfolge familientherapeutischer Interventionen, in schweren Fällen auch durch »paradoxe Interventionen«, sind beträchtlich.

In der *Verhaltenstherapie* hat sich die Anorexiebehandlung in den letzten Jahrzehnten zu einer speziellen Domäne[293] entwickelt. Dabei wird zunehmend auf die Gemeinsamkeiten zwischen Anorexie und Bulimie verwiesen. Es gibt unterschiedliche Ansätze, die zu systematischen Programmen ausgearbeitet werden. Sie umfassen z. B. Informationen über Essstörungen, Ernährungsberatung, Diät, Selbstkontrolle (Esstagebücher, Planung der Mahlzeiten), Einüben von Alternativen zum Essen, Exposure, z. B. bezüglich kalorienreicher Nahrung, sowie kognitive Einstellungsänderungen gegenüber der Nahrungsaufnahme.

292 Z. B. Minuchin u. a. (1978)
293 Meermann u. Vandereycken (1987)

Weitere Maßnahmen

Die *medikamentöse Behandlung* von Anorexien mit Psychopharmaka ist unbefriedigend. Einen überzeugenden Nutzen gibt es bisher nicht. Die bulimische und hyperphagische Symptomatik lässt sich dagegen mit Antidepressiva deutlich beeinflussen.

Eine bedeutende Rolle spielt für alle Kranken mit Essstörungen auch die *Selbsthilfe*. Selbsthilfegruppen bieten Austausch mit ähnlich Betroffenen über den Umgang mit der Erkrankung und ihren Folgen, sie bieten Solidarität und haben dadurch eine supportive Funktion.

11.2 Abhängigkeitsverhalten

Missbrauchs-, Abhängigkeits- und Suchtverhalten sind durch einen anhaltenden Drang gekennzeichnet, bestimmte Substanzen zu konsumieren oder bestimmte Handlungen auszuführen. Dabei kann es zum Kontrollverlust kommen. Die *Abhängigkeit* zeigt sich im suchtartigen Verlangen, im Kontrollverlust und in schwerwiegenden Folgen für die Gesundheit und/oder im sozialen Bereich, die für die Befriedigung in Kauf genommen werden.

Bevorzugte *Suchtmittel* sind Alkohol, Medikamente oder Drogen, bevorzugte *Suchthandlungen* das Spielen oder neuerdings der Gebrauch von Medien.

ICD-10: F1 Psychische und Verhaltensstörungen durch psychotrope Substanzen, F63 Abnorme Gewohnheiten und Störungen der Impulskontrolle. Synonym spricht man traditionell einfach von Sucht oder Suchterkrankungen.

Die Weltgesundheitsorganisation (WHO) hat den Suchtbegriff 1963 aufgegeben und durch die Bezeichnungen *Missbrauch* und *Abhängigkeit* ersetzt, der auch in diesem Kapitel Verwendung findet. Das Missbrauchskonzept wurde danach 1969 durch vier Klassen des *Gebrauchs* ersetzt:

1. *Unerlaubter Gebrauch:* von der Gesellschaft nicht toleriert
2. *Gefährlicher Gebrauch* mit wahrscheinlich schädlichen Folgen für den Konsumenten
3. *Dysfunktionaler Gebrauch* mit negativen Folgen in Hinblick auf die psychischen oder sozialen Anforderungen an den Betroffenen
4. *Schädlicher Gebrauch*, wenn bereits schädliche Folgen (psychisch, somatisch, sozial) bestehen

In Bezug auf die *Abhängigkeit* unterscheidet man zwischen

- *psychischer Abhängigkeit* mit einem dranghaften Konsum, welcher das Wohlbefinden ermöglicht. Nach Abklingen der Wirkung treten Ängste und Depressionen und das Verlangen nach weiterem Konsum auf.
- *körperlicher Abhängigkeit* mit Toleranzentwicklung und Entzugssymptomen wie Unruhe, Schwitzen, Zittern u. v. a. beim Absetzen. Um die Entzugserscheinungen zu vermeiden, wird der Konsum wieder aufgenommen und zumeist gesteigert.

Missbrauchs-, Abhängigkeits- und Suchtverhalten, insbesondere die stoffgebundenen Suchterkrankungen, sind das Arbeitsgebiet der Psychiatrie. Die umfangreichen speziellen Fragen der Epidemiologie, Phänomenologie, des Verlaufes, der Ursachen und Folgen und der Behandlung werden in den psychiatrischen Lehrbüchern dargestellt. Im Folgenden wird eine kurze Einführung in die Problematik dieser Störungen gegeben. Außerdem werden für das psychodynamische Verständnis und die psychotherapeutische Mitbehandlung notwendige Aspekte dargestellt.

11.2.1 Stoffgebundene Abhängigkeit

Häufigkeit von Abhängigkeit und Suchtmitteln

Der Konsum von Stoffen, die anregend oder entspannend auf das Erleben einwirken, ist weit verbreitet: Rauchen, Trinken, Tabletteneinnahme usw. Er wird unter bestimmten Voraussetzungen von der Gesellschaft legitimiert oder zumindest geduldet. So ist die Einnahme von Medikamenten als medizinische Behandlungsmaßnahme unter Einhaltung bestimmter Regeln ein gewünschtes soziales Verhalten. Aber auch Alkohol und Drogen, die zu nichtmedizinischen Zwecken eingesetzt werden, um Entspannung oder Rauschzustände herbeizuführen, werden im gesellschaftlichen Rahmen, mit Unterschieden in verschiedenen Kulturen, mehr oder weniger toleriert.

Missbrauch und Abhängigkeit von psychotropen Substanzen und Medikamenten (▼Übersicht) sind außerordentlich häufig. Die häufigsten Suchtmittel sind in unserem Kulturraum Nikotin, Koffein, Alkohol und Benzodiazepine. Hinzu kommen psychotrope Drogen, speziell Heroin und Kokain. Als Krankheit ist der Alkoholismus am häufigsten, der bei Männern die mit Abstand bedeutendste Form von seelischen Störungen darstellt. Rund drei Prozent der Bevölkerung sind alkoholabhängig! Beispielhaft für andere stoffgebundene Suchterkrankungen wird im Folgenden kurz auf die Alkoholkrankheit Bezug genommen.

Stoffgebundene Abhängigkeit nach ICD-10

F10	Störungen durch Alkohol
F11	durch Opioide
F12	durch Cannabinoide
F13	durch Sedativa oder Hypnotika
F14	durch Kokain
F15	durch sonstige Stimulanzien einschl. Koffein
F16	durch Halluzinogene
F17	durch Tabak
F18	durch flüchtige Lösungsmittel
F19	durch multiplen Substanzgebrauch
F55.2	Missbrauch von Analgetika

Es wird zwischen normalem Gebrauch einer Substanz, schädlichem Gebrauch (Missbrauch) und Abhängigkeit unterschieden. Nach ICD-10 gilt folgende Charakterisierung:

- *Schädlicher Gebrauch* liegt vor, wenn ein Substanzmissbrauch zu körperlichen, psychischen oder Verhaltensproblemen führt oder negative Konsequenzen in sozialen Beziehungen hat.
- *Abhängigkeit* ist gekennzeichnet durch zwanghaften Substanzkonsum, verminderte Kontrolle oder Kontrollverlust, Toleranzentwicklung, Einengung und bewusste Inkaufnahme negativer Folgen sowie Auftreten von Entzugssymptomen bei Absetzversuchen, wobei nicht alle Kennzeichen gleichzeitig vorhanden sein müssen.

Krankheitsbilder

11.2.1.1 Alkoholismus

Akute Alkoholintoxikation (ICD-10: F10.0)

Sie zeigt sich in einem Rauschzustand, in dem die zentralnervöse Regulation und motorische Steuerung beeinträchtigt sind, sodass Verletzungen, Krämpfe, Denk- und Wahrnehmungsstörungen, Enthemmung und anschließend Erinnerungsstörungen auftreten können. Meistens schließt sich ein Katergefühl an.

Alkoholmissbrauch (ICD-10: F10.1)

Alkoholmissbrauch ist durch ein unbezwingbares Verlangen nach Alkohol gekennzeichnet. In der Folge besteht ein regelmäßiger Konsum, der zu Gesundheitsschäden führt und trotzdem fortgesetzt wird, weil auf die psychische Wirkung nicht mehr verzichtet werden kann. Man trinkt, um leistungsfähig zu bleiben, um gute Stimmungen herbeizuführen oder um Ängste zu vermindern. Die Gesundheitsschäden können dabei sowohl den körperlichen Bereich (Leberschäden, verminderte Infektionsabwehr) als auch den psychischen (Depressionen, Konzentrations- und Leistungsstörungen) und sozialen (familiäre Probleme, Fehlzeiten am Arbeitsplatz, Arbeitsplatzverlust) betreffen. Man kann darüber streiten, ob nicht auch schon von Missbrauch gesprochen werden sollte, wenn lediglich negative soziale Folgen, zwischenmenschliche Probleme oder Konflikte mit dem Gesetz (Trunkenheit am Steuer) auftreten.

Missbrauch beruht auf einer Gewöhnung und führt zur *psychischen Abhängigkeit.* Durch den Missbrauch werden neurobiologische Prozesse gebahnt, die einen Automatismus entwickeln. So entsteht eine *körperliche Abhängigkeit.* Sie ist durch das Bedürfnis gekennzeichnet, täglich zu trinken.

Arten des Trinkens[294]

- *Alpha-Typ* (Konflikttrinker): psychisch abhängig, kein Kontrollverlust
- *Beta-Typ* (Gelegenheitstrinker): nicht abhängig, kein Kontrollverlust
- *Gamma-Typ* (süchtige Trinker): psychisch, später körperlich abhängig, Kontrollverlust, aber abstinenzfähig
- *Delta-Typ* (Spiegel- oder Gewohnheitstrinker): psychisch abhängig, kein Kontrollverlust, nicht abstinenzfähig
- *Epsilon-Typ* (episodische Vieltrinker): psychisch abhängig, Kontrollverlust, abstinenzfähig
- *Gamma-Delta-Mischtyp*

Alkoholabhängigkeit (ICD-10: F10.2)

Als Alkoholabhängigkeit, auch *chronischer Alkoholismus* genannt, beschreibt man eine Abhängigkeit, die durch folgende Merkmale gekennzeichnet ist:

- *unbeherrschbares Verlangen* und chronischer Missbrauch,
- *Kontrollverlust* während des Konsums: Es wird häufiger und in größeren Mengen getrunken als beabsichtigt,
- *Toleranzentwicklung:* Es werden immer größere Mengen Alkohol erforderlich, um in die gewünschte Stimmungslage zu gelangen,
- *Entzugssymptome* wie Angst, Zittern, Unruhe, Delir usw. bei Beendigung des Trinkens, Fortsetzung des Alkoholkonsums zur Vermeidung der Entzugserscheinungen,
- *psychische Symptome:* Ängste und Depressionen,

294 Nach Jellinek (1960) und Feuerlein (1989)

- *körperliche Symptome*, z. B. Reduzierung des Allgemeinzustands, Hauterscheinungen (Rötung, Hautflecken [Naevi]), vegetative Störungen, Potenzstörungen.

Chronischer Alkoholismus verläuft progredient (▲ Übersicht) mit Gefahren und Folgen in allen Lebensbereichen. Komplikationen sind u. a. psychischer Verfall (Leben für die Sucht), familiäre Zerrüttung, sozialer Abstieg, organische Schäden (z. B. Leberzirrhose, Polyneuropathie) und hirnorganische Störungen (z. B. drogeninduzierte Psychosen [Alkoholhalluzinose], Enzephalopathien [Wernicke-Enzephalopathie, Korsakow-Syndrom]).

11.2.1.2 Drogen- und Medikamentenabhängigkeit

ICD-10: F11–16 (siehe oben)

Abhängigkeitsstörungen durch *Rauschdrogen* haben in den letzten Jahrzehnten deutlich zugenommen und betreffen vor allem Jugendliche und junge Erwachsene. Wegen des raschen Persönlichkeitsabbaus und der negativen sozialen Folgen in jungen Jahren stellen die härteren und harten Drogen, vor allem Heroin und Amphetaminderivate, ein erhebliches Problem dar. Disponierend sind Entwicklungskonflikte, Persönlichkeitsstörungen und mangelnder Halt in schwierigen Entwicklungsphasen. Im Vergleich zum Alkoholismus ist das Suchtpotenzial härterer Drogen deutlich höher, die Gefährdung also stärker und der Persönlichkeits- und soziale Abbau deutlich rascher.

Verschiedene Drogen haben auch verschiedene Wirkung (▼ Übersicht). Das stärkste Abhängigkeits- und Selbstschädigungspotenzial haben Heroin, Metamphetamin (»Crystal«) und Kokain. Psychedelika wie LSD haben dagegen aufgrund ihrer Wirkungsweise eher geringe körperliche und psychische Risiken. Häufig stehen Cannabis (Haschisch, Marihuana) und Alkohol am Anfang einer Drogenkarriere. Cannabis erzeugt bei 20 Prozent der Konsumenten eine Abhängigkeit. Sie kann, ähnlich wie eine Nikotinsucht, der Beginn einer Drogenkarriere mit Umstieg auf härtere Drogen sein. Die Gefährdung steigt durch sozialen Druck, wenn die Konsumenten in die Drogenszene geraten. Oppositionshaltungen gegenüber dem Elternhaus und der Schule kommen als Risikofaktoren hinzu.

Drogentypen und ihre Wirkungen

- **Cannabis**
  Haschisch, Marihuana: Entspannung, Euphorie, evtl. Erregung. Änderung des Raum-, Zeit- und Farbempfindens; auf Dauer psychische Abhängigkeit; Gefahr langanhaltender Intoxikation in Form einer Cannabis-Psychose
- **Kokain**
  Euphorie, Enthemmung, psychische Abhängigkeit, geringe Toleranzentwicklung
- **Halluzinogene**
  LSD, Meskalin: Versenkung, Wahrnehmungsänderungen (psychedelisches Farben- und Formenerleben), Entfremdung, Gefahr von Horrortrips (Angst, Halluzinationen) und Flashbacks
- **Morphine**
  Morphium, Heroin, Opioide: Euphorie, Beruhigung. Schnelle Gewöhnung, körperliche Abhängigkeit, starke und rasche Wesensänderung (Abstumpfung und Verwahrlosung)
- **Stimulantien (Amphetamine)**
  Antriebssteigerung, Enthemmung, Erregung, Wachheit, Appetitminderung, starke Toleranzentwicklung

Krankheitsbilder

Medikamentensucht ist etwa zehnmal häufiger als Drogenabhängigkeit und betrifft höhere Altersgruppen und bevorzugt Frauen. Sie verläuft häufig im Verborgenen. Am Anfang stehen oft Schlafstörungen, Schmerzen und psychische Störungen. Großzügige Verschreibung von Medikamenten fördert die Gewöhnung. Die häufigsten missbräuchlich eingesetzten Medikamente sind heute Anxiolytika (Benzodiazepine) und Analgetika (Schmerzmittel). Verlauf und Symptomatik entsprechen weitgehend der Alkoholabhängigkeit.

11.2.2 Nicht stoffgebundene Abhängigkeit

Zunehmend findet in den letzten Jahrzehnten die nicht stoffgebundene Abhängigkeit Verbreitung. Dabei wird durch eine Handlung ein subjektiv angenehm empfundener Zustand der Spannung oder Entspannung herbeigeführt und immer wieder hergestellt, indem die Kontrolle über die Situation eingeschränkt, der Realitätsbezug herabgesetzt und das Realitätsgefühl verändert wird.

Während in der Vergangenheit das pathologische Glücksspiel mit Karten und am Roulette der Prototyp der nicht stoffgebundenen Abhängigkeit (»Spielsucht«) war, treten in letzter Zeit stärker zeitgemäße, technisierte Formen des Abhängigkeitsverhaltens in den Vordergrund. Im Unterschied zur stoffgebundenen Sucht besteht hier eine rein psychische Abhängigkeit, die sich in Verhaltensstörungen äußert. Die auffälligsten Zeichen der nicht stoffgebundenen Abhängigkeit sind

- Zunahme der Häufigkeit und Dauer der Tätigkeit,
- Kontrollverlust bei der Ausübung (Störung der Impulskontrolle),
- Einengung des Interesses darauf,
- negative soziale Folgen im Bereich von Beziehungen, Gesundheit, Beruf, Freizeitgestaltung und ggf. Vermögen.

Das Abhängigkeitsverhalten entwickelt sich stufenweise. Zuerst stellt sich im Gefährdungsstadium ein übertriebenes, einseitiges Interesse an einer Tätigkeit ein. Im anschließenden kritischen Missbrauchsstadium besteht während des kritischen Verhaltens bereits Kontroll- und Realitätsverlust. Im chronischen Abhängigkeitsstadium werden negative Folgen erkennbar und hingenommen.

11.2.2.1 Spielsucht

ICD-10: F63.0 Pathologisches Glücksspiel

Schon seit Langem bekannt und Gegenstand literarischer Darstellungen, wurde der Krankheitswert der Spielsucht erst vor einigen Jahrzehnten anerkannt. Das herausragende Merkmal ist der Kontrollverlust beim Einsatz von Geld während des Glücksspiels, aber auch der Drang, immer wieder gegen besseres Wissen und trotz ruinöser Geldverluste Spielstätten aufzusuchen, der willentlich nicht über längere Zeit beherrscht werden kann. Die Betroffenen geraten beim Spiel in einen dissoziativen euphorischen Zustand, in dem sie »die Welt« vergessen, den Kontakt zu ihren Bindungen, Interessen und Pflichten verlieren und völlig dem Spiel ausgeliefert sind. Dieser Zustand ist für den Spieler bedeutsamer als der Geldwert eines möglichen Gewinns. Auf die Dauer wird die familiäre, berufliche und soziale Situation durch das Spielen zerrüttet. Bei Versuchen von Abstinenz stellen sich psychische Entzugserscheinungen mit Getriebenheit, Depression und vegetativen Störungen ein.

Heute tritt die Spielsucht auch in einer technisierten Variante auf: Als *Automatensucht* wandeln sich die Erscheinung und der psychodynamische Hintergrund, indem nicht nur das Spielen als Tätigkeit, sondern auch der Automat als Objekt Gegenstand psychischer Besetzungen wird.[295] Man beschreibt als Automatensucht ein Abhängigkeitsverhalten, bei dem ein schwer beherrschbares Verlangen nach Automatenspielen besteht und dieses zunehmend Zeit und Interesse der Betroffenen beansprucht.

11.2.2.2 Arbeitssucht[296]

Unter Arbeitssucht, in Anspielung auf den Begriff des Alkoholismus im Englischen auch *Workaholism* genannt, versteht man ein übersteigertes Verlangen nach beruflicher Leistung und Arbeit, über das die Betroffenen die Kontrolle verlieren, sodass sie ihre Arbeitszeit immer stärker ausdehnen und ihre Gesundheit und ihr soziales Leben gefährden.

Unter dem Vorwand äußerer Zwänge steigern die Betroffenen sich in die Arbeit hinein und füllen schließlich den größten Teil ihrer Freizeit damit aus. Dabei entwickeln sie einen bisweilen rauschhaften Zustand. Sie achten nicht auf Ermüdung, übergehen Hungergefühle und vergessen die Zeit. Sie werden aber auch rücksichtslos gegenüber anderen, z. B. Mitarbeitern und Untergebenen, die ihre Einstellung zur Arbeit nicht teilen. Auch außerhalb kreisen ihre Gedanken um den Beruf, während andere Interessen, z. B. für ihr partnerschaftliches, familiäres und nichtberufliches soziales Leben, erlahmen. Wenn sie nicht arbeiten, wirken sie unausgefüllt und gereizt. Zu entspannenden oder anregenden Tätigkeiten können sie sich aber nicht aufraffen. Häufig füllen sie ihre innere Leere mit Alkohol.

Arbeitssucht hat vielfältige negative Folgen. Dazu gehören abnehmende Leistungsfähigkeit, Stress- und Burn-out-Syndrome, familiäre Probleme, soziale Isolierung, aber auch körperliche Krankheitsrisiken (Herzinfarkt). Wenn Erkrankungen Arbeitspausen erzwingen oder die Berufstätigkeit mit dem Ruhestand endet, geraten Arbeitssüchtige in schwerwiegende Krisen, die sich bis zur Suizidalität steigern können (Kap. 8.3.1).

11.2.2.3 Mediensucht (Internetsucht)

Mit der raschen Verbreitung von technischen Mitteln, die der medialen Kommunikation und der Freizeitbeschäftigung dienen, kommt es immer häufiger auch zu einem unkontrollierten, suchtartigen Gebrauch dieser Medien, insbesondere des Internets. Als Medienabhängigkeit oder -sucht bezeichnet man übertriebenen Medienkonsum bzw. -gebrauch mit negativen Folgen (▼ Übersicht).

Symptome der Mediensucht

- Zunahme von Häufigkeit und Dauer des Medienkonsums
- Kontrollverlust und Verlust des Zeitgefühls, Konzentrations- und Arbeitsstörungen
- Zunehmende Rücksichtslosigkeit in Hinblick auf Folgen im sozialen Bereich (Partner, Familie, Arbeitskollegen)
- Verflachung und Einschränkung sozialer Kontakte
- Entzugssymptome, wenn das Suchtverhalten unterlassen oder unterbunden wird: Unruhe, Gereiztheit, innere Leere und Depressionen

Mediensucht bewirkt, dass kommunikative Interessen zunehmend oder überwiegend über das Fernsehen und den Computer bzw. das Internet befriedigt und darüber andere Lebensbereiche vernachlässigt werden. Am Computer oder vor dem Fernseher geraten

Krankheitsbilder

295 Kind (1988)
296 Mentzel (1979)

die Betroffenen in einen dissoziationsähnlichen Zustand (Ausschalten des Frontalhirns). Sie vergessen die Zeit und die Realität ringsum und tauchen tief in die illusionäre virtuelle Welt ein. Da Befriedigung durch das Suchtverhalten immer schwerer erreicht wird, wird dafür immer mehr Zeit aufgewendet. Um Entzugserscheinungen zu begegnen, wird das Verhalten fortgesetzt bzw. bei längerer Unterbrechung wieder aufgenommen. Ähnlich wie bei der Arbeitssucht kommt es zur Vernachlässigung der sozialen Kontakte und zu einer Verarmung des emotionalen Lebens.

Eine spezielle Variante ist die *Internet-Sexsucht*, bei der die sexuelle Befriedigung über den Dauerkonsum von sexuellen Reizen erreicht wird – mit allen Folgen für das Intimleben und das Kontaktverhalten sowie mit der Konsequenz einer Verarmung der Persönlichkeit.

11.2.3 Ätiopathogenese des Abhängigkeitsverhaltens

Die Entstehung von Abhängigkeitsverhalten ist ein multifaktorieller Prozess (▼ Übersicht). Psychodynamische Faktoren wirken mit einer Vielzahl anderer Faktoren in einem psycho-sozio-physiologischen Gesamtgeschehen zusammen.

Neurobiologisch betrachtet kommt es durch die toxische Wirkung des Abhängigkeitsverhaltens zu einer zerebralen Dysfunktion (Euphorie und Kontrollverlust), durch die das Abhängigkeitsverhalten konditioniert wird. Stoffgebundene und nicht stoffgebundene Suchtformen unterliegen dabei einem ähnlichen toxischen Grundprinzip. Bei beiden wird die Dysfunktion durch Einflussnahme auf neurobiologische Prozesse hervorgerufen. Für das Verständnis ist es wichtig, dass auch bei einem nicht stoffgebundenen Abhängigkeitsverhalten körpereigene Substanzen produziert werden, nämlich Adrenalin, Morphine, Endorphine u. a., die, wie Drogen oder Alkohol, eine gewünschte Veränderung der Wahrnehmung, Stimmung und Spannungslage hervorrufen. Die dadurch herbeigeführten Zustände wecken das Verlangen nach Wiederholung und Steigerung und bilden die Basis für die Abhängigkeitsentwicklung.

Beispiele für Faktoren der Abhängigkeitsentwicklung

- **Psychodynamische Faktoren**
  - Abhängigkeitsverhalten als Substitut für Defizite im Selbsterleben bzw. als Stabilisator bei struktureller Ichschwäche
  - Abhängigkeitsverhalten als Ersatz für die Befriedigung von Beziehungsbedürfnissen
- **Lernpsychologische Faktoren**
  Abhängigkeitsverhalten als konditioniertes Verhalten und positive Verstärkung durch die entspannende und anregende Wirkung des Konsums
- **Soziale Situation**
  Abhängigkeitsverhalten als Rückzug aus der sozialen Auseinandersetzung in die Passivität
- **Verfügbarkeit von »Suchtmitteln«**
  Das gilt vor allem für stoffabhängiges Abhängigkeitsverhalten und die Verordnung von Medikamenten
- **Kulturelle und familiäre Normen**
  Bewertung von Suchtverhalten, (negative) Vorbilder
- **Neurobiologische Faktoren**
  Störungen der impulskontrollierenden Regulationen, z. B. im Dopamin- und Serotoninsystem
- **Genetische Dispositionen**
  Beim Alkoholkonsum spielen Erbfaktoren eine Rolle, nämlich die genetisch determinierte Konzentration der Alkoholdehydrogenase, die über die individuelle Alkoholtoleranz entscheidet.

Im Folgenden werden lediglich einige Aspekte der Psychodynamik erläutert, die an diesen Prozessen beteiligt sind.[297] Dabei muss beachtet werden, dass Abhängigkeitsverhalten nicht monokausal betrachtet werden kann. Mit den psychodynamischen Faktoren wirken andere Faktoren sehr unterschiedlicher Art zusammen.

Zur Psychodynamik des Abhängigkeitsverhaltens

Abhängigkeitsverhalten dient der Verminderung innerer Spannungen, die aus verschiedenen Quellen stammen. Häufige Ursachen sind quälende Gefühle der inneren Leere, der Sinnlosigkeit und Langeweile, Kontaktprobleme und Erlebnisse der Einsamkeit und Verlassenheit, Hoffnungslosigkeit und Hilflosigkeit. Oft sind es Ängste und Konflikte, Enttäuschungen und Sorgen. Mit Hilfe von Alkohol, Medikamenten, Drogen, Spiel oder Mediengebrauch ersetzen die Betroffenen innere Spannung, Unlust, Gekränktheit oder Wut durch Entspannung oder Euphorie. Das kann eine *Suchtspirale* in Gang setzen. Sie führt über die Gewöhnung, den Missbrauch und die Abhängigkeit zur sozialen Isolierung und Desintegration und schafft immer neue Spannungen. Diese müssen durch zunehmenden Suchtmittelkonsum oder gesteigertes Abhängigkeitsverhalten betäubt werden. Die Folge sind sozialer Rückzug, Einengung des Verhaltensrepertoires, verminderter Realitätsbezug und in letzter Konsequenz eine Verarmung der Persönlichkeit (▸ **Abb. 11.1**).

Ängste, Leeregefühle und Konflikte können die vielfältigsten psychodynamischen Wurzeln haben. Den Suchterkrankungen liegt also kein einheitlicher Persönlichkeitstyp zugrunde. Entsprechend findet man entwicklungsdiagnostisch alle strukturellen Entwicklungsniveaus. Eine narzisstische Pathologie bildet dabei eine bevorzugte Disposition für Gelegenheitstrinken und sozialen Drogenkonsum, während eine Borderline-Persönlichkeitsorganisation eine besondere Gefährdung für schwere, chronifizierende Abhängigkeitsstörungen darstellt.

Zum Verständnis der Pathogenese muss man zwischen psychologischen Prozessen und toxischen Wirkungen des Abhängigkeitsverhaltens unterscheiden.

- *Psychologisch* werden Abwehr- und Bewältigungsmechanismen wirksam, unter denen der narzisstische Rückzug in eine omnipotent beherrschte Welt hervorsticht. Diese Art der Verarbeitung von verschiedenen Primärkonflikten ist allen Suchtpatienten eigen. Sie besteht in der Neigung, Problemen passiv zu begegnen, statt sie aktiv anzugehen. Abhängige ziehen sich aus der Welt enttäuschender und quälender Wahrnehmungen in eine Phantasiewelt zurück, die von Größenphantasien und Allmachtsdenken beherrscht wird. Hier wird alles kontrolliert, alles erscheint gelöst oder machbar.
- *Die toxische Wirkung der Suchtmittel* kommt der Realisierung dieser scheinbaren Problemlösung entgegen. Die Euphorisierung fördert über zentralnervöse Dysregulationen (s. oben) den Kontrollverlust. Dieser steigert die erwünschte Wirkung. Auf diese Weise kommt es zur Konditionierung des narzisstischen Rückzugs und zur Aufrechterhaltung und Steigerung des Abhängigkeitsverhaltens. Es mündet schließlich in die chronische Abhängigkeit.

Der narzisstische Rückzug als Problemlösung ist nicht an eine spezifische Art der Persönlichkeit bzw. nicht an ein bestimmtes strukturelles Entwicklungsniveau gebunden. Alle Arten anhaltender seelischer Spannungszustände stellen dafür ein Risiko dar. Besondere Schwierigkeiten im Umgang mit der äußeren Realität haben aber narzisstische

297 Überblicke bei Buchheim u. a. (1991), Heigl-Evers u. a. (1991)

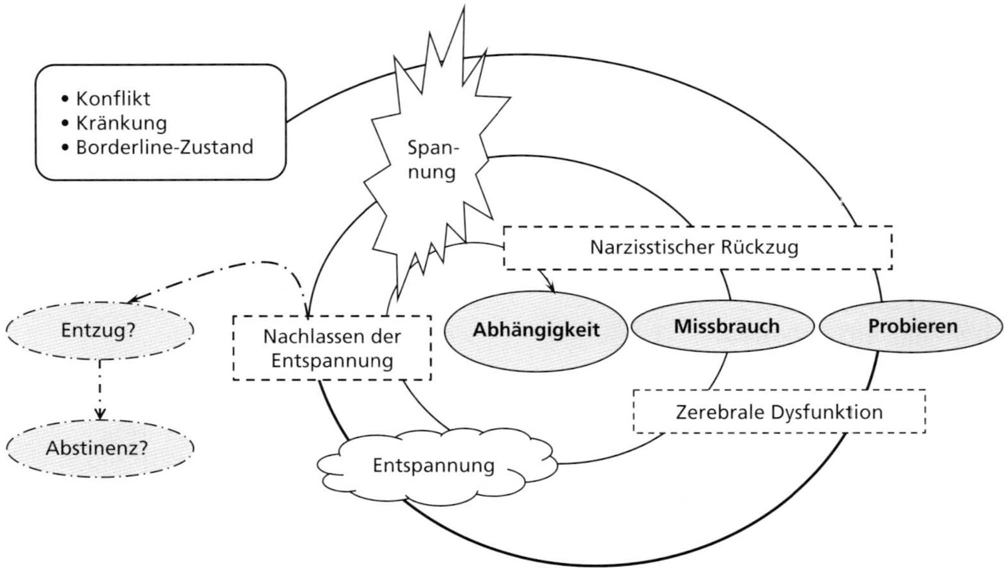

Abb. 11.1: Die Suchtspirale

und Borderline-Persönlichkeiten. Sie bilden daher die beiden Hauptgruppen der Suchtpatienten.

- *Auf mittlerem Strukturniveau* rufen orale Frustrationen und narzisstische Verletzungen, das Erleben der eigenen Grenzen sowie Zurückweisungen Wut, Hass, Leeregefühle, Ängste und Depressionen hervor. An die Stelle einer Symptombildung im Sinne einer affektiven oder somatoformen Störung tritt nun der Rückzug als Regulativ der Spannungen. Suchtmittel oder Abhängigkeitsverhalten werden zum Ersatz für ein als verloren erlebtes Selbstobjekt.[298] Es wird in einem psychologischen Sinne gleichsam stets verfügbar. Es ermöglicht die Entspannung, die das verlorene Selbstobjekt durch seine Abwesenheit versagt.
- *Auf niederem Strukturniveau* ist das anders. Hier treten im Rahmen der borderlinespezifischen Entwicklungspathologie affektive Spannungszustände, Angst und Leere auf, welche die Integration des Ich gefährden und durch den Einsatz des Suchtverhaltens abgewendet werden. Der Rückzug hat hier die Funktion der Belebung des Integrationserlebens und ist darin dem selbstverletzenden Verhalten vergleichbar. Hier wird nicht Omnipotenz und Unabhängigkeit gesucht, sondern die Intensität des Erlebens, *ganz* zu sein. Das Suchterleben stimuliert das Gefühl, sich zu spüren, und stabilisiert darüber die bedrohten Ichgrenzen. Man kann sagen, die Sucht stabilisiert das schwache Ich.

11.2.4 Zur Psychotherapie

Suchttherapie

Behandlungen von Abhängigkeitsverhalten erfordern umfassende und gestufte Behandlungsprogramme, die in der Regel in Spezialeinrichtungen für Suchttherapie durchge-

298 Kind (1988)

führt werden. Ihre Aufgabe ist zunächst der körperliche Entzug mit dem Ziel einer tragfähigen Abstinenz und die Motivation zur anschließenden Entwöhnungsbehandlung bzw. zur psychotherapeutischen Nachbehandlung.

Die *Entzugstherapie* ist im Wesentlichen eine medikamentöse Therapie unter Einsatz von Medikamenten wie Morphinen, Neuroleptika und Benzodiazepinen, begleitet von Ergo- und Physiotherapie. Die anschließende *Entwöhnungsbehandlung* umfasst je nach Ausrichtung der Institution psychodynamische oder verhaltenstherapeutische Psychotherapie, Angehörigengespräche, Soziotherapie. Dabei werden Gruppenverfahren bevorzugt, um das gegenseitige soziale Lernen zu fördern.

In Kliniken kann das Abhängigkeitsverhalten kontrolliert und durch die Kombination verschiedener Behandlungsansätze mit hoher Behandlungsintensität angegangen werden. Vorrangig sind die Entgiftung, die Kontrolle der Abstinenz, die Strukturierung des Alltags und die Regulierung der sozialen Situation der Betroffenen. Dabei sind verhaltenstherapeutische Prinzipien ebenso zu berücksichtigen wie psychodynamische und familienbezogene.

Ambulante Behandlung

Eine *primär ambulante Psychotherapie* kommt bei chronischen Sucht- und Abhängigkeitserkrankungen in aller Regel nicht in Betracht. Eine einmal etablierte Alkohol- oder Tablettensucht, ebenso ein nicht stoffgebundenes Abhängigkeitsverhalten, ist im Allgemeinen durch Konditionierungen dermaßen verfestigt, dass die Kranken den Belastungen einer solchen Behandlung nicht standhalten, solange die Abhängigkeit einen Ausweg aus Belastungen bietet. Fortgesetztes Abhängigkeitsverhalten und Rückfälle werden in ambulanten Behandlungen oft verheimlicht. Die Patienten führen dann eine Art Doppelleben zwischen Therapie und Alltag, das die Behandlung nutzlos macht. Andererseits kann der Verzicht auf das Abhängigkeitsverhalten oftmals erst das Ergebnis einer wirkungsvollen Aufarbeitung der dahinter stehenden Probleme sein.

Ist durch eine Suchttherapie allerdings eine Abstinenz erreicht und eine Behandlungsmotivation geschaffen, dann ist eine ambulante Folgebehandlung meistens unerlässlich, um die Stabilisierung auszubauen und zu festigen. Die Frage, ob dabei eine analytische oder eine verhaltenstherapeutische Behandlung günstiger ist, lässt sich nur durch Klärung der individuellen Voraussetzungen, Ressourcen und Probleme entscheiden. Dabei sind insbesondere die Chronizität der Störung, die Folgen im gesundheitlichen, familiären, sozialen und beruflichen Bereich und das strukturelle Entwicklungsniveau zu berücksichtigen. Aufgrund der zumeist chronischen zentralnervösen Veränderungen, die auch für nicht stoffgebundenes Abhängigkeitsverhalten angenommen werden müssen, bleibt auch bei optimaler Behandlung stets ein hohes Rückfallrisiko.

In leichteren Fällen, d. h. im Stadium des Missbrauchs, sind hingegen primär ambulante Behandlungen zu erwägen. Meistens handelt es sich dann um Patienten, die wegen anderer Störungen zur Behandlung kommen und bei denen das Abhängigkeitsverhalten nicht das zentrale Problem, sondern eine Folge einer psychogenen Störung ist und zur Entlastung eingesetzt wird. Hier richtet die Indikation sich nach der Grunderkrankung.

11.3 Selbstverletzendes Verhalten

Selbstverletzendes Verhalten ist eine absichtliche Selbstbeschädigung, bei der die Betroffenen sich offen oder heimlich verletzen oder auf andere Weise körperlich schädigen. Es kann bei einer Vielzahl von Störungen vorkommen, insbesondere bei Borderline-Patienten und als Traumafolge. Im psychotherapeutischen Alltag hat es eine zunehmende Bedeutung. Wegen der Dramatik der damit verbundenen Interaktionen sind diese Störungen außerordentlich eindrucksvoll.

Man kann zwischen offenem und heimlichem selbstverletzendem Verhalten unterscheiden.

11.3.1 Offen selbstverletzendes Verhalten

Offen selbstverletzendes Verhalten tritt am häufigsten als Symptom im Rahmen eines Borderline-Syndroms oder von posttraumatischen Störungen auf, wenn die Patienten unter inneren Druck geraten und die damit verbundenen Spannungen nicht bewältigen können. Zur Spannungsabfuhr verletzen sie sich selbst. Am häufigsten bringen sie sich Schnittwunden an den Unterarmen bei. Die verletzenden Handlungen sind bewusst, können aber nicht oder nur kurzfristig kontrolliert und unterdrückt werden. Die Betroffenen verheimlichen die Selbstverletzung nicht, im Gegenteil, oft tragen sie ihre Verwundungen offen zur Schau. Jedenfalls suchen sie meistens Hilfe und lassen sich angemessen behandeln.

Selbstverletzendes Verhalten ist meistens nicht mit suizidalen Absichten verbunden. Die Patienten berichten glaubhaft, dass sie sich nicht umbringen wollten, sondern nur Ruhe und Entspannung gesucht hätten und sich tatsächlich anschließend sicherer fühlen und sich wieder besser spüren. Damit scheinen solche Handlungen die Besetzung der Haut als Grenzorgan zu fördern. Auf diese Weise kann Verschmelzungs- und Selbstverlustängsten entgegengewirkt werden.

Die unbewusste Funktion der Selbstschädigung besteht darin, dass sie eine Grenzerfahrung im Sinne der Innen-Außen-Abgrenzung vermittelt, die Selbstkohäsion stützt und vor Verschmelzung oder Überwältigung schützt. Damit kann Regressionen entgegengewirkt werden.

Bei Traumapatienten kann die Selbstverletzung auch als Dissoziationsstop dienen und einen Schutz vor dem Wiederauftauchen von Traumaerinnerungen oder vor Dissoziationen darstellen. Durch die Verletzung wird die Aufmerksamkeit ganz auf den Verletzungsschmerz gerichtet und von anderen (traumaassoziierten) Wahrnehmungen abgelenkt.

Man beobachtet offene Selbstbeschädigungen auch im Rahmen analytischer Psychotherapien oder bei Klinikbehandlungen, wenn es zu stärkeren regressiven Prozessen kommt, durch die das Ich/Selbst gefährdet wird und unerträgliche Erinnerungen andrängen. So kann eine Trennung vom Psychotherapeuten ebenso auslösend für Selbstbeschädigungen wirken wie Konfrontationen durch Mitpatienten oder durch das Pflegepersonal auf einer Psychotherapiestation.

Diagnostische Zuordnung

Offen selbstverletzendes Verhalten ist kein eigenständiges Krankheitsbild, sondern ein

Symptom im Rahmen anderer Störungen, zumeist Borderline- oder posttraumatischer Störungen. Diesen wird es diagnostisch zugeordnet. Bei der Diagnose sollte man auch an schwere Depressionen und schizophrene Erkrankungen denken.

Behandlung

Selbstverletzendes Verhalten erfordert in der Borderline- und Traumabehandlung besondere Aufmerksamkeit. Im Zentrum der *psychodynamischen Verfahren* stehen die Erhellung der auslösenden Gefühle und ein einfühlender, bestätigender Umgang mit den sichtbar werdenden Verletzungen, Bedrohtheits- und Verlassenheitsgefühlen. Das Ziel der analytischen Behandlung ist eine angemessenere Bewältigung der dahinter stehenden Spannungen. Dazu werden auch vorausplanend Verhaltensmuster erarbeitet, z. B. wie der Patient sich im Falle überwältigender Selbstbeschädigungsimpulse verhalten und an wen er sich wenden kann, um ein Klima zu schaffen, in dem er sich gestützt fühlt und beginnen kann, seine innere Erlebniswelt zu betrachten.

Im Rahmen einer *Verhaltenstherapie* können neben solchen Strategien auch Belohnungs- und Bestärkungstechniken für günstiges Bewältigungsverhalten eingesetzt werden. Kritisch kann es sich allerdings auswirken, wenn der Fortgang der Behandlung an die Bedingung geknüpft wird, dass die Selbstverletzung beherrscht bzw. unterdrückt werden kann.

11.3.2 Artifizielle Störungen (Heimliche Selbstbeschädigung)

Artifizielle Störungen (artifiziell ~ künstlich erzeugt) sind durch absichtliches, *heimliches* selbstbeschädigendes Verhalten[299] gekennzeichnet. Es handelt sich um eine schwerwiegende psychische Störung mit körperlichen Folgen (Verletzungen usw.).

Bei der klassischen Form, die als *Münchhausen-Syndrom* bezeichnet wird, werden Ärzte und medizinisches Personal absichtlich durch die Vortäuschung von Erkrankungen in die Irre geführt. Charakteristisch ist eine große Bereitschaft zu invasiven medizinischen Untersuchungen und Krankenhausaufenthalten, wobei der wahre Grund, nämlich die Selbstbeschädigung, geheim gehalten wird.

Wenn Krankheiten vorgetäuscht werden, um einen Vorteil zu erreichen, z. B. im Rahmen einer Begutachtung, handelt es sich um *Simulation*.

ICD-10: F68.1 Artifizielle Störung (absichtliches Erzeugen oder Vortäuschen von Symptomen). Synonyme: selbstbeschädigendes Verhalten, vorgetäuschte Störungen (facticious disorders)

Artifizielle Störungen sind relativ neue Erkrankungen. Nach sporadischen Einzelberichten wurden sie erst um 1950 von Asher systematisch untersucht. Sie sind nicht sehr häufig.

Bei Jugendlichen und jungen Erwachsenen mit Adoleszentenkrisen treten bisweilen

299 Eckhardt (1989), Plassmann (1993), Sachsse (1993)

passagere, leichtere autoaggressive Störungen im Sinne von reaktiven Störungen auf. Häufiger handelt es sich aber, zumindest bei den anhaltenden, zur Chronifizierung neigenden Verläufen, um Patienten mit Borderline-Strukturen und posttraumatischen Persönlichkeiten, für die dissoziative Zustände und eine gestörte Impulskontrolle geradezu typisch sind.

Heimliche Selbstbeschädigung

Die häufigste Form der artifiziellen Störungen ist selbstbeschädigendes Verhalten und Vortäuschung von Erkrankungen, die dazu beitragen, dass die Patienten ausführlich untersucht und behandelt werden, wobei sie sich die Symptome selbst zufügen oder medizinische Behandlungen stören und ihren Erfolg unterbinden. Dabei werden z. B. die Haut geschädigt, heimlich Medikamente eingenommen oder Wundheilungen durch künstlich beigebrachte Infektionen erschwert (▼ Übersicht).

Besonders häufiges heimliches selbstbeschädigendes Verhalten

- **Manipulationen an der Haut**
  Kratzen, Hautritzen, Zufügen oberflächlicher Schnittwunden, Verbrennungen, Verbrühungen, Störung von Wundheilungen durch Manipulationen, Injektionen von Substanzen unter die Haut mit Abszessbildungen
- **Einnahme oder Injektion von symptombildenden Substanzen**
  z. B. Allergene bei bekannter Allergie, herzrhythmusstörende und gerinnungshemmende Medikamente
- **Vortäuschung von Schmerzen**
  insbesondere Bauchschmerzen
- **Fieber**
  durch Manipulation des Thermometers oder Medikamente

Solche Störungen können in allen medizinischen Fachgebieten vorkommen. Bisweilen wird die medizinische Vorgeschichte gefälscht. Durch gleichzeitig bestehende, tatsächliche Erkrankungen kann die Situation völlig undurchschaubar werden. Nicht selten werden invasive diagnostische Maßnahmen und sogar Operationen in Kauf genommen.

Auffällig ist eine gewisse Gleichgültigkeit vieler Patienten gegenüber dem Krankheitsverlauf und den Befunden. Vieles spricht dafür, dass die Patienten sich bei der Selbstbeschädigung in einem *dissoziativen Zustand* befinden, den sie anschließend nicht mehr nachvollziehen können. Es entwickeln sich emotional äußerst belastende, verstrickte therapeutische Beziehungen. Sie sind durch Verzweiflung, Selbstzweifel, Verheimlichen, Lügen und daraus entstehende Vorwürfe und Misstrauen und letztlich Entwertungen und Behandlungsabbrüche gekennzeichnet. Ebenso schwierig sind die Beziehungen zum Pflegepersonal bei Behandlungen in Kliniken.

Artifizielle Störungen kommen bei Frauen deutlich häufiger vor als bei Männern. Oft sind Angehörige der medizinischen Berufe betroffen (z. B. Krankenschwestern).

Münchhausen-Syndrom[300]

Das Münchhausen-Syndrom ist die klassische, nicht sehr häufige Sonderform der artifiziellen Störungen (▼ Übersicht). Es ist durch die Trias Täuschung, Doktorshopping und Pseudologie gekennzeichnet. Daneben kommt im längeren Verlauf eine Tendenz zur sozialen Desintegration mit Verwahrlosung, Drogenmissbrauch und Delinquenz zum Tragen. Eine besondere Variante stellt das Syndrom *Münchhausen by proxy* dar. Dabei wird eine andere Person, z. B. ein eigenes

300 Asher (1951), Eckhardt (1989)

Kind oder ein zur Pflege Anvertrauter manipuliert, indem z. B. heimlich Medikamente verabreicht werden, die zu Funktionsstörungen führen und Krankheitszustände vortäuschen.

Merkmale des Münchhausen-Syndroms

- **Vortäuschung von Krankheitssymptomen**
  Vortäuschung wie bei anderen artifiziellen Störungen, häufig in besonders bizarrer Form
- **Doktorshopping**
  Ein spezifisches Krankheitsverhalten, das darin besteht, dass die Ärzte und das medizinische Personal durch die Irreführungen in intensive Beziehungen mit einem großen emotionalen Engagement verstrickt werden. Kurz bevor die Täuschung aufgedeckt wird oder wenn sie entdeckt und die Kranken mit der Realität konfrontiert werden, entlassen die Betroffenen sich selbst, meist gegen ärztlichen Rat, um sich unmittelbar andernorts in Behandlung zu begeben. Die Krankengeschichte ist daher von einer Folge von Selbstentlassungen und ungeklärten Behandlungsverläufen gekennzeichnet, die allerdings oft verheimlicht werden.
- **Pseudologie**
  Die Kranken erfinden Lügengeschichten über sich, ihr Leben und ihre Erkrankung, an die sie selbst glauben. Wenn sie nicht mehr aufrechterhalten werden können, kommt es zum Abbruch der Beziehung.

Disposition und Psychodynamik

Bezüglich der Persönlichkeit bei artifiziellen Störungen besteht ein breites Spektrum, wobei narzisstische Borderline-Persönlichkeiten und posttraumatische Persönlichkeiten überwiegen. In der Lebensgeschichte findet man eine Häufung realer Traumatisierungen wie schwere Krankheiten und Alkoholismus in der Familie oder Vernachlässigung und Heimaufenthalte. Besonders häufig sind aggressiver und sexueller Missbrauch.

Psychodynamisch besteht eine masochistische Verarbeitung destruktiver Impulse, Affekte und Phantasien, die sich in einer Art von Dissoziation gegen das eigene Selbst richten. Symptomauslösend sind Spannungen und Konflikte im Zusammenhang mit Verlusterlebnissen und Trennungen, Misserfolgen, Kränkungen und Enttäuschungen. Diese werden wie die Wiederholung einer traumatisierenden Kindheitserfahrung erlebt. Das zentrale Motiv für Wut und Aggression ist dabei das Gefühl, hilflos zu sein, und die damit drohende Desintegration.

Bei traumatisierten Patienten spielt die Inszenierung der Selbstbestimmung in der Handlung der Vortäuschung eine bedeutende Rolle. Statt sich passiv ausgeliefert zu sehen, induzieren die Betroffenen durch die Vortäuschung und ggf. den nachfolgenden Beziehungsabbruch, dass sie, selbst in einem so mächtigen System wie der Medizin, Herr des Geschehens sind. Zugleich machen sie sich dabei zu Opfern von diagnostischen und therapeutischen Eingriffen, in denen sie missbräuchliche Übergriffe in der Position des Opfers wiederholen.

Verlauf

Im Verlauf werden die Manipulationen zunehmend dranghaft und lassen sich willensmäßig schließlich nicht mehr kontrollieren. Da sie in einem dissoziativen Zustand durchgeführt werden, sind die Betroffenen in einer bestimmten Weise selbst davon überzeugt, die vorgetäuschten Krankheiten zu haben bzw. die Manipulation nicht verursacht zu haben. Wenn diese aufgedeckt wird, entstehen kritische Situationen: Die Manipulation wird vehement bestritten, u. U. wird mit Suizid gedroht.

Krankheitsbilder

Diagnostik

Artifizielle Störungen bereiten wegen der Verheimlichung und Täuschung diagnostische Schwierigkeiten. Bei rätselhaften Krankheitszuständen sollte man artifizielle Störungen in Betracht ziehen, insbesondere wenn das oben ausgeführte Krankheitsverhalten erkennbar ist. Manchmal wird das selbstschädigende Verhalten zufällig entdeckt, manchmal findet man Instrumente, die dabei benutzt werden.

In der Vorgeschichte fällt auf, dass die Symptome entweder schon mehrfach und ohne nachhaltigen Erfolg intensiv untersucht und behandelt wurden oder dass schon vorher Behandlungen wegen eines sehr unklaren Krankheitszustandes stattgefunden haben oder gegen ärztlichen Rat abgebrochen wurden. Auffällig ist die große Bereitschaft, sich invasiven Untersuchungen zu unterziehen, ggf. auch eine Häufung vorangegangener Eingriffe (Narben!). Auffällig ist in diesem Zusammenhang auch eine manchmal aggressiv fordernde Haltung der Kranken. Wegweisend kann die genaue Beachtung der Lokalisation von Symptomen sein, z. B. treten induzierte Abszesse nur in Körperregionen auf, die mit der Hand erreichbar sind.

Differenzialdiagnostisch muss man die Störung unterscheiden

- von der *Simulation*, die einen bewussten Vorteil verschafft und jederzeit willentlich beendet werden kann,
- vom *offen selbstschädigenden Verhalten* (s. oben),
- von wahnbedingten Selbstbeschädigungen bei *schizophrenen Psychosen*.

Behandlungsprobleme

Vorrangig für alle weiteren Schritte ist das Bemühen um eine einigermaßen tragfähige Beziehungsgestaltung. Diese ist wegen der Täuschungen und Heimlichkeiten äußerst schwierig herzustellen und brüchig. Entscheidend ist es, die Dialektik zu verstehen, die darin liegt, dass die Patienten über ihr Verhalten Zuwendung und Hilfe suchen und sich zugleich entziehen, ihren Selbsthass zur Schau stellen und ihn zugleich verbergen. Die besten Chancen eröffnen sich, wenn die Spannung zwischen diesen Polen ausgehalten werden kann und nicht eine Klärung erzwungen wird.

Diese Spannung zu ertragen, wird durch die Aufgabenteilung zwischen Psychotherapeut und Mediziner gefördert. Der Psychotherapeut kann sich dann unbefangener um »das Seelische« kümmern. Das kann es erleichtern, irgendwann von den Patienten ins Vertrauen gezogen zu werden. Er muss sich aber der Spaltung bewusst bleiben, die mit dieser Aufgabenteilung verbunden ist, um die Vortäuschungen nicht zu verleugnen.

Oft ist das Eingeständnis von Heimlichkeit und Täuschung dermaßen beschämend, dass eine psychotherapeutische Behandlung erst gar nicht zustande kommt oder daran zerbricht. Deshalb nützt es nichts, die Patienten unvorbereitet zu konfrontieren. Damit würde man eine plötzliche Destabilisierung, einen Beziehungsabbruch und Suizidalität provozieren. Man tut besser daran, das Thema von sich aus nicht aktiv anzugehen und abzuwarten, bis die Patienten sich offenbaren.

Behandlung

Die eigentliche Behandlung gestaltet sich schwierig. Sie erfordert zur Behandlungseinleitung oft den stationären Rahmen einer Psychotherapieklinik. Für die psychoanalytische Behandlung gelten die Kriterien der Borderline- und Traumafolge-Behandlung (Kap. 7.5.4 und 8.4.2). Wichtig ist dabei der stützende und verstehende Umgang mit der Schamproblematik. Der verhaltenstherapeutische Ansatz betont die vorsichtige Konfrontationsarbeit. Medikamentös kann eine antidepressive oder niederdosierte neuroleptische Medikation entlastend wirken.

11.4 Störungen der Sexualität

Die **Sexualität**[301] ist ein zentraler Bereich des Lebens. Sie umfasst ein breites Spektrum von Erlebnis- und Verhaltensweisen, die biologisch determiniert und durch Erziehung, Erfahrungen, kulturelle Werte und soziale Normen geprägt sind. Je nach Alter, Geschlecht, Lebensgeschichte, soziokulturellem Hintergrund und aktueller Lebenssituation kann sie unterschiedliche Erscheinungsformen annehmen.

Was im Bereich der Sexualität »normal« ist und was »abweichend«, wird durch Konventionen festgelegt. Beeinträchtigungen des sexuellen Erlebens und Verhaltens, die für die Betroffenen mit Leidensdruck verbunden sind, sie selbst oder andere schädigen oder die soziale Integration gefährden, sind aus psychotherapeutischer Sicht *behandlungsbedürftig*. Sie werden hier als **Störungen der Sexualität** beschrieben. Sie umfassen Störungen der Geschlechtsidentität, Störungen der Sexualpräferenz und Störungen in Verbindung mit der sexuellen Entwicklung und Orientierung. In einem weiteren Sinne kann man auch psychogene Sexualstörungen (Kap. 10.5) dazu zählen.

Störungen der Sexualität nach ICD-10

- F52 Sexuelle Funktionsstörungen (Kap. 10.5)
- **F64 Störungen der Geschlechtsidentität**
  - F64.0 Transsexualismus
  - F64.1 Transvestitismus unter Beibehaltung beider Geschlechtsrollen
- **F65 Verhaltensauffälligkeiten mit körperlichen Störungen und Faktoren**
  - F65.0 Fetischismus
  - F65.1 Fetischistischer Transvestitismus
  - F65.2 Exhibitionismus
  - F65.3 Voyeurismus
  - F65.4 Pädophilie
  - F65.5 Sadomasochismus
- **F66 Psychische und Verhaltensstörungen in Verbindung mit der sexuellen Entwicklung und Orientierung**
  - F66.0 Sexuelle Reifungskrise
  - F66.1 Ichdystone Sexualorientierung
  - F66.2 Sexuelle Beziehungskrise

11.4.1 Homosexualität und psychische Störungen[302]

Homosexualität bezeichnet die auf das gleiche Geschlecht ausgerichtete Sexualität, Erotik und Lebensweise. Sie gilt nicht als Krankheit, sondern als eine der Spielarten des Sexuellen. Allerdings können aus der psychosozialen Position von Homosexuellen als Minderheit Spannungen und Konflikte entstehen, die zu reaktiven Störungen oder zu Identitätskrisen führen können.

Normale Homosexualität

Homosexualität umfasst einen Komplex von Erlebnis- und Verhaltensweisen, die auf das

301 Zur Entwicklung der Sexualität vgl. Kap. 2.1 und 2.2. Zu Problemen des sexuellen Erlebens siehe »Über Sexualität« im Kap. 10.4.

302 Vgl. auch »Entwicklung der Geschlechtsidentität«, Kap. 2.2.2

Krankheitsbilder

gleiche Geschlecht ausgerichtet sind. Sie betreffen gleichgeschlechtliche Liebe, Erotik und Sexualität sowie Lebensformen in gleichgeschlechtlichen Partnerschaften und Bezugsgruppen. Sie beruht darauf, dass sinnliches Verlangen, erotisches Begehren und sexuelle Befriedigung bevorzugt oder ausschließlich in Beziehung zum gleichen Geschlecht erlebt wird. Die homosexuelle Geschlechtsidentität wird populär für Männer als schwul, für Frauen als lesbisch bezeichnet.

Bis Anfang der 1970er Jahre galten homosexuelle Menschen als »sexuell orientierungsgestört«. Sie wurden (und werden in vielen Ländern noch immer) verfolgt und bestraft. Heute wird Homosexualität im westlichen Kulturkreis als eine Spielform des Sexuellen gesellschaftlich zunehmend akzeptiert und nicht mehr als Krankheit betrachtet, sofern eine homosexuelle Geschlechtsidentität[303] besteht. Man spricht in diesem Sinne auch von *Neigungshomosexualität*. Drei bis fünf Prozent der Erwachsenen haben eine homosexuelle Sexualpräferenz.[304]

Neigungshomosexualität beruht auf spezifischen Verhaltensmustern und Auslöseschemata für sinnliche und sexuelle Attraktion und Befriedigungsmöglichkeiten. Sie machen die homosexuelle Kernidentität aus, welche die Basis für die weitere homosexuelle Entwicklung (Kap. 2.2.2) darstellt. Sie sind wahrscheinlich als Protoeigenschaften konstitutionell mitgebracht und werden in Beziehungen aktiviert. Die neurobiologische Basis dafür und die Ursachen für die Divergenz gegenüber der Heterosexualität sind bis heute nicht bekannt.

303 Friedman (1986), Isay (1989)
304 Kinsey (1948, 1953)

Homosexualität als Krankheitsrisiko

Prägend für die homosexuelle Entwicklung ist ein Spannungsfeld zwischen der sexuellen Identität, die im Laufe der Entwicklung immer bewusster wird, und den Rollenerwartungen, die an die Betroffenen herangetragen werden.[305] Das homosexuell konstituierte Kind kann im Allgemeinen keine Spiegelerfahrungen machen, die es in seiner noch latenten Sexualität kontingent bestätigen.

Dadurch können eine Entfremdung gegenüber sich selbst und eine narzisstische Vulnerabilität entstehen. Auch die Lösung des homosexuellen Ödipuskomplexes, der durch das Kernmotiv der Liebe des Jungen zum Vater bzw. des Mädchens zur Mutter geprägt ist, wird durch die familiären Erwartungen und sozialen Normen erschwert. Daraus kann eine Unsicherheit in der Geschlechtsrollen- und Objektwahlidentität entstehen, die insbesondere die eigene Homosexualität konflikthaft erscheinen lässt.

Auf diese Weise kann Homosexualität zum *Krankheitsrisiko* werden und zu psychischen Störungen disponieren. Die narzisstische Vulnerabilität kann sich zu einer narzisstischen Pathologie weiterentwickeln und zur Grundlage für spätere narzisstische Persönlichkeitsstörungen und Störungen auf mittlerem Strukturniveau werden.

Homosexuelle Krisen

ICD-10: F66 Psychische und Verhaltensstörungen in Verbindung mit sexueller Entwicklung und Orientierung

Am Beginn einer offen homosexuellen Lebensweise, des »Coming Out«, steht oft die Unsicherheit über die sexuelle Orientie-

305 Ermann (2009)

rung, verbunden mit der Angst vor den familiären und sozialen Konsequenzen eines homosexuellen Lebens. Diese sexuellen Reifungskrisen werden im Allgemeinen mit Hilfe von Beratung, Selbsthilfegruppen oder durch das Eingehen einer Partnerschaft überwunden.

Bisweilen kommt es im Zusammenhang mit dem homosexuellen Coming Out zum Aufbrechen von Konflikten um die sexuelle Identität. Die Betroffenen leiden unter ihrer Homosexualität und fürchten die Folgen. Sie bekämpfen sie und suchen sogar eine Behandlung, die sie von der Homosexualität befreien soll.

Auch in anderen Schwellensituationen des Lebens können situative Konflikte um die homosexuelle Orientierung manifest werden. Als Folge können Krisen, Beziehungsstörungen und reaktive Störungen mit Depressionen, Entfremdungserlebnissen und gelegentlich auch mit Suizidalität entstehen.

Homosexualität als Konfliktabwehr

Die Geschlechtsorientierung umfasst bei allen Menschen ein Spektrum von Möglichkeiten, das beim Einzelnen unterschiedlich breit angelegt ist. Homosexuelles Verhalten kann daher auch bei überwiegend heterosexueller Geschlechtsidentität vorkommen. Es wird dann aber nicht fixiert sein und womöglich mit einem weniger tiefen Verlangen und weniger intensiver Befriedigung verbunden sein.

Auf diese Weise kann homosexuelles Erleben und Verhalten bei überwiegend heterosexuellen Menschen auch zur Konfliktabwehr eingesetzt werden. Diese *Konflikthomosexualität* entsteht aus Konflikten um Bindung, Hingabe oder Sexualität im heterosexuellen Bereich. Sie bewirken, dass die Betroffenen im homosexuellen Verhalten Anlehnung an das eigene Geschlecht suchen, um Defizite ihres sexuellen Identitätsgefühls aufzufüllen.

11.4.2 Paraphilie (Störungen der Sexualpräferenz)

Abweichungen der Sexualpräferenz sind sexuelle Erlebnis- und Verhaltensweisen, bei denen sexuelle Erregung und Befriedigung fast ausschließlich oder sogar nur durch unübliche Handlungen erreicht werden können. Das sind z. B. Demütigungen oder auf Fetische gerichtete Handlungen. Wenn diese Neigungen Leidensdruck erzeugen oder andere gefährden, handelt es sich um *Störungen*, die einer Behandlung bedürfen. Man spricht dann von **Paraphilie**. Sonst spricht man von *Vorlieben*.

ICD-10: F65 Störungen der Sexualpräferenz. Synonyme: Paraphilie, sexuelle Deviation, sexuelle Verhaltensstörungen. Der früher gebrauchte Begriff »Perversion« wird in der Psychoanalyse als psychodynamischer Begriff nach wie vor verwendet. Daneben gibt es chromosomal begründete angeborene Sexualstörungen, die hier nicht behandelt werden. Störungen der Geschlechtsidentität werden im Anhang am Ende dieses Abschnitts kurz erwähnt.

Wesen und Formen der Paraphilie

Perverse Phantasien und Handlungen sind in mehr oder weniger starkem Maße Teil der normalen Sexualität und steigern bei vielen Menschen die Erregung, die sich schließlich im genitalen Akt entlädt. Man sagt Männern einen stärkeren Hang zu Paraphilien nach als Frauen.

Das Wesen der Paraphilie als Verhaltensstörung liegt darin, dass die Betroffenen sich hauptsächlich von Objekten oder Handlungen sexuell erregt fühlen, die üblicherweise in der Sexualität eine beigeordnete Rolle spielen. Von einer *Perversion* spricht man in der Psychoanalyse, wenn die Betroffenen darauf angewiesen sind, dass das Objekt der Perversion vorhanden ist, oder wenn die perverse Handlung erforderlich ist, um eine sexuelle Befriedigung zu erlangen.

Neuerdings wird der Begriff sogar noch weiter eingeschränkt und als pervers nur noch eine sexuelle Beziehung bezeichnet, bei der einem anderen eine sexuelle Handlung aufgezwungen wird. Andere Formen werden dagegen als Vorlieben bezeichnet und als kreative Ausdrucksform des Sexuellen betrachtet. Dafür gibt es auch den Begriff *Neosexualität*.[306]

Betroffen sind überwiegend Männer. Ein primäres Krankheitsgefühl fehlt im Allgemeinen. Paraphilien sind für die Betroffenen nach Abklingen der Erregung oft aber beschämend oder verursachen Schuldgefühle und werden deshalb verborgen. Bei nichtperversen sexuellen Akten bestehen bei den Betroffenen meistens funktionelle Sexualstörungen, zumeist in Form von Lustlosigkeit und Impotenz. Leidensdruck, ggf. auch reaktive Ängste und Depressionen, entstehen durch negative Folgen einer Paraphilie in der Partnerschaft, durch Ächtung in der Gesellschaft und ggf. durch Konflikte mit dem Gesetz.

Paraphilien

- **Fetischismus**
  Sexuelle Erregung durch leblose Objekte wie Wäsche oder Schuhe. Wenn Kleidung des anderen Geschlechts benutzt wird, um sich zu verkleiden, spricht man von *Transvestitismus*. Dieser wird als Paraphilie bezeichnet, wenn das Verkleiden der sexuellen Erregung dient. Verkleidet sich jemand aber, um die Erfahrung zu machen, wie er sich in der Rolle des anderen Geschlechtes fühlt, wird dieses Verhalten der sexuellen Identitätsstörung zugeordnet.
- **Pädophilie**
  Sexuelles Verlangen nach Kindern des anderen oder des eigenen Geschlechts, welche die Pubertät noch nicht erreicht haben. Dabei werden meistens keine manifest sexuellen Handlungen ausgeführt, sondern die Aktivität begrenzt sich auf das Anschauen oder Streicheln. Von der Pädophilie ist der sexuelle Missbrauch von Kindern zu unterscheiden, bei dem es zu manifesten sexuellen Handlungen kommt.
- **Exhibitionismus und Voyeurismus**
  Exhibitionisten erregen sich, indem sie vor zumeist überraschten Unbeteiligten ihr Glied herzeigen. Es handelt sich also in der Regel um männliches Verhalten. *Voyeure* erreichen sexuelle Erregung, indem sie heimlich beobachten, wie andere sich entblößen oder nackt sind, oder indem sie Zärtlichkeit und Sexualität zwischen anderen beobachten. In beiden Fällen wird durch gleichzeitige oder anschließende Masturbation ein Orgasmus erreicht.
- **Sexueller Sadismus und Masochismus**
  Sexuelle Erregung wird durch Zufügen oder Erleiden von Schmerzen, Demütigungen und Erniedrigungen erlangt. Dabei besteht ein gegenseitiges Einverständnis, wobei die Handlungen aber nicht gespielt, sondern real sind. Der sadistische und der masochistische Part können in sadomasochistischen Beziehungen ausgetauscht werden.

---

306 McDougall (1995)

Paraphilien treten in verschiedenen Formen in Erscheinung (▲Übersicht).[307] Sie haben eine Tendenz zur Steigerung der Häufigkeit der perversen Handlung bei gleichzeitig abnehmender Befriedigung. Die Handlungen erscheinen zunehmend stereotyp und ritualisiert, wobei die eigenen Bedürfnisse ganz in den Vordergrund gerückt werden, während die des Partners zurücktreten. Dadurch kann es zur Verflachung des gemeinsamen sexuellen Erlebens kommen.

Persönlichkeiten

Paraphilien kommen auf allen strukturellen Entwicklungsniveaus vor. Die »Reife« der Persönlichkeit geht parallel zur Integration der Paraphilie in die Sexualität und zur Reife und Integration der Objektbeziehungen, in die diese eingebettet ist.

Es besteht ein Kontinuum von perversen Phantasien und Handlungen, welche die genitale Sexualität begleiten, bis hin zu »verselbstständigten« Paraphilien, die den genitalen Akt völlig ersetzen. Parallel dazu besteht ein Spektrum von integrierten, reifen Objektbeziehungen einerseits und sexualisierten Teilobjektbeziehungen andererseits.[308]

- Auf der einen Seite des Spektrums steht die Paraphilie *auf höherem Strukturniveau.* Sie ist eine Abwehr sexueller Triebbedürfnisse, die konflikthaft erlebt und deshalb durch Regression verändert werden: Hier steht z. B. Schlagen und Geschlagenwerden für den aktiven und passiven Modus genitaler Befriedigung. Die Paraphilie ist in Beziehungen integriert, sie erscheint nicht übermächtig, lässt auch anderen Formen der Sexualität Raum. Diese Form der Paraphilie ist gewissermaßen eine *verdeckte Form der Genitalität.*
- Auf der anderen Seite stehen »verselbstständigte« perverse Akte *bei niederstrukturierter Entwicklungspathologie.* Sie dienen dem Ziel, die Integration des Ich und die Kohärenz des Selbst zu sichern. Dazu werden prägenitale Objektbeziehungen sexualisiert (Kap. 4.2). Diese Form der Paraphilie ist eine *verdeckte Form des Sicherheitsbedürfnisses.* Die Paraphilie, d. h. der perverse Akt oder das dabei verwendete Objekt, stellt eine Plombe[309] dar, die einen Defekt im Selbst auffüllt.
- Dazwischen stehen Paraphilien *auf mittlerem Strukturniveau.* Sie dienen vor allem der *Regulierung des Selbstwertgefühls* und vermitteln im Akt eine Illusion von Bewunderung und Größe, welche die Funktion hat, Selbstzweifeln entgegenzuwirken und sie aufzulösen.

Paraphilien wurden lange ausschließlich als eine Fixierung oder ein regressiver, abwehrbedingter Rückgriff auf frühe Stufen der Triebentwicklung verstanden.[310] Der reife Sexualtrieb und sein Objekt würden durch prägenitale Partialtriebe ersetzt. Diese Anschauung hat für die höherstrukturierten Paraphilien Gültigkeit behalten. Für jene auf niederem Strukturniveau steht heute allerdings ganz die Betrachtung im Vordergrund, dass im perversen Akt frühe unbewusste Objektbeziehungen in Szene gesetzt werden, um eine fragile Ichintegration aufrechtzuerhalten.

Psychodynamik der Paraphilien auf niederem Strukturniveau

Viele perverse Verhaltensweisen lassen sich als Versuch verstehen, durch eine Sexualisie-

307 Berner (2011)
308 Kernberg (1985)
309 Morgenthaler (1984)
310 Freud (1905)

Krankheitsbilder

rung einer zumeist sadistischen frühen Objektbeziehung[311] die Kontrolle über den Anderen auszuüben und sich auf diese Weise Sicherheit durch Anwesenheit des Anderen zu verschaffen. Durch die Sexualisierung wird eine enge Verbindung mit dem Partner angestrebt, indem sie in geheimnisvolle, lustvolle, höchst intime Praktiken eingebettet wird. So wird z. B. im Arrangement von Herrschen und Beherrschtwerden die Intensität des Wunsches nach einer innigen, ausschließenden Beziehung deutlich, im Grunde nach Verschmelzung.

In der Paraphilie äußert sich die Sexualität zugleich auf eine Weise, die es dem Betroffenen erlaubt, selbst im sexuellen Akt noch sichere Grenzen aufrechtzuerhalten: Die Individualität des Anderen und die Abhängigkeit von ihm wird verleugnet, denn das Objekt der Perversion, z. B. der Fetisch, ist verfügbar, die perverse Handlung von der gelebten Beziehung unabhängig. Der Fetisch rückt zudem zwischen das Selbst und den Anderen. Beim Voyeurismus wird die Lust projektiv am beobachteten Paar befriedigt, während das Selbst in Sicherheit bleibt. Im Sadomasochismus werden Rollen gespielt, die dem Selbst fremd sind, als sei es gar nicht betroffen. Im Schmerzerleben, das im Allgemeinen ein Oberflächenerleben ist (schlagen, stechen usw.), und anderen auf die Haut bezogenen sexuellen Praktiken (z. B. bekoten) kommt die Grenzerfahrung hinzu. Sie sichert das Gefühl, zu existieren und in der Erregung lebendig zu sein.

Beim perversen Akt geht es bei der Entwicklungspathologie also nur vordergründig um sexuelle Befriedigung. Das eigentliche Ziel der Paraphilie ist hier die Sicherung der Anwesenheit des Anderen und die Sicherung der Ichintegration.[312]

311 Stoller (1979)
312 Khan (1979), Morgenthaler (1984)

Behandlung

Paraphilien erzeugen selten primär ein Krankheitsgefühl. Damit besteht im Allgemeinen auch keine Störung im psychiatrischen Sinne und keine Psychotherapieindikation. Für Behandlungen, die durch gerichtliche Auflagen erzwungen werden, ist die Basis recht schmal.

Zur gezielten Behandlung kommen am ehesten *verhaltenstherapeutische Maßnahmen* in Betracht. Sie setzen am Symptom an und nehmen z. B. durch Desensibilisierung, Selbstkontrolle und Stimuluskontrolle Einfluss auf das abweichende Verhalten. Dabei ist allerdings zu beachten, dass die Paraphilie eine Möglichkeit ist, ein labiles Ich oder bedrohtes Selbstgefühl zu sichern, sodass bei der Indikationsstellung insbesondere Gefahren wie Suizidalität und psychotische Dekompensationen berücksichtigt werden müssen.

Unser *psychoanalytisch* orientiertes Wissen über die Perversionen stammt aus relativ seltenen psychoanalytischen Langzeitbehandlungen von betroffenen Patienten. Anlass dazu gibt meistens aber nicht die Perversion, sondern die damit verbundene Persönlichkeitsstörung. Mit hochfrequenten, langzeitigen Behandlungen lässt sich in solchen Fällen eine Nachreifung der Objektbeziehungen erreichen, die auch neue Möglichkeiten der sexuellen Befriedigung eröffnen kann.

Anhang: Störungen der Geschlechtsidentität

ICD-10: F64 Störung der Geschlechtsidentität. Synonym: Gender Identity Disorder (GIS)

Nach der konventionellen Diagnostik und Klassifikation gehören hierher

- *Transvestitismus:* das Tragen der Kleidung des anderen Geschlechtes, um sich in der gegengeschlechtlichen Rolle zu

erleben, ohne dass das eigene Geschlecht abgelehnt wird,
- *Transsexualismus:* der Wunsch, dem anderen Geschlecht anzugehören, verbunden mit Fremdheit und Unbehagen in Bezug auf das eigene Geschlecht. Er kann mit dem Verlangen verbunden sein, eine chirurgische Geschlechtsumwandlung anzustreben.

Es ist umstritten, ob man Transsexualität als Krankheit einstufen kann. In Frankreich sieht man in der Bewertung der Transsexualität als psychische Störung eine Stigmatisierung, die zur Diskriminierung transsexueller Menschen beiträgt. Deshalb darf Transsexualität dort seit 2009 nicht mehr als Diagnose verwendet werden.

11.5 Suizidalität

Suizidalität bezeichnet ein Syndrom, das durch Selbstmordgedanken, -absichten und selbstschädigendes Verhalten mit Selbsttötungsabsicht gekennzeichnet ist. Es tritt im Rahmen akuter Krisensituationen und im Verlauf verschiedener psychischer Erkrankungen auf. In diesem Buch steht die Suizidalität bei reaktiven und neurotischen Störungen im Vordergrund.

Bei der Suizidalität unterscheidet man zwischen *Suizidversuch* und *Suizid* und grenzt davon die *Parasuizidalität* ab, die wie Suizidalität erscheint, aber durch andere als Selbsttötungsabsichten motiviert ist.

ICD-10: X60 Suizidversuch mit Schmerzmitteln, X61 Suizidversuch mit Psychopharmaka

Suizidalität (synonym: Suizidales Syndrom) kann in eine suizidale Handlung, den Selbstmordversuch, münden, bei dem die Betroffenen überleben. Suizid [lat.] ist vollendete Selbsttötung, also eine suizidale Handlung mit Todesfolge.

Während bei der Suizidalität eine ernsthafte Absicht besteht, sich selbst zu töten, beschreibt man unter dem Begriff der *Parasuizidalität*, des parasuizidalen Syndroms oder der parasuizidalen Handlung Phänomene, denen keine ernsthaft suizidale Absicht zugrunde liegt. Hier geht es stattdessen darum, Hilfe oder Aufmerksamkeit zu erlangen oder tiefste Verzweiflung, ein extremes Überforderungsgefühl oder ein Ruhebedürfnis zum Ausdruck zu bringen.

Bisweilen verwendet man den Begriff Parasuizidalität auch als Oberbegriff, um Handlungen und Zustände, die nicht zum Tode führen, von denen mit Todesfolge abzugrenzen.

11.5.1 Allgemeine Grundlagen[313]

Häufigkeit und Methoden

Jährlich werden in Deutschland mehr als 12.000 Suizide registriert. Das entspricht 20 Selbstmorden auf 100.000 Einwohner. Die Anzahl der Selbstmordversuche wird auf zehnmal häufiger geschätzt.[314]

313 Übersicht bei Gerisch (2012)
314 Reimer (1982)

Dazu einige Basisdaten:

- Suizidalität tritt bei Menschen aller Altersgruppen auf und ist bei Frauen etwa doppelt so häufig wie bei Männern. Der Altersgipfel liegt im Lebensabschnitt zwischen 15 und 25 Jahren.
- Suizidversuche und parasuizidale Handlungen kommen häufiger in jüngeren Altersgruppen vor, vollendete Suizide häufiger in älteren Altersgruppen.
- Durch Selbstmord versterben heute mehr Menschen als bei Verkehrsunfällen. Dabei steigt der Anteil vollendeter Selbsttötungen an der Gesamtzahl der Selbsttötungsversuche mit dem Alter deutlich an. Zugleich war die Zahl der Suizide in Deutschland in den letzten Jahrzehnten rückläufig (niedrigster Stand 2007: 9.500 Fälle). In den letzten Jahren nimmt sie wieder zu.
- Eine besonders gefährdete Berufsgruppe sind Ärzte.[315] Die Suizidrate bei Ärzten liegt zwei- bis dreimal höher als in der Gesamtbevölkerung. Unter den Ärzten haben die Psychiater das höchste Suizidrisiko aller medizinischen Fachrichtungen.

Man unterscheidet zwischen harten und weichen Suizidmethoden.

- *Harte Suizidmethoden* sind Erschießen, Erhängen, Selbsttötung durch Sturz aus großer Höhe. Sie kommen bei Männern häufiger vor als bei Frauen und haben meistens Todesfolge.
- *Weiche Suizidmethoden* sind vor allem Vergiftungen, insbesondere mit Medikamenten. Früher spielte die Vergiftung mit Hausgas eine bedeutende Rolle. Seit die Giftigkeit des Hausgases verringert wurde, ist die Vergiftung mit Autoabgasen an diese Stelle getreten. Weiche Suizidmethoden kommen bei Frauen und Jüngeren häufiger vor als bei Männern und Älteren.

Ätiologie und Disposition

Suizidalität ist ein multifaktorielles Geschehen, an dem psychische, kulturelle, soziale und soziologische, aber auch konstitutionell-erbliche Faktoren beteiligt sind (▼ Übersicht).

So wird suizidales Verhalten durch suggestive Momente, Identifizierungen und familiäre Haltungen gebahnt: Filme, Romane, Suizidhandlungen von Idolen und insbesondere von nahestehenden Menschen fördern Phantasien, sich als Ausweg aus schwierigen Situationen das Leben zu nehmen. In Familien, in denen Selbstmordhandlungen sich häufen, erscheint die Schwelle erniedrigt, sich selbst etwas anzutun. Ist die Schwelle zur suizidalen Handlung erst einmal überschritten, wächst das Risiko zur Wiederholung.

In der weit überwiegenden Zahl der Fälle ist Suizidalität Ausdruck einer psychischen Krise oder Störung. Sie tritt insbesondere in Entwicklungskrisen und Belastungssituationen, bei psychischen und sozialen Konflikten, in Situationen der Hilflosigkeit, der Hoffnungslosigkeit oder bei Kränkungen auf oder ist Folge einer neurotischen oder psychotischen Erkrankung.

Erscheinungsformen

Suizidversuche und parasuizidale Handlungen treten am häufigsten als Komplikation von depressiven neurotischen Störungen (Kap. 9.2) und narzisstischen Krisen auf (Kap. 8.3). An zweiter Stelle stehen Belastungsreaktionen (Kap. 6.1). Auslösend sind oft Trennungen, Verluste, Kränkungen und seelische Verletzungen sowie Störungen des basalen Sicherheitsgefühls. Sie bewirken eine Labilisierung des narzisstischen Gleichgewichtes und führen reaktiv zu Angst und

315 Reimer (1981)

Risikofaktoren für Suizidalität

- **Individuelle Risikofaktoren**[316]
  - Psychische Krankheiten, insbesondere Depressionen verschiedener Genese
  - Hohes Lebensalter mit Krankheit und Vereinsamung
  - Arbeitsplatzverlust und chronische Arbeitslosigkeit, insbesondere bei zusätzlichen wirtschaftlichen oder familiären bzw. partnerschaftlichen Problemen
  - Lebenskrisen, z. B. Adoleszentenkrisen, homosexuelles Coming out
  - Latent selbstgefährdende Verhaltensweisen, insbesondere Alkohol-, Medikamenten- und Drogenabusus
  - Vorausgegangene Suizidversuche
- **Soziokulturelle Risikofaktoren**
  - Es gibt eine familiäre Häufung, die durch familiäre Normen (niedere Tabuschranke für suizidale Handlungen), aber auch durch genetisch bedingte Häufung von psychischen Erkrankungen (Psychosen, manche Neurosen), die zur Suizidalität disponieren, bedingt ist.
  - Suizidalität wird durch Identifizierung mit suizidalen Protagonisten, z. B. mit idealisierten Mitpatienten oder Idolen, gefördert.
  - Suizidalität ist in wirtschaftlich schwierigen Zeiten höher als bei Wohlstand.
  - Im Krieg nimmt sie hingegen ab.
  - Großstädter sind häufiger suizidal als die Landbevölkerung.
  - Es gibt auch kulturelle, womöglich ethnisch begründete Häufungen von Suizidalität. So ist die Suizidrate in Ungarn seit vielen Jahrzehnten deutlich höher als die in Westeuropa.

Wut, die gegen die eigene Person gerichtet wird und als Autoaggression den psychodynamischen Kern der psychogenen Suizidalität ausmacht.

Vollendete Suizide sind häufig die Folge von Psychosen. Über ein Drittel der Personen, die sich selbst töten, leiden an endogener Depression oder Schizophrenie. Ähnlich groß ist die Gruppe der Suizidenten, bei denen eine neurotische Störung bzw. Persönlichkeitsstörung zugrunde liegt. Die übrigen verüben Selbstmord im Zusammenhang mit Belastungsreaktionen oder mit depressiven Reaktionen im Alter.

Bilanzselbstmorde sind vollendete Suizide im Sinne einer rationalen Überlegung. Sie sind außerordentlich selten. Ausweglose Situationen, die durch Suizid gelöst werden, sind z. B. die Bedrohung durch Folter und Gewalt, durch Kriegsereignisse, wirtschaftlichen Bankrott oder unheilbare Krankheiten. Bilanzselbstmorde werden meistens in aller Heimlichkeit vorbereitet und sind für die Umgebung völlig überraschend.

11.5.2 Suizidalität bei psychogenen Störungen

Psychodynamik

Das suizidale Verhalten beginnt bei Patienten mit psychogenen Störungen im Allgemeinen nach einer spezifischen Auslösesituation. Dabei handelt es sich bei der überwiegenden Mehrheit um den Verlust wichtiger Menschen oder um schwerwiegende Kränkun-

316 Wilkens (1970)

Krankheitsbilder

gen. Aus Verzweiflung, Hoffnungslosigkeit, Hilflosigkeit und Angst entstehen suizidale Krisen, in denen Wut und Aggression erweckt werden. Sie wenden sich gegen die eigene Person und werden in der Suizidhandlung abreagiert. Dabei sind der Selbsthass und die Autoaggression, die in der Suizidhandlung zum Ausdruck kommen, eine Umkehrung von Hass auf andere[317] oder von Hass von anderen gegen die Betroffenen[318].

Die Suizidalität ist eine masochistische Verarbeitung von Schuldgefühlen, die aus diesem Hass entstehen. Sie stellt eine Inszenierung unbewusster Beziehungsphantasien dar, die durch das auslösende Ereignis belebt und nun in Handlungen umgesetzt werden (▼Übersicht).

Psychodynamische Typen von Suizidalität[319]

- **Fusionäre Suizidalität**
  Charakterisiert durch den unbewussten Wunsch nach einer Beziehung, in der Selbst und Objekt miteinander verschmelzen. Diese Regression enthält unbewusste Phantasien von Flucht aus der erschreckenden Gegenwart, Aufgehen im Universum, Neubeginn und Wiedergeburt.[320]
- **Antifusionäre Suizidalität**
  Geprägt von dem unbewussten Bedürfnis, über sich selbst zu bestimmen und sich zu vergewissern, ein eigenständiger, von (bedrohlichen, enttäuschenden, kränkenden) anderen getrennter Mensch zu sein und sich vor Verschmelzungsphantasien zu schützen.
- **Manipulative Suizidalität**
  Im Allgemeinen soll eine Trennung oder ein Verlust verhindert oder rückgängig gemacht oder eine Kränkung gesühnt werden. Damit versuchen die Betroffenen sich Sicherheit zu schaffen. Hier handelt es sich um Versuche, der Verlassenheits- und Verlustangst entgegenzuwirken.
- **Resignative Suizidalität**
  Sie enthält die Phantasie, aufgegeben und es nicht wert zu sein, in einer Beziehung zu anderen aufgehoben zu sein. Unbewusst fühlen die Betroffenen sich überflüssig und verlassen, ohne jede Möglichkeit, den anderen zu erreichen.
- **Schuldgefühlsbedingte Suizidalität**
  Sie hat die Funktion einer Flucht vor dem Gewissen oder auch vor unbewusster Selbstbestrafung.

---

317 Freud formulierte: »Kein Neurotiker verspürt Selbstmordabsichten, der solche nicht von einem Mordimpuls gegen andere auf sich zurückwendet« (1916, S. 438).
318 Federn stellte fest: »Niemand will sich selbst töten, den nicht ein anderer tot wünscht« (1928/29, S. 388).
319 Kind (1992)
320 Henseler u. Reimer (1981, S. 119)

Stadien der Suizidalität (Verlauf)

Bei psychogenen Störungen kündigt sich suizidales Verhalten, zumindest im Erleben des Betroffenen, im Allgemeinen vorher an. Meistens sprechen sie auch davon. Nur ganz selten tritt eine suizidale Handlung bei psychogenen Störungen wie aus heiterem Himmel auf. Im Allgemeinen entwickelt sich die Suizidalität in einem phasenhaften Verlauf.[321]

- *Erwägungsstadium:* Am Anfang eines suizidalen Syndroms steht die Belastungs- oder Auslösesituation, in der die Betroffenen sich in einer ausweglosen Situation erleben und beginnen, in noch allgemeiner oder flüchtiger Form an Suizid zu denken.
- *Ambivalentes Stadium*: Im weiteren Verlauf verdichtet sich das Gefühl der Ausweglosigkeit und der Kampf zwischen Lebenswillen und Todeswunsch. Jetzt wird die Möglichkeit einer Suizidhandlung offen oder durch Andeutungen zum Ausdruck gebracht. Solche Suizidankündigungen sollten nicht verharmlost werden.
- *Präsuizidales Syndrom*[322] (▼Übersicht): Die Ambivalenz geht unter dem inneren Druck in ein charakteristisches Stadium über, in dem konkrete Überlegungen zur Durchführung angestellt werden. In diesem Stadium wird die gehemmte Aggression als spürbare Spannung erkennbar. Sie vermittelt sich in der Gegenübertragung als Angst, kann im Gegenüber aber auch Wut erzeugen. Darin äußert sich die Dynamik der projektiven Identifizierung. Sie lässt den Untersucher die Angst und Wut der Betroffenen erspüren und nachvollziehen.

Präsuizidales Syndrom

- **Einengung**
  Unter dem Eindruck, keinen Ausweg zu sehen, entsteht eine zunehmende Notsituation. Die Betroffenen geraten unter Druck, werden verzweifelt, fühlen sich wertlos, verlieren den Zugang zu anderen Menschen und ihren eigenen Interessen und finden »das Leben sinnlos«.
- **Autoaggression**
  Gehemmte Aggression, die häufig aus einer Enttäuschung, einer Verletzung oder einer Angst resultiert, wird gegen die eigene Person gerichtet.
- **Selbstmordphantasien**
  Statt ihre Situation handelnd zu verändern, ziehen die Betroffenen sich in eine durch (Selbsttötungs-) Phantasien geprägte Scheinwelt zurück und verlieren den Kontakt zur äußeren Wirklichkeit. Die Idee, nicht mehr existieren zu wollen, geht über in die, sich umzubringen, die schließlich durch konkrete Phantasien darüber abgelöst wird, wie man sich töten könnte.

- *Selbstmordentschluss:* Der eigentlichen Suizidhandlung geht im Allgemeinen eine plötzliche und für den Außenstehenden nicht leicht nachvollziehbare scheinbare Beruhigung voraus. Was bisweilen wie eine »Lösung« wirkt, erweist sich durch die unvermutet eintretende Selbstmordhandlung als Rückzug von der Welt und vom Leben und als Zeichen für einen festen Selbstmordentschluss.

321 Pöldinger (1982)
322 Ringel (1969)

Krankheitsbilder

11.5.3 Einschätzung der Suizidalität

Erkennen der Suizidalität[323]

Selbstmordphantasien werden keineswegs immer offen geäußert. Versteckte Hinweise auf Selbsttötungsabsichten können sich hinter nihilistischen, selbstverachtenden oder entwertenden Äußerungen verbergen (▾ Übersicht).

Hinweise auf suizidale Gestimmtheit[324]

- »Ich falle jedem zur Last.«
- »Ich mache alles falsch.«
- »Ich habe in allem versagt.«
- »Ich mache das nicht mehr mit.«
- »Meine Lage wird sich nie bessern.«
- »Die werden schon noch sehen …«
- »Mein ganzes Leben ist sinnlos gewesen.«
- »Manchmal möchte ich nur noch schlafen.«
- »Ich will einfach Ruhe haben.«
- »Ich möchte, dass das alles aufhört.«

Abschätzen des Suizidrisikos

Bei der Abschätzung des Risikos ist einerseits das Ausmaß der belastenden aktuellen und disponierenden Faktoren bedeutsam, andererseits der aktuelle klinische Zustand. Zu den *belastenden Faktoren* gehören eine Fülle möglicher Probleme, Konflikte und Erfahrungen. Letztlich kann das ganze Spektrum von akuten und chronischen Belastungen, die reaktive Störungen hervorrufen können, den Hintergrund für Suizidhandlungen bilden, ebenso wie die Fülle möglicher Auslösesituationen, die eine neurotische Pathologie verschärfen. Dabei erweisen sich Kränkungen und Verletzungen als besonders wichtig. Hinzu kommen die oben bereits erwähnten soziokulturellen Risikofaktoren, insbesondere die Frage nach Suizidalität in der Familie und im Umfeld der Betroffenen (Identifikation, Suggestion).

Allerdings können den Belastungen *protektive Faktoren* gegenüberstehen, die das Suizidrisiko vermindern. Stabile Beziehungen, ein tragfähiges soziales Netz und eine ausgewogene berufliche und wirtschaftliche Situation, fundierte persönliche Ziele, Werte und Begabungen bieten ein gutes Fundament, auf dem auch schwere Belastungen auf Dauer bewältigt werden können.

Die Einschätzung aufgrund des klinischen Bildes wird erleichtert, wenn der Verlauf eine Zuordnung zu einem der im Kapitel 11.5.2 genannten Stadien erlaubt. Alarmierende Zeichen für eine bevorstehende Suizidhandlung (▾ Übersicht) sind plötzlich eintretende »Beruhigung« und Gelassenheit, unvermittelter Rückzug oder Kontaktabbruch. Wenn konkrete Vorbereitungen zur Suizidhandlung getroffen werden, wenn z. B. Medikamente gesammelt werden, dann besteht in jedem Falle eine besonders große Selbstmordgefahr, selbst wenn das Verhalten »demonstrativ« oder »appellativ« wirkt.

In Psychotherapien äußern sich suizidale Zuspitzungen oft in den Träumen: Die Patienten träumen von Verletzungen oder Selbstverletzung, von beschädigten Tieren, zerbrochenen Gegenständen, von Ausgeliefertsein und bedrohlichem Alleinsein.

323 Pöldinger (1982)
324 Dorrmann (1991, S. 36)

Erhöhte Suizidgefahr bei psychogenen Störungen

- Einengung im Denken, Gefühl absoluter Ausweglosigkeit, Todesphantasien
- Äußerung von Suizidabsichten oder -drohungen, Schilderung konkreter Vorstellungen über die Durchführung
- konkrete Vorbereitungen von Suizidhandlungen
- ungewöhnliche Ruhe nach anfänglich beunruhigend wirkenden Suizidideen
- Katastrophen-, Fall- und Beschädigungsträume

11.5.4 Die Behandlung suizidaler Patienten

Suizidalität ist immer eine Gefährdung für den Betroffenen und erfordert konsequente, allerdings besonnene Maßnahmen. Es erweist sich als Fehlschluss zu glauben, dass Menschen, die auf demonstrative Weise mit Selbstmord drohen, wahrscheinlich keinen Selbstmordversuch begehen.

Sofortmaßnahmen

Selbstmordgefährdete Patienten benötigen Akuthilfe (▼Übersicht), die in den Händen von Psychotherapeuten und Psychiatern, aber auch von Allgemeinärzten liegt und die häufig auch von speziellen Krisendiensten wahrgenommen wird. Ihr Ziel ist es, Spannungen zu mäßigen, die der Suizidalität zugrunde liegen. Sie unterstützen die Patienten darin, Selbstwert und Selbstvertrauen zurückzugewinnen, sich von ihren Problemen und Belastungen Distanz zu schaffen und im späteren Verlauf nach Problemlösungen Ausschau zu halten. Als Akuthilfe ist immer auch die Behandlung mit Psychopharmaka, insbesondere mit Antidepressiva, zu erwägen.

Fünf Schritte Akuthilfe für Suizidgefährdete

- Erster Schritt und wichtigstes Ziel ist es, einen *guten Kontakt herzustellen.*
- Im zweiten Schritt geht es um die Klärung des Ausmaßes der *suizidalen Gefährdung.*
- Im dritten werden *Sofortmaßnahmen* festgelegt: Krisenintervention, Suizidpakt, Medikamente.
- Im vierten werden *Ursachen* der Suizidalität eingegrenzt, insbesondere der Anlass, Belastungen und eine mögliche Grunderkrankung (Krise, psychogene Störung, Psychose).
- Im fünften können mittelfristige und langfristige *Folgemaßnahmen* geplant werden.

In der konkreten Situation stellt sich meistens die Frage, ob eine stationäre Aufnahme in eine geschlossene psychiatrische Station oder zur psychotherapeutischen Krisenintervention erforderlich ist, um den Patienten vor Selbstschädigungen zu schützen. Die Aufnahme ist nicht nur bei starker Gefährdung notwendig, sondern auch in Zweifelsfällen, insbesondere wenn man die Patienten und seine Reaktionen nicht gut kennt und das Ausmaß der Suizidalität oder die Grunderkrankung schwer abzuschätzen sind.

Wenn ein guter Kontakt besteht und die Suizidalität für die Patienten beherrschbar erscheint, reicht eine ambulante Betreuung bzw. Krisenintervention (Kap. 20.2) aus. Wenn es gelingt, die Patienten zu gewinnen und sie zu motivieren, ihre Ängste und Probleme, Hoffnungslosigkeit und Verzweiflung zu schildern, entstehen meistens schon eine Entlastung und eine tragfähige Beziehung. Die Probleme, die hinter einer suizidalen Reaktion oder einem parasuizidalen Hilferuf stehen, werden auf diese Weise zunächst supportiv angegangen.

Die vertiefende Problemklärung ist ein weiterer stabilisierender Schritt. Oft wird diese schwierige Aufgabe erleichtert, wenn es gelingt, die unmittelbaren Konfliktpartner mit in die Gespräche einzubeziehen. Manchmal können auch andere Personen, zu denen ein Vertrauensverhältnis besteht, hinzugezogen werden, oder man kann die Patienten veranlassen, sich an Vertrauenspersonen zu wenden.

In der ambulanten Betreuung von Suizidalen empfiehlt es sich, mit ihnen einen *Antisuizidpakt*, z. B. auch schriftlich, auszuhandeln und zu vereinbaren, dass sie sich innerhalb eines bestimmten, überschaubaren Zeitraums nicht das Leben nehmen und nach Ablauf dieser Zeit zur Rücksprache kommen, sich im Notfall melden oder an eine bestimmte Person wenden. Ein solcher Pakt bildet einen schützenden Rahmen und fördert Selbstverantwortung. Natürlich hat er auch Entlastungsfunktionen für den Therapeuten, was auch nicht verschwiegen werden muss. Das Entscheidende aber ist, dass durch einen solchen Pakt eine Beziehung etabliert wird, die eine Basis für weitere stützende, konfliktzentrierte und schließlich psychotherapeutische Interventionen darstellen kann.

In einer tragfähigen Beziehung wird man die Zu- und Abnahme einer suizidalen Gefährdung, jedenfalls bei nicht-psychotischen Patienten, recht zuverlässig einschätzen können. Eine unverständlich erscheinende Beruhigung, die nicht mit einer nachvollziehbaren Problembewältigung verbunden ist, sollte skeptisch stimmen.

Behandlung nach Suizidversuchen

Nach suizidalen Handlungen erfolgt meistens als erster Schritt eine Aufnahme in eine Klinik zur medizinischen und chirurgischen Behandlung. Unabhängig von der vermeintlichen Schwere oder Ernsthaftigkeit eines Selbstmordversuchs sollte jeder Patient als psychisch Kranker spezifisch untersucht und behandelt werden. Optimal scheint sich dabei das Konzept eines psychotherapeutischen oder psychiatrischen Liaisondienstes (Kap. 15.4.2) zu bewähren.[325]

Die meisten Allgemeinkrankenhäuser verfügen allerdings eher über einen entsprechenden Konsiliardienst. Dieser muss frühzeitig hinzugezogen werden, solange die Patienten noch unter dem unmittelbaren Eindruck ihrer suizidalen Handlung stehen. Dabei sollten die Grunderkrankung diagnostiziert und verbindliche Schritte in Richtung auf eine angemessene Behandlung eingeleitet werden: Die Verlegung in eine psychotherapeutische oder psychiatrische Abteilung, die Vereinbarung einer ambulanten Psychotherapie, sozialpsychiatrische Maßnahmen usw. Es ist eine alte und immer wieder bestätigte Erfahrung, dass in der Phase abklingender Labilität ein nützlicher therapeutischer Kontakt etabliert werden kann, während danach rasch eine starke Verleugnung der Autoaggression und der Probleme stattfindet, die einen suizidalen Hilferuf begründet haben.

Behandlungsprobleme

Sowohl die Behandlung von Suizidgefährdeten als auch die Nachbehandlung nach Suizidversuchen ist eine schwierige Aufgabe.[326] Das liegt daran, dass Suizidale und Suizidenten ihre Helfer mit der ganzen subjektiven Hoffnungslosigkeit ihrer Situation belasten: Die Helfer werden durch die Übertragung der Hoffnungslosigkeit und Resignation stark mit der eigenen resignativen Latenz konfrontiert und geraten dadurch in Konflikt mit persönlichen und beruflichen Idealen.

Es kommt hinzu, dass man als Behandler von Suizidalen und Suizidenten rasch mit den Grenzen der eigenen Möglichkeiten konfrontiert wird und einer starken untergründigen

325 Lauter (1982)

326 Reimer (1982), vgl. besonders das Kapitel über Interaktionsprobleme mit Suizidenten

Entwertung ausgesetzt ist. Aus der Aktivierung eigener latenter Depressivität, Idealisierung und Entwertung kann schließlich eine Empathiestörung entstehen, die den Kontakt zwischen Suizidalen und ihren Behandlern beeinträchtigt:

- Es kann ein mangelndes Interesse daran bestehen, die Hintergründe der Suizidalität zu klären oder sie in ihrem Gewicht und ihrer Bedeutung für den Patienten zu würdigen.
- Insbesondere können Trennungsängste übersehen oder verharmlost werden.
- Statt die Problemsituation vertiefend zu erkunden und zu bearbeiten, kann die Verleugnungsabwehr des Patienten (»es war ja gar nicht so gemeint«) bestärkt werden, während Scheinänderungen als echte innere Veränderungen missdeutet werden.
- Auch die Autoaggressivität kann als »gar nicht so gemeint« verniedlicht werden.
- Oder der Patient kann in uneinfühlsamer Weise damit konfrontiert werden, dass seine Autoaggression »sich ja eigentlich gegen jemand anders« richtete - er wolle das nur nicht zugeben oder wahrhaben.

Um Gefühle wie Hass und Gegenhass, Macht und Ohnmacht in der therapeutischen Beziehung auszuhalten und die Betroffenen nicht unbesonnen abzulehnen und den Kontakt zu gefährden, ist es hilfreich, sich zu vergegenwärtigen, dass Hass und Ohnmachtserlebnisse meistens Grunderfahrungen im Leben der suizidalen Patienten spiegeln. Das Ziel im Umgang mit suizidalen Patienten besteht darin, diese Grunderfahrungen anzuerkennen, ohne sich nun selbst zum Opfer der Hassgefühle machen zu lassen oder diese Patienten zu hassen, weil sie ihre Helfer mit eigenen Gefühlen der Ohnmacht und Hilflosigkeit konfrontieren.

11.6 Aktivitäts- und Aufmerksamkeitsstörungen (ADHS)

Hyperaktive Störungen sind in den meisten Fällen durch eine Verknüpfung von Hyperaktivität und Aufmerksamkeitsdefiziten gekennzeichnet. Darauf bezieht sich die Krankheitsbezeichnung **Aufmerksamkeitsdefizit-Hyperaktivitätsstörung** (ADHS). Es handelt sich um komplexe Verhaltensstörungen, die im Kindesalter beginnen, jedoch in vielen Fällen bis weit ins Erwachsenenalter fortbestehen. Sie haben eine starke genetische Komponente, doch besteht kein Zweifel daran, dass Beeinträchtigungen in den frühen Interaktionen und Entwicklungsbedingungen eine weitere Disposition darstellen. Insofern stehen sie ätiologisch den Psychosomatosen nahe.

Psychotherapeutische Hilfen richten sich mehr auf den Abbau und die Vermeidung der sozialen Folgen der ADHS als auf die Aufarbeitung der psychogenetischen Disposition.

ICD-10: F90 Hyperkinetische Störungen: F90.0 Einfache Aktivitäts- und Aufmerksamkeitsstörung, F90.1 Hyperkinetische Störung des Sozialverhaltens. Synonym: Hyperkinetische Störung (HKS), Aufmerksamkeitsdefizitsyndrom oder -störung (ADS)

In dem bekannten Erziehungsbuch »Struwwelpeter« beschreibt der Kinderarzt

Heinrich Hoffmann um 1850 in mehreren Vignetten Kinder mit hyperkinetischen Störungen, in warnender und erzieherischer Absicht an Einsicht und Gewissen der Zöglinge appellierend. Ob er damals den Krankheitswert erkannt hat, ist nicht bekannt. Heute stellt das ADHS die häufigste Störung in der Kinderpsychiatrie dar.

Lange war kaum bekannt, dass ein ADHS weit über Kindheit und Jugend hinaus bestehen bleiben kann und eine ganz erhebliche Bedeutung auch im Erwachsenenalter hat. Das gilt für mindestens ein Drittel der Fälle von Kindheits-ADHS. In Bezug auf die Häufigkeit überwiegt das männliche Geschlecht.

11.6.1 ADHS bei Erwachsenen

Chaos, ständige Stimmungsschwankungen, Jähzorn und Impulsivität sowie beständige Beziehungsschwierigkeiten bestimmen das Krankheitsbild. Dem liegt eine typische Symptomtrias zu Grunde. Sie besteht aus *Unaufmerksamkeit, Impulsivität und Hyperaktivität.* Diese Trias bestimmt auch das Krankheitsbild im Erwachsenenalter. Die Voraussetzung für die Diagnose ist jedoch, dass die Symptome bereits im Kindesalter vorhanden waren. Differenzialdiagnostisch sind vor allem impulsive Borderline-Persönlichkeitsstörungen und bipolare Störungen abzugrenzen.

Während ADHS-Kinder durch ihre motorische Unruhe auffallen, leiden Erwachsene mit ADHS mehr unter innerer Unruhe und Getriebenheit. Hyperaktivität ist bei ihnen weniger stark ausgeprägt. Bisweilen klagen sie auch über Leeregefühle, wenn sie einmal zur Ruhe kommen. Als weitere Probleme kommt die Desorganisation der Lebensgestaltung hinzu, die sich bis hin zum inneren und äußeren Chaos steigern und zu erheblichen Problemen im Alltag, insbesondere in Partnerschaft und Beruf, führen kann.

ADHS bei Erwachsenen

Aufmerksamkeitsstörung

- Konzentrationsstörungen: sich nicht auf ein Thema konzentrieren können, ziellos-assoziative Schilderungen, Ablenkung durch immer neue Einfälle und Ideen
- Vergessen von Aufgaben und Planungen
- Unfähigkeit, das eigene Leben zu organisieren und zu strukturieren und einfache Aufgaben zu planen, auszuführen und zum Ende zu bringen

Hyperaktivität und Impulsivität

- Getriebenheit, Rastlosigkeit, Ungeduld
- Innere Unruhe, bisweilen Leere, Reizbarkeit
- Affektlabilität, rascher Stimmungswechsel
- Fehlende Selbstbeherrschung, impulsive und überschießende Reaktionen, geringe Rücksichtnahme und Empathie
- Motorische Überaktivität

Persönliche und soziale Folgen

- Lern- und Arbeitsstörungen
- Partnerschaftsprobleme
- Chaos und Verwahrlosung im Lebensalltag
- Belastung und Zerbrechen von Beziehungen, sozialer Rückzug und Isolierung
- Schwierigkeiten in der Zusammenarbeit mit anderen
- Scheitern in der beruflichen Entwicklung, häufiger Wechsel der Arbeitsstelle

11.6.2 Ursachen und Behandlung

Ätiologie

Die ADHS gilt heute als multifaktoriell bedingte Erkrankung, bei der genetische Faktoren vorrangig sind. Komplexe zentralnervöse Steuerungen und Verknüpfungen scheinen dabei gestört zu sein. Aus neurobiologischer Sicht vermutet man vor allem eine Neurotransmitterstörung des Dopaminrezeptors. Belastend sollen sich auch negative Einflüsse während der Schwangerschaft auswirken, z. B. Schadstoffeinflüsse durch Nikotin und Alkohol.

Früher hat man die ADHS (im Kindesalter) ausschließlich auf Erziehungsfehler und Vernachlässigung in der Kindheit zurückgeführt. Das ist aus heutiger Sicht zu einseitig gesehen. Es ist aber unbestritten, dass Vernachlässigung, belastende Interaktionen und andere negative soziale Einflüsse in der Kindheit sowie ein aversiver, nicht kindgerechter Erziehungsstil bedeutsame Dispositionen für die Krankheitsentstehung darstellen.

Behandlung

Behandlungsbedürftig wird die ADHS bei Erwachsenen, wenn es zu erheblichen Schwierigkeiten im Arbeits- oder Beziehungsbereich kommt. Meistens bilden komorbide Störungen wie Depressionen, Angststörungen oder Borderline-Syndrome den Behandlungsanlass.

In der psychodynamischen Psychotherapie hat man mit ADHS-Patienten noch relativ wenig (publizierte) Erfahrung. Der psychoanalytische Ansatz konzentriert sich im Sinne einer interaktionellen bzw. strukturorientierten tiefenpsychologisch fundierten Psychotherapie[327] ganz auf das Hier und Heute. Im Zentrum steht die Förderung von defizitären Ichfunktionen wie zielorientiertes Planen und Handeln. Außerdem werden auch die Folgekonflikte der Ziel- und Planlosigkeit dieser Patienten und ihrer geringen Einfühlung in andere angegangen.

In der *Verhaltenstherapie* geht es vor allem um die Förderung des Umgangs mit der (definitionsgemäß jahrzehntelang chronifizierten) Erkrankung und ihren Folgen. Dazu eignen sich vor allem Programme, welche auf die Selbstorganisation und Selbstkontrolle mit Anleitung und Vermittlung von konkreten Handlungsanweisungen und Problemlösestrategien ausgerichtet sind.

Im Vordergrund der Behandlung steht heute die *psychopharmakologische* Therapie mit Methylphenidat. Als Amphetaminderivat birgt es die Gefahr des Missbrauchs.

Zur Vertiefung empfohlene Literatur

Essstörungen: Feiereis H (1989), Bruch H (1978), Seidler GH (1993), Reich G u. Cierpka M (2001)
Suchtverhalten: Krystal H u. Raskin HA (1970), Heigl-Evers A u. a. (1991), Tretter F (2000), Schmidbauer W u. a. (2004)
Selbstverletzung: Sachsse U (1993)
Homosexualität: Isay AI (1989), Morgenthaler F (1984)
Perversion: McDougall J (1985, 1995), Sigusch V (1995), Stoller R (1979), Berner (2011)
Suizidalität: Henseler H (1974), Reimer C (1982), Kind J (1992), Gerisch B (2012)
ADHS: Krause J u. Krause KH (2005)

327 Krause u. Krause (2005)

12 Psychosomatosen

Psychosomatosen sind organische Erkrankungen mit fassbaren morphologischen Veränderungen, auf deren Entstehung und/oder Verlauf psychische Faktoren nachweisbar einen wesentlichen Einfluss haben. Dabei steht die Bildung eines organischen Symptoms im Zusammenhang mit einer primären Wiederbelebung unbewusster emotionaler Mangelzustände, die körperlich repräsentiert sind, oder mit einer psychischen Regression in diesem Erlebnisbereich, die durch Konflikte auf jedem Strukturniveau ausgelöst werden können.

Klassifikation und Terminologie

»Psychosomatose« ist ein traditioneller Kunstbegriff, der sich aus *Psyche* (griech.) ~ Seele, *Soma* ~ Körper und dem Adnex *-ose* für chronisch verlaufende, nicht-entzündliche Erkrankungen zusammensetzt. Er verweist auf die Verknüpfung zwischen organischen Krankheitserscheinungen und psychischen Krankheitsfaktoren.

In der ICD-Klassifikation sind Psychosomatosen keine eigene Gruppe. Die organischen Erkrankungen werden deskriptiv den entsprechenden internistischen, dermatologischen u. a. Krankheitsgruppen zugeordnet. Ätiologisch bedeutsame psychologische Faktoren werden durch den Zusatz F54 gekennzeichnet. Beispiel: F54, L40 Psoriasis.

Synonyme Bezeichnungen: Man bezeichnet die Psychosomatosen auch als »psychosomatische Erkrankungen im engeren Sinne«. Die spezifische Wechselwirkung zwischen primären und sekundären seelischen und körperlichen Krankheitsfaktoren wird in der wissenschaftlichen Diskussion durch den Begriff »Somato-Psychosomatosen«[328] hervorgehoben.

12.1 Grundlagen

Die Erforschung psychosomatischer Krankheiten hat eine Tradition von 100 Jahren. Über lange Zeit standen dabei einige wenige Erkrankungen im Zentrum.

Als Pionier auf diesem Feld gilt Franz Alexander[329], der nach seiner Emigration in die USA in Chicago grundlegende Studien bei psychosomatischen Patienten durchführte. Dabei beschrieb er sieben Krankheiten als *Holy Seven* (▼Übersicht). Für jede dieser Erkrankungen nahm er spezifische Konflikte und Persönlichkeitsmuster an, die er für den typischen Hintergrund der jeweiligen Erkrankung hielt. Insofern ging er von einer Konflikt- bzw. Persönlichkeitsspezifität aus, welche diese Erkrankungen voneinander unterscheiden.

Heute gilt die Spezifitätshypothese von Psychosomatosen als überholt. Neuere Forschungen, insbesondere in der Psychoimmunologie und Psychoendokrinologie, haben indessen gezeigt, dass psychogenetische Aspekte bei einer großen Zahl weiterer somatischer Erkrankungen eine bedeutende Rolle spielen und dass die Gemeinsamkeiten dabei bedeutender sind als die Unterschiede.

Traditionell in der Psychosomatik besonders beachtete Organkrankheiten (»Holy Seven«)

- Asthma bronchiale
- Essenzielle Hypertonie*
- Ulcus pepticum ventriculi und duodeni**
- Colitis ulcerosa
- Hyperthyreose (Morbus Basedow)***
- Neurodermitis (atopisches Ekzem)
- Chronische Polyarthritis (rheumatoide Arthritis)

*Bei der Hypertonie handelt es sich aus heutiger Sicht um eine Somatisierungsstörung, die deshalb im Kap. 9.3 dargestellt wird.

**Bei den entzündlichen Darmkrankheiten kam zur Colitis ulcerosa später die Enteritis regionalis (M. Crohn) hinzu.

***Beim Morbus Basedow ist eine regelmäßige psychosomatische Genese aus heutiger Sicht fraglich.

Der Schwerpunkt der Forschung hat sich in der Folgezeit daher von der persönlichkeitsspezifischen Ätiologie auf die Erforschung der gemeinsamen Persönlichkeitsmerkmale verschoben und wichtige Beiträge für das Krankheitsverständnis von psychischen Faktoren bei chronischen organischen Erkrankungen erbracht. Daneben hat die Erforschung des Krankheitsverhaltens und der Krankheitsverarbeitung, das den Ansatz der somatopsychischen Medizin bestimmt

328 Siehe Engel in Brede (1971)
329 Alexander (1950)

(Kap. 1), auch bei Psychosomatosen ein zunehmendes Interesse gefunden.

Häufigkeit

Obwohl das Bild der psychosomatischen Medizin für viele Ärzte durch Erkrankungen wie die Colitis ulcerosa oder das Asthma bronchiale geprägt ist, sind Psychosomatosen relativ selten. Rund zwei bis drei Prozent der Bevölkerung leiden daran.[330] Das ist etwa ein Zehntel der Häufigkeit von somatoformen Störungen.

Ätiopathogenese

Psychosomatosen sind Erkrankungen mit einer komplexen multifaktoriellen Ätiopathogenese. An der Entstehung sind psychische, somatische und Umweltfaktoren beteiligt (▾ Übersicht).

Der Anteil der psychischen Faktoren an den Krankheitsursachen ist individuell unterschiedlich groß. Nimmt man als Beispiel Asthmapatienten, so gibt es einige, bei denen er eine bedeutende Rolle spielt, während er bei anderen nicht vorhanden ist. Man kann also nicht aufgrund des Krankheitsbildes oder der Krankheitsgruppe entscheiden, ob es sich bei einer Erkrankung, die gemeinhin als psychosomatisch gilt, im Einzelfall tatsächlich um eine Psychosomatose handelt oder nicht. Diese Frage ist nur durch eine psychosomatische Untersuchung des Einzelfalles zu klären.

Vor jeder Psychotherapieindikation muss deshalb sorgfältig untersucht werden, ob eine neurotische Entwicklung vorliegt und ob diese bei der Auslösung der Erkrankung oder eines Rezidivs erkennbar beteiligt ist. Entscheidend ist die Frage, welchen Anteil ein seelischer Krankheitsfaktor im Einzelfall an der Entstehung, am Verlauf und am Heilungsprozess hat.

Ätiopathogenese der Psychosomatosen

- **Psychische Faktoren**[331]
  - Ätiologische Faktoren: Störungen der senso-motorischen und Individuationsentwicklung
  - Auslösefaktoren: (Re-)Aktivierung der psychosomatischen Grundstörung
  - Faktoren, die den Verlauf der Erkrankung und den Heilungsprozess beeinflussen
- **Somatische Faktoren**
  - Erbliche Dispositionen, z. B. beim Ulkus eine angeborene Erhöhung des Pepsinogenspiegels[332], bei der Neurodermitis eine angeborene immun-vegetative Dysregulation
  - Entzündungen, Allergie usw.
- **Umweltfaktoren**
  - Mechanische Reize, z. B. Kratzen der Haut bei der Neurodermitis
  - Klimatische Reize, z. B. Herbstfeuchtigkeit beim Asthma bronchiale

Der psychoanalytische Ansatz

Die psychische Beteiligung an der Krankheitsentstehung beruht aus psychoanalytischer Sicht auf disponierenden und auslösenden Faktoren.

- *Disponierend* ist eine psychosomatische Grundstörung (s. unten), welche im Wesentlichen auf einer Fixierung der primär

330 Schepank (1986), Dilling u. a. (1984)

331 Meyerowitz (1970)
332 Mirsky (1958)

somatischen Erfahrungswelt der frühesten Entwicklung beruht.
- *Auslösend* können alle Arten neurosenpsychologischer Auslösesituationen sein, von der Konflikt- über Entwicklungs- bis zur Traumapathologie.

Die in der Auslösesituation vorhandenen Affekte, Spannungen und Konflikte können aufgrund einer für diese Patienten spezifischen *Alexithymie*, einer strukturellen Ichstörung, nicht wahrgenommen und nicht psychologisch verarbeitet werden. Sie bewirken daher eine Aktivierung der psychosomatischen Grundstörung. Dadurch werden somatische Prozesse entzündlicher, allergischer oder immunologischer Art gefördert, die ihrerseits in morphologische Veränderungen münden.

Es ist z. B. erwiesen, dass psychosozialer Stress, Konflikte und Belastungen, speziell im Zusammenhang mit Verlusterlebnissen, die Immunabwehr schwächen und allergische Reaktionen fördern.[333] Stringente, empirisch belegte Erklärungsmodelle für das psychosomatische Zusammenwirken und für die »Organwahl« gibt es aber noch nicht.

Verhaltenstherapeutische Aspekte

Die Verhaltensmedizin betrachtet Psychosomatosen aus der Perspektive der Konditionierung. Danach werden chronische affektauslösende äußere oder enterozeptive Reize an die vegetativen Zentren weitergeleitet und über die Konditionierung autonomer Reaktionen in Organläsionen umgesetzt. Auch die Folgen von Stress und Stressbewältigung wurden untersucht. Dabei konnten Kofaktoren der Krankheitsentstehung herausgearbeitet werden.

Im Zentrum des verhaltenstherapeutischen Interesses an Psychosomatosen stehen aber weniger die Krankheitsursachen als die Krankheitsfolgen, d. h. die krankheitsspezifischen Belastungen und Bewältigungsaufgaben. Ungünstige Verhaltensweisen können den Krankheitsverlauf negativ beeinflussen und dazu beitragen, dass die Erkrankung fortbesteht oder sich sogar verschlechtert.

Abgrenzung zu den somatoformen Störungen

Die Unterscheidung zwischen Psychosomatosen und somatoformen Störungen (► **Tab. 12.1**) beruht vor allem auf zwei Gegebenheiten:

- *Pathologische Organbefunde:* Organläsionen findet man nur bei Psychosomatosen, während somatoforme Störungen sich auf Funktionsstörungen beschränken.
- *Ätiopathogenese:* Bei Psychosomatosen besteht ein komplexes Zusammenspiel von somatischen und psychischen Krankheitsfaktoren, wobei die neurotische Entwicklung den Stellenwert eines (potenziellen) Kofaktors hat. Bei somatoformen Störungen handelt es sich um rein psychogene Störungen.

Krankheitsbilder

333 Übersicht bei Adler (1981)

Tab. 12.1: Psychosomatosen und somatoforme Störungen im Vergleich

	Psychosomatosen	Somatoforme Störungen
Ätiologie	Multifaktoriell	Psychogen
Bedeutung psychologischer Krankheitsfaktoren	Kofaktoren in einem multifaktoriellen Geschehen	Angelpunkt des Krankheitsgeschehens
Disposition	Psychosomatische Grundstörung	Neurotische Entwicklung
Pathogenese	Somatisches Erinnern, ggf. zweiphasige Krankheitsentstehung	Konversion oder Somatisierung
Somatischer Befund	Organläsion	Funktionsstörungen
Krankheitsbild	Monosymptomatisch	Multiform, Konversion auch monosymptomatisch
Psychotherapie	Supportiv, entwicklungsfördernd	Konfliktorientiert aufdeckend
Verlauf	Chronifizierung mit somatischen Komplikationen (z. B. Krebs)	Chronifizierend

12.2 Psychosomatosen aus psychoanalytischer Sicht

Psychosomatosen entstehen nach psychoanalytischer Auffassung unter dem Einfluss von unbewussten emotionalen Zuständen, die somatisch bewältigt werden. Das (psycho-)somatische Symptom steht für Erfahrungen, die durch eine somatische Erregung repräsentiert sind und in der präverbalen Entwicklung keine seelische Repräsentanz erlangt haben. Sie sind nicht mentalisiert.

Auslösend sind Spannungszustände, die eine Regression ins Körperliche einleiten. Sie beruhen auf einer neurotischen Entwicklung oder auf Traumatisierungen. Entwicklungsdiagnostisch kommen prämorbid alle strukturellen Entwicklungsniveaus in Frage. Im Krankheitsstadium wird jedoch unabhängig davon die psychosomatische Grundstörung manifest.

12.2.1 Traditionelle psychoanalytische Erklärungsansätze

Am Anfang der psychoanalytischen Forschung betrachtete man Psychosomatosen wie neurotische Störungen als Folge einer neurotischen Konfliktverarbeitung. Die Modelle, die dabei entworfen wurden, haben auch heute noch Gültigkeit (vgl. als Verständnishintergrund Kap. 10.1). Für Psychosomatosen gilt aber die Einschränkung, dass sie lediglich einen Teilaspekt im multifaktoriellen Krankheitsgeschehen beleuchten und nicht als alleiniger Entstehungsmechanismus betrachtet werden dürfen.

- *Das Konversionsmodell*[334], das ursprünglich für die Hysterie konzipiert

334 Freud (1895a), Groddeck (1923), Deutsch (1924); vgl. Kap. 10.1.1

worden war, wurde auch auf Psychosomatosen angewandt. Man betrachtete sie danach als Konversionsstörungen im Sinne einer Konfliktpathologie. Im Asthmaanfall wurde beispielsweise ein konversiv verarbeiteter Ruf nach der abwesenden Mutter gesehen. Solche Ansätze gelten heute als zu vereinfachend und sind überholt.[335]

Wenn man die Konversion bei der Entwicklungspathologie als eine somatoforme Gleichsetzung für psychische Vorstellungen in Folge eines regressiven Symbolisierungsverlustes in die Betrachtung mit einbezieht (Kap. 10.1.1), dann erscheint das Modell aber auch für das Verständnis der Psychosomatosen nützlich. Die weiter unten beschriebene körperliche Erinnerung im Rahmen der Symptombildung nimmt auf diesen Aspekt des Konversionsmodells Bezug.

- *Das Modell der Resomatisierung von affektiven Zuständen und Beziehungen*[336], das heute im Konzept der Somatisierung aufgegangen ist, wurde gelegentlich auch auf Psychosomatosen angewandt. Das würde allerdings voraussetzen, dass die in der Psychosomatose enthaltenen Vorstellungen und Affekte zuvor bereits desomatisiert waren. Wie unten verdeutlicht wird, ist gerade das nicht der Fall.
- Als wenig brauchbar hat sich das *Spezifitätskonzept*[337] *für Psychosomatosen* erwiesen, wonach emotionale Spannungen immer mit bestimmten körperlichen Korrelaten verknüpft sind und bestimmte Krankheiten immer auf den gleichen Konfliktkonstellationen beruhen sollen. Es gilt heute als überholt.
- Als fruchtbar hat sich hingegen der Ansatz einer *zweiphasigen Abwehr*[338] erwiesen, der weiter unten näher erläutert wird. Danach kommt es im Rahmen der Konfliktabwehr zunächst zur Ichregression und Entdifferenzierung psychischer Funktionen mit der Folge, dass das Erleben von Zuständen wie Hilflosigkeit und Hoffnungslosigkeit nun *im Körper* ausgetragen wird. Dieses Modell eignet sich insbesondere, um den psychischen Anteil an der Entstehung von Psychosomatosen bei prämorbid höherstrukturierten Persönlichkeiten zu erklären.

12.2.2 Psychosomatosen als somatische Erinnerung

Der Kern der psychosomatischen Krankheitsentstehung ist aus heutiger Sicht das Aussetzen einer effizienten psychologischen Erlebnisverarbeitung. Danach sind die somatischen Symptome ein unmittelbarer Rückgriff auf körperliche Zustände in frühen, vorsprachlichen Beziehungen. Für diese Modellvorstellung benutzen wir die Metapher *somatische Erinnerung*. Sie bezeichnet die Tatsache, dass bestimmte emotionale Zustände in der Entwicklung nicht »begriffen« worden sind, d. h. keine Mentalisierung erfahren haben und daher nicht begrifflich gefasst werden können, sondern auf der körperlichen Ebene verbleiben. Daraus ergibt sich eine Sprachlosigkeit (Alexithymie) in Bezug auf Affekte, Emotionen und Phantasien, als sei die Seele dafür taub, wodurch das Denken darüber konkretistisch erscheint.

Die Verwendung des Begriffs »somatische Erinnerung« darf nicht darüber hinwegtäuschen, dass man nicht genau weiß, wie ein Mentalisierungsdefizit als psychischer Faktor mit somatischen Krankheitsfaktoren zusam-

335 Engel u. Schmale (1967)
336 Schur (1955); vgl. Kap. 10.1.2
337 Vgl. insbesondere Alexander (1950)
338 Mitscherlich (1961)

Krankheitsbilder

menwirkt und zur Bildung von Organschäden führt. Wahrscheinlich handelt es sich bei dem Bindeglied um anhaltende körperliche Aktivierungszustände[339], die über zentralnervöse Steuerungen durch Einflussnahme auf hormonelle, humorale oder nervöse Regulationsmechanismen die organische Struktur verändern.

Neurobiologische Hypothese

Um das Konzept der somatischen Erinnerung zu verstehen, muss man sich vergegenwärtigen, dass Erlebnisse am Anfang des Lebens noch ganz und gar körperlich »erfahren« werden (Kap. 2.2.1). In den ersten Lebensmonaten gibt es noch keine Differenzierung in eine leibliche und eine seelische Dimension, noch keine klar strukturierte Erlebniswelt etwa im Sinne innerer Beziehungsrepräsentanzen. Das Erleben des Selbst und der Bezogenheit zu anderen besteht in sensorischen, affektiven und motorischen Zuständen, die auf einer archaischen Erlebnisebene im Körper verbleiben und noch keineswegs als interaktionelle Szenen gefasst sind. Wenn dieser Entwicklungsstand fixiert oder durch Regression wiederbelebt wird, kann man von somatischer Erinnerung sprechen.[340]

Erst im Laufe der Entwicklung wird der somatische Erfahrungsmodus (»ich bin Körper«) in Vorstellungen (»mein Körper ist«) übersetzt. Affekte und Zustände erlangen damit eine mentale Gestalt und schließlich eine begriffliche Repräsentanz. Diesen Prozess nennt man heute *Mentalisierung*[341], d. h. Begriffs- und Konzeptbildung über sich selbst (und den Anderen) (Kap. 2.2.1). Er beginnt im zweiten Lebensjahr und führt dazu, dass Erfahrung und Erleben als im engeren Sinne seelisch wahrgenommen werden und dass man darüber nachdenken kann.

Nach den heutigen Erkenntnissen der Neurowissenschaften ist es naheliegend, als materielles Substrat für das somatische Erinnern neurobiologische Funktionszustände anzunehmen, welche die frühe Entwicklung repräsentieren. Sie dürften den frühen Entwicklungszustand des Gehirns und seiner Funktionen widerspiegeln. Die Frage ist nur, wie es zur Fixierung dieser Zustände gekommen ist.

Zum Verständnis dieser Frage bieten sich die neurobiologischen Modelle für die Ätiopathogenese der posttraumatischen Störungen[342] (Kap. 7.3.5) an. Danach verhindern Traumatisierungen, dass traumatische Erfahrungen Anschluss an das semantische Gedächtnis finden. Sie können deshalb auch nicht in sprachlichen Begriffen verarbeitet und erinnert werden. Wenn man diese Annahmen auf die Psychosomatosen überträgt, dann dürfte es sich bei der somatischen Erinnerung um eine interaktive, d. h. durch unzureichende Mentalisierungshilfen vermittelte, Fixierung einer frühen Reifungsstufe handeln.

Dem entspricht die klinische Erfahrung, dass Mentalisierungsprozesse auf die Spiegelfunktion der Beziehungspersonen angewiesen sind, d. h. dass die Erkenntnis des Selbst daran gebunden ist, dass die eigene Befindlichkeit von anderen wahrgenommen wird. Es besteht eine enge Beziehung zur Entwicklung des Bindungsverhaltens. Wenn diese Spiegelung misslingt, bleiben die frühen, prozeduralen Erfahrungen von der weiteren Entwicklung getrennt und bilden Inseln für eine

339 »Bereitstellungen« nach v. Uexküll (1958)

340 Dieses Konzept hat Ähnlichkeiten mit dem der somatoformen Ersatzbildung, das bei der Konversion (Kap. 10.1) beschrieben wurde. Es ist dort jedoch auf cerebro-spinale Funktionsstörungen begrenzt und führt nicht zu Organschädigungen.

341 Fonagy u. a. (2002), Dornes (2004)

342 Van der Kolk (1996)

potenzielle Regression. Diese können als somatisches Erinnern manifest werden, wenn sie durch Auslöser aktiviert werden.

12.2.3 Die Persönlichkeit bei Psychosomatosen

Die psychosomatische Grundstörung

Der zentrale Aspekt für das Verständnis der Krankheitsentstehung ist die *Strukturstörung* bei Psychosomatosen. Sie äußert sich in der Unfähigkeit, in bestimmten Situationen Wut, Hass, Neid und andere aggressiv getönte Affekte als psychisches Erleben wahrzunehmen und zu handhaben, sodass sie im Körperlichen verbleiben und dort manifest werden. Verkürzt kann man von einer Gleichsetzung von Erleben und Körpererleben und von einer körperlichen Verarbeitung des Erlebens sprechen.

Es handelt sich um eine auf die Mentalisierung und Symbolisierung des Erlebens zentrierte strukturelle Ichstörung. Diese ist allerdings nicht grundsätzlich in allen Situationen wirksam, sondern weitgehend auf Störungen der Nähe-Distanz-Regulation begrenzt, die das Thema der frühen sensorischen und Individuationsentwicklung darstellt – auf enttäuschte Nähe- und Versorgungswünsche, Verlassenheits- und Verschmelzungsängste. Sie ist in eine breiter angelegte Entwicklungspathologie eingebettet und auf niederem Strukturniveau organisiert. Diese Persönlichkeitsorganisation bezeichnen wir in Anlehnung an Balint als *psychosomatische Grundstörung*[343] (▼ Übersicht). Dabei handelt es sich um eine Variante der Borderline-Persönlichkeitsorganisation (Kap. 4.2), die hier vor allem eine schizoide Tönung und durch die Alexithymie eine besondere Färbung hat.

Die psychosomatische Grundstörung

- **Unklare Selbst-Objekt-Abgrenzung**
  Es bestehen unzureichende Ichgrenzen, sodass das Selbst bei zu viel Nähe im anderen verlorengeht (Verschmelzung), bei Distanz aber nicht mehr »gefasst« und »gehalten« und von Fragmentierung bedroht wird. Im Hintergrund bestehen unklare Vorstellungen vom Selbst und den anderen (Identitätsdiffusion).
- **Unsichere Nähe-Distanz-Regulation**
  Nähe bedeutet Gefahr der Selbstauflösung, Distanz bedeutet aufgegeben und verloren zu sein. Daraus ergibt sich ein schwerwiegendes Problem in der Nähe-Distanz-Regulierung. Die Folge ist eine schizoide Kontaktstörung, wobei andere zum Selbstschutz auf Distanz gehalten werden. Die begleitenden Affekte dieser Konstellation sind Hilflosigkeit und Hoffnungslosigkeit. Aggression dient auf dieser Ebene als Mittel zur Nähe-Distanz-Regulation.
- **Objektangewiesenheit**
  Die Objektbeziehungen sind durch Objektangewiesenheit geprägt. Das hat zur Folge, dass vor allem aggressive Affekte, die bei Kränkungen, Trennungen und Verlusterlebnissen entstehen, nicht angemessen verarbeitet werden können.
- **Strukturelle Ichstörung**
  Die Ichstörung äußert sich vor allem in der Schwierigkeit, Gefühlszustände differenziert wahrzunehmen (Alexithymie) und begrifflich zum Ausdruck zu bringen (Mentalisierungsdefizit). Sie werden ins Körperliche verschoben und somatisch erinnert.

343 Balint (1970); vgl. auch die Grundstörung des Selbstgefühls auf niederem Strukturniveau, Kap. 4.2.2

Krankheitsbilder

Die Dynamik ist durch eine äußerste Ambitendenz in der Regulation von Nähe und Distanz geprägt. Sie beruht darauf, dass es im Stadium der Grundstörung keine sichere Abgrenzung zwischen Selbst und Objekt gibt. Das Selbst befindet sich in einer fusionären Verbindung mit seinen Bezugspersonen, die als Selbstobjekt unentbehrlich sind, um ein kongruentes Selbst aufrechtzuerhalten. Daraus ergibt sich die für das niedere Strukturniveau charakteristische Objektangewiesenheit.

In diesem Stadium fehlen Worte und Begriffe, um Wünsche und Bedürfnisse als solche zu betrachten. Sie sind nicht symbolisiert und können nicht sublimiert werden. Unter der Wirkung der fusionären Verbundenheit müssen sie vom Gegenüber unmittelbar befriedigt werden – andernfalls drohen Zustände tiefer Resignation: Hilflosigkeit angesichts des Verlustes von Hilfe von außen (»given up«) und Hoffnungslosigkeit als Selbstaufgabe (»giving up«).[344]

Zu viel Distanz wirkt bedrohlich und wird als Verlust erlebt und mit Hilflosigkeitsgefühlen beantwortet. Zu viel Nähe bedroht das Selbst. Die Gefahr liegt in der völligen fusionären Verschmelzung, in der völligen Auflösung der Ichgrenzen und im Selbstverlust. Um dieser Gefahr zu entgehen, werden die Beziehungen im Stadium der Grundstörung unverbindlich gehalten und die anderen kühl behandelt. Auf diese Weise kann die Gefahr, aufgesogen zu werden, vermieden werden.

Die Wurzel der psychosomatischen Grundstörung sind emotionale Mangelerlebnisse in der frühen sensorischen und Individuationsentwicklung, in der es noch kein begrifflich-sprachliches Erleben gibt. Ähnliche Folgen können frühe Traumatisierungen haben. Je nach der Art der Entwicklung *nach* der Fixierung der Grundstörung gibt es später zwei verschiedene Arten von Symptombildungen bei Psychosomatosen (Kap. 12. 2.4):

- die *defizitäre Symptombildung* auf niederem Strukturniveau
- und die *Symptombildung mit zweiphasiger Abwehr* auf mittlerem und höherem Strukturniveau.

Alexithymie

Die Beeinträchtigung, Gefühle und Konflikte zu erleben, hat dazu geführt, die Entstehung von Psychosomatosen auf eine spezifische Alexithymie[345] (»Seelenblindheit«) zurückzuführen: auf einen grundsätzlichen und umfassenden Mangel, Phantasien und Gefühle in sich wahrzunehmen und zu beschreiben. Dieser Mangel wurde als zentrales Wesensmerkmal einer »infantilen«[346] psychosomatischen Persönlichkeit gesehen. Als Folge wurde ein mechanistisch und unlebendig wirkendes »operatives« Denken[347] beobachtet, das die Persönlichkeit prägt und nicht nur den engeren Bereich des somatischen Erinnerns betrifft.

Allerdings geht man heute nicht mehr davon aus, dass die alexithyme Persönlichkeit spezifisch für Patienten mit Psychosomatosen ist und nur bei ihnen vorkommt; es ist vielmehr eine verbreitete, allerdings oft unter einer reiferen Schicht verborgene Mentalisierungsstörung, die als Merkmal des niederen Strukturniveaus und vor allem der schizoiden Persönlichkeit betrachtet werden kann. Ebenso bezweifelt man, dass sie die notwen-

344 Engel (1968)

345 Nemiah u. Sifneos (1970), v. Rad (1983)
346 Ruesch (1948)
347 Marty u. de M'Uzan (1963)

dige Voraussetzung für die Entstehung einer Psychosomatose ist.[348]

12.2.4 Symptombildung und Verlauf

Die Symptombildung entwickelt sich entlang der Struktur der Patienten unterschiedlich, je nachdem, ob eine zweischichtige oder einschichtige Struktur besteht:

- *Bei Patienten auf höherem oder mittlerem Strukturniveau* kann unter dem Einfluss von unlösbaren Konflikten oder extremen psychischen und körperlichen Belastungen eine Ichregression einsetzen. Sie ist durch die Überlastung der Bewältigungsmechanismen oder durch Konfliktabwehr bedingt. Dadurch wird die psychosomatische Grundstörung aktiviert.
- *Bei Patienten des niederen Strukturniveaus* bedarf es keiner »Wiederbelebung« der Grundstörung, bei ihnen ist sie andauernd latent wirksam und wird unter dem Einfluss von Belastungen lediglich sichtbar.

In beiden Fällen wird unter der Einwirkung der Grundstörung im Unbewussten der Patienten ein Zustand der Hilflosigkeit und Hoffnungslosigkeit wach, wie sie ihn als Zustand verzweifelter Ohnmacht während ihrer frühesten Entwicklung oder nach Traumatisierungen erlebt haben (▸ **Abb. 12.1**). Wahrscheinlich unter Vermittlung humoraler Prozesse und vegetativer Innervationen, kann dieser den organischen Krankheitsprozess »triggern«.

Auslösend für eine Ichregression wirken emotionale Belastungen aus allen Bereichen der Psychopathologie. Sie können entweder aus Konflikten entstehen, welche die neurotische Persönlichkeit labilisieren, im Erleben von seelischen Entbehrungen und Verlusten, die unmittelbar an die disponierenden Mangelerlebnisse anknüpfen, oder in Erfahrungen, welche die Erinnerung an frühere Traumatisierungen wiederbeleben.

Symptombildung auf niederem Strukturniveau: Fixierung der Grundstörung

Wenn die Entwicklung auf der Ebene der Grundstörung stecken bleibt, tritt die Strukturpathologie offen zu Tage. Der Nähe-Distanz-Konflikt prägt dann das alltägliche Erleben, das wie ein Kampf um permanente Aufrechterhaltung der Grenzen und Sicherung der Anwesenheit der Beziehungspartner erscheint. Die psychosomatische Symptombildung spiegelt bei diesen Patienten unmittelbare Defizite ihrer Entwicklung wider.

Symptomauslösend sind auf niederem Strukturniveau vor allem Situationen, in denen die Nähe-Distanz-Regulation versagt. Das sind vornehmlich Verlassenheits- und Trennungssituationen, wobei eine drohende Trennung oder ein möglicher Verlust genauso wirken, als seien sie Wirklichkeit. Zurückweisungen, Kränkungen, Beziehungsprobleme, Entwicklungsschritte usw. werden von diesen Patienten wie reale Verluste von Sicherheit und Geborgenheit erlebt und können eine Dekompensation einleiten. In ähnlicher Weise wirken Angebote von bedrängender Nähe und Intimität belastend und symptomauslösend.

Vor dem Hintergrund der labilen Distanzregulation entstehen unbewusste Wut- und Hassreaktionen, destruktive Phantasien und mörderische Impulse, die teils der Distanzierung dienen, teils Folge von tiefen Ängsten sind. Das zentrale psychische Moment für die somatische Dekompensation ist die Mobilisierung verdrängter aggressiver Affekte und destruktiver Phantasien und Impulse, die nicht psychisch, sondern körperlich ausgetragen werden.

348 Zur Kritik des Alexithymie-Konzeptes vgl. z. B. Ahrens (1988)

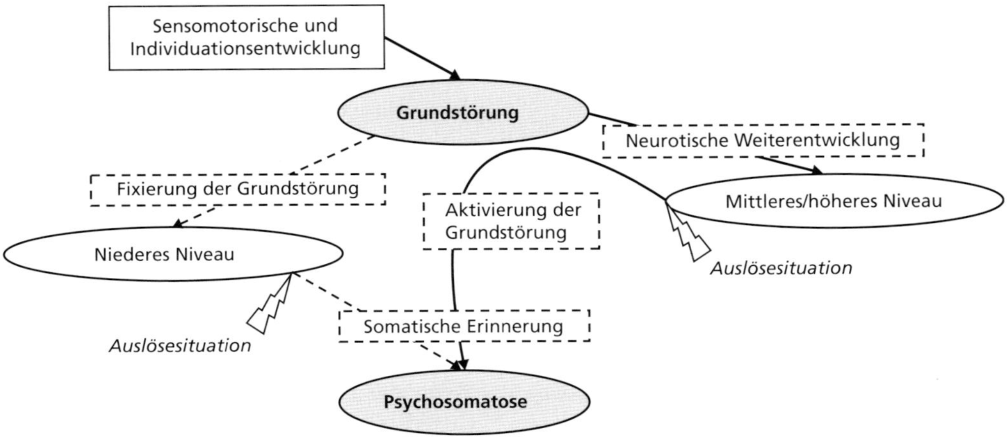

Abb. 12.1: Symptombildung bei Psychosomatosen

Symptombildung auf mittlerem und höherem Strukturniveau: Zweiphasige Abwehr

Häufig wird die Grundstörung in der späteren Entwicklung durch eine narzisstische oder neurotische Entwicklung überbaut, welche die basale Ambitendenz von Nähe und Distanz verbirgt. Diese wird erst im Rahmen einer Regression sichtbar und spielt sonst im Alltagsleben keine besonders große Rolle.

Die Persönlichkeit hat bei diesen Patienten also eine zweischichtige Struktur (▾Übersicht). Entwicklungsdynamisch betrachtet handelt es sich dabei um eine gelungene Bewältigung der Grundstörung durch die nachfolgende Weiterentwicklung. Diese Bewältigung gewährleistet eine weitgehende Anpassung an spätere Entwicklungsaufgaben. Erst wenn durch persönlichkeitsspezifische Auslösekonflikte – typischerweise sind das Verlust- oder Trennungserfahrungen – eine massive Regression einsetzt, wird die tieferliegende Störung sichtbar. Diese Konstellation wird als eine *zweiphasige Abwehr*[349] bezeichnet.

Die zweischichtige Struktur bei Psychosomatosen auf höherem und mittlerem Strukturniveau

- **Die psychosomatische Grundstörung (Basale Entwicklungspathologie)**
  - Labile Ichgrenzen
  - Einschränkung der Nähe-Distanz-Regulation
  - Umgrenzte Ichstrukturstörung (Alexithymie)
  - Körperliches Erinnern
- **Die neurotische Weiterentwicklung (Sekundäre Konfliktpathologie)**
  Zumeist
  - Narzisstische Persönlichkeit
  - Depressive Persönlichkeit
  - Zwanghafte Persönlichkeit

349 Mitscherlich A (1961)

Auf mittlerem und höherem Strukturniveau führen neurotische oder narzisstische Konflikte, denen die Abwehr nicht standhält, zur Krankheitsauslösung. Besonders bei depressiver und narzisstischer Pathologie, bei denen heftige Wut- und Neidaffekte, Selbstbehauptungsimpulse und Trennungsaggressionen verarbeitet werden müssen, bewirkt der Zusammenbruch der Abwehr eine Ichregression und führt zum Aufbrechen der tiefer liegenden Wunden. Es kommt zur oben beschriebenen Regression in den Bereich der psychosomatischen Grundstörung mit den dort geschilderten Folgen.

Beobachtet man den Verlauf, dann gelingt es den Patienten nur selten, das höhere oder mittlere Strukturniveau spontan wiederzuerlangen. Das Thema, das den Verlauf bestimmt, ist immer wieder die Suche nach Sicherheit, während Brüche und Schwankungen in den Beziehungen mit Hilflosigkeit, Verlassenheitsangst und Wut beantwortet werden und häufig eine bereits erreichte körperliche Stabilität wieder gefährden.

Konflikt und Organwahl bei der Symptombildung

Nähe-Distanz-Konflikte, Verlusterlebnisse und die Mobilisierung von verdrängten Aggressionen sind verbreitete Verhaltensmuster. Sie kommen bei allen Störungen auf niederem Strukturniveau vor und können durch Regression auch bei anderen Persönlichkeiten entstehen. Sie sind nicht spezifisch für bestimmte Arten der Symptombildungen. Dadurch erklärt sich die Gleichförmigkeit der relevanten Konflikthintergründe, denen man bei Psychosomatosen relativ unabhängig von der Art der Symptomatik begegnet.

Eine psychologische Bedeutung kann die Organwahl haben, d. h. die Wahl eines bestimmten Organs als Ort der Symptombildung. Diese Bedeutung beruht darauf, dass Körperorgane und Körperfunktionen im Verlauf der Entwicklung mit Erfahrungen verknüpft werden und dadurch eine seelische Repräsentanz erlangen. Aus verhaltenstherapeutischer Sicht liegt dieser Verknüpfung eine Konditionierung zugrunde. Wenn solche Verknüpfungen hergestellt sind, können die Organfunktionen auch durch Vorstellungen aktiviert werden. So können Hunger und die Phantasie, nicht versorgt zu sein, in gleicher Weise Aktivierungen im Magen-Darm-Trakt hervorrufen. Auf diese Weise kann die Symptombildung an der Magenschleimhaut bei der Ulkuskrankheit durch konflikthaft erlebte Versorgungswünsche und eine Dauerstimulation der Magenperistaltik gebahnt werden (vgl. Kap. 11.1.1).

Daneben erhalten erkrankte Organe durch das Erleben einer Erkrankung sekundär eine psychische Bedeutung. Sie kann in Körperphantasien (»mein armer Magen«) Niederschlag finden und den Krankheitsverlauf mitbestimmen.

Krankheitsverlauf

Psychosomatosen verlaufen im Allgemeinen chronisch oder in Schüben. Dabei bestimmt der medizinische Krankheitsverlauf das Gesamtgeschehen. Psychische Krankheitsfaktoren können durch den Effekt von Operationen (Resektion betroffener Organabschnitte bei der Colitis ulcerosa oder dem Magenulkus) oder Medikamenten (Antibiotika gegen Heliobacter-Bakterien beim Magenulkus, Corticoide bei Neurodermitis) überdeckt werden und, sofern sie nicht behandelt werden, Rezidive hervorrufen. Sie können aber auch Chronifizierungen bewirken und einer medikamentösen oder physikalischen Behandlung Grenzen setzen.

Neurotische Konflikte und Einstellungen beeinträchtigen aber auch die Krankheitsbewältigung. So kann das Erleben, ausgeliefert und hilflos zu sein, negativ auf die Krankheitsbewältigung zurückwirken, die Compliance beeinträchtigen und den Krankheitsverlauf maßgeblich mitbestimmen. Ähnlich können sich Ängste, Depressionen oder

Wut auswirken. Neurotische Einflüsse auf das Krankheitserleben und -verhalten sind oft der Ansatz für psychotherapeutische Behandlungen und werden, vor allem in der Verhaltenstherapie, besonders berücksichtigt.

12.3 Allgemeines zur Psychotherapie

Psychosomatosen erfordern in der Regel, jedenfalls im akuten Stadium, eine angemessene somatische Behandlung. Eine Psychotherapie allein ist höchstens in beschwerdefreien Intervallen ausreichend. Jede Art der Behandlung muss die besondere Objektangewiesenheit der psychosomatisch Kranken berücksichtigen: Die *therapeutische Beziehung* hat eine vor allem stützende Funktion, muss aber auch eine ausreichende Distanz gewährleisten und darf nicht bevormundend oder überwältigend sein.

Die Behandlung erfordert Kontinuität, während wechselnde Beziehungen Angst und Misstrauen hervorrufen und die Kranken labilisieren. Deshalb hat die langfristig haltgebende Behandlung besonderes Gewicht (▼Übersicht). Auch in der Psychotherapie bedarf die Nähe-Distanz-Regulierung besonderer Beachtung. Die Festlegung und Einhaltung des Settings und des Rahmens gewährleisten Kontinuität und sichern die erforderliche Distanz.

Behandlungsgrundsätze bei Psychosomatosen

- Aufbau einer stabilen Objektbeziehung, Gewährleistung von Kontinuität
- Aktiv-stützende Haltung, ggf. Beratung, Anleitung
- Besprechung belastender Situationen, z. B. Vorwegnahme möglicher Trennungen und Enttäuschungen
- Anwendung entspannender Verfahren, z. B. Autogenes Training
- Einsatz expressiv-entlastender Verfahren, z. B. Gestaltungstherapie (Kunsttherapie)
- Ggf. Aufnahme in eine stationäre Einrichtung, am besten mit einem integriert-psychosomatischen Behandlungskonzept

Integrierte psychosomatische Behandlung

Die Besonderheit der Behandlung von Patienten mit Psychosomatosen liegt in der Kombination von supportiven psychotherapeutischen Maßnahmen[350] mit einer medikamentösen, physikalischen und ggf. auch operativen Behandlung. Dabei kommt der integrierten psychosomatischen Behandlung besondere Bedeutung zu: Am besten liegen die somatische und die psychotherapeutische Behandlung, sofern es sich nicht um explizit analytische Verfahren handelt, in einer Hand. In Institutionen sollte ein enges Ineinandergreifen der somatischen und psychologischen Behandlungsmaßnahmen gewährleistet sein. Schon daraus ergibt sich, dass eine isolierte Psychotherapie, zumindest in akuten Krankheitsphasen, kontraindiziert ist.

350 Freyberger u. Freyberger (1994)

Supportive Psychotherapie

Wie bei allen anderen chronischen Krankheiten sind auch bei der psychosomatischen Behandlung der Psychosomatosen die Krankheitsfolgen, d. h. die besonderen Bewältigungsaufgaben, die durch die langfristigen Verläufe entstehen, besonders zu beachten: Die prognostische Unklarheit des Krankheitsverlaufes, Beeinträchtigungen des Befindens und der Lebensqualität, Abhängigkeit von Behandlung und Behandlern u. v. a. Hieraus können sich spezielle Aufgaben für psychotherapeutische Interventionen ergeben, die auf die Verbesserung der Krankheitsbewältigung abzielen (Kap. 20.1). Aspekte wie die subjektive und lebensgeschichtliche Bedeutung einer Krankheit, Erwartungsängste bezüglich Verlauf und zunehmender Beeinträchtigung und die Unterstützung im sozialen Netz sind dabei besonders zu beachten.

Psychoanalytisch begründete Behandlung

Eine ambulante psychoanalytisch begründete Behandlung[351] kann in den Intervallen zwischen akuten Krankheitsschüben begonnen werden; einmal angefangen, muss sie natürlich auch fortgeführt werden, wenn ein Patient unter der Behandlung, vor allem bei Belastungen in seinem Lebensalltag oder durch Übertragungsprobleme, somatisch dekompensiert. Aber auch während der akuten Schübe kann man versuchen, die gerade dann offener erkennbaren und auch für die Patienten leichter zugänglichen psychosozialen Konflikte im Sinne einer »haltenden Beziehung« unterstützend zu besprechen, um damit die Basis für eine spätere, weitergehende Bearbeitung zu legen.

- Bei psychosomatischen Patienten mit deutlich erkennbarer *Borderline-Struktur* werden meistens strukturierte, konfliktorientierte und im Sinne der Gefühls- und Phantasiewahrnehmung stützende Behandlungsformen angewandt.
- Intensive Konfliktbearbeitung kommt bei leichteren Verläufen und bei Patienten in Frage, bei denen Konflikte auf *höherem und mittlerem Strukturniveau* im Vordergrund stehen. Das Behandlungsziel besteht in diesen Fällen darin, die Konflikte, die im Verlauf der Weiterentwicklung im Anschluss an die Grundstörung neurotisch verarbeitet und in der Auslösesituation wiederbelebt wurden, zu erhellen und aufzulösen, um die Häufigkeit und Schwere körperlicher Dekompensationen zu vermindern. Methodisch wird dazu meistens die tiefenpsychologische Psychotherapie, einzeln oder auch in Gruppen, bevorzugt.

Die Behandlungsform ist meistens eine TP oder eine modifizierte analytische Psychotherapie, bei der die Regression durch ein entsprechendes Setting (Frequenz) und vorrangige Bearbeitung der aktuellen psychosozialen Probleme begrenzt wird. Wichtiger noch als die Konfliktbearbeitung ist bei manchen Patienten mit Psychosomatosen die Förderung der Wahrnehmung und Differenzierung ihrer Gefühle und Phantasien in Hinblick auf die Nähe-Distanz-Regulierung. Dieser Aspekt spielt in der langfristig haltgewährenden tiefenpsychologisch fundierten Psychotherapie eine bedeutende Rolle.

Eine höherfrequente analytische Psychotherapie als Langzeitbehandlung wird bei Patienten mit Psychosomatosen selten durchgeführt, weil die Arbeit in der Übertragung und vor allem die Offenlegung der aggressiven Komponenten die Regression forciert und der körperliche Zustand, aus den oben dargestellten Gründen, dadurch labilisiert werden kann. Es entsteht die Gefahr, mit einem regressiven Sprachverlust für die maß-

351 Mitscherlich A (1965)

geblichen Emotionen in ein unlösbares Dilemma zu geraten.

Familientherapie

Unter systemischen Aspekten ist die Indikation zur Familientherapie zu sehen. Sie ist besonders bei chronischen Verläufen und bei Kindern mit Psychosomatosen indiziert.

Verhaltenstherapie

Im Zentrum des verhaltenstherapeutischen Umgangs mit Patienten mit Psychosomatosen stehen Methoden der Selbstkontrolle, d. h. die Förderung eines verbesserten Umgangs mit der Krankheit und der Situation als Kranker. Dabei werden möglichst viele Aspekte des Krankseins und die Wechselwirkungen zwischen ihnen berücksichtigt.[352] Methodisch wird mehrdimensional vorgegangen. Dazu einige Beispiele:[353]

- Es wird, z. B. durch Information und Aufklärung über die Erkrankungen und ihre Beeinflussbarkeit, auf die Einstellungen zur Erkrankung Einfluss genommen.
- Durch Desensibilisierung werden Ängste in Bezug auf die Erkrankung angegangen.
- Entspannungsübungen dienen der Bewältigung begleitender Schmerzzustände.
- Beratung unterstützt die Compliance bezüglich der medizinischen Maßnahmen.
- Durch Selbstbeobachtungstraining wird die Wahrnehmung, z. B. von belastenden und symptomfördernden Verhaltensweisen, verbessert.
- Problemlösungs-, Interaktions- und Kommunikationstraining unterstützen die Bewältigung von psychosozialen Belastungen.

12.4 Häufige Krankheitsbilder

Im Folgenden werden die wichtigsten Erkrankungen abgehandelt, bei denen besonders häufig psychische Faktoren angetroffen werden und die deshalb als »klassische psychosomatische Erkrankungen« gelten. Eine Darstellung der psychosomatischen Aufgaben und Krankheitsbilder in den einzelnen Fachgebieten folgt im Kap. 14.

12.4.1 Asthma bronchiale

Asthma bronchiale ([griech.] Atemnot) ist eine chronisch verlaufende, durch intermittierende Atemnotanfälle gekennzeichnete, beunruhigende Erkrankung, bei der in rund einem Drittel der Fälle psychische Probleme, insbesondere Nähe-Distanz-Probleme, bei der Entstehung, Auslösung und im Verlauf maßgeblich beteiligt sind.

ICD-10: F54, J45 Asthma bronchiale

352 Hölzl (1988)
353 Einzelheiten siehe Linden u. Hautzinger (1993)

Häufigkeit, Vorkommen und Verlauf

Asthma bronchiale ist eine häufige Erkrankung. Man schätzt, dass etwa fünf Prozent der Bevölkerung unter Asthma leiden. Bei rund 30 Prozent davon spielen psychische Krankheitsfaktoren eine bedeutende Rolle. Auffällig ist die Komorbidität mit Neurodermitis, wobei eine gemeinsame allergiebegründete Disposition angenommen wird.

Der Beginn liegt meistens bereits im Kindesalter, wobei Jungen häufiger erkranken als Mädchen. In der Pubertät verschwindet die Symptomatik in vielen Fällen. Es bleibt aber eine Rückfalldisposition vorhanden. Wenn das Asthma erst im späteren Lebensalter auftritt, sind psychische Krankheitsfaktoren seltener beteiligt als bei der Frühmanifestation. Es überwiegen dann die Frauen. Beim spät auftretenden Asthma sind Spontanheilungen selten.

Der Verlauf ist stark von der Compliance in Hinblick auf die medikamentöse und physikalische Therapie und ein angemessenes Krankheitsverhalten abhängig. Psychische und soziale Probleme und die Bereitschaft, sich aufzugeben, beeinträchtigen die Prognose. Als tödliche Komplikation kann ein Status asthmaticus auftreten, in dem die Patienten ersticken.

Krankheitserscheinungen

Asthma beruht auf einer intermittierend auftretenden Verkrampfung der Atemwege (Bronchialobstruktion) mit Schwellung der Schleimhaut und Schleimabsonderung im Bereich der Bronchien. Bei Kindern ist Bronchialasthma mit zwei Prozent aller Kinder die häufigste chronische Krankheit. Die Hälfte der Erkrankungen verliert sich jedoch bis zur Pubertät.

Die klinischen Leitsymptome des Asthma bronchiale sind:

- *körperlich:* Atemnotanfälle, verlängerte Exspiration, pfeifendes Atemgeräusch (Stridor), Husten, zäher Auswurf, auskultatorisch Brummen über der Lunge, Tachykardie;
- *psychisch:* Die Anfälle sind von heftiger Angst und Unruhe begleitet. Später dominiert die Angst vor den Anfällen.

Die Atemnot kann sich zum Status asthmaticus steigern. Er kann bis zu viele Stunden anhalten und ist lebensbedrohlich. Organläsionen entstehen beim chronischen Asthma erst sekundär als Spätfolgen der Fehlfunktionen. Langfristig entwickeln sich Folgeerscheinungen der chronischen bronchialen Obstruktion (Emphysem, Cor pulmonale, respiratorische Insuffizienz).

Krankheitsfaktoren bei Asthma bronchiale

- Erhöhte Angstbereitschaft im Zusammenhang mit der basalen Nähe-Distanz-Regulation
- Allergische Dispositionen, z. B. Staub-, Pollen-, Nahrungsmittel- u. a. Allergien
- Entzündliche Prozesse, insbesondere Bronchitis auf der Basis viraler Infekte
- Neuropathologische Komponenten, z. B. eine Vagotonie
- Klimatische Faktoren, z. B. Überempfindlichkeit gegen feuchtkalte Witterung
- Unspezifische Noxen, z. B. Inhalation von Reizstoffen
- Verstärkung und Aufrechterhaltung der Symptomatik durch Konditionierung bzw. positive Verstärkung

Krankheitsfaktoren

An der Entstehung der Bronchialobstruktionen und Schleimhautschwellungen sind verschiedene Faktoren in wechselndem Ausmaß beteiligt (▲ Übersicht). Bei etwa einem Drittel der Asthmapatienten sind psychische Belastungen im Sinne von Stress, Wut- und Angstaffekten und neurotischen Konflikten krankheitsauslösend oder zumindest an der Krankheitsauslösung beteiligt. Psychosomatische Zusammenhänge bestehen über psychophysiologische Aspekte der Allergie und in gelerntem atemmotorischem Fehlverhalten, das in emotional belastenden Situationen in Erscheinung tritt. Dabei spielen Mechanismen der klassischen und operanten Konditionierung, des Modelllernens und kognitive Faktoren eine Rolle.

Psychodynamik

Im Zentrum der Psychodynamik der meisten Asthmakranken, bei denen psychische Faktoren eine Rolle spielen, stehen Probleme der Nähe-Distanz-Regulation als Folge einer misslungenen Individuationsentwicklung. Bei diesen Patienten handelt es sich zumeist um schizoide Persönlichkeiten, die im Bereich der psychosomatischen Grundstörung fixiert geblieben sind. Bei anderen Patienten besteht eine narzisstische Überformung der Grundstörung. Hier steht der Abhängigkeits-Autonomie-Konflikt im Zentrum. Bei beiden spielt lebensgeschichtlich eine offene oder verdeckte Ablehnung in der frühen sensorischen und Individuationsentwicklung und die damit verbundene Ungeborgenheit die maßgebliche Rolle für die psychische Krankheitsdisposition. Auch ein unberechenbarer Wechsel zwischen Überfürsorglichkeit und Zurückweisung wirkt sich spezifisch belastend aus. In jedem Fall handelt es sich um Zustände, die Erlebnisse von Hilf- und Hoffnungslosigkeit herbeiführen. Die Fixierung der Konflikte macht die bestehenden familiären Bindungen unauflösbar.

In dem Bild, das viele Asthmakranke verinnerlicht haben, erscheint die Mutterfigur überprotektiv, dominierend, willkürlich und zurückweisend, der Vater schwach, uninteressiert und wenig verfügbar. Hingabe wird von vielen unbewusst als Auslieferung und Gefährdung ihrer Sicherheit erlebt, Feindseligkeit als existenzielle Bedrohung.

Persönlichkeit

Es bestehen die für die psychosomatische Grundstörung typischen Nähe-Distanz-Konflikte, Selbstwertprobleme, eine starke Empfindsamkeit und hochgradig ambivalente Objektangewiesenheit. Außerdem findet man häufig eine eigentümliche feindselige Haltung, die ein Zeichen für Näheängste und eine unsichere Abgegrenztheit ist. Schizoide Persönlichkeiten sind häufig; sie sind vor allem durch Kontaktstörungen geprägt. Bei narzisstischer Überformung steht die Kränkbarkeit als Charakterzug im Vordergrund. Bei zwangsneurotischer Weiterentwicklung ist die Persönlichkeit durch übermäßige Kontrolliertheit geprägt, die eine Reaktionsbildung gegen aggressive Regungen darstellt.

Auslösend für die Anfälle sind meistens Verlassenheitserlebnisse, Verluste und Trennungen, die real bestehen oder auch nur befürchtet werden und das labile Gleichgewicht der Regulation von Nähe und Distanz stören. Typisch sind auch Situationen, in denen die Nähe anderer bedrängend wird oder von den Betroffenen Festlegungen und Bindungen gefordert werden. Schließlich können auch zärtlich hingebende Gefühle und – damit verbunden – unbewusste Ängste vor Zurückweisungen symptomauslösend wirken. Bei narzisstisch akzentuierten Persönlichkeiten wirken Kränkungen und Verlustsituationen und die damit verbundene Wut symptomauslösend, bei zwanghaft strukturierten Persönlichkeiten Aggressions- und Unterwerfungskonflikte. Alle diese Situationen leiten regressive Prozesse ein und rufen unbewusste Erinnerungen an traumatisch erlebte Hilflosigkeit, Getrenntheit oder Zurückweisung hervor, die im psychosomatischen Modus körperlich erlebt wird.

Diagnostik und Behandlung

Die Diagnose ergibt sich aus der klinischen Symptomatik. Für die psychosomatische

Diagnostik besteht die Aufgabe darin, die mögliche Beteiligung psychischer Faktoren abzuklären und ggf. einzugrenzen, die bei ca. einem Drittel der Asthmakranken vorhanden sind.

Die therapeutische Beziehung erfordert besondere Aufmerksamkeit für die Nähe-Distanz-Problematik der Patienten. Distanziertheit, ein gewisses Misstrauen und die Angst vor Nähe stellen besondere Herausforderungen dar. Überfürsorglichkeit wirkt ebenso labilisierend auf die Patienten wie Zurückweisung. Trennungssituationen (Urlaub, Klinikentlassung) müssen sorgfältig und frühzeitig vorbereitet werden.

Neben der internistischen (Asthmamittel) und physikalischen Therapie (Atemtherapie) kommen folgende psychotherapeutische Interventionen in Frage:

- *Stützende Interventionen* haben vor allem die Aufgabe, die Patienten mit ihrem Schicksal als chronisch Kranke zu versöhnen, die Compliance und Krankheitsbewältigung zu fördern und die bestehenden Ressourcen dafür zu aktivieren.
- Bei Kindern ist häufig ein familienneurotisches Umfeld vorhanden und macht eine *Familientherapie* erforderlich.
- Die *psychoanalytisch begründete Behandlung* ist in Fällen indiziert, in denen die damit verbundene Nähe ausgehalten werden kann. Die Behandlung zentriert auf bewusstseinsnahe Konflikte und vermeidet stärkere regressive Entwicklungen (Übertragungsanalyse). Sie wird meistens als niederfrequente Einzelbehandlung (sog. tiefenpsychologisch fundierte Psychotherapie) durchgeführt.

  Bei Patienten, bei denen Konflikte auf der Basis der neurotischen Weiterentwicklung als Auslöser Bedeutung haben, ist eine psychoanalytisch begründete Behandlung indiziert, die gezielt auf diese Aktualkonflikte und ihre neurotische Verankerung Einfluss nimmt und damit den Krankheitsverlauf positiv beeinflusst.
- In der *Verhaltenstherapie* werden systematische Desensibilisierung bzw. Dekonditionierung des Asthmaverhaltens (z. B. durch Verminderung der Beachtung des Anfalls) und krankheitsorientierte Gruppen zur emotionalen Entlastung durchgeführt. Außerdem wird Einfluss auf die Medikamenteneinnahme genommen.
- Als Basistherapie sind bei Asthmatikern *Entspannungsverfahren* (Autogenes Training, Entspannungstraining nach Jakobson) sinnvoll.
- Asthmatiker werden auch in homogenen *Asthmatikergruppen* behandelt, in denen Entspannungs-, verhaltenstherapeutische und konfliktorientierte Verfahren einzeln oder kombiniert zur Anwendung kommen.

12.4.2 Ulcus pepticum

Ulcus pepticum ventriculi et duodeni (Magen- und Zwölffingerdarmgeschwür)[354] ist eine rezidivierende Erkrankung. Sie ist durch Geschwüre in der Schleimhaut des Magens und Zwölffingerdarms, die in besonderem Maße der Säurebildung des Magens ausgesetzt ist, gekennzeichnet.

ICD-10: F54, K25 Ulcus ventriculi; F54, K26 Ulcus duodeni

Häufigkeit, Vorkommen und Verlauf

Die Ulkuskrankheit ist mit einem Vorkommen bei zwei Prozent der Bevölkerung relativ häufig. Jeder Zehnte erkrankt mindestens einmal in seinem Leben an einem peptischen

354 *Ulcus* (lat.) Geschwür, *pepticus* (lat./griech.) zur Verdauung gehörig, *venter* (lat.) Magen, *duodenum* (lat.) Zwölffingerdarm

Ulkus. Männer sind dreimal häufiger betroffen als Frauen. Im jüngeren Alter überwiegen Männer mit Duodenalulcera und Hyperazidität. Ulkusbeschwerden treten gehäuft im Frühjahr und im Herbst auf. Ulkuserkrankungen häufen sich in sozialen Krisenzeiten. Sie gelten als typische Stresskrankheit und kommen demnach in bestimmten, besonders stressbelasteten Berufen gehäuft vor. Außerdem gelten sie als ein Entwurzelungssyndrom, für das Arbeitslose, Gastarbeiter und Flüchtlinge besonders anfällig sind.

Oft kommt es bei Ulkuskranken zur Spontanremission, oft aber auch zu Rezidiven. Der Krankheitsverlauf kann durch andere »orale« Verhaltensstörungen, insbesondere durch Alkoholismus oder rentenneurotische Entwicklungen kompliziert werden.

Krankheitserscheinungen

Die Ulkuskrankheit (▾ Übersicht) ist durch Geschwürbildungen der Magen- bzw. Darmschleimhaut gekennzeichnet. Magenulzera sind dreimal seltener als Darmulzera.

Krankheitsbild der Ulkuskrankheit

- *Leitsymptom:* Krampfartige oder drückende *Schmerzen* im Epigastrium. Sie treten häufig periodisch oder rezidivierend auf, vor allem nachts und im nüchternen Zustand. Zusätzlich können Sodbrennen, Aufstoßen, Erbrechen und Inappetenz bestehen.
  Beim Magenulkus entsteht der Schmerz sofort nach der Nahrungsaufnahme, beim Duodenalulkus als Spätschmerz.
- Als *Komplikationen* drohen akute oder chronische Blutungen (25 Prozent), Perforationen, narbige Stenosen sowie eine maligne Entartung.
- *Psychisch* bestehen gelegentlich depressive Verstimmungen.

Krankheitsfaktoren

Die Basis der Krankheitsentstehung bilden aggressive, schädigende pathophysiologische Mechanismen: Hypersekretion und eine spastisch bedingte Durchblutungsstörung, welche die Widerstandskraft der Magen-Darm-Schleimhaut schwächen und die Entstehung der Organläsionen bedingen. Bei einem großen Teil der Patienten kommt eine Infektion mit dem Erreger Helicobacter pylori hinzu. Weitere somatische Krankheitsfaktoren sind gastrointestinale Hormone und die Verminderung von Schleimhautschutzfaktoren durch Medikamente, Alkohol und Nikotin.

Auf diese Prozesse hat die krankheitstypische Regression (»körperliches Erinnern«) einen fördernden Einfluss. Die genauen Zusammenhänge sind noch nicht aufgeklärt. Nachgewiesen ist, dass emotionale Zustände wie Wut oder Neid einen wahrscheinlich über das vegetative Nervensystem gesteuerten Einfluss auf die Motilität und Durchblutung der Schleimhäute im Magen-Darm-Trakt und die Bildung von Magensäure haben. Das Ausmaß solcher Einflüsse ist von Fall zu Fall aber sehr unterschiedlich stark ausgeprägt. Es gilt heute als erwiesen, dass in einem ersten Schritt funktionelle Störungen (Dyspepsie, Motilitätsstörungen) entstehen, die dann im Verlauf der Chronifizierung in ein Geschwür übergehen.

Psychodynamik

Die typischen Konflikte von Ulkuskranken kreisen um oral-rezeptive Geborgenheits- und Abhängigkeitswünsche (»Gefüttertwerden«), um anales Besitzstreben sowie auch um Unabhängigkeit und Erfolg. Feindselige Aggressionen und Wut aus Enttäuschung und Frustration, aber auch Neid beherrschen das unbewusste Erleben.

Persönlichkeit

Den Hintergrund für die psychische Disposition zur somatischen Symptombildung bilden – wie bei den anderen Psychosomatosen auch – misslungene frühe Interaktionen mit offener Ablehnung oder unberechenbarem Wechsel zwischen Zurückweisung und Überfürsorglichkeit. Die Folgen der daraus resultierenden psychosomatischen Grundstörung treten bei diesem Grundstörungstyp von Ulkuspatienten auf niederem Strukturniveau als Phantasie- und Gefühlsferne unmittelbar in Erscheinung. Je nach der Art der Weiterentwicklung beherrschen bei anderen Ulkuspatienten spätere Konflikte und Bewältigungsstrategien die manifeste Persönlichkeit, sodass – wie bei den anderen Psychosomatosen auch – kein einheitlicher Persönlichkeitstyp besteht.[355]

Im Verhalten imponiert neben dem erwähnten psychosomatischen Grundstörungstyp

- ein *passiver* Typ: Er lebt »Versorgungswünsche«, Hilflosigkeit und Aggressionshemmung offen aus und neigt zur Anklammerung. Dahinter steht eine abhängige depressive Persönlichkeit (Kap. 4.3.4),
- ein *aktiver* Typ: Bei ihm werden die unbewussten Geborgenheitswünsche durch Reaktionsbildungen wie Ehrgeiz und zwanghafte Selbstkontrolle überdeckt. Diese Abwehr steht meistens im Zusammenhang mit einer vermeidenden depressiven oder narzisstischen Persönlichkeit (Kap. 4.3.3 und 4.3.4);
- daneben gibt es einen *überangepassten* Typ zumeist zwanghafter Prägung (Kap. 9.4.2), der durch Vorwegnahme der Forderungen Spannungen vermeidet und scheinbare Harmonie schafft.

355 Overbeck (1980)

Die typische Auslösesituation ist durch die für diese Typen spezifischen Konflikte gekennzeichnet. Oft findet man Trennungen und Verlust von Geborgenheit oder Anerkennung (z. B. Arbeitsplatzverlust, Migration bei Gastarbeitern), oft auch Zunahme von Verantwortung und Reifungsanforderungen. Damit verbunden sind Ängste, zu versagen und abgelehnt zu werden, oder Ängste, den anderen durch die phantasierte Abwendung zu verletzen. Auch Kränkungen, z. B. Zurücksetzung gegenüber Konkurrenten, die wie eine Abwendung des anderen erlebt wird, erscheinen häufig symptomauslösend.

Diagnostik und Behandlung

Die Diagnose der Ulkuskrankheit und die Differenzierung nach der Lokalisation ist eine Aufgabe der gastroskopischen und bildgebenden Diagnostik.

Differenzialdiagnostisch muss neben den gastrointestinalen Somatisierungsstörungen (Kap. 10.3.3.4) insbesondere die Möglichkeit einer Tumorerkrankung ausgeschlossen werden.

In der therapeutischen Beziehung lösen passiv-fordernde Patienten rasch Ungeduld und Überforderungsgefühle aus, aktiv-kompensierende dagegen Gefühle von Konkurrenz und Machtkampf. Die überangepassten Ulkuspatienten sind ein Prototyp des »bequemen« Patienten. Es empfiehlt sich unter Kenntnis dieses Hintergrundes,

- den *aktiven Typ* nicht zu sehr einzuengen: »Empfehlung« statt »Verordnung«,
- beim *passiven Typ* die Versorgungswünsche z. B. durch symbolische Präsenz des Arztes (»Diätschema«) nur indirekt zu erfüllen, jedoch der Regressionsneigung (Krankschreibung, Klinikeinweisung) außerhalb des akuten Stadiums nicht nachzugeben, ohne die dahinterliegenden Konflikte zu thematisieren,

- beim *überangepassten Typ* die Neigung der Patienten, ja nicht auffallen und belasten zu wollen, nicht als willkommene Entlastung zu fördern oder gar als konstruktive Kooperation misszuverstehen.

Zur Rezidivprophylaxe sind neben H2-Blockern sowie antibiotischer Helicobacter-Therapie bei häufigen Rezidiven mit erkennbarer psychosomatischer Komponente psychotherapeutische Interventionen indiziert. Für die Einleitung einer nachgehenden psychotherapeutischen Behandlung bewährt sich der niederschwellige Beginn mit Beratung, Entspannungsübungen (Autogenes Training) und stützenden Interventionen im Rahmen der psychosomatischen Grundversorgung. Diese kann in der Hand von entsprechend fortgebildeten Hausärzten liegen.

Fachpsychotherapeutisch kommen folgende Ansätze in Frage:

- Alle Formen der *psychoanalytisch begründeten Behandlungen*: Die Indikation richtet sich nach der Persönlichkeit und dem Strukturniveau. Man kann dabei nicht voraussetzen, dass behandlungsbereite Patienten anfangs auch bereits einen Zugang zu Hintergrundproblemen haben. Ein Gespür für Konflikte und Ängste zu erlangen, ist bei fast allen Ulkuspatienten, insbesondere beim Grundstörungstyp, bereits ein Therapieziel. Die Unterstützung des Wahrnehmungs- und Differenzierungsvermögens für Gefühle und Phantasien ist daher ein wichtiger methodischer Aspekt in der Behandlung.
- *Entspannungsverfahren*: Autogenes Training
- *Verhaltenstherapeutische Maßnahmen*: Beeinflussung der Risikofaktoren Nikotin- und Alkoholabusus. Biofeedback zur Verbesserung der Selbstregulation der Magenmotilität und -azidität befindet sich noch im experimentellen Stadium.

12.4.3 Colitis ulcerosa

Die **Colitis ulcerosa** (geschwürbildende Dickdarmentzündung) ist eine unspezifische Entzündung des Dickdarms (Colon), die mit Geschwürbildungen verbunden ist und meistens in Schüben verläuft. Sie beginnt im Rektum, breitet sich nach aufwärts im Darm aus, bleibt aber auf den Dickdarm begrenzt.

ICD-10: F54, K51 Colitis ulcerosa

Häufigkeit, Auftreten und Verlauf

Die Colitis ulcerosa ist eine schwere, bisweilen lebensbedrohliche Erkrankung. Sie tritt mit einer Prävalenz von ca. fünf Fällen auf 10.000 Einwohner relativ selten auf, gehört aber unter den Darmentzündungen zu den häufigen. Es gibt eine familiäre Häufung. Die Erstmanifestation ist meistens im jungen Erwachsenenalter, gelegentlich aber auch im Alter. Frauen und Männer sind etwa gleich oft betroffen. Die Entzündung befällt zuerst den Rektosigmoidbereich (den am meisten zum Darmausgang hin gelegenen Teil des Dickdarms) und geht dann aufsteigend auf den gesamten Dickdarm (Colon) über.

Der Verlauf ist chronisch-rezidivierend mit Krankheitsschüben, zwischen denen wochen- bis jahrelange Intervalle bestehen. Selten sind durchgängig chronische Verläufe ohne Remission.

Als Komplikation treten akut massive Blutungen auf. Im Rahmen einer toxischen Colitis kann es zum Durchbruch der Darmwand mit Peritonitis oder zur Ausbildung eines toxischen Megakolons kommen. Das Risiko, ein Dickdarmkarzinom zu entwickeln, ist bei Kolitis-Patienten erhöht.

Im Rahmen der Komorbidität besteht gelegentlich eine systemische entzündliche Mitbeteiligung an Haut (Erythema nodosum), Gelenken (Arthritis), Augen (Iridozyklitis) oder anderen inneren Organen (sklerosierende Cholangitis) u. a. Kolitiker scheinen auch besonders gefährdet zu sein, an einer Schizophrenie zu erkranken.

Krankheitserscheinungen

Die Symptomatik ist durch Schmerzen, Durchfälle und Blutungen geprägt (▼Übersicht).

Krankheitsbild der Colitis ulcerosa

- Krampfartige *Bauchschmerzen* (Tenesmen)
- *Blutige, schleimige Durchfälle*, die chronisch-rezidivierend auftreten
- Starkes allgemeines *Krankheitsgefühl*, Fieber, Anämie und Gewichtsverlust
- Appetitlosigkeit, Übelkeit, Erbrechen
- Psychisch bestehen gelegentlich *Depressionen*

Krankheitsfaktoren

Die Entstehung der Colitis ist komplex und teilweise noch unklar. Erbliche Faktoren spielen eine, wenn auch nicht sehr große Rolle. Als körperliche Faktoren werden vor allem Autoimmunprozesse, aber auch Infektionen und die Ernährung als Teilursachen diskutiert. Dabei scheinen Antikörper gegen Kolonschleimhaut und/oder gegen die Darmflora eine bedeutsame Rolle zu spielen. Psychische Krankheitsfaktoren sind für den Verlauf mitbestimmend. Bei einer Reihe von Patienten sind zudem die im Folgenden geschilderten psychodynamischen Konstellationen ursächlich am Krankheitsgeschehen beteiligt.

Psychische Disposition

Die Bedeutung psychischer Krankheitsfaktoren ist umstritten. Man darf sich dabei aber nicht von der Alternative irreleiten lassen, ob die Colitis eine psychosomatische Erkrankung ist oder nicht, sondern muss im Einzelfall entscheiden, ob und welche psychischen Faktoren am Krankheitsgeschehen beteiligt sind. Verbindliche Zahlen dazu liegen nicht vor. Aus klinischer Sicht ist es aber fraglos, dass bei einer Reihe von Patienten eine lebensgeschichtliche psychische Disposition in Form der psychosomatischen Grundstörung besteht und entsprechende Auslöser die Dynamik der Körpererinnerung im Zustand der Hilf- und Hoffnungslosigkeit aktivieren (Kap. 12.2.1).

Psychodynamik

Im Zentrum der Psychodynamik steht bei diesen Patienten als Folge der psychosomatischen Grundstörung der Nähe-Distanz-Konflikt. Das Selbstgefühl ist bei ihnen fragil und oft an die Realpräsenz anderer Menschen gebunden, die sie bemuttern und stützen. Die Objektbeziehungen dienen der Aufrechterhaltung eines basalen Sicherheitsgefühls und sind leicht verwundbar. Aufkommende Enttäuschungen und Aggressionen bei Störungen der Objektanwesenheit werden verleugnet.

Persönlichkeit

Die manifeste Persönlichkeit ist vielfältig. Es gibt keine typische Kolitiker-Persönlichkeit. Ähnlich wie beim Asthma bronchiale bestehen oft schizoide und narzisstische Persönlichkeiten, wobei strukturelle Ichstörungen als Borderline-Persönlichkeitszüge in Erscheinung treten. Oft ist die Persönlichkeit aber auch im Sinne der neurotischen Weiterentwicklung der Grundstörung zwanghaft überformt und durch die Neigung zur Anpassung, Unterordnung und Selbstüberforderung charakterisiert.

Unspezifische Auslöser sind Stress und langdauernde Belastung. Spezifische Auslösesituationen sind Trennungs- und Verlassenheitserlebnisse. Sie werden als Zurückweisungen und Kränkungen erlebt und bedeuten zugleich Verlust der Sicherheit. Es entstehen Hilflosigkeit, Hoffnungslosigkeit und ohnmächtiger Zorn, welche die Regression und das körperliche Erinnern bahnen. Obwohl die Ausbildung der ulzerösen Entzündung autoaggressiv wirkt, erscheint es gewagt, darin einen psychologischen Prozess nach dem Modus der »Wendung der Aggression gegen die eigene Person« zu sehen. Für das psychologische Verständnis der Symptombildung reicht es aus, den Zustand der Hilflosigkeit und Hoffnungslosigkeit als solchen wahrzunehmen, der im schweren, oft lebensbedrohlichen somatischen Krankheitsgeschehen gebunden ist.

Bei Patienten mit höherstrukturierten, insbesondere zwanghaften Persönlichkeiten bestehen typischerweise die für diese Strukturen charakteristischen Auslösekonflikte, also Dominanz- und Unterwerfungskonflikte, durch welche die regressiven Prozesse eingeleitet werden, die anfangs (Kap. 12.2.1) beschrieben wurden.

Diagnostik und Behandlung

Die Diagnose einer Colitis ulcerosa wird aufgrund des typischen Krankheitsbildes gestellt und endoskopisch gesichert. Für die Beurteilung psychosomatischer Krankheitsfaktoren sind insbesondere die Auslöser bedeutsam. Im typischen Falle kann man eine Beteiligung bestätigen, wenn bei trennungsbelasteten, früh vernachlässigten Persönlichkeiten zum Zeitpunkt der Symptommanifestation ein Verlusterlebnis oder ein Nähe-Distanz-Konflikt besteht und die damit verbundenen aggressiven Affekte unterdrückt werden. Aggressionshemmung und Depressivität allein sind hingegen keine überzeugenden Belege; sie können, insbesondere bei chronischen Verläufen, auch Folge der Erkrankung im Sinne einer somatopsychischen Anpassungsstörung sein (Kap. 6.2.2).

Die *therapeutische Beziehung* wird bei Kolitis-Patienten durch die Objektangewiesenheit, d. h. durch Wünsche nach Realpräsenz und die ausgeprägte Verletzbarkeit durch reale oder vermeintliche Zurückweisungen belastet. Sie lösen beim Behandler Distanzierungsbedürfnisse oder Überforderungsgefühle aus, die den langfristigen Umgang mit den Patienten belasten.

Im Vordergrund der Colitisbehandlung steht die *internistische Behandlung*. Dabei werden bevorzugt Mesalazin (Saloflak®) oder Sulfasalazin (Azulfidine®) und Kortison eingesetzt. Bei rund einem Drittel reicht die konservative Behandlung nicht aus, sodass der betroffene Darmabschnitt operativ entfernt werden muss.

Im Vordergrund der Psychotherapie stehen psychoanalytisch orientierte oder verhaltenstherapeutisch fundierte supportive Maßnahmen, welche die Krankheitsbewältigung unterstützen und akute Krisen stabilisieren. Eine Kombination von internistischen Maßnahmen mit supportiver Psychotherapie zeigte sich bezüglich Schwere und Häufigkeit der Schübe und Vermeidung von Operationen einer rein medikamentös-internistischen Therapie deutlich überlegen.

Indikationen zur konfliktorientierten *psychodynamischen Behandlung* sind auf weniger kranke Kolitis-Patienten begrenzt und werden im Allgemeinen im beschwerdearmen Intervall begonnen. Das Ziel ist eine Verminderung der Nähe-Distanz-Problematik, die Stabilisierung des Selbstwertgefühls und, bei Patienten mit neurotischer Weiterverarbeitung der Grundstörung, die Verminderung der Brisanz der Konflikte, die in der Symptomauslösung zum Tragen gekommen sind. Dadurch wird der Krankheitsverlauf gemildert und die Häufigkeit und Schwere der Schübe vermindert.

12.4.4 Enteritis regionalis (Morbus Crohn)

Die **Enteritis regionalis**, synonym: *Morbus Crohn*, ist eine chronische entzündliche Erkrankung des terminalen Ileums[356] (Ileitis terminalis) und des Kolons. Sie kann auch den gesamten Verdauungstrakt, also auch Magen und Speiseröhre, befallen. Daneben bestehen extraintestinale Manifestationen. Bei rund einem Drittel der Patienten findet man bedeutende psychosomatische Krankheitsfaktoren.

ICD-10: F54, K50 Enteritis regionalis. Synonym: Morbus Crohn, Ileitis terminalis, sklerosierende chronische Enteritis

Häufigkeit, Vorkommen und Verlauf

Die Enteritis regionalis tritt vorwiegend im jüngeren Erwachsenenalter (25 bis 35 Jahre) mit gleichmäßiger Altersverteilung auf. Nach epidemiologischen Befunden ist sie etwas seltener als die Colitis ulcerosa, sie nimmt in den letzten Jahrzehnten an Häufigkeit aber zu. Frauen und Männer sind gleichhäufig betroffen.

Die Erkrankung beginnt meistens im terminalen Ileum und kann sich auf den gesamten Verdauungstrakt ausbreiten. Die Manifestation erfolgt abschnittsweise mit einem Wechsel zwischen befallenen und gesunden Darmabschnitten. Sie verläuft entweder in Schüben oder anhaltend ohne Intervall. Ähnlich wie bei der Colitis ulcerosa können extraintestinale Manifestationen an Haut, Augen, Gelenken und inneren Organen bestehen. Schwere Fälle können durch Malabsorption, Stenosen und Fistelbildung kompliziert sein.

Krankheitserscheinungen

Das Krankheitsbild (▼ Übersicht) ähnelt dem der Colitis ulcerosa. Es ist durch Bauchschmerzen, Krämpfe, Durchfälle und ein starkes Krankheitsgefühl geprägt.

Krankheitsbild des Morbus Crohn

- *Abdominal:* Bauchschmerzen, oft ähnlich wie bei einer akuten Appendizitis, Durchfälle, z. T. auch blutige Stühle; bei Lokalisation im Dünndarm bestehen Absorptionsstörungen
- Allgemeines *Krankheitsgefühl*, Gewichtabnahme und Fieber
- Begleitende *extraintestinale* Krankheitserscheinungen wie bei der Colitis ulcerosa
- Auffällige Häufung *psychischer* Störungen und Symptome: Ängste, Depressionen, Suchterkrankungen, Borderline-Syndrome

Krankheitsfaktoren

Die Krankheitsursachen sind, ähnlich wie bei der Colitis ulcerosa, noch nicht aufgeklärt. Wahrscheinlich besteht auch hier eine gewisse erbliche somatische Disposition. Über vermutete immunologische Fehlsteuerungen oder auch Infektionen als Krankheitsursachen ist wenig bekannt. Psychosomatische Faktoren sind nicht regelhaft nachgewiesen, spielen in Einzelfällen aber eine entscheidende Rolle. Die Unterschiede zur Colitis ulcerosa sind – wenn überhaupt gegeben – nicht sehr deutlich.

356 Als Ileum bezeichnet man den unteren Dünndarmabschnitt, der in den Dickdarm übergeht.

Krankheitsbilder

Psychodynamik und Persönlichkeit

Im Zentrum der Psychodynamik stehen, ähnlich wie bei der Colitis, Nähe-Distanz-Probleme mit unbewusst stark ambivalent erlebten Abhängigkeitsbeziehungen. Lebensgeschichtlich prägend sind oft Ablehnung und/oder Überfürsorglichkeit, die auf die individuellen Bedürfnisse wenig Rücksicht nehmen. Die Ambivalenz ist oft von starken Schuldgefühlen begleitet, die im Zusammenhang mit Verselbstständigungswünschen aufkommen. Die Abwehr von Nähe-Distanz- und Abhängigkeitskonflikten äußert sich in einer pseudounabhängigen narzisstischen Persönlichkeit (Kap. 4.3.3): Es besteht ein betont lockeres Auftreten mit starker Tendenz zu Verleugnung und Abspaltung von Gefühlen. Diese Verleugnung wirkt sich auch als eine Tendenz zum Bagatellisieren auf das Krankheitsverhalten aus. Auslösend für die Krankheitsschübe sind drohende oder reale Trennungen.

Behandlung

Die Behandlung gestaltet sich noch schwieriger als bei Kolitis-Kranken, wobei internistische und chirurgische Interventionen zur Anwendung kommen. Für Therapie und Prognose gelten dieselben Grundsätze wie bei der Colitis ulcerosa.

Die *therapeutischen Beziehungen* sind mit der Ambivalenz von anklammerndem Verhalten und Distanzierung als Folge der Pseudounabhängigkeit bei diesen Patienten schwer zu handhaben.

12.4.5 Neurodermitis (Atopisches Ekzem)

Die **Neurodermitis** ist eine chronische, zumeist schubweise verlaufende, stark juckende Hautentzündung, an deren Entstehung psychische Krankheitsfaktoren beteiligt sein können. Auffällig ist die Komorbidität mit anderen atopischen Erkrankungen.

ICD-10: F54, L20 Neurodermitis. Synonym spricht man von atopischem oder endogenem Ekzem, Neurodermitis atopica oder atopischer Dermatitis.

Häufigkeit, Vorkommen und Verlauf

Die Neurodermitis ist eine häufige Erkrankung. Man schätzt, dass ca. fünf Prozent der Bevölkerung darunter leiden. Sie tritt als Ekzem und Milchschorf in der Regel bereits im Säuglingsalter auf und betrifft ca. fünf Prozent aller Kinder, wahrscheinlich sogar mehr. Bei Erwachsenen findet man eine hohe Komorbidität mit Asthma bronchiale.

Der bei Weitem größte Teil der Ersterkrankungen liegt in den ersten fünf Lebensjahren. Während der Pubertät kommt es oft zu Remissionen. Die Symptome verschwinden in 80 Prozent der Fälle spontan bis zum 20. Lebensjahr. Rezidive treten häufig in Schwellensituationen auf, besonders zu Beginn des Erwachsenenalters (z. B. bei Partnerbindung, s. unten). Die Neurodermitis kann aber auch erst im Erwachsenenalter beginnen.

Krankheitserscheinungen

Prägend für das Krankheitsbild (▾ Übersicht) sind die entzündlichen Veränderungen der Haut und der starke Juckreiz.

Das Krankheitsbild der Neurodermitis

- *Hauterscheinungen:* Chronisch oder schubweise rezidivierend auftretende, rötliche, papulöse *Effloreszenzen.* Sie neigen zur Lichenifizierung. Typische Lokalisationen sind die Gelenkbeugen, Gesicht und Hals. Starker *Juckreiz,* Unverträglichkeit für Wolle. Durch Kratzen entstehen Sekundäreffloreszenzen.
- Gleichzeitig bestehen oft *andere atopische Erkrankungen*: Rhinitis allergica, Asthma bronchiale.
- *Beim Kleinkind* kommt außerdem der Milchschorf als entzündliche Schuppung am behaarten Kopf und auf den Wangen vor.
- *Psychisch* sind vor allem die akuten Krankheitsphasen von intensiven *Depressionen* und Gefühlen der Hoffnungslosigkeit, von Selbstmitleid und Aggressivität begleitet. Juckreiz führt zu Schlaf- und Konzentrationsstörungen. Die Kranken schämen sich wegen der Kratzläsionen und Narben. Sie ziehen sich zurück und beginnen, den Kontakt zu anderen zu vermeiden.

Krankheitsfaktoren

Die somatische Krankheitsdisposition besteht in einer eindeutigen erblichen, einer immunologischen, einer allergischen und einer psychosomatischen Disposition. Die immunologische Disposition zeigt sich in einer Übererregbarkeit der sympathisch innervierten Hautfunktionen, in einer erhöhten Histaminfreisetzung und einer vermehrten IgE-Produktion. Diese beruht möglicherweise auf einem Kontrolldefekt der Suppressorzellen oder einzelner Untergruppen von T-Lymphozyten. Physikalische Einflüsse (z. B. Wärme, Druck) und Infektionen fördern die Symptomentstehung.

Die psychosomatische Disposition für die Verknüpfung von Haut und Objektbeziehung ist durch die Bedeutung der Haut als »Kontaktorgan« vorgegeben (Kap. 14.3.3). Sie wird in der frühen Mutter-Kind-Beziehung durch körpernahe, coenästhetische Empfindungen, insbesondere durch Wärme, Berührung und das Gehaltenwerden vermittelt. In der Individuationsentwicklung gewinnt die Haut aber auch die Funktion der Abgrenzung, des Schutzes und der Wahrung der körperlichen Integrität. Sie vermittelt die Wahrnehmung spezifischer Stimulationen. Störungen der Mutter-Kind-Beziehung, z. B. durch besondere Gereiztheit der Mutter, können als Ablehnung erlebt werden und sich als Erleben an der Haut vermitteln. Daraus kann die Disposition entstehen, später zu regredieren und psychische Spannungen, z. B. Zurückweisungen, als Körpererinnerung an der Haut zu erleben.

Persönlichkeit

Die Beziehung der Mütter zu den Ekzem-Kindern gestaltet sich im Allgemeinen schwierig, weil die Mütter sich durch das Aussehen ihrer Kinder und das andauernde Kratzen belastet fühlen, Berührungen scheuen und zunehmend gereizt reagieren. Durch die notwendige, intensive Körperpflege erhalten die Kinder aber auch besondere Aufmerksamkeit und taktile Stimulierung. Die Mutter-Kind-Beziehung ist als Folge der Hauterkrankung also oft durch ein starkes Schwanken zwischen Zuwendung und Distanzierung geprägt.

Dadurch entsteht eine hohe psychische Empfindlichkeit in der Regulierung von Nähe und Distanz, von Hingabewünschen und Empfindlichkeit für Ablehnungen und Trennungen. Sie führt zu Kontaktstörungen und ist der Kern der leicht verwundbaren, schizoiden Persönlichkeit vieler Neurodermitis-Patienten. Oft ist die Kontaktstörung hinter einer hysterischen oder zwangsneurotischen Abwehrfassade verborgen.

Auslösesituationen für Neurodermitisschübe sind häufig körperliche, z. B. auch sexuelle Annäherungen oder Distanzierungen. Annäherung ist dabei unbewusst mit der Angst verbunden, Schutz und Abgegrenztheit zu verlieren. Daraus entsteht eine Bedrohung des Selbst; Distanzierung führt dagegen zur Angst vor Verlassenheit. Darüber hinaus sind Lebensveränderungen, z. B. im Zusammenhang mit Beziehungsabbrüchen, Krisen in der Elternehe, Wohnortwechsel, Studienbeginn usw. symptomauslösend. Man kann annehmen, dass durch diese Situationen unbewusst Gefühle von Hilflosigkeit und Hoffnungslosigkeit hervorgerufen werden, die den Prozess der Regression einleiten und die Symptombildung triggern.

Diagnostik und Behandlung

Die Diagnose wird aufgrund der Hautsymptome und des klinischen Verlaufes gestellt. Im Untersuchungsgespräch erkennt man oft emotionale Faktoren, die mit der Symptomentstehung im Zusammenhang stehen. Es sind insbesondere Kontaktprobleme zum Zeitpunkt der Krankheitsentstehung. In der Regel stehen die Patienten psychosomatischen Zusammenhängen aber reserviert gegenüber, sodass diese erst angesprochen werden können, wenn eine sichere Beziehung entstanden ist.

Die *therapeutische Beziehung* ist gekennzeichnet durch Nähebedürfnisse einerseits und Kontaktangst andererseits. Da die therapeutische Beziehung per se ein Kontaktangebot ist, gefährdet sie die als notwendig erlebte Distanz. Um sie aufrechtzuerhalten, verhalten die Kranken sich oft feindselig. Dieses Verhalten ist für den Arzt belastend und kann leichter ertragen werden, wenn man dahinter den Nähe-Distanz-Konflikt erkennt. Zur Klärung der eigenen, auf Dauer meist ablehnenden Gegenübertragungsreaktionen kann die Teilnahme an einer Balint-Gruppe nützlich sein.

Dermatologisch steht die lokale Behandlung mit Externa und Kortison im Vordergrund, daneben die Bekämpfung des Juckreizes mit Antihistaminika sowie Klimabehandlungen.

Einer Psychotherapie steht der größere Teil der Patienten skeptisch gegenüber: Die Reflexion ihrer inneren Erlebnisse ist ihnen fremd. Sie suchen beim Psychotherapeuten höchstens Anleitung und Führung. Indiziert sind neben supportiver Psychotherapie auch Entspannungsverfahren: Autogenes Training oder Progressive Relaxation.

Die Indikation zur *psychodynamischen Behandlung* ist bei Patienten gegeben, die im Verlaufe einiger klärender und diagnostischer Gespräche an die Wahrnehmung innerer Konflikte herangeführt werden können und eine Bereitschaft entwickeln, sich in einen Prozess der inneren Auseinandersetzung mit sich selbst zu begeben. In einer analytischen Psychotherapie werden insbesondere die Probleme der Nähe sowie die Dynamik der selbstschützenden Feindseligkeit bearbeitet.

Die *Verhaltenstherapie* legt das Gewicht auf die Bedingungsanalyse der auslösenden Stimuli, die einen Circulus vitiosus von Juckreiz und Kratzen auslösen. Zur Reduzierung des Kratzens kommen verhaltensmedizinische Maßnahmen in Betracht: systematische Selbstbeobachtung und operante Methoden, bei denen Vermeidung von Kratzen belohnt und alternative Verhaltensweisen erlernt werden. Auch durch Biofeedback geförderte Selbstentspannung wird angewandt. Ein weiterer Ansatz ist das Training sozialer Kompetenz und Kommunikation mit dem Ziel, spannungsauslösende Belastungen, die im Kratzen abreagiert werden, abzubauen.

Bei angemessener Indikation bewirken die psychotherapeutischen Maßnahmen eine Verbesserung der Behandlungsergebnisse und stabilere Remissionen und kürzere Schübe sowie einen geringeren Bedarf an Kortikosteroiden als Behandlungen ohne Psychotherapie: Eine mit analytischer Psychotherapie kombinierte dermatologische Behandlung hat 45 Prozent Besserungsraten, während dermatologische Behandlungen allein nur bei 15 Prozent der Neurodermitis-Patienten stabile Besserungen bringen. Eine Heilung der körperlichen Disposition kann nicht erreicht werden.

12.4.6 Rheumatoide Arthritis

Die **rheumatoide Arthritis** ist eine chronisch-rezidivierende rheumatische Entzündung im Bereich der Gelenke, die besonders die Finger-, Zehen- und Handgelenke betrifft und auf Dauer zu Deformierungen der Gelenke und zu erheblichen Funktionseinschränkungen führt. Sie ist die häufigste rheumatische Erkrankung. Psychische Faktoren können an der Krankheitsentstehung beteiligt sein. Sie beeinflussen vor allem auch den Verlauf.

ICD-10: M05 Seropositive chronische Polyarthritis, M06 Andere chronische Polyarthritis. Synonym: primär chronische Polyarthritis (PcP), chronische Polyarthritis

Häufigkeit, Vorkommen und Verlauf

Etwa ein Prozent der Bevölkerung leidet unter Gelenkrheuma, wobei Frauen deutlich häufiger betroffen sind als Männer. Die Erkrankung beginnt meistens im vierten Lebensjahrzehnt und verläuft chronisch, meistens in Schüben, seltener auch mit anhaltenden Symptomen. Während Spontanheilungen selten sind, hat gut die Hälfte der Patienten einen relativ guten Verlauf mit geringen Beeinträchtigungen, während bei der anderen Hälfte auf Dauer massive Beeinträchtigungen der Beweglichkeit entstehen.

Krankheitserscheinungen

Im Zentrum des Krankheitsbildes (▼Übersicht) stehen symmetrisch auftretende Entzündungen der Finger-, Hand-, Zehen- und Sprunggelenke, die alle klinischen Entzündungszeichen (Schwellung, Rötung, Erwärmung und Schmerzen) zeigen und mit schwerem Krankheitsgefühl verbunden sein können. Dem liegt eine Entzündung der Gelenkinnenhäute (Synovitis) zugrunde, die sich auf die Gelenkknorpel und das umliegende Bindegewebe ausbreitet. Dadurch entsteht die Bewegungseinschränkung und Gelenkdeformierung.

Das Krankheitsbild der rheumatischen Arthritis

- *Bewegungs- und Druckschmerz*, Schwellung und Rötung der Gelenke, evtl. auch Ergussbildung, sowie fortschreitende Bewegungseinschränkung mit Morgensteifigkeit, Deformation und Versteifung der Gelenke
- *Allgemeinerscheinungen*: Schwäche, Müdigkeit, Erhöhung der Körpertemperatur und Appetitlosigkeit
- *Psychisch:* Depressionen, Angst
- *Systemisch:* Komplikationen durch Beteiligung der Lunge, des Herzens und der Augen

Krankheitsfaktoren

Die Basis der Erkrankung sind vermutlich Autoimmunprozesse, bei denen körpereigene Zellen sowie Knorpel vom Immunsystem angegriffen werden. Diese können durch psychische Krankheitsfaktoren beeinflusst werden: Feindselige und aggressive Affekte, die in Konflikten auftreten, können über neurobiologische Verknüpfungen muskuläre Verspannungen und immunologische Prozesse triggern, welche die Entzündungen in den Gelenken anstoßen. Es gibt aber eine beträchtliche Gruppe, bei der sich keine psychosomatischen Krankheitsfaktoren zeigen. Sie ist durch einen langsameren Beginn und Verlauf gekennzeichnet als die psychosomatische Gruppe.[357] Im Übrigen scheint ein passiv-resignatives Coping, d. h. eine Bewältigungsform, in der die Patienten zu Hoffnungslosigkeit und Pessimismus in Hinblick auf die Rheumaerkrankung neigen, einen negativen Einfluss auf Verlauf und Prognose zu haben.

Psychodynamik

Wenn psychosomatische Zusammenhänge zum Tragen kommen, besteht der psychodynamische Hintergrund häufig in einem Konflikt zwischen aggressiven Regungen und dem Bedürfnis, das »Objekt« vor der eigenen Aggression zu schützen. Dahinter steht im Allgemeinen ein ungelöster Autonomiekonflikt, in anderen Fällen aber auch ein zwangsneurotisch verarbeiteter Macht- und Unterwerfungskonflikt. Wie bei anderen Psychosomatosen auch, bewirken persönlichkeits- und konfliktspezifische Auslösesituationen, also aggressive, Selbstbehauptungs- und Trennungskonflikte, eine Ichregression, welche die latente psychosomatische Grundstörung wieder belebt.

Häufig trifft der Beginn der Krankheit oder ein Schub auch mit belastend erlebten Einschränkungen motorischer Bedürfnisse (z. B. ein Sportverbot nach Verletzungen) zusammen. Dieser Symptombeginn korrespondiert oft damit, dass die Kranken in ihrer Entwicklung starke motorische Kontrolle erfahren haben, die sie im Sport kompensieren, sodass ihr Kompensationsmechanismus, emotionale Spannungen muskulär abzuführen, mit einer Einschränkung der sportlichen Aktivitäten versperrt wird. Häufig stehen am Symptombeginn aber auch Beziehungskrisen und Trennungen, in denen die Betroffenen sich starken aggressiven Impulsen ausgesetzt fühlen.

Persönlichkeit

Die manifeste Persönlichkeit von Arthritispatienten ist durch das chronische Schmerzerleben geprägt. Dabei zeigt sich, dass ein Teil schon bei geringer Gelenkveränderung unter intensiven Schmerzen leidet, ein anderer Teil sich jedoch bei zunehmenden Schmerzen subjektiv entlastet fühlt. Hier handelt es sich um zwei Formen der Verarbeitung von Schuldgefühlen im Zusammenhang mit Aggressionsproblemen: Die einen spüren gleichsam den Schuldschmerz, die anderen fühlen sich durch die »Bestrafung« subjektiv entlastet. Insofern besteht eine Verwandtschaft zur Persönlichkeit bei somatoformen Schmerzen. Dem entsprechen auch die Persönlichkeiten:

- *Zwanghafte Patienten* entwickeln Perfektionismus und Unterwürfigkeit als Kontrolle ihrer Aggressionen.
- *Depressive und narzisstische Patienten* haben mit Verzichtsbereitschaft und Selbstaufopferung eine typisch masochistische Grundeinstellung. Daneben besteht oft auch eine verdeckte Herrschsucht, mit der sie sich die Zuwendung und Anwesenheit anderer sichern wollen.

Diagnostik und Behandlung

Die Diagnose ergibt sich aus dem klinischen Bild und den internistischen bzw. orthopädischen Spezialuntersuchungen (Labor, Röntgen usw.). Die psychosomatische Untersuchung dient der Klärung der Frage, ob und in welchem Ausmaß eine psychische Krankheitsdisposition beteiligt ist und ob eine

357 Rimon (1969)

ausreichende Compliance und Krankheitsbewältigung besteht.

In der therapeutischen Beziehung sind die Patienten emotional schwer erreichbar. Da sie Konflikten ausweichen, sich einerseits unterwürfig geben, andererseits die untergründige Aggression im Kontakt spürbar wird, besteht die Gefahr, sich als Behandler frustriert zurückzuziehen.

Therapeutisch empfiehlt sich eine integrierte *psychosomatische Behandlung*, wie sie oben skizziert wurde. Medikamente (Schmerz- und Rheumamittel), physikalische Therapie u. a. werden dabei mit psychotherapeutischen Interventionen verknüpft. Wichtig ist die Herstellung einer tragfähigen Beziehung, in welcher der Patient es wagen kann, Forderungen zu stellen, offen aggressiv zu sein und Hilfe anzunehmen.

In frühen Krankheitsstadien sollte der Versuch gemacht werden, durch eine *psychoanalytisch begründete Behandlung* im Sinne einer tiefenpsychologisch fundierten Psychotherapie auslösende Ursachen und psychosoziale Probleme konfliktzentriert zu bearbeiten. Im Übrigen liegt der Schwerpunkt bei der Krankheitsverarbeitung. Dazu gibt es inzwischen bewährte verhaltenstherapeutische Schmerzbewältigungsprogramme. Außerdem kommen, neben einer psychologisch fundierten ärztlichen Führung, Entspannungsübungen (z. B. Autogenes Training) und körpertherapeutische Interventionen (z. B. Konzentrative Bewegungstherapie) in Betracht.

Zur Vertiefung empfohlene Literatur

Analytische Psychosomatik: Alexander F (1950), Brede K (1971) (darin insbesondere: Schur M, Marty P, Engel GL), Mirsky JA (1961), Overbeck G u. Overbeck A (1978) (darin insbesondere: Mitscherlich A, de M'Uzan M, Engel G u. Schmale AH), Zepf S (1981)

Krankheitsbilder

13 Nichtorganische Psychosen

Als **Psychosen** bezeichnet man ausgeprägte psychische Störungen, die mit gravierenden und multiplen Symptomen und einem zeitweisen Verlust des Realitätsbezugs einhergehen. Es handelt sich um schwerwiegende strukturelle Ichstörungen.

Je nach der Ätiologie unterscheidet man zwischen nichtorganischen und organischen Psychosen. Dieses Kapitel befasst sich ausschließlich mit *nichtorganischen Psychosen* als gemeinsames Interessengebiet der Psychiatrie und der Psychotherapie/Psychosomatik. Es stellt das psychoanalytisch orientierte Verständnis und die daraus abgeleitete Behandlung in groben Zügen dar. Zum vertiefenden Studium liegen neuere Monografien vor.[358]

Die nichtorganischen Psychosen umfassen die schweren affektiven Störungen, die früher unter dem Begriff der endogenen Depressionen und der manisch-depressiven Erkrankungen abgehandelt wurden, sowie die Erkrankungen des schizophrenen Formenkreises (▾Übersicht). Zu Einzelheiten der psychiatrischen Lehre der Psychosen wird auf die einschlägigen psychiatrischen Lehrbücher verwiesen.

Pathogenetisch werden für die Entstehung von Psychosen vor allem genetische Dispositionen angenommen. Es handelt sich aber sicherlich um eine komplexe Ätiopathogenese, die noch weiterer Erforschung bedarf. Von Seiten der Neurobiologie liegen inzwischen vielfältige neurochemische und neuroanatomische Befunde vor, die aber noch nicht zu einem Gesamtbild integriert sind. Im Zentrum der Forschung steht nach wie vor die Erforschung der Neurotransmitter als Basis für die Krankheitsentstehung, vor allem das Dopamin. Von Seiten der Psychoanalyse wird vor allem die Beteiligung von psychosozialen Belastungen in der Schwangerschaft und in Frühphasen der Entwicklung geltend gemacht.

358 Schwarz u.a. (2006, 2012), Hartwich u. Grube (2003), Küchenhoff (2012)

Nichtorganische Psychosen

- **Schizophrene Psychosen** (ICD-10: F20)
  mit einer großen Vielfalt an Symptomen und Krankheitserscheinungen
  - *Paranoide Schizophrenie* (ICD-10: F20.0)
    als häufigste Unterform der Schizophrenie mit Wahnvorstellungen und Halluzinationen
  - *Hebephrenie* (ICD-10: F20.1)
    mit Verflachung der Emotionen, unangemessenen Affekten, lapidarem Ausdrucksverhalten, ungeordnetem Denken, planlosem Verhalten
  - *Katatone Schizophrenie* (ICD-10: F20.2)
    mit psychomotorischen Störungen (Erregungssturm, Stupor)
- **Affektive Psychosen**
  mit schweren depressiven Verstimmungen oder manischen Hochstimmungen, die nicht aus dem aktuellen Erleben oder der Biografie heraus erklärt werden können
  - *Monopolare affektive Psychosen*
    - Manie (ICD-10: F30)
    - schwere depressive Episode ohne psychotische Symptome (ICD-10: F32.2)
    - schwere depressive Episode mit psychotischen Symptomen (ICD-10: F32.3)

    mit schweren depressiven Symptomen wie Gefühlstaubheit, Antriebslähmung und gelegentlich auch Wahnvorstellungen
  - *Bipolare affektive Störungen* (ICD-10:F31)
    mit einem Wechsel zwischen Depression und manischen Phasen, in welchen Getriebenheit, Gereiztheit, Redeflut und Größenphantasien auftreten
- **Schizoaffektive Psychosen** (ICD-10: F25)
  als Mischform

13.1 Geschichte der psychoanalytischen Psychosentherapie

Unter den typischen psychiatrischen Krankheitsbildern haben die Psychosen von jeher das Interesse der Psychoanalyse erweckt. Obwohl Sigmund Freud daran zweifelte, dass Psychosen mit der Psychoanalyse zu behandeln sind, nahm um 1910 im Züricher »Burghölzli« die psychodynamisch orientierte Psychosentherapie ihren Anfang. Sie fand mit den Pionierarbeiten von Paul Federn, einem Freud-Schüler, eine erste Konzeptualisierung. Ihre große Zeit hatte sie in den 1940er und 1950er Jahren in den USA, wo insbesondere unter dem Einfluss von Frieda Fromm-Reichmann, Harold Searles und Harry Stack Sullivan intensive und langfristige stationäre und ambulante analytisch orientierte Behandlungen psychotischer Patienten durchgeführt wurden und berühmte Kliniken wie Chesnet Lodge entstanden.

Diese Entwicklungen standen unter dem Einfluss der amerikanischen Ichpsychologie. Parallel dazu entwickelte die Objektbeziehungstheorie in England eigene Konzepte für die Psychosenbehandlung, unter denen das von Herbert Rosenfeld[359] das wohl bekannteste ist.

Auch im deutschsprachigen Raum wurden nach dem Zweiten Weltkrieg Erfahrungen mit Psychosenbehandlungen gesammelt. Sie führten aber nicht zu einer anhaltend konsolidierten Entwicklung. Insbesondere in Deutschland und Österreich bestand seit jeher ein ideologischer Graben zwischen der Psychiatrie und der dynamischen Psychotherapie. Er bewirkte, dass die Zusammenarbeit in der Psychosentherapie wenig Raum hatte. Mit der Einführung der Neuroleptika verblasste überall das Interesse an psychodynamischer Psychosentherapie. Erst in neuerer Zeit ist im deutschsprachigen Bereich durch den Einfluss insbesondere von Gaetano Benedetti und Starvos Mentzos wieder ein wachsendes Interesse zu verzeichnen, das u. a. in der Einrichtung einer überregionalen spezifischen Weiterbildung in München Ausdruck findet.[360]

13.2 Das psychodynamische Verständnis von nichtorganischen Psychosen

Alle Schulen und Richtungen der Psychoanalyse haben bedeutende Beiträge zum psychodynamischen Verständnis der Psychosen erarbeitet, angefangen mit Sigmund Freuds[361] berühmter Abhandlung über den »Fall Schreber«, in der er die Psychose als Abwehroperation gegen eine vermeintliche Homosexualität deutete. Man kann vier traditionelle psychodynamische Ansätze für das Verständnis von Psychosen unterscheiden:

1. *Das Konfliktabwehr-Konzept*: Die Psychose ist die Folge einer Konfliktabwehr.
2. *Das ichpsychologische Konzept*: Die Psychose, insbesondere die Schizophrenie, ist die Folge einer konstitutionellen oder erworbenen Ichschwäche.
3. *Das objektbeziehungstheoretische Konzept*: Störungen der basalen Beziehungen führen zu einer Defizienz der Selbst- und Objektrepräsentanzen, die u. a. als Ichschwäche imponiert.
4. *Das selbstpsychologische Konzept,* das die Psychose als Folge des Verlustes der Selbstkohärenz versteht.

In allen psychoanalytischen Konzepten werden Psychosen als eine besondere Form der Dekompensation der präpsychotischen Persönlichkeit betrachtet, die sich durch den psychotischen *Verlust des Realitätsbezuges* auszeichnet. Dabei handelt es sich aus heutiger Sicht um schwere Persönlichkeitsstörungen mit erheblichen ichstrukturellen Defiziten. Diese beziehen sich auf die Ichgrenzen, die Selbstregulation und Kohärenz des Selbst, die Selbst-Objekt-Differenzierung, den Realitätsbezug und die Nähe-Distanz-Regulation.

Im Zentrum der psychotischen Erkrankungen steht die Beeinträchtigung, unter Spannungen die Kohärenz des Selbst und der psychischen Funktionen (des Ich) aufrechtzuerhalten. Diese äußert sich in paranoiden Ideen und Gefühlen, in Größen- und Klein-

359 Rosenfeld (1990)
360 Zum Stand der Entwicklung siehe Matejek u. Müller (2000) sowie Schwarz (2012)
361 Freud (1911)

heitswahn. Die dahinter wirksamen Spannungen haben unterschiedliche Ursachen:

- *Bei schizophrenen Psychosen* geht es um existenzielle Ängste, Ängste vor Fragmentierung und vor dem Verlust der Identität. Diesen Ängsten begegnet man auch bei der basalen Entwicklungspathologie, etwa bei der paranoiden oder schizotypischen Persönlichkeitsstörung.
- *Bei affektiven Psychosen* stehen Verzweiflung und Hoffnungslosigkeit als Reaktion auf Selbstwertverlust und Verlassenheit im Vordergrund, im Falle der Manie Getriebenheit und Megalomanie.

Ätiologie: Vulnerabilität und psychodynamische Kofaktoren

Nach heutigem Wissen erscheint es auch aus psychodynamischer Sicht plausibel, für die psychotische Dekompensation eine konstitutionelle Vulnerabilität als somatische Grundlage anzunehmen. In vielen Fällen von Psychosen (aber durchaus nicht in allen) sind psychodynamische Faktoren in das Krankheitsgeschehen involviert und zwar sowohl als Disposition als auch bei der Manifestation und im Verlauf. In diesen Fällen wirken sie als *Kofaktoren*, indem sie dazu beitragen, dass neurobiologische Defizienzen aktiviert werden und als Psychose zum Tragen kommen.

Krankheitsauslösend wirken oft emotional erregende Erlebnisse (Life events): Lebensabschnittswechsel, Familienfeste, Verlust von Beziehungen, Umzug, Erkrankung. Damit ergeben sich Hinweise auf eine mögliche psychogene Beteiligung. Solche Erlebnisse wirken pathogen, wenn sie auf persönlichkeitsspezifische Einschränkungen treffen, insbesondere Persönlichkeitsstörungen im Sinne der Entwicklungspathologie mit narzisstischem und schizoidem Gepräge. Oftmals scheint aber auch die Intensität der Erlebnisse im Sinne eines unspezifischen Stresses krankheitsauslösend zu wirken.

Hier bestehen Parallelen zum Konzept der psychosomatischen Grundstörung (Kap. 12.2). Das bedeutet: Der Anlass und Zeitpunkt der Krankheitsmanifestation, die Ausgestaltung und der Verlauf sind in den einschlägigen Fällen psychodynamisch zu erklären (und zu behandeln), während die Syndromwahl, d. h. die Tatsache, dass die Patienten eine Psychose entwickeln und nicht eine andere Erkrankung, auf der biologischen Disposition beruht und von der Psychodynamik unabhängig ist. Tatsächlich beschreibt Mentzos die Psychosen deshalb auch als Psychosomatose des Gehirns.[362]

Die psychotische *Symptomatik*, die durch intrapsychische Spannungen und psychosoziale Belastungen ausgelöst wird, erscheint demnach als ein organisch begründetes Phänomen, d. h. als eine Folge von biologischen Defekten. In der Ausgestaltung der Symptomatik können aber primitive Bewältigungs-, Abwehr- und Kompensationsprozesse zum Tragen kommen. Die zentralen dynamischen Aspekte sind dabei

- *die Einschränkung der Selbst-Objekt-Unterscheidung* bis hin zum Erleben von Wahn und Halluzinationen als Folge der Überwältigung durch existenzielle Ängste,
- *die Aufgabe des Selbstwertgefühls und Fragmentierung des Selbst* sowie die Reaktionen darauf als Folge von Verlust und Verlassenheit.

362 Mentzos (2000, 2009)

Krankheitsbilder

13.3 Psychodynamische Behandlung von Psychosen

Die psychodynamische Behandlung von Psychosen zentriert heute, von einem objektbeziehungstheoretischen Ansatz ausgehend, primär auf alternative Beziehungserfahrungen im Kontext der psychotherapeutischen Beziehung. Daher steht der haltgebende, annehmende Aspekt der therapeutischen Beziehung im Vordergrund. Die Inszenierungen im therapeutischen Prozess, die sich aus der Art der Beziehungsgestaltung ergeben, eröffnen einen Zugang zur Psychodynamik der Patienten. Um diese Phänomene zu entschlüsseln, wird die Gegenübertragung besonders beachtet. Sie stellt im Sinne einer projektiven Identifikation einen Abkömmling aus spiegelbildlichen Nachbildungen der inneren Befindlichkeit der Patienten dar.

Manche Behandlungskonzepte beschränken sich auf dieses Vorgehen und arbeiten mit niederer Frequenz und langer Dauer. Andere arbeiten zeitintensiver und gelangen durch die damit verknüpfte Intensivierung der therapeutischen Beziehung im späteren Verlauf zu einer analytischen Bearbeitung der Übertragungsprozesse. Dabei konzentrieren die Übertragungsdeutungen sich auf die Manifestation der psychotischen Widersprüchlichkeit zwischen Verschmelzungssehnsucht und Selbstverlustangst in der Übertragungsbeziehung. Die lebensgeschichtliche Deutungsperspektive ist dabei nicht vorrangig. Die Symbol- oder Triebdeutung von psychotischen Erlebnisinhalten gilt aus heutiger Sicht als obsolet.

Es erübrigt sich der Hinweis, dass psychotherapeutische und psychopharmakologische Behandlungen sich selbstverständlich nicht gegenseitig ausschließen. Allerdings ist dabei eine enge und vertrauensvolle Zusammenarbeit zwischen Psychotherapeuten und einem Psychiater, der für die psychodynamische Psychosentherapie offen ist, unerlässlich. Bei Krisen und Dekompensationen kann die Aufnahme zur Klinikbehandlung erforderlich werden. Bei der Bearbeitung des Verlaufs bedarf die psychodynamische Bedeutung der Hinzuziehung eines Dritten (Medikament, Klinik) besonderer Beachtung.

Strategien und Ziele der psychodynamischen Psychosentherapie

Das Ziel der Psychosentherapie ist fraglos die Verminderung der Rezidivhäufigkeit. Der Weg dorthin besteht jedoch nicht vorrangig in der Entschlüsselung psychotischer Inhalte, sondern im Verständnis für die Anlässe von psychotischen Dekompensationen und deren bewussten und unbewussten Implikationen mit dem Ziel, eine gewisse Resistenz zu erreichen. Außerdem steht die Bewältigung der psychopathologischen Erfahrungen während der Krankheitsepisoden sowie deren Folgen für das Selbsterleben und die Alltagsbewältigung im Vordergrund.

Darüber hinaus richtet sich die allgemeine Behandlungsstrategie (▾ Übersicht) auf die Entwicklung reiferer, d. h. nicht-psychotischer Beziehungsformen. Man versucht, die präsymbolischen psychotischen Beziehungserfahrungen durch Klärung und Deutung der dahinter stehenden Dynamik zu korrigieren und ihre Nachreifung anzuregen.

Solche Muster kommen auch in der therapeutischen Beziehung zum Tragen, und zwar zumeist in Form von Inszenierungen, Enactments und Handlungsdialogen. Ausgehend von Gegenübertragungen versucht man ihren Gehalt, ihre Botschaft zu erschließen, um sie dann durch beschreibende Interventionen in eine sprachliche, symbolisierte Form zu überführen. Dadurch soll die Mentalisierung, d. h. die Fähigkeit der Patienten sich zu verstehen, gefördert werden (Kap. 17.3.6). Diese Strategie beruht auf der

Vorstellung, dass reifere Beziehungsformen, die in eine entwicklungsfördernde Beziehung eingebunden sind, die psychotischen Muster überwinden bzw. entbehrlich machen. Die Voraussetzung dafür ist ein konstruktiver Umgang mit negativen Gegenübertragungen, die bewältigt werden müssen und nicht unverarbeitet (Konfrontation mit negativen Affekten des Therapeuten) zurückgegeben werden dürfen.

Strategien der psychodynamischen Psychosentherapie[363]

- Verständnis für die psychosozialen Belastungen, die eine Dekompensation bewirken
- Klärung dispositioneller Faktoren aus der Lebensgeschichte
- Verarbeitung der Folgen des Krankheitsereignisses im Psychischen und im Alltag
- Aufarbeitung von Beziehungskonflikten im Außen und in der Binnenübertragung
- Hilfe bei der Mentalisierung und sprachlichen Symbolisierung des Erlebens
- Förderung der Selbst-Objekt-Differenzierung und der Abgrenzungsfähigkeit
- Verminderung oder Ausgleich von defizitären Ichfunktionen

Dabei wird der zeitgemäße psychoanalytische Ansatz von der umwandelnden (transformierenden) Verwendung der Übertragungs-Gegenübertragungs-Dynamik[364] zugrunde gelegt. Sein Kern ist die Auffassung, dass die Annahme und stellvertretende Bearbeitung der psychopathologischen Erlebnisse durch den Psychoanalytiker ein wesentlicher Wirkfaktor der psychodynamischen Behandlung ist. Ob diese Transformation in Übertragungsdeutungen oder besser in einem nicht-deutenden förderlichen Umgang mit der therapeutischen Beziehung erfolgt, ist Gegenstand einer heute noch nicht beendeten Diskussion.

Behandlungskonzepte

Im Hinblick auf praktische Behandlungskonzepte gibt es gegenwärtig in der psychodynamischen Behandlung von Psychotikern keinen »Standard«, sondern mehr oder weniger personengebundene Erfahrungswerte und daraus abgeleitete Indikationen. Entsprechend vielfältig sind die Behandlungsmodelle und -verfahren. Es kommen dabei alle psychodynamischen Verfahren zur Anwendung von der modifizierten analytischen Psychotherapie über die strukturorientierte tiefenpsychologisch fundierte Psychotherapie bis hin zur mentalisierungsbasierten Behandlung (Kap. 17). Neben der Einzeltherapie spielen auch Gruppenverfahren und die Familientherapie eine Rolle.

Beispielhaft werden hier die Konzepte von Benedetti und von Mentzos dargestellt, die im deutschsprachigen Bereich derzeit die größte Aufmerksamkeit finden.

Die Behandlungsmethode von Benedetti[365]

Benedetti hat sich insbesondere mit schizophrenen Patienten befasst. In seiner Behandlungsmethode nimmt seine Auffassung Gestalt an, dass der Psychotherapeut sich bei der Behandlung in die psychotische Welt des Patienten hineinzubegeben und sich den psychotischen Phänomenen auszusetzen habe. Er spricht von *dualisierter Psychose* und sieht

363 Nach Schwarz (2012)
364 Vgl. das Konzept der Alphafunktion in der Theorie des Denkens von Bion (1962)
365 Benedetti (1987)

Krankheitsbilder

den Therapeuten als ein »Übergangssubjekt«, das eine heilsame Verschränkung ermöglicht, aus der sich Wachstum, Trennung und Verselbstständigung entwickeln können. Als »dialogische Positivierung« (▼ Übersicht) von psychotischen Erfahrungen beschreibt er einen Prozess der stellvertretenden Verarbeitung von psychotischen Erlebnissen durch den Therapeuten. Er kann es schließlich ermöglichen, dem Patienten ein positives Selbstbild zurückzugeben und ihm Abstand zu seinem psychotischen und destruktiven Erleben zu verschaffen.

Techniken der dialogischen Positivierung nach Benedetti [366]

- Befreiung aus Widersprüchen, die im Laufe der Lebenserfahrung verinnerlicht wurden.
- Richtigstellung psychotischer Auffassungen und Aussagen des Patienten durch korrigierende Phantasien und Assoziationen des Psychotherapeuten.
- Zulassen einer Identifizierung mit der psychotischen Welt des Patienten, um Gefühle einer mitmenschlichen Symmetrie in ihm entstehen zu lassen.
- Zulassen und Aushalten von Kontakt- und Kommunikationsstörungen, ohne sich entwertet oder entmutigt zu fühlen.
- Einbeziehung der eigenen »tragischen Existenz« in den Prozess des Verstehens, um Zugang zu der »tragischen Gestalt« der Psychose zu erlangen.
- Bewältigung negativer Gegenübertragungen und Vermeidung aktiv beschützender Haltungen angesichts der psychotischen Destruktivität, um distanzierende Prozesse zu ermöglichen.

366 Benedetti (1987)

Dieses Konzept stellt unerhört große Anforderungen an die Ausbildung, Motivation und Tragfähigkeit des Psychotherapeuten. Aber auch der Patient muss wenigstens zeitweise bereit und in der Lage sein, das Behandlungsangebot konstruktiv wahrzunehmen und zu verarbeiten.

Die Behandlungsmethode von Mentzos[367]

Mentzos geht davon aus, dass die Psychosentherapie zwei Aspekte beinhalten muss: Einerseits müssen die psychotischen Phänomene in der therapeutischen Beziehung – die *Übertragungspsychose* – und die damit verbundenen projektiven und identifikatorischen Abwehr- und Bewältigungsformen bearbeitet werden. Andererseits muss die Behandlung über lange Zeit genügend zuverlässigen Halt geben, indem man wohlwollend begleitet, ohne zu hinterfragen und zu deuten. Ein nicht-modifiziertes analytisches Vorgehen, wie es sich unter dem Einfluss von Rosenfeld[368] in England entwickelt hat, hält er daher für ebenso unzuträglich wie bloße Stützung oder Bemutterung. Stattdessen vertritt er für die Praxis ein dreistufiges Modell:

- *Stützende Psychotherapie:* 20-Minuten-Gespräche als Begleitung über viele Jahre; thematisiert werden das aktuelle Befinden und zwischenzeitliche Ereignisse. Die therapeutischen Interventionen beschränken sich auf klärende Fragen. Therapeutisch maßgeblich ist die Beziehungskonstanz.
- *Tiefenpsychologisch fundierte Psychotherapie* mit einer Wochenstunde über mehrere Jahre. Gesprächsinhalt sind aktuelle Probleme und Konflikte, im We-

367 Mentzos (1991)
368 Rosenfeld (1981)

sentlichen also nichtpsychotisches Material, die Interventionen beinhalten vornehmlich Klärung und Erörterung von Lösungsmöglichkeiten, nur gelegentlich Deutungen. Die Übertragung wird angesprochen, wenn stärkere Ambivalenz zum Behandlungshindernis wird. Auch hier ist die Beziehungskonstanz ein zentraler therapeutischer Faktor.

- *Modifizierte analytische Psychotherapie* mit zwei bis drei Wochenstunden über mehrere Jahre. Die Intensivierung der therapeutischen Beziehung erhöht das Ausmaß der psychotischen Übertragung, die nunmehr analytisch bearbeitet wird, ohne dass der haltgebende Aspekt der Beziehung vernachlässigt wird. Die Interventionen beinhalten Benennungen von affektiven Zuständen, die sich in der therapeutischen Beziehung ereignen, und Deutungen der Übertragungspsychose im Hier und Jetzt mit dem Ziel, eine »Entwirrung« der verwirrten Patienten herbeizuführen.

Indikation und Differenzialindikation

Die Frage der Differenzialindikation zwischen den verschiedenen Behandlungskonzepten kann gegenwärtig nur aus therapeutischer Erfahrung beantwortet werden. Die Indikation wird meistens durch praktische Gesichtspunkte wie die Verfügbarkeit von Behandlungskapazität mitbestimmt.

- *Für leichtere Psychosen* mit seltenen Dekompensationen, bei denen auch reifere neurotische Konflikte erkennbar sind, wird das niederfrequente Setting der tiefenpsychologisch fundierten Psychotherapie empfohlen. Damit wird einerseits die Gefahr zusätzlicher Destabilisierungen aufgrund intensiver regressiver Prozesse gering gehalten, die Stabilisierung zugleich aber durch die Konfliktbearbeitung und den Halt in der Beziehung gefördert.
- *Patienten mit häufigen psychotischen Episoden* werden dagegen entweder »nur« niederfrequent begleitet oder intensiver mit Bearbeitung der Übertragungspsychose im modifizierten analytischen Setting behandelt. Die Modifikationen beziehen sich auch auf die Struktur- und Mentalisierungsorientierung, da die psychotische Persönlichkeit regelhaft mit strukturellen Störungen verknüpft ist.

Zur Vertiefung empfohlene Literatur

Psychodynamik und Psychotherapie von Psychosen: Benedetti G (1976), Hartwich P u. Grube M (2003), Schwarz F u. a. (2006), Küchenhoff J (2012)

Analytische Psychosenbehandlung: Mentzos S (1991)

14 Psychosomatik in somatischen Fachgebieten

In den Kapiteln 6 bis 13 wurden die Krankheiten aus dem Bereich der Psychotherapie und Psychosomatik systematisch unter ätiopathogenetischen Aspekten abgehandelt. Das entspricht der Arbeitsweise des psychoanalytisch orientierten Psychotherapeuten, der die Ätiologie und Pathogenese der Störungen und die Persönlichkeit der Patienten stärker beachtet als die Phänomene der manifesten Störungen.

Für den Mediziner, der in einem speziellen Fachgebiet arbeitet und sich über psychosomatische Aspekte der Erkrankungen in seinem Fachgebiet orientieren will, ist diese Systematik ungewohnt. Im Folgenden werden deshalb die wichtigsten psychosomatischen Aufgabenstellungen und Syndrome, nach einzelnen Fachgebieten geordnet, zusammengestellt.

14.1 Allgemeinmedizin, fachübergreifende psychosomatische Aufgaben

Als »Medizin der ersten Linie« ist die Allgemeinmedizin in der Regel auch die erste Anlaufstelle für Patienten mit Erkrankungen aus dem Bereich der Psychotherapie und Psychosomatik. Die psychotherapeutischen und psychosomatischen Aufgaben des Allgemeinarztes sind daher außerordentlich umfangreich und weit gefächert. Sie umfassen alle Krankheitsbilder und reichen von der Diagnostik und Differenzialdiagnostik über die Behandlung bis hin zur Weiterleitung zur Fachpsychotherapie.

Die einzelnen Aufgabenstellungen (▾ Übersicht) und die methodischen Aspekte der Versorgung sind in diesem Buch an verschiedenen Stellen abgehandelt.

Außerdem gehören fachspezifische Themen wie Psychoonkologie, Psychoimmunologie u. a. selbstverständlich auch in die Allgemeinmedizin.

Psychosomatische Aufgaben in der Allgemeinmedizin

- Psychosoziale Aspekte des Krankseins, insbesondere Krankheitsbewältigung (Kap. 1.2) und die therapeutische Beziehung (Kap. 1.3)
- Allgemeine psychosomatische Diagnostik: Das Untersuchungsgespräch (Kap. 5.1)
- Umgang mit chronisch Kranken und Sterbenden (Kap. 20.1)
- Allgemeine ärztliche Psychotherapie und die psychosomatische Grundversorgung (Kap. 15.3.2)
- Stützende Behandlung und Krisenintervention (Kap. 20.1 bis 20.3)
- Behandlung neurotischer und psychosomatischer Patienten mit Psychopharmaka (Kap. 22.2)

14.2 Augenheilkunde

Ophthalmologische Fragestellungen beschäftigen den Psychosomatiker relativ selten (▾ Übersicht). Dabei spielen psychosomatische Krankheitsfaktoren durchaus bei einer Reihe von Augenkrankheiten eine Rolle. Das liegt an der engen Verknüpfung von Sehen (als optischer Prozess) und Wahrnehmung (als Erlebnisprozess), die insbesondere bei den Konversionsstörungen zum Tragen kommt. Traditionell gilt das Auge als Spiegel der Seele, was auf die Bedeutungszuweisung des Auges als »psychosomatisches Organ« verweist.

Tatsächlich kann man Affekte an der Pupillengröße und an den Lidspalten ablesen: Schreck und freudige Überraschung (Sympathikus) weiten sie, Entspannung (Parasympathikus) führt zur Engstellung, ebenso wie Wut und Ärger.

Für das Verständnis psychosomatischer Aspekte ist die Tatsache bedeutungsvoll, dass wir nicht nur mit dem Auge, d. h. periphär, sehen, sondern auch zentral mit Hilfe des Gehirns (Verarbeitung der optischen Wahrnehmung). Dadurch wird das Sehen zum subjektiven Prozess, der durch subjektive Faktoren (Befindlichkeit, Bedeutung des Gesehenen) beeinflusst wird. In diesen Zusammenhängen wurzeln die Konversionsstörungen als häufigste psychosomatische Störungen am Auge (Kap. 10.2). Daneben spielt die Angst, das Augenlicht zu verlieren, bei allen Augenkrankheiten eine Rolle.

Psychosomatische Probleme in der Augenheilkunde

- *Angst vor Erblindung:* Sie ist ein mehr oder weniger ausgeprägtes, unspezifisches Problem bei sehr vielen Augenkrankheiten. Im Allgemeinen bedarf sie keiner spezifischen Behandlung. Die Beratung gehört in den Bereich der Grundversorgung.
- Psychosomatische Faktoren bei den *entzündlichen Augenerkrankungen*, insbesondere bei der Iridozyklitis (Kap. 12.4: Colitis ulcerosa und Morbus Crohn) und bei der Uveitis posterior (s. unten)
- *Konversionsstörungen* (Kap. 10.2): Psychogene Sehstörungen und Blepharospasmus
- *Krankheitsbewältigung und Compliance* bei chronischen Augenerkrankungen, insbesondere beim Glaukom

Uveitis posterior (Chorioretenitis)

Eine chronische Entzündung der Aderhaut (Choreoidea, hintere Uvea [lat.] »Traubenhaut«) mit Störungen des Sehens: Gesichtsfeldausfälle, Verschleierung und Nachlassen der Sehkraft. Die Ätiologie ist letztlich unklar, doch scheinen psychische Belastungen, insbesondere Konflikte im Zusammenhang mit sexuellen Konflikten und Verlusterlebnissen sowie eine autoaggressive Verarbeitung von Schuldgefühlen an der Krankheitsentstehung beteiligt zu sein. Zur Differenzialdiagnose vgl. auch Konversionsstörungen (Kap. 10.2) und Multiple Sklerose (Kap. 14.3.7).

14.3 Chirurgie

Die Chirurgie als eines der großen medizinischen Basisfächer ist natürlich auch mit Patienten aus dem Gebiet der Psychotherapie und Psychosomatik befasst. Zu den speziellen psychosomatischen Krankheitsbildern, die den Chirurgen beschäftigen, gehören insbesondere die *chronischen Magen-Darm-Erkrankungen* (Kap. 12.4):

- Ulcus ventriculi et duodeni,
- Colitis ulcerosa,
- Enteritis regionalis (Morbus Crohn, Ileitis regionalis).

Eine gewisse Bedeutung haben auch Patienten mit *heimlicher Selbstbeschädigung* (Kap. 11.3.2), welche den Chirurgen nicht nur »zum Narren halten«, sondern dessen Geschick, seine Eingriffe auf rational begründete Indikationen zu begrenzen, auf die Probe stellen.

Zunehmend wichtig werden inzwischen die somatopsychischen Störungen (Kap. 6.3), z. B. im Vorfeld und in Folge von Operationen (Herzoperationen), in der Onkologie und Intensivmedizin.

14.4 Dermatologie[369]

Die Haut als vielfach determiniertes Grenzorgan zwischen innen und außen vermittelt sehr ursprüngliche und zentrale Erfahrungen. Sie ist Schutzorgan gegen Reize von außen (Licht, Trockenheit) und Anpassungsorgan zur Aufrechterhaltung der Homöostase (Schwitzen). Sie ist ein Sinnesorgan, das Empfindungen wie Wärme, Zärtlichkeit oder Schmerz vermittelt. Auch dient sie der nonverbalen Kommunikation: dem Ausdruck (Erröten) und der Mitteilung (Blässe) der emotionalen Befindlichkeit.

Unter psychoanalytischen Aspekten vermittelt die Haut frühe Beziehungserfahrung. Sie trennt Innen und Außen, das Selbst von der Umwelt und hält gewissermaßen das Selbst zusammen. Als »Drittes« zwischen Innen und Außen symbolisiert sie die Abgegrenztheit und die Regulation von Nähe und Distanz, von Verschmelzungswünschen und Autonomiestrebungen. Sie wird damit zum zentralen *Organ der frühen Individuationsentwicklung*. Diese vielfachen psychophysiologischen Funktionen machen sie zu einem bevorzugten Ort eines psychosomatischen Krankheitsgeschehens (▼ Übersicht).

Psychosomatische Aufgabenbereiche in der Dermatologie

- **Behandlung typischer psychosomatischer Erkrankungen**
  Psychosomatische Hautkrankheiten haben seelische Ursachen oder Teilursachen, die zumeist mit Nähe-Distanz-Problemen, mit konflikthaften Kontaktwünschen, Verschmelzungssehnsucht und Hingabeängsten zusammenhängen:
  - Psychosomatosen: Neurodermitis
  - Somatoforme Störungen: Urtikaria, Alopecia areata, Pruritus
- **Unterstützung der Krankheitsbewältigung bei Hautveränderungen**
  Hautveränderungen wirken sich nachhaltig auf das seelische Befinden, speziell auf das narzisstische Gleichgewicht aus und erfordern eine Unterstützung bei der Krankheitsbewältigung:
  - Entstellungen durch Operationen, Verbrennung, Alterung
  - Chronische Hauterkrankungen: Alopezie, Neurodermitis, Psoriasis u. a.
- **Differenzialdiagnostik bei Verhaltensstörungen und psychischen Störungen**
  - Artefakterkrankungen im Bereich der Haut (Acne excoriée)
  - Hypochondrische Befürchtungen und Wahnerkrankungen, die sich auf die Haut beziehen
- **Klärung möglicher psychosomatischer Zusammenhänge**
  Bei einer Reihe weiterer Erkrankungen werden psychosomatische Zusammenhänge diskutiert, was im klinischen Einzelfall eine sehr sorgfältige individuelle Diagnostik erfordert:
  - Psoriasis, Lichen ruber, periorale Dermatitis, Stomatitis aphthosa, Warzen u. a.

Krankheitsbilder

369 Gieler u. Bosse (1995), Rechenberger (1976)

Atopisches Ekzem

Siehe Neurodermitis (Kap. 12.4.5)

Artifizielle Störungen (Artefakte) im Bereich der Haut (Kap. 11.3.2)

- *Acne excoriée des jeunes filles*: Junge Mädchen (frz.: *jeunes filles*) malträtieren ihre Haut, bis schließlich Narben entstehen. Anlass bilden geringe Unreinheiten oder Pickel, die ausgedrückt werden, manchmal ein Juckreiz; oft sind auch gar keine Anlässe vorhanden.
- *Trichotillomanie*: Haareausreißen, das verheimlicht und bei Entdeckung abgestritten wird. Meistens sind Jugendliche, seltener auch junge Erwachsene betroffen.
- *Onychophagie*: Nägelkauen.

Artifizielle Störungen (sog. Artefakte) kommen in verschiedenen Schwere- und Chronifizierungsgraden und auf allen Strukturniveaus vor. Auf die Darstellung in Kap. 11.3.2 wird verwiesen. Die Manipulationen der Haut und an den Haaren werden als dranghaft erlebt und können nicht unterdrückt werden.

- Bei der *leichteren*, oft passageren Form in der Adoleszenz bestehen im Hintergrund narzisstische Selbstzweifel bei Adoleszentenkrisen, letztlich die Befürchtung, den Anforderungen des Erwachsenenlebens als Frau oder als Mann nicht gewachsen zu sein. Im Rahmen von Ablösungskrisen bietet die Autoaggression auch eine Möglichkeit, eine schuldgefühlshaft verarbeitete Verselbstständigung zu »sühnen«.
- Bei *schwereren*, chronifizierenden Formen handelt es sich meistens um Zwangsstörungen (Kap. 9.4) im Sinne von Zwangshandlungen vor dem Hintergrund von sexuellen oder aggressiven Konflikten oder um narzisstische Störungen, die mit Selbstzweifeln, Kränkbarkeit und Verletzlichkeit verbunden sind und bei denen Kränkungswut gegen die eigene Person (Haut) ausgetragen wird.

  Bei chronischer *Trichotillomanie* kann es sich auch um ein Borderline-Syndrom handeln, bei dem das Haar bzw. das Haarausreißen als »Drittes« zur Bestätigung der Abgegrenztheit zwischen Innen und Außen gestellt wird.

Alopezie

Der psychisch mitbedingte Haarausfall beschäftigt den Hautarzt und den Psychosomatiker relativ häufig. Bei erfolgreicher Behandlung ist er völlig reversibel. Er tritt in zwei Varianten auf:

- *Alopecia areata:* Kreisrunder Haarausfall, der später das ganze Kopfhaar (A. totalis) betreffen und schließlich zum Verlust der gesamten Körperbehaarung führen kann (A. universalis).

  Es handelt sich vermutlich um die Folge einer psychoimmunologischen Regulationsstörung. Wie bei anderen psychoimmunologischen Störungen auch, sind im psychischen Bereich meistens Verlusterlebnisse disponierend und symptomauslösend. So tritt die A. areata bevorzugt nach Umzügen, Todesfällen oder anderen Veränderungen auf. Dahinter stehen unbewältigte Ängste der Verlassenheit oder, häufiger, Konflikte um die Selbstbestimmung (Autonomie versus Abhängigkeit).
- *Alopecia diffusa:* Diffuser, manchmal objektiv auch gar nicht nachweisbarer (subjektiver) Haarausfall. Es handelt sich um ein Depressionsäquivalent nach Verlusterlebnissen, wobei die Trennungswut autoaggressiv verarbeitet wird (»sich die Haare raufen«).

Exkoriationen

Siehe Artifizielle Störungen (Artefakte)

Glossodynie (Zungenbrennen) (Kap. 14.3.11)

Herpes simplex

Die durch Herpesviren bedingte Bläschenerkrankung ist im Bereich der Lippen (H. labialis) oder im Genitalbereich (H. genitalis) lokalisiert. Die Krankheit verläuft chronisch-rezidivierend. Auslöser für Rezidive sind u. a. starke Sonnenbestrahlung (UV-Licht) oder Fieber. Sie können, auf der Basis psychoimmunologischer Prozesse, auch durch Erschöpfung und psychischen Stress ausgelöst werden, aber auch durch psychodynamische Faktoren wie unterdrückte Angst, Trauer, Wut u. a. aversive Affekte, z. B. Ekel. Typische Auslösesituationen sind dabei Prüfungsangst, (sexuelle) Anforderungen und Paarkonflikte, Verluste und Trennungen sowie Kränkungen.

Neurodermitis (Kap. 12.4.5)

Pruritus (Psychogener oder zentralnervöser Juckreiz)

Chronischer psychogener Juckreiz (»zentralnervöses Jucken ohne materielle Basis«) entsteht auf der Basis einer Konversion. Haut- oder systemische Erkrankungen sind dabei ausgeschlossen (»sine materia«). Insbesondere in Ruhe, so beim Einschlafen, aber auch unter der Einwirkung von Wärme, kommt es zur Symptomverstärkung.

Die bevorzugte Lokalisation sind der Genital- und Analbereich. Darin äußert sich zumeist ein ambivalentes sexuelles Begehren. Bei älteren Patientinnen kann sich im Juckreiz auch Enttäuschung und Frustration und eine resignative Haltung niederschlagen. Auch Zorn, Ärger und Verlassenheitswut werden in Juckreiz konvertiert.

Psoriasis vulgaris (Schuppenflechte)

Die schubartigen, vielfältigen Hautschuppungen treten gehäuft nach emotionalen Belastungen auf. Sie führen zu Minderwertigkeitsproblemen und werden sekundär oft depressiv verarbeitet. Die Zuordnung ist unklar; wahrscheinlich handelt es sich um eine Psychosomatose auf der Basis einer Störung der frühen Individuationsentwicklung.

Urtikaria (Kap. 10.3.3.7)

14.5 Gynäkologie und Geburtshilfe[370]

Die große Bedeutung der Fruchtbarkeit, der Fortpflanzung und der Sexualität für den Erhalt des Lebens und für die zwischenmenschlichen Beziehungen findet in der besonderen psychologischen Besetzung der weiblichen Geschlechtsorgane und Geschlechtsfunktionen einen Niederschlag. Das hat zur Folge, dass eine Fülle von bewussten und unbewussten Vorstellungen, Erwartungen, Hoffnungen, Ängsten und Be-

370 Molinski u. Hertz (1986), Stauber (1988)

fürchtungen an die Vorgänge der Generativität und Sexualität und an die Geschlechtsorgane gebunden wird. Der weibliche Körper ist dabei wegen der enormen psychologischen Beanspruchung durch Monatszyklus, Schwangerschaft und Geburt besonders exponiert.

So kann es nicht überraschen, dass mit geburtshilflichen und gynäkologischen Aufgabenstellungen (▾ Übersicht) vielfältige psychosomatische Fragen verknüpft sind. Daraus hat sich inzwischen ein eigenständiges Arbeitsgebiet entwickelt, die *psychosomatische Gynäkologie und Geburtshilfe.* Die umfangreichen Aufgaben dieses Arbeitsgebietes können hier nur kursorisch genannt werden.

Psychosomatische Erkrankungen in der Gynäkologie und Geburtshilfe

- **Schwangerschaftserkrankungen**
  Schwangerschaftserbrechen, Spätgestosen, habitueller Abort
- **Somatoforme Störungen**
  - Zyklusstörungen: Amenorrhö, prämenstruelles Syndrom, Dysmenorrhö (s. unten)
  - Urethrale Somatisierungsstörung (Kap. 10.3.3.6)
  - Psychogene Sexualstörungen (Kap. 10.5.2)
  - Psychogene Bauchschmerzen (Kap. 10.2 und 10.4)
- **Somatopsychische Anpassungsstörungen**
  im Zusammenhang mit
  - Krebserkrankungen
  - Abort, Interruptio

- Im *geburtshilflichen Bereich* haben psychosomatische Erkenntnisse inzwischen zu einer grundsätzlich veränderten Einstellung zur Geburt geführt. Diese sei durch das Schlagwort »die sanfte Geburt« gekennzeichnet. Auch eine psychologische Vorbereitung beider Eltern auf die Geburt gehört heute zur angemessenen Schwangerschaftsvorsorge.
- Zu den psychosomatischen Problemen in diesem Bereich gehören *Schwangerschaftserkrankungen*, insbesondere Schwangerschaftserbrechen, Spätgestosen und habitueller Abort. In diesen Erkrankungen manifestieren sich oftmals ambivalente Einstellungen zur eigenen Weiblichkeit und Mutterschaft, Partnerschaftsprobleme und ambivalente Beziehungen zur Leibesfrucht.
- In den Bereich der *Fertilitäts- und Reproduktionsmedizin* gehören Fragen der Kontrazeption, Familienplanung, Beratung in Bezug auf eine künstliche Befruchtung bei Paaren in sterilen Ehen und Probleme des Schwangerschaftsabbruchs bei unerwünschter oder problematischer Schwangerschaft.
- In den Bereich der *psychosomatischen Gynäkologie* fallen die somatoformen Störungen im Urogenitalbereich sowie die psychogenen Sexualstörungen. Hinzu kommen psychogene Bauchschmerzen. In Störungen in diesem Bereich manifestieren sich Konflikte um die weibliche Identität, die Rolle als Frau und sexuelle Konflikte.
- Außerdem ergeben sich in der Gynäkologie *somatopsychische Probleme* bei schwerwiegenden Diagnosen (Kap. 6.2.2), insbesondere bei Krebserkrankungen, bei belastenden Eingriffen (Operationen, Abtreibungen) und Schwangerschaftsproblemen (Todgeburt, Abort).

Zyklusstörungen

Der Verlauf und das Erleben des weiblichen Monatszyklus sind eng mit dem psychischen Befinden verknüpft. Die hormonelle Regulation ist von der psychischen Situation abhängig und wirkt sich auf Stimmung und Erleben aus. Störungen des Monatszyklus sind daher sehr häufig auf seelische Konflikte und Befindensstörungen zurückzuführen. Klinisch unterscheidet man

- eine *primäre Amenorrhö*, bei der psychosomatische Faktoren im Allgemeinen primär als Störungsursache nicht beteiligt sind; sie kann aber zu erheblicher Beängstigung, Beunruhigung und schließlich Depressivität führen und, bei uneinfühlsamer Behandlung, zu Krisen und Konflikten Anlass geben. In den selteneren Fällen, in denen eine primäre Amenorrhö seelisch bedingt ist, liegt eine bedeutsame Problematik der weiblichen Identitätsbildung vor,
- eine *sekundäre Amenorrhö*: Sie ist sehr häufig eine Reaktion auf seelische Belastungen, Überforderungen und Konflikte und kommt auch als Symptom bei anderen neurotischen Erkrankungen vor, z. B. bei der Anorexia nervosa, bei Psychosomatosen oder bei depressiven neurotischen Störungen. Man unterscheidet je nach Art der Auslöser zwischen
  - einer *reaktiven* sekundären Amenorrhö als Reaktion auf Stress und Traumatisierung,
  - einer Amenorrhö im Rahmen von *adoleszenten Entwicklungskrisen*, in denen es um Probleme der Rollenfindung als Frau geht (Kap. 10.5.1)
  - und einer eigentlichen *neurotischen sekundären* Amenorrhö bei chronischen psychosexuellen Identitäts- und Partnerschaftskonflikten (Kap. 10.5.2).

Zur Behandlung sei auf die Ausführungen über psychogene Sexualstörungen (Kap. 10.5.3) verwiesen. Im Übrigen ist die Gynäkologie ein Vorreiterfach, in dem spezielle psychosomatische Programme für Amenorrhö-Patientinnen im Rahmen der psychosomatischen Grundversorgung angeboten werden.

14.6 Hals-Nasen-Ohren-Heilkunde

Hören, Riechen und Schmecken sind zentrale Sinnesempfindungen, welche uns im Alltag selbstverständlich sind. Sie sind wichtige Träger unserer Kommunikation und unverzichtbar für die Nähe-Distanz-Regulierung. Insbesondere Hörstörungen werden zu Kommunikationsstörungen, welche die soziale Befindlichkeit erheblich beeinträchtigen. Im HNO-Bereich stehen sie im Zentrum psychosomatischer Fragestellungen.

Daneben beschäftigen den HNO-Arzt

- Schwindel und Menière-Erkrankung (Kap. 14.3.7),
- Globusgefühl und psychogene Sprechstörungen, zwei Erscheinungsformen der Konversionsstörung (Kap. 10.2)
- sowie Tinnitus und Hörsturz, auf die hier kurz eingegangen wird.

Tinnitus

Mit Tinnitus bezeichnet man Pfeifen oder andere Ohrgeräusche (Klingeln, Rasseln) ohne äußeren akustischen Reiz, vorübergehend oder andauernd, ein- oder (meistens) beidseitig oder »im Kopf« lokalisiert. Die Ohrgeräusche beruhen wahrscheinlich auf kleinen und kleinsten Schädigungen im Corti-Organ, evtl. auch im Bereich der zentralen Hörbahn. Sie sind an sich häufig und kommen bei einem Drittel der Bevölkerung vor, recht selten wird deshalb ein Arzt aufgesucht.

Krankheitsbilder

Ähnlich wie beim Schmerz ist die Intensität des Geräuscherlebens abhängig von der Persönlichkeit. Unbemerkte innere Spannungen, insbesondere als Folge von chronischem, oft verleugnetem Stress, bahnen eine Fixierung auf den akustischen Binnenreiz und dessen hypochondrische Verarbeitung. Oft bestehen Angst, Depressionen und Beziehungskonflikte. Gelegentlich kann das Ohrgeräusch auch als Konversion eines Beziehungswunsches (»Es wird über mich gesprochen«) oder eines Schuldgefühls (»Der Aufpasser im Ohr«) interpretiert werden.

Psychotherapeutische Mitbehandlungen, z. B. Entspannungsübungen, supportiv-konfliktzentrierte Gespräche über die berufliche und familiäre Situation sowie Bewältigungstrainings können die ohrenärztliche Behandlung unterstützen. Inzwischen gibt es auch Tinnitus-Selbsthilfegruppen.

Hörsturz

Plötzlich eintretende, ein- oder beidseitige Verminderung der Hörintensität bis zum kompletten Hörausfall werden als Hörsturz bezeichnet. Er kann mit Schmerzen, Schwindel und Ohrdruck verbunden sein.

Pathophysiologisch werden Thrombozytenaggregationen und Mikrozirkulationsstörungen im Innenohr angenommen. Belastungen wie beruflicher Stress, Überforderung, aggressive Auseinandersetzung, Rivalität oder Familienstreit sind typische Auslösesituationen. Dabei ist das Gemeinsame ein konflikthaft erlebter Versuch, sich von anderen und ihren Forderungen abzugrenzen, also letztlich ein Autonomiekonflikt. Dementsprechend findet man beim Hörsturz häufig narzisstische, depressive und zwanghafte Persönlichkeiten.

Neben der ohrenärztlichen Behandlung kommen psychotherapeutische Entspannungsübungen und konfliktorientierte, supportive und entlastende Beratungen oder ein verhaltenstherapeutisches Stressbewältigungstraining in Frage. Der Effekt einer stationär durchgeführten Kortisontherapie ist fraglich, doch bewirkt die Krankenhausaufnahme oft eine Entlastung, welche die Restitution fördert.

14.7 Innere Medizin

Die Psychosomatik hat in der Inneren Medizin traditionell eine wichtige Position. Das liegt nicht nur an der anthropologisch-philosophischen Tradition, die durch große psychosomatisch orientierte Internisten gepflegt wurde (vgl. Einführung). Aus der Inneren Medizin stammen auch maßgebliche Anstöße für die Entwicklung der psychosomatischen Medizin. Man kann verallgemeinernd sagen, dass die Psychosomatik im Arbeitsfeld der Inneren Medizin unter dem Einfluss entscheidender Impulse von Seiten der Psychoanalyse entstanden ist.

Dabei beschäftigt die Psychosomatik in der Inneren Medizin sich heute weniger mit spezifischen »psychosomatischen« Erkrankungen (Kap. 12) als mit allgemeinen Fragen. Dazu gehören psychosomatische Krankheitsdispositionen, der Einfluss psychischer und psychosozialer Faktoren bei der Krankheitsmanifestation und ihr Einfluss auf die Krankheitsverarbeitung und den Verlauf.

Im Grunde muss man bei jeder Erkrankung, die mit entzündlichen, immunologischen, rheumatischen, allergischen, hormonellen und chronifizierenden Krankheitsfaktoren

Häufige psychosomatische Erkrankungen in der Inneren Medizin

- **Artifizielle Störungen und Münchhausen-Syndrom** (Kap. 11.3.2)
- **Erbrechen** (Kap. 10.2)
- **Essstörungen** (Kap. 11.1)
  - Anorexia nervosa
  - Bulimie
  - Esssucht
- **Fibromyalgie** (Kap. 14.9)
- **Psychosomatosen**
  - »Klassische« Psychosomatosen (Kap. 12.4): Asthma bronchiale, Colitis ulcerosa, Enteritis terminalis (M. Crohn), Rheumatoide Arthritis, Ulcus ventriculi et duodeni
  - Infektiöse Erkrankungen: Herpes (Kap. 14.4), Influenza, Tuberkulose, Thyreoiditis
  - Weitere chronische und chronisch rezidivierende Erkrankungen, vor allem
    - Stoffwechselstörungen: Diabetes mellitus (s. unten), Gicht
    - Herz-Kreislauf-Erkrankungen (s. unten): Herzinfarkt, koronare Herzerkrankung, Hypertonie
- **Somatisierungsstörungen** (Kap. 10.3) insbesondere
  - Kardiovaskuläre Somatisierungsstörung, Hypertonie
  - Gastrointestinale Somatisierungsstörung
  - Hyperventilationsstörung
- **Schmerzstörungen** (Kap. 10.4)

verknüpft ist, auch immer die Frage stellen, ob psychosomatische Faktoren beteiligt sind und wenn ja, welche. Diese Themen werden heute in Spezialbereichen wie der *Psychoimmunologie, Psychoallergologie, Psychorheumatologie* u. a. bearbeitet.

Somatoforme Störungen

Eine hervorragende Stellung unter den psychosomatischen Erkrankungen in der Inneren Medizin (▲ Übersicht) hatten über lange Zeit die damals sog. funktionellen Syndrome, die heute als somatoforme bzw. Somatisierungsstörungen bezeichnet werden (Kap. 10). Sie stellten die Internisten immer wieder vor die Frage nach der lebensgeschichtlichen Bedeutung von Erkrankungen: »Warum gerade diese Erkrankung bei diesem Menschen mit dieser Geschichte zu diesem Zeitpunkt seines Lebens?« Auch heute noch bilden sie zahlenmäßig den bei Weitem größten Teil der klinisch-psychosomatischen Probleme in der Inneren Medizin.

> Rund 20 Prozent der Patienten in üblichen internistischen und allgemeinmedizinischen Praxen leiden an körperlichen Befindensstörungen auf der Basis psychosozialer und neurotischer Probleme (somatoforme Störungen).

Psychosomatosen

Die »klassischen« Psychosomatosen *Colitis ulcerosa, Enteritis regionalis (M. Crohn), Ulcus pepticum, Asthma bronchiale und rheumatoide Arthritis* sind etwa zehnmal seltener als somatoforme Störungen. Dennoch entzündete sich an diesen »heiligen Sieben« ein jahrzehntelanger, letztlich unfruchtbarer Streit um die Psychogenese in der Ätiologie organischer Krankheiten. Heute ist es mit dem Konsens einer multifaktoriellen

Krankheitsbilder

Ätiopathogenese der meisten chronisch-rezidivierenden Erkrankungen recht ruhig um diesen Dissens geworden. Stress, Dauerbelastung, Entwicklungspathologie und neurotischer Konflikt gelten mehr oder weniger unbestritten als mögliche, aber nicht obligate Faktoren im Krankheitsgeschehen.

Herz-Kreislauf-Erkrankungen

Herz-Kreislauf-Erkrankungen bilden das gesamte ätiopathologische Spektrum von Störungen im Bereich der Psychotherapie und Psychosomatik ab, von der reaktiven Störung bis zur Psychosomatose.[371] In diesem Buch werden die folgenden Syndrome besprochen:

- Hypertonie (Kap. 10.3.3.3)
- Koronare Herzkrankheit und Herzinfarkt (Kap. 1.1.1)
- Herzneurose (Herzangstneurose, Herzphobie) (Kap. 9.3.3.2 und 10.3.3.3)
- Kardiovaskuläre Somatisierungsstörung (Kap. 10.3.3.3)
- Herzschmerz (Kap. 10.2)

Infektionskrankheiten

Es gehört zum traditionellen medizinischen Wissen, dass Infektionskrankheiten durch Stress und psychosoziale Belastung gefördert werden. Heute wissen wir, dass dabei psychoimmunologische Prozesse als Vermittler eine wichtige Rolle spielen. Sie wirken offensichtlich auf die körperlichen Abwehrprozesse ein. Dabei werden banale Infekte wie Erkältungen oder eine »einfache Grippe« ebenso gefördert wie komplexe Infektionskrankheiten, z. B. eine Tuberkulose oder eine Hepatitis.

Es scheint, dass orale und narzisstische Mangelerfahrungen und -konflikte dabei eine besondere Rolle spielen: Verlust- und Trennungserlebnisse, nicht »nein« sagen können, Überlastung und Selbstüberforderung sind häufige auslösende Ereignisse. Psychodynamisch scheinen Schmerz, Kränkung und unterdrückte reaktive Wut die maßgeblichen emotionalen Auslöser zu sein. Die psychotherapeutische Bearbeitung solcher Erfahrungen kann vor allem bei langfristigem Verlauf und Problemen im Krankheitsverhalten (Compliance) sowie bei der Bewältigung von Dauer- und Spätschäden indiziert sein.

Diabetes mellitus

Als eine häufige Stoffwechselerkrankung ist die Zuckerkrankheit ein Beispiel für die Komplexität psychosomatischer Faktoren in der Ätiopathogenese und im Verlauf. Klinisch sind die Hauptkennzeichen ein erhöhter Gehalt an Blutzucker (Hyperglykämie) und Zucker im Urin.[372] Ursache sind ein Insulinmangel oder eine Insulinresistenz. Dem entsprechend unterscheidet man

- *Typ-I-Diabetes* mit Gewichtsabnahme, ständigem Durstgefühl (Polydipsie) und häufigem Wasserlassen (Polyurie) sowie weiteren allgemeinen Krankheitszeichen. Er beruht auf einem *Mangel an Insulin* durch Degeneration der insulinproduzierenden Zellen in der Bauchspeicheldrüse, wahrscheinlich im Sinne einer Autoimmunkrankheit.

371 Ermann (2005d). In diesem Band habe ich die verschiedenen Konzepte der psychosomatischen Störungen und Symptombildungen erläutert.

372 Der Name Diabetes mellitus verweist auf den süßlichen Geschmack des Urins von Zuckerkranken und bedeutet »honigsüßer Durchfluss«.

- *Typ-II-Diabetes* mit Übergewicht und sonst zumeist unspezifischen Symptomen wie Müdigkeit, Schwäche und Infektneigung. Er beruht auf einer Insulinresistenz, die wahrscheinlich angeboren ist, wodurch das an sich ausreichend vorhandene Insulin nicht genügend wirkt.

Unklar ist heute noch, wie Belastungen auf den Zuckerspiegel und damit auf den Krankheitsverlauf einwirken. Unbestritten sind aber Erfahrungen, wonach Stress und psychosoziale Probleme negative Auswirkungen auf den Zuckerstoffwechsel haben.

Das Hauptproblem sind Folgeschäden im Gefäßsystem, welche peripher (Durchblutungsstörungen, Herzinfarkt, Schlaganfall) oder in einzelnen Organen (Retinopathie, Neuropathie, Niereninsuffizienz) manifest werden. Diese hängen weitgehend von der Qualität der Einstellung des Blutzuckers ab. Dabei spielt das *Krankheitsverhalten* mit regelmäßiger Blutzuckerkontrolle, Medikamenteneinnahme, Diät und Gewichtsmanagement eine wichtige Rolle. Entscheidend sind Compliance und aktive Mitarbeit der Patienten bei der Behandlung. Erschwerend sind depressive Verstimmungen, die als Reaktionen auf die lang anhaltende Belastung durch die Erkrankung und den bisweilen ungünstigen Verlauf entstehen.

Diabetes-Patienten wird eine besondere *»orale« Ansprüchlichkeit* zugeschrieben. Diese wurde bisweilen als ein primäres oder sogar disponierendes Persönlichkeitsmerkmal aufgefasst. Dem ist entgegenzuhalten, dass das Leben der Diabetiker völlig um das Thema der Oralität strukturiert ist und dass orale Haltungen eher als Folge und nicht als Voraussetzung der Erkrankung gesehen werden müssen.

Die Führung und Beratung von Diabetes-Patienten ist eine allgemeinärztliche Aufgabe im Rahmen der psychosomatischen Grundversorgung. Fachpsychotherapeutische Interventionen sind im Allgemeinen nicht erforderlich.

Krankheitsbewältigung

Der Schwerpunkt des psychosomatischen Interesses in der Inneren Medizin verschiebt sich seit zwei Jahrzehnten immer stärker in Richtung auf das Gesundheits- und Krankheitsverhalten und auf die Krankheitsbewältigung. Allen voran beschäftigen Krebspatienten und Patienten mit Herzinfarkt, aber auch andere Patienten mit chronischen Erkrankungen, die internistische Psychosomatik. Die Betreuung dieser Patienten stellt heute einen wichtigen Arbeitsbereich in der Psychosomatik dar (Kap. 15.3.1, 15.3.2 und Kap. 20.1). Aber auch das Krankheitsrisiko, z. B. im Rahmen der Herzinfarktforschung, die soziale Unterstützung, z. B. bei der HIV-Infektion, oder die Compliance, z. B. bei Stoffwechselerkrankungen, sind bedeutsame Forschungsfragen mit Konsequenzen für psychotherapeutische Interventionen.

14.8 Neurologie[373]

Die Neurologie ist einer der Ursprünge der psychosomatischen Medizin: Freud machte seine ersten großen Entdeckungen auf dem Gebiet der Neurologie bei der Behandlung von Anfällen, Gangstörungen, Sehstörungen

373 Ahrens u. a. (1994), Ermann (1992b)

u. a., und Viktor von Weizsäcker[374] entwickelte, ebenfalls in der Neurologie, die damals noch der Inneren Medizin zugerechnet wurde, seinen patientenzentrierten klinisch-biografischen Ansatz. Inzwischen haben Psychosomatik und Neurologie sich auseinanderentwickelt, doch weiterhin bestehen zwischen psychologischem und somatologisch-naturwissenschaftlichem Ansatz im Überschneidungsfeld zwischen beiden Fächern intensive Berührungspunkte. Beispielhaft seien zwei Krankheitsgruppen genannt:

- *»pseudoneurologische« Konversionsstörungen* (Kap. 10.2.1): psychosomatische Erkrankungen, die phänomenologisch bestimmten neurologischen Krankheiten täuschend ähnlich sind,
- psychologische Probleme bei den *chronischen neurologischen Erkrankungen*, z. B. bei Unfallfolgen oder Hirntumoren.

Für die Erkrankungen des zentralen und peripheren Nervensystems erweist sich, dass die Alternative »Psychogenese oder Somatogenese« oft eine Dichotomie schafft, die dem komplexen Zusammenwirken biologischer und psychosozialer Faktoren bei der Krankheitsentstehung nicht gerecht wird. So werden für neurologische Erkrankungen, wie insbesondere Multiple Sklerose und Myasthenie (s. unten), heute psychosomatische Teilkomponenten diskutiert, ohne dass sie damit ausschließlich unter dem psychosomatischen Aspekt betrachtet werden.

Epilepsie

Emotionale Spannungen, insbesondere psychosoziale und neurotische Konflikte, können bei Epilepsiekranken psychomotorische Anfälle provozieren. Während früher die biografische Erhellung der »Aura« und der Anfälle im Fokus des psychosomatischen Interesses stand, sind es heute die Anfallsanlässe. Das Ziel begleitender Psychotherapien ist die Reduzierung der Anfallshäufigkeit und -stärke durch Bearbeitung der Auslöser sowie die Verarbeitung der emotionalen Folgen, insbesondere Depressivität und Suizidalität. Neben der psychodynamischen Bearbeitung persönlichkeitsgebundener Konflikte zielt die Psychotherapie auf die Förderung der Krankheitsverarbeitung ab (»Leben mit der Epilepsie«).

Extrapyramidale Bewegungsstörungen

Schreibkrampf, Schiefhals, Tic, Blepharospasmus: siehe Kap. 10.2.3

Multiple Sklerose und Myasthenia gravis

Es handelt sich um organische Erkrankungen mit deutlichem Einfluss emotionaler Faktoren auf den Verlauf, wahrscheinlich auf der Basis psychoimmunologischer Kopplungen.

- Die *Multiple Sklerose* ist eine schubweise verlaufende, progrediente Erkrankung mit herdförmigem Zerfall der Markscheiden in Hirn und Rückenmark, wodurch multiple Beschwerden (Parästhesien, Sehstörungen, Gangstörungen u. v. a.) entstehen.
- Die *Myasthenie* ist eine Autoimmunerkrankung, die durch Schädigungen im Bereich der Nervenendplatten zur intermittierenden Muskelerschlaffung, bevorzugt der Kopfmuskeln (»Einnicken«), führt.

Häufig besteht eine psychosomatische Grundstörung (Kap. 12.2), wobei die Patienten ihre emotionale Hilflosigkeit und Objektangewiesenheit offen zeigen. Oft sind diese Persönlichkeitszüge der Grundstörung durch eine zwangsneurotische Weiterent-

374 Victor von Weizsäcker, Begründer der anthropologischen Medizin, vgl. Kap. 1.1 und 1.2

wicklung kompensiert, sodass Unterwürfigkeit und Überangepasstheit im manifesten Verhalten dominieren. Ungeborgenheit, Trennung und Verlust führen zu Hilflosigkeit und Hoffnungslosigkeit und verstärken die Symptomatik bzw. wirken als Kofaktoren krankheitsauslösend. Differenzialdiagnostisch kann die Unterscheidung von pseudoneurologischen Konversionsstörungen Probleme bereiten, weil insbesondere die MS im Sinne einer Weiterverarbeitung konversionsneurotisch ausgestaltet werden kann.

Der psychotherapeutische Ansatz richtet sich primär auf die Unterstützung der Krankheitsbewältigung. Dabei hat die Behandlung eine besondere narzisstisch stabilisierende und stützende Funktion. Bei Patienten mit eindeutig psychosomatischer Ätiopathogenese kann man darüber hinaus erwägen, Grundkonflikte der Persönlichkeit zu bearbeiten.

Fibromyalgie (Kap. 14.9)

Migräne

Anfallsartige, halbseitig lokalisierte Kopfschmerzen (»Hemikranie«) mit Übelkeit und Überempfindlichkeit gegenüber Licht und Lärm bei unauffälligem neurologischem Befund werden als Migräne diagnostiziert. Pathophysiologisch bestehen Kontraktionen und Erschlaffungen der Hirngefäße, Thrombozytenaggregationen und eine Übererregbarkeit der Hirnrinde. Es ist mithin schwer zu entscheiden, ob man Migräne zu den Somatisierungsstörungen oder zu den Psychosomatosen rechnen soll. Psychodynamisch steht sie jedenfalls den Psychosomatosen nahe, mit denen sie die Grundstörung mit Objektangewiesenheit und unbewussten Ängsten vor Selbstverlust gemeinsam hat.

Die Behandlung besteht aus einer kombinierten Therapie: Sie umfasst beim psychodynamischen Ansatz neben Entspannungstherapie die narzisstische Stützung und Konfliktklärungen; alternativ kommt kognitive Verhaltenstherapie zur Anwendung. Ergänzend kann man medikamentös mit Betablockern und, im akuten Anfall, mit Ergotamin behandeln.

Pseudoneurologische Konversionsstörungen

Pathogenese, Psychodynamik und Behandlung der typischen Konversionsstörungen wurde in Kap. 10.2 dargestellt. Es handelt sich um zumeist plötzlich auftretende, wechselnde oder anhaltende Funktionsstörungen der Sensorik und der Extrapyramidalmotorik ohne organpathologische Befunde mit bisweilen dramatischem Verlauf (»plötzlicher Sehverlust«, …).

- *Psychogene Anfälle:* Psychomotorische, dramatisch erscheinende Anfälle bei geschlossenen oder starr blickenden Augen, gelegentlich mit Einnässen und Zungenbiss. Die Pupillenreaktion auf Licht ist intakt. Schwierig ist oft die Abgrenzung gegenüber tetanischen und synkopalen Anfällen sowie insbesondere gegenüber epileptischen Anfällen, vor allem wenn gleichzeitig eine Epilepsie besteht (konversionsneurotische Überformung einer Epilepsie). Die Disposition bilden dramatisch erlebte Bedrohungen und Traumatisierungen, bei denen das Erleben der existenziellen Gefahr im Anfall konvertiert wird. Den psychogenetischen Hintergrund bilden sehr oft unverarbeitete Traumatisierungen (Kap. 7).
- *Schwindel:* Intermittierend oder andauernd auftretender Schwindel gilt in rund zehn Prozent der Fälle als psychogen. Er entsteht auf der Basis von Hingabestörungen oder »schwindelerregenden« Größenphantasien.
  - *Peripher-vestibulärer Schwindel* kommt bei 30 Prozent der Fälle vor,
  - *zentraler Schwindel* bei internistischen und neurologischen Erkrankungen bei rund 60 Prozent der Patienten.

- *Menière-Erkrankung:* Es bestehen anfallsartiger Drehschwindel, Ohrensausen und multiple vegetative Beschwerden. Sie sind eine Abwehr narzisstischer Ohnmachts- und Kränkungserlebnisse.
- *Psychogene Sehstörungen, psychogene Blindheit* (Kap. 10.2)
- *Hörstörungen* (Kap. 14.3.5)
- *Psychogene Lähmungen:* Vielgestaltige klinische Bilder als Bewältigung »klassischer« Trieb-Überich-Konflikte zwischen Bedürfnis und Schuldgefühl.
- *Gangstörungen:* Gangunfähigkeit (Abasie) bzw. partielle Gangstörung (Dysbasie) mit schlaffer Lähmung ohne objektivierbaren neurologischen Befund. Bei chronischem Verlauf mit langdauernder Inaktivität entsteht in den betroffenen Partien sekundär eine Muskelatrophie.
- *Globus hystericus* (Schluckstörung) (Kap. 10.2)
- *Psychogene Sprechstörungen* (Kap. 10.2)
- *Psychogene Sensibilitätsstörungen:* Handschuhartig lokalisierte Parästhesien (Kribbeln), Hypästhesien (Unempfindlichkeit) usw. bis hin zur Hemianästhesie (halbseitige Missempfindungen bzw. Sensibilitätsausfall); sie folgen nicht der anatomischen segmentalen Nervenversorgung. Als Motive liegen häufig konflikthafte Wünsche, zu berühren oder berührt zu werden, zugrunde, z. B. nach Verlust eines geliebten Menschen, nach dessen Berührung man sich sehnt.

Somatoforme Insomnie (psychogene Schlafstörung) (Kap. 10.3.3.2)

Somatoforme (psychogene) Schmerzstörungen (Kap. 10.4)

Für die Neurologie bedeutungsvoll sind insbesondere Kopfschmerzen (Kap. 10.4) und Rückenschmerzen (Kap. 14.9). Die Migräne wurde oben bereits erörtert.

14.9 Orthopädie

Der Anteil von Patienten in der orthopädischen Praxis, bei denen psychosomatische Faktoren bedeutsam sind, ist beträchtlich. Am häufigsten sind dabei somatoforme Schmerzstörungen (Kap. 10.4). Neben dem Fibromyalgiesyndrom und chronischen Rückenschmerzen sind für den Orthopäden auch die pseudoneurologischen Konversionsstörungen (Kap. 10.2.1 und 14.8) von Bedeutung.

Fibromyalgie

Die Fibromyalgie gehört zu den somatoformen Schmerzstörungen (Kap. 10.4). Es bestehen chronische Schmerzen, vor allem an den Sehnenansätzen, im Bindegewebe und in der Muskulatur an mehreren Stellen des Bewegungsapparates. Ausgehend von einem einzigen Schmerzpunkt neigt die Symptomatik zur Generalisierung. Nach der Definition des Krankheitsbildes[375] müssen für eine positive Diagnose mindestens fünf Schmerzpunkte bestehen. Zusätzlich bestehen oft Schlafstörungen, Abgeschlagenheit und Kopfschmerzen. Objektive Befunde, z. B. auffällige Labor- und Röntgenbefunde, fehlen.

Die Schmerzentstehung ist eine Somatisierung von aggressiven und Wutaffekten oder

375 Yunus (1984)

eine Konversion von Belastungskonflikten (»eine Last tragen«). Nicht selten findet man auch Mischformen. Die Persönlichkeit trägt die Züge einer Schmerzpersönlichkeit mit masochistischen und zwanghaften Zügen, z. B. Opferbereitschaft, Leistungsorientierung und Aggressionsgehemmtheit. Auslösesituationen zu Beginn und bei Verstärkung der Beschwerden sind zumeist Kränkungen und Versagungen.

Für das Krankheitsverhalten ist ein großer »Konsum« von Ärzten typisch; diese werden anfangs idealisiert und später entwertet (»Koryphäenkiller-Syndrom«[376]). Daraus können aggressive Gegenübertragungen entstehen, welche die therapeutische Beziehung belasten.

Die wichtigsten Differenzialdiagnosen sind entzündlich rheumatische Erkrankungen, insbesondere die Polymyalgia rheumatica. Dort lassen sich im Unterschied zur Fibromyalgie aber immer Entzündungsparameter nachweisen.

Die Behandlung gilt als wenig erfolgreich. Es gelten die Kriterien der psychosomatischen Schmerztherapie (Kap. 10.4.4). Im Vordergrund steht die Förderung der Schmerzbewältigung. Medikamentöse Behandlungsversuche (Antidepressiva) verlaufen meistens unbefriedigend.

Rückenschmerzen

Nach der Lokalisation unterscheidet man zwischen Zervikal-, Thorakal- und Lumbalsyndrom. Neben Kopfschmerzen sind Rückenschmerzen die häufigste chronische somatoforme Schmerzstörung (Kap. 10.4). Dabei bieten die degenerativen Veränderungen, die mit der modernen Lebensweise zusammenhängen (sitzende Tätigkeiten, Autofahren), eine wichtige Disposition für das Schmerzerleben. Allerdings ist die *Intensität* des Schmerzerlebens ein im Wesentlichen psychischer Faktor: Manche Patienten klagen bereits bei geringsten Veränderungen im Wirbelsäulenbereich, andere zeigen starke Veränderungen bei geringen Klagen.

Die Pathogenese der somatoformen Rückenschmerzen ist unterschiedlich. Bei einigen Patienten findet man eine *Somatisierung* mit muskulären Verspannungen als pathogenetisches Bindeglied zwischen psychischer Spannung und körperlichem Schmerz. Die Verspannungen stehen bei ihnen meistens im Zusammenhang mit übermäßigem Ehrgeiz und Selbstüberforderung bei aggressionsgehemmter, zwanghafter Persönlichkeit. Bei anderen handelt es sich um einen *Konversionsschmerz*, vornehmlich im Zusammenhang mit einer masochistischen, autoaggressiven Verarbeitung von Schuldgefühlen bei übermäßig aufopferungsbereiter und verzichtsbereiter, depressiver Persönlichkeit.

Rückenschmerzen sind ein häufiger Grund für Krankschreibung und vorzeitige Berentung. Diagnostisch sind körperlich bedingte Rückenschmerzen (Rheuma, Entzündungen, Verkalkungen, Tumore bzw. Metastasen) abzugrenzen. Das Problem besteht darin, dass oft minimale organische Veränderungen aufgrund neurotischer Einstellungen fixiert werden, sodass eine Diskrepanz zwischen Befund und Schmerzerleben besteht. Dabei beharren die betroffenen Patienten auf körperlichen Untersuchungen und Behandlungen, während sie – oft naheliegenden – psychischen Aspekten ihres Krankseins gegenüber völlig verschlossen sind. Parallel dazu besteht auch bei einigen Ärzten immer noch die Neigung, körperliche Minimalbefunde überzubewerten und somatoforme Rückenschmerzen dadurch iatrogen zu fixieren. Für die Behandlung gelten die Grundsätze der psychosomatischen Schmerztherapie (Kap. 10.4.4).

376 Beck D (1977)

Sekundäre Schmerzstörungen

Ein besonderes Problem stellen sekundäre somatoforme Schmerzstörungen (Kap. 10.4.3) dar. Es handelt sich um sekundäre neurotische Störungen, d. h. sie beruhen auf einer neurotischen Verarbeitung körperlicher Erkrankungen oder Behandlungsmaßnahmen. Die Verdachtsdiagnose ergibt sich, wenn der somatische Befund, z. B. ein befriedigender postoperativer Verlauf nach einer Bandscheibenoperation, nicht mit dem subjektiven Befinden, z. B. zunehmenden Rückenschmerzen, zusammenpasst. Die Basis sind häufig neurotische Schuldgefühle, die im »Festhalten am Schmerz« neutralisiert werden.

14.10 Pädiatrie

Wenn man bedenkt, wie verletzbar die komplexen Entwicklungsprozesse im Kindes- und Jugendalter sind (Kap. 2.2), dann wird es verständlich, dass diese Lebensabschnitte mit einer Fülle von Entwicklungsstörungen verbunden sein können (▼ Übersicht). Daher ist die Verbindung zwischen pädiatrischen und psychosomatisch-psychotherapeutischen Aufgaben außerordentlich eng.

Die Besonderheit der Kinder- und Jugendlichen-Psychosomatik besteht gegenüber der »Erwachsenenpsychosomatik« darin,

- dass neurotische Störungen im Kindes- und Jugendalter im Allgemeinen als Folge von Reifungs- und Entwicklungskrisen aufgefasst werden können und nicht als Dekompensationen konsolidierter Persönlichkeitsentwicklungen,
- dass sie eng in die Dynamik der Familien eingebunden sind: Oft dekompensiert das Kind als »schwächstes Glied« im Familiensystem, obwohl der Fokus der familiären Pathologie z. B. in einer Störung der Elternehe liegt.[377]

Psychosomatische Aspekte in der Pädiatrie

- **Säuglingsalter**
  Gedeihstörungen, Essstörungen und Erbrechen, Schmerzen (»Koliken«), Milchschorf und Neurodermitis, Kontaktstörung, Apathie, Depressionen
- **Kleinkindalter**
  Störungen der physiologischen und psychischen Reifung: Sprechen- und Laufenlernen, Sauberkeit; Hypermotorik, Aggressionsprobleme, depressive Gereiztheit, Ängste und Phobien, »das stille Kind«
- **Vorschul- und Schulalter**
  Dunkelängste, Phobien, Bettnässen, Einkoten, Jaktationen, Asthma bronchiale, Infektionsneigung, Störungen bei der Kontaktaufnahme und im Zusammenspiel, aggressives Verhalten, hyperkinetisches Syndrom, Stottern, Tic, sozialer Rückzug, Lernstörungen, Schulversagen, Stehlen
- **Jugendalter**
  Kontaktstörungen, Depressionen, Suizidalität, Schlafstörungen, Essstörungen, anorektische Episoden, jugendliche Fettsucht, Kopfschmerzen, Ohnmacht, adoleszente Entwicklungskrisen

---

377 Richter (1963, 1970)

Daher ist der grundsätzliche Ansatz der Kinder- und Jugendlichenpsychosomatik auch viel stärker ein familienmedizinischer und familientherapeutischer. Das äußert sich z. B. darin, dass die Eltern, manchmal auch die ganze Familie, in die Behandlung der kranken »Indexpatienten« einbezogen werden (Kap. 18).

Die speziellen psychosomatischen Probleme im Kindes- und Jugendalter[378] sind viel zu umfangreich, als dass sie hier auch nur annähernd genannt werden könnten. Hier können die für den Pädiater wichtigsten Themen und Probleme nur aufgezählt werden, an denen psychologische und psychosomatische Faktoren beteiligt sein können. Es wird auf die Lehrbücher der Pädiatrie und der Kinder- und Jugendlichenpsychiatrie verwiesen.

14.11 Urologie[379]

Die Psychosomatik in der Urologie konzentriert sich auf drei Bereiche:

- auf die *urethralen Somatisierungsstörungen* (Kap. 10.3.3.6),
- auf die *somatoformen Sexualstörungen* (Kap. 10.5.2)
- auf Krankheitsbewältigung und somatopsychische Anpassungsstörungen bei *Dialysebehandlungen* (Kap. 1.2.2 und 20.1.2).

14.12 Zahnmedizin

Gesicht und Mund haben eine zentrale Stellung für das Selbsterleben. Im Mundbereich verdichten sich oral-triebhafte, narzisstische, zärtlich-sexuelle und kommunikative Funktionen. Der Mund-Gesichts-Bereich ist daher auch ein Ort, auf den Konflikte projiziert und an dem psychische Probleme abgehandelt und psychosomatische Krankheiten ausgetragen werden. Die subjektive Bedeutung der jeweiligen Störungen ergibt sich daraus, ob bei den jeweils Betroffenen die orale, narzisstische, sexuelle oder kommunikative Problematik im Vordergrund steht.

Orofaziale Schmerzstörung

Orofaziale Schmerzen sind mit Selbstwertproblemen verknüpfte Projektionsschmerzen (Kap. 10.4). Sie sind häufig mit »Parafunktionen« (Zähneknirschen) und nachfolgenden funktionsbedingten Schmerzen im Kiefergelenk und in den Kaumuskeln verbunden. Therapeutisch finden neben Schmerzbewältigungstrainings auch Biofeedback und konfliktorientierte Psychotherapie Anwendung; bei letzterer geht es zumeist um narzisstische Themen wie »Gesichtsverlust«,

378 Dührssen (1969, 1971), Frank und Mangold (2001)
379 Diederichs (1983)

Krankheitsbilder

Verlust des schönen Aussehens, der Jugendlichkeit usw. Diese Probleme treten insbesondere in Schwellensituationen beim Älterwerden auf, d. h. beim Eintritt in den Ruhestand, wenn die Kinder das Elternhaus verlassen oder beim Verlust des langjährigen Lebenspartners.

Glossodynie (Zungenbrennen und Prothesenunverträglichkeit)

Brennen der Mundschleimhaut und der Zunge (Glossodynie), oft nach Implantation von Zahnersatz, ist zumeist eine hypochondrische Störung. Es werden ambivalente Impulse aus den verschiedensten Erlebnisbereichen projiziert: Orale und oral-sexuelle Bedürfnisse (Einverleibung, mit der Zunge berühren), oral-aggressive Impulse (Zubeißen, Beißhemmung, Rivalität, das »Revier verteidigen«).

Glossodynie kann aber auch die Sorge um das Selbst angesichts von Verlust der Zähne, der Schönheit, des »Ansehens« oder der Kraft im Verlauf des Alterungsprozesses zum Ausdruck bringen. Die Behandlung entspricht der des orofazialen Schmerzes.

Zur Vertiefung empfohlene Literatur

Allgemeinmedizin: Balint M (1957), Fritzsche u. a. (2003)

Behandlung

15 Psychotherapie: Grundlagen und Versorgung

Psychotherapie ist die Behandlung von Störungen mit psychologischen Mitteln. Sie reicht von der psychologisch kundigen Führung von Patienten über beratende und unterstützende psychologische Interventionen bis hin zum Einsatz spezieller Verfahren durch Spezialisten, d. h. durch speziell dafür ausgebildete Ärzte und Psychologen.

Die Organisation der Psychotherapie innerhalb des Gesundheitssystems wird als **psychotherapeutische Versorgung** bzw. psychotherapeutisches Versorgungssystem beschrieben.

15.1 Grundlagen der Psychotherapie

Behandlungen mit psychologischen Mitteln

Wenn Menschen miteinander in Beziehung stehen, nehmen sie mehr oder weniger intensiv, absichtlich oder unbemerkt, aufeinander Einfluss. Wenn es um Erziehung, Beratung, Trost u. ä. geht, wird ganz offen versucht, das Erleben, die Einstellungen, das Denken oder das Verhalten des anderen zu beeinflussen und in eine bestimmte Richtung zu verändern. Die Psychotherapie unterscheidet sich von solchen alltäglichen Formen der Einflussnahme.

- Psychotherapie findet als *Behandlung von Krankheiten* statt. Krankheit ist dabei im Allgemeinen durch Symptome oder andere Auffälligkeiten und durch ein subjektives Krankheitsgefühl des Betroffenen, d. h. seinen Leidensdruck, definiert. Die Behandlung erfolgt nach bestimmten Regeln der Patient-Therapeut-Beziehung (Kap. 1.3).
- Die Interventionen sind in der Psychotherapie *wissenschaftlich begründet* und beziehen sich auf eine definierte Theorie der Persönlichkeit, des Verhaltens bzw. Erlebens und eine wissenschaftliche Krankheits- und Behandlungstheorie. Die Kompetenz dafür wird in einer anerkannten Ausbildung vermittelt.

15.1.1 Wirkfaktoren

Voraussetzungen jeder Psychotherapie

Damit ein Gespräch oder, allgemeiner gesagt, eine Intervention die erwünschte Wirkung entfalten kann, müssen eine Reihe von Bedingungen erfüllt sein. Neben äußeren Bedingungen, z. B. Schutz des Arztgeheimnisses durch das Gesetz, sind es vor allem Faktoren der Beziehung zwischen Patient und Therapeut. Zuverlässigkeit, Vertrauen und Entspannung sind selbstverständliche und unabdingbare Voraussetzungen für das Gelingen einer Psychotherapie.

Ohne eine Grundeinstellung des Behandlers, die annehmend, wohlwollend und um Verständnis bemüht ist, kann keine Psychotherapie gelingen. Einfühlungsvermögen, Annahme und Wertschätzung, Echtheit und Wahrhaftigkeit sind die Elemente der psychotherapeutischen Grundhaltung.[380]

Weitere Voraussetzungen, die den Effekt einer Behandlung fördern, sind die Kontinuität der psychotherapeutischen Beziehung, die sich oft über lange Zeiträume erstreckt, eine ausreichend lange Behandlungsdauer, eine gute Vorbereitung der Patienten, eine Erklärung für die Ursachen der Störung, die beide Beteiligten überzeugt, und die gemeinsame Zuversicht, dass die Behandlung zu einer Besserung führen wird.[381]

Auf diesen allgemeinen Voraussetzungen kann sich als Basis für eine effektive Psychotherapie eine *helfende Beziehung*[382] etablieren, die durch drei Merkmale gekennzeichnet ist:

- Sie ist nach dem Eltern-Kind-Muster strukturiert.
- Sie gibt dem Psychotherapeuten die Autorität, psychologisch auf den Patienten einzuwirken.
- Sie arbeitet mit der Fähigkeit des Patienten, aus einer solchen Beziehung Nutzen zu ziehen.

380 Rogers (1959)
381 Frank (1962), Orlinski u. Howard (1986)
382 Strupp (1973)

Wirkfaktoren in der Psychotherapie

- **Definition des Problemfeldes**
  Entscheidung, ob ein Patient als Einzelner, im Kontext seiner Paarbeziehung, seiner Familie oder von Teilen davon behandelt wird.
- **Festlegung des Settings**
  Auswahl der optimalen Behandlungssituation in der Zweiersituation, in der Gruppe, im Familienrahmen.
- **Rahmen**
  Festlegung von Häufigkeit, Dauer und einem ausreichenden Gesamtzeitraum der Sitzungen; Wahrung der Kontinuität, die Verlässlichkeit und Verfügbarkeit repräsentiert.
- **Regeln**
  Über das Verhalten innerhalb und ggf. außerhalb der Behandlung. Hier zeigen sich wichtige Unterschiede zwischen den Methoden. So wird z. B. in bestimmten Formen der psychoanalytischen Behandlungsverfahren eine »Grundregel« vereinbart.
- **Arbeitsbündnis**
  Entscheidend für den Erfolg einer Behandlung ist das therapeutische Bündnis. Es beruht auf gegenseitigem Vertrauen und besteht darin, dass die Beteiligten sich bewusst und unbewusst darauf einigen und alles dazu tun, mit den vereinbarten Mitteln einen Behandlungserfolg zu erreichen, und alles zu unterlassen, was dem Erfolg entgegenwirken könnte. Dazu gehören eine sachgerechte Aufklärung über Chancen, Wirkungen und Nebenwirkungen der Behandlung, Wahrung von Regeln und Grenzen, Mitarbeit, Offenheit und Ehrlichkeit, Zurückhaltung mit unbedachten Entscheidungen u. v. m.
- **Zusammenpassen**
  Persönlichkeiten von Patient und Therapeut müssen zusammenpassen, sie müssen einen spontanen Zugang zueinander finden. Ob das gelingt, entscheidet sich bereits in den ersten Begegnungen. Das Gelingen hängt von vielen Faktoren ab, z. B. von der Alters- und Geschlechtskonstellation, vom Charakter, von Weltbild, Einstellungen und Haltungen, Ängsten und unbewussten Erwartungen. Vorerfahrungen in hilfreichen Beziehungen bilden als spontane wechselseitige Übertragungen die Basis für das Zusammenpassen. Sie kommt als Sympathie zum Tragen.
- **Die Persönlichkeit des Behandlers**
  Die Konsolidierung seiner professionellen Haltung (Annahme, Empathie, Zuverlässigkeit), seine Zuversicht und Tragfähigkeit für Konflikte und emotionale Spannungen, letztlich seine Fähigkeit, die Übertragungen des Patienten und seine Gegenübertragung zu reflektieren und – in psychoanalytisch begründeten Behandlungen – daraus für den Patienten förderliche Interventionen abzuleiten.
- **Behandlungstheorie und Behandlungsstrategie**
  Es muss Übereinstimmung in Bezug auf den Zugangsweg zum therapeutischen Problem bestehen. Hier bilden das »Reflexionsmodell« (über sich nachdenken als Medium der Therapie) der psychoanalytisch begründeten Behandlung und das »Reparaturmodell« der Verhaltenstherapie polare Haltungen und Einstellungen ab.
- **Behandlungsziele**
  Offen ausgesprochene, vereinbarte und indirekt wirksame Zielvorstellungen der Beteiligten.

- **Interventionen**
  In ihnen äußert sich, wie der Psychotherapeut den Patienten versteht und wie er glaubt, ihm mit seiner Methode am besten helfen zu können. Entscheidend ist, dass die Interventionen konsistent auf den Behandlungsplan, d. h. auf das Verständnis der Störung ausgerichtet sind, um im Patienten ein kohärentes Selbstverständnis entstehen zu lassen.

Unspezifische und spezifische Wirkfaktoren

Wenn diese Voraussetzungen erfüllt sind, entfaltet eine Psychotherapie – unabhängig von der speziellen Methode der Behandlung – bereits einen förderlichen Grundeffekt. Er wird als unspezifischer Psychotherapieeffekt bezeichnet, die beschriebenen Voraussetzungen als unspezifische, allgemeine Wirkfaktoren.[383] Diese sind die notwendige Voraussetzung für Veränderungen, aber sie sind nicht alles; sie schaffen das therapeutische Klima, das notwendig ist, um Veränderungen zu erreichen.

Die *Wirkung der Psychotherapie* (▲ Übersicht) ergibt sich erst aus dem Zusammenwirken von unspezifischen mit den spezifischen Wirkfaktoren. Diese beruhen auf der besonderen Vorgehensweise, die den einzelnen Methoden eigen ist. Das ist z. B. in der analytischen Psychotherapie die Erfahrung, die der Patient durch Deutungen seines Erlebens und Verhaltens in Bezug auf sein Unbewusstes machen kann. In der Praxis kommen dabei die theoretischen Konzepte, die Erfahrungen und die Persönlichkeit des Behandlers zum Tragen.

Psychotherapie als System

Die Wirkung der Psychotherapie lässt sich also nicht auf einen oder wenige Faktoren zurückführen, sondern beruht auf einem komplexen Zusammenspiel von spezifischen und unspezifischen Einflussgrößen. Man kann die einzelnen Faktoren auch nicht isoliert voneinander betrachten. So wirkt z. B. ein sehr zurückhaltendes Therapeutenverhalten in einer stützenden Psychotherapie oder in einer psychologischen Beratung frustrierend und antitherapeutisch. In einer analytischen Psychotherapie ist sie hingegen bei bestimmten Patienten die notwendige Voraussetzung dafür, dass eine Übertragungsneurose zustande kommt, die mit Hilfe von Deutungen durchgearbeitet werden kann. Wirksam ist die jeweilige Behandlung als ein System, das erst im Zusammenwirken der Einzelfaktoren die beabsichtigte Wirkung entfaltet.

15.1.2 Psychotherapeutische Gesprächsführung

Bei der Darstellung der therapeutischen Beziehung und der Diagnostik (Kap. 1.3 und 5.1) wurden bereits Aspekte der allgemeinen Gesprächsführung erörtert. Im Prinzip gelten sie auch für die Psychotherapie. Wichtige Voraussetzung für das Gelingen eines Gesprächs ist vor allem die Berücksichtigung von Beziehungsfaktoren wie Übertragung, Gegenübertragung, Kollusion, Widerstand und Regression. Dabei ist es das übergeordnete Ziel, eine tragfähige Beziehung herzustellen, die von Vertrauen, Respekt und Offenheit geprägt ist, um auf dieser Basis die psychotherapeutische Arbeit zu beginnen.

Die Gestalt eines psychotherapeutischen Gespräches richtet sich nach der Methode und kann nicht verallgemeinert werden. Es

383 Frank (1962)

gibt z. B. in der analytischen Psychotherapie keine festgelegte Verlaufsgestalt der einzelnen Stunde, sondern eine spontane, ungeplante Interaktion. Im Beratungsgespräch folgt der Gesprächsverlauf dagegen einer Gestalt, die sich an der Sequenz Problemdefinition → Materialsammlung und Klärung → Information und Kommentierung → Erarbeitung von Lösungsstrategien → abschließende Vereinbarung orientiert.

Zuhören und Aktivität

Die wichtigste psychotherapeutische »Technik« ist das *Zuhören*. Wie man einem Patienten zuhört und welche Fragen und Kommentare man daraus ableitet, gibt ihm zu erkennen, ob man innerlich präsent und bereit ist, sich auf seine Persönlichkeit einzustellen, sich auf seine Mitteilungen einzulassen und sich davon berühren zu lassen. Eigene Schwierigkeiten, Konflikte oder Ängste können dabei eine starke Abwehr hervorrufen und das Bedürfnis erwecken, Distanz zu schaffen. Für psychotherapeutisch Tätige wird es daher wichtig sein, die Grenzen ihrer Kapazität zu erkennen und anzuerkennen. Manche werden mit Hilfe von Selbsterfahrungen die Hintergründe eigener Befangenheiten ergründen und ihre Kapazität dadurch erweitern können. Deshalb ist in der psychotherapeutischen Ausbildung eine Selbsterfahrung, z. B. als Lehranalyse, Pflicht.

Für das Ausmaß der *Aktivität des Psychotherapeuten* gibt es keine festen Regeln. Entscheidend ist, dass das Gespräch dem Patienten Raum zur Entfaltung gibt und nicht durch Bedürfnisse des Therapeuten oder durch seine Ungeduld geprägt wird. Im Allgemeinen bedeutet das, sich zugewandt, jedoch abwartend zu verhalten. Viele Patienten brauchen aber Ermunterung und Anleitung, vor allem solange ihnen die psychotherapeutische Situation fremd ist. Andere brauchen eine strukturierende Führung, um sich nicht in unbedeutenden Details zu verlieren. Auch hier ist zu bedenken, dass manche Methoden beabsichtigen, einen unstrukturierten, freien Phantasieraum zu eröffnen, während andere direktiv mit Strukturierung arbeiten. Ersteres gilt insbesondere für die analytische Psychotherapie mit dem Verfahren der freien Assoziation, letzteres für die meisten Formen der Verhaltenstherapie.

Gesprächsrahmen

Eine weitere Technik, die zum Gelingen psychotherapeutischer Gespräche beiträgt, ist die Arbeit in einem passenden Rahmen. Dazu gehört die Schaffung einer ungestörten Gesprächssituation, die Einhaltung von Vereinbarungen und Terminen, insbesondere aber am Gesprächsbeginn eine Klärung der Funktion und Dauer eines Gespräches, eine Problemdefinition und die Beachtung und Einhaltung der dadurch gesetzten Grenzen. So ist es z. B. nützlich, am Beginn einer Beratung zu besprechen, was das Gespräch klären kann und was wahrscheinlich nicht. Die Festsetzung der Gesprächsdauer wird dem Patienten die Möglichkeit geben, sich innerlich darauf einzustellen und die Kontrolle darüber zu behalten, wie weit er sich in diesem Gespräch öffnen will.

15.1.3 Indikation und Prognose

Indikations- und Prognosekriterien beziehen sich auf die Behandelbarkeit mit einem bestimmten Psychotherapieverfahren.

Indikation bedeutet die Entscheidung, welches Verfahren für die Behandlung eines bestimmten Patienten mit einem bestimmten Problem angemessen erscheint, während **Prognose** die Einschätzung bezeichnet, ob ein bestimmtes *Behandlungsziel* bei Anwendung eines bestimmten Verfahrens wahrscheinlich mit geringerem oder größerem Aufwand an Energie, Zeit und therapeutischem Können zu erreichen ist.

Der persönlichkeitsorientierte Ansatz vieler Psychotherapieverfahren bewirkt, dass sich die Handhabung der Indikationsstellung und Prognosebeurteilung in der Psychotherapie stark von denen in der übrigen Medizin unterscheiden kann. Demnach gibt es drei polare Grundhaltungen:

- Die *methodenzentrierte Indikationsstellung* fokussiert auf die Persönlichkeit der Patienten und auf die Interaktion im Untersuchungsgespräch. Dabei geht es um die Klärung der Frage, welches Verfahren angesichts der Erwartungen der Patienten, ihrer bisherigen Lebensbewältigung, der Organisation ihrer Persönlichkeit und der Gestaltung ihrer Beziehungen voraussichtlich am hilfreichsten sein wird.
- *Patientenorientierte adaptive Indikation:* Wenn die methodenzentrierte Indikation für ein bestimmtes Verfahren gestellt ist, ergibt sich die weiterführende Frage, welche Modifikationen des üblichen Vorgehens erforderlich sind, damit die Behandlung dem betroffenen Patienten optimal nützt (Methodenadaptation). Diese Art der Indikationsstellung ist heute typisch für psychoanalytisch orientierte Psychotherapeuten.
- Die *störungszentrierte Indikation* fokussiert im Sinne des klassischen medizinischen Denkens auf die Diagnose und die Symptomatik und leitet daraus Handlungsstrategien für eine optimale Behandlung ab. Dabei werden z. B. das Bedingungsgefüge einer Störung und die aufrechterhaltenden Faktoren identifiziert und operationale Behandlungsziele entwickelt, die leitend für die Behandlungsstrategie und Technik sind. Dieses Vorgehen setzt ein verhaltensorientiertes Verständnis der Störung voraus. Es ist daher typisch für Verhaltenstherapeuten.

Differenzialindikation zwischen psychodynamischer und Verhaltenstherapie

Psychodynamische (psychoanalytisch begründete) Behandlungen zentrieren auf die Persönlichkeit und die Verarbeitung von Erfahrungen. Der zentrale Bezugspunkt sind unbewusste Motivationen und Prozesse und ihre Manifestation im Bewusstsein. Die Verhaltenstherapie stellt dagegen das beobachtbare, manifeste Verhalten in das Zentrum ihrer Theorie und Praxis. Unbewusste Prozesse spielen hier keine Rolle. Als Psychotherapie geht sie die Symptomatik auf direktem Wege an. Sie ist also symptom- und lösungsorientiert, während die Psychoanalyse den Weg über die Beeinflussung des Hintergrundes geht.

- Für eine *psychodynamische Therapie*, die auf die Persönlichkeit, das Hintergrunderleben, Konflikte und Beziehungen zentriert, sind es vornehmlich subjektive Faktoren, die darüber entscheiden, ob sie indiziert ist und gelingen kann.
  - *Auf Seiten der Patienten* ist die Voraussetzung, dass eine – nicht nur vordergründige – Bereitschaft vorhanden ist, seine Persönlichkeit, Lebensorientierung und Beziehungsgestaltung kritisch zu reflektieren und ggf. zu verän-

dern. Dieser Veränderungswunsch sollte auf einem subjektiven Leidensdruck beruhen, der über ein Leiden an der Symptomatik hinausgeht.
  - Es muss außerdem ein ungenutztes *Entwicklungspotenzial* erkennbar sein, d. h. im Therapeuten muss sich eine Vorstellung bilden, dass er dem Patienten mit einem analytischen Verfahren zu einer Neuorientierung verhelfen kann. Das ist ein schwer objektivierbares Indikationskriterium. Es beruht auf klinischer Erfahrung mit ähnlichen Fällen und enthält die Wahrnehmung, dass Patienten und potenzielle Therapeuten in ihrer Grundpersönlichkeit in einer Weise zusammenpassen, dass eine helfende Beziehung entstehen kann.
  - Eine psychoanalytisch begründete Behandlung kann nur gelingen, wenn der Therapeut einen lebendigen *Zugang zur krankheitsrelevanten Problematik* der Patienten findet und sie spontan intuitiv – und nicht nur intellektuell – in wesentlichen Persönlichkeitsbereichen versteht. Er wird einem Patienten nicht helfen können, wenn in ihm während der Vorgespräche nicht ein prospektives Bild über die mögliche Entwicklung des Patienten entsteht, das er bejaht.
  - Schließlich kommen bestimmte *kommunikative Fähigkeiten* hinzu: Auf Seiten der Patienten Introspektionsfähigkeit, Reflexions- und Ausdrucksvermögen, auf Seiten des Behandlers die Fähigkeit, den Patienten sein Verständnis zu vermitteln.
- Für *verhaltenstherapeutische bzw. übende Verfahren*, die vorwiegend auf Symptome zentriert sind, muss vor allem ein symptombedingter Leidensdruck vorhanden sein, der zur Mitarbeit motiviert.
- Ein ausgeprägter *sekundärer Krankheitsgewinn*, d. h. ein Vorteil, den die Situation als Kranke den Patienten verschafft, steht einem Behandlungserfolg in der Verhaltenstherapie ebenso entgegen wie in der psychoanalytisch begründeten Behandlung.

Bei der Beurteilung der Indikation kommen objektive Kriterien, Erfahrung und institutionelle Faktoren zum Tragen. Speziell in der Verhaltenstherapie werden Ergebnisse von empirischen Psychotherapiestudien über die Wirksamkeit spezifischer Techniken als Hilfe bei Indikationsentscheidungen hoch bewertet. In der psychoanalytisch begründeten Therapie werden Persönlichkeitsvariablen und situative Faktoren, z. B. das Ausmaß an Selbstreflexivität und die spontane Beziehungsgestaltung, stärker berücksichtigt.

Als *subjektives Therapeutenwissen* spielt eine wichtige Rolle, welche Erfahrungen ein Psychotherapeut in vergleichbaren Fällen gemacht hat. Die Grundorientierung, die er in seiner Ausbildung erworben hat, wird dabei oft der entscheidende Maßstab sein: Psychoanalytiker werden im Allgemeinen dazu neigen, wenn überhaupt eine Alternative besteht, einer analytisch begründeten Behandlung den Vorzug zu geben, Verhaltenstherapeuten einer Verhaltenstherapie. Dabei kommt auch zum Tragen, ob ein Psychotherapeut überhaupt verschiedene Methoden anwendet oder sich auf eine spezialisiert, die er dann besonders gut beherrscht und auch bevorzugt indizieren wird.

15.1.4 Wirkungen und Ergebnisse von Psychotherapie

Probleme der Ergebnisforschung[384]

In der somatischen Medizin und in der empirischen Psychologie werden Ergebnisse

384 Waldvogel (1997)

Behandlung

von Behandlungsverfahren im Allgemeinen durch vergleichende Untersuchungen an behandelten und unbehandelten Populationen oder durch den Vergleich der Effekte verschiedener Verfahren evaluiert. Dagegen gestaltet sich die Methodik der psychotherapeutischen Ergebnisforschung vergleichsweise schwierig. Das hat mehrere Gründe:

- Die Nicht-Behandlung verbietet sich aus ethischen Gründen, wenn man bei einer Patientenpopulation einen ernsthaften Behandlungsbedarf feststellt.
- Der Vergleich zwischen den beiden Hauptmethoden in der Versorgung, der psychodynamischen (psychoanalytisch begründeten) und der verhaltenstherapeutischen Methodik, ist nicht durch Randomisierung, d. h. dadurch zu erbringen, dass man die Patienten nach dem Zufallskriterium der einen oder der anderen Stichprobe zuweist; solche Forschungsindikationen entsprechen nicht der klinischen Praxis und den Erfordernissen der Patienten und sind realitätsfern.
- Außerdem kann man die Wirksamkeit einer Therapie nur in Hinblick auf ihre Zielsetzung untersuchen. Dabei unterscheiden sich analytisch begründete und verhaltenstherapeutische Verfahren grundlegend:
  - Die Verhaltenstherapie zielt auf die Symptomminderung und eine Stabilisierung im manifesten Verhalten und Erleben, die direkt messbar sind, z. B. in der Selbstbehauptung oder im Problemlösungsverhalten.
  - Die analytisch fundierten Verfahren setzen sich zum Ziel, psychodynamische, nicht unmittelbar objektivierbare Prozesse und ggf. Strukturen zu verändern.

  Wenn man die Ziele nicht gleichsetzen kann, dann gibt es auch kein gemeinsames Veränderungsmaß und man kann auch die Ergebnisse nicht unmittelbar miteinander vergleichen. Die Folge ist, dass bis heute keine unumstrittenen Belege dafür vorliegen, welche Behandlungsmethode bei welchen Patienten oder klinischen Problemen am günstigsten wirkt.

Es besteht also ein *Operationalisierungsproblem in der Ergebnisforschung*. Dieses liegt darin, dass die spezifischen Ziele bzw. Effekte der psychoanalytischen Verfahren sich mit den Methoden der anerkannten objektivierenden Forschung bisher nicht angemessen erfassen lassen.

Das hat dazu geführt, dass die psychoanalytisch begründete Psychotherapie lange keiner ausreichenden Effizienzkontrolle unterzogen wurde und bis vor zwei Jahrzehnten im Vergleich zur Verhaltenstherapie einen bedeutenden Mangel an Effektivitätsstudien aufwies. Dieser war allerdings nicht nur in methodischen Problemen begründet, sondern beruhte auch auf mangelnder Einsicht in die Notwendigkeit von Ergebnisstudien.

Eine bedeutende Ausnahme bilden die Katamneseuntersuchungen zur Langzeitwirkung von psychoanalytischen Behandlungen aus den 1950er Jahren, die Annemarie Dührssen in Berlin durchgeführt hat.[385] Sie konnte damals zeigen, dass Patienten nach Psychotherapie deutlich seltener krank waren und weniger Krankenhausaufenthalte hatten als zuvor und auch als eine unausgewählte Vergleichsstichprobe. Diese Befunde begründeten die Einführung der Psychotherapie als Leistung der gesetzlichen Krankenkassen in der damaligen Bundesrepublik mit den Psychotherapierichtlinien von 1967.

Die operationalisierte psychodynamische Diagnostik OPD-2 (Kap. 5.3.3) trägt dem

385 Dührssen (1962)

Operationalisierungsproblem Rechnung. Sie bietet ein Instrument an, welches die klinische Ausgangssituation, die Zielsetzung und die Behandlungsstrategie in einem konsistenten psychodynamischen Konzept erfasst und überprüfbar macht. Sie stellt auf diese Weise sicher, dass tatsächlich auch die Effekte gemessen werden, die für das psychodynamische Verfahren bedeutsam sind.

Der größere Teil der früheren Belege für die Wirksamkeit von analytischen Behandlungen beruhte auf wissenschaftlichen Kasuistiken, die den methodischen Anforderungen an Wirksamkeitsnachweise nicht standhielten. Erst in neuerer Zeit ist es gelungen, durch die Verknüpfung von qualitativen und quantitativen Methoden befriedigende Katamneseuntersuchungen durchzuführen und die Globaleffekte von psychoanalytischen Behandlungen mit der Evaluation spezifisch psychoanalytischer Zielvorstellungen zu verbinden.[386]

Fragestellungen und Methodik

Ergebnisuntersuchungen gehen der Frage nach, welche Wirkung eine Behandlung entfaltet, die unter bestimmten Bedingungen durchgeführt wird, und welche Faktoren daran beteiligt sind. Untersuchungsvariablen sind also

- *die Behandlung:* Art und Indikation,
- *die Bedingungen,* unter denen sie durchgeführt wird, z. B. Patienten- und Therapeutenvariable,
- *Co-Faktoren* der Behandlung, z. B. Dauer, Intensität, Anwendungsverfahren,
- *die Wirkung,* z. B. Symptom-, Verhaltens-, Persönlichkeitsänderung, sozioökonomische Implikationen wie veränderte Arztkosten oder Krankschreibungen.

Dabei wird zunächst der Globaleffekt erfasst, indem zumeist die Befindlichkeit und Symptomatik vor und nach einer psychotherapeutischen Behandlung erfasst und verglichen werden. Untersucht werden darüber hinaus differenziertere bzw. komplexere Ziele, z. B. die mit der Symptomreduktion verbundene Änderung der Persönlichkeit oder des Verhaltens. Außerdem werden – selbstverständlich neben der Art, Dauer und Intensität der Störung – Persönlichkeitsfaktoren des Patienten, Variablen der Beziehung zwischen Patient und Behandler, Art, Intensität und Dauer der Behandlung und diverse andere Einflussfaktoren erfasst und untersucht.

Für solche Untersuchungen gelten heute eine Reihe von Forschungsstandards (▾ Übersicht), die bereits bei der Planung einer Untersuchung, bei der Durchführung, der Auswertung und der Berichterstattung berücksichtigt werden müssen. Eine bedeutende Vorgabe ist dabei, dass der Behandlungseffekt nicht unmittelbar am Behandlungsende, sondern unter Berücksichtigung der Nachwirkungen erst ein bis zwei Jahre später in einer Katamneseuntersuchung erfasst werden kann.

In der Regel sollte der Forscher, der die Untersuchung durchführt, den Patienten nicht selbst behandelt haben. Schließlich sollte auf irgendeine Weise sichergestellt werden, dass es sich nicht um Zufallsbefunde handelt.

Ergebnisse

Der Stand der Ergebnisforschung kann in den folgenden Befunden nur angedeutet werden:

386 Z. B. Rudolf (1991, 1994), Sandell (1997); Übersichten bei Ermann u. a. (2001) und bei Leuzinger-Bohleber u. Stuhr (1997)

Behandlung

Forschungsstandards für psychotherapeutische Ergebnisstudien[387]

- **Verlaufsdokumentation**
  Genaue Beschreibung der Patienten, Therapeuten, Behandlungen und der Datengewinnung. Zu berücksichtigen ist, dass die Methodik der Fragestellung angemessen ist und dass tatsächlich gemessen wird, was gemessen werden soll.
- **Absicherung des Forschungsansatzes**
  Z. B.: Wurde die Behandlung tatsächlich so durchgeführt, wie sie deklariert wird?
- **Auswertung**
  - Genaue Darlegung der Methoden und Begründung ihrer Angemessenheit.
  - Wird das kurzfristige Behandlungsergebnis in Katamnesen überprüft?
  - Werden die Ergebnisse in Einzelfallanalysen vertieft?
- **Nähe zum Gegenstand**
  Handelt es sich um ein Design, dessen Ergebnisse auf die Praxis zu übertragen sind?

Grundsätzlich besteht kein ernstzunehmender Zweifel an der *generellen Wirksamkeit* von Psychotherapie (▾Übersicht). Als allgemeinstes und in dieser allgemeinen Form auch nicht bestreitbares Ergebnis kann man feststellen, dass alle seriös durchgeführten Psychotherapien bei hinreichender Motivation auf Seiten der Patienten und Therapeuten einen angemessenen Effekt haben. Dieser bezieht sich auf relevante Variablen wie Symptomreduzierung, Verbesserung der Lebensqualität und sozioökonomische Implikationen (Kosten-Nutzen-Relation). Man kann sagen, dass Psychotherapie grundsätzlich wirksam ist und bessere Ergebnisse erzielt als die Behandlung mit Placebo. Als maßgeblicher Wirksamkeitsfaktor erweist sich dabei das Behandlungsmodell des Therapeuten in Interaktion mit der Fähigkeit des Patienten, von diesem zu profitieren.[388]

Generelle Wirksamkeit von Psychotherapie

- **Globales Befinden**
  Rund 80 Prozent der Psychotherapiepatienten geht es nach der Behandlung besser als dem Durchschnitt der Patienten einer nicht behandelten Vergleichsgruppe.[389]
- **Symptombesserung**
  Besserung der Symptomatik findet sich nach ambulanter Psychotherapie bei über 50 Prozent der Fälle, Verschlechterung bei unter 8 Prozent.[390]
- **Inanspruchnahme medizinischer Leistungen**
  Fast 80 Prozent der Patienten nahmen nach der Behandlung deutlich seltener medizinische Leistungen in Anspruch als unbehandelte.[391]
- **Zufriedenheit**
  Ebenfalls rund 80 Prozent psychotherapeutisch behandelter Patienten beurteilen die Therapie sechs Jahre nach Behandlungsabschluss als hilfreich und sind sehr zufrieden damit.[392]

387 Ermann u. a. (2001)

388 Orlinsky u. a. (2004)

389 Smith u. a. (1980). Die Forscher beziehen sich auf 475 kontrollierte Psychotherapiestudien, die über 25.000 Behandlungsfälle berichten, und ermitteln auf dieser Basis eine allgemeine Effektstärke von 0.85.

390 Albani u. a. (2011). Geringere Besserung zeigte sich bei Übergewicht und sexuellen Funktionsstörungen.

391 Leichsenring u. a. (2004)

392 Hartmann S (2006)

Die *analytisch begründeten Verfahren* sind heute durch eine Reihe von anerkannten Studien evaluiert. Danach steht ihre generelle Wirksamkeit außer Zweifel.[393] Inzwischen gibt es auch eine große Zahl von Studien, welche die Wirksamkeit bei speziellen Störungen belegen.[394] Nachgewiesen werden konnte in einer Metaanalyse (▼Übersicht) ein deutlicher Rückgang der krankheitsspezifischen Symptome, möglicher Begleitsymptome und der mit den psychischen Erkrankungen verbundenen sozialen Beeinträchtigungen. Die Therapieerfolge bleiben nach Beendigung der Behandlung nicht nur stabil, sondern nehmen teilweise sogar noch zu.[395] Es konnte auch gezeigt werden, dass Langzeitbehandlungen von mehr als 50 Sitzungen bzw. länger als einem Jahr deutlich bessere Ergebnisse erzielten als Kurzzeittherapien.[396]

Die *verhaltenstherapeutischen Verfahren* sind von Anfang an durch begleitende Ergebnisforschung evaluiert worden. Es liegt eine Vielzahl von Studien vor, welche die Effekte gut belegen.

Es gibt keine unumstrittenen *Vergleichsuntersuchungen* zwischen den verschiedenen Therapiemethoden. Die Frage des Ergebnisvergleichs ist Gegenstand einer intensiven, z. T. polemischen wissenschaftlichen (und berufspolitischen) Auseinandersetzung, die immer wieder auf Fragen der komplexen Forschungsmethodologie hinausläuft.[397]

Nach der erwähnten aktuellen Metaanalyse besteht kein signifikanter Unterschied in der Wirksamkeit (Effektstärke) beim Vergleich zwischen analytischen und verhaltenstherapeutischen Verfahren. Auch in Bezug auf die subjektiv beurteilte Besserung und die Zufriedenheit mit der Behandlung fanden andere Untersuchungen keine Unterschiede.[398]

Metaanalyse psychoanalytischer Behandlungsergebnisse[399]

Hohe Wirksamkeit psychodynamischer Psychotherapien ist nachgewiesen für

- Angststörungen
- Depressive Störungen
- Posttraumatische Belastungsstörungen
- Essstörungen
- Somatoforme Störungen
- Persönlichkeitsstörungen
- Suchterkrankungen

Behandlung

393 Meyer AE (1995), Beutel u. a. (2010), Shedler (2011)
394 Gerlach u. a. (2004), Leichsenring u. a. (2004)
395 Shedler (2011); vgl. dort die entsprechenden Ergebnisse der neueren Metaanalysen, welche durchweg die gute Wirksamkeit psychodynamischer Therapie belegen.
396 Leichsenring u. Rabung (2008)
397 Grawe u. a. (1994), Mertens (1994)
398 Hartmann S (2006)
399 Leichsenring u. a. (2004)

15.2 Die Institutionalisierung der Psychotherapie

Stand der Versorgung

Der *Psychotherapiebedarf* ist in den Industrieländern beträchtlich:

> Nach Berechnungen auf der Basis epidemiologischer Daten[400] bedürfen mindestens fünf Prozent der westdeutschen Bevölkerung einer psychotherapeutischen Behandlung. Diese Zahlen dürften auch für die übrigen Regionen Mitteleuropas gelten.
>
> Nach diesen Berechnungen gelangen gegenwärtig etwa zehn Prozent der in einem Jahr neu Erkrankten tatsächlich auch in eine psychotherapeutische Behandlung im engeren Sinne.
>
> Psychische und Verhaltensstörungen waren im Jahre 2010 die häufigste Ursache für Krankschreibungen (18 Prozent aller AU-Fälle).[401]

Diesem Bedarf steht eine inzwischen beträchtliche Anzahl von ambulant arbeitenden Psychotherapeuten gegenüber. Im Jahre 2010 waren es in Deutschland rund 21.000 (Kap. 15.2.1.1). Ein Teil der Behandlungen findet in psychotherapeutischen und psychosomatischen Kliniken und Fachabteilungen sowie in psychiatrischen Kliniken statt.

Das Spektrum der psychotherapeutischen *Intervention* reicht von psychologischen und ärztlichen Beratungsgesprächen auf der einen Seite bis hin zu intensiver Fachpsychotherapie auf der anderen. Es ist also umfangreich. Je spezifischer die psychotherapeutisch-psychosomatischen Fragestellungen sind und je differenzierter und aufwendiger die Behandlungsverfahren, desto mehr ist spezialisierte Fachkompetenz erforderlich, um den Aufgaben und Problemen der psychotherapeutischen Versorgung gerecht zu werden. In der Praxis ergeben sich damit unterschiedliche Aufgabenfelder.

15.2.1 Berufs- und sozialrechtliche Organisation

Die Voraussetzungen zur Ausübung von Psychotherapie in den Mitgliedstaaten der Europäischen Union und in der Schweiz variieren stark. Es existiert nicht in allen Mitgliedstaaten eine Regelung für Psychotherapie als Heilberuf. Wo die Ausbildung geregelt ist, sind die Anforderungen, die Dauer der Ausbildung und die Zugangsvoraussetzungen unterschiedlich.

15.2.1.1 Deutschland

Psychotherapie war schon in der »alten« Bundesrepublik als dem ersten Land der Erde als eine abrechnungsfähige Leistung in der kassenärztlichen Versorgung anerkannt. 1967 wurden die psychoanalytisch begründeten Behandlungsverfahren in den Leistungskatalog der gesetzlichen Krankenkassen aufgenommen, 20 Jahre später folgte die Verhaltenstherapie. Auch das Autogene Training und die Hypnose sind kassenärztliche Leistungen. Gegenwärtig besteht dagegen keine Leistungspflicht für andere psychotherapeutische Verfahren wie Gesprächstherapie, Psychodrama, Gestalttherapie oder Bioenergetik.

---

400 Meyer u. a. (1988)

401 Mitteilung der Barmer Ersatzkasse in ihrem Gesundheitsreport 2010

Tab. 15.1: Psychotherapeuten mit Kassenzulassung in Deutschland 2010[402]

	Anzahl	AP* + TP	Nur TP*	VT*
Ärztliche Psychotherapeuten	5.300	88 %	64 %	12 %
Psychologische Psychotherapeuten	13.500	53 %	36 %	47 %
Kinder- und Jugendpsychotherapeuten	3.400	78 %	44 %	22 %
Zum Vergleich: Psychiater und Neurologen	4.800			

* AP = analytische Psychotherapie, TP = tiefenpsychologisch fundierte Psychotherapie, VT = Verhaltenstherapie. Ein kleiner Teil dieser Psychotherapeuten ist sowohl für analytisch begründete Verfahren als auch für Verhaltenstherapie zugelassen.

Die Krankenkassen tragen die Behandlungskosten bis zu einem bestimmten Stundenkontingent voll, und zwar auf Antrag der Patienten auf der Basis eines anonymisierten Berichtes des behandelnden Psychotherapeuten. Der Bericht wird begutachtet. Aufgrund des Gutachtens wird über die Kostenübernahme entschieden. Das gilt für die psychoanalytisch begründete Einzel- und Gruppentherapie und für die Verhaltenstherapie.

Psychotherapeuten

In Deutschland waren Ende 2002 an der Psychotherapie in der kassenärztlichen Versorgung[403] rund 17.000 Fachpsychotherapeuten beteiligt. Ende 2010 waren es über 22.000 (► **Tab. 15.1**).

Dabei ist zu bedenken, dass neben diesen »zugelassenen« Psychotherapeuten, welche Leistungen für die gesetzlichen Krankenkassen im Rahmen der Psychotherapierichtlinien erbringen, Fachärzte in unterschiedlichem Umfang psychotherapeutisch tätig sind, vor allem im Rahmen der Grundversorgung. Daneben gibt es auch psychotherapeutische Privatpraxen, die hier nicht berücksichtigt sind.

In der ambulanten fachpsychotherapeutischen Versorgung sind drei Berufsgruppen tätig:

- *Ärzte als Psychotherapeuten* mit einer speziellen Weiterbildung (analytisch oder verhaltenstherapeutisch): Es sind
  - Fachärzte für Psychosomatische Medizin und Psychotherapie (Psychotherapeutische Medizin)
  - Fachärzte für Psychiatrie und Psychotherapie oder Kinder- und Jugendpsychiatrie und -psychotherapie,
  - Ärzte mit Zusatzausbildung (»Zusatztitel«) in Psychotherapie bzw. Psychoanalyse, die hauptsächlich als Psychotherapeuten arbeiten,
  - andere Ärzte mit der Zusatzbezeichnung »Psychotherapie«, z. B. Allgemeinärzte, Fachärzte für Innere Medizin oder Fachärzte für Gynäkologie, die im Rahmen ihres speziellen Fachgebietes auch fachpsychotherapeutisch arbeiten.
- *Diplompsychologen als Psychologische Psychotherapeuten* mit einer ergänzenden psychotherapeutischen Weiterbildung (psychoanalytisch/tiefenpsychologisch oder verhaltenstherapeutisch).
- *Kinder- und Jugendlichenpsychotherapeuten:* Angehörige von Sozialberufen, die eine zusätzliche Weiterbildung für die psychotherapeutische Behandlung von Kindern und Jugendlichen absolviert haben.

402 Zahlen nach dem Bundesarztregister der Kassenärztlichen Bundesvereinigung (KBV)
403 Zahlen auf der Basis der Statistik der Kassenärztlichen Bundesvereinigung (KBV)

Daneben besteht die *psychosomatische Grundversorgung* (Kap. 15.2.3), die von Haus- und Fachärzten als Ergänzung zu medizinischen Behandlungen durchgeführt wird.

Ausbildung

Die Ausbildung zum Psychotherapeuten wird von Kliniken und staatlich anerkannten, zumeist privaten Instituten vermittelt.

- *Fachkliniken* richten sich mit ihrem Weiterbildungsangebot an Assistenzärzte und vermitteln in einer üblichen Facharztausbildung vor allem die erforderlichen Erfahrungen im praktischen Umgang mit einem breiten Spektrum von Patienten, Krankheitsbildern und klinischen Fragestellungen. Die Ausbildungen haben entweder einen psychoanalytisch orientierten oder einen verhaltenstherapeutischen Schwerpunkt.
- *Psychotherapeutische Institute* bilden Psychologen zu Psychologischen Psychotherapeuten aus, ebenfalls mit psychoanalytischem oder verhaltenstherapeutischem Schwerpunkt. Daneben vermitteln sie für Ärzte ergänzende Zusatzausbildungen mit den Schwerpunkten Psychoanalyse oder Verhaltenstherapie. Die Ausbildungen bestehen aus Theorie, Selbsterfahrung (z. B. Lehranalyse) und Behandlung unter Supervision. Die Institutsausbildungen finden außerhalb der täglichen Arbeit berufsbegleitend meistens in den Abendstunden oder an Wochenenden statt.

Die ärztliche Ausbildung ist durch die Ärztliche Weiterbildungsordnung geregelt. Die Ausbildung von Psychologen folgt dem *Psychotherapeutengesetz*. Es wird gegenwärtig (2016) einer Revision unterzogen, wobei die Tendenz besteht, die Ausbildung von psychologischen Psychotherapeuten an die Universitäten zu verlagern und in das Psychologiestudium zu integrieren.

15.2.1.2 Österreich

Psychotherapie ist in Österreich eine Leistung der Krankenkassen, welche die Behandlungen aber nicht voll finanzieren, sondern sich mit einem Anteil von rund einem Drittel an den Kosten beteiligen. Der Rest, d. h. durchschnittlich etwa zwei Drittel, muss durch eine Selbstbeteiligung der Patienten gedeckt werden.

Die Ausübung von Psychotherapie und die Ausbildung von Psychotherapeuten sind seit 1991 durch ein *Bundes-Psychotherapiegesetz* geregelt. »Psychotherapeut« ist danach ein eigenständiger, anerkannter und geschützter Heilberuf, der nur von Personen ausgeübt werden darf, die nach entsprechender Ausbildung in eine Psychotherapeutenliste eingetragen sind. Als Grundberufe kommen in Frage: ein abgeschlossenes Medizin-, Psychologie-, Pädagogik-, Lehramts-, Theologie- o. a. akademisches Studium, eine Ausbildung als Sozialarbeiter, Ehe- und Familienberater oder diplomierter Krankenpfleger. Nach Absolvierung eines Propädeutikums können auch andere Personen mit Hochschulreife, aber ohne Hochschulstudium eine psychotherapeutische Ausbildung absolvieren.

In Österreich waren Anfang 2010 rund 7.000 Psychotherapeuten in die amtliche Liste eingetragen, darunter rund 40 Prozent Psychologen und 20 Prozent Ärzte, der Rest Angehörige anderer Grundberufe.[404] Rund die Hälfte führt eine methodenspezifische Zusatzbezeichnung, z. B. »Psychoanalyse« oder »Verhaltenstherapie«.

Ausbildung

Für Ärzte besteht die Möglichkeit, aufbauend auf ihre Qualifikation als Allgemeinarzt oder als Facharzt, das *Diplom für Psychothera-*

404 PsyPressespiegel http://www.psychotherapiepraxis.at/pt-blog/psychotherapie-statistik-oesterreich/ (Zugriff am 04.08.2015)

peutische Medizin zu erwerben. Dafür vermitteln die Ärztekammern regionale berufsbegleitende Ausbildungen. Eine eigene Facharztbezeichnung gibt es für ärztliche Psychotherapeuten nicht; sie wird aber angestrebt.

Für Nichtärzte, also auch für Psychologen, wird die Ausbildung an staatlich anerkannten, privaten Ausbildungseinrichtungen im Wesentlichen berufsbegleitend vermittelt. Sie gliedert sich in zwei Abschnitte:

- Das *psychotherapeutische Propädeutikum*, in dem die Grundlagen vermittelt werden und das in der Regel zwei Jahre dauert.
- Das *psychotherapeutische Fachspezifikum*, das in etwa vier Jahren die Kompetenz in speziellen Verfahren vertieft.
- Jeder dieser Abschnitte gliedert sich wiederum in vier Anteile: theoretische Grundlagen, Selbsterfahrung (z. B. Lehranalyse), supervidiertes Praktikum in einer Institution und eigene Behandlungen unter Supervision.

Mit dem Ausbildungsabschluss und der Eintragung in die Psychotherapeutenliste erhalten die Absolventen einen speziellen Zusatztitel, der ihre spezifische psychotherapeutische Methode kennzeichnet, z. B. Psychoanalyse, Systemische Familientherapie, Hypnose, Gruppenpsychoanalyse oder Verhaltenstherapie.

15.2.1.3 Schweiz

In der Schweiz ist die Psychotherapie immer schon eng mit der Psychiatrie verbunden gewesen. Der Grund dafür ist eine traditionell psychotherapiefreundliche Haltung der Schweizer Psychiatrie, die durch Leitfiguren wie Bleuler und Binswanger und durch Institutionen wie die renommierten Fachkrankenhäuser Burghölzli in Zürich und Bellevue in Kreuzlingen Vorreiter bei der Anwendung der Psychotherapie in der Psychiatrie gewesen ist. Der Facharzt FMH für Psychiatrie und Psychotherapie ist daher auch der organisatorische Rahmen für die Psychotherapie in der Versorgung. Daneben sind Allgemeinmediziner und psychologische Psychotherapeuten an der Versorgung beteiligt.

Psychotherapie ist in der Schweiz eine Pflichtleistung der Krankenversicherungen, wenn sie von Ärzten erbracht wird. Psychologische Leistungen, die etwa die Hälfte der psychotherapeutischen Leistungen ausmachen, werden nur dann erstattet, wenn sie unter Supervision eines dafür zugelassenen Arztes durchgeführt werden.

Im ambulanten Bereich gab es 2012 neben gut 3.000 Fachärzten für Psychiatrie und Psychotherapie in eigener Praxis gut 4.000 psychologische Psychotherapeutinnen und -therapeuten mit qualifizierter Aus- und Weiterbildung.[405]

Ausbildung

In der *ärztlichen Weiterbildung* ist die Psychotherapie ein Bestandteil des psychiatrischen Fachgebietes. Der Psychotherapieteil der Weiterbildung umfasst Theorie, Behandlungen unter Supervision und Selbsterfahrung und dauert mindestens drei Jahre. Dabei gibt es Ausbildungsschwerpunkte in analytischer, systemischer oder kognitiv-verhaltenstherapeutischer Orientierung. Neben dieser Facharztausbildung, die an Kliniken und Ambulanzen stattfindet und nur für Ärzte zugänglich ist, bestehen Möglichkeiten zur berufsbegleitenden Weiterbildung.

Private psychoanalytische und psychotherapeutische Institute stehen auch für *Psychologen* offen. Grundlage dafür ist das *Bundesgesetz über die Psychologieberufe* von 2013 sowie die Schweizer Charta für Psychotherapie, ein Dachverband für psychotherapeutische Ausbildungsinstitutionen, Fachverbände

405 Angaben des Schweizerischen Bundesamtes für Gesundheit

und Berufsverbände, der über die Qualitätssicherung der Ausbildung wacht. Sie vermitteln eine theoretische und praktische Ausbildung, welche die Qualifikation in einer speziellen Methode, z. B. Psychoanalyse oder Verhaltenstherapie vertieft. Diese Ausbildungen vermitteln den anerkannten Weiterbildungstitel »Psychotherapeut/in«. Allein eröffnet er aber nicht den Zugang zur Beteiligung an der ärztlichen Versorgung, d. h. die von den Absolventen durchgeführten späteren Behandlungen werden auch nicht ohne Weiteres von den Krankenkassen finanziert. Dafür ist eine Kooperation mit Psychiatern erforderlich.

In den 1980er Jahren hat sich als Ergänzung zum psyschiatrischen Fachgebiet die *Psychosoziale Medizin* entwickelt. Dieser Zusatzbereich, inzwischen auch Pflicht- und Prüfungsfach im Medizinstudium, ist inhaltlich weitgehend mit der Psychosomatischen Medizin und Psychotherapie in Deutschland identisch, betont aber die medizinpsychologischen Grundlagen stärker als diese. Er gilt auch nicht als eigenständiges Fachgebiet.

Die psychosomatische Spezialisierung ist später die Aufgabe von Fortbildungsveranstaltungen, während eine psychosomatische Weiterbildung im berufsrechtlichen Sinne nicht besteht.[406]

Gegenwärtig (2015) ist eine Neuordnung der psychotherapeutischen Ausbildung und Versorgung im Gange. Sie sieht die selbstständige Tätigkeit von psychologischen Psychotherapeuten vor, die nach dem Universitätsstudium eine fachspezifische Weiterbildung absolviert haben.

Als Besonderheit in der Versorgung besteht in der Schweiz der Beruf des *Psychologischen Beraters*, der ganz unabhängig vom Grundberuf auf der Basis von Fortbildungskursen erlangt werden kann.

15.3 Ambulante psychotherapeutische Versorgung

15.3.1 Beratung durch Ärzte und klinische Psychologen

Jeder Arzt und klinische Psychologe nimmt durch seine Verhaltensweisen auf das Erleben, die Einstellungen und das Verhalten seiner Patienten Einfluss. Insofern hat sein Verhalten stets auch Wirkungen auf deren psychische Situation. Der reflektierte und gezielte Einsatz dieser psychosozialen Basisfunktion ist die Grundlage der **Beratung**.

Beratung findet in der medizinisch-psychotherapeutischen Versorgung statt, in großem Ausmaß aber auch in Institutionen (Beratungsstellen für verschiedene Zielgruppen) und in der Selbsthilfe.

Der psychologische Einfluss beruht einerseits auf der Nutzung der Krankenrolle und der therapeutischen Beziehung (Kap. 1.3) – auf Erwartungen, Hoffnungen und Ängsten des Kranken. Andererseits beruht er auf der Autorität des Arztes und des klinischen Psychologen, die diese durch Rolle, Wissen und Können, Ansehen und Leistungen erhalten. Hinzu kommen die natürliche, mit dem Krankheitsprozess verknüpfte Regression der Patienten und ihre Übertragung von bewussten und unbewussten Hoffnungen, Ängsten, Erwartungen und Einstellungen.

Zu den speziellen psychologischen Aufgaben eines Arztes oder klinischen Psychologen

406 Buddeberg u. a. (1993)

gehören, unabhängig von seinem speziellen Arbeitsgebiet:

- die Förderung der Mitarbeit der Patienten an der Behandlung,
- die Unterstützung seiner Krankheitsbewältigung (Kap. 20.1), insbesondere die Bewältigung der psychologischen Probleme bei chronischen Erkrankungen,
- der Umgang mit unheilbar Kranken und Sterbenden (Kap. 20.1.3).

Außerdem müssen sie seelisch bedingte Erkrankungen rechtzeitig erkennen, sachgerechte Behandlungen ermöglichen und den Patienten vor ungeeigneten Maßnahmen schützen.

Durch ihren Einfluss haben sie die Möglichkeit, Einstellungen und Verhalten ihrer Patienten zu verändern. In Beratungen wird davon durch Information und Aufklärung, durch Hinweise und Anleitung gezielt Gebrauch gemacht (Kap. 20.1). Daneben beeinflussen sie die Patienten auch durch zumeist unbemerkte Verhaltensweisen wie Mimik, Gestik, durch ihr Auftreten, ihr Schweigen und natürlich auch durch »Nicht-Verhalten«, d. h. indem sie nicht so reagieren wie erwartet, erwünscht oder befürchtet. Allein schon verständnisvolles Zuhören führt zu einer Entlastung. Die Bekundung von Interesse, Zuwendung und Ermutigung kann außerdem als Stütze und Hilfe erlebt werden.

Ärztliches Handeln und Betreuung durch Psychologen erfordern eine basale Beratungskompetenz und schließen diese ein. Das ist mehr und etwas grundsätzlich anderes als die Anwendung einer »Psychologie des gesunden Menschenverstandes«. Sie ist eine professionelle Haltung, die auf der kundigen Handhabung der therapeutischen Beziehung beruht: Es geht darum, die speziellen Lebensumstände zu erkennen, Möglichkeiten zu schaffen, Gefühle über Befindlichkeiten, Sorgen und Probleme zu äußern, und Hilfen zu geben, sie zu verarbeiten.

Diese *psychologische Basisfunktion* gehört zur Grundausbildung der Ärzte und Psychologen. Sie wird an den Universitäten in verschiedener Weise vermittelt:

- in *Deutschland* für Medizinstudenten vor allem in der vorklinischen Medizinpsychologie[407] und im klinischen Fach Psychosomatische Medizin und Psychotherapie, für Psychologen in der Klinischen Psychologie,
- in *Österreich* in der Medizinischen Psychologie[408] und in der Psychologie,
- in der *Schweiz* in der Psychosozialen Medizin[409] und in der Psychologie.

Eine Vielzahl von Untersuchungen hat das Erfahrungswissen belegt, dass psychosoziale Faktoren den Verlauf von Krankheiten mitbestimmen. Die patientenzentrierte Handhabung der Beziehung zwischen Patient und Arzt, klinischem Psychologen, medizinischem Personal und Institution spielt dabei eine maßgebliche Rolle.[410] Sie nimmt Einfluss auf das Befinden und die Krankheitsverarbeitung. Der Umgang mit dem Patienten, d. h. die psychologische Führung, ist neben der medizinischen Intervention ein wesentlicher kurativer Faktor. Das gilt für alle Arten von Erkrankungen und nicht nur für psychosomatische.

Erfahrungen und auch empirische Untersuchungen[411] zeigen, dass die Aufspaltung der ärztlichen Tätigkeit in körperliche (naturwissenschaftliche) und seelische (psychologische) Behandlung in aller Regel mehr Nachteile als Vorteile mit sich bringt. Inzwischen sind die psychologischen Fragestellungen in der Medizin aber so mannigfach und kom-

407 Enke u. a. (1973), Pöppel u. Bullinger (1990)
408 Frischenschlager u. a. (1995)
409 Heim u. Willi (1982)
410 Balint (1957)
411 Übersicht bei Köhle u. Joraschky (1990)

plex, dass sie ohne spezialisiertes Wissen nicht mehr gelöst werden können. Auch sind die psychotherapeutischen Ansätze und Verfahren heute viel zu differenziert, als dass man sie ohne eine qualifizierte Ausbildung kompetent beherrschen könnte. Deshalb lässt sich eine Spezialisierung in der Praxis nicht vermeiden; sie ist eine unvermeidliche Folge der Weiterentwicklung der Medizin.

15.3.2 Die psychotherapeutisch-psychosomatische Grundversorgung[412]

Die psychosomatisch-psychotherapeutische **Grundversorgung** ist eine allgemeine Psychotherapie als Primärversorgung. Sie ist in Abgrenzung von der speziellen Psychotherapie eine *psychosoziale Basistherapie* und das Zwischenglied zwischen ärztlicher oder psychologischer Beratung und Fachpsychotherapie. Sie liegt überwiegend in der Hand von somatisch tätigen Ärzten, die sich dafür besonders fortgebildet haben.

In die an sich somatisch ausgerichteten Hausarztpraxen kommt rund ein Fünftel bis ein Viertel der Patienten mit Erkrankungen, an denen seelische Krankheitsfaktoren maßgeblich beteiligt sind.[413] Diese Praxen haben die wichtige Aufgabe der Früherkennung, der Primärbehandlung und die Vermittlungsfunktion hin zu einer weiterführenden psychotherapeutischen Behandlung durch den Fachpsychotherapeuten (▾ Übersicht).

Aufgabenfelder

Praktisch handelt es sich bei der Behandlung im Rahmen der psychosomatischen Grundversorgung um drei Aufgaben:

- Behandlung von Patienten mit leichten, zumeist *reaktiven Störungen*, die nicht unbedingt ein aufwendiges psychotherapeutisches Spezialverfahren brauchen;
- Versorgung von Patienten, bei denen aufgrund mehrfacher vergeblicher psychotherapeutischer Vorbehandlungen, der *Chronizität der Störung und der Folgeerscheinungen* (Rückzug, Abhängigkeit usw.) oder aufgrund ihrer Persönlichkeit intensive Psychotherapie nicht (mehr) in Frage kommt;
- Unterstützung der Krankheitsbewältigung bei Patienten mit *somatopsychischen Anpassungsstörungen* im ambulanten Bereich (Kap. 20.1).

Arbeitsschwerpunkte der psychosomatischen Grundversorgung

- *Diagnostik* von Krankheiten unter dem Aspekt, dass körperliche, seelische und soziale Faktoren zum Krankheitsgeschehen beitragen (Kap. 5.1)
- *Indikationsstellung* mit der grundsätzlichen Entscheidung, ob der Behandlungsschwerpunkt bei somatischen, bei psychologischen oder bei kombinierten Verfahren liegen soll
- *Psychotherapeutische Basisbehandlung* durch konfliktzentrierte, stützende oder übende Verfahren
- *Prophylaxe* seelischer und psychosozialer Störungen durch Beratung von Patienten und Angehörigen in Hinblick auf ein Risiko- und Gesundheitsverhalten (Kap. 1.2)
- *Motivierung und Überweisung* der Patienten, damit sie gegebenenfalls eine angemessene weitergehende Behandlung in Anspruch nehmen (Kap. 5.1)

---

412 Tress (1994)
413 21 Prozent nach Zintl-Wiegand u. a. (1978), berechnet für die Stadtbevölkerung in Mannheim; 23 Prozent nach Dilling u. a. (1984), berechnet für die Landbevölkerung im Kreis Traunstein

Besonders wichtig ist es im Rahmen der psychosomatischen Grundversorgung, das Ausmaß einer Störung richtig einzuschätzen. Davon hängt die Indikation für das weitere Vorgehen ab. Einerseits gibt es eine große Zahl von Patienten, denen mit den psychotherapeutischen Möglichkeiten eines psychosomatisch engagierten Hausarztes gut und angemessen geholfen werden kann. Sie brauchen die psychotherapeutische Unterstützung häufig nur bei besonderen Belastungen und in Schwellensituationen. Andererseits besteht die Gefahr, die Schwere einer Pathologie zu unterschätzen und psychisch bedingtes Leiden durch Verzögerung notwendiger fachspezifischer Hilfen zu verlängern oder gar zu chronifizieren. Dies gilt besonders für unsachgemäße Dauerbehandlungen mit Psychopharmaka ohne angemessene gleichzeitige psychotherapeutische Intervention.

Behandlung

Die Behandlung im Rahmen der psychosomatischen Grundversorgung ist die *allgemeine Psychotherapie*. Sie umfasst

- kurzzeitige psychotherapeutische Gespräche, die konfliktzentriert oder verhaltensorientiert ausgerichtet sein können,
- längerfristige stützend-haltgebende Behandlung und Beratung
- sowie unterstützende Verfahren wie Suggestion, Hypnose und Autogenes Training, zumeist als Ergänzung.

Im *psychotherapeutischen Gespräch* steht die aktuelle Krankheitssituation der Patienten im Vordergrund. Durch Klärung und Kommentierung der krankheitsauslösenden Situation kann Einsicht in Konflikte vermittelt werden, welche die unbewusste Basis einer Krankheit ausmachen. Durch Beratung und Führung können Veränderungen des krankheitsrelevanten Verhaltens erzielt werden. Es können auch Angehörige und Partner hinzugezogen werden, um die Bewältigungsmöglichkeiten zu fördern.

Bei der *stützenden Psychotherapie* (Kap. 20.1), die insbesondere zur langfristigen Betreuung chronisch psychisch und körperlich Kranker angewandt wird, stehen gezielte Beratungen in Bezug auf die Lebensgestaltung, suggestive und ermutigende Interventionen im Vordergrund. Dabei wird die berufliche Autorität im Rahmen einer verlässlichen, reflektierten Patient-Therapeut-Beziehung genutzt, um Einfluss auf das Krankheits- und Gesundheitsverhalten zu nehmen, aber auch auf Beziehungen oder auf das Verhalten im Beruf und in der Freizeit.

Als *übendes Verfahren* findet vor allem das Autogene Training (Kap 20.3.2) mit anschließender Nachbesprechung Anwendung.

15.3.3 Ambulante Fachpsychotherapie

Seit den 1950er Jahren hat sich in den deutschsprachigen Ländern ein immer dichteres psychotherapeutisches Versorgungsnetz entwickelt. Es wurde – zumindest in Deutschland aufgrund der Psychotherapierichtlinien – zuerst fast ausschließlich von analytischen Psychotherapeuten getragen. Seit den siebziger Jahren kamen zunehmend auch Verhaltenstherapeuten hinzu. Heute ist der Anteil der beiden Fachgruppen hier etwa gleich groß. In Österreich und in der Schweiz sind auch andere psychotherapeutische Verfahren wie Gesprächstherapie, systemische Therapie, Bioenergetik und Gestalttherapie in der Versorgung etabliert.

Die in der ambulanten Psychotherapie verwandten Methoden und Verfahren werden in den nachfolgenden Kapiteln ausführlich dargestellt. Organisationsform und Ausbildung wurden im Kap. 15.2 geschildert.

Eine Besonderheit sind in Deutschland die *Psychotherapierichtlinien und -vereinbarun-*

gen, die die Anwendung von psychoanalytisch begründeter und Verhaltenstherapie in der ambulanten Versorgung seit 1967 regeln. Sie gelten für die gesetzlichen Krankenkassen, sind aber auch bei Privatpatienten zum Standard geworden. Danach werden die Behandlungskosten in einem definierten Umfang von den Kostenträgern finanziert, sofern in einer Begutachtung die Indikation und ausreichende Prognose bestätigt worden ist (Gutachterverfahren zur Überprüfung der Notwendigkeit, Wirtschaftlichkeit und Zweckmäßigkeit der Behandlung).

Richtlinienpsychotherapie[414]

Die Psychotherapierichtlinien beschreiben – neben der Verhaltenstherapie, auf die an dieser Stelle nicht eingegangen wird – zwei psychoanalytisch begründete Verfahren:

- Die *tiefenpsychologisch fundierte Psychotherapie (TP)* (Kap. 17.3.1): Sie ist eine mittelfristige niederfrequente Behandlung mit bis zu 50 oder 80 Sitzungen. Sie ist im Wesentlichen auf die psychosoziale Auslösesituation einer Störung ausgerichtet und untersucht darin wirksame aktuelle Konflikte oder strukturelle Störungen. Sie umfasst heute in Deutschland mehr als 90 Prozent der psychoanalytisch begründeten Behandlungen in der kassenfinanzierten ambulanten Versorgung.
- Die *analytische Psychotherapie* (AP) (Kap. 17.2): Sie ist längerfristig angelegt (160 bis 240 Sitzungen), findet höherfrequent mit zwei oder drei Wochenstunden statt und ist auf die Bearbeitung neurotischer Erlebnis- und Verhaltensmuster (»Persönlichkeitsstruktur«) ausgerichtet. Dabei werden regressive und Übertragungsprozesse besonders genutzt. Bei stärker ausgeprägten strukturellen Defiziten wird die Behandlung strukturorientiert modifiziert.

Beide Verfahren sind als Einzel- und als Gruppentherapie von Erwachsenen sowie als Therapie von Kindern und Jugendlichen leistungspflichtig. Für Paar- und Familientherapie besteht hingegen keine Leistungspflicht.

Im Jahre 2009 wurden im Rahmen der gutachtenpflichtigen Richtlinienpsychotherapie rund 170.000 tiefenpsychologisch fundierte und analytische Psychotherapien von Erwachsenen neu begonnen. Zum Vergleich: In der gutachtenpflichtigen Verhaltenstherapie waren es 150.000 Fälle.[415]

15.4 Psychotherapie in Institutionen

In medizinischen Institutionen gibt es verschiedene Organisationsformen der psychotherapeutischen Versorgung. Ihre Aufgaben und Zielsetzung unterscheiden sich erheblich. Welche Form der Versorgung sich in einzelnen Einrichtungen etabliert hat, hängt meistens von institutionellen und traditionellen Gegebenheiten und weniger von fachlichen Voraussetzungen ab (▾ Übersicht).

414 Rüger u. a. (2014)

415 Zahlen der Kassenärztlichen Bundesvereinigung (KBV)

Organisationsformen der psychotherapeutisch-psychosomatischen Versorgung in Institutionen

- **Poliklinische Fachabteilungen**
  Ambulanzen, zumeist verbunden mit Konsiliardiensten
- **Psychosomatisch-psychotherapeutische Konsiliardienste**
  Sie werden zumeist von psychosomatischen Fachabteilungen der Kliniken unterhalten.
- **Psychosomatische Liaisondienste**
  Sie bestehen in der Mitarbeit von Psychotherapeuten als integrierte Mitglieder von Behandlungsteams auf organmedizinischen Stationen, wo sie spezielle Aufgaben wahrnehmen.
- **Teilstationäre Fachabteilungen (Tageskliniken)**
  Einrichtungen zumeist als Teil von Kliniken
- **Stationäre Fachabteilungen (Fachklinik, -station)**
  Bettenführende klinische Einrichtungen als selbstständige Kliniken oder Teil von Kliniken

Außerhalb von Universitätskliniken sind psychotherapeutisch-psychosomatische Dienste in der Organmedizin relativ selten. Obwohl in den letzten 15 Jahren ein Zuwachs zu verzeichnen ist, liegt der Versorgungsstand mit psychosomatisch ausgestatteten Krankenhäusern in Deutschland noch immer deutlich hinter dem nordamerikanischer und anderer europäischer Länder zurück. Häufig werden psychosomatische Fragestellungen bei uns von psychiatrischen Abteilungen oder Konsiliarärzten mitbearbeitet.

An den Universitätskliniken bestehen hingegen psychosomatisch-psychotherapeutische Fachabteilungen, die ihren Schwerpunkt je nach örtlicher Tradition im Bereich der poliklinischen Diagnostik, Beratung und Behandlung haben, im Konsiliardienst oder in der stationären Psychotherapie mit eigenen Bettenstationen. Angesichts der umfassenden Aufgaben in der Krankenversorgung, in Forschung und Lehre ist anzustreben, dass jede Fachabteilung so ausgestattet wird, dass sie Aufgaben in allen drei Bereichen gerecht werden kann.

15.4.1 Poliklinische Fachabteilungen

Die ersten psychotherapeutischen Polikliniken waren private psychoanalytische Ambulatorien, die um 1920 in Berlin und in Wien eingerichtet wurden, und die psychotherapeutische Poliklinik an der Psychiatrischen Klinik in Wien. Direkt nach dem Zweiten Weltkrieg wurde in Berlin eine Psychotherapie-Poliklinik für die damalige staatliche Krankenversicherung eingerichtet. Bald darauf entstand an der Universität München die erste universitäre Einrichtung dieser Art in Deutschland. In Österreich entstanden Lehrstühle für Psychotherapie zuerst in Wien und Salzburg, in der Schweiz spezielle Abteilungen für Psychosoziale Medizin zuerst in Zürich und Lausanne.

Arbeitsweise

Psychosomatisch-psychotherapeutische Polikliniken arbeiten schwerpunktmäßig in der Diagnostik, Indikationsstellung und Therapievermittlung. Die Patienten werden aufgrund von Verdachtsdiagnosen von niedergelassenen Ärzten oder von anderen Kliniken überwiesen. Hinzu kommen psychotherapeutische Behandlungen, vor allem Kriseninterventionen, Kurz- und Fokaltherapien, Paar- und Familienbehandlungen. Während diese Behandlungen vom zeitlichen Umfang her begrenzt sind, kommen Langzeitbehandlungen in der Poliklinik meistens nicht in Frage. Für jene Patienten, bei denen Langzeitbehandlungen angezeigt sind, arbeitet die Poliklinik als Vermittler und überweist sie nach Klärung und Beratung an niedergelassene Psychotherapeuten weiter. Neben dieser poliklinischen Tätigkeit im eigentlichen Sinne unterhalten die meisten Polikliniken Konsiliardienste in den somatischen Kliniken, denen sie angeschlossen sind.

15.4.2 Konsiliar- und Liaisonpsychosomatik

Psychotherapeuten stehen bei ihrer Mitarbeit in medizinischen Kliniken und Abteilungen vor zwei Aufgaben:

- *Patientenzentriert* besteht die Aufgabe in der Klärung und Handhabung seelischer Probleme bei somatisch Kranken und in der Differenzialdiagnostik und Weitervermittlung von Patienten mit psychogenen Erkrankungen, die zunächst – oft mit unklaren Diagnosen – in somatische Kliniken aufgenommen werden.
- *Personalzentriert* kommt oft die Aufgabe hinzu, Ärzte und Pflegepersonal beim Umgang mit schwierigen Patienten zu beraten. Ziel dieser Arbeit ist die Erhöhung der psychologischen Basiskompetenz der Ärzte und Behandlungsteams. Der Psychotherapeut betrachtet dabei nicht nur die psychosozialen Aspekte der Krankheit der Patienten. Vorrangig befasst er sich mit den interpersonellen Problemen und der Gruppendynamik, die in der Beziehung der Ärzte bzw. Behandlungsteams zu den betroffenen Patienten auftreten und diese als »Problemfälle« erscheinen lassen.

Im Laufe der Jahre haben sich für die Wahrnehmung dieser Aufgaben zwei Modelle entwickelt, der Konsiliardienst und der Liaisondienst.[416] Sie unterscheiden sich bezüglich der Art der Kooperation zwischen Psychotherapeut und medizinischem Team.

15.4.2.1 Der psychosomatische Konsiliardienst

Der **psychosomatische Konsiliardienst** wird auf spezielle Anforderung tätig und arbeitet vornehmlich *patientenzentriert* im Bereich der Diagnostik, Indikationsstellung, Krisenintervention, Kurzbehandlung und Weiterüberweisung zur psychotherapeutischen und psychiatrischen Behandlung.

Der Vorteil dieser Arbeit besteht darin, dass ein Konsiliarius mehrere Stationen betreuen kann. Der Nachteil ist, dass seine relativ geringe Präsenz auf den Stationen zu Schwierigkeiten in der Kommunikation führen kann. Dadurch können Probleme der Akzeptanz entstehen, die schließlich dazu führen, dass seine Tätigkeit nicht mehr im möglichen Umfang in Anspruch genommen wird oder dass Patienten zugewiesen werden, bei denen gar keine »psychosomatische« Fragestellung besteht, sondern die auf Station lästig und unbequem geworden sind.

Voraussetzungen für effiziente Konsiliararbeit

Die Effizienz der psychosomatischen Konsiliartätigkeit erfordert die Beachtung mehrerer Voraussetzungen:

Institutionalisierung der Präsenz: Die Präsenz des Konsiliarius sollte institutionalisiert sein. Dazu bietet sich die Beteiligung an einer Stationsbesprechung oder Visite an. Ein kooperatives Klima ist für ein Gelingen der Zusammenarbeit unverzichtbar und lässt sich durch regelmäßige persönliche Begegnungen fördern.

416 Köhle u. Joraschky (1990)

Vorbereitung der Untersuchung: Die Konsiliaruntersuchung muss vom Arzt, der die Untersuchung veranlasst, im Gespräch mit dem Patienten vorbereitet sein. Der Patient muss wissen, aus welchem Grund und zu welchem Zweck der Psychosomatiker hinzugezogen wird. Es muss besonders beachtet und besprochen werden, ob die Hinzuziehung des Psychosomatikers vom Kranken ggf. als Kränkung und Diskreditierung erlebt wird. Der bloße Ausschluss körperlicher Krankheitsursachen wird den Patienten im Allgemeinen nicht ausreichend zur Mitarbeit bei der psychotherapeutischen Untersuchung motivieren. Hingegen kann eine angemessene Simultandiagnostik im ärztlichen Untersuchungsgespräch (Kap. 5.1) die Klärung einer berechtigten Verdachtsdiagnose erleichtern. Nachuntersuchungen[417] haben ergeben, dass eine angemessene Vorbereitung auf die Konsiliaruntersuchung der entscheidende Faktor für die Zufriedenheit des Patienten mit dem Untersuchungsgespräch ist.

Erklärung des Untersuchungsergebnisses: Das Untersuchungsergebnis muss dem zuweisenden Arzt (und ggf. dem Pflegepersonal!) erläutert werden, sonst bleibt es ohne Konsequenzen für einen patientenzentrierten Umgang mit der Erkrankung. Psychotherapeutische Indikationen werden im Allgemeinen nicht realisiert, wenn sich der psychosomatische Patient oder der psychisch belastete, chronisch Kranke oder schwerkranke Patient durch die Indikation abgeschoben und zum »Psycho-Fall« gestempelt fühlt. Insofern ist eine Psychotherapieindikation ohne Akzeptanz und Unterstützung durch die Ärzte und das Pflegepersonal ineffektiv.

417 Übersicht bei Köhle u. Joraschky (1990)

15.4.2.2 Der psychosomatische Liaisondienst

Der **psychosomatische Liaisondienst** ist eine Einrichtung, bei der der Psychosomatiker fest als Mitglied in ein medizinisches Behandlungsteam eingebunden ist. Seine Tätigkeit ist schwerpunktmäßig *teamorientiert* und in den Ablauf der Station eingebunden.

Ähnlich wie der Konsiliarius untersucht und berät der Psychosomatiker im Liaisondienst direkt einzelne Patienten. Darüber hinaus liegt aber der Schwerpunkt seiner Arbeit bei der Beratung der zuständigen Ärzte und des Pflegepersonals bezüglich des psychologischen Umgangs mit den Patienten. Im Idealfall übernehmen diese die psychologische Betreuung, während der Liaisonarzt sich auf die Klärung der interpersonellen Probleme und der psychologischen Vorgänge beschränkt, die im Verlauf der Betreuung zu Tage treten. Dazu finden regelmäßige Besprechungen statt, die sich mit der psychologischen Situation der Patienten und mit Problemen des Behandlungsteams in Hinblick auf die Führung von Patienten befassen, aber auch in Hinblick auf die Dynamik unter den Teammitgliedern.

Das Liaisonmodell findet insbesondere in medizinischen Spezialeinheiten wie Intensivstationen, Dialysestationen und Krebsstationen Anwendung. Dabei handelt es sich um Einrichtungen, in denen Patienten und Personal besonders starken psychischen Belastungen ausgesetzt sind und in denen die Beziehungen zu den Patienten als besonders belastend erlebt werden. In diesem Feld verschiebt sich die Aufgabe des Psychosomatikers immer stärker von der Arbeit mit einzelnen Patienten hin zur psychologischen Unterstützung des Behandlungsteams.

Die enge Integration im Liaisonmodell trägt dazu bei, dass die Schwelle zwischen organischer und psychologischer Medizin gesenkt wird. Das zeigt sich in einer deutlich höheren Inanspruchnahme im Vergleich zum Konsiliarmodell. Der entscheidende Vorteil liegt aber darin, dass psychologische Probleme bei allen Patienten von Anfang an berücksichtigt und in die laufende Arbeit integriert werden können und dass Probleme im Team kontinuierlich beobachtet und geklärt werden. Dadurch erwirbt das Team auf Dauer eine hohe psychologische Kompetenz. Außerdem entfallen die beim Konsiliardienst auftretenden Nachteile einer Selektion der Patienten für die psychotherapeutische Untersuchung.

Dennoch erweist sich das Modell an vielen Orten als weniger effektiv als man von der Konzeption her annehmen könnte. Die Ursache dafür sind die emotionalen Probleme im Team, die sich aus der andauernden Beschäftigung mit innerseelischen Konflikten und interpersonellen Spannungen entwickeln können. Außerdem erfordert das Modell eine ungewöhnlich hohe Motivation auf Seiten aller Beteiligten, sich mit interaktionellen Aspekten in der Medizin zu beschäftigen.

Integrierte Psychosomatische Medizin

In Deutschland hat die Entwicklung der Liaison-Psychosomatik im Modell der integrierten Psychosomatischen Medizin[418] ihren Höhepunkt gefunden. Sie hebt darauf ab, dass der einzelne klinisch tätige Arzt psychosomatische und organmedizinische Krankheitsaspekte seines Fachgebietes in seiner Tätigkeit zusammenfasst und vereint. Das setzt eine gleichermaßen hohe Qualifikation in beiden Arbeitsansätzen voraus, in der Regel also eine psychotherapeutische und eine somatische Fachausbildung.

Noch weiter geht der integrative Ansatz bei den *klinisch-psychosomatischen Krankenstationen*[419], in denen die Verknüpfung der körperlichen und psychologischen Krankheitsdimension vom gesamten Behandlungsteam geleistet wird. Die psychologische Tätigkeit von Schwestern und Pflegern und der psychologische Aspekt von Visitengesprächen werden dabei besonders gepflegt. Gegenüber den stationären psychosomatisch-psychotherapeutischen Fachabteilungen (s. unten) besteht der Unterschied vor allem darin, dass der psychosomatische Ansatz bei der Behandlung aller Arten von Krankheiten, vor allem auch bei schweren körperlichen Krankheiten, zum Tragen kommt, während psychosomatische Fachabteilungen überwiegend Patienten mit psychischen und somatoformen Störungen, Persönlichkeitsstörungen und Psychosomatosen behandeln.

15.4.3 Stationäre und teilstationäre Psychotherapie

Die **stationäre und teilstationäre Psychotherapie**[420] verknüpft die Wirkungen eines speziellen psychotherapeutischen Milieus mit der Möglichkeit, mehrere Psychotherapieverfahren zu kombinieren. Sie eignet sich besonders für Patienten mit seelisch bedingten bzw. mitbedingten Störungen, deren ambulante Behandlungen prognostisch wegen Art, Schwere oder Chronizität der Erkrankung nicht möglich sind oder nicht genügend aussichtsreich erscheinen.

418 v. Uexküll (1981)

419 Hahn u. a. (1975)

420 Beese (1978), Janssen (1987), Schepank u. Tress (1988)

Der bei Weitem größte Anteil an psychotherapeutischen Fachbehandlungen in Institutionen entfällt auf psychotherapeutisch-psychosomatische *Fachkliniken*, die inzwischen an vielen Orten entstanden sind. Die ersten dieser Kliniken wurden in den 1920er Jahren von Georg Groddeck in Baden-Baden und von Ernst Simmel in Tegel bei Berlin eingerichtet. Nach dem Zweiten Weltkrieg entstanden Fachkliniken zuerst in Berlin (Heinz Wiegmann), in Tiefenbrunn bei Göttingen (Gottfried Kühnel) und auf Betreiben von Alexander Mitscherlich an der Universität Heidelberg. 1995 gab es in Deutschland mehr als 100 Fachkliniken mit mehr als 8.000 Behandlungsplätzen. Inzwischen ist die Zahl aufgrund der Gesundheitsreformen zurückgegangen.

Auch in der Schweiz und in Österreich bestehen psychosomatische Kliniken und Sanatorien. Die Aufgaben der stationären Versorgung werden teilweise auch von psychiatrischen Einrichtungen mit übernommen.

Ursprünglich wurden die Psychotherapiekliniken in den 1950er und 1960er Jahren eingerichtet, um die damals noch völlig unzureichende ambulante Versorgungslage zu verbessern. Patienten wurden stationär behandelt, weil keine ausreichenden Behandlungsmöglichkeiten in ihrer Region verfügbar waren. Inzwischen hat sich die Zahl der niedergelassenen Fachpsychotherapeuten erheblich vergrößert. Die Behandlung von psychogenen Störungen ist heute vornehmlich die Aufgabe der ambulanten Versorgung. Dabei findet in der Regel ein einziges Behandlungsverfahren über einen bestimmten, zumeist längeren Zeitraum Anwendung, während die Patienten in ihrer gewohnten Lebens- und Arbeitswelt bleiben.

In bestimmten Fällen kann es nützlich sein, Patienten für einen begrenzten Zeitraum aus konflikthaften täglichen Beziehungen in der Familie und am Arbeitsplatz herauszunehmen und im eigens dazu geschaffenen therapeutischen Milieu einer Fachabteilung stationär zu behandeln. Diesem Ziel dienen auch *psychosomatische Tageskliniken*, die im letzten Jahrzehnt in größerer Zahl eingerichtet wurden. Sie verbinden das therapeutische Milieu einer Institution und die Methodenvielfalt mit dem Vorteil, dass die Patienten nicht völlig aus ihrem gewohnten Umfeld herausgenommen werden. Die Regression, die mit klinischen Behandlungen verbunden ist, kann dadurch begrenzt werden.

Konzepte

Das Wesensmerkmal der stationären und teilstationären Psychotherapie ist das Zusammenwirken des therapeutischen Stationsmilieus mit verschiedenen, aufeinander abgestimmten Verfahren der Psychotherapie. Dabei orientiert das Gesamtkonzept sich an einer der führenden psychotherapeutischen Methoden:

- *Die psychoanalytisch orientierte Klinikbehandlung* zentriert auf die Psychodynamik der Störungen. Dabei nutzt sie die Station als Feld für die Inszenierung multipler Übertragungen und als sozialen Übungsraum. Neben strukturierenden, haltgebenden und übenden Maßnahmen steht die Bearbeitung der unbewussten Hintergründe der Störung, d. h. der aktuellen Beeinträchtigungen, psychosozialen Probleme und Alltagsbeziehungen der Patienten im Zentrum der Behandlung. Es handelt sich dabei um eine Anwendung des psychodynamischen Ansatzes im sozialen Raum der Station.
- *Die verhaltenstherapeutische Behandlung* konzipiert den Klinikaufenthalt unter dem Aspekt der Kombination verschiedener vornehmlich verhaltenstherapeutischer Interventionen, die in dieser Intensität ambulant nicht möglich ist, und nutzt die Klinik und Tagesklinik zugleich als Übungsfeld für das Training sozialer Kompetenz.

Behandlungsverfahren

Unabhängig vom Grundkonzept finden in der stationären und teilstationären Psychotherapie regelmäßig mehrere Behandlungsverfahren in Kombination Anwendung. Dabei bedienen sich psychoanalytisch konzipierte Einrichtungen durchaus auch verhaltenstherapeutischer Verfahren und umgekehrt.

Behandlungsverfahren in der stationären und teilstationären Psychotherapie

- Psychotherapeutische Einzelgespräche
- Gruppenpsychotherapie (Kap. 18)
- Hinzuziehung von Angehörigen bzw. Partnern zum familientherapeutischen Gespräch
- Erlebnistherapie (»Ergotherapie«): Bewegungs-, Mal- und Gestaltungs- sowie Musiktherapie (Kap. 18.3.2)
- Verhaltenstraining
- Entspannungsverfahren (Kap. 20.3)
- Traumatherapeutische Verfahren (Kap. 7.5)
- Sozialtherapie: Beratung und Übungsgruppen
- Spezialverfahren wie Psychodrama, Katathym-Imaginative Psychotherapie und Konzentrative Bewegungstherapie (Kap. 18.3.2)
- Therapeutische Visitengespräche
- Pflegerische Betreuungsgespräche

Die Kombination mehrerer Verfahren (▲ Übersicht) bietet verschiedene Vorteile:

- Bei Patienten mit einer chronifizierten *Konfliktpathologie* kann man damit im zeitlichen Rahmen von mehreren Wochen eine Auflockerung rigider Abwehrstrukturen und Verhaltensschemata erreichen und einen Zugang zu Hintergrundkonflikten ihrer Störungen eröffnen.
- Bei Patienten mit einer *Entwicklungspathologie* wirkt das stationäre Milieu stützend und haltgebend und bietet einen Rahmen für die Bearbeitung von Strukturdefiziten, die dort zum Tragen kommen, und zugleich Hilfestellungen bei der Einübung neuer Verhaltensmuster. Die Gefahr liegt für diese Patienten in einer Überstimulation, auf die sie mit einer unerwünschten Regression reagieren, sodass die Rückkehr in den Alltag erschwert werden kann oder andere Komplikationen wie Suizidgefahr, körperliche Dekompensation oder psychotische Episoden auftreten.
- Bei Patienten mit *posttraumatischen Störungen* bietet die Institution den notwendigen Schutz, um eine Wiederbelebung und Bearbeitung der traumatischen Erfahrungen in der Traumaexposition (Kap. 7.5.4) zu gestatten. Das geschieht am besten im Rahmen von Intervallbehandlungen. So kann eine Überlastung durch Traumaerinnerungen, Intrusionen und Dissoziationen verringert werden. Die Durcharbeitung der Traumafolgen ist zumeist allerdings Aufgabe einer vorbereitenden und anschließenden ambulanten Therapie im Intervall zwischen den klinischen Behandlungsepisoden.

In Deutschland kommt als pragmatisches Argument für die Indikation hinzu, dass die spezifische Traumatherapie derzeit im Rahmen der Richtlinienpsychotherapie nicht leistungspflichtig ist.[421]

Therapeutische Strategien

Das spezielle psychotherapeutische Stationsmilieu entwickelt sich durch mehrere Faktoren:

421 Einzelne Elemente der Traumatherapie, z. B. das EMDR, können allerdings in eine tiefenpsychologisch fundierte oder analytische Psychotherapie integriert werden.

Die Sondersituation in der geschützten Institution: Die Aufnahme bedeutet einen Eingriff in das Konfliktfeld. Die Distanz bewirkt zunächst eine Befreiung, aktiviert aber auch Trennungsängste sowie Ängste in der neuen Umgebung. Die Institution bietet einen nach außen geschützten Raum mit einem Schonklima, fordert aber auch Anpassung gegenüber Mitpatienten und an Vorschriften.

Der therapeutische Raum: Der Patient ist Teilnehmer an mehreren Beziehungsfeldern, die sich z. T. überschneiden: Mitglied der therapeutischen Gemeinschaft, welche von Patienten, Ärzten, Pflegepersonal und Institutionsleitung gebildet wird; Mitglied der Patientengruppe der Station; Mitglied von Untergruppen, die zu therapeutischen Zwecken zusammengestellt werden; Mitglied einer Zimmergemeinschaft; schließlich Partner in Zweierbeziehungen, die zu Therapeuten, Pflegekräften und Mitpatienten entstehen. So wird er in ein gruppendynamisches Gefüge eingebunden, das als Hintergrundszene dienen kann, um neurotische und aktuelle psychosoziale Konflikte und strukturelle Defizite unmittelbar in den Beziehungen in Erscheinung treten zu lassen und sie dadurch der Bearbeitung zugänglich zu machen.

Das therapeutische Prinzip: Es besteht darin, die Konflikte und Verhaltensmuster, die durch die Sondersituation in der Institution, durch die Gruppensituation und durch Behandlungsverfahren in Erscheinung treten, und die damit verknüpften Abwehr- und Bewältigungsstrategien für einen Entwicklungsprozess der Patienten nutzbar zu machen.[422] Einerseits kommt es darauf an, die konfliktbedingten pathologischen Abwehrprozesse bzw. Verhaltensmuster zu mäßigen, andererseits neue Entwicklungsmöglichkeiten anzustoßen. In der psychoanalytisch orientierten Behandlung steht je nach Art der Störung bei Patienten mit Borderline-Persönlichkeitsorganisation die Unterstützung reiferer Bewältigungsformen im Vordergrund, bei Patienten mit einem höheren Strukturniveau die Aufdeckung unverarbeiteter Trieb- und Beziehungskonflikte.

Indikationen

Der Indikationskatalog (▼Übersicht) lässt erkennen, dass die stationäre Psychotherapie in den meisten Fällen eine Teilbehandlung ist. Sie ist nur so lange erforderlich wie symptomatische, motivationale oder strukturelle Hindernisse bestehen, die eine ambulante Psychotherapie unmöglich machen. Wegen der Gefahr, dass Neurotiker sich durch den Rückzug in die Institution gern auch vor Konfrontationen mit den Anforderungen und Belastungen der Außenwelt schützen, ist die Klinikbehandlung auch nicht länger als unbedingt erforderlich vertretbar. Als erfolgreich kann eine stationäre Psychotherapie im Allgemeinen betrachtet werden, wenn nach einigen Wochen oder Monaten der Übergang in eine ambulante Weiterbehandlung möglich wird.

422 Ermann (1988)

Spezifische Indikationen zur stationären Psychotherapie

- **Kriseninterventionen**
  Akute psychische Krisen (Panikzustände, Suizidalität)
- **Symptombezogene Indikation**
  - Straßen-, Fahr-, Brückenphobie, die den Weg zur ambulanten Psychotherapie erschweren
  - Zwangsimpulse, die auf Angehörige ausgerichtet sind
  - Notwendigkeit medizinischer Überwachung und Mitbehandlung, z. B. bei Psychosomatosen und Essstörungen, insbesondere bei schwerer Anorexia nervosa
  - Posttraumatische Störungen: Bearbeitung spezifischer Taumatisierungen (z. B. sexueller Missbrauch in der Vorgeschichte) mit traumaspezifischen Verfahren, welche einen besonderen Schutzraum erfordern und im Übrigen in der ambulanten Versorgung nur begrenzt finanziert werden.
- **Milieu-Indikation (Entfernung aus einem entwicklungshemmenden Konfliktfeld)**
  Patienten in aussichtslosen familiären Verstrickungen, z. B. bei aggressiv ausgetragenen Partnerschaftskrisen, familienneurotischen Verklammerungen oder bei Alkoholismus, Kriminalität und aggressiven Verhaltensstörungen in der Familie. Das häusliche Konfliktfeld darf dabei aber auf Dauer nicht ausgegrenzt bleiben, sondern es muss durch familientherapeutische Interventionen mit einbezogen werden.
- **Strukturorientierte Indikation**[423]
  - *Bei Konfliktpathologie:* Patienten mit chronifizierten, mehrfach vergeblich ambulant behandelten Störungen, insbesondere wenn die Folgen besondere Maßnahmen erforderlich machen (z. B. soziale Maßnahmen bei Arbeitslosigkeit, Kontrolle bei Abhängigkeitsentwicklung)
  - *Bei Entwicklungspathologie:* Schaffung eines Entwicklungs- und Übungsraumes, speziell für Patienten, die in Konfliktsituationen zu Impulshandlungen (Alkohol- und Tablettenmissbrauch, Selbstbeschädigung, Weglaufen) neigen und kein stabiles therapeutisches Arbeitsbündnis aufrechterhalten können
- **Behandlungsversuche und Behandlungseinleitungen**
  - Patienten mit unzureichender Motivation für eine ambulante Psychotherapie
  - Patienten mit somatoformen Störungen, bei denen die Vorstellung, körperlich krank zu sein, den Zugang zu den seelischen Konflikthintergründen versperrt

Zur Vertiefung empfohlene Literatur

Grundlagen der Psychotherapie: Frank JD (1962), Heigl F (1972), Meerwein F (1969), Rudolf G (1991)

Fragen der Versorgung: Janssen PL (1993), König K (1995), Schepank H u. Tress W (1988), Tress W (1994), Fritzsche K u. a. (2003)

423 Lohmer (1988)

16 Grundlagen der Psychoanalyse

Die **Psychoanalyse** ist eine anthropologische Wissenschaft, die das Erleben und Verhalten als ein Zusammenwirken von bewussten und unbewussten seelischen Prozessen erforscht. Auf dieser Basis wurden u. a. eine psychoanalytische *Persönlichkeitslehre,* eine psychoanalytische *Krankheitslehre* und eine psychoanalytische *Behandlungsmethode* entwickelt. Sie ist die klassische Form der Psychotherapie.

Methodisch sind **psychoanalytisch begründete (psychodynamische) Verfahren** dadurch gekennzeichnet, dass sie Veränderungen des Erlebens und Verhaltens vorrangig durch Einflussnahme auf unbewusste Prozesse anstreben und dabei der Manifestation des Unbewussten in der therapeutischen Beziehung in Form von Übertragung, Gegenübertragung und Widerstand besonderes Interesse widmen.

Die Psychologie des Unbewussten wird auch als **Tiefenpsychologie** bezeichnet.

Zur Terminologie

Der Begriff *Psychoanalyse* bezeichnet die Wissenschaft, welche die psychoanalytische Theorie, Methode und Behandlungspraxis umfasst. Als *psychoanalytische Methode* bezeichnet man das Vorgehen, mit dem der Psychoanalytiker die Manifestationen des Unbewussten im Erleben und Verhalten erforscht und für die Behandlung psychogener Störungen nutzt. Bei den Anwendungen und Modifikationen der psychoanalytischen Methode in der Psychotherapie spricht man von *psychoanalytisch begründeten oder psychodynamischen Verfahren.*

16.1 Entwicklung der Psychoanalyse

Die Psychoanalyse wurde zwischen 1890 und 1920 von Sigmund Freud und seinen Schülern aus der Hypnosebehandlung heraus entwickelt[424] (▾ Übersicht). Mit Hypnose behandelte man damals hysterische Störungen, indem man die Patienten im hypnotischen Zustand traumatische Erlebnisse erinnern ließ, die der Hysterie zu Grunde lagen. Bei der Psychoanalyse handelte es sich ursprünglich um ein heuristisches Verfahren. Im Laufe der Ausarbeitung ihrer wissenschaftlichen Grundlagen entstanden die Persönlichkeits- und später die Gesellschaftstheorie, die Krankheitslehre und die Behandlungstheorie. Sie wurde für die Behandlung der höherstrukturierten Konfliktstörungen, welche durch eine Verdrängungsabwehr geprägt sind, konzipiert. Später wurde das Behandlungsspektrum erweitert. Um die Mitte des 20. Jahrhunderts kam in größerem Maße die Behandlung von Strukturstörungen hinzu. Daraus entstand eine Differenzierung des Behandlungsansatzes. Heute unterscheidet man klassische deutende Techniken für höherstrukturierte Patienten mit Konfliktpathologie von entwicklungs- und strukturorientierten Verfahren für Patienten mit Entwicklungspathologie.

Zur Geschichte der Psychoanalyse

- Um 1895 entwickelte Sigmund Freud zusammen mit Josef Breuer in Wien ein erstes psychodynamisches Konzept für das Verständnis der Hysterie.
- 1900 erschien die erste umfassende Theorie des Unbewussten in Freuds Buch »Die Traumdeutung«.
- 1905 eröffnete Freud mit der Schrift »Abhandlungen zur Sexualtheorie« eine neue Sichtweise auf das kindliche sexuelle Erleben und die Bedeutung der verdrängten Sexualität für das Seelenleben.
- Um 1910 hatte die Psychoanalyse sich in Mitteleuropa verbreitet. In Nürnberg wurde die Internationale Psychoanalytische Vereinigung gegründet. Ihr Vorsitzender war Carl Gustav Jung.
- Um 1915 schrieb Freud seine wichtigsten »technischen Schriften« als Grundlage der psychoanalytischen Behandlungstechnik.
- Im fachlichen und persönlichen Dissens trennte sich Alfred Adler in Wien 1911 von Freud und gründete die Schule der Individualpsychologie. Ihm folgte C. G. Jung 1913, der in Zürich die Komplexe Psychologie (Analytische Psychologie) konzipierte. In Verbundenheit mit Freud hingegen entwickelte Ludwig Binswanger nach 1920 in der Schweiz die Daseinsanalyse, in der er Freuds Lehren vor dem Hintergrund der Phänomenologie Husserls und der Existenzialphilosophie Heideggers reflektierte.
- Nach 1933 wurde die Psychoanalyse in Deutschland und Österreich verfemt und »gleichgeschaltet«.[425] Die jüdischen Psychoanalytiker emigrierten ins Ausland, zumeist

424 Freud (1925), Ellenberger (1985)

425 Zur komplizierten Geschichte der Psychoanalyse im Nationalsozialismus vgl. Lockot (1985)

in die USA, wo die psychoanalytische Ichpsychologie (Heinz Hartmann) starken Einfluss auf die Psychiatrie entfaltete. Zugleich bildeten sich unter dem Einfluss der Soziologie die psychoanalytischen Kulturschulen (Karen Horney, Erich Fromm, Harry Stack Sullivan), welche die sozialen Aspekte der menschlichen Entwicklung besonders betonten.
- Freud starb 1939 im Exil in London, das sich zum europäischen Zentrum der Psychoanalyse entwickelt hatte und wo sich die psychoanalytische Objektbeziehungstheorie (Melanie Klein, Michael Balint, Donald Winnicott) entwickelte.
- Nach 1950 fand die Psychoanalyse in Österreich, Westdeutschland und West-Berlin langsam wieder Anschluss an die internationalen Entwicklungen. Starken Einfluss behielt bis etwa 1965 in Deutschland die Neopsychoanalyse (Harald Schultz-Hencke), die nach 1925 in Berlin als Synthese der Lehren Freuds, Adlers und Jungs entstanden war und im NS-Staat weniger als die Freudsche Psychoanalyse bekämpft worden war.
- Ab 1950 gewann die psychoanalytische Behandlung von schweren Persönlichkeitsstörungen und Psychosen zunehmende Bedeutung (Karl Menninger, Frieda Fromm-Reichmann). In den USA (Franz Alexander) und Deutschland (Alexander Mitscherlich, Werner Schwidder) entwickelte sich die psychoanalytische Psychosomatik. In der Behandlungstechnik fand die Gegenübertragung verstärkt Beachtung (Paula Heimann, Heinrich Racker).
- Die analytische Gruppenpsychotherapie wurde in England (Siegmund Heinrich Foulkes), den USA (Samuel Slavson), Deutschland (Hermann Argelander, Annemarie Heigl-Evers) und Österreich (Raoul Schindler) zwischen 1960 und 1970 eingeführt.
- Um 1960 entstand in den USA die Selbstpsychologie und neuere Narzissmustheorie (Heinz Kohut).
- Ab 1970 entwarf Otto Kernberg mit einer Zusammenführung der Trieb-, Ich-, Selbst- und Objektbeziehungstheorie ein integratives Konzept, das bis heute den sog. psychoanalytischen *Mainstream* prägt.
- Psychoanalyse wurde immer stärker zur Beziehungsanalyse (H. S. Sullivan). Um 1990 kam es zur intersubjektiven Wende, die einen grundsätzlich neuen Stil der Psychoanalyse einleitete.
- Die Entwicklungen seit der Jahrhundertwende sind durch drei Themen beherrscht:
  - Die Rezeption der Ergebnisse der Säuglingsforschung und der Neurowissenschaften (Neurobiologie, Gedächtnisforschung). Die Besonderheiten der Entwicklungspathologie als Mentalisierungsstörung finden dadurch ein neues Verständnis.
  - Die tiefenpsychologisch fundierte Psychotherapie entwickelt sich zu einem eigenständigen Behandlungsverfahren mit eigener Ausbildung.
  - Das intersubjektive Denken nimmt zunehmend Einfluss auf die meisten Konzepte der Psychoanalyse.

Klassische Psychoanalyse

Die von Freud entwickelte »klassische Psychoanalyse«[426] befasste sich vornehmlich mit der Behandlung von Konfliktstörungen auf höherem Strukturniveau, die deshalb auch »klassische Neurosen« genannt werden. Als Material der Analyse wurden vor allem Manifestationen von Übertragungen und Widerständen sowie Träume verwendet, die von Freud in seiner berühmten »Traumdeutung«[427] als Königsweg zum Verständnis des Unbewussten bezeichnet worden waren.

Die klassische Psychoanalyse war vornehmlich eine Trieb- bzw. Konfliktpsychologie. In ihrem Zentrum standen die Sexualkonflikte, die mit dem Höhepunkt der Libidoentwicklung zwischen dem Kind, der Mutter und dem Vater zum Ödipuskomplex eskalieren. In der Bearbeitung von Triebwünschen, Identifikationen, Normen und Verboten im Spannungsfeld des Ödipuskomplexes sah sie die zentrale Aufgabe der Psychotherapie. Freud beschrieb als Ziel der Psychoanalyse die Liebes- und Arbeitsfähigkeit und forderte programmatisch: »Wo Es ist, soll Ich werden«[428]. Damit war gemeint, dass die verdrängten Triebkonflikte durch die Analyse aufgedeckt und die Triebe (das Es des psychoanalytischen Persönlichkeitsmodells, Kap. 2.2.2) besser in das Ich integriert und von diesem beherrscht werden sollten.

Weiterentwicklungen

Im Laufe der Jahrzehnte hat die Psychoanalyse vielfältige Strömungen hervorgebracht.[429] Im Hauptstrom der Entwicklung entstanden im zweiten Viertel des 20. Jahrhunderts Erweiterungen der Theorie und Behandlungstechnik, die vor allem Patienten mit narzisstischen und Borderline-Störungen einbezogen. Diese Entwicklung wurde von Psychoanalytikern wie Karl Abraham, Franz Alexander, Sandor Ferenczi, Anna Freud, Melanie Klein und Wilhelm Reich betrieben. Später entstanden innerhalb der Psychoanalyse neue Richtungen, die einzelne Aspekte ihres Persönlichkeitsmodells weiterentwickelten und in das Zentrum ihrer Theorienbildung und klinischen Praxis rückten:

- Die *Ichpsychologie*[430] mit Heinz Hartmann und René Spitz beschäftigt sich vor allem mit den Anpassungsleistungen des Menschen an seine Umwelt.
- Die *Objektbeziehungstheorie*[431] mit Melanie Klein, Michael Balint, Wilfried R. Bion und Donald W. Winnicott rückt die Erfahrungen in zwischenmenschlichen Beziehungen, die als Beziehungsrepräsentanzen verinnerlicht werden und motivationsbildend wirken, in das Zentrum ihres Interesses.
- Die *Selbstpsychologie*[432] mit Heinz Kohut beschreibt die Entwicklung des Selbst als einen eigenständigen Prozess und entwickelte auf dieser Grundlage das neuere Narzissmuskonzept.

Eine weitreichende Umorientierung bahnte sich ab 1990 mit der *intersubjektiven Wende* an, die mehr oder weniger offensichtlich von den meisten psychoanalytischen Richtungen rezipiert wurde.[433] Sie versteht die Entwicklung der Persönlichkeit und die Prozesse in der Behandlung als Produkt eines Austausches zwischen den beteiligten Personen. Danach steht die Bezogenheit als Matrix

426 Will (2003)
427 Freud (1900)
428 Freud (1933, S. 86)
429 Wyss (1961)
430 Hartmann H (1964), Spitz (1965)
431 Balint (1968), Bion (1962), Winnicott (1965)
432 Kohut (1971)
433 Ermann (2014)

der Entwicklung im Zentrum der Betrachtung. Diese Entwicklung, die ihre Wurzeln im »symbolischen Interaktionismus« hat, einer Richtung der Sozialpsychologie des beginnenden 20. Jahrhunderts, wurde in den 1990er Jahren von der interpersonellen Schule in den USA angestoßen und von der Arbeitsgruppe um Robert Stolorow[434] ausgearbeitet. Mit der *relationalen Psychoanalyse*, die auf Harry S. Sullivan zurückgeht und von Stephen A. Mitchell[435] weiterentwickelt wurde, ist inzwischen eine eigene intersubjektive Schule entstanden.

Bedeutende Psychoanalytiker

- **Sigmund Freud (1856–1939)**
  In Freiberg (Pribor) in Mähren geboren, war er ursprünglich Neurologe und Neuropathologe, bevor er begann, sich mit der Hysterie zu befassen. Ab 1885 konzipierte er in Wien die Psychoanalyse. 1900 erschien sein bekanntestes Buch »Die Traumdeutung«. Neben Arbeiten über klinische Störungen und ihre Behandlung verfasste er psychoanalytische Schriften über Kultur und Gesellschaft. Er starb 1939 im Exil in London.
- **Alfred Adler (1870–1937)**
  Adler war Augenarzt, Internist und Neurologe und lebte in Wien. Er arbeitete von 1902 bis 1911 mit Freud zusammen, bis er mit der Individualpsychologie seine eigene Schule gründete. An Stelle der Sexualtriebe räumt diese dem Machtbedürfnis den zentralen Stellenwert in der Psychopathologie ein.
- **Sandor Ferenczi (1873–1933)**
  Der ungarische Nervenarzt, gilt – nach Jung – als der spätere Lieblingsschüler von Freud, mit dem ihn ein ambivalentes Verhältnis verband. In Budapest hatte er 1918 den ersten Lehrstuhl für Psychoanalyse an einer Universität inne. In seinen »technischen Experimenten« suchte er einen »aktiven« Zugang, vor allem zu den traumatischen Kernerfahrungen seiner Patienten. Er lebte und starb in Budapest.
- **Carl Gustav Jung (1875–1961)**
  Jung lebte überwiegend im Raum Zürich. Er erlernte bei Eugen Bleuler am Burghölzli in Zürich die Psychiatrie. Zwischen 1907 und 1913 verband ihn eine enge Freundschaft mit Freud, als dessen wichtigster Schüler er galt. Nach dem Bruch mit Freud begründete er die Analytische (Komplexe) Psychologie als eigenständige Schule. Sein wissenschaftliches Interesse umfasste auch die Human- und Geisteswissenschaften, von der Völkerkunde bis zur Philosophie. Sein bedeutendstes Buch »Gestaltungen des Unbewussten« erschien 1950.
- **Ludwig Binswanger (1881–1966)**
  Schweizer Psychiater, der die Phänomenologie, Existenzphilosophie und Psychoanalyse zur Daseinsanalyse zusammenführte. Er kam über C. G. Jung zur Psychoanalyse und führte eine lebenslange Freundschaft mit Freud. Von 1911–1956 leitete er das von seinem Vater begründete psychiatrische Sanatorium in Kreuzlingen, ein Zentrum der dynamischen und verstehenden Psychiatrie im deutschsprachigen Raum.

Behandlung

434 Stolorow u. a. (1987)
435 Mitchell SA (2000)

- **Melanie Klein** (1882–1960)
  Sie gilt als Gegenspielerin von Anna Freud. Die kleinianische Schule stützt sich weitgehend auf Kinderanalysen und konzipierte die Objektbeziehungstheorie. Nach dem Studium der Kunstgeschichte und einer Analyse bei Sandor Ferenczi in Wien kam sie über Budapest und wiederum Wien 1925 nach London, wo sie starken Einfluss auf die »britische Schule« nahm.
- **René Spitz** (1887–1974)
  Der Wiener Psychoanalytiker und Analysand von Freud ging 1938 nach New York, wo er sich vor allem mit der Erforschung der Entwicklung von Kleinkindern beschäftigte.
- **Franz Alexander** (1891–1964)
  In Budapest geboren, studierte er Medizin, um in Berlin und Wien als Analysand von Freud, Abraham und Sachs selbst Analytiker zu werden. 1930 erhielt er eine Professur in Chicago, wo er bis zu seinem Tode blieb. Alexander ist der bedeutendste Vertreter der analytischen Psychosomatik.
- **Harald Schultz-Hencke** (1892–1953)
  Der Berliner Psychiater galt wegen seiner Ablehnung der Libidotheorie als »interner Gegner« von Freud. Er lehrte während der NS-Zeit Neopsychoanalyse am Institut der Nationalsozialisten. Später gründete er das Zentralinstitut für psychogene Erkrankungen in Berlin, das maßgeblich an der Anerkennung der analytisch begründeten Psychotherapie als Kassenleistung beteiligt war.
- **Harry Stack Sullivan** (1892–1949)
  Der Pionier der psychodynamischen Behandlung von Psychosen entwickelte in den USA den relationalen Ansatz, der die Bedeutung der Intersubjektivität für die Entwicklung hervorhob und später von Stephen Mitchell weiterentwickelt wurde.
- **Heinz Hartmann** (1894–1970)
  Der gebürtige Wiener wurde dort zum Psychoanalytiker ausgebildet und emigrierte in der NS-Zeit in die USA, wo er mit Kris und Loewenstein die Ichpsychologie neu konzipierte. Er starb in New York.
- **Anna Freud** (1895–1982)
  Freuds bekannte Tochter war auch seine bedeutendste Schülerin. Vom Grundberuf Lehrerin, schuf sie die Grundlagen der freudianischen Kinderanalyse und trug mit der Erweiterung der Abwehrlehre zur Entwicklung der Ichpsychologie bei. Sie lebte immer in Freuds Nähe, zunächst in Wien, später in London.
- **Michael Balint** (1896–1970)
  Balint ist neben Melanie Klein der bedeutendste Schüler von Ferenczi. Ausbildung als Analytiker in Berlin und Budapest. 1939 emigrierte er nach London, wo er mit dem Konzept der Grundstörung und der Regression an der Entwicklung der Objektbeziehungstheorie beteiligt war. Mit den Balint-Gruppen entwickelte er ein erfolgreiches Modell für die ärztliche, pädagogische und psychologische Fortbildung. Er starb in London.
- **Donald W. Winnicott** (1896–1971)
  Der englische Kinderarzt wurde in London Psychoanalytiker. Er trug durch klinische Studien bedeutend zum Verständnis der seelischen Frühentwicklung und der schweren Persönlichkeitsstörungen bei. Dabei legte er auf die schöpferischen und produktiven Kräfte, die zur Ausbildung basaler Fähigkeiten führen, z. B. der Fähigkeit zum Alleinsein, zur Betroffenheit usw., mehr Gewicht als auf die defizitäre Pathologie.

- **Wilfried Bion** (1897–1979)
  Der in Indien geborene Engländer Bion, der in London Psychoanalytiker wurde, ist der bedeutendste Vertreter der Schule von Melanie Klein. Nach grundlegenden Studien über Gruppenprozesse wandte er sich der Behandlung von Psychosen zu. Er schuf eine Theorie des Denkens als Kern der geistigen Entwicklung.
- **Wilhelm Reich** (1897–1957)
  Der »Außenseiter« unter den Psychoanalytikern wurde in Galizien geboren. Er studierte in Wien Medizin und wurde dort Psychoanalytiker. Als Kommunist wurde er nach 1930 in Berlin ein offener Gegner des Nationalsozialismus. 1933 emigrierte er nach Oslo. Kurz darauf wurde er aus der kommunistischen Partei und aus der Internationalen Psychoanalytischen Vereinigung ausgeschlossen. Nach fundamentalistischen Beiträgen zur Bedeutung der Sexualität begab er sich später in den USA auf spirituelles Gebiet, um schließlich in juristischen Verstrickungen zu scheitern.
- **Erich Fromm** (1900–1980)
  Der »Weltbürger« unter den Psychoanalytikern. In Frankfurt geboren, wurde er Soziologe, Psychologe und Psychoanalytiker und gründete mit Adorno, Horkheimer u. a. das Institut für Sozialforschung, an dem sich die »Frankfurter Schule« der Sozialforschung entwickelte. Nach der Emigration in die USA etablierte er nach 1950 in Mexiko die Psychoanalyse. Er verbrachte seine letzten Jahre im schweizerischen Locarno, wo er auch starb.
- **Jacques Lacan** (1901–1981)
  Der Pariser Psychiater galt als ein exzentrischer Individualist. Er entwarf in Weiterführung von Freud eine Theorie des Unbewussten als »Sprache des Begehrens«, die in den romanischen Ländern einen starken Einfluss entfaltet hat.
- **Erik H. Erikson** (1902–1994)
  In Karlsruhe als Erik Homburger aufgewachsen, erlernte er nach nicht beendeten Studien Psychoanalyse bei Anna Freud in Wien. Er emigrierte in die USA, wo er in Neuengland und Kalifornien an Universitäten und in Kliniken arbeitete und eine Verbindung zwischen Psychoanalyse und Sozialwissenschaften konzipierte. Sein Modell der Identität befruchtete die Behandlung von Jugendlichen. Erikson starb in New Haven (Connecticut).
- **John Bowlby** (1907–1990)
  Der englische Kinderpsychiater Bowlby gilt als Schöpfer der Bindungstheorie. Er baute die kinderpsychoanalytische Abteilung der Londoner Tavistock-Klinik auf und erforschte dort in Direktbeobachtungen das Verhalten bei Trennungen. Später befasste er sich mit dem Schicksal von Kriegskindern, um dann den Grundstein der modernen Bindungsforschung zu legen.
- **Alexander Mitscherlich** (1908–1982)
  Mitscherlich hat der Psychoanalyse nach der NS-Zeit in Deutschland wieder Ansehen und Geltung verschafft. Nach Emigration, Gestapo-Haft und Rückkehr wurde er 1950 in Heidelberg Direktor der ersten psychosomatischen Universitätsklinik. Später gründete er in Frankfurt das Sigmund-Freud-Institut als bedeutende Forschungsstätte. Von ihm stammen wichtige Beiträge zur psychoanalytischen Psychosomatik und Soziallehre.
- **Heinz Kohut** (1913–1981)
  In Wien geboren und ausgebildet, entwarf er nach der Emigration in die USA die neuere Narzissmustheorie, die starken Einfluss auf die Psychoanalyse in Deutschland nach 1970 nahm. Er starb in Chicago.

- **Horst-Eberhard Richter (1923–2011)**
  Richter galt während und nach der Studentenbewegung von 1968 als Leitfigur einer politisch und sozial engagierten Psychoanalyse. Mit seinen Randgruppenprojekten, Studien über Gruppen und den Narzissmus in der Gesellschaft sowie seinen Beiträgen zur Familientherapie nahm er Einfluss vor allem auf die jüngeren Generationen im Nachkriegsdeutschland.
- **Otto F. Kernberg (geb. 1928)**
  Geborener Wiener, 1939 nach Chile emigriert, lehrt und arbeitet seit 1961 in leitenden akademischen Funktionen in New York. Er betrieb vor allem klinische Forschungen über Persönlichkeitsstörungen und entwarf das heute führende Konzept für die Borderline-Persönlichkeitsorganisation. Auf dieser Grundlage konzipierte er die übertragungsfokussierte Psychotherapie.

Psychoanalytische und tiefenpsychologische Schulen

Unterschiedliche Bewertungen der theoretischen Konzepte und der kasuistischen Befunde, insbesondere die Relativierung oder Ablehnung der von Freud in das Zentrum der Psychoanalyse gerückten Sexualtheorie (Libidotheorie), führten mehrfach zur Bildung eigenständiger Forschungsrichtungen, zu den tiefenpsychologischen Schulen.

- Alfred Adlers *Individualpsychologie*[436] betont besonders das Machtstreben als pathogenen Faktor und tritt für die Entfaltung von Gemeinschaftsgefühl ein. In der Psychotherapie verwendet sie eine aktive Behandlungstechnik.
- Carl Gustav Jungs *Komplexe* oder *Analytische Psychologie*[437] widmet sich vor allem dem Studium der überindividuellen und sozialen Aspekte des Unbewussten. Sie grenzt das »kollektive« vom »dynamischen« Unbewussten der Theorie Freuds ab, welches das Ergebnis von Verdrängungsprozessen im Lebenslauf ist, während das kollektive Unbewusste dem menschlichen Wesen und der Kultur von vornherein innewohnt. Leitlinie der psychotherapeutischen Arbeit ist im Konzept Jungs die Individuation.
- In den 1940er Jahren verbreiteten sich die *neopsychoanalytischen Schulen*. Sie nahmen an der Psychoanalyse Freuds durch Ergänzungen, Erweiterungen oder Fokussierungen einzelner Aspekte starke Veränderungen vor und gingen im Laufe der späteren Entwicklung wieder im Hauptstrom der Psychoanalyse auf.

  Zu ihnen zählt die *Berliner Schule der Neopsychoanalyse* von Harald Schultz-Hencke[438]. Er nahm eine Verknüpfung der Ansätze von Freud, Adler und Jung vor und betrachtete die Hemmung der Entwicklung in verschiedenen Bereichen des »Antriebserlebens« als den Kern der Neurosenentstehung.

  In Österreich entwickelte Igor Caruso mit seiner *sozialkritischen Schule* einen eigenständigen neopsychoanalytischen Ansatz.

  In den USA entwickelten die *neoanalytischen Kulturschulen* von Karin Horney, Erich Fromm und Stack H. Sullivan starken Einfluss. Sie berücksichtigten beim Verständnis der Neurosenentstehung stärker als die Vertreter der klassi-

436 Adler A (1912)
437 Zusammenfassung bei Jacobi (1972)
438 Schultz-Hencke (1940)

schen Psychoanalyse sozialpsychologische Faktoren in ihrem Krankheitsverständnis und in der Behandlung.

- Eine weitere, vor allem in der Schweiz verbreitete Richtung ist die *Daseinsanalyse*, die vor allem von Ludwig Binswanger und seiner Schule konzipiert wurde. Sie verband psychoanalytische Ansätze mit dem existenzialphilosophischen Denken von Edmund Husserl und Martin Heidegger.
- Starken Einfluss auf die Entwicklung der Psychoanalyse in den romanischen und lateinamerikanischen Ländern hatte das Denken von Jacques Lacan. In einem innovativen Ansatz, der sich an der Linguistik und dem Strukturalismus orientierte, betrieb der *Lacanianismus* eine Neufassung der Lehre Freuds.

16.2 Die psychoanalytische Methode

Die **psychoanalytische Methode** ist die Arbeit am Unbewussten durch Deutungen des manifesten Erlebens und Verhaltens und durch den Umgang mit der therapeutischen Beziehung im Handlungsdialog. *Deutung* heißt dabei, dass den bewussten Phänomenen unter der Annahme eines darin enthaltenen unbewussten Sinnes Bedeutungen zugewiesen werden. *Handlungsdialog* ist die prozedurale Vermittlung von Beziehungsbotschaften durch Sprache und Verhalten (Enactment).

Das *Ziel* der psychoanalytischen Methode ist ein vertieftes Verständnis und ggf. die Veränderung von seelischen, zwischenmenschlichen, sozialen und kulturellen Vorgängen.

Im klinischen Zusammenhang werden besonders die Ursachen von psychogenen Störungen untersucht. Im Zentrum steht dabei das *»klinische Material«* in Form von Assoziationen, Interaktionen, Szenen, Träumen usw. Dabei wird die therapeutische Beziehung mit den darin enthaltenen Manifestationen der Übertragung und Regression zum zentralen Bezugspunkt der Beobachtung und des Verständnisses sowie der Interventionen auf der Deutungs- und auf der Verhaltensebene.

Im Zusammenhang mit der Entstehung von psychogenen Störungen wurde eingehend erörtert, dass verdrängte Konflikte und Strukturdefizite die Basis der neurotischen Persönlichkeitsentwicklung bilden (Kap. 3.2). Unzureichende Entwicklungsbedingungen und unlösbare Konflikte führen entweder zu ichstrukturellen Defiziten und zur Entwicklungspathologie oder zu neurotischen Konfliktfixierungen und zur Konfliktpathologie. Wenn diese im analytischen Prozess wiederbelebt und bearbeitet werden können, dann bewirkt die Psychoanalyse eine Nachreifung der Persönlichkeit und entzieht den Symptomen den Boden.

Daraus ergeben sich unterschiedliche Zielvorstellungen und Behandlungsstrategien (Kap. 16.3):

- *Bei der Entwicklungspathologie auf niederem Strukturniveau* steht die Nachreifung der defizitären Ichfunktionen und die Integration der Selbst- und Objektrepräsentanzen im Vordergrund.

- *Bei der Konfliktpathologie auf höherem Strukturniveau* steht die Umstrukturierung der Persönlichkeit durch die Aufhebung von Verdrängungen und Aufarbeitung der verdrängten Konflikte im Zentrum.
- *Bei der depressiv-narzisstischen Pathologie auf mittlerem Strukturniveau* stehen beide Aspekte nebeneinander, indem die ichstrukturellen und konflikthaften Implikationen bearbeitet werden. Dabei wird der Art der Objektverwendung als orales Versorgungsobjekt bzw. als narzisstisch stabilisierendes Selbstobjekt besondere Aufmerksamkeit geschenkt.

16.2.1 Rahmen, Regeln und Haltung

Als **Rahmen** bezeichnet man in der Psychoanalyse die Bedingungen, unter denen die Analyse stattfindet. Dazu gehören die Vereinbarungen über die Frequenz der Sitzungen, die Dauer der Behandlung, die Verwendung der Couch oder eine Behandlung im Sitzen und die technischen **Regeln.** Letztere geben ein professionelles psychoanalytisches Verhalten vor, implizieren aber auch eine innere Einstellung, mit der die Behandlung begleitet wird, die als **psychoanalytische Haltung** bezeichnet wird. Sie ist dadurch gekennzeichnet, dass die Wahrnehmungen fortwährend in Hinblick auf die unbewussten Prozesse im Patienten, im Analytiker und in der therapeutischen Beziehung ausgewertet werden.

Die psychoanalytische Methode: Das sog. Standardverfahren

Die psychoanalytische Methode beruht auf einem festgelegten *Standardverfahren*, das um 1950 seine heutige Form gefunden hat.[439] Es wird in der psychoanalytischen Behandlung modifiziert und den Erfordernissen der einzelnen Patienten im Sinne einer adaptiven Applikation angepasst.

Der äußere Rahmen umfasst im Standardverfahren fünf oder sechs wöchentliche Behandlungsstunden über einen Zeitraum von mehreren Jahren. Im Standardverfahren wird dieser Rahmen konstant gehalten, d. h. er wird über die gesamte Dauer der Analyse hin nicht verändert. Das setzt eine Auswahl unter Patienten voraus, denen dieser Rahmen guttut (methodenorientierte Selektion).

Durch die große Intensität und zumeist lange Dauer einer Psychoanalyse im Standardverfahren wird eine äußerst intensive Begegnung geschaffen, in der sich der Analysand beim Erleben unbekannter innerer Prozesse und bei Veränderungen seines äußeren Lebens sicher gehalten fühlen kann.

Der Analysand liegt während der Analyse auf der Couch und überlässt sich seinen Einfällen und Assoziationen. Der Analytiker sitzt außerhalb seines Blickfeldes am Kopfende und folgt ihm mit »gleichschwebender Aufmerksamkeit«. Dieses Verfahren führt zu einer Ausrichtung der Aufmerksamkeit auf die Wahrnehmung der inneren Welt – auf Phantasien, Gefühle, Erinnerungen – und fördert die Regression und die Übertragung. Sie vermindert die Orientierung an alltäglichen Konventionen und an Eindrücken von außen. Sie eröffnet auch für den Analytiker die Möglichkeit, sich den Einfällen zu überlassen, die durch den Analysanden in ihm wachgerufen werden, und die Regression gleichsam mit nachzuvollziehen.

Der Rahmen

Der äußere Rahmen regelt den Ablauf der Analyse und gewährleistet die Beziehung außerhalb der Übertragung. Er repräsentiert

439 Eissler (1950)

die *Arbeitsbeziehung* in der Analyse. Der Prototyp des Rahmens sind die Vereinbarungen über Frequenz, Vertraulichkeit, Finanzierung und alle Vorgaben zum Ablauf der Behandlung. In der analytischen Psychotherapie und mehr noch in der psychoanalytisch orientierten Psychotherapie wird dieser Rahmen an die Erfordernisse des Einzelfalles angepasst und bei Bedarf auch flexibel gehandhabt.

Darüber hinaus hat der Rahmen eine *Metafunktion,* indem er die äußere Realität in der Beziehung zwischen Analysand und Analytiker repräsentiert. Er stellt einen Bezugspunkt als stabiles drittes Element in der Beziehung dar und symbolisiert Kontinuität und damit das Überdauern der analytischen Beziehung.

Schließlich beinhaltet der Rahmen ein *behandlungstechnisches Element.* Er gibt mit den Verfahrensregeln (s. unten) vor, dass in der Analyse alles phantasiert und ausgesprochen werden kann. Er setzt Handlungen zugleich eine Grenze, indem das Prinzip gilt, dass Handlungsabsichten einer Reflexion unterliegen sollen, ohne dass sie in Handlung umgesetzt (»ausagiert«) werden. Dadurch schafft der Rahmen den Freiraum, in dem die Psychodynamik sichtbar wird. Das ermöglicht erst die Analyse.

Das Setting: Frequenz und Position

Das Setting umfasst die Festlegung der Behandlungszeiten, die Häufigkeit der Behandlungsstunden und die Behandlungsposition, also Behandlung im Sitzen oder Liegen. Es wurde ursprünglich vom Analytiker gesetzt. Heute wird es im Sinne der patientenorientierten adaptiven Indikation (Kap. 15.1.3) zwischen den Patienten und den Therapeuten ausgehandelt. Die Erfahrung und die Forschung zeigen, dass ein optimaler Behandlungseffekt am ehesten erreicht wird, wenn die Erwartungen der Patienten und die Forderungen der Behandler zusammenpassen. Es ist also nicht hilfreich, ein Setting aufzudrängen oder dieses gar vorzuschreiben.

Das Setting ist im Allgemeinen stabil. Die Erfahrung, gegen das Setting anzukämpfen (sich nicht an Vereinbarungen halten usw.), ohne dass es zerstört wird, ist ein bedeutender Wirkfaktor bei der Bearbeitung unbewusster destruktiver Affekte und Impulse. Allerdings muss beachtet werden, dass ein starres Festhalten am Setting Gefühle der Machtlosigkeit, Selbstunwirksamkeit und Aussichtslosigkeit, die in der Genese einer Erkrankung eine bedeutende Rolle spielen können, bestätigen und verstärken kann.

Regeln und Verfahren

Die Grundlage des psychoanalytischen Dialoges ist die *Grundregel*: Der Analysand soll in die Lage kommen, ohne Vorauswahl alles mitzuteilen, was ihm an Empfindungen, Einfällen, Körperwahrnehmungen usw. in den Sinn kommt. Dadurch soll eine Regression eingeleitet und die Abwehr gelockert werden. Auf diese Weise treten an die Stelle der Alltagslogik *freie Einfälle und Assoziationen.*

Die Grundregel wird meistens am Anfang einer Behandlung ausdrücklich vereinbart. Wenn das geschieht, entstehen allerdings Probleme, die den Fortschritt der Behandlung beeinträchtigen können:

- Es können sich *Widerstände* dagegen einstellen, tatsächlich alles auszusprechen. Die Motive dieser Widerstände können Scham- und Schuldprobleme sein, Loyalitätskonflikte oder die Angst vor dem Verdrängten. Diese können analysiert werden und wichtige Erkenntnisse über die inneren Vorgänge bringen. In der klassischen Psychoanalyse galt die Widerstandsanalyse daher als Bedingung für eine erfolgreiche Behandlung. Dabei wurde allerdings eine Konfliktpathologie vorausgesetzt, die bei den heutigen Patienten nicht unbedingt angenommen werden kann.

Widerstände erfordern bei Patienten mit Strukturstörungen ein spezifisches Verständnis der Entwicklungspathologie und einen entsprechenden Umgang damit (Kap. 16.2.9).

- Die Grundregel begrenzt die *Autonomie*. In Verbindung mit Regression und Übertragung kann sich das bei Patienten mit Problemen der Autonomieentwicklung kontraproduktiv auswirken und Anpassungen Vorschub leisten. Deshalb verzichten viele Analytiker heute darauf, die Grundregel ausdrücklich zu vereinbaren.[440]

  Die Erfahrung zeigt, dass freie Assoziationen sich auch von selbst einstellen, wenn der Analysand sich entspannt und sich selbst überlassen bleibt und der Analytiker ihm hilft, die Motive für Stockungen seiner Einfälle und Mitteilungen zu verstehen. Es kann zudem eine korrigierende Erfahrung sein, wenn der Analytiker es entgegen der Erwartung eines Patienten respektiert, dass dieser selbst entscheidet, ob, wann und was er ihm mitteilt.

Der Analytiker überlässt sich ebenfalls seinen Einfällen, während er dem Analysanden zuhört. Die Grundregel für ihn besteht darin, mit *gleichschwebender Aufmerksamkeit* für innere und äußere Eindrücke dem Analysanden zu folgen. Dabei werden Bilder, Phantasien und Empfindungen in ihm wach, die gleichsam die Beziehung illustrieren und ihr eine bildhafte, lesbare Gestalt verleihen. Dieses Spiegelerleben ist das Wesen der Gegenübertragung. Der Analytiker wird auf diese Weise zum Resonanzraum, in dem das Innere des Analysanden zum Klingen kommt.

440 v. Schlieffen (1983)

Technische Neutralität, Abstinenz, emotionale Präsenz

Technische Neutralität bedeutet, dass der Analytiker sich von Bewertungen des Patienten frei macht und sich nicht zu offenen oder verborgenen Stellungnahmen drängen lässt. Er bemüht sich um eine psychoanalytische Haltung, die durch teilnehmende Objektivität bestimmt ist und »alles offen lässt«. Von einer neutralen Position aus ist er bestrebt, Probleme, Konflikte und die Prozesse im Analysanden zu verstehen. Er ist bestrebt, sich nicht mit einem Teilaspekt, z. B. dem Überich oder den Triebwünschen, zu identifizieren. Außerdem achtet er darauf, nicht unbemerkt seine Gegenübertragungseinstellungen oder eigene Übertragungen in der Behandlung abzureagieren. Diese Haltung erfordert eine besondere professionelle Kompetenz. Sie besteht darin, die nicht bewertende Neutralität mit einer warmen, annehmenden und unterstützenden Haltung zu verbinden.

Im Übrigen hält sich der Analytiker an die Vorgabe der psychoanalytischen *Abstinenzregel*. Danach werden insbesondere in der Analyse aufkommende Triebbedürfnisse, z. B. nach Berührung, Geschenken oder Informationen über das Privatleben des Analytikers, nicht einfach befriedigt, sondern sie werden analysiert. Als Gegenstück ist auch der Analytiker gehalten, keine triebhaften oder narzisstischen Bedürfnisse im Kontakt mit seinen Patienten zu befriedigen.

In einem weiteren Sinne wird auch vom Patienten Abstinenz verlangt: Es wird erwartet, dass er die Frustrationen durch Nichtbefriedigung erträgt. Bedeutende Entscheidungen sollen in der Analyse reflektiert werden. Während der Zeit der Analyse ist das Verstehen wichtiger als das Handeln.

Rein technisch bedeutet Abstinenz, dass der Kontakt zwischen Analysand und Analytiker auf den analytischen Dialog in den Behandlungsstunden beschränkt bleibt. Die damit verbundenen Versagungen können allerdings nur fruchtbar verarbeitet werden, wenn der Analysand dadurch nicht gekränkt wird und seine Triebbedürfnisse als solche vom Analytiker wohlwollend aufgenommen werden. Diese Voraussetzung ist im Allgemeinen bei Patienten mit einer Konfliktpathologie erfüllt, während narzisstische Patienten und solche mit einer Entwicklungspathologie eine selektive Abstinenz mit deutlicher erkennbarer emotionaler Präsenz brauchen (s. unten).

Gelegentlich wurde die Abstinenz als Dogma missverstanden. Das führte zu einer kühlen, abweisenden, für die Behandlung schädlichen Haltung gegenüber dem Analysanden. Solche Haltungen haben zu berechtigter Kritik Anlass gegeben und sind heute überholt. Es besteht zwar weiterhin kein Zweifel daran, dass beidseitiger Verzicht auf die Befriedigung von Triebbedürfnissen und die Einschränkung des Kontaktes auf der Realebene unabdingbar sind, um die Patienten zu schützen, nicht schädliche Abhängigkeiten hervorzurufen und Übertragungen nicht zu manipulieren. Das schließt einen warmherzigen, zugewandten Umgang aber keineswegs aus.

Aus der Sicht der Praxis unterscheidet sich das Konzept der Abstinenz heute je nach dem Strukturniveau der betroffenen Patienten:

- *Die restriktive Abstinenz* empfiehlt dem Analytiker Zurückhaltung in Hinblick auf persönliche Mitteilungen, Äußerung von Gegenübertragungen und Befriedigung. Sie hält sich an das traditionelle Diktum, dass die Analyse in der Versagung stattzufinden habe. Sie bewirkt im Idealfall, dass sich Übertragungen und Gegenübertragungen ungestört entwickeln und reflektiert werden. Der Patient nimmt seine Bedürfnisspannungen, Phantasien und Affekte deutlicher wahr, wenn der Analytiker sie nicht durch beschwichtigende Handlungen vermindert. Aber auch der Analytiker kann die Gegenübertragungsspannungen und -empfindungen leichter in sich erfassen, wenn er sie aushält und nicht durch Handeln davon ablenkt. Diese Abstinenzhaltung setzt eine relativ reife, stabile Persönlichkeitsorganisation voraus und eignet sich für Patienten mit einer Konfliktpathologie. Sie ist daher der Angelpunkt, an dem sich die Konfliktpathologie in der unbewussten Dynamik der analytischen Beziehung konstelliert.[441]
- *Die selektive Abstinenz* bewährt sich dagegen bei der Behandlung von narzisstischen Patienten und solchen mit einer Entwicklungspathologie. Bei diesen Patienten führen Zurückhaltung und Versagung leicht zur Wiederholung und Fixierung basaler nicht-spiegelnder, entbehrungsreicher Erfahrungen. Der Umgangsstil wird für die Behandlung dieser Patienten daher modifiziert. Die selektive Abstinenz ist eine technisch neutrale emotionale Präsenz des Analytikers, der als anteilnehmender Begleiter gefühlsmäßig erreichbar ist, reagiert und auf die Bedürfnisse nach Bezogenheit, Erkanntwerden, Sicherheit, Bestätigung und andere Ichbedürfnisse aktiv bestätigend eingeht, ohne dabei die Grenze zu unreflektierter Manipulation, Suggestion, Ausnutzung oder Befriedigung eigener Bedürfnisse zu überschreiten. »Selektiv« bedeutet, dass er seine Haltung darauf ausrichtet, was nach Abwägung möglicher Folgen dem Behandlungsprozess und der Entwicklung der Patienten am besten nutzt.

Die psychoanalytische Haltung

Während Rahmen und Regeln auf das Verhalten, die Interaktionen und Interventionen Bezug nehmen, beschreibt das Konzept der psychoanalytischen Haltung die professionelle Wahrnehmungseinstellung des Psycho-

441 Cremerius (1984), Körner u. Rosin (1985)

Behandlung

analytikers. Sie besteht darin, dass er bei der Auswertung seiner Wahrnehmungen und Beobachtungen der Orientierung am Unbewussten Vorrang gibt. Das bedeutet, dass die manifeste Verhaltens- und Erlebnisebene fortlaufend unter der Frage nach unbewussten Bedeutungen und dem unbewussten Sinn beobachtet wird, wobei die inneren Wahrnehmungen des Analytikers, d. h. seine Gegenübertragungen, besondere Aufmerksamkeit erfahren.

Mit der psychoanalytischen Haltung beschreibt man auch die spezifische Beteiligung des Analytikers an der psychoanalytischen Beziehung: Er steht als Projektionsschirm für Übertragungen und bis zu einem gewissen Grade als Mitakteur bei der gemeinsamen Gestaltung der Beziehungsszenen, die sich zwischen ihm und dem Analysanden entfalten, zur Verfügung. Schließlich wechselt er in eine Position, von der aus er das Geschehene gleichsam von außen betrachtet und seine Wahrnehmungen auswertet. Welche Konsequenz – Deutung oder Handlungsintervention – er daraus ableitet, ergibt sich aus dem Regressionsniveau des Patienten. Der Wechsel zwischen der teilnehmenden und der auswertenden Position ist das Charakteristikum und Kernstück der psychoanalytischen Haltung.

16.2.2 Das Material der Analyse und die analytische Situation

Das klinische Material, das der Analyse unterzogen wird, umfasst alle psychischen und sozialen Aktivitäten, die in der Behandlung erkennbar werden. Dazu gehören die Einfälle der Patienten im Rahmen der freien Assoziation, ihr unmittelbares Verhalten gegenüber dem Analytiker, Schilderungen ihres Erlebens und Verhaltens anderen Menschen gegenüber, der Umgang mit der Behandlung und der Beziehung zum Analytiker, Träume und Fehlleistungen.

Die analytische Situation als Begegnung

Von außen betrachtet kann man die analytische Situation konventionell als eine Begegnung zwischen Patient und Behandler beschreiben: Der Patient liefert das Material, indem er im Rahmen der Grundregel seine Einfälle mitteilt, die vom Analytiker untersucht und schließlich gedeutet werden. Dabei würde der Analytiker die psychischen Vorgänge als intrapsychisches Geschehen im Patienten im Sinne einer *Ein-Personen-Psychologie* betrachten.

Tatsächlich wird die psychoanalytische Situation im Konzept einer *Zwei-Personen-Psychologie*[442] aber als eine Begegnung zwischen zwei Individuen gesehen, die miteinander in Beziehung stehen. Auf diese Weise bekommt die Mitteilung eine kommunikative Bedeutung in der Beziehung zum Analytiker: Indem der Patient gerade diesen und nicht einen anderen Einfall mitteilt, nimmt er auf spezifische Weise Bezug auf die gemeinsame Begegnung. So betrachtet sind seine Einfälle (und sein übriges Verhalten) unbewusste Kommentare über die Beziehung.

Umgekehrt reagiert auch der Analytiker auf den Patienten. Seine Gegenübertragung ist vor dem Hintergrund der gemeinsamen Beziehung zu betrachten und enthält Hinweise auf die inneren Prozesse, nämlich die Aktivierung von Selbst- und Objektrepräsentanzen.

Mit dem *intersubjektiven Ansatz*[443] eröffnet sich eine noch radikalere Sicht des psychoanalytischen Prozesses. Hier wird die Begegnung als ein schöpferischer Prozess betrachtet, in den beide Beteiligten ihre Subjektivität als »Rohmaterial« einbringen. Denn nicht nur der Patient, auch der Psychoanalytiker nimmt durch seine Persönlichkeit,

442 Balint (1950)
443 Stolorow R u. a. (1987), Mitchell SA (2000)

seine Psychodynamik und sein Verhalten unmittelbar Einfluss auf den Prozess. Gemeinsam wird eine Szene geschaffen, an der beide beteiligt sind. Die analytische Situation ist danach eine *Kokonstruktion*. Sie wird allerdings in Bezug auf den Anteil des Patienten ausgewertet und in Hinblick auf seine Problematik interpretiert.

Um sich ein Bild von der Atmosphäre einer gut laufenden Analyse zu machen, muss man sich vorstellen, dass beide, Analysand und Analytiker, sich miteinander in ein Gespräch vertiefen, in dem sie sich in einer unverkrampften Weise von der Einstellung leiten lassen, möglichst viel vom inneren Erleben des Analysanden zu ergründen und die Art und Weise zu verstehen, wie er sein Leben und seine Beziehungen, auch die zum Analytiker, gestaltet. Dabei entwickelt sich eine Haltung, in der Einfälle, Nachspüren von Stimmungen, Nachsinnen, Erinnern, das gemeinsame gefühlsmäßige Nachdenken in lockerer Weise zusammenspielen. Die Aufgabe des Analytikers besteht darin, sich auf die Mitteilungen des Analysanden einzulassen, seine Übertragungen in sich wirken zu lassen, seine eigenen Einfälle und gefühlsmäßigen Reaktionen dazu zu erfassen und schließlich zu verstehen, was im Patienten und in der Begegnung zwischen beiden aus der Perspektive des Unbewussten geschieht.

Traumanalyse

Besonderes Material in der Analyse bilden die Träume (▼Übersicht). Sie sind Kompromissbildungen zwischen unbewussten Zuständen und Vorgängen einerseits und der Abwehr andererseits, die das Bewusstsein vor Überflutung durch das Unbewusste schützt. Die Abwehr bedient sich dabei einiger typischer Mechanismen, die als *Traumarbeit* zusammengefasst werden, z. B. der Symbolisierung von Phantasien und der Verdichtung von verschiedenen Motiven in einem einzigen Traumdetail.

Freud[444] sah die Funktion der Traumarbeit darin, dass sie den latenten Traumgedanken so entstellt, dass dieser vom Träumer nicht mehr erkannt werden kann und ihm ein ungestörter Schlaf ermöglicht wird. In diesem Sinne betrachtete er den Traum als »Hüter des Schlafes«. Heute wird die Funktion des Träumens vor allem darin gesehen, unzureichend verarbeitete Informationen aus dem Tageserleben nachträglich zu bearbeiten, z. B. indem Belastungen durch Wiederholung im Traum bewältigt werden. Insofern haben Träume eine Bewältigungs- und Übungsfunktion. Sie scheinen durch Verdichtung von Information auch das Gehirn zu entlasten.

Die Traumarbeit formt den ursprünglichen unbewussten Gedanken, der einem Traum zugrunde liegt, so um, dass er im Bewussten nicht unmittelbar erkannt werden kann. Sie verhüllt den latenten Traumgedanken. Die Traumanalyse versucht, diese Umformung wieder rückgängig zu machen, indem sie die Einfälle des Träumers, die im Zusammenhang mit dem Traumbericht mitgeteilt werden, als Schlüssel für die Rekonstruktion des unbewussten Traumgedankens benutzt.

Freud nahm an, dass der unbewusste Traumgedanke immer verdrängte kindliche Triebwünsche enthält, die im Traum in Symbole umgesetzt und halluzinatorisch befriedigt werden. Diese Träume kann man als *Symbolträume* bezeichnen. Sie sind nach dem Konflikt-Abwehr-Konzept wie eine klassische Neurose konzipiert. Ziel war es, die unbewussten infantilen Wünsche aufzudecken, um damit die Kindheitsamnesie aufzuheben, d. h. die verdrängten Anteile der Biografie zu rekonstruieren. Dieser Auffassung liegt die Erfahrung mit Träumen zu Grunde, welche in einer *Konfliktpathologie* ihren Ursprung haben, und entsprach damit Freuds Arbeit mit klassischen Neurosen.

444 Freud (1900)

Behandlung

Begriffe der psychoanalytischen Traumlehre

- **Latenter Traumgedanke**
  Unbewusste Regung, die den Anstoß zum Träumen gibt und als verhülltes Motiv im Traum Ausdruck findet. Nach Freud handelt es sich dabei immer um einen verdrängten infantilen Triebwunsch, nach heutiger Auffassung um ein breites Spektrum unbewusster Motive.
- **Tagesrest**
  Unerledigte Eindrücke aus dem aktuellen bewussten Erleben, die im Traum als Motive erkennbar und bearbeitet werden.
- **Manifester Traum**
  Das sensorische Erleben während des Schlafes, meistens eine visuell gestaltete Phantasieszene, die häufig nach dem Erwachen erinnert wird und als *Traumbericht* erzählt werden kann.
- **Traumzensur**
  Der Mechanismus, der die Umwandlung des latenten Traumgedankens in den manifesten Traum bewirkt und das Bewusstsein vor Überflutung aus dem Unbewussten schützt.
- **Traumarbeit**
  Die Umwandlungsarbeit der Traumzensur, d. h. die Umformung des latenten Traumgedankens in den manifesten Traum. Dabei wirken mehrere Mechanismen zusammen:
  - *Entkopplung* von Wort- und Sachvorstellungen und Umsetzung der Wortvorstellung in Bilder (»Herr Rose« wird als eine Rose geträumt),
  - *Verdichtung:* Ein Motiv hat mehrere Bedeutungen (Rose verweist auf Herrn Rose und bedeutet zugleich die Verliebtheit in Herrn Rose, was durch eine pralle, duftende Rose dargestellt wird),
  - *Verschiebung, Verkehrung* ins Gegenteil: Die Verliebtheit in Herrn Rose wird durch einen vertrockneten »R*a*sen« dargestellt und auf diese Weise verborgen.
- **Sekundäre Traumbearbeitung**
  Die durch die Traumarbeit geschaffene Matrix wird in eine annähernd logische, erzählbare Geschichte weiterverarbeitet, den eigentlichen manifesten Traum.

Heute werden in der analytischen Psychotherapie Traumberichte unter der Fragestellung untersucht, welche unbewussten Konflikte und Affekte, Selbst- und Beziehungsrepräsentanzen und welche Ichzustände im Rahmen der therapeutischen Regression und der Übertragung in einer psychoanalytischen Behandlung wiederbelebt werden.[445] Dabei lehrt die Arbeit an der *Entwicklungspathologie*, dass Träume vielfach nicht nach dem Modell einer klassischen Neurose gebildet werden. Bei Störungen auf niederem Strukturniveau finden wir Träume, die ganz unmittelbar archaische, nicht symbolisierte Zustände und Befindlichkeiten zum Ausdruck bringen, z. B. Ängste zu fallen, sich aufzulösen oder verloren zu gehen. Solche *prozeduralen* oder *Zustandsträume* verweisen auf Defizite in der Verarbeitung von Affekten, Impulsen und Ängsten. Sie enthüllen diese in unmittelbarer Weise statt sie zu verhüllen. Sie erfordern einen strukturorien-

445 Ermann (2005a), Deserno (1990)

tierten und nicht einen deutenden Umgang, um die Verarbeitung und die Bewältigungsfunktion des Träumers zu stärken.[446]

Träume bilden auch heute noch einen bedeutenden Weg, um das Unbewusste zu verstehen. Die Traumanalyse hat allerdings ihre zentrale Bedeutung für die Behandlung zu Gunsten der Analyse der Übertragung (bzw. in der tiefenpsychologisch fundierten Psychotherapie zu Gunsten der Analyse von psychosozialen Verstrickungen) verloren.

16.2.3 Die psychoanalytische Beziehung und der psychoanalytische Prozess

Ebenen der Beziehung

Die Beziehung zwischen Analysand und Psychoanalytiker lässt sich (wie im Prinzip jede therapeutische Beziehung) auf drei Ebenen beschreiben:

- *Die Realbeziehung* kommt zum Tragen, wenn Analysand und Analytiker sich in den definierten sozialen Rollen als Patient und Behandler begegnen, z. B. bei der Begrüßung oder zufälligen Begegnungen außerhalb der Behandlungssituation. Dieser Bereich ist eine selbstverständliche Beziehungsebene, die durch soziale Konventionen geregelt ist und auch in allen anderen Alltagsbeziehungen vorkommt. Sie wird in der Psychoanalyse im Allgemeinen nicht gezielt für die Therapie genutzt.
- *Die Arbeitsbeziehung* wird im Allgemeinen als Arbeitsbündnis bezeichnet.[447] Sie betrifft das rationale, bewusste Verhalten in den spezifischen Rollen als Analytiker und Analysand. Sie wird durch den Rahmen und die Verfahrensregeln vorgegeben und umfasst spezielle Funktionen und ein spezielles Rollenverhalten: Der Psychoanalytiker bietet seine Behandlungsmethode an, erklärt die Behandlungsbedingungen und stellt bestimmte Verfahrensregeln auf, die erforderlich sind, um ein optimales Ergebnis zu erreichen. Der Patient willigt in die Behandlung ein, verpflichtet sich zur Einhaltung der Regeln und richtet sein Verhalten so ein, dass Behandlungsfortschritte erzielt werden können.
- *Die Übertragungsbeziehung* umfasst die unbewussten Beziehungsmuster, die durch die Regression hervorgerufen und durch die Dynamik von Übertragung und Gegenübertragung geprägt werden. Diese bewirken Verzerrungen im Erleben und Verhalten und geben der Beziehung damit die für die Psychoanalyse typische Dynamik. Diese Ebene ist das Zentrum des psychoanalytischen Prozesses.

Bei der Unterscheidung zwischen verschiedenen Beziehungsebenen wird die analytische Beziehung von allen drei Standpunkten aus betrachtet; es handelt sich aber immer um ein und dieselbe Beziehung, in der alle drei Ebenen immer gleichzeitig wirksam sind.[448] Wird z. B. ein vereinbarter Termin vergessen, dann wird die Panne durch eine Entschuldigung aus der Welt geschafft (Realebene). Im »Vergessen« äußert sich ein unbewusster Affekt oder Impuls (Übertragungsebene). Er wird im analytischen Dialog erforscht (Arbeitsebene).

446 Rohde-Dachser (1983), Ermann (2005b)
447 Greenson (1965), Deserno (1990)
448 Deserno (1990), Ermann (1992a)

Die therapeutische Ichspaltung

Eine analytische Behandlung in Gang zu setzen und aufrechtzuerhalten, erfordert die Fähigkeit der Beteiligten, alle drei Ebenen zu integrieren, d. h. anzuerkennen, dass Realverhalten regressive Übertragungsaspekte enthält. Das bedeutet, umgekehrt betrachtet, in der Analyse auf die unmittelbare Befriedigung aufkeimender Wünsche zu verzichten (Abstinenz) und ihre Hintergründe im analytischen Dialog zu klären (Arbeitsbündnis). Diese Fähigkeit, regressives Erleben zuzulassen und es gleichzeitig von einem beobachtenden Standpunkt aus zu betrachten, ist die therapeutische Ichspaltung. Sie ist an eine relativ reife Persönlichkeitsorganisation gebunden. Das erklärt, weshalb eine Behandlung von Patienten auf niederem Strukturniveau schwierig ist, weshalb die gemeinsame Reflexion oft versagt und die Deutung eines Verhaltens als Kritik und Kränkung erlebt wird.

Die therapeutische Ichspaltung ist die Grundvoraussetzung für eine wirksame Psychoanalyse. Sie ist eine Funktion, die sowohl den Analytiker als auch den Analysanden betrifft.

- *Die therapeutische Ichspaltung des Analytikers* gewährleistet, dass die psychoanalytische Behandlung ein lebendiger, wirklicher Prozess ist, an dem er erlebend beteiligt ist. Sie schützt ihn davor, die Grenzen der Abstinenz zu überschreiten, und bewahrt ihn zugleich davor, dass die Analyse zu einem nur rationalen Geschehen verflacht. Die Kunst des Analysierens besteht darin, am Geschehen beteiligt zu sein und dieses zugleich zu beobachten. Der Analytiker lässt sich in die Inszenierung der inneren Welt der Analysanden einbeziehen und stellt sich zur Objektverwendung zur Verfügung, um dann aber wieder aus der Szene herauszutreten und sie zusammen mit dem Analysanden zu betrachten. Dieser Positionswechsel ist das Merkmal der psychoanalytischen Haltung.
- *Die therapeutische Ichspaltung des Analysanden* gewährleistet, dass er sich außerhalb der analytischen Situation in seinem Leben autonom (»erwachsen«) verhalten und innerhalb der Analyse in kindliche Erlebnisweisen regredieren kann. Dieses auf den analytischen Prozess begrenzte regressive Erleben wird als *Regression im Dienste des Ich*[449] bezeichnet. Wenn diese Fähigkeit verlorengeht, entsteht die Gefahr, dass der Analysand davon abhängig wird, dass die kindhaften Bedürfnisse tatsächlich vom Analytiker befriedigt werden. Eine solche unglückliche Entwicklung wird als *maligne Regression*[450] bezeichnet und ist die wichtigste Gefahr bei unsachgemäß durchgeführten Psychoanalysen. Diese Gefahr entsteht nicht selten, wenn Patienten mit einer Entwicklungspathologie in der Behandlung in einen regressiven Prozess gelangen. Aus diesem Grund werden analytische Behandlungen bei diesen Patienten strukturorientiert modifiziert (Kap. 17.2.2).

Psychoanalytischer Prozess und therapeutische Regression

Die Beziehung zwischen Analysand und Analytiker ist im Verlauf einer Analyse Veränderungen unterworfen und unterliegt einem Entwicklungsprozess, der als *psychoanalytischer Prozess* bezeichnet wird. Dieser wird durch die psychoanalytische Methode, speziell durch den Rahmen und die Regeln, das Angebot einer intensiven Beziehung und die Bearbeitung von Widerständen gegen Beziehungsängste in Gang gesetzt. Diese Faktoren bewirken, dass im Erleben der Analysanden eine therapeutische Regression entsteht, die sich darin äußert, dass sie in der analytischen

449 Kris (1935)
450 Balint (1968)

Situation regressiver, d. h. stärker vom Irrationalen geleitet erleben als im Alltag.

Die *therapeutische Regression* ist eine Manifestation des Unbewussten. Durch sie werden verdrängte Erlebnisse, Reaktionen, Einstellungen und überholte kindliche Bedürfnisse lebendig und in aktuelle Beziehungen hineingetragen. Der Analytiker bekommt dabei eine ungewohnt starke Bedeutung für die Analysanden. Dadurch können ihre unbewussten Beziehungsmuster und die Erfahrungen aus früheren Beziehungen auf den Analytiker übertragen werden. Damit entfaltet sich auf der Bühne der psychoanalytischen Beziehung eine innere Welt, die im Alltagserleben verborgen bleibt.

Es ist aber zu beachten, dass Übertragungsmanifestationen (z. B. die Wut auf den Analytiker) bewusste Erlebnis- und Verhaltensweisen darstellen, die das Unbewusste nur in verhüllter Form zum Ausdruck bringen (in diesem Fall z. B. einen gekränkten Stolz). Das ist ähnlich wie bei einem latenten Traumgedanken, der im manifesten Traum verborgen ist. Diese Manifestationen müssen also in Hinblick auf ihren unbewussten Gehalt entschlüsselt werden, um das Unbewusste zu erfassen.

Der Wahrnehmung und dem Verständnis der Übertragung stehen unbewusste Abwehrbewegungen entgegen, die man Übertragungswiderstand nennt (Kap. 10.2.9). Sie haben ihre Wurzel darin, dass das Übertragungserleben oft mit beschämenden Erlebnissen, mit Schuldgefühlen, mit peinlichen Phantasien, bedrückenden Empfindungen und kränkenden Erinnerungen verbunden ist. Die Bearbeitung dieser Widerstände ist oft schmerzlich. Wenn es aber gelingt, sie aufzuklären und die darin enthaltenen Übertragungen und Beziehungsmuster zu bearbeiten, bewirkt der analytische Prozess eine Nachreifung der Persönlichkeit.

Der Verlauf des analytischen Prozesses ist von vielen Faktoren abhängig und schwer voraussagbar. Maßgebliche Faktoren sind

- *Vorerfahrungen,* die ein Analysand in die Analyse mitbringt, also seine Lebensgeschichte: Ein Minimum an »guten« Erfahrungen mit anderen Menschen ist die Voraussetzung dafür, dass die Beziehung zum Analytiker – auch in Phasen aggressiver Auseinandersetzungen – hilfreich erlebt werden kann;
- *Übertragungen*, d. h. die Art und Weise, wie ein Analysand seine Beziehungserfahrungen in der Analyse in Szene setzt: Ob er die Beziehung nutzt, um eine traumatisierende Erfahrung mit dem Analytiker zu wiederholen (Übertragung im engeren Sinne), oder ob er sich gegen die Wiederholung seiner Erfahrungen wehrt (Übertragungswiderstand);
- *Gegenübertragungen*, d. h. was der Analysand mit seiner Übertragung im Analytiker bewirkt: Ob der Analytiker sich den Reaktionen in seinem inneren »Resonanzraum« unbefangen öffnen kann (Gegenübertragung) oder ob er sie aus persönlichen Gründen abwehren muss (Gegenübertragungswiderstand). Davon hängt es ab, ob er die Inszenierungen des Patienten zutreffend entschlüsseln kann;
- *Verlaufsereignisse:* Welche aktuellen Ereignisse im Leben des Analysanden während der Zeit seiner Analyse auftreten, wie er die Erfahrungen der Analyse in sein Leben einbezieht usw.

16.2.4 Analysieren

Analysieren bedeutet, Verhalten und Erleben in Hinblick auf unbewusste Hintergründe und Motive zu untersuchen, zu verstehen und daraus entwicklungsfördernde Interventionen abzuleiten. Diese bestehen in Deutungen und im entwicklungsfördernden Umgang mit der therapeutischen Beziehung.

Deutungen (Kap. 16.2.5) sind die spezifischen Interventionen im psychoanalytischen Dialog in der Analyse der Konfliktpathologie. In Deutungen formuliert der Analytiker sein Verständnis der unbewussten Prozesse. Deutungen sind also immer verbale Interventionen. Verbreiterung und Vertiefung der dadurch angestoßenen Einsicht und Erfahrungen geschehen in einem weiterführenden Prozess, der als *Durcharbeiten* bezeichnet wird.

Der *entwicklungsfördernde Umgang* (Kap. 16.2.6) vollzieht sich im *verbalen* und im *Handlungsdialog*. Aus dem Verständnis des Notwendigen leitet der Analytiker Interventionen ab, welche eine korrigierende Erfahrung vermitteln und Entwicklungsdefizite auffüllen (substituieren). Das Durcharbeiten geschieht in der anschließenden Reflexion des therapeutischen Geschehens. Diese Strategie ist spezifisch für die psychoanalytische Arbeit mit der Entwicklungspathologie.

16.2.5 Deuten[451]

Deutungen sind Interventionen, in denen der Analytiker mitteilt, wie er den Analysanden versteht, d. h. welche unbewussten Motive er in seinen Einfällen und seinen Inszenierungen erkennt. Sie enthalten Erkenntnisse, die über das Selbstverständnis des Patienten hinausgehen. Sie bewirken, wenn sie zutreffend und gut platziert sind und angemessen formuliert werden, Einsichten. Vor allem aber vermitteln sie die Erfahrung, verstanden zu werden – also ein verstehbares Wesen zu sein.

Der deutende Umgang mit den Äußerungen des Patienten und mit der therapeutischen Beziehung ist das Charakteristikum der Psychoanalyse. Suggestive Aspekte, Lernerfahrungen oder stützende Interventionen sind selbstverständlich nicht ausgeschlossen. Sie sind jedoch unspezifische Interventionen, die in den meisten Psychotherapieverfahren vorkommen. Im Rahmen einer Analyse haben sie die Aufgabe, mit dem Aufbau einer vertrauensvollen Beziehung die Grundlage dafür zu schaffen, dass psychotherapeutisches Arbeiten möglich ist, und den Boden für die psychoanalytische Deutungsarbeit vorzubereiten.

Der *Begriff Deutung* wird unterschiedlich weit definiert und verwendet. Im engeren Sinne meint man damit die unmittelbare verbale Mitteilung der Einsichten des Analytikers über die inneren Prozesse des Patienten. Diese Art der Deutung gilt als das Kernstück der klassischen psychoanalytischen Behandlungstechnik. Sie hat das Ziel, das Unbewusste aufzudecken und zu bearbeiten. In diesem Sinne gibt es eine klassische Deutungsstrategie:[452]

- Der erste Schritt ist die sog. *Konfrontation*, d. h. der Analytiker macht den Analysanden auf taktvolle und einfühlsame Weise auf ein bestimmtes, näher zu untersuchendes Phänomen aufmerksam, z. B. auf ein bestimmtes Verhalten (besonders rasches Reden, Schweigen usw.) in der Behandlungsstunde.
- Der zweite Schritt ist die *Klärung*. Durch Fragen kann z. B. geklärt werden, wie der Patient sich beim Schweigen fühlt, was ihm währenddessen durch den Sinn geht oder woran ihn sein Schweigen erinnert. Die Klärung kann Material zu Tage fördern, welches das Verständnis des Schweigens erleichtert. Dazu kann auch

451 Greenson (1973), Mertens (2009), Körner (2015)

452 Greenson (1973)

die Mitteilung des Analytikers gehören, wie das Schweigen wirkt und was es in ihm wachruft. Zur Klärung gehören alle Interventionen, die helfen, das Verständnis des Phänomens zu fördern.

- Der eigentliche erklärende Schritt ist dann die *Interpretation*. Der Analytiker kann dem Patienten mitteilen, wie er das Geschehen versteht. Er kann z. B. sagen, dass das Schweigen ihm helfen soll, Gefühle der Unsicherheit zu verbergen, die sich daraus ergeben, dass er den Analytiker besonders anspruchsvoll findet.

Deuten als Beziehungsprozess

In einem weiteren Sinne wird das Deuten als ein Prozess aufgefasst, der durch das gemeinsame Nachsinnen über die innere Welt des Patienten und seine Beziehungen, insbesondere auch über die Übertragung, gekennzeichnet ist. Bei dieser Auffassung ergibt sich Einsicht als Ergebnis der gemeinsamen Bemühung, während explizite Deutungen, die vom Analytiker stammen, Ausnahmen sind.

Das Konzept des *Deutens als Beziehungsprozess* ist ein neuerer Ansatz, der sich unter dem Einfluss der intersubjektiven Wende[453] immer stärker durchsetzt. Der intersubjektive Ansatz fasst die analytische Situation als eine Ko-Konstruktion auf, an der die beiden Beteiligten zusammenwirken, wenngleich der Analytiker eine spezifische Fachkompetenz hat, um den Prozess zu leiten. Wenn man sich an diesem Konzept orientiert, ist auch die Erarbeitung von Verständnis ein Zusammenspiel. Es ist das Ergebnis des gemeinsamen *Spielens mit dem klinischen Material*, wobei beide ihre Einfälle einbringen können. Die gemeinsame Erfahrung und das daraus abzuleitende Verständnis ist danach wichtiger als die Aufdeckung des »Eigentlichen«.

453 Altmeyer u. Thomä (2006), Ermann (2014)

Vorrangig geht es dabei natürlich um die Einfälle und Empfindungen des Analysanden. Aber auch die Gegenübertragungen sind nicht tabu und können nach Maßgabe der selektiven Abstinenz (Kap. 16.2.1) mit eingebracht werden. Außerdem wird man sich an den Reaktionen des Patienten orientieren: Ob er sich in den Prozess involvieren lässt, ob er für selektive Mitteilungen der Gegenübertragung offen ist, ob man ihn mit eigenen Ideen erreicht und wie diese auf ihn wirken. Dabei kommt es mehr auf Stimmigkeit und Passung an als auf Logik. In diesem Sinne erfüllt das Deuten und das gemeinsame Reflektieren eine entwicklungsfördernde Funktion. Es regt die Selbstreflexion an und fördert mit dem Einblick in den anderen die Mentalisierung und das Selbstverständnis.

Deutungstypen

In der Psychoanalyse von Patienten mit einer Konflikt- oder einer narzisstischen Pathologie unterscheidet man verschiedene Deutungstypen[454]: Inhaltsdeutungen, Übertragungsdeutungen und Widerstandsdeutungen. Für Behandlungen der Entwicklungspathologie gilt diese Systematik zwar im Prinzip ebenso, doch muss man sich immer vergegenwärtigen, dass die Betonung der unbewussten Motivationen, Wünsche und Konflikte dort nicht im Fokus der Behandlung steht und dass das Konzept der Deutung dort hinter dem des entwicklungs- und strukturorientierten Umgangs mit der Übertragung in den Hintergrund tritt.

Inhaltsdeutungen

Inhaltsdeutungen betrachten ein Phänomen in dem Kontext, in dem es berichtet wird, und beschreiben seine unbewussten Hintergründe. Diese können z. B. in einem unbe-

454 Mertens (1990, Bd. 2)

wussten Anspruch, einem verdrängten Wunsch, einer Angst oder einem unbewusst erlebten Mangel bestehen. Je nachdem, ob der Analytiker seine Deutung auf die aktuelle Problematik begrenzt oder die Bedeutung im Zusammenhang mit der Lebensgeschichte beschreibt, unterscheidet man zwei Arten von Inhaltsdeutungen:

- *Aktualgenetische Inhaltsdeutung (Inhaltsdeutungen im Hier und Jetzt):* Der Patient berichtet z. B. von einem Streit mit seinem Chef, in dem er selbst unangemessen wütend geworden ist. Der Analytiker erkennt, dass ihn dabei ein Schamgefühl, von ihm selbst unbemerkt, veranlasst hat, sich aggressiv zu verhalten. Er deutet ihm seine Wut, mit der er sich womöglich in Schwierigkeiten gebracht hat, als Folge von Schamgefühlen, die er selbst wahrscheinlich gar nicht wahrgenommen oder vor sich selbst verleugnet hatte. Er deutet also den Inhalt des Berichtes in Bezug auf ein aktuell wirksames unbewusstes Motiv.
- *Genetische Inhaltsdeutungen:* Hier führt er den Inhalt auf eine frühere Erfahrung zurück: Der Analytiker erkennt z. B. in den Schamgefühlen ein Beziehungsmuster aus dem früheren Leben des Patienten, z. B. die Beschämung angesichts wiederholter bloßstellender Erfahrungen mit dem Vater. Er deutet ihm die aggressive Art, mit dem jetzigen Konflikt umzugehen, als einen Versuch, die Wiederholung der früheren Schamkonflikte zu vermeiden.

  Wenn dabei vorrangig auf die frühere Beziehungskonstellation zentriert wird, im oben stehenden Beispiel also auf die Wiederholung der Beziehung zum Vater in der Beziehung zum jetzigen Chef, dann kann man auch von *Außenübertragungsdeutungen* sprechen. »Außenübertragung« heißt dabei, dass die Übertragungen auf Personen außerhalb der analytischen Situation gerichtet werden, im Gegensatz zur Binnenübertragung, der »eigentlichen« Übertragung, die sich per Definition (s. unten) auf den Analytiker bezieht. In diesem Falle würde es sich also um eine Vaterübertragung auf den Chef handeln.

Inhaltsdeutungen helfen den Patienten, sich und ihr Verhalten und Erleben besser zu verstehen und anzunehmen. Sie sind die Hauptdeutungsform in der tiefenpsychologisch fundierten Psychotherapie (Kap. 17.3), in der nicht auf die Bearbeitung der (Binnen-) Übertragung fokussiert wird. In der analytischen Psychotherapie haben sie gegenüber den Übertragungsdeutungen eine nachrangige Bedeutung. Dort werden sie verwendet, um auf eine spätere Deutung der Binnenübertragung vorzubereiten oder Einfälle, die durch Übertragungsdeutungen wachgerufen werden, in Hinblick auf die Lebensgeschichte durchzuarbeiten.

Übertragungsdeutungen

Ist eine psychoanalytische Behandlung erst einmal in Gang gekommen und hat sich eine stabile Übertragungsbeziehung entwickelt, so wird in der Psychoanalyse das Material u. a. daraufhin untersucht, welche Bedeutung es im Übertragungskontext hat. Die leitende Frage ist dabei: Was will der Patient mir über unsere Beziehung sagen, indem er gerade jetzt gerade dieses Erlebnis berichtet? Welche Anspielung auf die (unbewusste) Übertragung ist darin enthalten? Ist die Bedeutung eines Phänomens in der Übertragung erkennbar geworden, dann wird sie dem Patienten in einer Übertragungsdeutung mitgeteilt. Prinzipiell bestehen dabei, ebenso wie bei der Inhaltsdeutung, zwei Möglichkeiten:

- *Aktualgenetische Deutung der Übertragung*[455]: Wenn die Übertragung im Hier

455 Gill (1979)

und Jetzt gedeutet werden soll, würde der Analytiker sein Hauptinteresse bei der Klärung des oben erwähnten Streites darauf ausrichten, welcher Aspekt der aktuellen Beziehung zwischen ihm und dem Patienten darin zum Tragen kommt, dass er ihm gerade jetzt von einem Streit erzählt. Hat er sich vom Analytiker beschämt gefühlt und wünscht nun unbewusst einen Streit, um seine Scham verbergen zu können, den er aber nicht wagt, weil er sich von ihm abhängig fühlt? So würde das aktuelle unbewusste Motiv für das Verhalten des Analysanden »in der Übertragung« durch eine Deutung, die solche Hintergründe von Einfällen beschreibt, herausgearbeitet, d. h. konstruiert werden.

- *Genetische Übertragungsdeutung:* Der Analytiker würde bei der genetischen Deutung der Übertragung sein Augenmerk darauf richten, welche frühere Beziehungserfahrung sich in der jetzigen Erfahrung mit ihm wiederholt, und einen Aspekt der Erlebnisgeschichte des Patienten rekonstruieren. Vorausgesetzt, er wäre mit Blick auf den oben erwähnten Streit einsichtig geworden, dass eine Angst vor Beschämung durch den Analytiker besteht, würde dieser ihm z. B. sagen, dass er die direkte Auseinandersetzung nicht wagte und den Umweg über den Bericht vom Streit mit dem Chef wählte, um sich nicht Gefühlen der Ohnmacht auszuliefern – Gefühlen nämlich, die seine Beziehung zum Vater in bestimmten Lebensphasen geprägt hätten. Es ist selbstverständlich, dass solche Deutungen nur sinnvoll sind, wenn es dafür konkrete Anhaltspunkte in den Erinnerungen des Patienten gibt und wenn sie durch ausführliche Klärungen genügend vorbereitet sind.

Übertragungsdeutungen sind das Charakteristikum der analytischen Psychotherapie bei der Konfliktpathologie und bei narzisstischen Persönlichkeiten. Heute wird das Material einer Behandlungssequenz im Allgemeinen zuerst im Hier und Jetzt der analytischen Beziehung bearbeitet und gedeutet. Die genetische Deutung der Übertragung dient der Vertiefung.

Von der Deutung der Übertragung im Hier und Jetzt wird die größte emotionale Beteiligung erwartet und insofern auch der stärkste verändernde Effekt, weil die kontextgespeicherten unbewussten Repräsentanzen auf diese Weise aktiviert und mit neuen Erfahrungen verschmolzen werden. Sie können dann in veränderter Form »neu abgespeichert« werden.[456]

Diese Sichtweise ist eine Veränderung gegenüber der Haltung in der klassischen Analyse. Wenn man Behandlungsberichte von Freud[457] liest, dann wird deutlich, dass damals die Rekonstruktion der Frühgeschichte eines Menschen durch genetische Deutungen ganz im Zentrum der Übertragungsanalyse stand, während die Deutung im Hier und Jetzt noch keine Rolle spielte.

Widerstandsdeutungen

Mit *Widerstand* wird das Bewältigungs- und Abwehrverhalten innerhalb der analytischen Situation bezeichnet (Kap. 16.2.9). In diesem Sinne ist das Konzept vor allem für das Verständnis der Konfliktpathologie und für narzisstische Patienten nützlich. Sie können z. B. ausführlich von lange vergangenen Ereignissen berichten, während es im aktuellen Leben brennende Probleme gibt. Der Analytiker kann auf diese Merkwürdigkeit aufmerksam machen und schließlich deuten, dass sie sich mit der Vergangenheit beschäftigen, weil sie sich für bestimmte Schwierig-

456 Pfeiffer u. Leuzinger-Bohleber (1986)
457 Der »Rattenmann« (1909), der »Wolfsmann« (1918)

keiten schämen, in die sie jetzt geraten sind. Er versteht dann den Bericht als Abwehr von Schamgefühlen im Hier und Jetzt.

Widerstandsdeutungen haben in der psychoanalytischen Behandlung dieser Patienten eine große Bedeutung, weil sie sich auf das Hier und Jetzt beziehen und damit eine starke emotionale Wirkung entfalten. Bevor die aktualgenetischen Übertragungsdeutungen in das Zentrum rückten, waren es die Widerstandsdeutungen, von denen man die stärkste Veränderung erwartete. So galt in der Psychoanalyse um 1950 die technische Regel, den Widerstand stets vor dem Inhalt zu deuten. Diese Haltung lässt den Analytiker allerdings überaus eindringend und kontrollierend erscheinen und wird heute nicht mehr als verbindlich betrachtet.

Das Konzept des Widerstandes basiert auf der Vorstellung, dass unbewusste Affekte, Motive und Konflikte abgewehrt werden. Damit ist die Gültigkeit dieses Konzeptes eng auf die Konfliktpathologie und die narzisstische Pathologie begrenzt. Bei der Entwicklungspathologie beruhen die Hindernisse, die sich in der Behandlung darstellen, im Allgemeinen auf ichstrukturell begründeten Unfähigkeiten und Defiziten. Diese erfordern einen andersartigen Umgang, wie in Kap. 16.2.9 gezeigt werden wird.

Deuten und Durcharbeiten

Eine richtige Deutung muss gut vorbereitet sein, den rechten Zeitpunkt haben, inhaltlich zutreffend sein und berücksichtigen, ob der Patient sie voraussichtlich auch annehmen kann. Das gilt insbesondere für Patienten mit einer Entwicklungspathologie, die sich durch Deutungen in ihrer Fähigkeit, über sich nachzudenken, überfordert fühlen können. Dem ist jedoch entgegenzuhalten, dass das gemeinsame Nachdenken über das Unbewusste, das einen Deutungsprozess markiert, die selbstreflexiven Funktionen anregt und Mentalisierungsprozesse fördert. Das geschieht allerdings nur, wenn Deutungen ein gemeinsames Verstehen implizieren und nicht Setzungen von außen sind, die den Patienten überwältigen. Wie bereits zuvor im Zusammenhang mit der intersubjektiven Konzeption des Deutens erwähnt, bietet sich die Idee eines gemeinsamen Spiels mit dem Material dafür als nützliches Konzept an.

Einzelne Deutungen können in der Regel keine dauerhaften Veränderungen bewirken. Die Aufarbeitung lebensgeschichtlich verwurzelter Konflikte erfordert meistens einen langen Zeitraum, in dem die Konfliktdynamik sich immer wieder in neuer Gestalt durchsetzt und auch in der Übertragung darstellt. Dadurch werden auch immer wieder neue Widerstände hervorgerufen. Sie müssen stets von Neuem aufgedeckt und bearbeitet werden. Nur so können Einsichten errungen und im Erleben verankert werden. Dieser Prozess wird als *Durcharbeiten*[458] bezeichnet. Er bewirkt letzten Endes die Veränderungen in der Persönlichkeit, die zur dauerhaften Symptombeseitigung erforderlich sind.

Modellvorstellung über die Wirkung von Deutungen[459]

Einfälle sind Informationen, die während des Assoziierens aus den Gedächtnisspeichern abgerufen werden. Das geschieht unter der Einwirkung von Reizen, welche durch aktuelle Eindrücke oder durch die Interventionen des Analytikers erzeugt werden. Durch die Entspannung in der Behandlung, durch die Anwesenheit einer zugewandten Person und schließlich durch das Assoziieren wird eine therapeutische Regression hervorgerufen. Sie bewirkt, dass diese Informationen in dem

458 Freud (1914a)

459 Vgl. die neueren Vorstellungen über die neurowissenschaftlichen Grundlagen der psychoanalytischen Gedächtnistheorie in Koukkou u. a. (1998)

emotionalen und kognitiven Kontext auftauchen, in dem sie ursprünglich abgespeichert oder letztmals überarbeitet worden sind. Wenn diese Informationen und ihr Kontext nun in der Behandlung neu aufgerufen werden, werden sie mit den Informationen und dem Kontext der aktuellen Behandlungsstunde in Verbindung gebracht und mit ihnen verschmolzen. Dadurch entsteht eine neue Information, welche im Gedächtnis abgelegt wird und die ursprüngliche Information überschreibt.

Aufgrund klinischer Beobachtungen über die Wirksamkeit von Deutungen kann man annehmen, dass diese Art der Überarbeitung durch ein emotional bedeutungsvolles Klima in der Behandlungsstunde gefördert wird, das dem früheren ähnelt, ihm aber nicht gleicht. Der Unterschied zwischen dem früheren und dem aktuellen Kontext scheint der entscheidende Wirkfaktor für Veränderungen zu sein.

16.2.6 Korrektive Erfahrung

Das Erleben und die Verinnerlichung einer entwicklungsfördernden Beziehung ist eine **korrektive Erfahrung**, die in einer gelingenden Analyse vermittelt werden kann. Sie ist neben der Aufdeckung und Bearbeitung unbewusster psychischer Prozesse die zweite Säule der psychoanalytischen Methode, die vor allem in der Behandlung der narzisstischen und der Entwicklungspathologie zum Tragen kommt. In der Behandlung vermittelt sie sich im *Handlungsdialog*. Er wirkt strukturverändernd und nachreifend, wenn die korrektive Erfahrung als solche angenommen und verinnerlicht werden kann, wozu allerdings intensive Beziehungen und lange Zeiträume erforderlich sind.

Dass Psychoanalyse keine reine Deutungskunst ist, hat Freud[460] schon im Zusammenhang mit dem Durcharbeiten erkannt. Aber er hat dem notwendigen entwicklungsfördernden Umgang mit der Übertragung und der nicht-deutenden Aktivität des Analytikers in seinen technischen Schriften keine besondere Bedeutung beigemessen. Diese Dimension der psychoanalytischen Technik ist daher über lange Zeit nicht systematisch weiterentwickelt worden. Es scheint, dass der aktive Beitrag des Analytikers zum Gelingen der Analyse mit dem Ideal eines rein rezeptiven, unsichtbaren Analytikers sogar über lange Zeit ein Tabuthema bei der Diskussion über die Technik gewesen ist und dass die frühen Ansätze (▼ Übersicht) deshalb nicht aufgegriffen und weitergeführt wurden.

Nicht-deutende Behandlung und der Handlungsdialog[461]

Die korrektive Erfahrung beruht auf dem *Umgang mit der psychoanalytischen Beziehung*. Dabei ermöglichen therapeutische Funktionen wie Halten, Anerkennen und Spiegeln der inneren Situation, aber auch die spontane szenische Beziehungsgestaltung aus dem Unbewussten heraus, eine heilsame Erfahrung. Das geschieht vor allem durch den nicht-sprachlichen Austausch von Beziehungsbotschaften *(Enactment)*[462] im *Handlungsdialog*[463].

Solche Botschaften äußern sich im vorsprachlichen Verhalten wie Mimik, Gestik, Tonfall, Zeitpunkt von Interventionen, in allgemeinen Haltungen wie Strenge oder

460 Freud (1914a)
461 Klüwer 1983, Stern u.a. 1998; vgl. ausführlicher meine Ausarbeitung in Ermann (2005c, 2016)
462 Mc Laughin (1991)
463 Klüwer (1983)

Stationen und Ansätze der nicht-deutenden Technik

- **Freud** erwähnte um 1920 gelegentlich die Handhabung der Übertragung als Element der Technik.
- **Sandor Ferenczi** belegte mit seinen »technischen Experimenten« (1920–35) die Notwendigkeit, Retraumatisierungen durch eine *aktive Technik* zu vermeiden und den Patienten mit Takt und Offenheit zu begegnen.
- **Alice Balint** würdigte Ferenczis Arbeit und hob hervor, dass die Gestaltung der aktuellen Beziehung durch das Benehmen des Analytikers auf das unbewusste Kind im Patienten Einfluss nimmt.
- **Franz Alexander** betonte um 1940 die Bedeutung der *korrigierenden emotionalen Erfahrung* mit dem Analytiker. Er sah den Kern der Neurosen jedoch nach wie vor im Bereich des Ödipuskomplexes.
- **Michael Balint** vertrat um 1950 die Auffassung, dass die Schaffung einer geeigneten Atmosphäre für den Patienten durch den Analytiker ein wichtiges Mittel ist, um eine *entwicklungsfördernde Objektbeziehung* bereitzustellen.

  Später (1968) beschrieb Balint die Regressionsebene der *Grundstörung*, auf der Worte nicht als solche, sondern als Handlungen erlebt werden. Deutungen sind in diesem Regressionszustand auf der kognitiven Ebene daher unwirksam. Er betonte die Notwendigkeit, eine leistungsfähige Beziehung zu schaffen, welche eine Wiederbelebung und Ausheilung des primären Mangels erlaubt.
- **Donald W. Winnicott** entwickelte um 1970 das Konzept der *Holding Function*: Er sah die wichtigste Aufgabe bei der Behandlung früher Störungen im geduldigen Zuwarten und im Angebot eines Ermöglichungsraumes *(»potential space«)*, in dem sich der Analytiker als Objekt für Neuerfahrung verwenden lässt *(Objektverwendung)*.
- In der Schule von Melanie Klein entwickelte **Wilfried Bion** auf der Basis des Konzeptes der projektiven Identifizierung die Vorstellung, dass der Analytiker als *Container* für die abgespaltenen, verfolgenden Gefühle und Phantasien seiner Patienten dient und diese durch Bearbeitung seiner Gegenübertragung entgiftet und in veränderter Form zurückgibt (*Alphafunktion* des Analytikers) (Kap. 2.2.2).
- In Deutschland entwickelte **Rolf Klüwer** um 1980 das Konzept des *Handlungsdialogs*, um die prozeduralen Austauschprozesse zu beschreiben, die vornehmlich auf der vorsprachlichen Ebene stattfinden. Dieses Konzept legitimiert die Verstrickung in die Übertragungs-Gegenübertragungs-Dynamik, um sie durch Selbstreflexion zugänglich zu machen. Die Idee dahinter ist die Absicht, implizite Beziehungserfahrungen bewusst werden zu lassen und ihre Mentalisierung durch Versprachlichung und Reflexion zu fördern.
- **Mc Laughin** konzipierte diese Art der entwicklungsfördernden Kommunikation auf der Handlungsebene um 1990 aus intersubjektiver Sicht als *Enactment*
- **Daniel Stern** und seine Bostoner Arbeitsgruppe belegten durch Mikroanalysen die Wirksamkeit solcher Enactments anhand der Untersuchung von *Now Moments*, in denen der Analytiker sich spontan »unanalytisch« verhalten hatte.

Nachlässigkeit, im Umgang mit Rahmen und Regeln u. v. a. Sie sind auch in verbalen Interventionen enthalten, die an sich als explizite Deutungen gemeint sind, aber von narzisstischen und niederstrukturierten Patienten vor allem auf der Beziehungsebene erlebt und auf dieser Ebene von ihrem impliziten Beziehungsgehalt her aufgenommen werden: »Mein Analytiker kritisiert mich«, »Er mag mich«, o. a.

Auf dieser Regressionsebene steht der Beziehungsprozess und der prozedurale Gehalt von Interventionen im Vordergrund: Fürsorge, Sympathie, Ablehnung, Unterstützung, Halt, Verstandenwerden usw. Durch die Integration solcher Erfahrungen werden Entwicklungsdefizite, die durch frühe entwicklungshemmende Erfahrungen entstanden sind, gemildert oder können überwunden werden. Die früheren können durch korrigierende neue Erfahrungen überschrieben werden.

Diese prozeduralen Austauschprozesse vollziehen sich überwiegend spontan und unbewusst. Damit sie therapeutisch nutzbar werden, ist die Beachtung und Bearbeitung der Gegenübertragung von größter Bedeutung. Der innere Kampf des Analytikers um die Bewältigung einer negativen Gegenübertragung wird von seinen Patienten subliminal erspürt und stellt als Mitteilung von Zuwendung und Wertschätzung eine massive Stärkung des Selbstwertgefühls seiner Patienten dar.

Entwicklung der impliziten Behandlungstechnik

Mit der Ausbreitung der Objektbeziehungstheorie und der Selbstpsychologie wurde deutlich, dass die »neuen« Patienten aus einer rein interpretativen Psychoanalyse wenig Gewinn ziehen und dass ihre Entwicklung viel mehr durch implizite Beziehungsbotschaften wie Konstanz der Beziehung und Erleben von Geduld, Einfühlung und Verständnis gefördert wird als durch die eigentliche Einsicht. In der Folge wurde die psychoanalytische Methodik seit den 1950er Jahren vor allem für Patienten mit strukturellen und narzisstischen Störungen schrittweise modifiziert, indem nicht-deutende Techniken zunehmend in die Behandlungstheorie einbezogen und bisweilen in den Vordergrund gerückt wurden. Auf diese Weise entwickelte sich die *implizite Behandlungstechnik.*[464] Sie bildet einen Gegenpol zu der interpretativen expliziten Behandlungskonzeption.

Seither bilden die klassische Einsichtstherapie und die neuere Therapie der emotionalen Erfahrung die beiden Pole der Behandlungstheorie.[465] Erstere ist nach wie vor die Domäne der Analyse von klassischen Neurosen, d. h. einer Konfliktpathologie auf höherem und z. T. mittlerem Strukturniveau, letztere die der Behandlung der Entwicklungspathologie, d. h. der sog. frühen und narzisstischen Störungen.

Obwohl die Pole nach wie vor erkennbar sind, vollzieht sich mit dem *Konzept der hilfreichen Beziehung*[466] eine gewisse Integration. Einerseits werden Deutungen in der Erfahrungstherapie als Schlussstein begriffen, der das Verstandenwerden als Kernstück des entwicklungsfördernden Umgangs mit der analytischen Beziehung konkretisiert, andererseits wird anerkannt, dass Einsicht nur in einem verstehenden Klima Wirkung entfalten kann.[467]

Heute hat die Auffassung Verbreitung gefunden, dass die entwicklungsfördernde nicht-deutende Aktivität in jeder psychotherapeutischen Behandlung einen wichtigen Stellenwert hat. Dabei geht es weniger darum, explizite Deutungen durch die nicht-interpretative Aktivität vorzubereiten. Es ist vielmehr umgekehrt: Deutungen im Sinne von zutreffenden Beschreibungen von unbewussten Zuständen und ihren Wurzeln sind vielmehr das Ergebnis und die Konkretisierung einer verstehenden, haltenden Interaktion. Sie können durch die Verbalisierung auf eine sprachliche Ebene gehoben werden. Dadurch werden sie bewusst und können

464 Vgl. ausführlicher meine Ausarbeitung in Ermann (2005c, 2016)
465 Cremerius (1979)
466 Luborski (1976), Ermann (1993)
467 Ermann (1993)

auch die Mentalisierung archaischer Selbstzustände vorantreiben.

Modellvorstellung über die Wirkung der nicht-deutenden impliziten Behandlungstechnik[468]

Mit der therapeutischen Regression entsteht die Tendenz, Beziehungen nicht nur zur Reinszenierung der reaktualisierten pathogenen Beziehungsmuster zu verwenden, sondern auch zu deren Reparatur. Wenn die Regression bis zum zentralen Fixierungspunkt der Entwicklung, der Grundstörung[469], zurückgeht, kann das blockierte Entwicklungspotenzial aktiviert und für eine nachholende progressive Entwicklung genutzt werden (▼Übersicht). Das kann allerdings nur unter der Voraussetzung geschehen, dass sich die ursprünglichen pathogenen Erfahrungen in der aktuellen Beziehung nicht wiederholen. Die Nachentwicklung vollzieht sich in konkreten Beziehungen. Der regredierte Analysand richtet seine unbewussten psychischen Aktivitäten auf den Analytiker als realer Anderer und vergleicht die jetzige mit der pathogenen Beziehungsstruktur. Die Wahrnehmung eines Unterschiedes zwischen der verinnerlichten und der aktuellen Beziehungserfahrung ist ein Stimulus, der die alte Erfahrung verflüssigt und mit der neuen in Verbindung setzt, um die Synthese als korrigierte Erfahrung zu verinnerlichen. Alte pathogene Erfahrungen werden auf diese Weise durch Neuerfahrungen überschrieben.

Elemente der nicht-deutenden impliziten Behandlungstechnik

- *Ermöglichung der Regression* in den Bereich der primären Mangelerlebnisse und frühen entwicklungshemmenden Beziehungserfahrungen
- Angebot einer *von der Übertragungserwartung abweichenden Beziehungserfahrung* mit dem Ziel, das Scheitern in der frühen Mutter-Kind-Beziehung durch korrigierende Erfahrungen zu reparieren
- *Vermeidung der Fixierung der pathogenen Strukturen* und Beziehungsmuster durch eine aktive Haltung bzw. durch einen Umgang mit der analytischen Beziehung, welcher die Übertragungserwartungen nicht bestätigt:
  - Vermeidung von Entbehrungen, selektive Befriedigung von Beziehungswünschen der regredierten Patienten nach Maßgabe der selektiven Abstinenz
  - Vermeidung von emotionaler Distanz, Eingrenzung der Abstinenz zu Gunsten von emotionaler Präsenz
- *Abwehr und Widerstände* werden als derzeit mögliche Bewältigung von Defiziten und zur Selbst-Objekt-Regulation anerkannt und damit indirekt positiv konnotiert.
- Gewahrsein, dass *Deutungen als Verbalhandlungen* erlebt werden (»Handlungsdialog«). Sie können (insbesondere als Trieb-, Abwehr- oder Widerstandsdeutungen) den Entwicklungsprozess stören und sind dann schädlich. Das entwicklungsfördernde Potenzial von Deutungen ist ihre prozedurale Funktion, eine bisher noch nicht erlebte Objektbeziehung bereitzustellen.

468 Vgl. ausführlicher meine Ausarbeitung in Ermann (2005c)
469 Balint (1968)

Der Analytiker ist auf zwei Weisen an diesem Prozess beteiligt:

- *Der aktive Beitrag des Analytikers:* Er stellt mit seinem Verhalten eine Beziehungsstruktur bereit, die sich genügend von den pathogenen Repräsentanzen der Patienten unterscheidet. Dazu verwendet er die nicht-deutenden Techniken, aber zu gegebener Zeit auch Deutungen, in denen sich das Verstehen konkretisiert.[470]
- *Der passive Beitrag des Analytikers:* Er lässt den Analysanden mit sich experimentieren, lässt ihn gewähren, steht zu alternativen Formen der Objektverwendung zur Verfügung und verfolgt als teilnehmender Begleiter die Entwicklungsschritte. Dabei bietet er sich nicht aktiv an, drängt sich nicht auf, sondern hält sich bereit und beschränkt sich darauf, sich und einen Ermöglichungsraum zur Verfügung zu stellen.[471]

Entwicklungsfördernde nicht-deutende Techniken

Es gibt zahlreiche nicht-interpretative Konzepte, die heute in der analytisch begründeten Psychotherapie Anwendung finden. Dabei gibt es einige Analytiker, die eine duale Behandlungstechnik verfolgen und je nach Strukturniveau und Krankheitsbild alternativ einsichtsorientiert oder erfahrungsorientiert arbeiten. Andere folgen einem integrativen Behandlungsansatz und variieren den Anteil von Deutungs- und Beziehungsarbeit im Einzelfall je nach Tiefe der Regression und Aktualisierung bestimmter Entwicklungspositionen. Die bedeutendsten Konzepte der nicht-deutenden Technik sind:

- *Erfahrungsorientierte Handhabungen der Übertragung*: Vermittlung von Neuerfahrung durch den Umgang mit den Patienten und der Beziehung als Alternative zur Übertragungserwartung sowie Vermeidung von Frustration und Retraumatisierung durch Versagung und Zurückweisung.
- *Holding und Handling:* Damit früh gestörte Patienten in den Bereich ihrer Grundstörung regredieren können, stellt der Analytiker eine haltende Umgebung *(Holding Environment)*[472] bereit, die gewährt und zulässt. Er vermeidet Forderungen, z. B. die Einhaltung einer Grundregel oder Einsicht in Deutungen. Damit wird ein Ermöglichungsraum geschaffen, in dem die verinnerlichten Ängste überwunden werden und der Patient seine bis dahin nicht entwickelten Möglichkeiten entfalten kann.
- *Containing:* Der Analytiker dient dem Patienten als Empfänger für unverdaute, nicht integrierte Phantasien und Ängste.[473] Indem er diese in sich bewegt und mit eigenen Erfahrungen vergleicht und verbindet, gelangt er zu einem vertieften Verstehen. Damit verarbeitet er – gleichsam stellvertretend – die Projektionen des Patienten. Diesen Vorgang nennt man *Alphafunktion.* Er gibt sie in seinen Interventionen schließlich in veränderter Form zurück und verhilft dem Patienten zu einem veränderten Erleben seiner inneren Welt.
- *Funktion als Hilfsich:* Patienten mit Defiziten in der Ichstruktur können den Analytiker verwenden, um Defizite ihrer Ichfunktionen zu füllen und in Belastungen stabil zu bleiben. Diese Art der Objektverwendung beruht auf einer Identifikation, zu welcher der Analytiker sich aktiv

470 Thomä (1981)
471 Winnicott (1969)
472 Winnicott (1965)
473 Bion (1962)

anbieten kann[474] oder die er durch ein »Antworten«[475] fördern kann (vgl. Kap. 17.2.2). Diese Funktion steht im Zentrum der ichpsychologischen *strukturorientierten Behandlung*[476]. Sie umfasst basale Ichfunktionen wie Affektwahrnehmung und -differenzierung, planendes Denken, Selbst-Objekt-Differenzierung u.v.a. (Kap. 2.1.3). In der strukturorientierten tiefenpsychologisch fundierten Psychotherapie steht diese Art der Beziehungsgestaltung und der Funktion des Therapeuten im Zentrum der Behandlungsstrategie.[477]

Abgrenzung von stützenden und basalen Techniken

Entwicklungsfördernde nicht-interpretative Techniken werden leicht mit eklektischen stützenden oder unspezifischen basalen Techniken verwechselt.

- *Eklektische stützende Techniken* (Kap. 20.1) haben die Bewältigung aktueller Belastungen zum Ziel. Dem gegenüber ist der entscheidende Bezugspunkt der impliziten nicht-interpretativen analytischen Techniken ein entwicklungspsychologisch fundiertes empathisches Verständnis der augenblicklichen Erfordernisse des Patienten mit dem Ziel der Nachreifung, d.h. der Veränderung der Persönlichkeit.
- *Die basalen Techniken* (Kap. 15.1.1), z.B. der Aufbau einer vertrauensvollen, tragenden Beziehung, in der psychische und vegetative Entspannung möglich ist, gehören zu den selbstverständlichen Voraussetzungen einer jeden wirksamen Psychotherapie. Sie sind auch für den hier beschriebenen erfahrungsorientierten Ansatz notwendig, decken diesen Ansatz aber bei Weitem nicht ab.

Eine sachgerechtes Verständnis der nicht-interpretativen Interventionen beruht auf der Kenntnis, dass man eine korrektive Art der unbewussten Objektverwendung zwar ermöglichen und zulassen, nicht aber aktiv planen und herbeiführen kann. Hier geht es um Prozesse, die passieren und die man passieren lassen muss. Außerdem muss man bedenken, dass sie eine intensive und über längere Zeiträume laufende Behandlung erfordern, damit die Erfahrungen verstanden und integriert werden können. Das lässt sich nicht forcieren. Grundsätzliche strukturelle Reifungsschritte sind daher nur in langen Behandlungen möglich. Mit Recht wird im Rahmen einer tiefenpsychologisch fundierten Psychotherapie daher mit dem Fokus auf aktuellen psychosozialen Konflikten, mit umschriebenen Strukturdefiziten und mit begrenzten Zielen gearbeitet.

16.2.7 Übertragung, Übertragungsanalyse und Handhabung der Übertragung

Übertragung ist die Manifestation unbewusster Zustände und Repräsentanzen in aktuellen Beziehungen. Dieses Phänomen spielt in allen zwischenmenschlichen Beziehungen eine Rolle.

Übertragung in der Psychotherapie beschreibt *den unbewussten Anteil der therapeutischen Beziehung*. Dadurch werden Beziehungsrepräsentanzen und Prozesse wie Abwehr, Bewältigung und nicht mentalisierte Zustände und Erfahrungen der Analyse zugänglich.

---

474 Fürstenau (1977)
475 Heigl-Evers und Heigl (1988), Heigl-Evers u. Nitschke (1991)
476 Blanck u. Blanck (1974, 1979)
477 Rudolf (2004)

Die Übertragung ist das zentrale Konzept der Psychoanalyse als Wissenschaft und Behandlungstheorie. Sie wurde von Freud[478] bei der Behandlung hysterischer Patientinnen entdeckt. Er stellte fest, dass diese ihn unbewusst offenbar mit anderen Personen aus ihrer Geschichte verwechselten und dementsprechend behandelten, und erklärte das mit einer Verschiebung von Affekten und Triebwünschen aus früheren in die aktuelle Beziehung.

Diese *klassische* Übertragung kann man als *personal oder objektal* bezeichnen. Sie beruht auf subjektiven Zuschreibungen an den Analytiker. In ihnen wiederholen sich unbewusste Beziehungserfahrungen. Sie treten als unangemessene, nicht an der äußeren Realität orientierte Einstellungen im Erleben und Verhalten gegenüber dem Analytiker in Erscheinung. Unter dem Einfluss von Übertragungen wird die objektive Realität projektiv verzerrt. Freud sprach von »falschen Verknüpfungen«.[479] Die aktuelle Beziehung wird daher zu einer Neuauflage der verdrängten Erfahrungen und Beziehungsphantasien.

Hatte Freud diese Übertragungen zuerst als größtes Hindernis in der Behandlung betrachtet, so wurden sie aus der Perspektive der Neuauflage verdrängter Phantasien und Erfahrungen zu einem mächtigen Hilfsmittel bei der Rekonstruktion der verdrängten Objektrepräsentanzen. Daher stellt die Übertragungsanalyse eine der Säulen der psychoanalytischen Behandlungstheorie dar.

Neben dieser klassischen Übertragung richtet sich das Interesse heute auf präödipale Übertragungsformen. Sie treten als *narzisstische Selbstobjekt-Übertragungen* sowie als *modale oder prozedurale Übertragungen* in Erscheinung (▼Übersicht). Diese Konzepte werden unten erläutert.

478 Freud (1895a, 1900, 1905)
479 Freud (1895a)

Begriffe zum Übertragungskonzept

- **Die klassische Übertragung**
  Sie enthält Objekt- und Beziehungsrepräsentanzen aus der reifen Entwicklung. Diese sind im expliziten Gedächtnis semantisch in Form von Episoden gespeichert. Man kann sie genauer als *personale, objektale oder episodische Übertragung* bezeichnen.
- **Die narzisstische Übertragung**
  Hier erhält die Übertragung eine stabilisierende Selbstobjekt-Funktion. Daher synonym auch *Selbstobjekt-Übertragung*.
- **Die Übertragung von Selbstzuständen**
  Sie beruht auf projektiven Identifizierungen von/mit Zuständen (Modi), die im prozeduralen Gedächtnis präsemantisch codiert sind. Sie können als *modale oder prozedurale Übertragung* beschrieben werden.

Übertragung als Regression in Beziehungen

Die psychoanalytische Begegnung ist eine spezifische Herausforderung, die bewältigt werden muss. Dazu tragen mitgebrachte Erwartungen, Hoffnungen und Ängste bei, aber auch die spezifischen Vorgaben des Verfahrens: die für eine professionelle Beziehung ungewöhnliche Intensität und Intimität, alltagsferne Verfahrensregeln und das ungewohnte Setting. Sie prägen die analytische Situation und bewirken – das ist auch die Absicht des Verfahrens – eine *Regression*. Die Schwächung der Selbst-Objekt-Abgrenzung und die Zunahme projektiver Mechanismen im Rahmen der Regression ermöglichen erst die Übertragung und bewirken, dass sie sich deutlich entwickelt.[480] Die spezielle Vorgabe, das Erleben zu reflektieren statt es abzureagieren, bewirkt außerdem, dass die Übertragung in der Behandlung deutlicher wahrgenommen wird als im Alltag.

Im Zusammenhang mit der Übertragung sind zwei Komponenten der Regression hervorzuheben:

- *Die Regression in den Objektbeziehungen und in den Triebwünschen:* Sie bewirkt, dass überholte, also entwicklungsgeschichtlich frühere Bedürfnisse, Sehnsüchte und Beziehungserfahrungen aktiviert, auf den Analytiker übertragen und dadurch zugänglich werden. Dieser Aspekt war Freud wichtig, als er von »falschen Verknüpfungen« sprach. Er steht bei der *genetischen Übertragungsanalyse* im Vordergrund.
- *Die strukturelle Regression (Ichregression):* Sie betrifft psychische Funktionen wie z. B. das Denken und die Wahrnehmung, das Integrationsvermögen und die Abwehrprozesse. Unter der Wirkung der strukturellen Regression werden reife Funktionen aufgegeben und weniger reife treten hervor. So treten »frühe« Formen der Bewältigung, insbesondere Spaltung, Projektion und projektive Identifizierung, stärker in den Vordergrund und können bearbeitet werden. Dieser Aspekt rückt bei der *aktualgenetischen Übertragungsanalyse* in den Fokus der Behandlung.

Mit der Regression ist also eine Veränderung des Beziehungserlebens und der Verarbeitungsprozesse verbunden. Erfahrungen mit dem Analytiker werden in der Regression in den Modalitäten der früheren Persönlichkeitsorganisation (d. h. des kindlichen Erlebens) verarbeitet. Außerdem wird die Integration der Persönlichkeit aufgelockert. Der Analytiker wird unter der Wirkung solcher Übertragungen nicht nur so erlebt, wie er tatsächlich ist, sondern seine objektiven Verhaltensweisen werden unbewusst mit Erfahrungen aus früheren Beziehungen vermischt. Dabei muss man allerdings bedenken, dass Übertragungen von Objektbeziehungen nicht objektive Abbilder biografischer Ereignisse sind, sondern Spuren subjektiver Erfahrungen, die früher einmal im Modus der damaligen Wahrnehmung und Verarbeitungsmuster in die unbewusste Erinnerung Eingang gefunden haben und womöglich das ganze Leben lang überarbeitet wurden.

Je nachdem, in welchem Kontext Übertragungen beschrieben werden und auf wen sie sich richten, kann man zwei Manifestationsformen unterscheiden:

- Als *Binnenübertragung* kann man in einer psychoanalytisch konzipierten Behandlung die Übertragungen bezeichnen, die sich auf den Psychotherapeuten richten – also ganz in dem Sinne, in dem Freud das Übertragungskonzept für die psychoanalytische Behandlung gedacht hat. Diese Übertragungsform wird im Kontext der Psychotherapie meistens einfach »Übertragung« genannt. Wenn im psychotherapeutischen Zusammenhang von Übertragung gesprochen wird, ist also die Binnenübertragung gemeint.
- Als *Außenübertragungen* kann man die Übertragungsmanifestationen im Alltag, also z. B. in der Beziehung zum Partner oder zu Kolleginnen beschreiben. Sie enthalten ebenso wie die Binnenübertragungen wichtige Informationen über die innere Welt der Patienten. In der tiefenpsy-

480 Es wird in diesem Buch wiederholt darauf hingewiesen, dass ein regressionsförderndes Verfahren ein relativ reifes (höheres und mittleres) Strukturniveau voraussetzt, während für Patienten mit Strukturstörungen regressionsbegrenzende Modifikationen der Verfahren erforderlich sind (Kap. 16.2.2 und 16.3.2.2).

chologisch orientierten Psychotherapie ist die Klärung von Außenübertragungen eine Säule des Verfahrens (Kap. 17.3.1). Wenn z. B. eine Mutterübertragung auf die Partnerin erkannt und bearbeitet werden kann, dann ändert sich das Selbst- und Frauenbild betroffener Patienten und setzt neue Potenziale für die Umgestaltung und Weiterentwicklung der Partnerschaft frei.

Übertragung als Regression der Beziehung – die intersubjektive Sicht

Freud hat, dem positivistischen Denken seiner Zeit folgend, Übertragungen als ein *intrapsychisches Phänomen* konzipiert, das einen Zugang zur unbewussten inneren Welt der Patienten eröffnet. Dem zufolge war man in der Psychoanalyse bemüht, Übertragungen durch ein abstinentes Verhalten des Analytikers (Kap. 16.2.1) möglichst rein zu halten, um das Material für die Rekonstruktion der Kindheitstraumata nicht zu kontaminieren.

Heute weiß man, dass die Idee einer Abstinenz eine Illusion ist, weil jedes Verhalten, auch Nicht-Verhalten, Einfluss auf den anderen nimmt.[481] Daher betrachtet man Übertragungen heute als einen *intersubjektiven Prozess*, an dem Analysand und Analytiker gemeinsam beteiligt sind, und betrachtet das Ergebnis als Koproduktion, als gemeinsames Werkstück. Es gilt heute weitgehend als anerkannt, dass auch der Analytiker auf seine Patienten überträgt und dass auch Patienten Gegenübertragungen auf diese Übertragungen entwickeln. Der Analytiker ist jedoch geschult, seine Beteiligung zu reflektieren und daraus angemessene Konsequenzen für die Behandlung zu ziehen.

Aus *intersubjektiver* Sicht kann man Übertragungen daher nicht isoliert als ein Phänomen im Patienten betrachten. Die Begegnung wird durch die *Subjektivität des Therapeuten* mitgestaltet. Seine Persönlichkeit, sein Verständnis und seine Empathie bestimmen darüber, wie er mit dem Patienten umgeht, worauf er sein Augenmerk lenkt, welche Auswahl er aus dem Material einer Stunde trifft und wie er es kommentiert oder deutet. All das beruht auf rationaler Überlegung und intuitiver Entscheidung, wobei seine eigenen Übertragungen und seine Gegenübertragung mitwirken. Der Analytiker ist demnach ein aktiver Mitgestalter des Prozesses.[482]

Die *Eigenübertragung des Analytikers* ist ein schwieriges Thema, das ungern öffentlich erörtert wird. Dabei ist zu bedenken, dass der Analytiker im Behandlungsprozess ebenso wie seine Patienten einer Regression unterliegt. So kann es gar nicht anders sein, als dass die unbewussten und vorbewussten Voreinstellungen, mit denen er in eine Begegnung geht, aktiviert werden und diese auch mitbestimmen. Dazu gehören seine therapeutische Orientierung, seine Konzepte, sein Menschenbild, seine Beziehungserfahrungen, Ideale und Werte, seine Geschlechtsidentität und schließlich die Vertrautheit mit dem sozialen und kulturellen Hintergrund der Patienten. Insofern ist eine therapeutische Beziehung auch immer eine Begegnung mit sich selbst, die Selbstreflexion und Offenheit für das Eigene erfordert.

Ein angemessenes Verständnis für diese Dynamik kann man aus heutiger Sicht nur entwickeln, wenn man verschiedene Komponenten der Übertragung in einem interpersonellen Prozess in Betracht zieht (▼ Übersicht). Hier kommen die Gegenwart und die Geschichte der *beiden* Akteure zum Tragen: Als Übertragungen und Gegenübertragungen und als Widerstände gegen diese Übertragungsdynamik.

---

481 Orange u. a. (1997)

482 Thomä (1981)

Die Übertragungsmatrix aus intersubjektiver Sicht[483]

- *Die Übertragung des Patienten* als mitgebrachtes Organisationsmuster für das Erleben in der Behandlung
- *die Gegenübertragung des Analytikers*, mit der er darauf reagiert und antwortet
- *die Eigenübertragung des Analytikers*, die durch den Patienten in ihm angestoßen wird
- *die Gegenübertragung des Patienten* auf die Eigenübertragung des Analytikers

Außerdem ist zu bedenken, dass beide, Analytiker und Patient, Widerstände gegen das Erleben und die Wahrnehmung der Übertragungsmatrix entwickeln: *Übertragungs- und Gegenübertragungswiderstände.*

Meistens ist es aber kaum möglich, zwischen Eigenübertragung und Gegenübertragung klar zu unterscheiden, denn selbst wenn man – wie wir später (Kap. 15.2.7) sehen werden – zugesteht, dass die Gegenübertragung ein Produkt des Anderen im Selbst ist, so ist das Material, aus dem sie geformt wird, doch immer das eigene und bei konsequenter Untersuchung mehrfach determiniert: durch die aktuelle Begegnung *und* durch die persönliche Geschichte. Letztlich bilden die Elemente der *Übertragungsmatrix* eine dynamische Einheit.[484]

Klassifizierungen

Übertragungen bilden sehr verschiedene Aspekte der Psyche ab, die in der konkreten Begegnung aktualisiert werden. Sie haben verschiedene Inhalte und Qualitäten. Demzufolge gibt es eine Fülle von Möglichkeiten, Übertragungen zu klassifizieren, wobei heute die traditionelle auf den Patienten zentrierte Sichtweise der Übertragung als intrapsychisches Phänomen noch überwiegt (▾Übersicht).

Arten von Übertragungen

- **Binnenübertragung und Außenübertragung**
  Freud entdeckte die Übertragung als Projektion falscher Verknüpfungen auf den Analytiker. Übertragung ist demnach ein Phänomen der therapeutischen Beziehung. Er betonte aber auch, dass Übertragungen im Alltag in allen möglichen Beziehungen vorkommen. Die Unterscheidung zwischen therapeutischer und alltäglicher Übertragung kann man mit den Begriffen Binnen- und Außenübertragung erfassen.
- **Klassische versus narzisstische Übertragung**
  Zuerst beschrieb die Psychoanalyse personale Übertragungen nach dem Familienmodell und unterschied z. B. zwischen Vater-, Mutter- und Geschwisterübertragung. Dabei handelt es sich um die Übertragung von integrierten Objektrepräsentanzen, daher auch objektal genannt. Nachdem Kohut die Selbstobjekt-Übertragung als narzisstische Übertragungsform erkannt hatte, wurde die Unterscheidung zwischen klassischer und narzisstischer Übertragung erforderlich.

483 Aus: Ermann (2014, 2016)

484 Körner (1990)

- **Positive versus negative Übertragung**
  Je nach dem vorherrschenden Affekt hat schon Freud zwischen libidinösen (positiven) und aggressiv getönten (negativen) Übertragungsmustern unterschieden. Von der nicht anstößigen libidinösen Übertragung wird eine defensive, bisweilen dramatische Liebesübertragung abgegrenzt.
- **Positive Grundübertragung**
  Freud beschrieb eine mild-positive Grundübertragung. Sie stellt ein positives Element in der Behandlung dar. Sie sollte als »Vehikel« für die Analyse genutzt und nicht in Hinblick auf eine potenzielle Abwehr analysiert werden.
- **Übertragung von Instanzen**
  Wenn man nicht die Übertragung der Beziehungsmuster betrachtet, sondern die Abkömmlinge psychischer Strukturen bzw. Instanzen, dann kann man z. B. von einer Überich-Übertragung oder von einer Übertragung des Ichideals sprechen.
- **Affektübertragung**
  Affektübertragungen erfolgen im Rahmen der projektiven Identifizierung und haben Kommunikations- und Abwehrcharakter: So kann z. B. eine Angstübertragung ein sinnvoller Akt im Rahmen des Hilfesuchverhaltens sein, aber auch von der Angst befreien, indem diese externalisiert und in anderen untergebracht wird.
- **Übertragung der Abwehr**
  Anna Freud richtete das Augenmerk auf den möglichen Abwehrgehalt von Übertragungen. Bei der Übertragung der Abwehr entsteht ein gemeinsamer Widerstand, der z. B. in einer gemeinsamen Verleugnung zum Ausdruck kommen kann.
- **Teilobjekt- und Objektübertragung**
  Diese aus der kleinianischen Schule stammende Unterscheidung berücksichtigt das strukturelle Entwicklungsniveau. In der paranoid-schizoiden Position herrschen als Folge von Spaltungsprozessen Teilobjektübertragungen vor (z. B. die Übertragung der nährenden Mutterbrust), während es in der depressiven Position zur Integration zu »ganzen« Objekten und damit zu Objektübertragungen (personale/objektale sowie Selbstobjekt-Übertragungen) kommt.
- **Episodische Beziehungsübertragung versus Übertragung von Selbstzuständen**
  Die Unterscheidung zwischen dem episodischen und dem prozeduralen Gedächtnis und den zugehörigen Formen der Erinnerung führen zur Unterscheidung zwischen der klassischen personal-objektalen Übertragung als episodische Übertragung und frühen prozeduralen Übertragungen von archaischen Selbstzuständen als modale Übertragung.

Übertragung bei der Konfliktpathologie

Die Übertragung von Beziehungserfahrungen aus dem früheren Leben auf aktuelle Beziehungen bei Patienten, die das höhere oder mittlere strukturelle Entwicklungsniveau erreicht haben, ist die reifste Form der Übertragung. Es ist die Form, welche Freud beschrieben hat und die er in das Zentrum der psychoanalytischen Methode stellte.

Man spricht einfach von Übertragung oder, im präziseren psychoanalytischen Sprachgebrauch, von *personaler oder objektaler Übertragung* und meint damit die Übertragung einer neurotischen Objektrepräsentanz. Diese ist im Allgemeinen gut integriert, enthält die Vorstellung von »ganzen« Objekten und lässt die Selbst-Objekt-Abgrenzung gut erkennen (Kap. 4.4.2). Sie umfasst auch den dazu gehörigen Affekt und das Trieberleben, das zumeist den Kern der Konfliktpathologie ausmacht.

Im Prinzip kann jede frühere Beziehung auf jede heutige übertragen werden, auch unabhängig vom Geschlecht der beteiligten Personen. So werden Mutterübertragung, Vaterübertragung, Geschwisterübertragung usw. in der Beziehung zu ein und demselben Analytiker beobachtet. In der Praxis zeigt es sich, dass jeweils eine bestimmte Übertragungseinstellung für einige Zeit den analytischen Prozess beherrscht, bevor eine andere in den Fokus rückt.

Übertragung bei narzisstischer Pathologie

Ursprünglich wurde der Narzissmus für nicht analysierbar gehalten, weil Patienten mit narzisstischen Störungen keine personale objektale Übertragung entwickeln.[485] Man muss allerdings bedenken, dass man damals unter narzisstischen Störungen sehr schwere Erkrankungen wie Paranoia, Melancholie und Dementia praecox (d. h. die Schizophrenie) verstand, die man heute zu den Psychosen zählt.

Erst in den 1960er Jahren erkannte Kohut[486] in der narzisstischen Objektverwendung des Analytikers spezifische Übertragungsformationen, in denen die narzisstische Pathologie dieser Patientengruppe Ausdruck findet. Er sprach von narzisstischen oder *Selbstobjekt-Übertragungen* und beschrieb zunächst eine idealisierende Übertragung und eine Übertragung des Größenselbst. Später fügte er eine Zwillingsübertragung (Alter-Ego-Übertragung) hinzu.[487]

Die idealisierende Übertragung beruht auf einer Aktivierung der idealisierten Elternimago in der Behandlung. Diese gehört als Relikt der Fehlentwicklung des Selbst zur narzisstischen Pathologie. Diese Übertragung bezieht sich auf die Funktion des Anderen als idealisiertes Selbstobjekt (Kap. 4.3.3). Indem der Patient Aspekte der idealisierten Elternimago auf den Analytiker überträgt, stabilisiert er seine Selbstdefizite.

Narzisstische Patienten neigen dazu, den Analytiker als Selbstobjekt zu idealisieren, solange er seine bestätigende Funktion erfüllt, und zu entwerten, wenn er enttäuscht und in dieser Funktion versagt. Das Gegenstück zur idealisierenden ist daher eine *entwertende Selbstobjekt-Übertragung*, in welcher der Analysand sich enttäuscht vom Analytiker abwendet und ihn in seinen Phantasien »niedermacht«. Diese wird zumeist einfach »negative Übertragung« genannt.

Die Übertragung des Größenselbst zeigt die Suche nach Bestätigung des Größenselbst durch Selbstobjekt-Erfahrungen. Hier wird die Pseudounabhängigkeit in der Übertragung in Szene gesetzt und die Abhängigkeit vermieden. Der Analytiker wird herablassend behandelt und die psychoanalytische Begegnung wird entwertet. Aus traditioneller Sicht wird diese Konstellation als narzisstischer *Übertragungswiderstand* beschrieben.

Man unterscheidet drei Formen der Größenselbstübertragung:

- Die einfache *Spiegelübertragung:* Hier geht es um das Bedürfnis, vom anderen zur Stabilisierung des Selbst bewundert zu werden. Dabei erlebt der Patient sich, wenn diese Übertragung wirksam wird, in selbstverständlicher Übereinstimmung mit dem Analytiker.
- Die *archaische Spiegelübertragung* als Verschmelzung durch Erweiterung des Größenselbst: Der Analytiker wird dabei als Teil des Größenselbst wahrgenommen, mit dem eine narzisstische Verschmelzung (»wir gegen die Welt«) phantasiert wird.
- Die *Alter-Ego- oder Zwillingsübertragung*: Der Analytiker fungiert dabei als Abbild des Größenselbst des Patienten.

485 Freud (1910a)
486 Kohut (1971, 1977)
487 Kohut (1971, 1977)

Hier stabilisiert der Patient sich über das Erleben der Ähnlichkeit.

Diese von Kohut beschriebenen narzisstischen Übertragungsformen sind ein Ausdruck der Entwicklungsdefizite, in denen sich die pathogenen Erfahrungen der Patienten niedergeschlagen haben. Die Tatsache, dass sie in der Behandlung aufgerufen werden, macht eine gewisse Abwehr- und Bewältigungsfunktion deutlich, z. B. die Idealisierung als Abwehr von Schmerz. Daran knüpft sich die Diskussion, ob man sie nicht als Widerstand analysieren soll oder ob man besser die Nachentwicklung durch empathische Begleitung ermöglichen soll (Kap. 16.3.2).

In der Diskussion wird deutlich, wie eng die narzisstische Übertragung und Abwehrprozesse miteinander verbunden sein können. Wenn diese Prozesse im Dienste des Erkanntwerdens stehen und auf der kommunikativen Funktion der projektiven Identifizierung beruhen, rechnet man sie zur Übertragung; wenn sie hingegen der Selbstentlastung dienen, zählt man sie zur Abwehr.

Übertragungen bei der Entwicklungspathologie

Während die bisher beschriebenen Übertragungsformen erkennen lassen, dass sie auf integrierten Selbst-, Objekt- und Beziehungsrepräsentanzen beruhen, ist die Übertragung auf niederem Strukturniveau durch unintegrierte Repräsentanzen gekennzeichnet. Darin wird die Dynamik der Spaltungsabwehr der Borderline-Persönlichkeitsorganisation erkennbar (Kap. 4.2).

In dieser Form der Übertragung manifestiert sich ein früher Entwicklungsstand, der durch basale Bedürfnisse nach Halt, Bindung, Sicherheit u. a. im Zusammenhang mit der Selbst- und Beziehungsregulation gekennzeichnet ist. In der Behandlung werden basale Selbstzustände (Modi) aktiv, die das Scheitern dieser Regulationsprozesse begleiten und als Hilflosigkeit, Leere, Wut, Erregung u. a. die Beziehung beherrschen. Sie sind im Unbewussten als implizite Gedächtnisinhalte präsemantisch kodiert und werden unter der Wirkung der Regression in der therapeutischen Beziehung aktiv. Dabei kommt der Mechanismus der projektiven Identifizierung zum Tragen. Man kann sie als prozedurale oder *modale Übertragung* beschreiben.

Je nachdem, ob in der Übertragung der Selbstanteil oder ein Objektanteil in den Vordergrund rückt, unterscheidet man

- *die Übertragung von Teilobjekt-Repräsentanzen:* Der Analytiker erscheint in der Übertragung »nur gut« oder »nur schlecht«. Dabei kann eine der gegensätzlichen Wahrnehmungen, z. B. der positiv getönte, »nur gute« Übertragungsanteil, verleugnet oder auf eine außenstehende dritte Person projiziert werden. Das führt dann dazu, dass der Analytiker in der Übertragung gehasst und bekämpft oder, theoretisch gesprochen, als »nur böses Teilobjekt« erlebt wird;
- *die Übertragung von Selbstzuständen*[488]*:* Durch projektive Identifizierung werden unerträgliche Selbstzustände in den Analytiker hinein verlagert. So kann dieser in sich den Zustand des verlassenen Kindes, der ohnmächtigen Wut, der totalen Hilflosigkeit nachvollziehen, der ein Abbild eines unbewussten Selbstaspektes des Analysanden ist.

  Diese Übertragungsart hat neben der kommunikativen eine stark defensive Funktion, indem sie den Analysanden von seinem unerträglichen Selbstzustand befreit. Dieser »befindet« sich nun im Analytiker und wird von diesem als eigenes Empfinden erlebt. Dieses Phänomen

488 Die Selbstübertragung wurde in der 5. Auflage dieses Buches den narzisstischen Übertragungsformen zugerechnet.

Behandlung

wird aus der Perspektive der Gegenübertragung als konkordantes Phänomen beschrieben in Abgrenzung zur komplementären Gegenübertragung, in der der Analytiker sich erlebt wie das übertragene (Teil-)Objekt (Kap. 16.2.8).

Analyse der Übertragung

Übertragungen kommen in allen Lebensbereichen vor. Sie spielen in jeder zwischenmenschlichen Beziehung eine Rolle und sind keine pathologischen Erscheinungen. In der Psychoanalyse und analytischen Psychotherapie werden sie als Binnenübertragung besonders beachtet.

Die Wurzeln der Übertragungen liegen in der Vergangenheit. Sie sind unbewusst und manifestieren sich nur indirekt im bewusst zugänglichen Erleben, indem sie die Wahrnehmungen, die Denkprozesse und das Fühlen nach alten Mustern überformen. Diese Spuren findet man vor allem im Verhalten gegenüber dem Analytiker. In Einfällen und Assoziationen treten sie als *Übertragungsanspielungen* in Erscheinung, die erkennen lassen, welche unbewussten Erfahrungen das aktuelle Erleben gerade beeinflussen. Wenn ein Patient z. B. fortwährend von Rivalität mit Kollegen um den Chef spricht, kann man sich als Analytiker fragen, ob das Unbewusste sich nicht aktuell mit der Rivalität mit Mitpatienten um den Analytiker beschäftigt, hinter der biografisch eine Rivalität mit Geschwistern um die Eltern steht.

Übertragungsauslöser sind aktuelle Erfahrungen, die der Analysand in der analytischen Situation macht oder die er dort hineinträgt. Man kann den Schwerpunkt bei der Betrachtung, Deutung und Bearbeitung der Übertragung (Kap. 16.2.5: Übertragungsdeutungen) auf die Aktualgenese, also die aktuellen Auslöser und den bedeutsamen Hintergrund, oder auf die biografischen Wurzeln legen.

Traditionell lag der Schwerpunkt bei der biografisch-retrospektiven *genetischen Übertragungsanalyse* mit dem Ziel, die Spuren der Vergangenheit in den gegenwärtigen Verhaltensweisen und Einstellungen zu rekonstruieren und bewusst zu machen. Man zeigte den Patienten, dass sie den Analytiker so behandelten, als sei er z. B. ein Elternteil der vergessenen Kindheit.

Heute hat sich der Schwerpunkt auf die *aktualgenetische Übertragungsanalyse* verschoben, d. h. der Schwerpunkt liegt heute bei der aktuellen Dimension der Übertragung im Hier und Jetzt.[489] Dabei zeigt der Analytiker dem Analysanden, welche unbewussten Muster bestimmten gegenwärtigen Erlebnis- und Verhaltensweisen zugrunde liegen, welchen Sinn und welche Funktion er dahinter erkennt und wie er es versteht, dass der Patient gerade jetzt dieses Muster verwendet. Er zeigt ihm z. B., dass er auf die anstehende Trennung vor einer Analysepause mit Wut reagiert (die sich z. B. in seinen Einfällen, Träumen oder in Fehlhandlungen zeigt), und deutet ihm, dass er sich damit Sicherheit angesichts befürchteter Verlassenheitsgefühle während der Pause verschafft, weil Wut für ihn weniger schmerzhaft ist, als sich verlassen zu fühlen, und ihm hilft, sich von seinem rücksichtslos erlebten Analytiker abzugrenzen.

Die Analyse der Übertragung hat je nach Verfahren und Struktur des Patienten heute in psychoanalytischen Behandlungen einen unterschiedlichen Stellenwert:

- *In der analytischen Psychotherapie* steht die Analyse der Binnenübertragung im Zentrum der Aufmerksamkeit und wird vorrangig behandelt. In der *tiefenpsychologisch fundierten Behandlung* wird die Binnenübertragung zwar beachtet. Die Behandlung fokussiert jedoch auf die Bearbeitung von Außenübertragungen, die für die Entstehung und Aufrechterhaltung der jeweiligen Störung von Bedeutung sind.

489 Gill (1979)

- Bei der Behandlung der *Konfliktpathologie* bildet die Übertragungsanalyse das Zentrum der Behandlungstechnik. Sie wird dort durch den Rahmen, die Haltungen und Deutungen gefördert und ist Gegenstand von expliziten Deutungen. Bei der Behandlung der *Entwicklungspathologie* tritt sie gegenüber der entwicklungsfördernden Handhabung der Übertragung bzw. den strukturorientierten Interventionen deutlich zurück.

Entwicklungsfördernder Umgang mit der Übertragung

Während die Deutung der Übertragung in der analytischen Psychotherapie vor allem bei Patienten mit einer Konfliktpathologie und in begrenztem Maße auch bei Patienten mit einer narzisstischen Pathologie nützlich ist, wird bei Patienten mit einer *Entwicklungspathologie* die entwicklungsfördernde Umgang mit der Übertragung im Sinne eines Handlungsdialogs zum Angelpunkt einer *impliziten Behandlungstechnik*[490] (Kap. 16.2.1). Übertragungsphänomene werden dabei unter dem Gesichtspunkt beobachtet, welche unbewussten Zustände und basalen Bedürfnisse und welche Mechanismen der Selbst- und Beziehungsregulation darin zum Ausdruck kommen. Sie manifestieren sich in der Gegenübertragung. Sie werden beschrieben, angenommen, gespiegelt, bestätigt, beantwortet oder unter Wahrung gegenseitiger Grenzen und Autonomie auch befriedigt.

Dabei hat der Analytiker im Sinne einer selektiven Abstinenz zu entscheiden, was gut ist, um eine Erfahrung in Richtung Fortschritt und Konsolidierung der Entwicklung und Integration der Selbst- und Beziehungsrepräsentanzen zu machen. Das setzt ein hohes Maß an Reflexion der Gegenübertragung voraus, um bevormundende, selbstbezogene oder ausnutzerische Tendenzen zu kontrollieren. Es ist oft schwierig zu entscheiden, was in einem bestimmten Augenblick (z. B. bei der Frage, wie der Analytiker sich gerade fühlt) für einen Patienten das Beste ist.

Um Orientierung und Selbstreflexion zu fördern, kann man zum gemeinsamen Nachsinnen darüber anregen, wie sich die Zustände, Bedürfnisse und Wünsche, Ängste und Erwartungen in der Beziehung entwickelt haben und welche Funktion sie haben. So kann man z. B. die Verknüpfung zwischen Wiedergutmachungsbedürfnissen und Schuldgefühlen wegen aggressiver Affekte herstellen. Insbesondere die selbstregulierende Funktion von Affekten kann auf diese Weise bewusster werden. In diesem Sinne spielen deskriptive Interventionen, die Deutungen nahe kommen, auch in diesen Behandlungen eine Rolle.

16.2.8 Gegenübertragung

Als **Gegenübertragung** werden die Reaktionen des Analytikers auf die Übertragungen des Analysanden beschrieben. Dabei wird der Begriff unterschiedlich eng gefasst. Am weitesten verbreitet ist heute die Begrenzung auf den unbewussten Beziehungsanteil des Analytikers. Dieser kann aus seinem Erleben und Verhalten erschlossen werden, er kann aber nicht direkt erlebt werden.

Innerhalb dieser Eingrenzung kann man die antwortende Reaktion des Analytikers als *interaktionellen Teil der Gegenübertragung*[491] bezeichnen und von einer *Eigenübertragung*[492] des Analytikers auf den Analysanden abgrenzen (Kap. 16.2.7).

490 Will (2003), Ermann (2005c)

491 König (1982)
492 Heuft (1991)

Diese Unterscheidung lässt sich allerdings bei genauerer Betrachtung nicht aufrechterhalten, weil die Übertragungs-Gegenübertragungs-Dynamik ein *zirkulärer Prozess* ist, in dem beide Beteiligte bewusst und unbewusst beständig aufeinander reagieren.

Vom Analytiker wird erwartet, dass er seinen aktiven Anteil an der gemeinsamen Beziehungsgestaltung reflektiert und die Übertragung des Patienten nicht manipuliert.

Die Gegenübertragung beruht auf zwei allgemeinen, unbewussten Tendenzen des menschlichen Verhaltens:

- auf der Neigung, andere zu veranlassen, sich so zu verhalten, wie man es von ihnen erwartet,
- auf der Bereitschaft, auf Erwartungen anderer einzugehen und sie zu erfüllen[493].

Diese Tendenzen ermöglichen die Gegenübertragung, indem sie unbewusste Identifikationen mit den Übertragungsangeboten hervorrufen. Die Übertragungsphantasie und die Reaktion des anderen in der Beziehung bilden also eine funktionale Einheit wie Schlüssel und Schloss.[494] Es entsteht ein unbewusstes Wechselspiel von Übertragung und Gegenübertragung, die *Übertragungsmatrix* (Kap. 16.2.7).

Erscheinungsweisen der Gegenübertragung

Die bewussten Einstellungen des Analytikers zum Analysanden sind eine Manifestation der Gegenübertragung, die selbst aber unbewusst bleibt und indirekt erschlossen werden muss, indem der Analytiker seine Einstellungen, Verhaltensweisen und Reaktionen gegenüber dem Analysanden einer Selbstanalyse unterzieht und sie interpretiert. Dabei können seine bewussten Phantasien, Einfälle und Gefühlsreaktionen verschiedene Bedeutungen haben:[495]

- *Komplementäre Gegenübertragung:* Sie ist ein Abbild der unbewussten Phantasien, die der Patient seinen inneren Objekten (Objektrepräsentanzen) zuschreibt, d. h. eine Identifizierung mit dem Du-Anteil einer personalen oder narzisstischen Übertragungsphantasie: Der Analytiker kann sich sadistisch fühlen wie der unbewusste sadistische Elternteil des Patienten.
- *Konkordante Gegenübertragung:* Sie ist ein Abbild der (unbewussten) Gefühlssituation des Analysanden, d. h. eine Reaktion auf eine modale Übertragung von Selbstaspekten und Ichzuständen. In Identifizierung mit dieser Selbstübertragung erlebt der Analytiker in sich z. B. die unbewusste Leere und Depression des Analysanden. Diese Gegenübertragung ist typisch für Übertragungen bei der Entwicklungspathologie.
- *Gegenübertragungswiderstand:* Der Analytiker wehrt sich dagegen, die Übertragungsangebote des Analysanden in sich aufzunehmen und in seinem Innern zum Klingen kommen zu lassen. Er spürt dann z. B. Wut, mit der er sich gegen eine konkordante Depression des Patienten in sich wehrt, oder er widerlegt eine komplementäre Bruderübertragung, indem er darauf besteht, ganz anders zu sein als der Patient meint.
- *Reaktionen auf Gegenübertragungswiderstände* von Patienten gegen die Eigenübertragung ihrer Analytiker. Bei Be-

493 Sandler (1976)
494 Heimann (1950), Körner (1990)
495 Racker (1959)

handlungskrisen ist es hilfreich, in Rechnung zu stellen, dass Patienten selbstverständlich auf die sublimen Haltungen ihrer Analytiker reagieren. Ihre Reaktionen lösen wiederum Gegenreaktionen aus. Diese komplexe Dynamik ist schwer zu erfassen und zu entschlüsseln.

Arbeit mit und an der Gegenübertragung

Wie bereits im Zusammenhang mit der Übertragung (Kap. 16.2.7) erwähnt, ist das Wechselspiel zwischen Übertragung und Gegenübertragung Bestandteil einer jeden menschlichen Beziehung. In der Psychoanalyse besteht gegenüber Alltagsbeziehungen jedoch eine Sondersituation: Die psychoanalytische Methode und die spezielle Ausbildung des Analytikers fördern seine Selbstbeobachtung und versetzen ihn in die Lage, sich seine Gegenübertragungen bewusst zu machen, indem er über seine bewussten Reaktionen nachdenkt. Auf diesem Wege kann er sich die Übertragung seiner Patienten (und ihre Gegenübertragungen) zugänglich machen und sie verstehen. Die leitenden Fragen sind dabei: Warum reagiere ich gerade so und nicht anders? Und: Was sagt meine Reaktion über die gerade wirksame Übertragung?

Anfangs wurde die Gegenübertragung (ähnlich wie die Übertragung) als ein Hindernis in der Behandlung betrachtet, das überwunden werden musste, um den Prozess nicht zu stören.[496] Erst mit dem Konzept der projektiven Identifizierung gelang es, den *diagnostischen Wert der Gegenübertragung* zu erkennen.[497] Damit ergab sich die Möglichkeit, durch Analyse der Gegenübertragung zu einem Verständnis von Übertragungen der Patienten zu gelangen. Das gab dem Konzept die herausragende Bedeutung, welche ihr heute in der psychoanalytischen Behandlungstechnik beigemessen wird.

Heute geht man noch einen bedeutenden Schritt weiter: Man betrachtet die *Bewältigung der Gegenübertragung*, also die Annahme und Weiterverarbeitung bis hin zur Entschärfung und Umgestaltung als einen bedeutsamen Teil der analytischen Arbeit. Er wird als stellvertretende Verarbeitung der Übertragung betrachtet und als umwandelnde *Alphafunktion*[498] bezeichnet. Damit stellt der Analytiker den Patienten seinen psychischen Binnenraum im Sinne einer stellvertretenden Verarbeitung der Übertragung zur Verfügung.[499] Indem er Gegenübertragungen und Eigenübertragungen reflektiert und in sich bearbeitet, nimmt er Einfluss auf die Übertragungsmatrix.

Gegenübertragung bei der Konfliktpathologie

Bei Patienten mit einer Konfliktpathologie entwickelt sich zumeist eine komplementäre Gegenübertragung als Reaktion auf eine personale Übertragung. Dadurch wird eine unbewusste konflikthafte Beziehungsrepräsentanz in Szene gesetzt, in der ein verdrängter Beziehungskonflikt zum Ausdruck gelangt.

Eine wichtige Vorgabe der psychoanalytischen Abstinenzregel (Kap. 16.2.1) besteht darin, solche Gegenübertragungen nicht in Handlung umzusetzen. Der Analytiker ist angehalten, die latenten und bewussten Affekte und Vorstellungen in sich wahrzunehmen und seinen Impuls, auf bestimmte Weise darauf zu reagieren, als eine Mitteilung des Analysanden zu verstehen.[500] Auf dieser Basis kann er dann zu einer Deutung gelan-

496 Freud (1910b)
497 Heimann (1950)

498 Bion (1962)
499 Brenman Pick (1985)
500 Cremerius (1984), Körner u. Rosin (1985)

Behandlung

gen, d. h. aufdecken, was aus der Verdrängung auftaucht, und dann weiter mit diesem Material arbeiten: »Sie glauben wahrscheinlich, dass ich Sie für diese Nachlässigkeit verachten werde …«.

Gegenübertragung bei narzisstischen Persönlichkeiten

Narzisstische Übertragungen konstellieren zwei verschiedene Arten von Gegenübertragung:

- entweder *konkordante* Gegenübertragungen, durch die der Analytiker die Selbstwertprobleme des Patienten – Größenphantasien oder Minderwertigkeitsgefühle – in sich nachvollzieht; er fühlt sich z. B. idealisiert oder entwertet: »Ich bin die letzte Rettung für diese Frau«, oder: »Ich glaube, ich gebe meinen Beruf besser auf«;
- oder *komplementäre*, in denen er sich idealisiert oder als Bewunderer des Patienten fühlt (»eine großartige Deutung«, »meine begabteste Patientin«). Diese Reaktionen können überaus stark werden, sodass der Blick von außen auf das Geschehen verloren gehen kann und in der Behandlung eine narzisstische Kollusion entsteht, die lange unbemerkt bleibt.

Gegenübertragung bei der Entwicklungspathologie

In der Behandlung von Patienten mit einer Entwicklungspathologie dominieren in der Gegenübertragung Zustände von Erregung, Erschöpfung oder überwältigende Affekte, aber auch Distanz und Isoliertheit. Darin manifestieren sich komplementär Selbstzustände der Patienten und ihre Abwehr (konkordante Gegenübertragung und Gegenübertragungswiderstände). Diese Zustände können große Heftigkeit entwickeln und starke körperliche Begleitreaktionen hervorrufen.

Häufig gelingt es erst in einem mühsamen Prozess der Bewältigung dieser Gegenübertragung, eine neutrale Position zu gewinnen, von der aus Anerkennung, Anteilnahme und Verständnis möglich sind.

16.2.9 Widerstand und Widerstandsanalyse

Widerstände sind Erscheinungen, die sich dem Fortschritt einer Analyse entgegenstellen. Sie beruhen auf unbewussten Phänomenen wie Liebe und Hass, Begehren, Angst, Scham oder Schuldgefühlen, die durch die Regression in der psychoanalytischen Behandlung aktualisiert werden, oder auf ichstrukturellen Defiziten, welche die Bewältigung der analytischen Situation begrenzen. Im Kern handelt es sich bei Widerständen um eine dysfunktionale Bewältigung der analytischen Situation.

Widerstände können therapeutisch genutzt werden: Wenn einerseits die abgewehrten Inhalte aufgedeckt, verstanden und durchgearbeitet werden, eröffnen sich tiefere Einsichten in die Kernprobleme der Persönlichkeit und Möglichkeiten zu Veränderung und Wachstum. Wenn andererseits ichstrukturelle Defizite ausgeglichen werden, kann die Nachreifung der Persönlichkeit voranschreiten.

Eine besondere Form ist der **Übertragungswiderstand,** der sich gegen das Aufkommen oder die Wahrnehmung der Übertragung richtet, und – als Pendant dazu auf Seiten des Analytikers – der Gegenübertragungswiderstand.

Ebenso wie Übertragung und Gegenübertragung wurden Widerstände anfangs ausschließlich unter dem Aspekt betrachtet, dass sie einen zielorientierten Behandlungsverlauf und die Rekonstruktion der Kindheitserfahrungen stören. Es war aber bereits Freud[501], der erkannte, dass die Analyse der Widerstände dahinter stehende zentrale Motive erhellen kann. Widerstandsanalyse ist daher ein Charakteristikum der psychoanalytischen Behandlungstechnik.

Erscheinungsformen von Widerstand in der Behandlung

- Ausbleiben von Einfällen, übermäßiges Schweigen – oder ein ununterbrochener Redefluss, der den Analytiker nicht zu Wort kommen lässt
- Unzureichende Mitarbeit, indem wichtiges Material nicht mitgeteilt wird
- Angriffe auf den Rahmen: Sitzungen ohne zwingenden Grund ausfallen lassen oder verschieben
- Sich nicht an Absprachen halten, z. B. bei Ferienregelungen
- Ausbleiben von Träumen oder Einfällen dazu
- Agieren (handeln statt reflektieren)
- Fehlleistungen, z. B. Vergessen von Sitzungen, Zuspätkommen
- Sitzungen nicht beenden können
- Aversive Einstellung gegen das analytische Verfahren
- Idealisierung und Entwertung des Analytikers, heftige Verliebtheit
- Wirkungslosigkeit der analytischen Behandlung (»negative therapeutische Reaktion«)

Der Begriff »Widerstand« ist problematisch. Er verweist auf eine vermeintlich kämpferische und nicht auf die tatsächliche kooperative Atmosphäre in einer psychoanalytischen Behandlung.[502] Er impliziert jedoch zu Recht, dass die Dynamik der Widerstände zäh und schwer aufzulösen ist.

Die Erscheinungsformen des Widerstandes sind unbegrenzt (▲ Übersicht). Insbesondere bei Übertragungsphänomenen muss man sich fragen, ob sie eine Offenlegung von Übertragungseinstellungen sind oder eine Abwehr dagegen, ob sie also als Übertragung oder als Übertragungswiderstand zu verstehen sind.

Widerstände als Abwehr oder Defizit

Die psychoanalytische Methode, die Regression, das Auftreten von Übertragungserlebnissen und die Aktualisierung unbewusster Beziehungsmuster erwecken in der psychoanalytischen Behandlung eine Fülle von Erlebnissen, die Unsicherheit und Ängste hervorrufen und abgewehrt werden. Diese *Abwehr* von Angst und Unsicherheit, die durch die Analyse zustande kommen, bewirkt als Widerstand, dass trotz des bewussten Verlangens nach Hilfe und trotz Einwilligung in die Behandlung und die Bereitschaft dazu unbewusste Kräfte wirksam bleiben, die sich gegen den Fortschritt der Analyse und die Aufarbeitung der krankheitsrelevanten Beziehungsmuster richten. So kann z. B. Schweigen der Abwehr eines aggressiven Affektes dienen, der in der Behandlung aktiviert wurde. In dieser Funktion wurde das Konzept des Widerstandes für die *Konfliktpathologie* eingeführt, um Schwierigkeiten

501 Freud (1904)

502 Man kann sich fragen, ob bei der Begriffsfindung eine negative Gegenübertragung auf die spezifischen Behandlungssituationen im Spiele war, die von diesem Phänomen geprägt waren, z.B. eine narzisstische Gekränktheit auf Grund von Behandlungsmisserfolgen.

bei der Aufdeckung verdrängter Konflikte zu erklären.[503]

Man kann dieses Widerstandskonzept nicht ohne Weiteres auf die *Entwicklungspathologie* übertragen. Es zeigt sich nämlich, dass viele der Phänomene, die vordergründig als Widerstände erscheinen, bei einer Entwicklungspathologie Folge einer Ichschwäche sind, die von Anfang an besteht und durch die Regression in der Behandlung verstärkt wird.[504] In diesen Fällen handelt es sich bei den Widerstandsphänomenen um ein *strukturelles Defizit*, das substituiert werden muss, indem man z. B. ermutigt oder Vorschläge macht. Es handelt sich in diesen Fällen jedenfalls nicht um eine Konflikt- oder Affektabwehr. Schweigen könnte in diesem Sinne Ausdruck einer Alexithymie sein, d. h. eines strukturellen Defizites, welches die Mitteilung von Affekten einschränkt.

Patienten des mittleren Strukturniveaus nehmen auch hier eine Mittelstellung ein: Je nach Verlauf und Stand der Regression in der Analyse bildet bei ihnen der Abwehraspekt oder die strukturelle Ichschwäche den Kern der Widerstandsphänomene.

Widerstände bei der Konfliktpathologie

Widerstand entsteht bei der Konfliktpathologie aus den gleichen Ängsten wie die Symptome. Darin äußert sich die Tendenz, sich der Analyse zu entziehen und dafür die Beibehaltung der Neurose in Kauf zu nehmen, um die Wiederholung der ursprünglichen pathogenen Situation und die Wiederbelebung der darin enthaltenen Konflikte und Traumatisierungen zu vermeiden. Unbewusst scheint es leichter zu sein, die Beeinträchtigungen einer psychogenen Symptomatik zu ertragen, als sich in der Erinnerung und in der Übertragung der ursprünglichen seelischen Verletzung und Verwundung wieder auszusetzen. Widerstand bei höherem Strukturniveau ist also die *Abwehr gegen das Erinnern* in der Analyse.

Die häufigste Form, wie Widerstände bei einer Konfliktpathologie in Erscheinung treten, ist der *Übertragungswiderstand.* Dabei fürchtet der Analysand die aufkommenden Triebregungen und Gefühle in der Übertragung. Er erlebt den Analytiker in der Übertragung aber auch beschämend, bloßstellend, verführerisch, verurteilend usw. oder schreibt ihm gegen sich gerichtete Absichten zu. Diese Übertragungserlebnisse verunsichern und beunruhigen und werden auf verschiedene Weise abgewehrt:[505]

- Widerstand gegen das *Aufkommen der Übertragung:* dabei wird die Übertragung vermieden,
- Widerstand gegen die *Wahrnehmung der Übertragung:* die Übertragung wird verleugnet,
- Widerstand gegen die *Bearbeitung der Übertragung:* sie wird agiert und nicht reflektiert.

»Widerstand« bei der Entwicklungspathologie

Bei Patienten mit einer Entwicklungspathologie ist das Konzept des Widerstandes fragwürdig. Hier bewirkt die Analyse mit der Regression oft eine Schwächung des Ich und eine Labilisierung der Integration, der Selbstkohärenz sowie der Affekt- und Impulssteuerung, sodass die Angst vor bzw. in der Analyse eine Angst vor Selbst- und Kontroll-

503 Freud (1895); er spricht später (1926) für diese Art der Widerstände von Verdrängungswiderstand.

504 Man müsste hier folgerichtig von einem ichstrukturellen Widerstand sprechen.

505 Gill (1979)

verlust ist. Bisweilen kommt es dabei auch zur Dekompensation mit Affekt- und Impulsdurchbrüchen. Das sieht dann so aus, als würden die Patienten »agieren«. Tatsächlich aber befinden sie sich im Zustand der Desintegration.

In solchen Situationen fehlt es nicht an Motivation zur analytischen Bearbeitung, sondern an ausreichender Ichstärke, um die damit verbundenen regressiven Prozesse aus- und aufzuhalten. »Widerstand« ist bei diesen Patienten im Allgemeinen also *Ich- bzw. Strukturschwäche* auf der Basis der Regression in der Analyse.

Widerstand auf mittlerem Strukturniveau

Das mittlere Strukturniveau ist dadurch gekennzeichnet, dass progressive und regressive Tendenzen in der Persönlichkeitsorganisation zusammenwirken. Deshalb muss im Einzelfall differenziert werden, ob die Widerstandsdynamik durch Angst vor der Wiederbelebung früher narzisstischer Wunden und depressiver Verlassenheit hervorgerufen wird (Abwehraspekt) oder ob die Regression Desintegrationsprozesse in Gang setzt, welche das Selbst und die Repräsentanzen mit Fragmentierung bedrohen (Aspekt der Ichschwäche). Widerstände auf mittlerem Niveau sind also entweder Folge einer Regression in der Beziehung oder Folge einer Ichregression. Je nachdem, welche Dynamik bestimmend ist, wird er entweder wie ein höherstrukturierter oder wie ein niederstrukturierter Widerstand behandelt.

Widerstand bei der Traumapathologie

Auch bei der Traumapathologie wirken Abwehr und Ichschwäche zusammen. Bei Traumapatienten richtet die Abwehr sich gegen das Wiedererleben der Traumatisierung in der Realität oder in der Erinnerung (Kap. 7.3). Mit der Lockerung der Verdrängung in der Analyse entsteht die Gefahr, erneut von der Traumaerinnerung eingeholt und überflutet zu werden.

Bei posttraumatischen Störungen kann dadurch nicht nur die analytische Arbeit blockiert werden, sondern die Analyse kann in der Übertragung als Retraumatisierung erlebt werden und eine Überflutung mit Traumaerinnerungen hervorrufen. Die Abwehr (der »Widerstand«) dagegen ist ein notwendiger Schutz des traumatisierten Ich. Sie wird in der Traumatherapie über lange Strecken belassen oder sogar bestärkt. Die Traumabearbeitung wird erst zu einem späten Zeitpunkt unter dem Schutz einer tragfähigen Beziehung eingesetzt (Kap. 7.5).

Außenwiderstände

Widerstände können auch außerhalb der Analyse ihren Ursprung haben und sich dann gegen die Behandlung wenden. So können die Veränderungen, die ein Patient durch die Analyse erfährt, Schwierigkeiten in Partnerschaft und Beruf hervorrufen. Die Angst um den Bestand der Partnerschaft oder um den Beruf wäre in einem solchen Falle die Wurzel des Widerstandes. Sie muss beachtet und im Rahmen der Widerstandsanalyse durchgearbeitet werden, um Fortschritte zu stabilisieren.

Umgang mit Widerständen

Wenn Widerstände nicht aufgelöst werden können, dauern sie an und bewirken schwerwiegende Störungen der therapeutischen Zusammenarbeit. Das kann bis zum Boykott der Behandlung und zum Behandlungsabbruch führen Wiederstände können auch in den Alltag verlagert werden. Dort äußern sie sich gegenüber Außenstehenden als Verliebtheit, Hass, Streitsucht usw.

Bei der Entwicklungspathologie bewirkt die Zunahme von Angst und Spannung in der Behandlung eine therapeutisch nicht nützliche, bisweilen *maligne Regression*. Sie äußert sich in panischer Beziehungssuche bis hin zur Promiskuität und in einer Flucht vor dem Selbstverlust in selbstverletzendes Verhalten bis hin zur Suizidalität. Alle diese Phänomene führen zur Stagnation der Behandlung, die dann nutzlos erscheint und schließlich abgebrochen wird.

Für den Umgang mit Widerständen ist das Strukturniveau maßgeblich:

Beim höheren und reiferen mittleren Strukturniveau wird mit der Widerstandsanalyse die notwendige Voraussetzung für die Aufarbeitung der Konfliktpathologie geschaffen, weil die Offenlegung der Widerstandsmotive in den Bereich der Kernkonflikte führt. Widerstandsanalyse ist daher ein bedeutender Zugang zum Unbewussten. Dabei werden die Widerstandsphänomene als Einfälle betrachtet und auf unbewusste Motive hin untersucht und gedeutet. Es wird im Einzelnen geklärt, welche Befürchtungen und Erwartungen, welche Verhaltensweisen des Analytikers, welche Ereignisse in der Analyse usw. den Patienten dazu veranlassen, sich unbewusst gegen die Behandlung, gegen das Aussprechen seiner Erlebnisse und Empfindungen und speziell gegen das Erleben, Wahrnehmen und Bearbeiten seiner Übertragungen zur Wehr zu setzen.

Für das niedere und weniger reife mittlere Strukturniveau bestehen neben dem Ansatz der modifizierten analytischen Psychotherapie (Kap. 17.2.2) verschiedene spezifische Ansätze:

- In der *analytischen Psychotherapie* werden Widerstände bei einer objektbeziehungstheoretischen Orientierung als Inszenierungen früher Teilobjektbeziehungen betrachtet. Dabei werden Ichzustände der Hilflosigkeit und Hoffnungslosigkeit angesichts der Macht der inneren Objekte in das Zentrum der Betrachtung gerückt. Widerstand teilt aus dieser Sicht ein unbewusstes Szenario mit, das verstanden werden kann. Mit dieser Einstellung hebt der Analytiker die scheinbare Kluft zwischen Inhalt und Abwehr auf und schafft eine Atmosphäre, in der Entwicklung durch Holding und Handling ermöglicht wird (Kap. 16.2.6). Im kleinianischen Ansatz[506] werden außerdem die frühen Verfolgungsängste in Hinblick auf die darin enthaltenen Projektionen aggressiver Triebregungen gedeutet.
- In der *übertragungsfokussierten Psychotherapie*[507] wird der Widerstand als Agieren von Übertragungen in Außenbeziehungen, also außerhalb der Beziehung zum Behandler, konzipiert und gedeutet. Dabei werden die Konflikte aus einer Position teilnehmender Objektivität heraus untersucht (Kap. 17.3.5).
- Bei der *strukturbezogenen Psychotherapie*[508] wird angestrebt, Widerstände durch eine therapeutische Haltung von vornherein zu umgehen bzw. zu unterlaufen, welche Übertragungen gering hält, indem sie das gemeinsame Bemühen um das Problem des Patienten betont und damit das Arbeitsbündnis stützt (Kap. 17.3.3 und 17.3.4). Außerdem werden defizitäre Ichfunktionen, welche Widerstände begründen können, im Sinne einer Hilfsichfunktion des Therapeuten substituiert.

506 Melanie Klein (1962) sah im Widerstand eine Manifestation der negativen Übertragung.

507 Kernberg (2000a)

508 Rudolf (2004)

16.3 Zielsetzungen und Behandlungsstrategien

Das **Ziel der Psychoanalyse** ist die Erforschung des Unbewussten in den verschiedenen Arbeitsgebieten: Die Erhellung der individuellen Psychodynamik, zwischenmenschlicher Beziehungen, sozialer Prozesse und kultureller Zusammenhänge.

Im *psychotherapeutischen Bereich* ergeben sich verschiedene Ziele in Hinblick auf die angestrebten Ergebnisse. Sie reichen von der Minderung psychogener Symptome über den Ausgleich von Entwicklungsdefiziten bis zur dauerhaften Umorganisation der Persönlichkeit im Dienste einer Verbesserung der Lebensbewältigung.

Freud nannte als inhaltliche Ziele die Liebes- und Arbeitsfähigkeit. Daneben lassen sich methodische Ziele beschreiben: Die Bewusstmachung des Unbewussten, die Stärkung des Ich gegenüber dem Überich und die Erweiterung der Herrschaft des Ich über das Es oder, bei der Entwicklungspathologie, die Nachreifung des Ich und der Objektrepräsentanzen und die Verbesserung der Integration. Zur Erreichung der Ziele wurden differenzielle Behandlungsstrategien (▸ **Tab. 16.1**) entwickelt, welche die unterschiedlichen Strukturniveaus berücksichtigen.

Ursprünglich ging die Psychoanalyse davon aus, dass die Erforschung des Unbewussten als solche ausreicht, um Heilung zu ermöglichen, und widmete den therapeutischen Zielen relativ geringes Interesse. Diese »tendenzlose« oder »wissenschaftliche« Analyse ist in der Psychotherapie aber angesichts des Behandlungsauftrages des Patienten und der solidargemeinschaftlichen Finanzierung nicht realisierbar. Selbst die »wissenschaftlich« orientierte Lehranalyse hat neben dem didaktischen Ziel der Selbsterfahrung und Selbsterkenntnis meistens das Ziel der Reifung der Persönlichkeit. Man kann die Psychoanalyse als reine Forschungsmethode daher der Anwendung als Psychotherapie gegenüberstellen und letztere durch explizite Zielvorgaben charakterisieren (▾ Übersicht).

Ergebnisziele der analytisch begründeten Psychotherapie

- Liebes- und Arbeitsfähigkeit (Freud)
- Linderung oder Beseitigung neurotischer bzw. psychogener Störungen
- Stabilität in persönlichkeitsspezifischen Belastungssituationen
- Auflösung neurotischer Beziehungsstrukturen und Verhaltensmuster
- Entwicklung oder Festigung integrierter, differenzierter und realistischer Repräsentanzen
- Entwicklung und Festigung defizitärer basaler Fähigkeiten und Ichfunktionen
- Veränderung der Persönlichkeit in Richtung einer verbesserten Lebensbewältigung
- Nachreifung der Persönlichkeit und Anerkennung der Realität
- Fähigkeit, sich selbst besser zu verstehen und selbstanalysierend mit sich umzugehen

16.3.1 Psychoanalytische Behandlung der Konfliktpathologie

Die psychoanalytische Methode wurde im Rahmen der Behandlung von Störungen auf höherem Strukturniveau entwickelt, um die Konfliktpathologie offenzulegen, zu bearbeiten und zu verändern. Sie ist daher auf die

Tab. 16.1: Differenzielle Behandlungsstrategien

	Konfliktpathologie	**Narzisstische Pathologie**	**Entwicklungspathologie**
Behandlungsstrategie	Analyse der Übertragungsneurose	Analyse der narzisstischen Übertragungen	Bearbeitung der Entwicklungsdefizite
Therapeutische Haltung	Restriktive Abstinenz		Selektive Abstinenz
Arbeitsziel	Konfliktlösung und Persönlichkeitsveränderung	Stabilisierung der Selbstwertregulation	Förderung der Selbst- und Beziehungsregulation

relativ stabile und gut integrierte Struktur dieser Patienten (Kap. 4.4) zugeschnitten.

- Sie entwickeln personale objektale Übertragungen, die im Szenario ihrer Lebensgeschichte als Neuauflage wichtiger, zumeist konflikthafter Beziehungen verstehbar sind.
- Sie sind in der Lage, im Rahmen der therapeutischen Ichspaltung die für diese Behandlungen konzipierte Abstinenz des Analytikers zu ertragen, in der psychoanalytischen Arbeit auf Bedürfnisbefriedigung zu verzichten und stattdessen in einen Prozess der Selbstreflexion einzutreten.
- Sie verfügen über genügend günstige Grunderfahrungen, die es ihnen ermöglichen, auch die Beziehung zum Analytiker als hilfreiche Beziehung zu verwenden.

Aufgrund dieser Voraussetzungen können ihre Repräsentanzen und die damit verbundenen Ängste und Widerstände in die Beziehung zum Analytiker übertragen werden. Es entwickelt sich eine *Übertragungsneurose*, d. h. der Analytiker wird zum Projektionsschirm der unbewussten Beziehungsphantasien. Je nach Übertragungsinhalt werden ihm dabei bestimmte Rollen zugewiesen, auf die er mit seiner Gegenübertragung reagiert. Auf diese Weise werden die wesentlichen krankmachenden Beziehungserfahrungen, insbesondere auch die Konflikte, in der Übertragung nacherlebt. Wenn diese Dynamik aufgedeckt, angemessen gedeutet und durchgearbeitet wird, können die Konflikte zu neuen, weniger neurotischen Lösungen gebracht und die Beziehungsmuster verändert werden. Damit ist auch das Ziel solcher Behandlungen abgesteckt: die Änderung der neurotischen Struktur und eine weniger neurotische Bewältigung.

16.3.2 Psychoanalytische Behandlung der depressiv-narzisstischen Pathologie

Da die narzisstischen Übertragungen sich grundsätzlich von den Übertragungen bei höherstrukturierten klassischen neurotischen Störungen unterscheiden, sieht auch deren Behandlung anders aus.[509] Die narzisstische Übertragungsneurose, die mit der psychoanalytischen Methode hergestellt wird und bearbeitet werden soll, besteht in der Etablierung einer idealisierenden oder einer Größenselbstübertragung (Kap. 16.2.7). Der Widerstand richtet sich in diesen Behandlungen lange Zeit gegen die Abhängigkeit und die oft beschämenden Wünsche, vom Analytiker bewundert zu werden. Diese müssen unhinterfragt zugelassen und angenommen werden. Erst sehr viel später können die damit

509 Kohut (1971, 1977)

einhergehenden Empfindungen von Bedürftigkeit und Abhängigkeit auch von den Patienten zugelassen werden.

Wenn dieser Widerstand überwunden ist, verschiebt sich der Fokus der Bearbeitung auf die Störungen des narzisstischen Gleichgewichtes, die im Zusammenhang mit der Selbstobjekt-Verwendung des Analytikers auftreten, also dann, wenn der Patient sich nicht genügend gehalten, gestützt oder gespiegelt fühlt. Der Patient kann z. B. enttäuscht sein, dass der Analytiker ihn in seinem Urlaub allein lässt. Diese Enttäuschung wird er selbst vielleicht gar nicht bemerken, doch die Erschütterung seines Sicherheitsgefühls wird sich in irgendeiner Weise zeigen: in einem Rückzug, plötzlicher Kälte gegenüber dem Analytiker oder Schweigen, in einem »vom Zaun gebrochenen« Streit mit seiner Partnerin, in sexuellen Eskapaden, Alkoholexzessen oder einer Erkrankung.

Um eine solche Reaktion zu erhellen und damit für den Therapieprozess nutzbar zu machen, wird die Ursache, in diesem Falle also die Störung des Sicherheitsgefühls, ausfindig gemacht und bearbeitet. Dabei kann z. B. der Zusammenhang zwischen Schweigen und Beunruhigung über eine bevorstehende Unterbrechung des Kontaktes aufgedeckt und besprochen werden. Indem das Wissen um die Belastung nun geteilt wird, macht der Patient die (korrektive) Erfahrung, dass seine Angst anerkannt und verstanden wird. Damit wird die Beziehung bestärkt und es kann Zuversicht entstehen. Auf diese Weise wird das narzisstische Beziehungsmuster auf Dauer durch eine reifere, autonomere Beziehungsform ersetzt.

Dagegen würde es wahrscheinlich wenig Gewinn bringen, den Patienten lediglich darauf hinzuweisen, dass eine bevorstehende Unterbrechung ihn wütend macht und er deshalb z. B. schweigt. Um hilfreich zu sein, könnte man z. B. verständlich machen, dass sich in einer solchen Wut etwa die Angst äußert, der Analytiker könnte vielleicht gar nicht zurückkommen. Man könnte zeigen, dass die Wut der Bewältigung dieser Angst dient. Man könnte gemeinsam über Trennungen, möglichen Verlust und wahrscheinliche Wiederkehr nachsinnen.

Im Laufe der Zeit kann der Prozess vertieft werden. Dabei können die narzisstischen Persönlichkeitszüge zunehmend deutlich in Erscheinung treten und vor dem Hintergrund der Übertragungen außerhalb und innerhalb der analytischen Situation verstanden werden: die Bedeutung von Größenphantasien, narzisstischer Wut, von Hass, Kühle, Überheblichkeit usw., mit denen die Objektabhängigkeit verleugnet und die Phantasie narzisstischer Unverletzlichkeit und Autonomie verteidigt werden. Sie sind Mittel der Selbstregulation, mit denen die narzisstischen Patienten ihr Gleichgewicht bei Kränkungen und Enttäuschungen oder im Erleben, abgewiesen zu werden, aufrechterhalten.

Indem diese Zustände aufgedeckt werden und das damit verbundene Erleben anerkannt wird, gelangen die Patienten in die Lage, ihr Selbstgefühl besser zu regulieren und auch Abweisungen, Kränkungen oder Trennungen ohne Beziehungsabbruch oder Selbstentwertung zu tolerieren.[510] An die Stelle der narzisstischen Abwehr treten dann Selbstachtung, Lust an eigener Betätigung und die Entwicklung persönlicher Ziele, die als authentisch und passend erlebt werden. Der Analytiker kann dann aus der Funktion als stabilisierendes Selbstobjekt entlassen werden. In der damit verbundenen reiferen Beziehungsform liegt das Ziel einer psychoanalytischen Behandlung narzisstischer Störungen.

Die Kohut-Kernberg-Kontroverse[511]

Es besteht ein langer schwelender Dissens um die Behandlung der narzisstischen Abwehr-

510 Daser (2005)
511 Kernberg (1975), Kohut (1977)

formationen. Er ist mit den Namen Heinz Kohut und Otto F. Kernberg verbunden, die beide in den 1970er Jahren ihre Konzepte zur Behandlung der narzisstischen Pathologie entwickelt haben.

- *Kohut* betrachtet die spezifischen narzisstischen Konfigurationen als Fixierung eines natürlichen Durchgangsstadiums in der Entwicklung, in dem das Kind auf Bestätigung und Spiegelung angewiesen ist. Es bleibt daher an die kompensatorischen Strukturen der Selbstentwicklung – idealisierte Elternimago und Größenselbst – gebunden. Im Zentrum der Behandlung steht das Ziel, Defizite im Selbst aufzufüllen und Fixierungen zu lösen. Dabei bedient er sich der *Empathie in die innere Welt* der Patienten, die in Interventionen aufgenommen, gespiegelt und damit indirekt bestätigt und anerkannt wird. Besondere Bedeutung haben dabei Ängste und andere Reaktionen (»Widerstände«) auf Unterbrechungen oder Gefährdungen der Beziehung zum Analytiker und der Versuch, die dadurch hervorgerufenen Krisen gleichsam zu reparieren.
- *Kernberg* sieht im Narzissmus eine Abwehrorganisation gegenüber Aggression, Neid und Angst vor Vergeltung. Um die Abwehrorganisation zu verändern, hält er empathische Begleitung und einfühlende Anteilnahme, wie Kohut sie empfiehlt, für untauglich. Er betont stattdessen die Notwendigkeit, aggressive Affekte wie Wut und Neid aufzudecken und die Angst vor Abhängigkeit und dahinter liegende Konflikte zu bearbeiten. Er setzt dabei auf eine *konfrontative Aufdeckung des Größenselbst* und die Erforschung seiner individuellen Entstehungsgeschichte. Dabei empfiehlt er die konsequente Deutung der narzisstischen Übertragung als Abwehr gegen die aggressiv erlebten frühen Beziehungen und die Offenlegung der darunter liegenden destruktiven Affekte. Dadurch sollen vor allem Wut, Neid und Hilflosigkeit zum Gegenstand der Analyse werden, aber auch paranoide Ängste und die Angst vor erneuter frustrierender Abhängigkeit.

16.3.3 Psychoanalytisch begründete Behandlung der Entwicklungspathologie

Während die Analyse von höherstrukturierten und narzisstischen Störungen im Wesentlichen eine nachträgliche Aufarbeitung unbewusster Beziehungserfahrungen und ihrer Verarbeitung ist, muss die psychoanalytische Behandlung von Patienten auf niederem strukturellem Entwicklungsniveau deren spezifische Reifungsstörung, also die Entwicklungspathologie, besonders beachten. Das setzt voraus, dass der Analytiker den Unterschied seiner Aufgabe und Zielsetzung im Vergleich zur klassischen Analyse der Konfliktpathologie reflektiert und die Behandlung den Erfordernissen der Entwicklungspathologie anpasst. Damit ergibt sich ein Spektrum von Modifikationen, welches den gesamten Bereich der psychoanalytisch begründeten Verfahren abdeckt (Kap. 17).

Dieser Unterschied impliziert auch eine Veränderung der analytischen Haltung und des Verhaltens. Insbesondere tritt an die Stelle des restriktiven Abstinenzprinzips der klassischen Analyse eine zwar technisch neutrale, aber emotional präsente Haltung (Kap. 16.2.1), die sich mit einer selektiven Abstinenz verbindet. Die restriktive Abstinenz führt bei Patienten mit einer Entwicklungspathologie zumeist zu Frustrationen und zur Bestätigung ihrer pathogenen Erfahrungen. Diese Patienten brauchen es zur strukturellen Entwicklung, gespiegelt und beantwortet zu werden.

Die Behandlung der Entwicklungspathologie macht es daher erforderlich, in einer sehr lebendigen Weise als Gegenüber erkennbar und »als Objekt verwendbar« zu sein.

Außerdem gehört es dazu, basale Bedürfnisse wie die nach Sicherheit, Kontinuität, Orientierung oder Sinnfindung zu bestätigen und partiell befriedigend darauf einzugehen.

Es ist entscheidend, dass in der therapeutischen Beziehung ein Ermöglichungsraum eröffnet wird, in dem die Patienten nachreifen und ihre strukturellen Defizite gefüllt werden können. Dabei dürfen sie nicht manipulativ behandelt werden. Gegenübertragungen müssen deshalb vom Analytiker kontrolliert, reflektiert und für die Behandlung im Sinne der stellvertretenden Verarbeitung von Übertragungen nutzbar gemacht werden.

Behandlungsstrategie

Aus der Entwicklungspathologie ergibt sich eine spezielle Behandlungsstrategie, die darauf ausgerichtet ist, die innere Welt, d. h. die Selbst- und Objektrepräsentanzen besser zu integrieren, die Beziehung zu sich und anderen besser zu regulieren und einen klareren Bezug zu sich und anderen sowie zur äußeren Realität zu gewinnen. Das Ziel der Behandlung der Entwicklungspathologie ist der Aufbau realitätsgerechter Repräsentanzen und die Auflösung ihrer Identitätsdiffusion (Kap. 4.1).

Der Weg dorthin geht über die Bearbeitung der Dynamik der spezifischen Strukturmerkmale. Sie betreffen die Integration der Selbst- und Beziehungsrepräsentanzen, die Selbst- und Beziehungsregulation, defizitäre differenzierende, integrative und regulative Ichfunktionen und Störungen des Realitätsbezuges. Letztlich soll ein Patient realistische Einschätzungen von sich selbst und anderen erlangen sowie die Herrschaft über Gefühle und Impulse verbessern.

Förderung der Integration von Repräsentanzen

Um die Integration von Repräsentanzen zu fördern, werden die inneren Bilder und Beziehungsphantasien erkundet. Sie erschließen sich vor allem in Gegenübertragungsphantasien. Dabei wird den Spaltungsprozessen besondere Beachtung geschenkt. Auf diese Weise werden Verstrickungen in den Alltagsbeziehungen und in der Beziehung zum Analytiker auf Spaltungsprozesse, damit verbundene Wahrnehmungsverzerrungen und aufkommende Ängste hin untersucht und bearbeitet. Das erfordert eine doppelte Orientierung des Analytikers:

- Es ist unumgänglich, dass er sich einerseits den intrusiven Gefühlen des Patienten und insbesondere seinen destruktiven Affekten aussetzt und diesen Aspekt der Beziehung nicht verleugnet.
- Ebenso notwendig ist es, dass er sich seiner selbst bewusst und gewahr bleibt, dass eine »nur böse« oder »nur gute« Übertragung nur einen Teilaspekt der aktuellen Beziehung abdeckt. So wird er das Ganze der Beziehung nicht aus dem Auge verlieren und gegenüber den Patienten vertreten.

Metaphorisch ausgedrückt kann man sagen, der Analytiker vollzieht die Integration in sich, die der Patient gegenwärtig nicht zu leisten vermag, und vermittelt ihm ein alternatives Bild von sich und seinen Objekten.

Wenn ein Patient ihn z. B. wütend angreift, dass er ihm nicht genügend hilft, und die Behandlung abzubrechen droht, dann muss er zwar bereit sein, sich zuzugestehen, dass es sich tatsächlich um eine schwierige Behandlung mit deutlichen Grenzen handelt. Er darf darüber aber nicht vergessen, was der Patient mit seiner Hilfe bereits erreicht hat. Auf diese Weise hält er den Versuchen des Patienten stand, ihn zu »spalten«. Diese *Gegenübertragungsarbeit* wird er in sich vollziehen und nicht darüber sprechen. Im Dialog wird er hingegen das Gespräch auf Ängste lenken, dass die Behandlung vergeblich sein könnte, Verzweiflung und Hoffnungslosigkeit nachgehen und dabei implizit spüren lassen, dass er diese Hoffnungslosigkeit nicht teilt.

Solche Bearbeitungen bezeugen die Bereitschaft, schmerzhafte und beängstigende innere Erlebnisse anzuerkennen, aufzunehmen und zu verarbeiten.[512] Diese entwicklungsfördernde Handhabung der Übertragung (Kap. 16.2.6) kann für den Patienten zu einem neuen Bestandteil seines Erlebens werden. Auf Dauer kommt es dadurch zu einer Integration der zuvor in Teilbeziehungen aufgespaltenen Welt.

Bearbeitung von Selbstzuständen

Besondere Beachtung erfahren auch die alles beherrschenden Selbstzustände, die in der Behandlung als *modale Übertragung* aktiv werden und in denen die Patienten unerreichbar erscheinen: Das Aufkommen von destruktiver Getriebenheit, sexualisierter Erregung, emotionaler Leere, hoffnungsloser Gestimmtheit, inhaltsloser Rede usw. Diese Zustände (Modi) signalisieren, dass in der Behandlung prozedurale Erfahrungen misslungener Beziehungen aus sehr basalen Schichten lebendig geworden sind. Sie beherrschen die Übertragung und bewirken heftige konkordante Gegenübertragungen, in denen man sich leicht verliert.

Es ergibt sich auch hier eine doppelte Aufgabe: Zum einen muss der Analytiker diese Zustände in sich nachvollziehen; er darf sich aber nicht völlig von ihnen überwältigen lassen und muss eine selbstreflexive Position in Bezug auf seine Gegenübertragung gewinnen. Zum anderen fördert die Beschreibung der Zustände und dessen, was sie zum Ausdruck bringen, die Selbstreflexion der Patienten.

Im gemeinsamen Nachsinnen über aktuelle Auslöser und Hintergründe, insbesondere auch in der Beziehung zum Analytiker, können sich Ideen darüber entwickeln, worauf der Patient mit einem solchen Zustand reagiert und was er damit zu bewältigen oder abzuwehren versucht.

Substitution von Ichfunktionen

Je nach dem Ausmaß der Störung basaler Ichfunktionen, z. B. im Bereich der Wahrnehmung, des planenden Denkens, der Einfühlung, des Realitätsbezugs und der Gefühls- und Impulskontrolle, kann der Analytiker die Aufgabe erhalten, solche Funktionen stellvertretend auszuüben, bis die Patienten sie selbst für sich übernehmen.[513] Im Einzelfall ist aufgrund der Diagnostik zu entscheiden, ob ein Patient überhaupt analytisch mit einer vorwiegend auf Deutungen ausgerichteten Technik behandelt werden soll oder ob die erforderliche Nachreifung nicht besser durch supportive psychoanalytisch orientierte Verfahren wie die strukturbezogene Psychotherapie (Kap. 17.3.3) erreicht werden kann.

Verschiedene therapeutische Konzepte für die Entwicklungspathologie

Bezüglich der Auswahl der geeignetsten psychoanalytisch begründeten Behandlung der Entwicklungspathologie bestehen heute unterschiedliche Auffassungen und Erfahrungen. Seit sich das Verständnis dieser Störungen durch die jahrzehntelange Entwicklung der Objektbeziehungstheorie und der Ich- und Selbstpsychologie vertieft hat, gibt es grundsätzlich verschiedene Ansätze. Die *psychoanalytischen* Ansätze betonen die Arbeit an den unreifen und wenig integrierten Selbst- und Objektrepräsentanzen. Einige setzen dabei mehr auf die Vermittlung von Erkenntnis und Einsicht, andere auf einen entwicklungsfördernden Umgang, Holding und Containing. Die *strukturbezogenen* analytisch orientierten

512 Bion (1962); vgl. Kap. 16.2.5

513 Fürstenau (1977)

Ansätze stellen die strukturelle Ichstörung in das Behandlungszentrum und arbeiten vor allem mit der Substitution defizitärer Ichfunktionen.

- *Analytische Psychotherapie:* Eine Reihe von Analytikern[514] geht davon aus, dass die Entwicklungspathologie mit weitgehend unveränderter analytischer Psychotherapie behandelt werden kann. Sie stellen einen intensiven Übertragungsprozess her und rücken die Aufdeckung und Deutung der pathogenen Erfahrungen, ihre konfliktorientierten Implikationen und ihre Manifestation in der Übertragung sowie die damit verknüpften Ängste und Widerstände ins Zentrum ihrer Arbeit. Diese Arbeitsweise beruht zumeist auf Erfahrungen mit Konzepten der kleinianischen Schule, die aus der Kinderanalyse und der psychoanalytischen Psychosenbehandlung abgeleitet wurden.
- Die *modifizierte analytische Psychotherapie* orientiert sich an einer entwicklungsfördernden Sichtweise der Objektbeziehungstheorie.[515] Sie verbindet deutungsorientierte und strukturorientierte Strategien und bearbeitet vorrangig die Strukturdefizite, die sich in der therapeutischen Beziehung darstellen. Dabei vermeidet sie es durch das Setting und die Inhalte der Interventionen, die Regression und Übertragung zu forcieren. An Stelle klassischer Deutungen konzipiert sie das Deuten als Beziehungsprozess. Daneben bedient sie sich nicht-deutender Techniken, insbesondere der erfahrungsorientierten Handhabung der Übertragung (Kap. 16.2 und 17.2.2).
- *Übertragungsfokussierte Psychotherapie:* Dieser borderlinespezifische Behandlungsansatz (Kap. 17.3.5)[516] wurde aus der Objektbeziehungstheorie und Ichpsychologie abgeleitet. Er rückt insbesondere die destruktiven Übertragungsäußerungen in das Zentrum der Aufmerksamkeit und bearbeitet sie im Deutungsprozess. Im Übrigen arbeitet er aber mit erheblichen Modifikationen des Settings und mit besonderen Vereinbarungen von Rahmenbedingungen für die Behandlung.
- *Strukturorientierte und interaktionelle Psychotherapien*[517] gehen von der Auffassung aus, dass Patienten mit einer Entwicklungspathologie aufgrund ihrer defizitären selbstreflexiven Fähigkeiten nicht in der Lage sind, Deutungen als hilfreiche Interventionen zu verarbeiten. Stattdessen rücken sie Interventionen in den Vordergrund, welche die ichstrukturellen Defizite substituieren, die Struktur konsolidieren und den Umgang mit sich und anderen verbessern. Solche Interventionsformen sind z B. die Klarifikation oder die »Antwort« in der interaktionellen Psychotherapie (Kap. 17.3.4).
- Die *mentalisierungsbasierte Psychotherapie*[518] zentriert auf die entwicklungsbedingten Mentalisierungsdefizite der Entwicklungspathologie und fördert deren Nachreifung durch den Einsatz spezifischer Spiegelungstechniken (Kap. 17.3.6).

Zur Vertiefung empfohlene Literatur

Freud S (1916/17), Deserno H (1999), Greenson RR (1973), Gill MM (1982), König K (1991), Körner J (2015), Mertens W (1990/91), Mertens W (2009), Thomä H u. Kächele H (1985/88), Will H (2003)

514 Vgl. z. B. Benedetti (1983), Rosenfeld (1990) u. v. a.

515 Z. B. Balint (1957), Winnicott (1967)

516 Kernberg (2000a)

517 Blanck u. Blanck (1979), Fürstenau (1977), Heigl-Evers u. a. (1993), Rudolf (2004)

518 Bateman u. Fonagy (2008)

Behandlung

17 Psychodynamische (psychoanalytisch begründete) Verfahren

Unter dem Begriff **psychodynamisch (synonym: psychoanalytisch begründet)** werden die psychotherapeutischen Verfahren zusammengefasst, die auf den Theorien der Psychoanalyse beruhen (▼Übersicht). Sie sind ätiologisch, d. h. an den Ursachen von Störungen orientiert, und machen deren unbewusste Psychodynamik zum Gegenstand der Behandlung. Sie unterscheiden sich von der wissenschaftlichen Anwendung der Psychoanalyse durch die therapeutische Zielsetzung. Außerdem werden Rahmen und Behandlungstechnik der therapeutischen Aufgabe und dem Anwendungsbereich angepasst.

Je nach Art und Umfang der Modifikation der psychoanalytischen Methode unterscheiden wir zwischen *analytischer Psychotherapie* und *analytisch orientierten Verfahren*. Letztere umfassen die tiefenpsychologisch fundierte Psychotherapie sowie weitere spezielle psychodynamische Verfahren.

In diesem Kapitel werden die psychodynamischen **Verfahren als Einzeltherapie** behandelt. Gruppen- und familientherapeutische Verfahren werden in Kap. 18 und 19 dargestellt.

Überblick über die psychodynamischen Behandlungsverfahren

- **Psychoanalytische Verfahren**
  - »Psychoanalyse«, psychoanalytisches Standardverfahren
  - Analytische Psychotherapie (frequente analytische Psychotherapie)
  - Modifizierte analytische Psychotherapie
  - Psychoanalytische Fokaltherapie
  - Psychoanalytische Kurztherapie
  - Niederfrequente analytische Psychotherapie

  Spezielle Anwendungsbereiche:
  - Analytische Kinder- und Jugendlichenpsychotherapie*
  - Analytische Gruppenpsychotherapie
- **Psychoanalytisch orientierte Verfahren**
  - Tiefenpsychologisch fundierte Psychotherapie (TP)
  - Interaktionelle und strukturbezogene Psychotherapie
  - Übertragungsfokussierte Psychotherapie (TFP)
  - Mentalisierungsbasierte Psychotherapie

  Spezielle Anwendungsbereiche:
  - Psychoanalytisch orientierte Gruppenpsychotherapie
    - Tiefenpsychologisch fundierte Gruppenpsychotherapie
    - Interaktionelle Gruppenpsychotherapie
  - Tiefenpsychologisch fundierte Kinder- und Jugendlichentherapie*
  - Psychoanalytisch orientierte Paar- bzw. Familientherapie
  - Psychoanalytisch orientierte stationäre Psychotherapie
- **Spezielle psychodynamische Verfahren (zumeist als Gruppentherapie)**
  - Konzentrative Bewegungstherapie
  - Katathym-imaginative Psychotherapie
  - Ergotherapie, psychoanalytisch orientiert (Bewegungs-, Gestaltungs-, Musiktherapie)

* Sie ist ein eigenes Arbeitsgebiet und wird in diesem Buch nicht abgehandelt (vgl. auch Kap. 14.10).

Psychodynamische Psychotherapie ist die Anwendung der psychoanalytischen Methode und Behandlungstheorie in der Psychotherapie. Daher spricht man auch von Verfahren, die von der Psychoanalyse abgeleitet sind. Dabei wird die Methode mehr oder weniger stark modifiziert und der Zielsetzung je nach Patient, Störung und Behandlungsauftrag angepasst. Auf diese Weise ergeben sich verschiedene Vorgehensweisen:

- Das ursprüngliche *psychoanalytische Standardverfahren,* kurz *Psychoanalyse* genannt, ist durch einen standardisierten formal-äußeren Rahmen (hochfrequente Behandlung im Liegen), eine bestimmte Technik (Übertragungs- und Widerstandsanalyse als Fokus) und eine sehr allgemeine Zielsetzung (Ergründung des Unbewussten, insbesondere der Konfliktdynamik) gekennzeichnet (Kap. 16.2.1). Es findet heute vornehmlich in der Lehranalyse Anwendung.
- Die *analytische Psychotherapie* arbeitet an der Persönlichkeit in einer Richtung, welche die Symptomatik entbehrlich werden lässt. Veränderungen der Persönlichkeit sollen der Symptomatik gleichsam

den Boden entziehen. Methodisch unterscheidet sie sich bei der Behandlung der Konfliktpathologie vom Standardverfahren formal nur geringfügig, insbesondere durch die geringere Stundenfrequenz. Stärkere Modifikationen werden bei der Behandlung der Entwicklungspathologie erforderlich: Verminderung der Frequenz, Behandlung im Sitzen, Zentrierung auf strukturelle Störungen.

- Die *psychoanalytisch orientierte Psychotherapie* umfasst verschiedene Verfahren, in denen die analytische Psychotherapie in mehr oder weniger starkem Ausmaß modifiziert ist. Die Grundpfeiler der Behandlungstheorie sind unverändert: Beachtung von Regression, Übertragungsdynamik und Widerstand. Sie kommen in den verschiedenen Verfahren aber in unterschiedlicher Weise zum Tragen. Die Behandlungen arbeiten mit einer Zielsetzung, die auf die Beseitigung der Symptomatik und anderer störungsrelevanter Beeinträchtigungen begrenzt wird.

  Eine spezielle Form der psychoanalytisch orientierten Psychotherapie ist *die tiefenpsychologisch fundierte Psychotherapie* (TP). Sie ist für die krankenkassenfinanzierte Versorgung in Deutschland konzipiert worden und wird durch die Psychotherapierichtlinien definiert. Methodisch arbeitet die TP mit einem eingeschränkten Behandlungsfeld (Fokus) und begrenzter Zielsetzung. Regressive Prozesse und insbesondere die Übertragung werden eingeschränkt und der Behandlungsprozess auf die Bearbeitung psychosozialer Problembereiche konzentriert.
- Die *speziellen psychodynamischen Verfahren* sind Psychotherapieformen, in denen eigenständige nicht-analytische Methoden mit psychodynamischen Verfahren verknüpft werden. Zielsetzungen sind z. B. die Förderung von kreativem Ausdruck. Die nicht-analytischen Methoden umfassen z. B. Malen und Gestalten, Musizieren, Tanz und andere Bewegungen. Der psychodynamische Ansatz kommt in den Nachbesprechungen sowie in der Beobachtung und Auswertung der Gruppendynamik zum Tragen.

17.1 Indikation zur psychodynamischen Behandlung

> Die **Indikationsstellung** ist in der psychodynamischen Behandlung ein komplexer Prozess, in dem objektive und subjektive Gegebenheiten auf Seiten der Patienten sowie interaktionelle Aspekte, insbesondere Gegenübertragungsphänomene, zum Tragen kommen und Berücksichtigung finden.

Allgemeine Gesichtspunkte der Indikationsstellung in der Psychotherapie wurden in Kap. 15.1.3 dargelegt. Die spezielle Indikation zu den psychoanalytisch begründeten Verfahren ergibt sich, wenn die nachfolgend genannten Voraussetzungen erfüllt sind (▼ Übersicht). In der Praxis müssen außerdem die konkreten äußeren Lebensbedingungen des Patienten Berücksichtigung finden: Die Finanzierung der Behandlung, z. B. über die gesetzliche oder eine private Krankenversicherung, muss gesichert sein, der

Patient muss voraussichtlich ausreichend lange am Ort sein und die Termine der Behandlungen mit seinen Alltagsbelangen vereinbaren können, um nur einige äußere Voraussetzungen zu nennen.

Positive Indikationskriterien für psychodynamische Verfahren

- **Diagnose einer psychogenen Störung**
  Es ist eine psychogene Störung vorhanden, deren Dynamik in Untersuchungsgesprächen hinreichend geklärt werden konnte.
- **Subjektiver Leidensdruck**
  Der Betroffene leidet nicht nur an den Symptomen oder Folgen seiner Störung und leitet daraus ein Behandlungsanliegen ab, sondern auch an den Beeinträchtigungen und Einengungen, die durch seine neurotische Entwicklung selbst hervorgerufen werden, z. B. an mangelnder Lebensfreude und misslingender Beziehungsgestaltung.
- **Instrumentelle und kommunikative Fähigkeiten**
  Der Betroffene verfügt zumindest über einen Keim von Möglichkeiten, die ihm helfen, ein psychoanalytisch begründetes Verfahren für sich zu nutzen. Eine stärkere Einschränkung der Introspektions- und Reflexionsfähigkeit machen Modifikationen in Richtung Substitution dieser Fähigkeiten erforderlich.
- **Positive Objekterfahrung**
  Wenigstens in Teilbereichen müssen in den prägenden frühen Lebensphasen genügend gute Beziehungserfahrungen vorhanden gewesen sein, die als Basis dafür genutzt werden können, dass die geplante Behandlung als eine helfende Beziehung genutzt werden kann.
- **Zusammenpassen**
  Der Patient empfindet für den Behandler eine grundsätzliche spontane Sympathie und spürt, dass dieser ihm »etwas zu sagen hat«, so wie umgekehrt beim Behandler eine positive Resonanz und das Gefühl, diesem Patienten hilfreich sein zu können, entsteht.
- **Prospektive Entwicklungsphantasie**
  Aufgrund der bisherigen Lebensbewältigung, der Entwicklungspotenziale und Ressourcen des Patienten entsteht im Behandler ein Bild, dass der Patient sich in eine positive Richtung entwickeln könnte.

Indikation als interaktioneller Prozess

Während die Indikationsstellung sich in der dynamischen Psychotherapie anfangs an der symptomorientierten Diagnostik – wie auch sonst in der Medizin üblich – und später an bestimmten Persönlichkeitsmerkmalen orientierte, steht heute die Frage im Vordergrund, ob ein nützlicher, therapeutisch wirksamer Prozess in Gang kommen wird. Dabei geht es nicht nur um Merkmale des Patienten, ebenso wichtig sind die therapiebezogenen Eigenschaften des Therapeuten. Letztlich entscheidet sich am Zusammenpassen von Patient und Therapeut[519], ob es gelingt, einen Entwicklungsprozess in Gang zu setzen und aufrechtzuerhalten oder nicht.

Wenn es z. B. um die Frage geht, ob man einen schwer gestörten Borderline-Patienten lieber analytisch behandeln und seine Probleme in der Übertragung bearbeiten oder die Probleme lieber strukturaufbauend und stüt-

519 Luborsky (1984)

Behandlung

zend angehen will, dann handelt es sich um eine stark subjektive Entscheidung. Sie hängt davon ab, welchen Zugang der Therapeut zu dem betroffenen Patienten bekommen hat und ob er die Belastung destruktiver Übertragungsmanifestationen auf sich nehmen und die damit verbundenen Spannungen und Ängste in sich aushalten und verarbeiten will. Die Indikationsstellung erfordert mithin ein möglichst realistisches prospektives Bild über die zu erwartende Beziehungsdynamik und enthält einen stark subjektiv bestimmten Anteil des Behandlers, der auch von seinen Vorerfahrungen mitbestimmt ist.

In diesem subjektiven Anteil spielen auch unbewusste Eigen- und Gegenübertragungsreaktionen des Behandlers eine Rolle.[520] So können emotional gehemmte Psychotherapeuten z. B. bevorzugt gegenteilige, impulsive, oder aber auch in ähnlicher Weise gehemmte Patienten in Behandlung nehmen. Solche Vorlieben sind nicht unbedingt nachteilig, sondern können auf der realistischen Wahrnehmung und Erfahrung beruhen, die Kernproblematik solcher Patienten besonders gut zu kennen und ihnen deshalb besonders gut helfen zu können. Als Hindernis für eine nützliche Behandlung erweisen sie sich erst, wenn sie unbewusst bleiben und z. B. ein gehemmter Behandler über einen spontanen Patienten unbemerkt seine eigene Beeinträchtigung kompensiert. Eine so begründete Kollusion könnte für beide Beteiligte unverzichtbar werden und die Behandlung zum Scheitern verurteilen.

Klassische Indikations- und Prognosekriterien

Gerade wenn man anerkennt, dass bei der Indikation zur Psychotherapie viele subjektive Faktoren zum Tragen kommen, ist die Orientierung an Indikations- und Prognosekriterien nützlich, die sich aus jahrzehntelanger Praxis ergeben haben (▾ Übersicht). Die Beurteilung wird es im konkreten Einzelfall erleichtern, auf unbemerkte subjektive Einstellungen, z. B. eine Antipathie oder schädliche Kollusion, aufmerksam zu werden und Indikationen auf eine solide Erfahrungsbasis zu stellen.

Prognose und Indikation bei psychodynamischen Behandlungen[521]

I. Strukturelle Kriterien

- **Art des Leidensgefühls**
  Leidet ein Patient »nur« an den Symptomen und nicht auch an seiner »Art«, so ist das ein prognostisch ungünstiges Merkmal.
- **Labilität der Selbstwertregulation**
  Ausgeprägte Kränkbarkeit vermindert das Selbstwertgefühl und die Frustrationstoleranz.
- **Ausmaß illusionärer Erwartungen**
  Magische Vorstellungen und Erwartungen beeinträchtigen die Fähigkeit zur Mitarbeit in der Psychotherapie.

520 Beckmann (1974)

521 Heigl (1972)

- **Überich- und Ichideal-Struktur**
  - Destruktive Selbstkritik erfordert ein besonders behutsames Vorgehen.
  - Allmachtsphantasien beeinträchtigen die (soziale) Lernfähigkeit.
- **Ichstärke**
  - Defizite bezüglich Ichfunktionen schränken die Prognose ein.
  - Günstig sind ausreichende autonome Ichfunktionen, z. B. eine befriedigende Freizeitgestaltung.

II. Phänomenologische Kriterien

- **Art der Symptomatik**
  - Langfristige Charakter- und Verhaltensstörungen sind schwer beeinflussbar.
  - Psychosomatische Patienten (Körpersymptomatik) haben oft eine geringe Behandlungsmotivation.
- **Krankheitswert der Symptomatik**
  Wenn die Symptomatik die Vitalität und Soziabilität schwer beeinträchtigt, sind Behandlungserfolge schwer erreichbar.
- **Dauer der Symptomatik**
  Je länger die Symptomatik besteht, umso schlechter ist die Behandlungsprognose.
- **Persistenz von Symptomen seit der Kindheit**
  Wenn die Symptomatik vor der Pubertät begonnen hat, handelt es sich meist um eine schwer behandelbare Störung.
- **Einstellung zu den Symptomen**
  Beharren auf der Idee rein körperlicher Krankheitsursachen erschwert die Psychotherapie.
- **Umgang mit der Symptomatik**
  Sekundärer Krankheitsgewinn behindert die Konfliktbearbeitung.
- **Leiden an der Symptomatik**
  Leiden an der realen Behinderung ist prognostisch günstiger zu beurteilen als Leiden an der subjektiven Bedeutung der Behinderung.
- **Art der symptomauslösenden Situation**
  Für schwer behandelbare Störungen spricht, dass sie unter ubiquitären, nur leichten Belastungen entstanden sind.
- **Soziale Bewährung**
  - Schwer behandelbare Patienten haben eine geringe Integrationsfähigkeit des Ich; oft sind sie den allgemein üblichen sozialen Schwellensituationen nicht gewachsen.
  - Neurotische Bindungen und Partnerschaften behindern die Entwicklungsmöglichkeiten.
  - Neurotische Familienstrukturen beeinträchtigen die Chancen für Individualbehandlungen.
- **Biologische Gegebenheiten**
  - Mit zunehmendem Alter vermindern sich die Entwicklungsmöglichkeiten.
  - Hohe Intelligenz kann in den Dienst der Psychotherapie gestellt werden.
  - Begabungen und Talente können kompensatorisch wirken.
  - Organische Defekte können in den Dienst der neurotischen Abwehr treten.

17.1.1 Differenzialindikation zwischen verschiedenen psychodynamischen Verfahren[522]

Neben der Beurteilung der generellen Behandelbarkeit ist bei der Indikationsstellung über die Differenzialindikation zu entscheiden, d. h. darüber, welches aus dem Spektrum der analytisch begründeten, d.h. psychodynamischen, Verfahren für einen Patienten am günstigsten ist und welche Art und welches Ausmaß an Modifikationen den besten Effekt erwarten lässt. Diese Frage hat verschiedene Aspekte: Sie entscheidet sich daran, was der Patient erwartet, wünscht und wozu er bereit ist. Ebenso berücksichtigt sie, welche Möglichkeiten im Rahmen der einzelnen Verfahren bestehen. Dabei stützt der Behandler, der die Indikation stellt, sich auf eigene Erfahrungen mit vergleichbaren Patienten und auf Expertenwissen. Repräsentative Vergleichsstudien, auf die er sich zusätzlich oder stattdessen stützen könnte, liegen für die psychoanalytisch begründeten Verfahren bisher nicht vor.

Einstellungen und Erwartungen der Patienten

Im Indikationsprozess macht der Psychotherapeut Vorschläge, er gibt Anregungen und wird durch sachgerechte Information oder auch durch Erörterungen von Ängsten und anderen Motivationshindernissen versuchen, den Patienten für das wahrscheinlich optimale Verfahren zu gewinnen. Er wird aber niemals drängen und ihm die Entscheidung in letzter Konsequenz immer selbst überlassen. Das ist nicht nur eine selbstverständliche Vorgabe der psychotherapeutischen Ethik, sondern auch eine kluge Berücksichtigung der Tatsache, dass eine Psychotherapie, zu der ein Patient nicht wirklich motiviert ist und die nicht seinen Vorstellungen entspricht, wenig Chancen hat. Eine Psychotherapie muss von ihrem Ansatz und Menschenbild zu den Vorstellungen des Patienten passen. Das gilt generell für die Auswahl der therapeutischen Methode (Kap. 15.1.3), aber auch für die Auswahl des Verfahrens innerhalb der psychoanalytisch begründeten Psychotherapie.

Dabei ist die entscheidende Frage, ob ein analytisches oder ein analytisch orientiertes Verfahren indiziert ist.[523] Man kann sie nur klären, wenn man sich ein Bild von den Einstellungen und Erwartungen eines Patienten macht. Diese kann man zum Teil aus den Schilderungen seiner Interessen und Beziehungen, seiner Lebensgestaltung, Verhaltensweisen und Erfahrungen erschließen. Auch die Kontaktgestaltung zum Psychotherapeuten lässt darüber Schlüsse zu. Daneben ist es besonders wichtig zu klären, wie viel Aufwand Patienten für ihre Behandlung betreiben wollen. Für viele ist es undenkbar, dreimal in der Woche über drei oder vier Jahre zum Psychoanalytiker zu gehen, andere sind dazu bereit oder sehen darin bereits einen willkommenen Schritt, um »endlich einmal etwas für sich zu tun«. Die meisten Patienten kommen heute mit der Vorstellung, über ein bis anderthalb Jahre einmal in der Woche zur Psychotherapie zu gehen. Das entspricht dem Setting der tiefenpsychologisch fundierten Einzelbehandlung (Kap. 17.3).

Schließlich muss man auch berücksichtigen, welches Therapiesetting sich mit den

522 Zur Gegenüberstellung der Indikation zur psychodynamischen bzw. verhaltenstherapeutischen Behandlung vgl. Kap. 15.1.3

523 Weitere Fragen sind, ob die Behandlung als Einzel- oder Gruppentherapie durchgeführt wird (Kap. 18) oder ob eine Familientherapie (Kap. 19) oder eine stationäre Behandlung (Kap. 15.4.3) erforderlich ist.

Alltagsverpflichtungen verbinden lässt. Die Situation als Mutter kleiner Kinder oder als Arbeitnehmer auf unsicherem Arbeitsplatz setzt den Möglichkeiten enge Grenzen. Das muss man anerkennen und darf nicht einfach von einem Widerstand ausgehen.

Es ist bei der Differenzialindikation aber auch zu bedenken, dass häufig Ängste vor der Behandlung bestehen, insbesondere Ängste, sich festzulegen oder auf eine Behandlung einzulassen, von der man nicht weiß, wohin sie einen führt. Sie werden bei der Entscheidung zur Behandlung sichtbar. Oft werden sie auf äußere Hindernisse verschoben, d. h. rationalisiert. Diese Ängste werden in den Untersuchungsgesprächen möglichst frühzeitig thematisiert und untersucht. Wenn ein Patient sich trotzdem für eine nicht optimale Behandlungsform entscheidet, muss man das hinnehmen. Man sollte ihn aber auf die zu erwartenden Grenzen hinweisen. Außerdem besteht im Verlaufe einer Behandlung die Möglichkeit, das Verfahren zu wechseln, wenn es sich als erforderlich erweist.

Expertenwissen über Indikationen und Modifikationen

Die klinische Erfahrung zur Frage der Differenzialindikation geht neben der Motivation von der Verankerung der Störung in der Persönlichkeit aus.

- Zu einem *psychoanalytisch orientierten Verfahren*, speziell zur *tiefenpsychologisch fundierten Psychotherapie (TP)*, besteht die Indikation, wenn eine Störung sich auf ein aktuelles Behandlungsproblem zentrieren und begrenzen lässt. Dieses kann in einem reaktualisierten Konflikt oder auch in einer psychosozialen Problemsituation bestehen, die aufgrund einer Entwicklungspathologie entstanden ist. Entscheidend ist, dass eine bis dahin tragfähige Bewältigung innerer Prozesse durch ein Auslöseereignis dekompensiert ist.
- Zu einem *psychoanalytischen Verfahren* besteht grundsätzlich eine Indikation, wenn die Arbeit an den neurotischen Grundmustern erforderlich ist, die sich im Leben immer wieder als repetitive infantile Konfliktmuster manifestieren. Das zeigt sich darin, dass die Betroffenen bereits mehrfach in immer den gleichen Arten von Belastungen und Konflikten gescheitert sind (repetitive maladaptive Bewältigungsmuster).

Außerdem betrachtet man die Struktur unter der Fragestellung, ob und in welchem Ausmaß bedeutsame Modifikationen der Behandlungstechnik erforderlich sind. Dabei erfordert eine Entwicklungspathologie eine andere Behandlungsstrategie und Technik als eine Konfliktpathologie (Kap. 16.2).

Insgesamt ergibt sich nachfolgendes Indikationsschema am Beispiel analytische versus tiefenpsychologisch fundierte Psychotherapie (▸ **Tab. 17.1**).

Tab. 17.1: Differenzialindikation analytische versus tiefenpsychologisch fundierte Psychotherapie

	Psychoanalytisch *Arbeit an den Grundmustern*	**Tiefenpsychologisch fundiert** *Begrenztes Behandlungsfeld*
Konfliktorientiert	Analytische Psychotherapie	Tiefenpsychologisch fundierte Psychotherapie
Strukturorientiert	Modifizierte analytische Psychotherapie	Modifizierte tiefenpsychologisch fundierte Psychotherapie

17.2 Psychoanalytische Verfahren

Psychoanalytische Verfahren umfassen die verschiedenen Varianten der psychoanalytischen Behandlung, welche die Methode und Zielsetzung der Psychoanalyse als Standardverfahren weitgehend beibehalten oder nur geringfügig verändern.

Ihre *methodischen Merkmale* sind die besondere Beachtung der Regression und die Zentrierung auf die Übertragung sowie die Betonung der Deutung als spezifische Interventionsform. Je nach Einstellung des Behandlers wird auch die korrigierende emotionale Erfahrung durch nicht-deutende Techniken betont.

Modifikationen des Verfahrens betreffen das Setting, z. B. die Stundenfrequenz und das Liegen, sowie die Begrenzung des Behandlungsumfangs. Behandlungstechnische Veränderungen können z. B. in der Anwendung in Gruppen oder in der Eingrenzung der Deutungen auf einen zentralen Konflikt bestehen.

Allgemeine Charakterisierung

Psychoanalytische Behandlungsverfahren zentrieren auf die Bearbeitung der Persönlichkeit, der Grundkonflikte und ihrer Bewältigungsmuster und auf die persönlichkeitsbildenden pathogenen Beziehungserfahrungen. Sie nutzen regressive Prozesse, die durch die analytische Beziehung, den Rahmen, die Regeln und die Interventionen in Gang gesetzt werden, um verkrustete Abwehrstrukturen aufzulockern und die pathogenen Beziehungserfahrungen und Grundkonflikte wiederzubeleben. Deren Einfluss auf die Persönlichkeitsentwicklung soll aufgedeckt und bearbeitet werden. Dadurch streben sie eine Veränderung der Persönlichkeit an, welche die Beziehungsmuster sowie die Abwehr- und Bewältigungsorganisation grundlegend verändert und die pathogene Basis der Störung auflöst. Diese Veränderung beruht auf zwei Faktoren:

- *Durch Einsicht* in die dynamischen Zusammenhänge zwischen Grundkonflikt, verinnerlichten Beziehungsrepräsentanzen und der aktuellen Beziehungsgestaltung werden die pathologischen Grundmuster hinfällig. Die Einsicht vollzieht sich vor allem, wenn die pathogenen Muster in der Übertragung wiederbelebt werden.
- *Durch Erfahrung* einer verstehenden, deutenden und haltgebenden Beziehung soll die in der Übertragung manifeste pathogene Beziehungserfahrung überwunden und eine progressive Entwicklung eingeleitet werden.

Dieser Prozess der eigentlichen Analyse wird dadurch ergänzt, dass die sekundären Folgen der neurotischen Entwicklung in den verschiedenen Lebensbereichen aufgeklärt und veränderte Strategien erarbeitet werden.

17.2.1 Analytische Psychotherapie (frequente psychoanalytische Einzelbehandlung)

In der klassischen, unmittelbar auf Freud zurückgehenden Anwendungsform, dem sog. Standardverfahren (Kap. 16.2.1), arbeitete der Psychoanalytiker mit fünf bis sechs Wochenstunden. Dieses Verfahren ist in der Versorgung heute praktisch völlig durch die frequente psychoanalytische Einzelbehandlung mit zwei oder drei Wochenstunden abgelöst worden. Sie hat in Deutschland als analytische Psychotherapie nach den Psychotherapierichtlinien Eingang in die kassenfinanzierte Versorgung gefunden.

Verfahren

Die frequente analytische Behandlung ist durch eine Reihe von folgenden »Standards« gekennzeichnet (▼ Übersicht).

Standards der analytischen Psychotherapie nach den Psychotherapierichtlinien

- Drei oder zwei Behandlungsstunden pro Woche
- Ruhelage der Patienten auf der Couch
- Vorgabe von Verfahrensregeln: Regel der Mitteilung von Einfällen für den Patienten, Grundregel der gleichschwebenden Aufmerksamkeit für den Analytiker
- Haltung der technischen Neutralität und (restriktiven) Abstinenz des Analytikers bei gleichzeitiger emotionaler Präsenz
- Vorherrschen der Deutung als spezifisches Mittel der Einflussnahme
- Bereitstellung einer entwicklungsfördernden Umgebung mit hinreichend haltender Funktion (Holding und Containing) durch einen festen Rahmen
- Zentrierung auf die regressiven Erlebnis- und Verhaltensweisen, insbesondere auf die Übertragung auf den Analytiker und die Widerstandsphänomene
- Spezifika im Rahmen der Psychotherapierichtlinien*
  - Finanzierung auf Antrag durch öffentliche Kostenträger nach anonymisierter Begutachtung des Behandlungs(planungs)berichts
  - Begrenzung der Frequenz auf drei Wochenstunden, außer in begründeten Ausnahmen
  - Kontingentierung auf 160, im Ausnahmefall 240, im begründeten Sonderfall 300 Sitzungen

* Regelungen für die Finanzierung von Psychotherapie durch die deutschen Krankenkassen

In dieser Anwendungsform lässt die Methode Übertragungs- und Widerstandsphänomene deutlich hervortreten: Die Analyse erhält einen wichtigen Platz im Leben des Patienten, der eine besondere Emotionalität gegenüber dem Analytiker entwickelt, aber auch starke Ängste, die sich dagegen richten. Auf diese Weise entsteht eine dichte Übertragungsdynamik, die sog. *Übertragungsneurose*, die es gestattet, die wesentlichen Konflikte in der Beziehung zum Analytiker zur Entfaltung zu bringen und durchzuarbeiten.

Diese Konzeption zielt ursprünglich auf Patienten mit einer Konfliktpathologie, ebenso wie das Standardverfahren, aus dem sie abgeleitet worden ist. Sie stellt hohe Forderungen an die Fähigkeit der Patienten zur Selbstreflexion und zur therapeutischen Ichspaltung, d. h. daran, die Regression auf die therapeutische Situation zu begrenzen. Ebenso verlangt sie vom Analytiker eine große Kompetenz im Umgang mit regressiven Prozessen. Andererseits gibt die Intensität und Kontinuität der Behandlung den Patienten genügend Halt und Sicherheit, um die regressiven Erlebnisweisen zu verarbeiten.

Spezielle Indikation und Ziele

Heute kommt die frequente psychoanalytische Behandlung unter verschiedenen klinischen Fragestellungen zur Anwendung:

Konfliktpathologie: Im Allgemeinen ist sie für Patienten nützlich, deren Störung auf Einschränkungen der Konfliktverarbeitung und mäßige Beeinträchtigungen der narzisstischen Selbstwertregulation begrenzt und deren Ichentwicklung nicht wesentlich beeinträchtigt ist. Das typische Indikationsgebiet ist deshalb die Konfliktpathologie auf höherem Strukturniveau, also klassische Angst- und Zwangsneurosen, Konversionsneurosen und traditionelle »Charakterneurosen« (hysterische und zwanghafte Persönlichkeitsstörungen), sowie die depressiven, narzisstischen und Somatisierungsstörungen auf mittlerem Strukturniveau. Wie einleitend dargestellt, ist die Diagnose des Krankheitsbildes aber nur die Voraussetzung für die Indikationsstellung, während Persönlichkeits- und Beziehungsfaktoren den Ausschlag geben. Das führt dazu, dass mit der frequenten analytischen Psychotherapie bevorzugt eine Gruppe von Patienten behandelt wird, die einem bestimmten positiven Indikationsstereotyp für Psychoanalyse entspricht: jung, attraktiv, reich, verbal befähigt, intelligent und erfolgreich *(»YARVIS-Patients«)*. Wenngleich diese Feststellung oft präjugativ gegen die Psychoanalyse ins Feld geführt wird, ist es doch richtig und empirisch belegt[524], dass das frequente Verfahren tatsächlich von relativ gesunden Patienten am besten genutzt werden kann.

Entwicklungspathologie: Daneben wird die frequente analytische Psychotherapie heute aber auch zur Behandlung von schweren Störungen angewandt.[525] Dazu ist zu bedenken, dass man eine Behandlung, welche die Kernkonflikte, also tiefe Schichten des Unbewussten berührt, bei schwer gestörten Patienten wahrscheinlich nur unter dem Schutz einer dichten therapeutischen Beziehung vertreten kann. Die hohe Frequenz wirkt dabei supportiv, sofern sie mit einer spezifischen Deutungstechnik verbunden ist: Mit der Deutung der aktuellen Beziehungskonflikte im Hier und Jetzt der Übertragung und unter Berücksichtigung der defizitären Ichstruktur. Diese Deutungen haben einen ichaufbauenden und sinngebenden Tenor, der dem Ringen dieser Patienten um Identität und Beziehung Rechnung trägt. Die Differenzialindikation gegenüber einem strukturorientierten Vorgehen (Kap. 17.3.2) ist von der Motivation und den Ressourcen des Patienten abhängig, mehr als bei anderen Störungen, aber auch von der Erfahrung und Persönlichkeit des Therapeuten und dem Zusammenpassen.

Die frequente psychoanalytische Behandlung ist ein aufwendiges und langandauerndes Verfahren mit weitgehenden *Zielsetzungen*: Es wird beabsichtigt, die Grundkonflikte der Persönlichkeit und die Grundmuster der Abwehr und Verarbeitung aufzuarbeiten und dadurch nicht nur zur Symptombeseitigung, sondern auch zur Veränderung und Nachreifung der Persönlichkeit zu gelangen. Das Ziel ist die Normalisierung der Persönlichkeitsstruktur – sei es bei Konfliktpathologie die Fähigkeit zu weniger neurotischen Konfliktlösungen, sei es bei der Entwicklungspathologie die verbesserte Integration der inneren Welt und eine verbesserte Beziehungsregulation.

Diese Ziele gehen teilweise über eine Krankenbehandlung, die als Symptomheilung verstanden wird, hinaus. Es zeigt sich nämlich, dass die dauerhafte Verminderung der Symptomatik, jedenfalls bei leichteren und mittelschweren Störungen auf der Basis einer Konfliktpathologie, meistens schon dann einsetzt, wenn Konfliktbereiche bearbeitet worden sind, die unmittelbar zur Symptomentstehung beigetragen haben. Dementsprechend ist die Finanzierung der analytischen Psychotherapie als Leistung der Krankenkassen in Deutschland in der Regel auf maximal 300 Behandlungsstunden begrenzt.

524 Wallerstein (1986)
525 Z. B. Rosenfeld (1990)

17.2.2 Modifizierte analytische Psychotherapie

Aufgrund der weitreichenden Zielsetzung, des großen Aufwandes und wegen der anspruchsvollen strukturellen Voraussetzungen für das frequente Verfahren sind im Laufe der Jahrzehnte verschiedene Abwandlungen entwickelt worden. Sie haben das Ziel, einerseits dem spezifischen Strukturniveau der Patienten Rechnung zu tragen, andererseits das Verfahren zu verkürzen und den Aufwand zu vermindern. Diese modifizierten psychoanalytischen Verfahren haben für die Behandlungspraxis große Bedeutung erlangt. Sie gestatten es, je nach Art und Strukturnievau einer Störung sowie Motivation, Persönlichkeit und individueller Situation der Patienten ein individuelles Ziel festzulegen und das Vorgehen daran anzupassen.

Modifikationen für die Konfliktpathologie

Zur Behandlung der Konfliktpathologie übernehmen die modifizierten psychoanalytischen Verfahren die wichtigsten Techniken der psychoanalytischen Methode (die Vereinbarung von freien Einfällen und deren Deutung), arbeiten aber mit einer geringeren Behandlungsintensität und zentrieren dabei mehr als die frequenten Verfahren auf die psychosoziale Realität und weniger auf die tiefer verborgenen inneren Prozesse. Sie arbeiten meistens

- im Gegenübersitzen,
- mit niedriger Behandlungsfrequenz (meistens zwei, gelegentlich eine Wochenstunde),
- oft mit begrenzter Stundenzahl, dann spricht man von psychoanalytischer Kurztherapie. Diese umfasst im Allgemeinen bis zu 50 Sitzungen.

Durch diese Veränderungen entwickelt sich die Übertragungsdynamik weniger intensiv. Meistens verhält der Analytiker sich aktiv, d. h. er interveniert häufiger. Er behält jedoch die psychoanalytische Grundhaltung mit der Priorität der Übertragungs- und Widerstandsanalyse sowie Deutungen und das restriktive Abstinenzprinzip bei.

Die Indikation zur modifizierten psychoanalytischen Behandlung der Konfliktpathologie beruht meistens darauf, dass eine höhere Frequenz aufgrund von äußeren Zwängen und Gegebenheiten oder wegen der begrenzten Motivation der Patienten nicht zu verwirklichen ist. Der Nachteil der verminderten Behandlungsintensität besteht darin, dass die Patienten auch eine nur begrenzte Stütze durch die Präsenz des Analytikers und durch die Dichte der Beziehung erhalten und dass die Grundkonflikte sich in der mäßig entwickelten Übertragungsneurose nicht sehr prägnant darstellen, erkennbar und verstehbar werden. Diese Behandlungen müssen daher mit einer begrenzteren Zielsetzung und geringeren Ergebnissen arbeiten als frequente analytische Therapien.

Modifikationen für die Entwicklungspathologie

Bei Patienten mit einer Entwicklungspathologie schwächen stärkere regressive Prozesse im Allgemeinen die selbstreflexiven Fähigkeiten, die therapeutische Ichspaltung und die Fähigkeit zur Verwendung des Analytikers als hilfreiches Objekt. Sie bergen daher die Gefahr einer malignen Regression und unfruchtbaren Abhängigkeit. Deshalb zielen die Modifikationen für diese Patientengruppe darauf ab, die Regression zu begrenzen. Das geschieht durch die Verminderung der Sitzungsfrequenz auf zumeist zwei Wochenstunden und durch das Gegenübersitzen. Bedeutsamer ist allerdings die Veränderung der Behandlungsstrategie und -technik (vgl. auch Kap. 16.3.3). Diese bezieht sich auf verschiedene Punkte:

- *Ansatz:* An die Stelle der Bearbeitung von Grundkonflikten in der Übertragung tritt die Fokussierung auf die strukturellen Defizite und Spaltungsprozesse, die sich in der therapeutischen Beziehung manifestieren. Gegenüber der Einsicht erhält die korrektive Erfahrung (Kap. 16.2.6) Vorrang.
- *Therapeutische Haltung:* Die restriktive Abstinenz wird durch eine selektive sowie durch die Haltung der technisch neutralen, emotionalen Präsenz (Kap. 16.2.1) ersetzt. Der Analytiker erscheint als Begleiter der Entwicklung und zeigt offen seine Beteiligung und Anteilnahme.
- *Interventionen:* An Stelle klassischer Deutungen, mit denen sich der Analytiker an den Patienten wendet, tritt das gemeinsame Nachsinnen über den Patienten und die Beziehung zum Analytiker. Vorrangig sind dabei nicht-deutende entwicklungsfördernde Techniken (Kap. 16.2.6).
- *Übertragung:* Die Arbeitsbeziehung wird gegenüber der Übertragung betont (Kap. 16.2.3). Der entwicklungsfördernde Umgang mit der Übertragung hat Vorrang (Kap. 16.2.6). Die regressiven Selbstzustände (Kap. 16.3.3), die in der Behandlung als modale Übertragung aktiv werden, werden beschrieben, lokalisiert und in einem verstehenden Dialog gemeinsam reflektiert (mentalisiert).
- *»Widerstand«:* Hindernisse in der Behandlung werden als Ausdruck struktureller Defizite konzipiert und aktiv unterstützend angegangen. Sofern es sich um emotionale Barrieren handelt, die im Rahmen der Behandlung auftauchen, werden sie als solche reflektiert (Kap. 16.2.9).

Indikationen

In der modifizierten Form eignet sich die analytische Psychotherapie

- *bei Konfliktpathologie,* wenn frequente Verfahren aus zeitlichen, finanziellen oder Motivationsgründen nicht in Frage kommen und man dennoch nicht auf eine psychoanalytische Intervention verzichten will. Dabei ist der Vorteil, wenigstens eine begrenzte Hilfe anbieten zu können, gegen die Gefahr abzuwägen, dass der Patient in einen Behandlungsprozess verstrickt werden kann, der innerhalb des gesetzten zeitlichen und methodischen Rahmens nicht zu einem befriedigenden Abschluss gelangt.
- *bei Entwicklungspathologie,* wenn man einerseits durch eine allzu intensive Beziehungsdichte eine Labilisierung der Persönlichkeit befürchtet, andererseits eine tiefer gehende Bearbeitung der Strukturprobleme durch Nutzung der therapeutischen Beziehung als emotional bedeutsames Experimentier- und Erfahrungsfeld (Objektverwendung, korrigierende Erfahrung) nutzen will.

17.2.3 Psychoanalytische Fokaltherapie

Bei Patienten mit einer Konfliktpathologie ist es häufig möglich und sinnvoll, die Behandlung von vornherein so anzulegen, dass nur der zentrale Konflikt bearbeitet wird, der die gegenwärtige Symptomatik bedingt. Er wird im Allgemeinen in der Auslösesituation erkennbar. Wegen der Begrenzung auf einen Konfliktherd (lat. *focus*) wird dieses Verfahren als *Fokaltherapie*[526] bezeichnet. Sie ermöglicht es, die psychoanalytische Methode in einer Kurztherapie mit geringem zeitlichem und finanziellem Aufwand anzuwenden und damit vor allem ökonomische Aspekte bei der Anwendung der Psychoanalyse besonders zu berücksichtigen. Der Fokalkonflikt wird dabei durch-

526 Malan (1962), Balint u. a. (1973), Klüwer (1995)

aus in seiner Tiefendimension bearbeitet und nicht nur in seinen manifesten psychosozialen Aspekten. Darin liegt der Unterschied zur tiefenpsychologisch fundierten Psychotherapie (Kap. 17.3.1). Die Beschränkung liegt in der Einschränkung der Breite und nicht der Tiefe. Es handelt sich um eine äußerst anspruchsvolle Anwendung der Psychoanalyse, die eine hohe beidseitige Motivation und Konzentration verlangt.

Vorgehen[527]

Die Basis der Behandlung ist die *Erarbeitung eines Fokus* aus dem Material der psychoanalytischen Diagnostik (Kap. 5.2). Dazu wird ein Konfliktthema ausgewählt, das in drei Bereichen gleichzeitig erkennbar wird:

- in der Auslösesituation der aktuellen Erkrankung, d. h. im Allgemeinen: in den aktuellen Beziehungen des Patienten,
- in der aktuellen Gesprächssituation, d. h. in der Übertragung,
- und in der biografischen Vorgeschichte des Patienten.

Zunächst wird der Konflikt, z. B. in Form eines enttäuschten Beziehungswunsches, im Allgemeinen in der Auslösesituation und in den aktuellen Lebensbeziehungen des Patienten deutlich und seine Wurzeln in der Lebensgeschichte erkennbar. Er zeigt sich in der Regel aber auch rasch als ein Beziehungswunsch gegenüber dem Psychoanalytiker.

Eine Konfliktthematik, die in allen drei Bereichen der Diagnostik evident wird, kann einen geeigneten Fokus für die Behandlung abgeben. Dabei bedeutet geeignet, dass man von der umgrenzten Bearbeitung dieser Thematik durch die Inhalts- und Übertragungsanalyse eine Klärung und nachhaltige Stabilisierung der Patienten erwarten kann, in begrenztem Maße sogar eine Veränderung der Persönlichkeit. Man kann z. B. erwarten, dass es zu einer krisenhaften Störung der Beziehung zwischen Patient und Analytiker kommt, wenn der unbewusste Beziehungswunsch nicht befriedigt wird; durch Deutung dieser Dynamik kann der unbewusste Wunsch wahrgenommen und in Hinblick auf die prämorbide Abwehrstruktur und die Symptombildung reflektiert, verstanden und bearbeitet werden.

Die Behandlungstechnik ist durch die *Begrenzung der Deutungen* auf den Fokalkonflikt[528] gekennzeichnet. Die Behandlungsstrategie besteht darin, dass der Fokalkonflikt im Wesentlichen auf der Übertragungsebene durchgearbeitet wird, d. h. dass geklärt wird, wie sich der Fokalkonflikt in der Behandlungsbeziehung äußert und welche Widerstände sich dagegen entwickeln. Später im Behandlungsverlauf hinzutretende andere Konfliktthemen werden ausgeklammert oder nur soweit berücksichtigt, wie sie im Zusammenhang mit dem Fokalkonflikt stehen. Dadurch wird der Behandlungsprozess konzentriert und zugleich die Regression begrenzt.

Voraussetzungen und Indikationen

Die Fokalbehandlung ist in der Regel eine Kurzbehandlung mit speziellen Indikationen (▼ Übersicht).

Ein ausreichender psychotherapeutischer Effekt ist an mehrere Voraussetzungen gebunden:

- Es sollte sich um ichstarke Patienten handeln, die eine günstige Lebensentwicklung genommen haben.

527 Malan (1962), Lachauer (1993)

528 Klüwer (1995)

Typische Indikationen zur psychoanalytischen Fokaltherapie

- **Aktuelle Krisensituationen**
  Patienten mit Entscheidungskrisen bei der Partnerwahl, im Berufsleben, in Prüfungen, nach Kränkungen und Verlusterlebnissen
- **Probatorische Phase einer analytischen Psychotherapie**
  Patienten, die sich nicht entscheiden können, ob sie eine psychotherapeutische Behandlung beginnen
- **Leichtere, kurzfristig bestehende[529] Störungen des höheren oder mittleren Strukturniveaus**
  Patienten, bei denen sich spontan höhere personale oder narzisstische Übertragungen entwickeln
  - Bei *höherem Strukturniveau* wird die Nichtbefriedigung von Beziehungswünschen der Kristallisationspunkt der Übertragungsdynamik.
  - Bei *mittlerem Strukturniveau* wird die Zeitbegrenzung der Behandlung, die von vornherein vereinbart wird, ein Stimulus für die Übertragung der Objektverlustthematik.

- Es sollte sich um relativ umschriebene Konflikte handeln, bei denen es zwar akut zum Einbruch der neurotischen oder narzisstischen Abwehr gekommen ist, jedoch keine Chronifizierungen vorliegen.
- Entscheidend sind aber die Motivation und die Fähigkeit zur therapeutischen Ichspaltung.

Bei der Entwicklungspathologie lässt sich die Fokaltherapie nicht befriedigend anwenden. Das ergibt sich daraus, dass ein explizit beziehungsorientierter Ansatz im Allgemeinen deutlich mehr Zeit beansprucht. Dagegen bietet sich eine strukturorientierte TP (Kap. 17.3.3) an, wenn die Möglichkeit besteht, strukturelle Fokusse zu bilden und zu bearbeiten.

529 Diese Einschränkung wird nicht überall geteilt; Malan (1962) schließt ausdrücklich auch Patienten mit chronischen, schweren Neurosen mit ein.

17.2.4 Niederfrequente analytische Psychotherapie[530]

Die *niederfrequente analytische Psychotherapie* beruht auf dem Bemühen, die psychoanalytische Therapie auf das unbedingt Notwendige zu begrenzen. So entstanden abgeleitete Verfahren mit einer Wochenstunde im Sitzen.

- Im *Unterschied zur Fokaltherapie* sind sie nicht auf einen inhaltlichen Fokus begrenzt.
- Im *Unterschied zur tiefenpsychologisch fundierten Psychotherapie* (Kap. 17.3) ist die Behandlung besonders an der Bearbeitung regressiver Prozesse, die auch in diesem Setting auftreten, und insbesondere an der Übertragung orientiert.

Mit der Stundenfrequenz wird meistens auch deren Gesamtzahl begrenzt. Zugleich wird

530 Hoffmann SO (1983, 2012), Dreyer u. Schmidt (2008)

die Behandlung auf ein umschriebenes Ziel im Bereich der Symptomatik, des Charakters oder der sozialen Beziehungsgestaltung begrenzt. Das Ziel wird mit den Patienten zusammen je nach ihrem Anliegen erarbeitet und mit ihnen vereinbart.

Die Behandlung verläuft dialogischer als die frequente analytische Psychotherapie. Der Analytiker ist also aktiver am Dialog beteiligt. Die Interventionen gehen über aktuelle psychosoziale Anlässe hinaus und geben selbst bei zeitlicher Begrenzung auch der Betrachtung der Lebensgeschichte Raum. Der Analytiker ist bestrebt, eine ausgeprägte Regression und die Entwicklung einer tiefen Übertragungsneurose zu vermeiden. Hingegen fördert eine milde Idealisierung den Behandlungsprozess.

Die Arbeit an Übertragung und Widerstand ist, wenn auch weniger intensiv, ausdrücklich Bestandteil der Behandlungstechnik. Besonders wichtig erscheint die frühzeitige Bearbeitung von Widerständen, um den Prozess lebendig zu halten.

Indikationen

Als analytische *Kurzzeittherapie*[531] mit 20 bis 30 Sitzungen oder als *psychoanalytische Beratung*[532] mit 10 bis 20 Sitzungen eignet sich diese Behandlungsform vor allem für leichte und mittelschwere Störungen, bei denen man mit gezielten Interventionen und durch die spontane Nachbearbeitung des Materials im und durch den Alltag zwischen den Sitzungen beträchtliche Stabilisierungen erreichen kann.

Als *Langzeittherapie* über drei bis fünf Jahre kann man das Verfahren verändern: Es kann die Grundregel eingeführt werden und die Behandlung kann auch im Liegen durchgeführt werden, um die Binnenschau und die Übertragung anzuregen, die dann stärker Gegenstand von Deutungen werden. In dieser Form bewährt sich die niederfrequente Behandlung vor allem bei Patienten mit einer Konfliktpathologie.

Bei der *Entwicklungspathologie* wird man auch in der Langzeitbehandlung bei dem oben beschriebenen aktiven Vorgehen bleiben und die Interventionen mehr auf das soziale Lernen und strukturelle Defizite ausrichten. Hier kann mit der niederen Frequenz, dem Setting im Sitzen und der aktiven Behandlungstechnik die Regression eingegrenzt werden, ohne dass man darauf verzichten muss, längere Zeiträume für die Nachreifung und Entwicklung von Fähigkeiten und Ichfunktionen zur Verfügung zu haben.

531 Malan (1962)
532 Argelander (1980)

17.3 Psychoanalytisch orientierte Verfahren

Als **psychoanalytisch orientiert** werden Behandlungsverfahren bezeichnet, welche die Persönlichkeits- und Krankheitstheorie der Psychoanalyse zugrunde legen, in der behandlungstechnischen Umsetzung jedoch sehr weitgehend von der psychoanalytischen Methode abweichen oder eigene Methoden entwickelt haben. Dabei wird die Zielsetzung auf die Aufhebung der aktuellen Störung begrenzt und der Behandlungsprozess auf die Bearbeitung der störungsrelevanten Psychodynamik und der damit verknüpften unbewussten aktualisierten Beziehungsrepräsentanzen bzw. strukturellen Faktoren konzentriert.

Der Prototyp der psychoanalytisch orientierten Verfahren ist die in Deutschland entwickelte *tiefenpsychologisch fundierte Psychotherapie* (TP).

Zur Begrifflichkeit

Die psychotherapeutischen Verfahren, die von der Psychoanalyse abgeleitet sind, werden international in Anlehnung an den angloamerikanischen Sprachgebrauch als *psychodynamisch* (»psychodynamic psychotherapy«) bezeichnet. Vor allem in der psychiatrischen Fachsprache hat sich dieser Begriff inzwischen auch im deutschsprachigen Bereich eingebürgert. Dabei wird außerhalb der Psychoanalyse immer weniger zwischen psychoanalytisch und psychoanalytisch orientiert unterschieden und der Begriff »psychodynamisch« als Oberbegriff für alle psychoanalytisch begründeten Verfahren verwendet. Wir benutzen folgende Terminologie:

- *Psychodynamisch,* synonym *psychoanalytisch begründet* bzw. von der Psychoanalyse abgeleitet: Oberbegriff für alle Anwendungen der Psychoanalyse als Psychotherapie
- *Psychoanalytisch:* Bezeichnung für Verfahren, die mit geringer Modifikation der psychoanalytischen Methodik bzw. des sog. Standardverfahrens arbeiten
- *Psychoanalytisch orientiert:* Oberbegriff für diejenigen psychoanalytisch begründeten Verfahren, welche die psychoanalytische Methode in stark modifizierter Form mit begrenzter Zielsetzung verwenden
- *Tiefenpsychologisch fundiert:* Bezeichnung für das spezielle analytisch orientierte Verfahren, das in Deutschland durch die Psychotherapierichtlinien begründet und definiert wurde

Historischer Hintergrund

Seit sich die Psychoanalyse zu einem sehr langfristigen und aufwendigen Standardverfahren entwickelte, gab es Bemühungen, die Dauer und den Aufwand der Behandlung zu begrenzen und zugleich das Spektrum der Anwendungsmöglichkeiten zu erweitern. Sie sind u. a. mit den Namen von Wilhelm Stekel, Sandor Ferenczi, Franz Alexander, Michael Balint und Frieda Fromm-Reichmann verbunden. Zu einem Durchbruch kam es nach 1950 mit dem Beleg, den Annemarie Dührssen[533] mit ihren Berliner Katamnesestudien erbrachte, dass analytisch orientierte Behandlungen auch mit begrenztem Aufwand in Hinblick auf Frequenz und Dauer anhaltende Wirkungen erbringen. Das führte dazu, dass die »tiefenpsychologisch fundierte« Psychotherapie 1967 als ein von der Psychoana-

533 Dührssen (1962)

lyse abgeleitetes Verfahren beschrieben[534] und zusammen mit der analytischen Psychotherapie in den Leistungskatalog der gesetzlichen Krankenkassen in Deutschland aufgenommen wurde.

Behandlungsverfahren

Die Vielfalt von analytisch orientierten Verfahren ist schwer überschaubar. Sie finden in verschiedenen Bereichen Anwendung: als ambulante und stationäre Behandlung, als Einzel-, Gruppen-, Paar- und Familienbehandlung, als Behandlung von Erwachsenen, Jugendlichen und Kindern, als Behandlung mit nicht festgelegter Dauer und als Kurzbehandlung, als Fokaltherapie, Krisenintervention und psychotherapeutische Beratung.

Bei Weitem am häufigsten wird in Deutschland die tiefenpsychologisch fundierte Psychotherapie (TP) angewandt, die durch die Psychotherapierichtlinien definiert ist. Ausgehend von einem konfliktorientierten Ansatz ist sie heute viel umfassender als ursprünglich konzipiert. Sie umfasst inzwischen auch die strukturorientierte Psychotherapie (Kap. 17.3.2) und wird mit Elementen aus anderen Therapiemethoden angereichert.

Heute findet man unter den Oberbegriffen psychodynamisch, psychoanalytisch orientiert oder auch tiefenpsychologisch fundiert ein Spektrum von Behandlungsverfahren, welche den Bezug zur Psychodynamik und zur Tiefenpsychologie zunehmend weniger erkennen lassen. Mit diesen Erweiterungen werden derzeit in Deutschland rund die Hälfte der kassenfinanzierten Psychotherapien unter der Bezeichnung tiefenpsychologisch fundiert abgerechnet.

534 Loch (1979), Heigl-Evers u. Heigl (1982)

17.3.1 Behandlungsansatz der tiefenpsychologisch fundierten Psychotherapie (TP)

Der Behandlungsansatz der TP ist durch drei Merkmale charakterisiert:

- Die *Zielsetzung* beinhaltet die Verminderung oder Beseitigung der aktuellen Störung.
- Die *Methodik* zentriert auf die Bearbeitung der unmittelbar störungsrelevanten Psychodynamik bzw. Strukturaspekte im Sinne eines methodischen Behandlungsfokus.
- Die *Behandlungsstrategie* arbeitet mit einer Technik (Rahmen, Haltung und Interventionsformen), welche regressive Prozesse vermeidet oder eingrenzt.

Diese Merkmale stellen weitgehende Veränderungen gegenüber dem ursprünglichen Ansatz der Psychoanalyse als Standardverfahren dar (▸ **Tab. 17.2**). Sie sind zur Charakterisierung des Ansatzes wichtiger als das Setting (Behandlung im Sitzen) und die Begrenzung der Gesamtdauer der Behandlung. Diese kann, muss aber nicht von Anfang an begrenzt sein. Übliche Behandlungsdauern orientieren sich an 50 Sitzungen.

Durch die Einschränkung der Regression, die Übertragung und Widerstand mit einschließt, entstehen grundsätzlich andere Prozesse, insbesondere eine andere Qualität der therapeutischen Beziehung als in der analytischen Psychotherapie. Die tiefenpsychologisch fundierte Psychotherapie ist deshalb eine qualitativ von der analytischen Psychotherapie unterschiedene Behandlungsform und nicht nur eine verkürzte Variante.

Tab. 17.2: Ansatz der TP und der psychoanalytischen Verfahren

	Tiefenpsychologisch fundiert	Psychoanalytisch
Zielsetzung	Verminderung bzw. Beseitigung der aktuellen Störung	Umstrukturierung und Nachreifung der Persönlichkeit, womit Symptomheilung verbunden ist
Behandlungs-strategie	Bearbeitung der störungsrelevanten Psychodynamik bzw. Strukturaspekte der Störung	Bearbeitung der Dynamik der Persönlichkeit und der darin gebundenen Grundkonflikte und Defizite
Methodik	Begrenzung der Regression einschließlich Übertragung und Widerstand	Herstellung und Durcharbeitung einer Übertragungsneurose

Behandlungsstrategie

In der TP werden die bewusstseinsnahen Probleme der Patienten in ihrer unbewussten Dimension behandelt. Es handelt sich dabei um psychosoziale Ereignisse, die für die Krankheitsentstehung und ihren Verlauf die maßgebliche Bedeutung haben und meistens leicht in der *Auslösesituation* der Symptomentstehung ausfindig gemacht werden können: akute oder chronische Belastungen, Traumatisierungen, Verletzungen, Kränkungen, Trennungen oder andere psychosoziale Geschehnisse, die zur Dekompensation der Abwehr oder zur Offenlegung von strukturellen Defiziten geführt haben.

Das besondere Kennzeichen der Behandlungsstrategie ist durch die Begrenzung der Zielsetzung, des Behandlungsfeldes und durch die Einschränkung von regressiven Prozessen einschließlich der Übertragung gegeben (▾ Übersicht).

Merkmale der tiefenpsychologisch fundierten Verfahren

- **Behandlungsziele**
  Die tiefenpsychologisch fundierte Psychotherapie dient unmittelbar der Verminderung und möglichst Beseitigung der Störungen, die den Behandlungsanlass darstellen, also der klinischen Symptomatik. Weitergehende Veränderungen der Persönlichkeit sind nicht impliziert.
- **Behandlungsstrategie**
  Die aktuellen pathogenen Krankheitsfaktoren, d. h. psychosoziale Konflikte oder Belastungen, aktuelle oder reaktualisierte Traumatisierungen oder die Offenlegung struktureller Defizite werden in ihrer aktualgenetischen Dimension bearbeitet. Dabei hat die Bearbeitung von Außenbeziehungen mehr Bedeutung als die der therapeutischen Beziehung.
- **Behandlungstechnik**
  Die therapeutische Regression wird begrenzt durch die Gestaltung des Rahmens (Niederfrequenz, keine freie Assoziation), Fokussierung auf die psychosoziale Realität und Beschränkung der Übertragung; diese wird beachtet und als positives Medium der Behandlung genutzt, steht aber im Allgemeinen nicht im Zentrum der Aufmerksamkeit.
- **Interventionstechnik**
  Die Technik ist non-direktiv, d. h. der Patient bestimmt die Themen. Spezifisch psychodynamische Interventionsformen, insbesondere Deutungen, können mit eklektischen Techniken, insbesondere expressiven, stabilisierenden und stützenden, verbunden

werden. Die Orientierung an der unbewussten Dimension des Krankheitsgeschehens ist dabei der zentrale Bezugspunkt der Gesamtstrategie und behandlungsleitend. Die unbewussten Inhalte müssen aber nicht explizit formuliert (»gedeutet«) werden.

- **Therapeutische Haltung**
  Unter Wahrung einer neutralen, nicht bewertenden technischen Position nimmt der Behandler eine aktive Haltung ein, in der Klärungen, Konfrontationen, Anleitung und Beratung neben Deutungen treten. Die Aktivität wird in Hinblick auf mögliche Gegenübertragungsimplikationen beobachtet.
- **Rahmen**
  Die Behandlungsvereinbarung betont die Notwendigkeit von Offenheit und Vertraulichkeit. Es wird keine Grundregel der freien Assoziation vereinbart. Die Sitzungsfrequenz ist nicht häufiger als eine Wochenstunde und kann flexibel gehandhabt werden. Bei begrenzter Zielsetzung kann ein festes Behandlungskontingent vereinbart werden; zumeist wird eine Behandlungsdauer von 50 bis 80 Sitzungen vereinbart. Angehörige können hinzugezogen werden.

Begrenzung der Zielsetzung und des Behandlungsfeldes

Das Ziel der TP ist die Verminderung bzw. Auflösung der aktuellen Symptomatik und der Beeinträchtigungen, die den Behandlungsanlass darstellen. Dazu werden Belastungen und Konflikte, Strukturdefizite und Traumatisierungen, die in der Störung ihren Niederschlag finden, als aktuelle Beziehungserfahrungen bearbeitet, während weder die Veränderung der zugrunde liegenden Persönlichkeit noch die Aufarbeitung der dahinter stehenden Grundkonflikte und Lebensgeschichte zu ihren Aufgaben und Zielen gehört. Darin liegt der entscheidende Unterschied zu den analytischen Verfahren (▸ **Abb. 17.1** und **Tab. 17.2**).

Persönlichkeit, Grundkonflikt und Biografie bilden zwar auch in der TP wichtige Anhaltspunkte für den Behandler, um die Störung einzuordnen und ihre Dynamik und Struktur zu verstehen. Sie sind hier aber nur so weit Gegenstand der Behandlung, wie sie unmittelbar am Zustandekommen und an der Aufrechterhaltung der Störung beteiligt sind.

Therapeutische Haltung und Interventionstechnik

Die tiefenpsychologisch fundierte Psychotherapie ist durch eine betont arbeitsame (antiregressive) Atmosphäre geprägt. Dazu trägt eine *aktive technische Haltung* des Psychotherapeuten bei. Die Wahl des Themas wird zwar im Allgemeinen dem Patienten überlassen. Gelegentlich knüpft der Therapeut aber auch an vorangegangene Themen an oder wirft von sich aus Themen auf, um auf bestimmte Probleme zu zentrieren. Er lässt genügend Raum, in dem der Patient seinen Einfällen nachspüren, Gefühle entwickeln und Phantasien und innere Bilder aufsteigen lassen kann, und begleitet diesen Prozess im dichten Kontakt, der durch Nachfragen und Klärungen, Ermutigungen und Aufforderungen hergestellt wird. In längeren Pausen ergreift er auch selbst die Initiative, fragt nach, knüpft an Früheres an oder führt ein Thema fort. Sein Interesse und seine Beteiligung lässt er in der Körperhaltung und Stimmführung, in Mimik und Gestik zum Ausdruck kommen.

Neben diesen allgemeinen Merkmalen der therapeutischen Haltung gibt es spezifische Modifikationen, die unter dem Stichwort strukturorientierte Haltung (Kap. 17.3.4) abgehandelt werden.

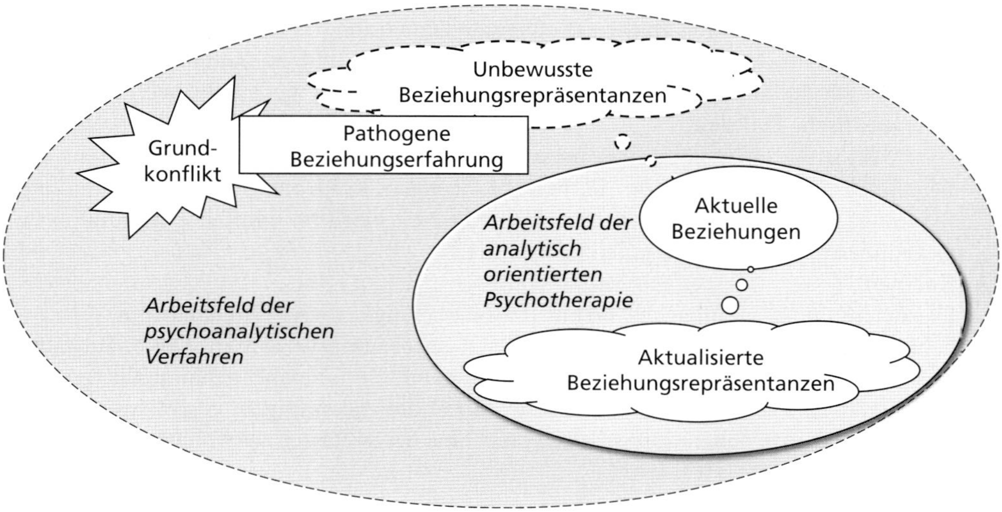

Abb. 17.1: Das Arbeitsfeld der tiefenpsychologisch fundierten Psychotherapie in Abgrenzung von den analytischen Verfahren

In der *Interventionstechnik* stehen neben Deutungen der unbewussten Hintergründe des Erlebens und Verhaltens eklektische Interventionen. Bei der Entwicklungspathologie bilden diese sogar den spezifischen Inhalt. Der Therapeut benutzt Stützung, Entlastung, Ermutigung, Grenzsetzung, Beratungen, Vorschläge und Anleitungen. Behandlungsbedingungen werden ausgehandelt und Vereinbarungen getroffen. Er kann eingreifen und Bedingungen setzen, wenn der Patient sich oder andere oder den Fortgang der Behandlung gefährdet.[535] Er kann Ratschläge erteilen oder Anweisungen geben, damit der Patient bestimmten Schwierigkeiten nicht ausweicht.[536] Er kann aktiv Nähe und Distanz regulieren und z. B. auf einen Patienten, der sich isoliert und abschirmt, emotional aktiv zugehen.[537]

Diese spezifische Aktivität des Psychotherapeuten macht es erforderlich, die *Gefahr eines Gegenübertragungsagierens* besonders zu beachten, um die technische Grundhaltung – ein einfühlender, verstehender und deutender, aber nicht bewertender und nicht manipulativer Umgang mit den Problemen und Konflikten des Patienten – nicht zu verlieren. Es ist selbstverständlich, dass der Psychotherapeut die Position der *technischen Neutralität* einnimmt, d. h. eine nicht bewertende und die eigene Gegenübertragung kontrollierende Haltung.

Auch in der tiefenpsychologisch fundierten Therapie kommt das Prinzip der Abstinenz zum Tragen, und zwar als Vorgabe, dass die emotionale Bezogenheit des Patienten nicht ausgenutzt werden darf und der Therapeut sich keine persönliche Befriedigung von Bedürfnissen oder Interessen in der Behandlung gestattet. Im Übrigen wird die restriktive Abstinenz durch ein Verhalten eingeschränkt, das die persönliche Sphäre des Therapeuten, seine Beteiligung am Behandlungsverlauf, sein Interesse am Patienten und dessen Entwicklung deutlich erkennen lässt.

Diese *selektive Abstinenz* hat die Funktion, Projektionen und Regressionen einzu-

535 Kernberg (1989)
536 »Aktive« Technik nach Ferenczi (1921)
537 Fürstenau (1977)

dämmen und die Funktion des Therapeuten als sozialer Partner (und nicht vorrangig als potenzielles Übertragungsobjekt) zu betonen. Bei manchen Psychotherapeuten erhält die Behandlungsbeziehung dadurch einen gewissen privaten Zug. Diese Veränderung gegenüber der üblichen Zurückhaltung ist umstritten, weil offensichtlich unterschiedliche Erfahrungen darüber bestehen, ob die Wirkung der Behandlung dadurch dauerhaft verstärkt werden kann oder ob kurzfristige, suggestive Wirkungen einer »freundschaftlichen« Beziehung die Hintergrundprobleme nur zudecken.

Tiefenpsychologisch fundierte Psychotherapie: Modifikationen und Erweiterungen der Behandlungstechnik

- **Parameter**
  - Vereinbarung von Bedingungen für die Behandlung, z. B. Alkoholabstinenz-Pakt
  - Vorgabe von Verhaltensregeln, z. B. in Hinblick auf Essverhalten, zum Umgang mit dem Drang zur Selbstverletzung, Tagesstrukturierung
- **Methodenkombination**
  - Einführung imaginativer Techniken
  - Angstbewältigungstraining
  - Entspannungsübungen
  - Erlebnis- und ausdrucksorientierte Verfahren
  - Psychodrama
  - Traumaspezifische Techniken
  - EMDR als neurophysiologisches traumatherapeutisches Verfahren
- **Erweiterung des Behandlungsrahmens**
  - Einbeziehung von Beziehungspersonen (Paar- oder Familiengespräche)
  - Kombination mit Gruppentherapie

Behandlungstechnische Modifikationen

In der Praxis der tiefenpsychologisch fundierten Psychotherapie wird die Interventionstechnik häufig erweitert, indem Elemente und Verfahren aus anderen Methoden integriert werden (▲ Übersicht). Diese Modifikationen haben das Ziel, die Behandlung zu sichern und den Behandlungseffekt zu verstärken.

Sie sind aber auch dadurch bedingt, dass viele psychologische Therapeutinnen und Therapeuten zunächst in anderen Methoden ausgebildet wurden als in einer psychodynamischen, mit ihrer primären Methode gute Erfahrungen gemacht haben und sie weiterhin anwenden wollen. Im Rahmen der Richtlinienpsychotherapie sind Methodenkombinationen möglich, sofern sie in die tiefenpsychologisch fundierte Behandlungskonzeption integriert werden.

Therapeutische Einstellung, Einschränkung der Regression und Übertragung

Zu den Besonderheiten der tiefenpsychologisch fundierten Psychotherapie gehört die *Einschränkung regressiver Prozesse*. Damit wird insbesondere einer unerwünschten Regression entgegengewirkt und die Konzentration des Prozesses auf die Bearbeitung der aktuellen Dynamik der Störung gefördert. Therapeutisch nicht nutzbare Abhängigkeiten sollen vermieden und eine progressive Orientierung gefördert werden. Die Begrenzung der Regression geschieht durch die Einstellung des Psychotherapeuten, durch den Rahmen und durch die Behandlungstechnik.

- *Die Einstellung des Therapeuten* ist progressionsorientiert, d. h. die Eigenverantwortung und Unabhängigkeit des Patienten werden anerkannt und gefördert. Das zeigt sich z. B. darin, dass die Behandlung als außerordentlich wichtig, aber nicht unbedingt als das Wichtigste in der gegenwärtigen Lebensphase des Patienten bewertet wird. Demzufolge wird z. B. bei Stundenabsagen nicht unbedingt vorausgesetzt, dass Behandlungstermine vom Patienten stets vorrangig behandelt werden. Die Behandlung wird auch nicht als der zentrale oder gar ausschließliche Bezugspunkt für die Entwicklung des Patienten betrachtet. Wenn er zusätzlich auch anderweitig Hilfe sucht, so wird das als ein progressiver Akt und nicht von vornherein als Widerstand gegen die Behandlung betrachtet. Allerdings wird man untersuchen, ob darin nicht auch Kritik und Unzufriedenheit zum Ausdruck kommen, die gründlich analysiert werden müssen. Dabei sollte ein berechtigter Anteil ausdrücklich anerkannt werden.

- *Der Rahmen* soll mit der üblichen niederen und ggf. auch flexiblen Stundenfrequenz dazu beitragen, dass die Grundorientierung des Patienten auf sein psychosoziales Umfeld und die dort vorhandenen Probleme und Ressourcen ausgerichtet bleibt und das Bedürfnis, sich in einen geschützten Behandlungsraum zurückzuziehen, in Grenzen gehalten wird. Er soll der Tendenz, sich vom Psychotherapeuten abhängig zu machen, entgegenwirken. Ebenso soll auch das Gegenübersitzen während der Therapiestunden die Wahrnehmung auf den Therapeuten als Behandler und Alltagsperson ausrichten und die Übertragung begrenzen.
- *Die Behandlungstechnik* ist darauf ausgerichtet, eine konstruktive Arbeitsatmosphäre herzustellen und aufrechtzuerhalten. Das geschieht, indem der Therapeut eine ausreichende Aktivität entwickelt. Durch weiterführende Fragen, Klärungen und Deutungen wird Aufmerksamkeit und Interesse am Verstehen hergestellt und eine Spannung aufgebaut, welche die Behandlung vorantreibt. Bei allem Verständnis ist doch eine verwöhnende, permissive Haltung zu vermeiden. In der Deutungstechnik hat die Klärung der aktuellen unbewussten Vorgänge und damit die Orientierung an der Gegenwart Vorrang vor einer rückblickenden, an der Lebensgeschichte orientierten Deutungsstrategie.

Umgang mit der Übertragung

Die TP schränkt mit den regressiven Prozessen auch die Entwicklung der Übertragung auf den Psychotherapeuten ein, die *Binnenübertragung* (Kap. 16.2.7). Das geschieht mit der Absicht, die Ausrichtung der Behandlung auf die Bewältigung der psychosozialen Gegenwart mit den darin enthaltenen *Außenübertragungen* zu fördern. Mit Außenübertragungen sind dabei die Übertragungen auf andere im Alltag gemeint.

Der regressionsbegrenzende Behandlungsrahmen lässt im Übrigen wenig Raum für die Entwicklung einer Übertragungsneurose; diese könnte unter den zeitlichen Voraussetzungen einer tiefenpsychologisch fundierten Psychotherapie auch gar nicht hinreichend bearbeitet werden. Die Entwicklung einer ausgeprägten Übertragung ist in diesen Behandlungen daher nicht erwünscht. Es werden alle Maßnahmen vermieden, die in der analytischen Psychotherapie eingesetzt werden, um dort die Entwicklung einer Übertragungsneurose zu fördern: eine abstinente Spiegelhaltung, die Zentrierung auf die Übertragungsanalyse, die Fokussierung auf Widerstände gegen Übertragungen und die Transposition von Außenübertragungen in die Beziehung zum Therapeuten.

Selbst wenn man die Übertragung auf den Psychotherapeuten nicht fördert, kommt sie wie in allen Arten von Psychotherapie doch zum Tragen. Der besondere Umgang besteht in der tiefenpsychologisch fundierten Psychotherapie darin, dass ihr der gleiche methodische Stellenwert beigemessen wird wie den Übertragungen auf andere Beziehungen im Alltag: Die Binnenübertragung wird der Außenübertragung gleichgestellt. Sie rückt also nicht in das Zentrum des Interesses und des methodischen Vorgehens. Insbesondere werden Übertragungen im Außen nicht in die Beziehung zum Therapeuten transponiert. Übertragungen werden also in den Beziehungen belassen und bearbeitet, in denen sie in Erscheinung treten. Man kann im Vergleich mit der analytischen Psychotherapie von einer *Dezentrierung der Übertragung* sprechen.

Der Psychotherapeut betrachtet sich also als eine Person, die in Hinblick auf Übertragungen in gleicher Weise Gegenstand von Projektionen und Wahrnehmungsverzerrungen wird wie andere wichtige Beziehungspartner im gegenwärtigen Leben des Patienten auch. Im Allgemeinen entwickelt sich aufgrund der technischen Aktivität, der emotionalen Präsenz und der Maßnahmen, welche die Regression und die Übertragung begrenzen sollen, eine positiv getönte Beziehung zum Therapeuten. Diese wird als *positive Grundübertragung* belassen und als Vehikel der Behandlung genutzt. Erst wenn die Binnenübertragung ein stärkeres Ausmaß annimmt und zum Problem wird, wird sie zum Gegenstand der Behandlung gemacht.

- *Positive Übertragungen* werden zum Problem, wenn sie als Widerstand gegen die Bearbeitung von Konflikten eingesetzt werden und der Patient beginnt, sich mehr mit dem Therapeuten als mit anderen Beziehungen zu beschäftigen. Bei ihrer Bearbeitung wird auf den Abwehraspekt fokussiert und z. B. die Angst, die dahinter steht, ergründet und bearbeitet. Oft handelt es sich um einen verdeckten Rückzug vor bedrohlichen Anforderungen des Alltags in den Schutz der therapeutischen Beziehung. Diese Funktion würde als solche gedeutet und bearbeitet werden, um einer unerwünschten Regression vorzubeugen.
- *Negative Übertragungen* stellen immer ein Hindernis für die Behandlung dar. Sie werden deshalb sofort zum Gegenstand der Behandlung, wenn sie sichtbar werden. Dabei geht es darum, zu klären und zu verstehen, warum ein Patient eine aversive Einstellung entwickelt. Die Analyse richtet sich also vor allem auf den *Übertragungsanlass*. Er besteht oft in Kränkungen, in einem Gefühl, unverstanden zu sein, oder in Ängsten, die sich in irgendeiner Weise auf den Fortgang der Behandlung beziehen – sei es bei Unterbrechungen oder am Behandlungsende. Bei der Bearbeitung werden die realistischen Aspekte, z. B. Kränkungen, anerkannt, während unrealistische näher betrachtet werden. Wenn darin z. B. Projektionen erkennbar werden, dann wird geklärt, aus welchen aktuellen (Abwehr-) Gründen der Patient ein bestimmtes Beziehungsmuster auf den Psychotherapeuten projiziert. Die Inhalte der Projektion, z. B. die früheren Erfahrungen mit einer Person, erfahren dabei keine hervorgehobene Aufmerksamkeit.

17.3.2 Tiefenpsychologisch fundierte Psychotherapie (TP) als konfliktorientiertes Verfahren[538]

Die **tiefenpsychologisch fundierte Psychotherapie** wurde ursprünglich als eine *konfliktzentrierte Therapie* konzipiert. In dieser Form zielt sie auf Patienten mit einer Konfliktpathologie. Methodisch zentriert sie auf die Bearbeitung der aktualgenetischen Dimension der aktuellen psychosozialen Konflikte und analysiert dabei das klinische Material als Reaktualisierung von unbewussten Beziehungserfahrungen in gegenwärtigen Beziehungen. Damit ist die Abgrenzung zur analytischen Psychotherapie deutlich (▸ **Tab. 17.3**).

538 Heigl-Evers u. Heigl (1982), Luborsky (1984)

Als 1967 in Deutschland mit den Psychotherapierichtlinien die psychodynamische Psychotherapie als psychoanalytisch begründete Verfahren Pflichtleistungen der gesetzlichen Krankenkassen wurden, grenzte man von der analytischen Psychotherapie ein verkürztes und weniger aufwendiges Verfahren ab, das für die allgemeine ärztliche Psychotherapie geeignet sein sollte. Es war für Patienten mit leichten und mittelschweren Neurosen und psychosomatischen Störungen gedacht. So entstand die TP als ein analytisch orientiertes Verfahren. Dem damals vorherrschenden Denken entsprechend war es konfliktorientiert.

Tab. 17.3: Konfliktzentrierte tiefenpsychologisch fundierte versus analytische Psychotherapie

	Tiefenpsychologisch fundiert	Analytisch
Behandlungs-strategie	Aufarbeitung von Aktualkonflikten in ihrem psychosozialen Bezug und als (Außen-)Übertragungen	Herstellung einer Übertragungsneurose, Aufarbeitung von unbewussten Grundkonflikten in der (Binnen-)Übertragung
Einstellung zur Regression	Regressionsbegrenzung durch Betonung der äußeren Realität, Gestaltung des Rahmens und eine progressionsorientierte therapeutische Haltung	Förderung der therapeutisch nutzbaren Regression und Nutzung zur Veränderung der Tiefenstruktur
Umgang mit der Übertragung	Begrenzung der Binnenübertragung, zügige Bearbeitung von störenden Übertragungsmanifestationen	Fokussierung auf die Binnenübertragung, Transposition von Außen- in Binnenübertragung
Frequenz	1 Wochenstunde	(2 bis) 3 Wochenstunden
Position	Behandlung im Gegenübersitzen	Behandlung im Liegen auf der Couch
*Gesamtdauer**	50 (80) Sitzungen, Ausnahme 100	160 (240) Sitzungen, Ausnahme 300
Regeln	Grundregel der Offenheit	Grundregel der freien Assoziation
Haltung des Therapeuten	Technische Neutralität, selektive Abstinenz	Technische Neutralität, (restriktive) Abstinenz
Verhalten des Therapeuten	Aktives Zuhören, hohe Interventionsaktivität, Verwendung eklektischer Interventionen (Beratung usw.)	Gleichschwebende Aufmerksamkeit, abwartend, ermöglichend, deutend

* nach den Psychotherapierichtlinien im deutschen Versorgungssystem

Methodik

Die TP wurde durch die Psychotherapierichtlinien definiert und durch den zugehörigen Kommentar[539] standardisiert. Danach handelt es sich beim konfliktzentrierten Verfahren um eine Therapieform, die auf die aktuellen unbewussten Konflikte zentriert ist, die einer Störung zugrunde liegen und diese aufrechterhalten. Sie kommen in der Auslösesituation zum Tragen. Die Erweiterung durch einen strukturorientierten Ansatz wird im nächsten Kapitel erörtert.

Die Methodik umfasst die in Kap. 17.3.1 dargestellten Elemente. Der Schwerpunkt der Behandlung ist die Bearbeitung der *störungsrelevanten psychosozialen Konflikte* in ihrem

539 »Faber/Haarstrick«, Rüger u.a. (10. Aufl. 2014)

unbewussten Bezug. Der Psychotherapeut deutet sie in Hinblick auf abgewehrte aktuelle Ängste, Erwartungen, Ansprüche, Phantasien usw. Dabei berücksichtigt er auch die Folgen dieser Konflikte in den verschiedenen Lebensbereichen, z. B. in Beruf, Partnerschaft oder Freizeitgestaltung. Zur Lebensgeschichte wird gelegentlich ein Bezug hergestellt, um das aktuelle Erleben vertiefend zu verstehen. Die Durcharbeitung der Biografie ist aber ebenso wenig Aufgabe dieser Behandlungsform wie die Durcharbeitung der Binnenübertragung. Diese wird begrenzt und methodisch der Außenübertragung gleichgestellt.

Ziel und Wirkfaktoren

Das Ziel dieses Verfahrens ist die Auflösung der aktuellen psychosozialen Konflikte und der dadurch bedingten Störungen. Seine Wirkung beruht aber nicht nur auf Einsicht in die Konfliktdynamik und die Unzweckmäßigkeit der bisherigen Konfliktlösung, sondern ebenso auf Beziehungsfaktoren wie Zuwendung und Interesse des Psychotherapeuten, auf dem Erleben von Akzeptanz der Bewältigung und der abgewehrten Inhalte, auf der Identifizierung mit der annehmenden Haltung des Therapeuten sowie auf seiner wohlwollenden Begleitung bei neuen Entwicklungsschritten. Es wird deutlich, dass die eigentliche Einsicht dabei nur einer der Wirkfaktoren ist.

Bearbeitung des aktualisierten Konflikts und der Außenübertragungen

Im Zentrum der Behandlung steht also die *Bearbeitung von aktuellen Beziehungen.* Das Charakteristikum des Verfahrens besteht darin, dass es die Behandlung auf den störungsrelevanten wirksamen Aktualkonflikt begrenzt, der in der Auslösesituation zum Tragen gekommen ist, während die lebensgeschichtliche Dimension nur als Hintergrund für das Verständnis des Therapeuten dient, als solche aber nicht im Mittelpunkt steht oder gar »aufgearbeitet« werden soll.

Wird z. B. ein Konflikt zwischen Autonomie- und Abhängigkeitsstrebungen aktualisiert, dann lässt er sich in der Beziehung des jetzigen Lebens, in der er neu entstanden ist, beschreiben. Dabei werden die unbewussten Vorstellungen von der eigenen Person und vom Beziehungspartner sowie die beziehungsprägenden Phantasien, Bedürfnisse, Affekte usw. dargestellt. Es wird z. B. beschrieben, dass ein Patient seine Wünsche gegenüber seiner Partnerin nicht vertreten und sich von ihr nicht abgrenzen kann, weil er seine Wünsche unbewusst als Angriff auf sie erlebt und fürchtet, sie damit zu verletzen oder sogar zu zerstören. Dabei lässt der Verzicht auf seine Bedürfnisse die Partnerin kontrollierend, dominant und fordernd erscheinen, was ihn hilflos und wütend macht.

Die methodenspezifische Interventionsform sind *Deutungen*, mit denen unbewusste Anteile des Verhaltens und Erlebens in den aktuellen Beziehungen aufgedeckt und in Hinblick auf darin verborgene Motive, auf ihre Funktionen und ihren Sinn hin interpretiert werden. Sie werden oft absichtlich beiläufig als Anspielungen formuliert oder sind in Fragen oder Mutmaßungen verborgen. Für »strikte«, tiefe Deutungen fehlt der tragende Hintergrund einer sehr intensiven therapeutischen Beziehung. Diese wird wegen ihrer regressionsfördernden Wirkung in der TP (wie in allen Formen der analytisch orientierten Therapie) nicht angestrebt.

Bei der Bearbeitung der Aktualkonflikte finden *Außenübertragungen* (Kap. 16.2.7) besondere Beachtung. Es wird also untersucht, welche unbewussten Vorstellungen und Erwartungen, Affekte und Motive in einer aktuellen Beziehung zum Tragen kommen. Dabei wird insbesondere die Funktion gedeutet, die diese Übertragungen im gegenwärtigen Leben erfüllen, z. B. als regressiver Versuch der Angstbewältigung oder als Rückgriff auf ein bekanntes Beziehungsmus-

Behandlung

ter zu einer bestimmten Person, um Unsicherheit und Angst in der Begegnung mit Unbekanntem zu vermeiden. Es kann auch ein Bezug zur Biografie hergestellt werden, um das gegenwärtige Verhalten und Erleben verständlicher zu machen. Diese Übertragungen werden jedoch nicht benutzt, um die biografischen Zusammenhänge zu rekonstruieren und eine bestimmte frühere Beziehung durchzuarbeiten. Darin liegt ein bedeutender Unterschied zur analytischen Psychotherapie.

Die Analyse wird also auf das Hier und Jetzt und auf die Klärung der realen Beziehungskontexte begrenzt. Im Gegensatz zu den psychoanalytischen Verfahren geht es nicht um die Transposition der Störung und der damit verbundenen Probleme in die (Binnen-)Übertragung zum Therapeuten, nicht um den Aufbau und die Durcharbeitung einer Übertragungsneurose. In der tiefenpsychologisch fundierten Psychotherapie werden die Probleme in den Kontexten und in der zeitlichen Dimension bearbeitet, in denen sie vom Patienten erlebt und dargestellt werden.

Indikationen

Die konfliktorientierte TP findet vorrangig zur Konfliktbearbeitung zweier Gruppen von Störungen Anwendung:

- bei reaktiven Störungen
- und bei mittelschweren und leichteren neurotischen Störungen, bei denen sich in der Auslösesituation eine umgrenzte Manifestation eines aktualisierten Grundkonfliktes erkennen lässt.

Die Zielgruppe sind also Patienten mit einer Konfliktpathologie. Die Voraussetzung ist, dass die Störungen nicht chronifiziert sind und bei den Patienten ein gewisser Zugang zu den psychischen Hintergründen ihrer Störung besteht oder in der Initialphase der Behandlung herstellbar ist. Diese Patienten machen einen bedeutenden Teil der Psychotherapie-Klientel aus. In der psychotherapeutischen Praxis dürfte ihr Anteil rund 50 Prozent betragen.

Dynamische Kurzzeitpsychotherapie

Als eine spezielle Variante wurde in den USA von Davanloo im Rahmen von systematischen Forschungsprojekten die *dynamische Breitspektrum-Kurzzeitpsychotherapie*[540] entwickelt. Es handelt sich um eine analytisch orientierte Therapie mit 15 bis 40 Sitzungen zur Behandlung von Patienten mit einer Konfliktpathologie.

Technisch wird ein Behandlungsverlauf in vier Phasen angestrebt:

- Zunächst wird ein dynamisches *Kernproblem* herausgearbeitet. Dabei werden besonders die Übertragungen aus der Kindheit stammender Beziehungsmuster auf die jetzigen Beziehungen und deren Ursachen untersucht und bearbeitet.
- Anschließend wird aktiv die *Abwehr* angegangen: Durch protrahierte Konfrontation und Deutung werden verdrängte Gefühle und Phantasien provoziert.
- In der darauffolgenden Phase der *Durcharbeitung* vermittelt der Therapeut durch Deutungen ein Verständnis der dynamischen Vorgänge. Dabei sollen rationale Einsicht und emotionale Erfahrung gleichgewichtig zum Tragen kommen.
- Die *Beendigungsphase* zentriert abschließend auf die Dynamik von *Abschied und Trennung* und rundet den Behandlungsprozess ab.

Diese Behandlung ist an relativ anspruchsvolle Auswahlkriterien gebunden. Die Patienten müssen über gute Fähigkeiten verfügen, emotionale Kontakte aufzunehmen und auszuhalten, sie müssen Konfrontationen

540 Davanloo (1978)

und Interpretationen konstruktiv verarbeiten können und über ein gutes Entwicklungspotenzial verfügen.

17.3.3 Tiefenpsychologisch fundierte Psychotherapie (TP) als strukturorientiertes Verfahren

Die tiefenpsychologisch fundierte Psychotherapie findet zunehmend auch bei Patienten mit einer *Entwicklungspathologie* Anwendung, bei denen eine Dekompensation oder Exazerbation eingetreten ist. Dem trägt inzwischen auch die Psychotherapierichtlinie durch eine entsprechende Erweiterung Rechnung. Für diese Störungen ergeben sich **Modifikationen** der Behandlungsstrategie und -technik. Der Fokus liegt bei dieser Behandlung auf den ichstrukturellen Defiziten.

Die strukturorientierte TP zielt darauf ab, Ichfunktionen und basale Fähigkeiten zu stärken und die Selbst- und Beziehungsregulation zu verbessern, während die komplexe Dynamik dieser Patienten nicht unmittelbar Gegenstand dieser vergleichsweise kurzen Behandlung sein kann.

Bei der *Traumapathologie* gibt es spezielle traumatherapeutische Modifikation (Kap. 7.5).

Strukturorientierte Behandlungsstrategie[541]

Eine Entwicklungspathologie kann unter zwei Gesichtspunkten betrachtet werden:

Defizitäre strukturelle Fähigkeiten bei der Strukturpathologie[542]

- Eingeschränkte Affektgenerierung: Affekte nicht erleben oder darüber nicht verfügen können
- Unzureichende Affektdifferenzierung: Nicht deutlich zwischen verschiedenen Affekten unterscheiden können
- Geringe Affekttoleranz: Gefühle nicht aushalten und regulieren (beruhigen) können
- Reduzierte Impulssteuerung: Impulse können nicht sozial annehmbar umgesetzt werden
- Eingeschränkte Selbstwertregulierung: Insuffizienz- und Größenerleben können nicht balanciert werden
- Beeinträchtigtes Objekterleben: Andere nicht ganzheitlich und so wahrnehmen können, wie sie sind
- Eingeschränkte Empathiefähigkeit: Schwierigkeit, sich in andere hineinzuversetzen
- Unzureichende Internalisierung objektbezogener Affekte: Vorstellungen von anderen werden nicht sicher mit Gefühlen verbunden
- Uneindeutiger Affektausdruck: Äußerung undifferenzierter Gefühle anderen gegenüber
- Eingeschränktes Affektverständnis: Nicht verstehen können, wie andere sich fühlen

- Man kann die verzögerte Entwicklung und Integration der Selbst- und Objektrepräsentanzen und ihre Auswirkungen auf das Selbsterleben und aktuelle Beziehungen in das Behandlungszentrum rücken und eine Nachreifung anstreben. Das ist der Ansatz der *modifizierten ana-*

541 Die Darstellung der strukturbezogenen Behandlung orientiert sich an eigenen Erfahrungen sowie den Anregungen in Rudolf (2004, 2010).

542 In Anlehnung an Rudolf (2004, S. 58ff.)

lytischen Therapie, die dabei verschiedenen Konzepten folgt (Kap. 16.3.3).

- Man kann aber auch die defizitären basalen Fähigkeiten und Ichfunktionen (▲Übersicht) in das Zentrum rücken und bei der Behandlung ihre Nachentwicklung, Stärkung und Stabilisierung zum Ziel machen. Das ist der Ansatz der strukturorientierten TP. Sie ermöglicht mit der Begrenzung des Fokus auf defizitäre Ichfunktionen (Strukturfokus) eine verfahrensspezifische Eingrenzung des Behandlungsfeldes, vergleichbar mit der Fokussierung auf den Aktualkonflikt in der konfliktzentrierten TP und hat als modifizierte tiefenpsychologisch fundierte Psychotherapie inzwischen Eingang in die Psychotherapierichtlinien gefunden.

Aufgaben und Ziele

Eine Entwicklungspathologie kann, ebenso wie eine Konfliktpathologie, über längere Zeiträume auf einem definierten Niveau, das die Bewältigung des Alltags erlaubt, relativ stabil bleiben. Durch Veränderungen der inneren bzw. äußeren Situation, z. B. durch den Eintritt in das Berufsleben oder den Verlust einer stabilisierenden Partnerschaft, kann die Bewältigung versagen. In der Folge kann die Selbst- und Beziehungsregulation zusammenbrechen. Dadurch können Symptome, Leistungs- und Beziehungsprobleme und soziale Folgekonflikte entstehen und zum *Anlass* für eine psychotherapeutische Behandlung werden.

Das *Ziel* solcher Behandlungen ist die Stabilisierung in Hinblick auf die Symptomatik, den Umgang mit sich selbst und anderen und die Bewältigung der Probleme, welche die Dekompensation herbeigeführt haben. Dazu müssen Techniken eingesetzt werden, welche die Dekompensation der Ichfunktionen auffangen und die Struktur konsolidieren. Die Behandlung fokussiert dabei auf drei Bereiche:

- *Die akute Dekompensation:* Sie kann eine Krisenintervention (Kap. 20.2) erforderlich machen.
- *Die Strukturprobleme und ihre innerseelischen, interpersonellen und sozialen Folgen:* Dieser Fokus bezieht sich darauf, wie die Patienten mit sich und ihrer Umwelt umgehen, welche Motive, Einstellungen und Gefühle sie dabei bestimmen und welche Konflikte sich aus ihren Defiziten ergeben. Dabei werden Funktionsdefizite und die Spaltungsabwehr als dysfunktionaler Bewältigungsmodus von Beziehungsproblemen bearbeitet. In diesem Bereich der Behandlung kommen strukturorientierte Techniken zum Einsatz, mit denen die Funktionsfähigkeit des Ich gestärkt wird. Dabei geht es darum, die Patienten in ihren Fähigkeiten zu fördern, und nicht darum, Unbewusstes aufzudecken und bewusst zu machen.
- *Die auslösenden Belastungen und Folgeprobleme:* Dieser Teil der Behandlung unterscheidet sich nicht von dem Vorgehen der TP bei der Konfliktpathologie (s. oben). Es werden die Dynamik der Dekompensation und die Weiterverarbeitung in den Blickpunkt gerückt und die dabei wirksamen Mechanismen und Beziehungsrepräsentanzen bearbeitet, wobei insbesondere eine Integration der gespaltenen Selbst- und Objektrepräsentanzen angestrebt wird.

Die strukturorientierte Haltung

Der Therapeut nimmt eine zugewandte, interessierte und wohlwollend-neutrale Haltung ein. Indem er sich mehr an der Bewältigung von Defiziten und an Ressourcen orientiert als an der Abwehr und unbewussten Konflikten, betont er den progressiven, selbstfördernden Ansatz der Behandlung. Wo Defizite offensichtlich werden, die von den Patienten nicht kompensiert werden können, stellt er sich aktiv als Hilfsich zur Verfügung, gibt Anregungen und Hinweise und bringt seine eigenen Wahrnehmungen und Ideen zur Substitution mit ein. Wo Gefahren durch das Verhalten der Patienten lauern, setzt er Grenzen. Wenn Übung erforderlich ist, begleitet er sie mit Ermutigung und Anleitung. Diese Art des entwicklungsfördernden Umgangs enthält auch direktive Aspekte und pädagogische Funktionen und gleicht Beziehungsdefizite aus. Damit übernimmt der Therapeut Funktionen, die an sich Eltern in der Erziehung von Kindern und Jugendlichen zukommen.

Strukturorientierte Techniken

Die strukturorientierten Techniken werden im psychodynamischen Zusammenhang als angewandte Ichpsychologie[543] konzipiert. Sie werden angewandt, um die Stabilisierung zu fördern und einen verbesserten Umgang mit dem Selbst und den Beziehungen zu ermöglichen. Sie bestehen in speziellen Interventionsformen, welche die Strukturprobleme fokussieren, um sie erkennbar, verstehbar und schließlich lösbar zu machen (▾Übersicht).

Dabei werden z. B. Erwartungen und Hoffnungen, Ansprüche und Fehlerwartungen verdeutlicht, Affekte geklärt (Klarifikation und Differenzierung), es wird auf Wahrnehmungen zentriert, Lösungsmöglichkeiten werden erwogen und Lösungsstrategien entwickelt, das Selbsterleben wird herausgearbeitet und die Wirkung des eigenen Verhaltens auf andere und die Beziehungen untersucht. Sofern und solange bestimmte Ichfunktionen beim Patienten brach liegen, können sie vom Therapeuten substituiert werden[544], d. h. er stellt den Patienten seine eigene Wahrnehmung, Einschätzung, seine planerischen Fähigkeiten, sein kritisches Denken usw. zur Verfügung, indem er mitteilt, wie er eine Situation einschätzt, bewertet oder welche Lösungsmöglichkeiten er erkennt.

Strukturorientierte Interventionen[545]

- Anregungen
- Klärende Fragen
- Einladung zur Selbstreflexion
- Antwortende Mitteilungen
- Spiegelnde Äußerungen
- Strukturierende Interventionen
- Aufzeigende und hypothesengeleitete Interventionen
- Interventionen als Chronist des Patienten

Maßgeblich für den tiefenpsychologischen Ansatz ist dabei die Berücksichtigung der *unbewussten Dimension*. Die ichpsychologischen Techniken werden also in einen Kontext gestellt, der den unbewussten Prozessen Rechnung trägt. Das unterscheidet sie von der stützenden Psychotherapie (Kap. 20.1). Es wird z. B. ein Affekt nicht nur klarifiziert, sondern – zumindest bei fortgeschrittener Therapie – in einem weiteren Schritt auf seine unbewussten Wurzeln zurückgeführt. So wird z. B. eine Scham hinter einer Wut, eine Angst hinter einem Hass usw. angesprochen. Verhalten und Erleben werden auf diese Weise auf die innere Verwurzelung hin bearbeitet und, soweit möglich, aktuell wirksame Selbst- oder Objektvorstellungen ergründet, die damit verbunden sind. Bei der Klärung der unbewussten Funktion wird der selbsterhaltende Sinn der Bewältigung anerkannt und der Bewältigungsaspekt gegenüber dem der Abwehr betont.

So kann z. B. bei einem Prüfungsversagen eines Borderline-Patienten die Störung der realistischen Einschätzung der Aufgaben, der

543 Blanck u. Blanck (1974, 1979)
544 Fürstenau (1977)
545 Rudolf (2004)

Behandlung

Selbstwahrnehmung des Arbeitsverhaltens und der Fähigkeit zu planen fokussiert und eine Tagesstruktur erarbeitet werden. Im weiteren Schritt kann aber auch die Verleugnung der Trödelei und die damit verbundene Größenvorstellung (»Es geht auch so«) ins Gespräch gebracht werden. Schließlich können unrealistische Selbstvorstellungen (»Ich kann gar nichts«, oder: »Ich bin darüber erhaben«) angegangen werden.

Modifikationen des Rahmens und des Settings

Unter bestimmten Umständen wird es erforderlich, die Behandlung durch Veränderungen des Rahmens oder des Settings (Übersicht in Kap. 17.3.1) zu sichern. So können besondere Bedingungen gestellt werden, indem z. B. vereinbart wird, dass Alkohol für die Dauer der Behandlung gemieden wird. Es kann auch förderlich sein, Angehörige in die Behandlung einzubeziehen, Aufzeichnungen (Ess- oder Arbeitsprotokolle) herzustellen, bestimmte Tagesstrukturen einzuhalten usw.

Solche Modifikationen können notwendig sein, wenn und solange Defizite der Ichfunktionen die Behandlung bestimmen. Bei weniger schweren Störungen treten sie im Behandlungsverlauf in den Hintergrund oder werden entbehrlich. Bei anderen bleiben sie unverzichtbar. Es kann aber auch so sein, dass es im Verlauf einer TP zu einer verstärkten Regression und Dekompensation kommt und dadurch strukturelle Defizite offengelegt werden, die dann erst nachträglich eine Modifikation und Einführung von Parametern erforderlich machen.

Indikation

Die modifizierte TP findet bei einer Entwicklungspathologie Anwendung, bei der es aufgrund von äußeren oder inneren Veränderungen zu einer Dekompensation bzw. Exazerbation gekommen ist. Das gilt vor allem für *Borderline- und schwere narzisstische Persönlichkeitsstörungen,* bei denen im Zusammenhang mit Belastungen ein Zusammenbruch einer bis dato kompensierten Lebensbewältigung eingetreten ist.

17.3.4 Interaktionelle und strukturbezogene Psychotherapie

Die **psychoanalytisch-interaktionelle Methode** geht auf die spezifische Entwicklungspathologie der schweren Persönlichkeitsstörungen durch die Einführung von speziellen Techniken ein: Mit dem »Prinzip Antwort« und mit der Übernahme von Hilfsich-Funktionen. Sie wurde inzwischen zur **strukturbezogenen Psychotherapie** weiterentwickelt.

Interaktionelle Psychotherapie[546]

Die »psychoanalytisch-interaktionelle Psychotherapie« wurde von Anneliese Heigl-Evers und Franz Heigl für die Behandlung von Borderline-Störungen entwickelt.[547] Ursprünglich als Gruppentherapie konzipiert, findet sie heute auch als Einzelbehandlung und großenteils im Rahmen stationärer Borderline-Behandlungen Anwendung.

Das Verfahren nimmt auf die spezifische Art der Objektbeziehungen und auf die strukturellen Defizite der Borderline-Persönlichkeitsorganisation Bezug: Störungen in der Abgrenzung zwischen dem Selbst und den Objekten, Spaltungsabwehr, mangelhafte Affektregulation und -differenzierung, Empathiestörung usw. Es geht von der – allerdings umstrittenen – Annahme aus, dass Borderline-Patienten mit der üblichen Technik der Deutung ihrer zentralen

546 König (1993), Streeck (2007)
547 Heigl-Evers u. Heigl (1973)

Beziehungskonflikte in der Übertragung nicht angemessen erreicht werden, sondern dass sie Anleitung und Hilfe brauchen, um sich und ihre Beziehungen besser zu regulieren.

An die Stelle der Deutungsarbeit treten zwei spezielle Techniken:

- *Das »Prinzip Antwort«*: Der Therapeut teilt nach bestimmten Regeln etwas von den Gefühlsreaktionen mit, die der Patient in ihm auslöst. Er äußert z. B.: »Ich fühle Bedauern, dass ich Ihnen bislang nicht mehr helfen konnte«[548]. Durch solche für den Patienten verarbeitbare Mitteilungen tatsächlich erlebter Gefühle will der Therapeut für ihn in seiner realen Präsenz greifbar und bis zu einem gewissen Grade auch kontrollierbar werden. Dadurch soll die Objektkonstanz gefördert werden.
- *Die Übernahme von Funktionen eines Hilfsich:* Solange bestimmte basale Ichfunktionen beim Patienten nicht ausreichend entwickelt sind, werden diese stellvertretend für ihn vom Therapeuten ausgeübt. Das gilt z. B. für Schwierigkeiten, sich die Folgen des Verhaltens in Bezug auf andere vorzustellen und diese zu erkennen. Er versetzt sich einerseits in den Patienten hinein, nimmt andererseits eine außenstehende Position gegenüber Verhalten, Bedürfnissen und Affekten des Patienten ein und stellt ihm z. B. seine eigenen regulierenden Signale zur Verfügung: »Da würde ich jetzt hellwach werden und erleben: Hallo, aufgepasst!« Das Ziel einer solchen Intervention besteht darin, dass der Patient durch Identifikation mit dem Behandler in die Lage kommen soll, auf Dauer ähnliche Gefahrensituationen selbst zu erkennen und darauf selbstschützend zu reagieren.

548 Zitate aus Heigl-Evers u. a. (1993, S. 214ff.)

Strukturbezogene Psychotherapie[549]

Strukturbezogene Psychotherapie

- **Therapeutische Aktivität**
  Strukturierung, anfangs ohne entsprechende Interventionen
- **Therapeutische Interventionen**
  Spiegeln, antworten, strukturieren, konfrontieren anstelle von Deutungen
- **Therapeutische Haltung**
  - *Sich hinter den Patienten stellen:* Identifizierung mit dem Patienten, annehmen und halten, unterstützen, als Hilfsich fungieren
  - *Sich neben den Patienten stellen:* Gemeinsam beobachten und nachdenken
  - *Sich dem Patienten gegenüberstellen:* Spiegeln, antworten, sich abgrenzen, konfrontieren
- **Therapieziel**
  Wahrnehmen des Verhaltens und Erlebens, dessen Funktionalität erkennen, es als eigenes akzeptieren und die Verantwortung dafür übernehmen

Inzwischen wurde die interaktionelle Behandlung von Gerd Rudolf zur strukturbezogenen Psychotherapie weiterentwickelt und manualisiert und findet in der Versorgung in Deutschland neuerdings als eines der Verfahren im Rahmen der tiefenpsychologisch fundierten Psychotherapie Anwendung (Kap. 17.3.3). Sie zielt auf die Substitution und Bearbeitung der strukturellen Dysfunktionen, insbesondere im Umgang mit sich selbst und anderen, sofern sie für die aktuelle Störung bedeutsam sind. Diese bestimmen sich als Modus im Umgang mit sich und anderen bzw. bestimmten Aufgaben, also als das »Wie« anstelle der Inhalte (das »Was«)

549 Rudolf (2004, 2010)

eines Problems. Sie werden nach den Kriterien der OPD-2 diagnostiziert und bilden den Fokus der Behandlung.

Aus dem Ansatz, dass strukturelle Defizite (vermehrte Vulnerabilität und Kränkbarkeit, Impulsivität, Empathiemangel usw.) die Folge eines Entwicklungsdefizits darstellen und nicht auf Konflikte zurückgeführt werden können, wird eine spezifische Behandlungsstrategie (▲ Übersicht) abgeleitet, die sich strikt vom konfliktorientierten Ansatz der klassischen Psychoanalyse abgrenzt.[550] Das Ziel ist letztlich die Verbesserung der Selbst- und Beziehungsregulierung.

17.3.5 Übertragungsfokussierte Borderline-Therapie (TFP)[551]

Speziell für die Behandlung von Borderline-Störungen wurde die **Transference Focussed Psychotherapy TFP** (ursprünglich: Expressive Psychotherapie[552]) von Otto F. Kernberg mit der Absicht konzipiert, gezielt die typischen Objektbeziehungen dieser Patienten zu verändern und ihre Strukturdefizite auszugleichen. Sie ist durch die Analyse der Teilobjektübertragungen in Binnen- und Außenbeziehungen gekennzeichnet, die sich am Umgang mit Beziehungen und mit dem Behandlungsrahmen manifestieren, und bezieht dabei direktive Interventionen mit ein.

Die TFP geht von einer speziellen Diagnostik der Entwicklungspathologie im »strukturellen Interview« aus. Sie beachtet dabei gezielt den Umgang mit früheren Hilfsangeboten, mit dem Diagnostiker in der Untersuchungssituation und mit Destruktivität schlechthin. Voraussetzung für eine erfolgreiche Behandlung sind ein stabiler Behandlungsrahmen und eine aktive Haltung des Therapeuten.

Die wesentlichen Charakteristika sind:

- *konfrontativer Umgang* mit destruktivem Verhalten,
- *Verknüpfung* zwischen Agieren und Gefühlen,
- *Grenzen setzen* und auf Einhaltung achten,
- *Übertragungsdeutung* im Hier und Jetzt unter Beachtung der Gegenübertragung.

Behandlungstechnik

In einem *Behandlungsvertrag* werden auf der Grundlage dieser Diagnostik die Behandlungsbedingungen festgelegt. Sie haben das Ziel, Verhaltensweisen vorzubeugen, die den Patienten, andere oder den Fortgang der Behandlung gefährden könnten. Außerdem wird die Möglichkeit besonders berücksichtigt, dass ein Patient sich nicht an den Vertrag halten und unehrlich mit dem Psychotherapeuten umgehen könnte. Es wird z. B. bei Anorexiepatienten genau festgelegt, bis zu welchem Mindestgewicht die Behandlung ambulant stattfinden kann, wie das Gewicht kontrolliert wird, was geschieht, wenn es unterschritten wird usw.

Der Behandlungsvertrag stellt das besondere Merkmal gegenüber anderen Verfahren dar. Er nimmt in der Borderline-Therapie eine wichtige Stellung ein, an der sich ein großer Teil der zentralen Behandlungsdynamik mit Übertragungen und Widerständen niederschlägt. Er ist aber in erster Linie als ein Schutz für den Patienten konzipiert und nicht als Katalysator für eine bestimmte Dynamik.

Eine zentrale Position hat die *Analyse der Übertragung im Hier und Jetzt*. Dabei werden insbesondere Spaltungsphänomene in den Selbst- und Objektrepräsentanzen und der

550 Vgl. in diesem Sinne auch die Modalitäten zur Behandlung der Entwicklungspathologie in Kap. 15 und 16 dieses Buches.
551 Clarkin u. a. (1999), Kernberg (2000a), Kernberg u. a. (2008)
552 Kernberg (1975, 1989)

Wechsel zwischen verschiedenen Übertragungspositionen bearbeitet. In einem späteren Stadium der Behandlung können auch lebensgeschichtliche Bezüge hergestellt werden.

Das zweite besondere Element ist die *Handhabung der Abstinenz*. Um einerseits eine angemessene Deutungsarbeit leisten zu können, wird eine technisch neutrale, d. h. annehmende, aber Distanz wahrende Haltung zugrunde gelegt. Wenn allerdings erkennbar wird, dass der Patient sich selbst oder andere schädigt oder den Fortgang der Behandlung gefährdet, dann kann der Behandler mit direktiven Interventionen eingreifen. Er kann den Patienten z. B. auffordern, ein bestimmtes gegen andere gerichtetes Protestverhalten einzustellen, und ihm zeigen, dass er sich damit verstrickt und selbst in Schwierigkeiten bringt, statt die erhoffte Abgrenzung zu erreichen. Dabei soll die neutrale Haltung möglichst bald durch Klärung und Deutung der Übertragungen, die mit dem Agieren verbunden waren, wiederhergestellt werden. Der Therapeut wird das Gespräch irgendwann darauf zentrieren, was es zu bedeuten haben mag, dass er gerade in diesem Augenblick in die Situation gebracht wurde, einzugreifen, und dazu auch selbst in einer Deutung Stellung nehmen.

Behandlungsverlauf

Das therapeutische Vorgehen ist durch drei aufeinander folgende Schritte gekennzeichnet:

- Beschreibung der therapeutischen *Beziehung als Szene*, d. h. als Ausdruck einer (vom Patienten so nicht erkannten) Objektbeziehung, z. B. einer Täter-Opfer-Beziehung. Dabei wird das Wesen der Beziehung aus dem Gegenübertragungserleben erschlossen.
- Fortlaufende Beschreibung des beständigen *Wechsels der Übertragungsposition*, d. h. des veränderten Verhaltens des Patienten. Es manifestiert sich darin der Wechsel zwischen der Identifikation mit der Selbstrepräsentanz der Übertragungsszene und der Objektrepräsentanz, also z. B. der rasche Wechsel zwischen Opfer- und Täteridentifikation.
- Verknüpfung zwischen den verschiedenen *Aspekten der gespaltenen Selbst- bzw. Objektrepräsentanzen*, also zwischen den »nur-guten« und den »nur-bösen« Anteilen der Opfer- und der Täterrepräsentanz.

Zielsetzung

Das Ziel sind grundsätzliche strukturelle Veränderungen im Patienten: die Entwicklung einer besseren Kapazität für die Integration der widersprüchlichen, gespaltenen Selbst- und Objektaspekte, eine Verbesserung der Affektregulation und der Impulskontrolle. Es wird eine Nachreifung des Ich angestrebt. Das führt bei positivem Verlauf zu einer verbesserten Impulskontrolle und einer realistischeren Einstellung gegenüber sich selbst und anderen.

Indikation

Die TFP richtet sich an Patienten mit einer *schwerwiegenden Entwicklungspathologie* mit ausgeprägter Identitätsdiffusion und einem Scheitern in sozialen Beziehungen. Auch Patienten mit chronifizierter schwerer Abhängigkeitserkrankung und Anorexie sowie chronifizierten psychischen und somatoformen Störungen kommen in Betracht.

17.3.6 Mentalisierungsbasierte Psychotherapie[553]

Speziell für die Behandlung von Borderline-Patienten haben Bateman und Fonagy[554] eine

553 Eine aktuelle kurze Übersicht findet sich bei Brockmann u. Kirsch (2010).

554 Bateman u. Fonagy (2008)

Behandlung

Therapie entwickelt, die sich auf Befunde der Säuglings-, Bindungs- und Gedächtnisforschung stützt. Sie geht davon aus, dass schwere Persönlichkeitsstörungen als Defizite der Mentalisierung (Kap. 2.2.2) zu verstehen sind, die sich vor allem in näheren Beziehungen als Überflutung durch Erregung und Unsicherheit zeigen. Die Behandlung zielt darauf ab, den Patienten dabei zu helfen, ein vertieftes Verständnis für innere Vorgänge bei sich selbst und anderen zu erlangen und sich darüber eine Vorstellung zu bilden (d. h. diese zu »mentalisieren«). Dadurch soll erreicht werden, dass sie den anderen in spannungsreichen Situationen nicht mehr fehlinterpretieren und mit Kampf-, Flucht- oder Totstellreflexen reagieren, sondern auf das neu etablierte innere Arbeitsmodell zurückgreifen.

Bisher findet die mentalisierungsbasierte Psychotherapie überwiegend im stationären Setting Anwendung. Sie ist aber auch für die Einzel- und Gruppentherapie geeignet. Im Behandlungsfokus steht das Bemühen, Beziehungen zu verstehen und dabei die therapeutische Beziehung als Modell besonders zu untersuchen.

Die Voraussetzung ist zunächst der Aufbau einer bedeutsamen Beziehung, die einerseits das Bindungssystem aktiviert, andererseits den Patienten Sicherheit gibt, um eine Übererregung zu vermeiden. Um Bindungssicherheit als Vorbedingung für die Mentalisierung zu erreichen, sind klare Absprachen, Transparenz des Vorgehens und hinreichende Aktivität des Therapeuten erforderlich. Wenn das gelingt, entsteht die Basis dafür, dass der Therapeut auf die aktuellen seelischen Zustände der Patienten eingehen und seine Aufmerksamkeit auf aktuelle Beziehungsschwierigkeiten richten kann.

Markieren, verändern, spiegeln

Mentalisierung umfasst die Fähigkeit, innere Zustände bei sich und anderen zu verstehen und dafür Begriffe zu entwickeln. Sie betreffen Gefühle, Phantasien, Gedanken und Motive. Es sind Annahmen, die als solche auch erlebt werden und nicht als endgültige Wahrheiten. Diese Fähigkeit entwickelt sich in der Beziehung zu den Pflegepersonen durch Markieren und Spiegeln, indem das Eigene leicht verändert und daher vom Ursprünglichen unterschieden zurückgegeben wird (Kap. 2.2.2).

Ausgehend von diesem Konzept versucht der Therapeut, über seine Gegenübertragung einen Zugang zum Erleben der Patienten zu erlangen, um dieses zu kommentieren. Wichtig ist dabei, das Material zu *markieren*, d. h. es mit der eigenen Emotionalität anzureichern und dadurch leicht zu verändern. In dieser Form kann er es zurückspiegeln. Dazu kann gehören, dass er den Patienten zeigt, was ihr Verhalten in ihm, dem Therapeuten, auslöst. Auf diese Weise sollen Erfahrungen im psychischen Binnenraum verarbeitet und Vorstellungen und Beziehungsmuster verändert und verinnerlicht werden. Entscheidend ist dabei eine geringe, jedoch notwendige Differenz zwischen dem ursprünglichen Erleben der Patienten und dem, was der Therapeut ihnen zurückspiegelt.

Im Zentrum der Therapie steht die Bearbeitung *traumatischer Beziehungserfahrungen*, d. h. die Arbeit an den darin verwobenen Erinnerungen, Affekten und Bedeutungen. Dabei sind die Übernahme der Perspektive der Patienten, eine durchgängig explorative Haltung des Noch-Nicht-Wissens, das Halten und ein dosiertes Feedback unter Einbeziehung »markierter« Affekte bedeutende Mittel der Behandlung.

Durch wohl abgewogene Interventionen wird angestrebt, die Patienten aus dem inneren Zustand des Äquivalenzmodus ihres Erlebens (Kap. 2.2.2) herauszuführen und ihnen Abstand zu verschaffen, sodass sie innere und äußere Realität nicht mehr gleichsetzen und zur Reflexion über sich und andere gelangen.

17.3.7 Sonderformen der TP

Die Psychotherapierichtlinien beschreiben vier Sonderformen der tiefenpsychologisch fundierten Psychotherapie, die hier nur kurz erwähnt werden können (▾ Übersicht).

Sonderformen der tiefenpsychologisch fundierten Psychotherapie

- **Dynamische Psychotherapie nach A. Dührssen**[555]
  Die Gespräche werden teils assoziativ gestaltet, teils durch stimulierende und klärende Fragen strukturiert. Dabei wird auf das erlebnisnahe Konfliktfeld zentriert. Übertragung und Regression werden in die Bearbeitung einbezogen, jedoch nicht gefördert oder vertieft.
  Rahmen: Es wird mit einem Gesamtaufwand von zumeist 50 bis 80 Sitzungen gearbeitet, diese werden aber durch eine niedere Frequenz über einen langen Zeitraum verteilt. Die Stundenfrequenz wird flexibel gehandhabt.
  Indikation:
  - Jugendliche im Entwicklungsprozess, deren psychische Kräfte nicht durch beziehungsintensive Behandlungen gebunden werden sollen
  - Patienten aus der niedrigen Sozialschicht, die aufgrund ihrer Sozialisation und Bildung im Allgemeinen für ein streng selbstreflexives Verfahren weniger zugänglich erscheinen
- **TP als Kurzzeittherapie (KZT)**
  Methodisch nicht näher bestimmte, auf zumeist 25 Sitzungen begrenzte tiefenpsychologisch fundierte Psychotherapie
- **TP als Fokaltherapie**
  Tiefenpsychologisch fundierte Psychotherapie, bei der ein sehr umschriebener reaktualisierter Konflikt oder auch nur ein Teilkonflikt in das Zentrum der Behandlung gestellt wird, während andere Teilbereiche des Konfliktes oder andere reaktualisierte Konflikte nicht vertieft bearbeitet werden
- **Langfristig haltgewährende TP**
  Stützende Behandlungsform mit reparativer, entwicklungsfördernder Funktion[556]. Der psychoanalytische Ansatz kommt dabei als Basis für das Verständnis der Pathologie und der Beziehungsregulierung zum Tragen, findet aber nicht in den Interventionen Ausdruck. Wichtiger als die Konfliktbearbeitung ist die langfristige haltgewährende Beziehung.
  Ziel: Ausbau der Kompetenz, Beziehungen verbindlich zu gestalten und dabei auftretende Spannungen zu ertragen und zu handhaben
  Rahmen: Zumeist bis zu 50 Sitzungen mit einer oder zwei Stunden pro Monat, Intervalle nach Bedarf
  Indikation: Borderline-Patienten und Patienten mit Psychosomatosen auf niederem Strukturniveau

Behandlung

555 Dührssen (1972, 1988). Nicht zu verwechseln mit »Psychodynamischen Verfahren« *(Psychodynamic Psychotherapy)* als Oberbegriff für die hier abgehandelten Psychotherapieformen
556 Faber u. Haarstrick (1989), Luborsky (1984), Freyberger u. Freyberger (1994)

17.3.8 Anwendung und Reichweite

Die analytisch orientierten Verfahren haben weite Verbreitung gefunden und die Zukunftsvision Freuds über die Verbreitung der Psychoanalyse Wirklichkeit werden lassen: als Verfahren auf psychoanalytischer Grundlage, mit der weite Teile der Bevölkerung erreicht werden können.

Gründe für die weite Verbreitung

Die häufige Anwendung und weite Verbreitung hat mehrere patientenbezogene Gründe. Im Vordergrund stehen aber wohl *ökonomische und logistische Gründe*, die bei langfristigen Projekten wie einer Psychotherapie Beachtung finden müssen.

- Die Verfahren sind inzwischen didaktisch gut aufgearbeitet, werden in Manualen[557] vermittelt und erscheinen (was allerdings fraglich ist) relativ »leicht« erlernbar. Teilweise sind ihre Effekte auch nach anspruchsvollen Kriterien hinreichend belegt.
- Sie kommen dem gewaltigen Bedarf an Psychotherapie auf ökonomisch sparsame Weise nach.
- Psychoanalytisch orientierte Behandlungen mit niederer oder variabler Frequenz lassen sich im Gegensatz zur psychoanalytischen Therapie recht gut mit den Alltagsbelangen der Patienten vereinbaren.
- Sie lassen sich gut in psychotherapeutischen Fachpraxen anwenden, aber auch mit der ärztlichen und fachärztlichen nicht-psychotherapeutischen Tätigkeit in verschiedenen Fachgebieten verknüpfen: außer in der Allgemeinmedizin und Psychiatrie auch in Fächern wie Innere Medizin, Gynäkologie oder Dermatologie, in die viele psychosomatische Patienten zur Behandlung kommen.
- Schließlich ist der analytisch orientierte Ansatz gut in Kliniken anzuwenden, sei es in psychotherapeutischen und psychosomatischen, sei es in psychiatrischen Kliniken.

Daneben spielen *patientenbezogene Gründe* eine Rolle:

- Viele leichtere neurotische Störungen bedürfen keiner ausführlichen Analyse der tieferliegenden Konfliktpathologie. Behandlungen unter Nutzung einer stärkeren therapeutischen Regression sind bei ihnen nicht erforderlich. Oft sind die Patienten dazu auch gar nicht bereit.
- Bei einer Reihe von Patienten mit schweren Persönlichkeitsstörungen kann die umfangreiche Entwicklungspathologie durch Behandlungen mit weitgehenden Zielsetzungen nicht angegangen werden, insbesondere wegen der Gefahr einer nicht steuerbaren Regression oder wenn mehrfache frustrane Behandlungen stattgefunden haben. Hier bieten sich Behandlungen mit begrenzter Zielsetzung an.
- Auch bei ausgeprägter Chronifizierung muss man die Behandlung oft auf Interventionen mit sehr beschränkten Zielen begrenzen. Die langfristig haltgewährende TP ist bisweilen eine Art Ultima ratio bei Patienten, die sich in einer dringlichen Notlage befinden, aber weder bereit noch in der Lage sind, sich einer aufwendigeren Psychotherapie zu unterziehen. Oft bestehen prognostisch dafür auch keine ausreichenden Perspektiven, z. B. bei Suchtpatienten oder nach mehrfach abgebrochenen Behandlungsversuchen.

Effizienz

Die Effizienz der analytisch orientierten Verfahren ist durch eine umfangreiche Zahl von

557 Dührssen (1988), Kernberg (1989), Luborsky (1984), Rudolf (2004), Bateman u. Fonagy (2008)

Ergebnisstudien erwiesen (Kap. 15.1.4).[558] Bei leichteren Störungen auf höherem und mittlerem Strukturniveau ist sie unstrittig. Oft reicht es bei diesen Patienten völlig aus, mit Hilfe der tiefenpsychologisch fundierten Einzeltherapie oder anderer analytisch orientierter Verfahren eine Restabilisierung und Symptomfreiheit zu erreichen.

Die Frage, welchen Effekt die analytisch orientierte Psychotherapie bei schwereren, chronischen und Persönlichkeitsstörungen hat, ist allerdings schwer zu beantworten. Auf jeden Fall muss man bei dieser Gruppe ein begrenztes Behandlungsziel im Sinne der Stabilisierung oder auch nur der Teilstabilisierung in Hinblick auf die Symptomatik und den aktuellen Lebensalltag zugrunde legen.

Als Vorteil wird immer wieder geltend gemacht, dass zusätzliche Regressionen bei ohnehin regredierten Patienten gering gehalten werden und die progressiven Kräfte optimal genutzt werden können. Der mögliche Nachteil, dass eine zeitlich und von der Kontaktgestaltung her geringe Behandlungsintensität wie eine Re-Deprivation erlebt werden kann, wird demgegenüber selten formuliert.

Gute Ergebnisse lassen sich am ehesten erreichen, wenn umgrenzte Teilziele angestrebt werden, die mit der Überwindung aktueller Schwierigkeiten, z. B. im Arbeitsbereich oder in zwischenmenschlichen Beziehungen, erreicht werden können. Eine weitgehende Veränderung tief in der Persönlichkeit verankerter Verhaltensweisen scheint dagegen nicht möglich und sollte auch nicht angestrebt werden.

Wahrscheinlich ist es der entscheidende Faktor für die Zufriedenheit mit dem Ergebnis, ob der Therapeut und der Patient sich bewusst und weitgehend auch unbewusst auf ein begrenztes Ziel und einen begrenzten Effekt einlassen und einigen und die Zuversicht entwickeln können, auch unter diesen Bedingungen Nützliches zu erreichen.

Zur Vertiefung empfohlene Literatur

Analytische Psychotherapie: Greenson RR (1973), Heigl-Evers A u. a. (1993), König K (1991), Lachauer R (1993), Mertens W (1990/91), Thomä H u. Kächele H (1985/88)

Psychoanalytisch orientierte Psychotherapie: Dührssen A (1988), Hohage R (1996), Kernberg O u. a. (2000), König K (1993), Luborsky L (1984), Reimer C u. Rüger U (2000), Rudolf (2010)

558 Leichsenring u. a. (2004)

Behandlung

18 Gruppenpsychotherapie

Unter einer Gruppe versteht man im sozialpsychologischen Bereich eine überschaubare Zahl von Menschen, die unter einer bestimmten Zielsetzung miteinander im Kontakt stehen und bestimmte Funktionen übernehmen.[559] **Gruppenpsychotherapie** ist die Behandlung von Einzelnen im Bezugsrahmen einer zu diesem Zweck zusammengesetzten Gruppe. Dabei kommen verschiedene Methoden zur Anwendung.

Geschichtliches[560]

Die Einführung der Gruppensituation als Medium für die Beeinflussung von Erleben und Verhalten hat in der Medizin eine lange Tradition. Schon bald nach der Jahrhundertwende begann Joseph Pratt, die Krankheitsverarbeitung bei Tuberkulosekranken durch Gruppensitzungen zu beeinflussen. Um 1910 initiierte Jacov Lewy Moreno in Wien mit seinem Stegreiftheater die Entwicklung des Psychodramas (Kap. 18.3.2). Später (1949) sprach er als Erster von Gruppenpsychotherapie.

Die Psychotherapie in Kleingruppen, die unserer heutigen analytischen Gruppenpsychotherapie entspricht, wurde von Paul Schilder (Wien/New York) eingeführt und von dem amerikanischen Psychoanalytiker Samuel Slavson und den Briten S. H. Foulkes (ursprünglich Fuchs) und Wilfried Bion in den Jahren des Zweiten Weltkrieges konzeptualisiert. Eine wissenschaftliche Basis erhielten diese Ansätze zusätzlich von Seiten der Sozialpsychologie durch Untersuchungen von Kurt Lewin, dem Begründer der Gestaltpsychologie: Er entwickelte die Gruppendynamik (Kap. 18.1), welche darauf abzielt, die Beziehungen und Interaktionen in künstlichen und natürlichen Gruppen zu untersuchen. Die daraus hervorgehenden Gruppentrainings haben die Gruppenpsychotherapie stark befruchtet.

Im deutschsprachigen Bereich entwickelte sich im besonders sozial orientierten gesellschaftlichen Klima der 1968er Jahre eine regelrechte »Gruppenbewegung«[561]. Dabei

559 Sprott (1958)
560 Übersicht bei Heigl-Evers (1972)

561 Richter (1972)

erhielt auch die Gruppenpsychotherapie eine zunehmende Bedeutung. Maßgeblich waren dabei die Gruppenkonzepte von Hermann Argelander (»Die Gruppe als Ganzheit«)[562], von Annelise Heigl-Evers und Franz Heigl (das Göttinger Drei-Stufen-Modell der Gruppenpsychotherapie)[563] sowie das Interaktionsmodell der Rangdynamik[564] in Gruppen von Raoul Schindler.

Die versorgungspraktischen und methodischen Vorteile und eine bestimmte Faszination, die vom emotionalen Klima der Gruppensituation ausgeht, führten in den 1960er und 1970er Jahren zu einer Überschätzung der Möglichkeiten der Gruppenpsychotherapie. Der anfängliche Optimismus ist heute einer nüchternen Einstellung gewichen.

18.1 Grundlagen

Der Mensch in der Gruppe

In Gruppen zu sein, ist ein basales Element des menschlichen Lebens. Mit der Überwindung der Trennungs- und Autonomiekonflikte im dritten und vierten Lebensjahr erwirbt der Mensch in seiner Kindheitsentwicklung die Fähigkeit zur Triangulierung und die Möglichkeit, mit mehreren Menschen zur gleichen Zeit wichtige Beziehungen einzugehen und aufrechtzuerhalten. Diese Fähigkeit wird später weiterentwickelt, wenn die Beziehungen zwischen anderen verstärkt ins Bewusstsein rücken. Mit der Verarbeitung der Rivalitäts- und Eifersuchtskonflikte des Ödipuskomplexes erwirbt er die Fähigkeit zum Leben in Gruppen (Kap. 2.3).

Diese Fähigkeit beruht darauf, zwei Pole im Erleben zu integrieren: das Erleben der Individualität und das der Pluralität.[565]

- *Individualität* bedeutet dabei ein sicheres Gefühl der eigenen Identität, der Einmaligkeit seines Wesens, seiner Eigenarten, seiner Möglichkeiten und Grenzen.
- *Pluralität* dagegen bedeutet, sich mit anderen in Beziehung zu setzen und an einem sozialen Gefüge teilzuhaben.

In der Gruppe zu sein, bedeutet für den Einzelnen Chancen und Gefahren. Die Chancen bestehen z. B. darin, am Leben und Erleben anderer teilzuhaben, für sie Bedeutung zu erlangen, Rückmeldungen über seine Wirkung zu erhalten und sich mit seinen Stärken und Schwächen im Spiegel der Reaktionen anderer zu erleben. Gefahren können dagegen übermäßige Anpassung an fremde Erwartungen, Beschränkung kreativer Kräfte und Selbstverlust sein. Daraus ergeben sich spezifische Ängste, die das Erleben in Gruppen begleiten, insbesondere Ängste vor Hingabe und Selbstverlust.

Gruppendynamik

Die Sozialforschung lehrt, dass Eigenschaften und Fähigkeiten einer Gruppe verschieden von der Summe der Eigenschaften und Fähigkeiten der einzelnen Personen der Gruppe sind. Das bedeutet: Gruppen entfalten eine Eigendynamik, in der die Individualität der einzelnen Teilnehmer zurücktritt. Die Beteiligten einer Gruppe stehen miteinander in wechselseitigen Beziehungen *(Interaktionen)*. Die Bezogenheit aller mit allen

562 Argelander (1963/64)
563 Heigl-Evers u. Heigl (1973)
564 Schindler (1969)
565 Heigl-Evers (1972)

Behandlung

führt zur *Gruppenkohäsion*, d.h. zum Zusammenwachsen und Zusammenhalt der Gruppe, und bewirkt, dass die Binnenkontakte im Allgemeinen stärker sind als die Kontakte zu Außenstehenden.

Auf diese Weise entsteht ein intensives emotionales Klima, dem sich kaum ein Teilnehmer entziehen kann. Dabei werden irrationale Einstellungen, nämlich Gefühle, insbesondere Ängste, und Abwehrreaktionen verstärkt. Es kommt zu einer Veränderung der Motivationen für Entscheidungen und Handlungen im Vergleich zur Einzelsituation und zu einer besonders starken Beeinflussbarkeit durch andere Menschen. Außerdem ist eine gewisse Entdifferenzierung des individuellen Erlebens in Gruppen beobachtbar: Gruppen neigen dazu, einheitliche Meinungen und Vorstellungen zu entwickeln, hinter denen die individuellen Einstellungen zurücktreten.

Mit der Gruppenkohäsion entwickeln sich Erwartungen, Wertvorstellungen und Verhaltensregeln, die von allen Gruppenteilnehmern mehr oder weniger stark geteilt werden und die das Gruppenleben beherrschen. Eine solche Vorstellung kann z. B. darin bestehen, dass die Interessen der Gruppe vor denen einzelner Teilnehmer absolut Vorrang haben. Sie sind jedoch weitgehend unbewusst und durch das Gruppenziel, das Gesetz des Gruppenerhaltes und durch gemeinsame Bedürfnisse der Gruppenteilnehmer motiviert.

Unter der Wirkung solcher gemeinsamer Bedürfnisse bilden sich *Gruppenstrukturen*: Die einzelnen Teilnehmer erhalten, ebenfalls größtenteils unbewusst, bestimmte *Positionen und Funktionen*[566] (▾Übersicht) zugeschrieben, denen sie sich nicht entziehen können. Typische Funktionen sind der Gruppenführer, der meistens idealisiert wird, der Mitläufer, der Experte und der Außenseiter.

Positionen in Gruppen und ihre gruppendynamische Funktion

- *Alphaposition:* Der Anführer. Er vertritt das Ziel einer Gruppe.
- *Beta:* Der Experte. Er ist Berater von Alpha und braucht ihn, um an der Macht teilzuhaben.
- *Gamma:* Der einfache Arbeiter, der mit Alpha identifiziert ist und dafür da ist, dass das Ziel erreicht wird.
- *Omega:* Der Gegenspieler von Alpha, gefährdet seine Position und wird deshalb leicht ausgeschlossen.

Die Einzelnen füllen ihre Position und Funktion mit einem spezifischen Verhalten aus, der *Rolle*, z.B. der als Liebling, als Clown oder als Übeltäter. Die Rollenübernahme ist ihnen im Allgemeinen nicht bewusst. Sie beruht auf individuellen Bedürfnissen und Vorerfahrungen in früheren prägenden Gruppensituationen bzw. in der Lebensgeschichte: Meistens erhalten die Einzelnen die Rollen, die ihren eigenen unbewussten Erwartungen entsprechen. Hier kommt die Übertragung bzw. die Gegenübertragung auf die Gruppe zum Tragen. Es handelt sich um denselben Vorgang, der zwischen Individuen als projektive Identifizierung (Kap. 2.1.2) beschrieben wird.

566 Hofstätter (1963)

18.2 Psychotherapie in Gruppen

Psychotherapeutische Gruppen sind in der Regel Kleingruppen von acht bis zehn Teilnehmern. Das Merkmal solcher Kleingruppen ist, dass die einzelnen Teilnehmer sich »von Angesicht zu Angesicht« kennen (Face-to-Face-Gruppen), sodass ein enger emotionaler Kontakt entsteht. Sie werden durch das gemeinsame Gruppenziel geleitet, eine Verbesserung der psychischen bzw. psychosomatischen Gesundheit jedes einzelnen Mitglieds zu erreichen.

Psychotherapie in Gruppen hat beträchtliche versorgungspraktische und methodische Vorteile. Es können mehrere Patienten gleichzeitig durch einen einzigen Psychotherapeuten behandelt werden. Auch werden Ängste und Verhaltensstörungen, Kompetenzen und Defizite im sozialen Bereich in Gruppen besonders gut sichtbar und im unmittelbaren Erleben der Gruppensituation behandelbar. Der Psychotherapeut ist direkter Beobachter dieser Störungen und nicht auf die Berichte des Patienten angewiesen.

Der methodische Vorzug der Gruppentherapie besteht darin, dass innerseelische und interpersonelle Prozesse gleichzeitig in Erscheinung treten und die wechselseitige Abhängigkeit zwischen beiden beobachtet werden kann. Dadurch erschließt sich in der Gruppe die Möglichkeit, sie in ihrer Komplexität und Interdependenz unmittelbar erlebbar zu machen und zu bearbeiten.

Der Gruppenprozess als Wirkfaktor

Gruppen sind keine starren Gebilde, sondern sie unterliegen einer lebendigen Veränderung, dem *Gruppenprozess.* Er ist von der Weiterentwicklung einzelner Mitglieder und von Außenfaktoren bestimmt. In der Teilnahme an diesen Veränderungen liegt das Wirkungsprinzip der Gruppentherapie (▼Übersicht).

Spezielle Wirkfaktoren in der Gruppenpsychotherapie

- Die Polarität zwischen Individualität und Pluralität als psychischer Entwicklungsreiz
- Übernahme von Rollen und Funktionen in Gruppen und deren Wechsel im Gruppenprozess als Schulung der sozialen Kompetenz
- Soziales Feedback und Übung sozialer Kompetenz als Lernerfahrung
- Erweiterung der Kompetenz im Umgang mit Angst und Aggression
- Bewusstwerden und ggf. Veränderung von Affekten, Motivationen und unbewussten multipersonalen Beziehungsrepräsentanzen als Basis zur psychischen Nachreifung

Mit der Entwicklung der Gruppe ändern sich die Rollen und Funktionen, die den einzelnen Teilnehmern zugewiesen werden. Dieser Rollen- und Funktionswechsel erfolgt durch die Macht der Gruppendynamik und die Teilnahme an der Entwicklung der Gesamtgruppe. Sie erweitern die Erfahrungen im Sinne der Selbsterfahrung und wirken sich dadurch wachstumsfördernd auf die Teilnehmer aus. Nach der Teilnahme an der Gruppe ist man anders als zuvor.

Die sozialen Erfahrungen, die auf diese Weise in Gruppen vermittelt werden, Konfrontationen, Solidarisierungen und Rückmeldungen auf das eigene Verhalten stellen Lern- und Anpassungsreize dar und fördern die soziale Kompetenz. Sie spielen in jeder Gruppenpsychotherapie implizit eine Rolle und werden in der verhaltenstherapeutischen Gruppe explizit systematisch genutzt.

Die Teilnahme am Gruppenprozess ermöglicht eine Identifizierung mit dem Verhalten anderer und die Abgrenzung von ihnen. Darin liegt eine besondere Chance für die Selbsterweiterung und die Selbst-Objekt-Abgrenzung. Sie lässt auch unbewusste Ängste in Erscheinung treten, die in einer Gruppensituation besonders intensiv werden: Ängste vor Verfolgung und Verschmelzung. Auch Affekte, die mit sozialen Erlebnisweisen verknüpft sind, wie Neid, Eifersucht und Rivalität, werden in Gruppen zugänglich und können bearbeitet werden.

Übertragungen in Gruppen

In der Entwicklung von Gruppen mit kontinuierlicher Zusammensetzung kommt es aufgrund der Gruppenkohäsion und des damit verbundenen dichten emotionalen Klimas zu einer Regression. Damit entstehen auch Übertragungen als Aktivierung regressiver Beziehungsphantasien (Kap. 16.2.7). Zwei Formen lassen sich unterscheiden:

- *Multipersonale Übertragungen:* Die Teilnehmer richten ihre unbewusste und bewusste Wahrnehmung auf die einzelnen Personen in der Gruppe und entwickeln ihnen gegenüber Einstellungen nach dem Modell einer Vater-, Mutter- oder Geschwisterübertragung. Hier handelt es sich um *personale objektale* Übertragungen oder auch um *narzisstische* Selbstobjekt-Übertragungen, die auf einzelne Personen bezogen sind. Die Besonderheit besteht in der Gruppentherapie darin, dass mehrere dieser Übertragungen gleichzeitig oder nacheinander gegenüber verschiedenen Gruppenteilnehmern in Erscheinung treten können. Auf diese Weise können ganze Beziehungsnetze – ähnlich wie in Familien – in Erscheinung treten. Diese Übertragungen richten sich also nicht nur auf den Gruppentherapeuten, sondern beziehen die Mitpatienten mit ein. Sie können dann als solche, d. h. in der Verknüpfung der Einzelübertragungen, bearbeitet werden. Diese multipersonale Übertragung steht im Zentrum, wenn die Analyse sich am *Konzept der Behandlung der Einzelnen in der Gruppe* orientiert (Kap. 18.3.1).
- *Multimodale Übertragung:* Hier richtet sich die Wahrnehmung auf die Gruppe als Corpus, d. h. als ein ganzheitliches Gegenüber, auf das die Patienten reagieren. In der multimodalen Übertragung werden Ängste in Bezug darauf, in der Gruppe zu sein, aktiv. Hier wird die Gruppe als haltende oder als verfolgende Umwelt erlebt. Dabei geht es weniger um die Inhalte der Dialoge als um die Gruppenatmosphäre und die Qualität der Bezogenheit. Vorrangig sind Gefühle wie sich willkommen oder abgelehnt fühlen. Die Gruppe wirkt hier als Medium, in dem Grunderfahrungen auftauchen und Grundängste in Erscheinung treten: Ängste vor Verschmelzung, Verfolgung und Vernichtung. Es handelt sich also um *modale prozedurale* Übertragungen, welche nicht-mentalisierte Erfahrungen aus dem impliziten Gedächtnis wachrufen (Kap. 16.2.7). Sie richten sich hier aber im Gegensatz zur Einzeltherapie auf die Gruppe als Ganzes und nicht auf die Einzelnen. Diese Übertragungen werden im *Konzept der Behandlung der Gruppe als Ganzheit* in das Zentrum gerückt.

Indikationen

Die Voraussetzung für eine effektive Gruppenpsychotherapie ist – wie bei allen Psychotherapieformen – die Fähigkeit, hilfreiche Beziehungen herzustellen und aufrechtzuerhalten. Außerdem gelten die allgemeinen Gesichtspunkte der Indikationsstellung für psychotherapeutische Behandlungen (Kap. 15.1.3).

Die Teilnahme an einer Psychotherapiegruppe erfordert darüber hinaus eine ausreichend vorhandene *Gruppenfähigkeit*: Damit ist die Fähigkeit gemeint, konstruktiv an der Entwicklung einer Gruppe teilzuhaben und davon für die individuelle Entwicklung zu profitieren. Ein Patient muss es in einer Gruppe aushalten können, nicht der einzige zu sein, der Hilfe braucht; er muss die Aufmerksamkeit des Gruppenleiters mit anderen teilen und den Mitpatienten Entwicklungsfortschritte gönnen können. Gefühle wie Neid, Rivalität, Eifersucht, Macht- und Geltungsbedürfnisse, Größenphantasien und Minderwertigkeitsgefühle, Kontakt- und Verschmelzungsängste dürfen ein gewisses Ausmaß nicht übersteigen, sonst ist ein Patient im Gruppensetting überfordert und behindert die Entwicklung der Mitpatienten und der Gesamtgruppe.

- Bei Patienten mit einer *Konfliktpathologie* ist die Gruppenfähigkeit im Allgemeinen gegeben. Sie werden daher meistens auch von einer Gruppenpsychotherapie Nutzen haben.
- Bei Patienten mit einer *depressiv-narzisstischen Pathologie* muss man den Vorteil einer Gruppenbehandlung, insbesondere die Chancen, die sich aus der Rückmeldung über narzisstische Bewältigungsmuster und narzisstisches Verhalten ergeben, gegen den möglichen Nachteil abwägen. Er besteht darin, dass diese Patienten in Gruppen leicht Ziel von übermäßiger Kritik, Kränkungen und Angriffen werden, die sie aufgrund ihrer pathogenen Erfahrungen nicht konstruktiv verarbeiten können. Außerdem brauchen viele dieser Patienten wegen der Mangelerfahrungen während ihrer dyadischen Entwicklung auch eine reparative dyadische therapeutische Beziehung, welche eine Gruppe ihnen nicht bieten kann.
- Auf Patienten mit einer *Entwicklungspathologie* wirken Gruppenprozesse oftmals destabilisierend und fördern mit der gruppeneigenen Regression modale Übertragungen und paranoide Ängste, die ohne den sicheren Halt einer Zweierbeziehung nicht konstruktiv bewältigt werden können. Eine Gruppentherapie hat bei dieser Patientengruppe am ehesten positive Wirkungen, wenn sie auf die spezifische Entwicklungspathologie ausgerichtet ist und entsprechend modifiziert wird (vgl. Kap. 17.3.3). Dafür wurde mit der interaktionellen Gruppenpsychotherapie eine besondere Behandlungsform entwickelt.

Wenn eine Gruppenbehandlung nach diesen Voraussetzungen grundsätzlich in Betracht kommt, dann gibt es gegenüber der Einzelbehandlung allerdings einige spezifische *Vorteile:*[567]

- Die oben genannten einschränkenden Probleme wie Neid, Eifersucht, Geltungsdrang usw. können, wenn sie nicht zu stark ausgeprägt sind und die Konfrontation damit nicht zu verletzend wirkt, in der Gruppe unmittelbar beobachtet und bewusst gemacht und schließlich bearbeitet werden.
- Auch starre neurotische Persönlichkeitszüge, z. B. Unterwürfigkeit, Opferhaltungen, Hochmut, Macht- und Geltungsstreben oder bevormundende Dominanz, werden in der Gruppe durch Rückmeldungen leichter bewusst als in der Einzelbehandlung und können damit auch leichter bearbeitet werden.
- Besonders günstig ist die Gruppe für Patienten, die mit Rivalitäts- und Autoritätsproblemen belastet sind. Für sie kann die Gruppe ein Erlebnisfeld darstellen, in dem sie Strukturdefizite erkennen und bearbeiten können.

567 Heigl-Evers u. Heigl (1968)

18.3 Methoden und Praxis

18.3.1 Analytische Gruppenpsychotherapie

Die **analytische Gruppenpsychotherapie** ist die Anwendung der psychoanalytischen Methode in Gruppen. Sie verbindet die Theorie der Psychoanalyse, Elemente der psychoanalytischen Methode und Behandlungstechnik sowie Erfahrungen der Gruppendynamik für die psychotherapeutische Behandlung.

Es bestehen grundsätzlich die gleichen Behandlungsprinzipien wie in der analytischen Einzelpsychotherapie (Kap. 17.2.1). Durch die gleichzeitige Behandlung mehrerer Patienten ergeben sich jedoch einige wesentliche Abwandlungen.

Der Rahmen

In der Regel behandelt ein Psychotherapeut acht Patienten. Das Gruppengespräch findet im Sitzen im Kreis statt. Die Interaktionen bleiben auf das Gespräch begrenzt, d. h. es handelt sich um eine rein verbale Behandlung. Eine Gruppensitzung dauert eineinhalb oder zwei Stunden, meistens 100 Minuten. Die übliche Frequenz umfasst eine oder zwei Gruppensitzungen pro Woche. In der kassenärztlichen Versorgung ist die Gesamtdauer der Behandlung auf 120 bis 150 Sitzungen begrenzt. In dieser Form ist die analytische Gruppenpsychotherapie Bestandteil der Leistungspflicht der gesetzlichen Krankenversicherungen in Deutschland.

Die Zusammensetzung der Gruppen bleibt im Idealfall über die gesamte Behandlungszeit konstant. Solche *geschlossenen Gruppen* lassen sich in der Praxis aber nur schwer verwirklichen, weil immer wieder einmal Patienten ausscheiden. Wenn die freiwerdenden Plätze dann durch neu hinzukommende Patienten belegt werden, spricht man von *offenen Gruppen.*

Bei der Zusammenstellung der Patienten achtet man im Allgemeinen darauf, dass ein möglichst breites Spektrum relevanter Merkmale in der Gruppe repräsentiert ist: Die Patienten werden in solchen *heterogenen Gruppen* nach Alter, Geschlecht, Art der Symptomatik und Persönlichkeiten gemischt. Auf diese Weise soll der Effekt gefördert werden, dass die Einzelnen sich mit anderen Arten von Problemen, Strukturen und Lösungsmustern auseinandersetzen und identifizieren als den eigenen. Gelegentlich bildet man zu speziellen Zwecken auch *homogene Gruppen*, z. B. Frauengruppen, Gruppen mit Essgestörten usw.

Die freie Interaktion

Für das Verhalten in der Gruppe wird keine besondere Grundregel vereinbart. Die Patienten werden aber aufgefordert, die Eindrücke aus ihrem Innern und aus der Gruppensituation so frei wie möglich zu äußern. Dadurch entwickelt sich ein spontanes, wenig strukturiertes Gespräch, in dem die Patienten ihre Phantasien, Eindrücke, Einfälle, Affekte und Empfindungen, Wünsche und Erwartungen usw. austauschen und in dem Erlebnisse aus dem Alltag, aus Gegenwart und Vergangenheit sowie Eindrücke aus dem gemeinsamen Erleben in der Gruppe besprochen werden. An die Stelle der freien Assoziation tritt damit in Gruppen die *freie Interaktion.* Auf diese Weise entwickeln sich lebendige Beziehungen zwischen den Gruppenteilnehmern und zum Gruppenpsychotherapeuten. Sie sind das eigentliche klinische Material.

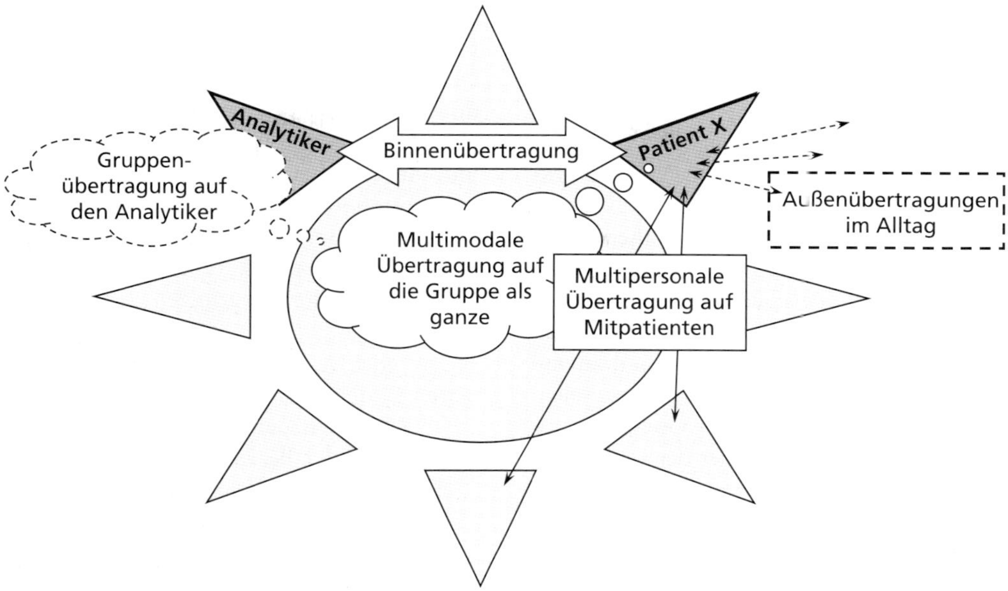

Abb. 18.1: Das Übertragungsgeflecht in der analytischen Gruppentherapie

Der Gruppenprozess und Übertragungen

Die Interaktionen und Beziehungen enthalten nicht nur bewusste Einstellungen und Absichten, sondern auch Übertragungen unbewusster Motive, Phantasien und Zustände, Widerstände sowie Gegenübertragungen als Reaktionen auf die Übertragungen. Die Besonderheit besteht in der Gruppensituation darin, dass jeder Einzelne im Kontakt mit mehreren anderen nicht nur eine einzige Einstellung übertragen, sondern zu verschiedenen Teilnehmern verschiedene Übertragungsbeziehungen entwickeln kann und dass die Gruppe als Ganzes zum Gegenstand von Übertragungen werden kann (s. oben). Im Zusammenwirken mit den Außenübertragungen auf die Alltagsbeziehungen entsteht also in psychoanalytischen Gruppen ein komplexes Übertragungsgeflecht (▸ **Abb. 18.1**).

So kann ein Patient in einer *multipersonalen Übertragung auf Mitpatienten* z. B. einer bestimmten Patientin gegenüber eine unbewusste Einstellung wie zu seiner Mutter entwickeln, einer anderen gegenüber eine wie zu seiner Schwester und zugleich den Gruppenleiter in seiner Binnenübertragung unbewusst wie seinen Vater erleben. Dabei wirken die gruppendynamischen Rollen als Übertragungsauslöser. Es kommt hinzu, dass jeder Einzelne auf die verschiedenen Übertragungsprojektionen, die aus der Gruppe auf ihn gerichtet sind, spezielle Antworten, also Gegenübertragungen, entwickelt. Schließlich antwortet er auch auf seine Befindlichkeit in der Gruppe mit einer vom Unbewussten mitbestimmten Reaktion: z. B. mit einem Omnipotenzgefühl, wenn die Gruppe ihn idealisiert und ihm die Führungsposition zuschreibt. Er entwickelt also auch eine *multimodale Übertragung auf die Gruppe* als Ganzes.

Eine weitere Besonderheit besteht darin, dass die Gruppe auch als ganze eine unbewusste Intention und Motivation entwickelt, mit der sie dem Gruppentherapeuten begegnet; die Gruppe entwickelt eine *Gruppenübertragung auf den Therapeuten*. Eine der typischen Übertragungseinstellungen von Gruppen ist z. B. das unbewusste Bedürfnis, vom Gruppenleiter mütterlich versorgt zu werden, das erkennbar wird, wenn man die Interaktionen der Einzelnen wie einen Dialog der Gruppe mit dem Therapeuten versteht. Andere Übertragungseinstellungen sind Angst und Aggression, die vor Trennungen, z. B. vor Urlaubspausen, in der Gruppe aufkommen.

Schließlich ist für die Psychotherapie in Gruppen eine spezielle *Gruppenabwehr* kennzeichnend. Sie ergänzt die individuellen Abwehrmechanismen und dient dazu, den Bestand der Gruppe zu wahren und latente Spannungen und Konflikte, die zwischen Einzelnen oder zwischen der Gesamtgruppe und dem Gruppenleiter oder der Umgebung aufkommen, unbewusst zu halten. Dabei handelt es sich um spezifische soziale Abwehr- und Bewältigungsstrategien, die es nur in Gruppen gibt:

- *»Grundannahmen«*[568]*:* Sie umfassen die zur Abwehr eingesetzte Tendenz von Gruppen, sich vom Leiter abhängig zu machen, alle Hoffnung auf das Erscheinen eines Retters zu setzen (»Paarbildung«) oder sich kämpferisch oder fliehend wie gegenüber einem Feind zu verhalten.
- *Soziale Kompromissbildungen*[569]*:* Sie führen dazu, dass die latenten Konflikte innerhalb von Gruppen, z. B. Interessengegensätze zwischen einzelnen Teilnehmern, durch projektive Identifizierung abgewehrt werden; dabei reagieren nicht nur die beiden Betroffenen, sondern im Geflecht der Gruppeninteraktionen wird unbewusst eine Lösung »ausgehandelt«, an der alle beteiligt sind. Solche Kompromissbildungen äußern sich zunächst in den Interaktionen, können aber auch in Normen und Rollenzuweisungen einen Niederschlag finden.

568 Bion (1961)
569 Heigl-Evers u. Heigl (1979)

Behandlungstechnik

Der Psychotherapeut beobachtet die Interaktionen zwischen den einzelnen Gruppenmitgliedern sowie zwischen Gruppenmitgliedern und ihm. Dabei achtet er besonders auf Manifestationen des unbewussten Erlebens, auf Übertragungen, Widerstände, auf Ängste und Aggressionen und auf Abwehrverhalten. Seine Interventionen verfolgen zwei Ziele:

- Das eine ist, einen therapeutisch nutzbaren *Gruppenprozess* in Gang zu bringen und aufrechtzuerhalten, d. h. eine Entwicklung der Beziehungen zwischen den Teilnehmern und der Gesamtgruppe in Gang zu setzen, in der die Einzelnen nicht auf bestimmte Rollen und Funktionen fixiert werden, sodass die Gesamtgruppe sich verändern kann.
- Das andere Ziel besteht darin, einen *analytischen Prozess* einzuleiten und in Gang zu halten, d. h. Erfahrung mit sich selbst in Beziehungen zu fördern und Einsicht in unbewusste Hintergründe von Verhaltensweisen der Einzelnen und der Gruppe zu vermitteln. Die spontanen Interaktionen sollen dabei einen Prozess ermöglichen, in dem die Wurzeln und Auswirkungen der bewusster werdenden Probleme geklärt und durchgearbeitet und neue Erfahrungen möglich gemacht werden.

Das klinische Material besteht in der analytischen Gruppenpsychotherapie in den spontanen Interaktionen und Beziehungen der Patienten untereinander und zum Psychotherapeuten: Die wechselseitigen verbalen und präverbalen Verhaltensweisen, die Einfälle und Berichte aus dem Alltag, die gegenseitigen Rückmeldungen und Kommentare, die Reaktionen auf das Verhalten und die Deutungen des Gruppentherapeuten. In der analytischen Gruppe wird vor allem das Verhalten der Patienten untereinander und zum Gruppenpsychotherapeuten im

Hier und Jetzt der Gruppensituation beobachtet und unter dem Gesichtspunkt von Übertragungen gedeutet.

Mit seinen *Deutungen* nimmt der Gruppentherapeut auf den Gruppenprozess und die einzelnen Patienten in spezifischer Weise Einfluss. Außerdem kommen in der analytischen Gruppenbehandlung wie in der Einzeltherapie die *nicht-deutenden Techniken* zum Tragen.

Daneben gibt es in der analytischen Gruppe, wie in jeder Psychotherapie, *unspezifische Wirkfaktoren* und Interventionen. Sie beruhen auf suggestiven, kathartischen, bedürfnisbefriedigenden u. a. prozeduralen Faktoren und auf dem sozialen Lernen, das jeder Gruppensituation eigen ist. Im Übrigen gelten auch in der Gruppe die Konzepte der Abstinenz bzw. emotionalen Präsenz und der technischen Neutralität des Behandlers.

Bezugsebenen der Gruppendeutungen

Als Grundorientierung für die Deutungsarbeit in der analytischen Gruppenpsychotherapie gibt es eine Vielzahl von Konzepten, in denen der individuelle Aspekt und der Aspekt der Pluralität unterschiedlich stark betont werden.[570] Die beiden Pole, die in der Praxis der gruppenanalytischen Psychotherapie eng miteinander verknüpft werden, bilden die folgenden Auffassungen:

Die *Behandlung »des Einzelnen in der Gruppe«*[571]*:* Die Verhaltensweisen der einzelnen Patienten können unter dem Gesichtspunkt analysiert werden, dass Beziehungsrepräsentanzen in der Gruppe aktualisiert werden. Diese können aktualgenetisch im Hier und Jetzt oder retrospektiv-genetisch in Hinblick auf die Lebensgeschichte gedeutet werden. So können einzelne Übertragungsbeziehungen, z. B. bestimmte Geschwisterübertragungen, herausgearbeitet und in Beziehungen zu Mitpatienten bearbeitet werden. Ein Rivalitätsverhalten kann in der Gruppe verständlich werden, wenn z. B. deutlich wird, dass die Rivalität mit einem Mitpatienten (Geschwister) zugleich ein Werben um die besondere Gunst des Gruppenleiters (z. B. in der Funktion als Mutter der Kindheit) darstellt.

Die *Behandlung der »Gruppe als Ganzheit«* [572]*:* Man kann die Gruppe als einen sozialen Corpus, als System betrachten und beobachten und die gruppendynamischen Rollen der einzelnen Teilnehmer als Ausdruck bestimmter Bedürfnisse, Abwehrformen oder psychischer Strukturen des Systems »Gruppe« betrachten. Von dieser Warte aus vermittelt der Gruppentherapeut mit seinen Deutungen Einsichten in den Regressions- bzw. Übertragungszustand der Gruppe als Ganzes und verdeutlicht, durch welche Faktoren im Gruppenprozess, z. B. durch welches Verhalten des Leiters, diese Entwicklung hervorgerufen worden ist. Er beschreibt dabei die unbewusste gemeinsame Gruppenphantasie, die im Verhalten »der Gruppe« zum Ausdruck kommt. So würde er »der Gruppe« z. B. mitteilen, dass sie sich an den Gruppenleiter anklammert, weil sie sich angesichts einer längeren Ferienpause vor der Trennung fürchtet.

Indikationen

Die Indikation zur analytischen Gruppentherapie ergibt sich,

- wenn prinzipiell eine Psychotherapie-Indikation gegeben ist (Kap. 15.1.3),
- wenn die Indikation zu einem psychoanalytischen Verfahren, und zwar speziell zur

570 Übersicht bei Heigl-Evers (1972)
571 Z. B. Slavson (1943)
572 Foulkes (1964)

Behandlung

analytischen Psychotherapie, vorliegt (Kap. 17.1)
- und wenn außerdem die Indikation zur Gruppentherapie erfüllt ist, d. h. wenn die Vorteile der Gruppenform der Behandlung gegenüber denen der Einzeltherapie überwiegen (Kap. 18.2).

Praktisch kommt die analytische Gruppenpsychotherapie vornehmlich für Patienten mit leichteren und mittelschweren neurotischen Störungen auf der Basis einer Konfliktpathologie und bei leichteren bis mäßig schweren narzisstischen Störungen in Betracht. Besonders erfahrene Gruppenanalytiker berichten aber auch von Behandlungserfolgen bei schweren Strukturstörungen und machen mit Borderline-Patienten und sogar Psychotikern gute Erfahrungen.

18.3.2 Weitere Gruppenverfahren

Tiefenpsychologisch fundierte Gruppenpsychotherapie

Die tiefenpsychologisch fundierte Gruppenpsychotherapie[573] ist, ähnlich wie die Einzelbehandlung, ursprünglich für Patienten mit leichten Störungsformen konzipiert worden, bei denen eine Behandlung umgrenzter Problembereiche und aktueller psychosozialer Konflikte möglich und ausreichend erscheint; dabei gelten die in Kap. 17.3 dargestellten methodischen und technischen Gesichtspunkte auch für die Behandlung in der Gruppensituation.

Der entscheidende Unterschied zwischen der tiefenpsychologisch fundierten und der analytischen Gruppenpsychotherapie besteht im Umgang mit der Pluralität. Die tiefenpsychologisch fundierte Gruppenpsychotherapie ist eine »Behandlung des Einzelnen in der Gruppe«; das Medium der Gruppe und das soziale Lernen werden dabei als unspezifisch wirksame, den Behandlungseffekt verstärkende Faktoren genutzt. Die Gruppe als Ganzes ist jedoch nicht Gegenstand und Ziel der Interventionen des Psychotherapeuten.

Das hat einen besonderen Umgang mit den Problemen, die einzelne Patienten in die Gruppe hineintragen, zur Folge. Dabei ergeben sich für den Gruppentherapeuten zwei Interventionsstrategien:

- *Auf den Einzelnen bezogen* werden die unbewussten Motive der Schwierigkeiten der Patienten mit ihrer Umwelt analysiert und die dahinter stehenden verdrängten Affekte, Triebkonflikte und Kränkungen aufgedeckt und bearbeitet.
- *Gruppenbezogen* wird beobachtet, welche Reaktionen das Problem eines Patienten bei den übrigen auslöst. In den Reaktionen äußern sich Mechanismen der individuellen Abwehr, die den einzelnen Patienten in Bezug auf ihre eigene Problematik gedeutet werden kann.

Die *Deutungsarbeit* bezieht sich dabei auf die aktuellen Außenprobleme der Patienten und insbesondere auf seine Außenübertragungen. Die Deutung von Übertragungen regressiver Beziehungsmuster auf Mitpatienten, auf den Gruppentherapeuten oder auf die Gesamtgruppe steht dagegen nicht im Zentrum der tiefenpsychologisch fundierten Gruppenpsychotherapie.

Interaktionelle Gruppenpsychotherapie

Von den deutenden Gruppenmethoden unterscheidet sich die interaktionelle Gruppenpsychotherapie[574], die speziell für die

573 Heigl-Evers u. Heigl (1973)

574 Heigl-Evers u. Heigl (1973)

Behandlung von Borderline-Patienten entwickelt worden ist. Sie arbeitet mit der Annahme, dass diese Patienten von der Regression in der analytischen und tiefenpsychologisch fundierten Gruppe keinen Nutzen haben, sondern in ihrem labilen Gleichgewicht unnötig gefährdet werden. Deshalb vermeidet sie die Regression und zentriert auf das manifeste Verhalten und die Strukturdefizite.

Die interaktionelle Methode (Kap. 17.3.4) ist durch das »*Prinzip Antwort*«, das an die Stelle von Deutungen (Aufdeckung unbewusster Zusammenhänge) tritt, und durch die Übernahme von *Hilfsich-Funktionen* durch den Psychotherapeuten gekennzeichnet. Nach dem Antwortprinzip reagiert der Gruppentherapeut auf das bewusste Verhalten und Erleben der Patienten, indem er ihnen in angemessener Weise eigene Reaktionen auf die Schilderungen mitteilt. Äußert ein Patient in der Gruppe z. B. Autoritätsängste und stellt fest, dass er diese ausdrücklich auch gegenüber dem Gruppenpsychotherapeuten empfindet, so kann dieser ihm etwa sagen, dass er die Ängste angesichts dessen, was der Patient in der Gruppe früher schon erlebt hat, verstehen könne, allerdings auch überrascht sei, weil er sich selbst dem Patienten gegenüber sehr wohlwollend fühle. In diesem Sinne lassen sich auch Gruppenreaktionen, z. B. ein allgemeines Misstrauen gegenüber dem Gruppentherapeuten, »beantworten«. Außerdem nehmen die einzelnen Gruppenteilnehmer emotional auch an Interventionen teil, die an andere Gruppenteilnehmer gerichtet sind, und profitieren davon durch Identifikation.

Ergotherapeutische Verfahren: Musik-, Gestaltungs- und Bewegungstherapie

Die Ergotherapie (*érgon* [griech.] das Werk, die Arbeit) hat die Ausführung konkreter Betätigungen, zumeist in der Therapiegruppe, zum Inhalt. Im Rahmen psychodynamischer Verfahren verbindet sie diese mit einer tiefenpsychologischen Reflexion der dabei vermittelten Erfahrungen. Während in der psychodynamischen ambulanten Behandlung reine Verbalbehandlungen im Vordergrund stehen, finden im Rahmen psychoanalytisch orientierter Klinikbehandlungen verschiedene Formen von ergotherapeutischen Verfahren Anwendung: *die psychodynamische Musiktherapie, Gestaltungstherapie und Bewegungstherapie*. Sie werden meistens in Gruppen angewendet und dort mit anderen Behandlungen kombiniert (Kap. 15.4.3). Das schließt nicht aus, dass sie auch in der Einzeltherapie Anwendung finden können.

Diese Verfahren sind von einer reinen Beschäftigungstherapie (Werk- oder Arbeitstherapie) zu unterscheiden. Ihr Kennzeichen ist die Verwendung von speziellen Techniken (Malen und Gestalten, Musizieren und Musikhören, Bewegung und Erspüren des Körpers), die auf sinnliche Erfahrungen ausgerichtet sind und das Gefühlserleben (Katharsis), den körperlichen Ausdruck und die körperliche Erlebnisfähigkeit, die schöpferische Gestaltung von Erlebnis und Empfindung oder das Phantasieerleben fördern und anregen. Diese Techniken stützen einerseits das Ausdrucks- und Erlebnispotenzial, richten sich andererseits auf die Verstärkung und deutlichere Wahrnehmung latenter (vorbewusster) Erlebnisweisen.

Der psychodynamische Ansatz dieser Verfahren kommt im Grundverständnis der behandelten Störungen, in der Therapieplanung, in der Beobachtung und Begleitung des therapeutischen Prozesses und in den Auswertungs- und Nachbesprechungen zum Tragen.

Im Allgemeinen wird so vorgegangen, dass zunächst die speziellen Techniken angewandt werden und anschließend tiefenpsychologische Nachbesprechungen stattfinden. Die *Nachbesprechung* konzentriert sich bei diesen Therapien auf die Aufarbeitung von Erfahrungen, Empfindungen und Erinnerungen, die durch die speziellen Techniken angestoßen worden sind. Im Gruppengespräch bezieht sie zusätzlich die Gruppendynamik mit ein. Es sollten möglichst viele Erfahrungen zur Sprache kommen, auch die Eindrücke der Mitpatienten. Einfälle dazu, Parallelen im aktuellen Leben und lebensgeschichtliche Hintergründe werden besprochen. Probleme Einzelner bewirken im Gruppengespräch die Mitbeteiligung anderer. Dadurch kann es zu einer neuen Sicht der eigenen Situation kommen. Das fördert im Gesamtkonzept einer kombinierten Klinikbehandlung die Neuorientierung im Selbsterleben.

Die Konzentrative Bewegungstherapie (KBT)

Die KBT[575] ist eine psychodynamische Körpertherapie. Sie geht auf Elsa Grindler zurück und wurde von Helmut Stolze in die Psychotherapie eingeführt.[576] Sie wird ähnlich wie die Ergotherapie meistens in Kliniken im Rahmen umfassender Therapiekonzepte in Gruppen angewandt.

Die KBT vermittelt Einsicht in seelische Vorgänge durch Selbsterfahrung am eigenen Leib. Dabei wird die Aufmerksamkeit auf motorische und körperliche Prozesse gelenkt: z.B. auf die Lage der Hand, auf ihren Kontakt zur Unterlage, auf die Stellung der Finger zur Hand, auf Unterschiede zwischen rechter Hand und linker, auf Spannungen in der Unterarmmuskulatur, auf Hindernisse sich zu entspannen, auf den Verlauf von Bewegungen im Körper, auf Veränderungen der Körperwahrnehmung beim Augenschließen usw. Es geht dabei um die Wahrnehmung der Körpervorgänge, um die begleitenden Gefühle und Stimmungen wie Freude, Angst, Bedrückung, Kraft oder Sicherheit und um Erinnerungen an Lebenssituationen, die sich damit verbinden. Hinzu kommt die Erfahrung über den Körper an bestimmten Gegenständen. Beschaffenheit und Gestalt von Seilen, Bällen oder Stangen können ertastet werden, Erinnerungen tauchen auf.

Durch die Konzentration auf den Leib und die körperlichen Vorgänge können modale Erlebnisqualitäten auftauchen, die nicht mentalisiert sind und in einer reinen Gesprächstherapie ausgespart bleiben. Daraus ergibt sich eine besondere Eignung der KBT für die Behandlung von Patienten mit psychosomatischen Störungen, die wegen ihrer Alexithymie häufig Schwierigkeiten haben, ihre emotionalen Erlebnisse in sich wahrzunehmen.

Bei der KBT als Gruppentherapie entstehen zudem Erfahrungen mit Mitpatienten: Zusammen spielen, sich annähern, sich betasten, sich führen. Die Erlebnisse werden im Allgemeinen in der anschließenden Nachbesprechung tiefenpsychologisch, d.h. in Hinblick auf verborgene Konflikte und Lösungsmöglichkeiten, bearbeitet.

Die katathym-imaginative Psychotherapie (KIP)

Die KIP wurde früher *katathymes Bilderleben*[577], *Psychotherapie mit dem Tagtraum* oder *Symboldrama* genannt. Sie wurde Ende der 1940er Jahre als ein von der Psychoanalyse abgeleitetes Verfahren von Hanscarl Leuner entwickelt. Sie setzt als spezielle Technik die Imagination (das »Bildern«) ein, d.h. die Fähigkeit, sich lebhaft, farbig und plastisch Bilder und Abläufe vorzustellen. Die KIP findet als Einzel- und als Gruppentherapie statt.

Nach einer Entspannungsphase fordert der Therapeut den Patienten auf, sich ein bestimmtes Motiv, z.B. einen Raum, eine Blume, ein Haus, vorzustellen. Die auftau-

575 Becker (1981)
576 Stolze (1959)

577 Leuner (1985), Ullmann u. Wilke (2012)

chenden Bilder enthalten in symbolischer Form Teile der subjektiven Vorstellungswelt des Behandelten, verbunden mit Stimmungen und Gefühlen. Der Patient folgt seinem Bilderleben und teilt es dem Therapeuten mit. Dieser begleitet ihn mit weiteren Anleitungen, z. B. mit der Aufforderung, sich einem Detail näher zuzuwenden. Die Bildsymbole, Stimmungen und Gefühle, die auf diese Weise lebendig werden, eröffnen den Zugang zu unbewussten Konflikten. In einer anschließenden Nachbesprechung können sie assoziativ vertieft und tiefenpsychologisch bearbeitet werden.

Der Interventionsstil des Behandlers ist anfangs meistens supportiv, bis ein mehr konfliktzentriertes Vorgehen möglich wird. In späteren Phasen kann man auch assoziativ vorgehen, ähnlich wie in der psychoanalytischen Therapie.

Die Wirkung der KIP liegt in der Aktivierung von vergessenen oder verdrängten Erlebnissen und den zugehörigen Affekten und in der imaginierten Erprobung von Konfliktlösungen. Das »Bildern« fördert Mentalisierungs- und Symbolisierungsprozesse sowie eine psychovegetative Entspannung, die speziell bei psychosomatisch Kranken zur Heilung beitragen kann. Die annehmende Haltung des Behandlers fördert außerdem das Selbstwertgefühl und die Integration von unbewussten Persönlichkeitsanteilen. Je nach Ausrichtung der Therapeuten bildet dabei auch die Übertragungsanalyse einen Schwerpunkt der Arbeit.

Die Indikation der KIP erstreckt sich auf alle Formen von neurotischen Störungen. Bevorzugte Indikationen sind die psychosomatischen Erkrankungen, bei denen sie der Einschränkung der Symbolisierung entgegenwirkt, die für diese Störungen charakteristisch ist. Bei Psychosen ist die KIP dagegen kontraindiziert.

Das Psychodrama

Als eine besondere Form der Gruppentherapie, die zwar psychodynamisch beeinflusst ist, aber als handlungsorientierter Gegenentwurf zur Psychoanalyse gedacht war, gilt das Psychodrama[578]. Es wurde vor rund 80 Jahren von Jakob L. Moreno in Wien als Gruppenpsychotherapie entwickelt und hat Verbreitung weit über den Rahmen der Psychotherapie hinaus gefunden, z. B. im Unterricht oder als Methode bei sozialen Konflikten.

Das Psychodrama ist ein psychotherapeutisches Rollenspiel, in dem ein einzelner Patient, der Protagonist, mit Hilfe des Gruppenleiters und der übrigen Gruppenmitglieder ein Thema aus seinem Leben szenisch nachgestaltet und dabei im eigenen Erleben und in dem der Mitspieler lebendig werden lässt. Das Ausagieren eigener Konflikte, die Rückmeldung der übrigen Gruppenmitglieder und die Teilnahme an der Konfliktgestaltung anderer wirken kathartisch, einsichtsfördernd und bahnen Konfliktlösungen an.

Im Psychodrama werden die Konflikte der Patienten durch Handlung (griech. Drama) wie auf einer Bühne dargestellt, gestaltet und dadurch anschaulich gemacht. Der Prozess hat drei Phasen:

- Eröffnungsphase (warming-up),
- Aktionsphase (Spiel und Handlung),
- Integrationsphase (Nachbesprechung mit Sharing und Feedback durch die Gruppe).

In der Eröffnungsphase der Gruppensitzung wird der Protagonist der Sitzung bestimmt. Dann folgt das eigentliche Rollenspiel. Abschließend werden das Erleben des Protagonisten während des Spiels und die Reaktionen der Gruppenmitglieder auf das Miterleben

578 Moreno (1959), Leutz (1974)

der Konfliktdarstellung in einer Nachbesprechung, dem Sharing, bearbeitet.

Die direkte oder beobachtende Teilnahme führt zur Beteiligung und zur Betroffenheit und lässt bei den einzelnen Mitgliedern eigene Konflikte zu Tage treten. Zur Inszenierung und Verdeutlichung der Konfliktsituation werden spezielle Techniken eingesetzt:

- Beim *Doppeln* tritt ein Mitpatient als Hilfsperson auf und ahmt Haltung und Gebärde des Protagonisten nach, bringt aber seine eigenen Gefühle und Einfälle dabei mit zum Ausdruck.
- Beim *Spiegeln* löst ein Mitpatient den Protagonisten ab, versetzt sich in dessen Problem und spielt dessen Rolle; damit kann der Protagonist sich quasi selbst beobachten.
- Beim *Rollenwechsel* tauschen zwei Patienten ihre Rollen; dadurch erlebt der Protagonist auch die Betroffenheit seines Konterparts und erfährt, was er selbst bei anderen bewirkt.

Prinzipiell lässt das Psychodrama sich mit anderen Methoden verbinden. Speziell die Nachbesprechung, in der die Patienten ihre Eindrücke miteinander teilen, kann auch tiefenpsychologisch deutende Intervention enthalten.

Zur Vertiefung empfohlene Literatur

Argelander H (1972a), Foulkes SH (1964), Heigl-Evers A (1972), König K u. Lindner WV (1991), Leutz G (1974), Richter HE (1972), Sandner D (2013)

19 Paar- und Familientherapie[579]

Paar- und Familientherapie umfasst eine Vielzahl von theoretischen Konzepten und Techniken, mit denen klinische Störungen auf der Ebene der partnerschaftlichen und familiären Interaktionen psychotherapeutisch behandelt werden. Sie beruht auf der Erfahrung, dass schwerwiegende oder chronische seelische bzw. körperliche Erkrankungen stets in das familiäre Umfeld bzw. die Partnerschaft eingebettet zu betrachten sind, sei es im Bündel der Ursachen, sei es in Hinblick auf die Folgen.

Im Zentrum der Beobachtung und Behandlung steht das Paar bzw. die Familie als *soziales System*, während der Symptomträger als ein Exponent des Systems betrachtet und innerhalb des Systems behandelt wird. Es geht also um das Verstehen und die Veränderung sozialer Netze und Beziehungen.

Historisches

Die Paar- und Familientherapie hat in der frühen Psychotherapie ihre Wurzeln. Insbesondere die Beratungsstellen, die Alfred Adler in den 1920er Jahren in Wien unterhielt, sind frühe Vorläufer. Ihr eigentlicher Ursprung lag in den USA, wo die Bedeutung der Familien vor allem von psychoanalytisch orientierten Psychiatern erkannt und bei Behandlungen berücksichtigt wurde. Eine der Quellen war der Ansatz von Harry Stack Sullivan, der als Ergänzung zur vorherrschenden intrapsychischen Perspektive den interpersonellen Ansatz einführte. Nathan Ackermann bezog in den 1940er Jahren als erster systematisch Familien in die Behandlung von Kindern mit ein. Theodore Lidz und Lyman Wynnes erforschten die Familiendynamik schizophrener Patienten, während Murray Bowen und Ivan Boszormenyi-Nagy die Mehrgenerationenperspektive einführten.

Nach und nach fasste die Familientherapie auch in Europa Fuß. Der erste genuine

579 Überarbeitete Fassung des ursprünglich von Prof. Dr. M. Wirsching und Dipl. Psych. P. Scheib, Abteilung Psychotherapie und Psychosomatische Medizin, Psychiatrische Universitätsklinik in Freiburg im Breisgau, für die Erstauflage gestalteten Beitrages

Beitrag entwickelte sich mit der »systemischen Familientherapie« der Mailänder Schule[580] nach 1970. Im deutschen Sprachraum fand die Familienperspektive ab 1960 in die Behandlung von neurotischen Störungen und Beziehungsstrukturen, aber auch von Psychosen, Delinquenz, Sucht und sozialen Randgruppen Eingang. Ihre Wegbereiter waren Horst-Eberhard Richter in Gießen, Hans Strotzka in Wien und Jürg Willi in Zürich.[581] Dabei setzten sich neben der anfänglich dominierenden psychoanalytischen Orientierung zunehmend systemische Ansätze durch, die im deutschsprachigen Bereich von Helm Stierlin in Heidelberg vorangetrieben wurden.

Weniger als andere Therapierichtungen ist die Paar- und Familientherapie durch einzelne Leitfiguren geprägt. Es entwickelten sich im Laufe der Zeit verschiedene unabhängige Richtungen. Die im deutschsprachigen Bereich am meisten verbreiteten sind die psychodynamische (psychoanalytische), die systemisch-strukturelle und die strategische Paar- und Familientherapie. Daneben findet auch die Verhaltenstherapie bei Paaren und Familien Anwendung.

19.1 Der systemische Ansatz

Die Paar- und Familientherapie ist durch eine Vielfalt von theoretischen und methodischen Ansätzen gekennzeichnet. Durch die Einführung des »Systems« als Bezugspunkt der Theorie und Praxis unterscheidet sie sich grundsätzlich von der Individualtherapie. Unter einem **System** versteht man eine dynamische Zuordnung von Teilen zu einem Ganzen, die in einem steten Austausch von Informationen miteinander und mit der Umgebung stehen.

Im systemischen Verständnis sind seelische und körperliche *Krankheiten* Ausdruck, Folge und Ursache von Störungen des bio-psycho-sozialen Systems, in das sie eingebettet sind.

Der systemische Ansatz hat seit ihren Anfängen einen Platz in der Familientherapie. Er hat die Anwendung systemtheoretischer und kybernetischer Konzepte[582] zum Inhalt (▾Übersicht) und bezieht diese auf die Behandlung von Familien und Paaren. Ausgehend von der Konzeption der sog. Mailänder Schule der Familientherapie[583] hat er sich zu einer gemeinsamen Basis der Paar- und Familientherapie und, darüber hinaus, zu einem Paradigma der Psychotherapie weiterentwickelt. Er bezeichnet heute die Sichtweise, nach der Menschen nicht mehr nur als Individuen, sondern in ihrer Eingebundenheit in soziale Systeme betrachtet werden.

Der Ansatz hat weit über die Familientherapie hinaus Bedeutung erlangt. Selbst Psychotherapeuten, die sich am traditionellen psychoanalytischen Konzept orientieren, sehen ihre Patienten heute nicht mehr nur aus einer intrapsychischen oder interaktionellen Perspektive, sondern als Teil eines sozialen Ganzen und berücksichtigen die Rückwir-

580 Selvini-Palazzoli u. a. (1978)
581 Richter (1963, 1970), Willi (1975)
582 Bateson (1972, 1975)
583 Selvini-Palazzoli u. a. (1978)

kungen ihrer Interventionen auf das Gesamtgefüge, in dem ihre Patienten leben und sich entwickeln. Darüber hinaus ist das systemische ganzheitliche (holistische) Denken nützlich, um selbst innerhalb von Arbeitsfeldern wie dem einer psychotherapeutischen Gruppe oder dem Modell intrapsychischer Instanzen (Es – Ich – Überich, vgl. Kap. 2.2) Zusammenhänge zu erkennen und zu berücksichtigen, die über einen rein linearen Wirkungsmechanismus hinausgehen.[584]

Der systemische Ansatz ist also relativ unabhängig von seinem Anwendungsbereich. Entscheidend ist das »System«, das durch ein Problem und einen jeweiligen Zugang definiert wird. Unter dieser Maßgabe haben sich verschiedene Ansätze herausgebildet, die durch die gemeinsame Basis der System-, Kommunikations- und Selbstorganisationstheorie miteinander verbunden sind.[585]

»Kranke Systeme« haben im Innern keine ausreichend funktionalen Grenzen zwischen den Subgruppen, z. B. zwischen den Generationen oder Geschlechtern. Nach außen grenzen sie sich übermäßig ab. Die Kommunikation zwischen den Einzelnen und zwischen den Subgruppen ist beeinträchtigt. Verdeckte Botschaften und Delegationen bestimmen die Funktionen, die einzelne füreinander und für das Ganze haben. Auf diese Weise wird die Bewältigung von Veränderungen und natürlichen oder besonderen Krisen im familiären Entwicklungsprozess nicht gemeistert. Als Folge der Stagnation, dysfunktionalen Interaktion und defizitären Struktur und der gescheiterten Problem- und Konfliktlösungen des Systems erscheinen schließlich Symptome, die sich als individuelle Störung eines Indexpatienten, als gemeinsames Symptom zwischen Paaren oder als Erstarrung oder Auseinanderbrechen der gesamten Familie manifestieren.

Grundannahmen der Systemtheorie

- **Das Ganze ist mehr als die Summe seiner Teile**
  Ein gängiger Vergleich sagt, dass sich ein Fernsehrasterbild nicht durch Auszählung und Analyse der verschiedenfarbigen Punkte erschließen lässt, sondern nur bei der Betrachtung der Gesamtgestalt. Ebenso wenig lassen sich aus den Einzeldarstellungen verschiedener Familienmitglieder die Beziehungsgestalt und der Beziehungsprozess herleiten. Die Mitglieder einer sogenannten »schizophrenen Familie« können z. B. in manchen Untersuchungssituationen durchaus frei sein von Denk- und Kommunikationsstörungen, welche die Familie als Ganzes in ihrem Zusammenspiel psychotisch erscheinen lassen.
- **Gestört ist nicht nur der Einzelne, sondern auch die Beziehungen im System**
  So wie in der Physiologie gestörte Wechselwirkungen verschiedener Organregelkreise als krankheitsbestimmend angesehen werden, können auch in der Psychotherapie bestimmte Symptome als sinnvolle (verstehbare) Beiträge zu einer bestimmten Beziehungssituation gesehen werden. Ändern sich die Beziehungen zwischen den Menschen, so ändern sich auch bestimmte persönlichkeitsabhängige Merkmale und umgekehrt. So verstanden wären Einzeltherapie und Beziehungstherapie auf direkte Weise verbunden.

Behandlung

584 Fürstenau (2001)
585 Hoffmann L (2000)

- **Alle Teile wirken auf sinnvolle Weise zusammen**
  An die Stelle von linearen Ursache-Wirkungs-Verknüpfungen tritt ein zirkulärer Kausalbegriff, in dem Wirkung und Rückwirkung unlösbar miteinander verknüpft sind. Symptombildungen sind sinnvolle, wenn auch unzulängliche Versuche zur Erhaltung der Homöostase des Systems. Das Familiengespräch zielt nicht darauf ab, die familiären Ursachen individueller Störungen herauszuarbeiten, sondern es soll der Sinn der Symptome in der jeweiligen Beziehungssituation verstanden werden. Darüber hinaus bedingt der Kompromisscharakter der Symptome, dass sie als Pseudolösungen bald zur Komplizierung einer bereits schwierigen Situation beitragen, oft sogar selbst zum zentralen Problem werden. Wenn etwa in einer sogenannten »psychosomatischen Familie« nichts mehr besprochen und nichts mehr gelöst wird, bekommen selbst alltägliche, unvermeidbare Konflikte schließlich eine Wirkung, welche die Existenz der Familie bedroht.
- **Beziehungsprozesse schreiten unendlich fort**
  Beziehungsprozesse sind spiralförmig organisiert. Selbst wenn sich ein Muster wiederholt, entsteht aufgrund der inzwischen vergangenen Zeit kein geschlossener Kreis. Die Rückkehr zum Ausgangspunkt ist unmöglich. In der Praxis ist es zwar immer wieder nötig, bestimmte Sequenzen aus dem Gesamtprozess herauszulösen und z. B. die Situation beim Auftreten der Symptome in den Mittelpunkt zu stellen. Es lässt sich aber auf diese Weise nicht klären, wer z. B. einen Streit in der Familie begonnen hat.
- **Der Kontext bestimmt die Beziehungen im System**
  Beobachtungen hängen wesentlich von den jeweils zugrunde gelegten Theorien ab. Es kommt hinzu, dass es ein Untersuchungsobjekt im eigentlichen Sinn nie geben kann, da ein Hinzutreten des Untersuchers bereits die Situation, z. B. das Verhalten der Familie, verändert. Es ist entscheidend, in welcher Situation sich der Therapeut und die Familie begegnen. Einstellungen und Verhaltensweisen sind also kontextabhängig. Der Sinn der Symptome kann nur in seinem Kontext richtig verstanden werden. Das Therapeut-Familie-Subsystem ist wiederum Teil eines übergeordneten institutionellen Systems, das seine eigenen Regeln und Muster hervorbringt.

Bei all dem ist zu bedenken, dass Systeme *kontextabhängig* sind und in unserer Zeit des raschen sozialen Wandels eine große Vielfalt zeigen und andauernden Veränderungen ausgesetzt sind. Der systemische Ansatz berücksichtigt daher weit mehr als die Kräfte in konventionellen Familien. Er betrachtet die spezifische Dynamik und die Brücke im Zusammenhang mit Migration, neuen Lebens- und Beziehungsformen, Veränderungen im Bindungsverhalten, Auflösung von »Generationsverträgen« und aktuelle soziale Risiken (Arbeitslosigkeit, Verarmung, Überalterung usw.). Systemtheorie ist eine Antwort der Psychotherapie auf den sozialen Wandel.

19.2 Methoden

19.2.1 Psychoanalytisch orientierte Paar- und Familientherapie

Ansatz

Der psychoanalytisch orientierte Ansatz zentriert auf die Beziehung der Partner bzw. Familienmitglieder untereinander und damit auf die Außenübertragungen (Kap. 16.2.7). Er stellt eine Anwendung der Objektbeziehungstheorie (Kap. 2.2.2) auf soziale Beziehungen dar. Dabei berücksichtigt er besondere Aspekte der Dynamik in Familien und Paaren (▼ Übersicht).

Im Zentrum der Beobachtung stehen die Interaktionen zwischen den Familienmitgliedern und die Abwehrstrukturen der einzelnen Familienmitglieder. Dysfunktionale Prozesse werden aufgedeckt und bearbeitet. Dabei werden insbesondere Kinder als schwächstes Glied im System betrachtet. Sie werden im System häufig als Selbstobjekte eingesetzt und erhalten die Funktion, narzisstische Selbstanteile anderer Mitglieder des Systems zu stabilisieren und strukturelle Defizite zu substituieren. Wenn sie daran scheitern, entwickeln sie Symptome.

Je nachdem, ob ein Symptomträger vorhanden ist oder nicht, unterscheidet man zwischen *symptomneurotischen* und *charakterneurotischen* Paaren und Familien.

Dynamik in Paaren und Familien

- **Eltern, Kind und Neurose**[586]
  Das Kind als schwächstes Glied wird zum Symptomträger der Familie (symptomneurotische Familien).
- **Patient Familie**[587]
  Typen der charakterneurotischen Familien:
  - Typ Sanatorium: Angstneurotische Familien, in denen Differenzen verleugnet werden
  - Typ Festung: Paranoide Familien, in denen Aggression nach außen projiziert wird
  - Typ Theater: Hysterische Familien, in denen Leere durch Dramatik gefüllt wird
- **Delegationen**[588]
  Unbewusste Aufträge der Eltern an ihre Kinder, oft über mehrere Generationen (Mehrgenerationenperspektive – vertikale Familiendynamik)
- **Kollusionen**[589]
  Unbewusstes Zusammenspiel von Partnern, um Ängste und Schuldgefühle zu bewältigen

Behandlung

586 Richter (1963)
587 Richter (1970)
588 Stierlin (1978)
589 Willi (1975)

Der therapeutische Ansatz ist ein historisch-biografischer, bei dem die Aufarbeitung der Familiengeschichte und der Beziehungen über die Generationen hinweg im Mittelpunkt steht. Man spricht von *Mehrgenerationenperspektive.*[590] Dabei gehen die Vertreter dieser Richtung davon aus, dass die Aufdeckung und Durcharbeitung langfristiger Familienkonflikte zu einer kontinuierlichen und schrittweisen Veränderung der Beziehungen innerhalb der Familie führt.

Vor allem das Bewusstwerden von Konflikten, die den Betroffenen verborgen sind, zieht Einstellungs- und Wahrnehmungsverzerrungen nach sich: Der erwachsene Sohn sieht die Mutter mit den Augen des Kindes, ihre Anteilnahme erscheint ihm als infantilisierende Gängelung und Einmischung. Die Frau überträgt auf ihren Mann die Enttäuschung durch den Vater - nichts kann er ihr recht machen. Aber auch die Eltern können bestimmte Erwartungen, z. B. nach Fürsorge und Liebe, die in der Beziehung zu den eigenen Eltern unerfüllt blieben, auf die eigenen Kinder übertragen.

Methoden

In der *analytisch orientierten Familientherapie* wird von der familientherapeutischen Grundregel[591] ausgegangen: »Alle sollen offen über alle Themen miteinander sprechen, vor allem über die bisher vermiedenen«. Der Therapeut fungiert in erster Linie als Vermittler eines Familiendialogs, der eine Begegnung zwischen den Beteiligten ermöglichen soll. In weitgehend unstrukturierten Gesprächen entstehen charakteristische Übertragungs-Gegenübertragungs-Reaktionen, sowohl innerhalb der Familie als auch gegenüber dem Therapeuten. Deren Deutung ruft meist intensive angst- oder schambegründete Widerstände hervor, deren Durcharbeitung einen wesentlichen Teil der Behandlung ausmacht.

In der *Paartherapie* wird bei der Behandlung von Paarkonflikten entsprechend vorgegangen. Dabei wird die Aufarbeitung der neurotischen Kollusionen (Kap. 1.3) in den Mittelpunkt gestellt.[592]

Der *Rahmen* der analytischen Paar- und Familientherapie ist durch relativ häufige Sitzungen (wöchentlich bis 14-tägig) gekennzeichnet. Die Behandlung läuft meistens über einen Zeitraum von zwei bis drei Jahren. Sie stellt damit relativ hohe Anforderungen an die Motivation und Veränderungsbereitschaft der Familie bzw. des Paares.

Die *Indikation* setzt voraus, dass es sich um eine relativ reife Paar- bzw. Familiendynamik handelt. Es sollte also eine relativ gut entwickelte Differenzierung im Innern und eine Offenheit nach außen bestehen. Äquivalent zur individuellen Entwicklung könnte man von einem höheren Strukturniveau sprechen.

19.2.2 Strukturelle Familientherapie

Die strukturelle Methode[593] wurde entwickelt, um bei den existenziellen Problemen amerikanischer Slum-Familien Hilfe zu leisten. Dieses Arbeitsfeld ist durch chaotische und rudimentäre Familienbeziehungen, das Fehlen innerer Strukturen und Leitlinien sowie Armuts-, Kriminalitäts- und Drogenprobleme geprägt. Inzwischen wurde der Ansatz auf den Beratungsbereich, die Kinderpsychiatrie und die Psychosomatik ausgeweitet. Die strukturelle Familientherapie gehört in den USA zu den am weitesten verbreiteten Verfahren in der Psychotherapie.

590 Massing u. a. (1992)
591 Boszormenyi-Nagy u. Spark (1973)
592 Willi (1978)
593 Minuchin (1974)

Ansatz

Die Behandlung konzentriert sich auf die aktuelle Struktur und die daraus abgeleiteten Interaktionen in der Familie. Besonders wichtig ist dabei die *Arbeit an den Grenzen* zwischen den Subsystemen, also z. B. die Förderung der Abgrenzung zwischen den Generationen und Geschlechtern. Allzu durchlässige Grenzen in verstrickten Familien werden durch die Behandlung stabilisiert, während in isolierten Familien allzu starre Grenzen gelockert werden. Außerdem werden die Funktionen in Familien geklärt, sodass die Funktionsverteilungen und Koalitionen innerhalb des Systems offensichtlicher werden. Das Ziel der Behandlung besteht darin, Differenzierungen der Struktur zu erreichen. Der Erforschung der Ursachen und der Vorgeschichte der Störung wird keine Bedeutung beigemessen. Gespräche in diese Richtung werden als hinderliche Ablenkung vermieden.

Methode

Der Rahmen sieht meist eine Sitzung pro Woche vor, an denen alle Beteiligten teilnehmen. Das Schwergewicht der Behandlung liegt auf den aktuellen Beziehungsprozessen, d. h. auf der *horizontalen Familiendynamik*.

Die *Behandlungstechnik* ist der Lerntheorie und der Kommunikationsforschung entlehnt: Der Therapeut versucht in der Sitzung, das angebotene Problem in eine Form falschen Verhaltens zu »übersetzen«. Es heißt z. B. nicht mehr, die Patientin ist anorektisch, sondern sie verhält sich wie ein trotziges Kind, dessen Eltern nicht reagieren. In der Sitzung wird versucht, dieses gestörte Verhalten durch direkten Einsatz der Therapeuten zu verändern, bis eine konstruktive alternative Verhaltensform in Erscheinung tritt. Die Therapeuten versuchen, dieses veränderte Verhalten zu verstärken und zu festigen. Dazu werden z. B. Hausaufgaben gestellt, Belohnungen gegeben usw. Sie erwarten, dass mit der Verhaltensänderung auch die Symptome verschwinden, womit das Therapieziel erreicht ist.

Die *Wirkung* der strukturellen Familientherapie ist begrenzt, wenn sie allein angewendet wird. In Kombination mit anderen Interventionsformen hat sie aber besonderen Wert: Sie eignet sich z. B. in bestimmten Phasen der Therapie, um eine festgefahrene Gesprächssituation durch direkten Eingriff zu überwinden.

Neuere Entwicklungen der strukturellen Familientherapie gehen allerdings auch in Richtung einer symptomüberschreitenden Veränderung des gesamten Beziehungssystems und führen zum verstärkten Einsatz von Methoden, die vor allem in der systemischen Familientherapie entwickelt wurden.

19.2.3 Strategische Familientherapie

Ansatz

Vor dem Hintergrund der Systemtheorie hat sich die strategische Familientherapie[594] entwickelt, die in den 1980er Jahren auch in Europa eine sprunghafte Verbreitung gefunden hat. Kennzeichnend für diese Art der Familientherapie sind drei Merkmale:

- der *konfrontative* Umgang mit den familiären Interaktionen,
- die Anwendung *strategischer* Interventionen,
- besonders *paradoxe* Interventionen finden Anwendung.

Der Patient wird als Teil eines offenen Beziehungssystems, z. B. seiner Familie, betrachtet, das ihn in seinem Denken, Erleben und

594 Hayley (1976), Watzlawick u. a. (1969)

Handeln beeinflusst und von ihm beeinflusst wird. In dieser systemischen Betrachtungsweise[595] finden zwei Erkenntnisse des modernen Welt- und Menschenbildes Niederschlag:

- *die Einsicht in ökologische Wechselwirkungen*, die gleichzeitig in und zwischen den verschiedenen Teilen des jeweiligen Gesamtfeldes ablaufen. Diese ökologische Betrachtung sieht die Beziehung zwischen den Teilen als ebenso wichtig an wie die Eigenschaften der jeweiligen Teile (z. B. Mitglieder einer Familie),
- *die Einsicht in die holistische Gegebenheit*, wonach das Ganze mehr ist als die Summe seiner Teile. So sind z. B. die beobachtbaren Interaktionen einer Familie mehr als die Darstellungen, die einzelne Familienmitglieder davon geben.

Methode

Die strategische Familientherapie identifiziert zunächst denjenigen Systempunkt, von dessen Veränderung die größtmögliche Wirkung im System erwartet wird. Das Ziel besteht darin, dysfunktionale Problemlösungsstrategien zu unterbrechen und aktiv alternative Handlungsstrategien zu etablieren.

In der Praxis wird eine strikt neutrale Grundhaltung eingenommen. Interpretationen werden vermieden. Stattdessen werden immer neue und differenziertere beziehungsdynamische Hypothesen entwickelt, die das System als Ganzes erfassen sollen. Die Überprüfung, Spezifizierung und ggf. Modifizierung der Hypothesen erfolgt durch eine Art der Gesprächsführung, die *zirkuläre Befragung* genannt wird. Dabei sprechen der oder ggf. auch die Therapeuten jeweils mit einem Dritten über das Verhalten zweier anderer in bestimmten Situationen und versuchen, auf diese indirekte, den Widerstand umgehende Weise Aufschluss über bestimmte wiederkehrende Beziehungsmuster zu erlangen.

Im Allgemeinen sind zwei Therapeuten bzw. ein Therapeutenpaar beteiligt. Damit sie nicht zu stark in das Beziehungsgeschehen hineingezogen werden, werden die Sitzungen mit Wissen der Klienten hinter einem Einwegspiegel beobachtet und auch unterbrochen. Therapeut und Co-Therapeut diskutieren das Geschehen, wobei evtl. noch die hinter dem Einwegspiegel platzierte Beobachtergruppe einbezogen wird. Am Ende der Sitzung, meist im Anschluss an eine längere Besprechungspause, wird der Familie eine Mitteilung gemacht, welche oft den Charakter einer paradoxen Verschreibung oder eines therapeutischen Rituals hat. Diese Verschreibung wird in der Sitzung ausdrücklich nicht diskutiert. Auf diese Weise soll eine Spannung erzeugt werden, die bis zur nächsten Sitzung die erwartete Veränderung bewirken soll. Die eigentliche Veränderungsarbeit soll also von der Familie zwischen den Sitzungen geleistet werden.

Dieses Vorgehen erfordert, dass die Familie ausreichend Zeit hat, damit sie eine Umstellung vollziehen und eine Neuerfahrung machen kann. Deshalb werden die Sitzungen in großen Abständen (vier bis sechs Wochen, evtl. drei Monate) angesetzt.

Indikation

Ein strategisches Vorgehen ist indiziert, wenn mehrfache Versuche, auf »direktem« Wege (z. B. durch Konfliktaufdeckung oder Ratschläge) eine Veränderung zu erreichen, fehlgeschlagen sind. Es geht hier meist um festgefahrene, besonders destruktive Beziehungssituationen mit schwersten chronifizierten Symptomen und einer längeren Vorgeschichte von fehlgeschlagenen Behandlungen. Auf diese Weise sollen auch bisher kaum zu bewältigende Situationen einer Behandlung zugänglich gemacht werden.

595 Bateson (1972), v. Bertalanffy (1966), Engel (1962)

19.3 Allgemeine Indikation und Anwendungen

Die Paar- und Familientherapie kommen heute in sehr verschiedenen Formen zur Anwendung – von der Paarberatung über die Mitbehandlung von Partnern und Familienangehörigen im Rahmen von Individualbehandlungen oder einer stationären Psychotherapie bis hin zur systematischen Behandlung als Paar- und Familientherapie im engeren Sinne. Von systematischer Behandlung sollte man nur sprechen, wenn das System als solches behandelt wird und es nicht nur darum geht, eine individuelle Störung durch Hinzuziehung von Angehörigen vertieft zu verstehen und das Umfeld für die Unterstützung der individuellen Behandlung zu gewinnen.

Am System orientierte Indikationen

Die Indikation geht von der Dynamik und Struktur der Familie aus – vergleichbar der Individualtherapie, welche die Persönlichkeitsdiagnostik zugrunde legt. Damit grenzt sie sich von einer Orientierung am Symptomträger ab, also von der individuellen klinischen Störung.

Häufig ist dabei eine Paar- bzw. Familientherapie Teil eines umfangreichen *Behandlungsplanes*. Sie gilt dann prinzipiell als vorrangig, d. h. als erste Maßnahme. Es kann sich dann im Verlauf ergeben, dass bei einem oder einigen Mitgliedern der Familie eine weiterführende Individualbehandlung sinnvoll erscheint. Praktisch geschieht die Indikation jedoch meistens umgekehrt: Oft sind Angehörige erst zu einer Familien- oder Paarintervention bereit, wenn individuelle Behandlungen nicht den erwünschten Erfolg bringen.

- *»Gebundene« Familien:* Ausgehend von einer Individualtherapie ist die Einbeziehung des Umfeldes eines Patienten angezeigt, wenn ausgeprägte wechselseitige Abhängigkeitsbeziehungen im Familiensystem vorhanden sind und die Symptome eine systemstabilisierende Funktion erfüllen. Entwicklungen durch eine individuelle Psychotherapie können nämlich schnell wieder aufgehoben werden, wenn die familiäre Situation sich nicht mit verändert.

  Darüber hinaus soll der Symptomentwicklung bei anderen Familienmitgliedern vorgebeugt werden, die eintreten kann, wenn ein tragendes Mitglied des Systems seine angestammte familiendynamische Position aufgibt. In diesem Falle wäre es die des Symptomträgers.
- *Paarkollusionen:* Eine Paartherapie allein ist v. a. in Fällen neurotischer Wechselwirkungen (Kollusionen, Kap. 1.3) angezeigt, durch die die Partner sich gegenseitig stabilisieren.
- *Mehrgenerationendynamik:* Tiefgreifende und chronifizierte Erkrankungen, z. B. psychosomatische Krankheiten und Psychosen, erhalten ihre Dynamik oft aus drei und mehr Generationen. Hier ist eine Familientherapie mit Einbeziehung auch der Großeltern in Mehrgenerationensitzungen angezeigt.

Am Symptom orientierte Indikationen

Obwohl die Indikation sich nach der Paar- und Familienstruktur richtet, kann man in der Praxis feststellen, dass es bestimmte individuelle Störungen gibt, bei denen Paar- und Familientherapie besonders häufig indiziert wird (▾ Übersicht). Das betrifft insbesondere Essstörungen und andere Verhaltensstörungen sowie chronifizierte neurotische Störungen und Psychosomatosen.

Symptomorientierte Indikationen zur Paar- bzw. Familientherapie

- **Intergenerationsstörungen**
  Ablösungs- und Verselbstständigungskrisen zwischen der Eltern- und Kindergeneration
- **Chronifizierte psychosomatische Erkrankungen**
  Insbesondere chronische Essstörungen (Anorexie), Magen-Darm- und Hauterkrankungen
- **Rezidivierende psychische Störungen auf der Basis einer Konfliktpathologie**
  Chronisch rezidivierende depressive und Angststörungen
- **Sucht- und Abhängigkeitserkrankungen**
- **Krankheiten in der Familie**
  Chronisch somatische Erkrankungen, Psychosen, Pflegeprobleme im Greisenalter

Dabei haben Familieninterventionen je nach Anlass unterschiedliche Ziele:

- *Bei Jugendlichen und jungen Erwachsenen*, die sich im Prozess der Ablösung befinden und familienneurotische Bindungen nicht aufgeben können, sollte die Einbeziehung des Umfeldes in die Individualbehandlung erwogen werden, wenn sich in einer Behandlung ausgeprägte familienneurotische Mechanismen zeigen, die der Behandelte aus eigener Kraft nicht lösen kann.
- *Bei chronifizierten psychogenen Störungen* steht die Einflussnahme auf das Familiensystem im Vordergrund, um familienbedingten Chronifizierungen den Boden zu entziehen.
- *Bei der Indikation »Krankheiten in der Familie«* geht es um die supportive Begleitung mit dem Ziel, Ressourcen der Familie zu aktivieren und für die Bewältigung zu nutzen.

Kontraindikationen

Dynamische Überlegungen, die gegen eine Paar- bzw. Familientherapie sprechen, sind:

- *Aufgelöste Familien*, d. h. das Fehlen stabiler Beziehungen im System. Wenn es z. B. gelingt, zu einem ausgestoßenen Jugendlichen eine Vertrauensbeziehung herzustellen, wäre es ein Fehler, diese durch das zu schnelle Heranziehen der Familien wieder zu gefährden.
- *Die Erhaltung pathologischer Gleichgewichte.* In gespaltenen Familien können stagnierte Trennungsprozesse weiter blockiert werden, wenn etwa die schon lange geschiedenen Eltern eines gestörten Kindes immer wieder zu gemeinsamen Gesprächen zusammengebracht werden.

Besondere Anwendungsfelder für Paar- und Familieninterventionen

Paar- und Familienansätze kommen in sehr vielen Bereichen zur Anwendung. Dabei ist die psychotherapeutische Fachpraxis wahrscheinlich gar nicht das häufigste Anwendungsfeld, zumal Paar- und Familientherapie gegenwärtig nicht in den Leistungskatalog der gesetzlichen Krankenversicherungen fällt und von den Betroffenen außerhalb von Institutionen aus eigenen Mitteln finanziert werden muss.

- *Beratungseinrichtungen*, vornehmlich Ehe-, Familie- und Lebensberatungsstellen sind vielerorts dazu übergegangen, von Anfang an mit allen Beteiligten zu sprechen, statt erst nach längeren individuellen Beratungsversuchen den Kreis zu erweitern.
- *In psychotherapeutischen Einrichtungen* werden Angehörige regelmäßig durch Familiengespräche in die stationäre Psychotherapie mit einbezogen.
- *Psychiatrische Einrichtungen* folgen v. a. in der sozialpsychiatrischen Rehabilita-

tion sowie in der Kinder- und Jugendpsychiatrie häufig einem Familienansatz.

- Die *Familienpsychosomatik* ist ein weithin neues Gebiet. Sie stellt die Verbindung zur Familienmedizin[596] her, die versucht, in der allgemeinärztlichen Versorgung das Patientenumfeld systematisch einzubeziehen, z. B. auch bei der Betreuung von schweren chronischen Krankheiten.

Zur Vertiefung empfohlene Literatur

Andolfi M (1982), Ludewig K (1992), Möhring P u. Neraal T (1991), Selvini-Palazzoli M (1992), Weber G u. Stierlin H (1989), Wirsching H u. Scheib P (2002)

596 Huygen (1978)

20 Stützende und übende Verfahren

Unter **stützender Psychotherapie** versteht man Behandlungen, die darauf ausgerichtet sind, die intakten Persönlichkeitsanteile zu unterstützen und Hilfestellungen bei der Bewältigung von Lebensschwierigkeiten, Beziehungsproblemen, Krisen und Konflikten sowie bei Krankheiten zu geben. Dabei finden supportive Interventionen wie Beruhigung, Suggestion, Anleitung und Beratung Anwendung. Die *psychoanalytische Sichtweise* trägt dazu bei, basale Prozesse, die dabei zum Tragen kommen, in einem psychodynamischen Konzept zu verstehen und daraus Handlungsstrategien für die Patienten und für ihre Angehörigen und Betreuer abzuleiten.

Ein spezielles Arbeitsgebiet der stützenden Therapie ist die Behandlung von psychischen Folgen bedrohlicher und chronischer Erkrankungen. Die Unterstützung bei ihrer Bewältigung ist eine Aufgabe der *somatopsychischen Medizin* bzw. der *klinischen Psychologie*.

Ansatz und Indikationen

Stützende Elemente kommen in jeder psychotherapeutischen Behandlung mehr oder weniger deutlich zum Tragen und bewirken den sog. unspezifischen Psychotherapieeffekt (15.1.1). Die *stützende Psychotherapie* begrenzt sich auf die Anwendung supportiver Techniken innerhalb einer tragfähigen Beziehung. Sie hat einen ähnlichen Ansatz wie das punktuelle psychotherapeutische Gespräch (Kap. 15.3.1). Sie ist jedoch eine Langzeitbehandlung und kommt bei Patienten mit anhaltenden Problemen und Belastungen zur Anwendung, wenn diese eine dauerhafte psychotherapeutische Führung brauchen. Die *Zielsetzung* ist die Hilfestellung bei der Problembewältigung, wenn die Ursache einer Störung nicht aufgehoben werden kann.

Es ergeben sich zwei grundsätzlich unterschiedliche Indikationsfelder:

- Die psychotherapeutische Führung von Patienten mit *chronischen psychosozialen Problemen und psychogenen Störungen*, die nicht systematisch psychotherapeu-

tisch behandelt werden können, sei es aus äußeren Gründen, wegen mangelnder Behandlungsbereitschaft oder weil ein geeignetes Verfahren nicht zur Verfügung steht. Dazu gehören z. B. Süchtige und Verwahrloste, vielfach vergeblich Behandelte und chronisch Kranke, bei denen vorläufige Behandlungen keinen positiven Effekt ergeben haben.
- Die Behandlung von Patienten mit *somatopsychischen Anpassungsstörungen*, d. h. die Unterstützung bei der Bewältigung von körperlichen Erkrankungen und ihren Folgen (Kap. 20.1).

Behandlungsstrategie und Behandlungstechnik

Die Betreuung dieser Patienten ist eine sehr langfristige Aufgabe. Sie hat das Ziel, die psychische Situation zu erleichtern, ohne dabei die Persönlichkeit verändern zu können. Sie begrenzt sich deshalb auf die aktuellen Probleme in der Beziehung zur Umwelt und zu sich selbst.

- Einerseits werden die *aktuellen Schwierigkeiten und Verhaltensweisen* der Patienten durch direkte Beratung, durch Anleitung und Ermutigung beeinflusst, um die Folgen von Behinderungen und Einengungen möglichst gering zu halten und abzuschwächen.
- Andererseits werden *Ressourcen und weiterführende Bewältigungsformen* angeregt, damit die Patienten sich mit unabwendbaren Beeinträchtigungen leichter abfinden können.

Dabei kann es hilfreich sein, wenn der Behandler die Angehörigen mit hinzuzieht, um sich ein Bild von der sozialen Situation und den Ressourcen zu machen und die Unterstützung durch die Familie zu sichern. Auch die Zusammenarbeit mit Sozialpädagogen kann hilfreich sein, um die soziale Situation der Patienten, z. B. durch Unterstützung bei Behörden und Arbeitgebern, zu verbessern. Schließlich können Psychopharmaka eine nützliche Unterstützung bieten.

Die *Behandlungstechnik* entspricht dem Vorgehen im Untersuchungsgespräch (Kap. 5.1). Allerdings werden viel häufiger pragmatische Interventionen angewendet: Beruhigung, Ablenkung, Abreaktion, Ermahnung, Suggestion und direkte Anweisungen, Anleitungen und Beratungen.

Große Bedeutung für die Wirksamkeit der stützenden Interventionen hat das Angebot einer zuverlässigen therapeutischen Beziehung und die annehmende Haltung des Therapeuten, bzw. des Arztes oder Betreuers. Sie ist in der stützenden Therapie weitgehend an der therapeutischen Haltung der Gesprächstherapie (Kap. 21.1.1) orientiert. Stärker als im psychotherapeutischen Gespräch kommt in der Langzeitbehandlung der suggestive Effekt der therapeutischen Autorität zum Tragen.

Abgrenzung

Von der stützenden Psychotherapie sind die supportiven Techniken im Rahmen der systematischen Psychotherapieverfahren abzugrenzen. Gemeint sind z. B. strukturorientierte Maßnahmen im Rahmen der analytisch begründeten Verfahren, welche die Ichfunktionen von Patienten mit einer Entwicklungspathologie fördern (Kap. 17.2.2 und 17.3.3), z. B. die Vereinbarung von Zielsetzungen oder Maßnahmen, die das Arbeitsbündnis sichern, oder die Mitteilung von Gegenübertragungsgefühlen als Orientierungshilfe für gefühlsunsichere Patienten. Der Unterschied besteht darin, dass supportive Maßnahmen in einem solchen Rahmen nicht den Kern der Behandlung darstellen, sondern eine Ergänzung, die häufig auch nur vorübergehend erforderlich und im Übrigen in ein psychodynamisches Behandlungskonzept eingebettet ist.

20.1 Behandlung von somatopsychischen Anpassungsstörungen

Chronische und progrediente Erkrankungen sind für die Betroffenen große Belastungen. Mit dem Fortschritt der Medizin und wachsenden Möglichkeiten, das Leben trotz schwerer Krankheiten zu verlängern, vergrößern sich auch die Aufgaben bei der Unterstützung der Krankheitsbewältigung. Sie gehören zur Tätigkeit der behandelnden Ärzte im Rahmen ihrer psychologischen Basiskompetenz, zu den Aufgaben klinischer Psychologen, psychosomatischer Liaison- und Konsiliardienste (Kap. 15.4.2) und in den Bereich der psychosomatischen Grundversorgung (Kap. 15.3.2).

Der Krankenhausaufenthalt als Belastung

Auf kranke Menschen, speziell auf kranke alte Menschen, wirkt die große Zahl von Personen, die an der Klinikbehandlung beteiligt sind und deren Funktion oft schwer zu durchschauen ist, sowie der Zeitdruck, unter dem Gespräche und Behandlungen in Praxis und Klinik häufig stattfinden, beängstigend, abweisend und verwirrend. Wenn Patienten sich Behandlungsmaßnahmen ausgesetzt sehen, die sie nicht verstehen, weil sie diesbezügliche Fragen nicht zu stellen wagen oder Erklärungen nicht verstanden haben, dann erleben sie oft tiefe Ängste und Verunsicherungen. Oft wagen sie nicht, diese zu zeigen.

Die Aufnahme in ein Krankenhaus mit fremder Umgebung, befremdlichen Regeln, fremden Menschen und dem Gefühl der Abhängigkeit und Unvorhersehbarkeit erfordern eine große Anpassungsfähigkeit. Diese ist unter der Belastung der Krankheit wegen der damit verbundenen Regression meistens erschwert. Bei Klinikbehandlungen weisen anhaltende emotionale und geistige Beeinträchtigungen, z. B. eine mit der Aufnahme beginnende Verwirrtheit sowie eine fehlende Kooperationsbereitschaft oft auf *Orientierungsschwierigkeiten* der Patienten hin, letztlich auf Störungen der Beziehung zur Klinik als Institution, zum Arzt und zum Stationspersonal.

Information und Aufklärung in einem angemessenen äußeren Rahmen und ein zugewandtes und eindeutiges Verhalten erleichtern die Orientierung und Vertrauensbildung. Information allein über die Erkrankung und Behandlung wirkt allerdings nicht beruhigend. Wenn sie aber mit der Möglichkeit verknüpft wird, Rückfragen zu stellen und die Ängste und Befürchtungen, die sie bewirkt, zu äußern und darauf eine mitschwingende Reaktion zu erfahren, dann vermittelt sie dem Patienten Sicherheit.

Hilfe bei der Krankheitsverarbeitung

Probleme bei der Krankheitsverarbeitung (Kap. 1.2) entstehen bei einer Vielzahl von Erkrankungen. Betroffen sind z. B. Krebspatienten, Dialysepatienten, Diabetiker, Herzinfarktpatienten, Patienten nach Amputationen, Patienten mit Multipler Sklerose, Patienten auf Intensivstationen u. v. m. Auch die Folgen chronischer Psychosomatosen stellen besondere Anforderungen an die Krankheitsbewältigung.

Die Bewältigung der Belastungen, die durch Krankheiten entstehen, ist ein komplexer Prozess. Er wird von Persönlichkeitsfaktoren, Art, Schwere und Stadium der Erkrankung und der Behandlungsmaßnahmen, von Reaktionen der Umgebung und vielem anderen beeinflusst. Außerdem gibt es einen *phasenhaften Ablauf* der Krankheitsverarbeitung, dessen Kenntnis unabdingbar ist, um Betroffene dort abzuholen und zu erreichen, wo sie sich im Verarbeitungsprozess befinden (▼ Übersicht).

Psychischer Prozess bei der Krankheitsbewältigung[597]

- Verleugnung
- Trotz und Protest
- Reflexion und Verhandeln
- Depressive Verstimmung
- Versöhnung
- Hoffnung

Von der *Bewältigung* hängen wichtige Faktoren ab: die subjektive Verfassung und die Einstellung gegenüber der Erkrankung, die Bereitschaft zur Mitarbeit in der Diagnostik und Behandlung, die soziale Reintegration und schließlich die Rückwirkungen der seelischen auf biologische Prozesse. Es gibt Untersuchungsergebnisse, wonach eine gelungene Krankheitsbewältigung die Überlebensdauer bei lebensbedrohlichen Erkrankungen positiv beeinflusst. Die Krankheitsverarbeitung ist also eine bedeutende Einflussgröße im Krankheitsverlauf.

Beeinträchtigungen der Krankheitsbewältigung bringen mannigfache Gefahren mit sich: Von der Verzögerung einer rechtzeitigen Diagnostik und Behandlung bis hin zur Gefährdung des Heilungsprozesses, z. B. durch unvorsichtiges und unangemessenes Verhalten, mangelnde Veränderung der Lebensweise oder unzuverlässige Medikamenteneinnahme. Deshalb ist es eine Aufgabe der psychologischen Führung, Voraussetzungen zu schaffen, welche die Krankheitsbewältigung fördern und nicht behindern.

In der Praxis muss der Behandler sich immer wieder von Neuem Einblick in die aktuelle seelische Situation der Patienten verschaffen, die vom Krankheitsstadium und von der Art der Behandlungsmaßnahmen abhängt, und daraus Entscheidungen für die psychologische Unterstützung ableiten.

- *Der erste Schritt* ist die Identifizierung der Bewältigungsmechanismen.
- *Der zweite Schritt* ist die Beurteilung der Wirksamkeit der Krankheitsverarbeitung.
- *Der dritte Schritt* ist die Entscheidung, ob und vor allem welche Interventionen erforderlich sind.

Identifizierung der Bewältigungsmechanismen

Der erste Schritt besteht darin zu klären, wie die betroffenen Patienten mit ihrer Krankheit und ihrer gegenwärtigen Situation umgehen und wie sie versuchen, sich auf zukünftige Behinderungen und Gefährdungen einzustellen. Es ist zu beachten, dass jede Krankheit einen Menschen je nach ihrer Prognose und ihren Auswirkungen vor eigene Belastungen stellt und eigene Anpassungsschritte erfordert und dass jede Phase der Krankheitsverarbeitung andere Reaktionen bewirkt.

Die persönlichen Möglichkeiten und Grenzen eines Patienten sind durch Alter, geistige Anlagen, durch seine Erlebnis- und Lerngeschichte, durch die Beziehungen zu seiner Umwelt und soziale und berufliche Faktoren geprägt. Reaktionen, die für den einen Patienten in der einen Situation günstig erscheinen, können für einen anderen oder in einer anderen Situation unzweckmäßig sein.

Hinweise auf die Art und Weise, wie die betroffenen Patienten üblicherweise Krisen und Belastungen bewältigen, bietet die Anamneseerhebung. Anschließende regelmäßige Gespräche ermöglichen es, im Verlauf zu beobachten, auf welche Weise sie versuchen, die jetzige Krankheit zu bewältigen.

In der hausärztlichen Medizin verfügt der Arzt durch seine oft jahrelange Kenntnis der

597 Kübler-Ross (1969)

Behandlung

Patienten über diese Informationen aus eigener Anschauung. In anderen Fällen, vor allem in Kliniken, müssen sie speziell erkundet werden. Das ist nur möglich, wenn die Kontaktgestaltung in der Sprechstunde oder in der Visite genügend Raum für Gespräche lässt und die Patienten die Möglichkeit haben, ihr Verhalten und Erleben genügend ausführlich darzustellen.

Wirksamkeit der Krankheitsverarbeitung

Es gibt keine einheitlichen Bewertungsmaßstäbe für gute oder schlechte Bewältigung. Maßgeblich ist nur, was die Reaktion auf eine Erkrankung im Einzelfall bewirkt. Ein Patient kann versuchen, sich mit seiner Krankheit auseinanderzusetzen, sie als Schicksal anzunehmen und sinnvolle Schritte zu unternehmen, Beeinträchtigungen vorzubeugen. Er kann die Erkrankung und ihre Folgen aber auch verleugnen.

Das Ziel der psychischen Krankheitsbewältigung ist die Herstellung bzw. Erhaltung eines möglichst guten Befindens trotz der Erkrankung. Anders ausgedrückt: Die Krankheitsfolgen im körperlichen, psychischen und sozialen Bereich werden durch eine günstige Krankheitsbewältigung so gering gehalten wie irgend möglich.

Für die *Beurteilung der Wirksamkeit der Krankheitsverarbeitung* ist es entscheidend, ob es einem Patienten gelingt, seine Situation als Kranker anzunehmen und eine größtmögliche Stabilität zu erreichen. Dabei muss man berücksichtigen, dass die Ziele der Krankheitsbewältigung aus der Sicht der betroffenen Patienten, des behandelnden Arztes und der Umgebung unterschiedlich sind: Der Patient wünscht sich subjektive Entlastung, der Arzt optimale Kooperation (Compliance) bei der Diagnostik und Behandlung und die Umgebung bestmögliche Erfüllung seiner Rolle und Aufgaben in Ehe, Familie und Beruf. In der Realität wird selbst eine effektive Bewältigungsstrategie nur einzelne Schritte in Richtung dieser Ziele ermöglichen.

Dennoch sind *grobe Anpassungsstörungen* in der Praxis der entscheidende Hinweis darauf, dass eine Hilfe von außen erforderlich ist. Solche Störungen zeigen sich an Ängsten und Depressionen, vegetativen Beeinträchtigungen (z. B. Schlafstörungen), Verweigerung der Mitarbeit an der Therapie (Non-Compliance) oder durch sozialen Rückzug. In begrenztem Maße gehören aber Anpassungsschwierigkeiten, ja selbst psychische und vegetative Beeinträchtigungen, zum üblichen Verlauf der Anpassungsarbeit an die Krankheitssituation; sie sind als solche noch nicht als pathologisch zu betrachten.

Entscheidung über erforderliche Interventionen

Bevor sich die Frage nach spezieller psychotherapeutischer Hilfe stellt, können die Möglichkeiten des *psychotherapeutischen Gesprächs* eingesetzt werden. Wenn man ein persönlich geprägtes, zuverlässiges Kontaktangebot machen kann, sich eine Vorstellung über die Lebensumstände des Patienten gebildet hat, auf sein Befinden und Verhalten eingehen und ihm die Möglichkeit geben kann, seinen Gefühlen, Befürchtungen und Phantasien Ausdruck zu geben, dann stellt das meistens bereits eine nachhaltige Hilfe und Entlastung dar. Auch sachgerechte Informationen und eine verständliche Aufklärung fördern das Vertrauen. Es zeigt sich, dass ein solcher *patientenzentrierter Umgang mit Erkrankungen* oft als Unterstützung bei der Verarbeitung akuter Bedrohungen ausreicht.

Erst wenn diese Möglichkeiten nicht ausreichen und der Patient in einen Zustand zunehmender Gestörtheit gerät, ist eine *fachpsychotherapeutische Intervention* erforderlich.

Interventionen

Gezielte Interventionen, welche die Krankheitsbewältigung unterstützen sollen, orientieren sich an den Erfahrungen, die das Ergebnis klinischer Arbeit und empirisch überprüfter Interventionsstudien sind (▼Übersicht).

Unterstützung der Krankheitsbewältigung

- Der *persönliche Bewältigungsstil* eines Patienten und ggf. auch der seiner Umgebung wird anerkannt und gelten gelassen. Die spontan eingesetzten Coping-Mechanismen werden identifiziert.
- *Gezielte Interventionen* erfolgen, wenn durch Störungen im Befinden und Verhalten deutlich wird, dass die Bewältigung unzureichend ist und einseitige, starre Bewältigungsformen sichtbar werden.
- Die *emotionale Entlastung* wird z. B. bei übermäßiger Angst, Verstimmung und Verbitterung gefördert, indem die Möglichkeit geboten wird, in ärztlichen Gesprächen Ängste, Depressionen, Wut und andere Gefühle zu äußern und abzureagieren. Dazu können gelegentlich auch spezielle Gesprächsgruppen vorgesehen werden, z. B. »Infarktgruppen«, »Aussprachegruppen« usw.
- Die *kognitive Bewältigung* wird bei starrer Verleugnung oder Übertreibung bevorstehender Gefahren durch Information und Aufklärung, aber auch durch die rationale Auseinandersetzung mit den gegenwärtigen und zukünftigen Beeinträchtigungen angeregt.
- Ansätze zur *aktiv-handelnden Bewältigung* werden bei ausgeprägtem Rückzug dadurch ermöglicht, dass möglichst viel Gelegenheit zum selbstständigen Handeln eingeräumt wird.
- *Kontakt zur Umwelt* wird gefördert und die Einbindung in die sozialen Beziehungen möglichst intensiv in die Aufgaben der Betreuung mit einbezogen.
- *Kommunikationsstörungen mit der Familie* werden ausgeräumt und Änderungen des gegenseitigen Verhaltens angestrebt. Dazu sind Familiengespräche und psychologische Beratungen von Angehörigen erforderlich.
- *Berufliche und Rehabilitationsmaßnahmen* werden erwogen, wozu im Allgemeinen eine enge Zusammenarbeit zwischen Ärzten, Sozialarbeitern und ggf. auch Psychotherapeuten erforderlich ist.

Ein Verhalten, das durch starre psychische Abwehrprozesse, vor allem völlige Krankheitsverleugnung oder übermäßige Regression gekennzeichnet ist, gilt als eine *insuffiziente Krankheitsbewältigung*. Es erfordert einen empathischen Umgang mit den Möglichkeiten eines Patienten, um als Betreuer ein Gefühl dafür zu entwickeln, welches Maß an Verleugnung und Regression für einen bestimmten Patienten in einer bestimmten Phase seiner Krankheitsbewältigung sinnvoll ist und wann es notwendig wird, durch Rat, Anweisung, Information oder andere Interventionen einzugreifen.

Starre Fixierungen des Copingverhaltens und insbesondere rigide Verleugnungs- und Regressionstendenzen sind Hinweise dafür, dass neurotische Persönlichkeitsanteile durch eine Krankheit aktiviert sind und die Bewältigung behindern (Kap. 1.2). Die Klärung dieser Zusammenhänge erfordert in der Regel die Hinzuziehung eines Fachpsychotherapeuten. Er versucht, die subjektive unbewusste Bedeutung und Funktion der Erkrankungssituation mit den Patienten aufzuklären und zu ergründen, was mit der Erkrankung verknüpft ist: Entlastung von unbewussten Schuldgefühlen, Erfüllung unbewusster Strafbedürfnisse, Geltungsstreben oder Wünsche nach Zuwendung oder auch Enttäuschungen über die persönliche Unvollkommenheit, Konfrontation mit unbewussten aggressiven Phantasien oder Identifizierungen mit erkrankten oder verstorbenen Bezugspersonen, um nur einige der möglichen Hintergründe zu nennen. Die Aufarbeitung solcher Beeinträchtigungen der Krankheitsbewältigung erfordert meistens eine gezielte fachpsychotherapeutische Kompetenz.

20.1.1 Betreuung von Krebspatienten

Krebskrankheiten sind zumeist mit der Vorstellung eines chronischen Siechtums oder eines raschen Lebensendes verbunden. Durchaus nicht alle Betroffenen haben aber ein Schicksal mit Hinfälligkeit, Entbehrung und chronischem schwerem Leid vor sich. Wenngleich die Chancen, Krebskrankheiten zu heilen, begrenzt sind, gibt es heute ein breites Spektrum von Möglichkeiten, ein lebenswertes Leben mit einer Krebserkrankung zu eröffnen. Dabei spielt die unterschiedliche Prognose der einzelnen Arten von Krebs eine wichtige Rolle. Ebenso wichtig ist es aber, ob und wie die Kranken sich mit ihrem Schicksal auseinandersetzen und auf welche Ressourcen sie in ihrem persönlichen und sozialen Leben zurückgreifen können.[598]

Psychologische Aspekte des Krankheitsverlaufs

Wie bei allen chronischen Krankheiten besteht auch bei Krebserkrankungen der oben genannte *phasenhafte Ablauf* der Krankheitsverarbeitung mit (notwendiger) Verleugnung, trotziger Begegnung, Verhandlung, Verstimmung und, im besten Falle, Versöhnung und Hoffnung.[599]

Während eine *resignative Krankheitsverarbeitung* eine massive Verleugnung, depressive (autoaggressive) Verarbeitung von Aggression und Angst, Passivität und Isolierung hervorruft, führt eine *expansivere,* günstigere Verarbeitung zu offen geäußerter Wut, Verzweiflung und zu einer kämpferischen Haltung. Infolge der realen Abhängigkeit vom Arzt, vom Krankenhaus und von »der« Medizin entstehen Übertragungen in der Form, dass diese zum Projektionsschirm für Hoffnung, Angst und Aggression werden. Bei einer expansiven Verarbeitung werden diese Einstellungen mehr oder weniger offensichtlich, bei der resignativen werden sie durch Übergefügigkeit und Unterwerfung verleugnet und verdrängt.

Aufgaben im Krankheitsverlauf

Die Aufgaben bei der Betreuung von Krebspatienten sind umfangreich und wechselnd. Maßgeblich sind das Krankheitsstadium und seine spürbaren Folgen, das körperliche und seelische Befinden, die Art der Krankheitsbewältigung, speziell das Ausmaß von Zuversicht und offener Auseinandersetzung, bzw. Verleugnung und Resignation, sowie der familiäre und soziale Hintergrund.

Die Art der *Mitteilung und Erklärung der Krebsdiagnose* (▾ Übersicht) und der weiteren Perspektiven entscheiden oft darüber, ob

598 Vgl. Kap. 1

599 Kübler-Ross (1969)

ein Vertrauensverhältnis zu einem Krebspatienten hergestellt werden kann.

Mitteilung schwerwiegender Diagnosen

- Wahl einer einfachen Sprache
- Verständliche und klare Informationen, welche das Auffassungsvermögen der Kranken in ihrer Bedrängtheit nicht überfordern
- Angemessene Dosierung, wie viel zu einem bestimmten Zeitpunkt zumutbar ist
- Klärung der Vermutungen, Erwartungen und Ängste, die auf Seiten der Patienten bei der Mitteilung der Diagnose entstehen
- Frühzeitige Beteiligung von Angehörigen am Informationsprozess, weil sie einen großen Teil der Last der Krankheit tragen

Die Belastungen durch die Diagnose »Krebs« und ihre Folgen sind vielfältig und unterschiedlich: Ungewissheit und Bedrohung des Lebens und des Wohlbefindens, Beeinträchtigungen in wichtigen Lebensfunktionen, Schmerz und andere mit der Krebserkrankung und der medizinischen Behandlung verbundene Symptome, Abhängigkeit und Hilflosigkeit und nicht zuletzt das »Stigma«, ein Krebskranker zu sein.

Der eigentliche *Verarbeitungsprozess* umfasst die Auseinandersetzung mit dem Schicksal als Krebspatient, die Entwicklung von Strategien, diesem zu begegnen und es zu lindern, und die Trauer um das Unveränderbare und Unabwendbare. Er ist meistens mit einer mehr oder weniger intensiven somatopsychischen Anpassungsstörung (Kap. 6.2.2) mit Angst, Depression und vegetativer Symptomatik verknüpft. An dieser Auseinandersetzung ist auch das Umfeld der Betroffenen beteiligt.

Bei der *Nachbehandlung* besteht die Funktion des Behandlers neben der körperlichen Betreuung darin, diesen Prozess und den weiteren Verlauf mit Information, Klärung und Rat zu begleiten. Eine Aufklärung über den Einfluss der Nachbehandlung fördert die Compliance und, nach empirischen Belegen, die Überlebenschancen. Besondere Bedeutung haben hier die Kontrolluntersuchungen und deren Ergebnisse.

Psychotherapeutische Interventionen

Psychotherapie im engeren Sinne ist auf die relativ kleine Gruppe von Patienten beschränkt, bei denen im Zusammenhang mit der Krebserkrankung schwerwiegende individuelle oder familiäre (meist partnerschaftliche) Probleme zu Tage treten. Die Behandlung ist in diesen Fällen darauf ausgerichtet, annehmend und stützend mit den Hintergrundkonflikten umzugehen und diese im Sinne von Mutmaßungen mit in das Gespräch einzuführen (»Wenn man plötzlich einen solchen Schicksalsschlag erfährt, wäre es ja allzu verständlich, wenn …«). Eine explizite Konfliktkonfrontation ist selbstverständlich nicht indiziert. Hilfreich sind dagegen Angebote von alternativen Sichtweisen und Möglichkeiten des Umgangs mit Problemen.

Daneben können für alle Krebspatienten thematisch strukturierte, auf wenige Sitzungen begrenzte *Krebspatientengruppen* hilfreich sein, in denen Informationen vermittelt, Bewältigungsmöglichkeiten erörtert oder Entspannungsübungen trainiert werden.

Anforderungen an die Behandler

Die Betreuung von Krebspatienten stellt besondere Anforderungen an die Behandler. Sie müssen nicht nur genau über die medizinischen Aspekte der Krankheiten Bescheid wissen und darüber informieren können, sondern auch die psychologischen Aspekte des Krankheitsverlaufes kennen und einschätzen können, was ein Kranker in diesem Zusammenhang weiß, befürchtet und an Mitteilungen erträgt. Daneben ist eine realistische Einschätzung der auf sie gerichteten Hoffnungen, Erwartungen und Befürchtungen und der gelegentlichen aversiven Einstellungen notwendig. Darüber hinaus bedeutet die Konfrontation mit Krebs, sich mit der Problematik der Grenzen medizinischer Hilfe und des Sterbens auseinanderzusetzen.

20.1.2 Betreuung von chronisch Kranken

Die psychische Betreuung Schwerkranker und chronisch Kranker ist primär die Aufgabe der behandelnden Ärzte bzw. des Teams aus Ärzten, klinischen Psychologen, Schwestern und Pflegern, welche die Patienten körperlich behandeln und betreuen. Das Ziel ist eine Unterstützung, die den Kranken hilft, ihr seelisches Gleichgewicht möglichst stabil zu halten oder so weit wie möglich wiederherzustellen, um ihr Schicksal und ihre Zukunft zu meistern. Dabei ist es besonders wichtig, dass die Kranken von den Ärzten, Psychologen und Pflegern ein stabiles Beziehungsangebot erhalten und sich affektiv von ihnen angenommen fühlen. In der Bedrängnis wirken oft schon die bloße Zuwendung, das Zuhören und die Einfühlung ermutigend.

Hilfreiche Beziehungen zu Schwerkranken

Um eine tragfähige Beziehung zu einem Schwerkranken aufzubauen und aufrechtzuerhalten, braucht man Interesse, Takt, Einfühlung, Geduld und Zeit. Dabei ist es unentbehrlich, dass die Betreuer sich der Erwartungen und der möglichen Konflikte und Störungen in der Behandlung bewusst sind. Entscheidend ist es, die Angst- und Erwartungsspannung der Patienten und ihr Bedürfnis nach Zuwendung anzuerkennen. Außerdem müssen sie mit der Persönlichkeit und mit der Lebenssituation der Kranken vertraut sein. Dabei haben das Untersuchungsgespräch[600] (Kap. 5.1) und die bio-psycho-soziale Anamnese eine zentrale Funktion.

Besonderes Geschick ist erforderlich, um Übertragungen, Abhängigkeitswünsche und Regressionstendenzen einerseits zu respektieren, andererseits die Autonomie zu erhalten und zu fördern, angemessene Distanz einzuhalten und den Abstand zu wahren, der durch Alters-, Geschlechts- und soziale Unterschiede vorgegeben sein kann und der sich aus unterschiedlicher Lebenserfahrung ergibt. Zugleich müssen zu große Erwartungen, die nicht erfüllt werden können, korrigiert werden.

Eine stützende Beziehung erfordert Einfühlung im Umgang mit medizinischen Informationen. Die Patienten haben einen berechtigten Anspruch darauf, über die wesentlichen Aspekte ihrer Erkrankung im Bilde zu sein. Wenn ihnen gegen ihren Willen Kenntnisse vorenthalten werden, kann Misstrauen entstehen, das letztlich einsam und verzweifelt macht. Außerdem können belastende Regressionen im Verlauf einer Erkrankung durch eine aufgeklärte, selbstbestimmte Mitarbeit eingedämmt werden. Andererseits gibt es viele Patienten, die ihre Erkrankung verleugnen und nichts darüber wissen wollen. Die Haltung der Kranken in diesem Punkt ist für die Behandler oft schwer einzuschätzen und sollte offen besprochen werden. Man steht oft auch vor der schwierigen Aufgabe, abschätzen zu müssen, wie tragfähig ein Kranker für Mitteilungen von weitreichender Bedeutung ist, und den richtigen Zeitpunkt für Mitteilungen festzulegen. Schwerwiegende Mitteilungen müssen vor-

600 Engel (1955), Hahn u. a. (1975), Ermann (1994)

bereitet werden. Anschließend bedarf es mehrerer Gespräche, um bedrohliche Diagnosen, einschneidende Behandlungsmaßnahmen oder schwerwiegende Behandlungsrisiken nachzubesprechen.

Eine helfende Beziehung sollte den Kranken eine gefühlsmäßige Entlastung bieten. Es sollte möglich sein, dass sie ihre Ängste und Verzweiflung, ihre Scham- und Schuldgefühle zum Ausdruck bringen können. Sich mitzuteilen und verständnisvoll angehört zu werden, ohne dass »gleich etwas dagegen getan« werden muss und ohne dass einem die Gefühle »ausgeredet« werden, hilft, mit dem Verlust der Gesundheit, vielleicht sogar mit dem von Lebensperspektiven fertig zu werden. Es hilft ferner, zu trauern, und schützt vor Depressionen.

Zum normalen *Trauerprozess* gehören schwer erträgliche, für manchen beschämende und schwer mitteilbare Gefühle. Manche Patienten sind erleichtert, wenn man sie ermutigt, ihrem Kummer, ihren Tränen, ihrem Schmerz freien Lauf zu lassen. Entlastend ist es auch, wenn Befürchtungen über die Folgen einer Krankheit für die Kranken selbst, für Angehörige und für andere Menschen, z. B. Menschen, mit denen sie im Beruf arbeiten, geklärt und besprochen werden können.

In diesem Zusammenhang ist es oft hilfreich, die *Angehörigen* mit zu den Gesprächen hinzuzuziehen. Man kann sich auf diese Weise ein Bild davon machen, welche Unterstützung Kranke in ihrer häuslichen Umgebung finden, und manche Befürchtungen zerstreuen. Schließlich kann man dadurch die soziale Unterstützung durch die Angehörigen fördern – nicht zuletzt auch zur Entlastung der Behandler.

In Kliniken sollte man schließlich nicht zögern, einen *psychosomatischen Konsiliarius* (Kap. 15.4.2) hinzuzuziehen, um bei schwerwiegenden somatopsychischen Anpassungsstörungen zu klären, ob eine psychotherapeutische Krisenintervention oder weitergehende psychotherapeutische Maßnahmen notwendig und möglich sind. Insbesondere muss dabei die Differenzialdiagnose zwischen somatopsychischer Anpassungsstörung und (sekundär) neurotischer Störung geklärt, d. h. das Ausmaß einer neurotischen Disposition für die psychische Dekompensation eingeschätzt werden. Daraus leitet sich ggf. die Indikation zur analytisch begründeten Therapie oder zur verhaltenstherapeutischen Intervention ab.

20.1.3 Betreuung und Begleitung von Sterbenden

Der Umgang mit Sterben und Tod ist ein Grenzbereich der Medizin, der den Arzt, den Psychosomatiker und den klinischen Psychologen vor größte emotionale Belastungen stellt. Zu der Belastung trägt bei, dass das Sterben als Vollendung der Existenz im öffentlichen Bewusstsein tabuisiert und verdrängt wird. Es stehen immer weniger Rituale zur Verfügung, die Patienten, Angehörigen und Betreuern helfen, sich in diesem Grenzbereich des Erlebens zu orientieren, und ihnen Halt geben.

Aufgaben

Mit der Betreuung Schwerkranker ist die Begleitung Sterbender eine wichtige Aufgabe der psychotherapeutischen Medizin und insbesondere der Psychosomatik geworden.[601] Die Aufgaben der Behandler sind dabei vielfältig und von ihrer Funktion abhängig:

- Der *Arzt* ist zumeist derjenige, der die Patienten informiert und mit ihrem Schicksal bekannt macht. Er muss ent-

601 Dobrick (2010), Eissler (1978), Köhle u. a. (1990), Klapp (1984) Kübler-Ross (1969)

Behandlung

scheiden, wann und wie weit er Todkranke über ihre Situation aufklärt. Dabei wird eine angemessen dosierte, aber wahrheitsgemäße Information, die der Tragfähigkeit der Betroffenen gerecht wird, im Allgemeinen zu einer Stärkung des Vertrauens in den Arzt führen. Befürchtungen, durch sachgerechte Aufklärung eine Selbstmordgefährdung zu bewirken, bewahrheiten sich in der Praxis nicht.

- Als *Begleiter* kann man den Patienten Zuwendung und Trost geben. Das bedeutet vor allem, sich bereit zu halten, die Äußerungen von Verzweiflung, Mutlosigkeit oder Trauer anzunehmen. Oft kann man als Begleiter nicht mehr tun, als solche Äußerungen – seien es direkte Gefühlsaufwallungen, seien es Worte – auszuhalten. Selbst wenn es bisweilen scheint, als sei die Hinwendung für den Patienten wertlos, täuscht dieser Schein: Man kann damit oft Depressionen eingrenzen und Befürchtungen, als Sterbender gemieden und verlassen zu werden, entgegenwirken. Oft kann man Todkranke und Sterbende auch entlasten, indem man mit Zuhören dem Bedürfnis entgegenkommt, sich mitzuteilen. Manchmal kann eine Geste, ein Streicheln, ein ermutigendes Wort aber auch tröstend sein und die Zuversicht stärken, die dem Patienten geblieben ist. Niemals wird man eine Hoffnung zerstören, selbst wenn sie rational nicht gerechtfertigt ist, aber ebenso wird man auch vermeiden, von sich aus falsche Hoffnungen zu machen.
- Schließlich gehört es zu den Aufgaben, die *Angehörigen hinzuzuziehen,* aufzuklären und ihnen zu helfen, sich in die besondere Situation von unheilbar Kranken und Sterbenden einzufühlen: Diese sind für Äußerungen und Verhalten anderer sensibel, sie sind bedürftig für Nähe, brauchen den Kontakt und die Zuwendung. Oft verleugnen sie ihre Gefühle von Ohnmacht und Lähmung. Enttäuschung und Verzweiflung können aber auch in Wut und Aggression umschlagen und sich als Vorwürfe gegen die Angehörigen wenden oder als Suizidalität gegen die Patienten selbst.
- Nicht zuletzt brauchen auch *die Angehörigen* oft Stütze und Trost, um den bevorstehenden Verlust ertragen zu können.

Belastungen für die Betreuer

Betreuer, z. B. behandelnde Ärzte, Psychosomatiker und Psychologen, werden mit diesen Aufgaben auf eine harte Probe ihrer emotionalen Tragfähigkeit gestellt. Untergründig werden sie dadurch mit dem eigenen Sterben und ihren Ängsten davor konfrontiert. Das fällt besonders jungen Betreuern schwer, die in den Anfangsjahren ihrer Berufstätigkeit stehen und angetreten sind, um mit den Leiden gleichsam den Tod zu »besiegen«.

Die Konfrontation mit dem Sterben kann daher unbewusst als Scheitern erlebt werden und der Tod eines Patienten als persönliches Versagen. Um sich nicht zu überfordern und in der schweren Aufgabe der Betreuung Sterbender nicht die Orientierung zu verlieren, können eine psychotherapeutische Selbsterfahrung und die Verständigung mit Kollegen in Balint-Gruppen (Kap. 1.3) hilfreich sein.

20.2 Krisenintervention

Als **psychische Krisen** bezeichnet man plötzlich auftretende, zeitlich begrenzte seelische Störungen, die als Reaktion auf belastende Lebensereignisse erscheinen, die Gesundheit eines Menschen bedrohen und deshalb sofort Hilfe erfordern.

Psychotherapeutische **Krisenintervention** ist die Soforthilfe in Krisen mit psychologischen Mitteln.

Krisen entstehen meistens

- *reaktiv* im Rahmen von plötzlichen, übermäßigen oder chronischen Belastungen, wobei Verlust und Trennungen den häufigsten Anlass geben,
- als *Initialreaktion* bei der Dekompensation einer psychogenen oder auch einer psychiatrischen Störung
- oder im Rahmen von *Suizidalität.*

Krisentheorie

Krisen entstehen an Schnittpunkten des Lebens, wenn Probleme nicht mit den üblichen Lösungsmöglichkeiten eines Menschen bewältigt werden können.[602] Dabei kommt es zu einer inneren Labilisierung, welche sowohl die Möglichkeit eröffnet, dass die Betroffenen einen Reifungsschritt in ihrer Entwicklung machen, als auch die Möglichkeit, dass sie ihr inneres Gleichgewicht nicht zurückgewinnen. Die Lösung einer Krise misslingt, wenn sie versuchen, ihre Situation mit unpassenden oder unzureichenden Mechanismen zu bewältigen. Dabei kann eine Überforderung oder eine neurotische Blockade eine bedeutende Rolle spielen. Es verstärkt sich dann die Krise, es kommt zur Dekompensation und Symptombildung.

Erscheinungen einer Krise

Symptome von psychischen *Krisen* sind plötzliche Angst- und Spannungszustände, Apathie, Hilflosigkeit, Leistungsversagen und depressive Einbrüche mit Selbsttötungsabsichten. In der Folge kommt es häufig zu vegetativen und organfunktionellen Entgleisungen mit Schlafstörungen und somatoformen Beschwerden.

Auslösend sind Lebensereignisse, die als Bedrohung erlebt werden, z. B. schwere Verluste, Erkrankungen, unlösbare Entscheidungen und Konflikte oder schwere Kränkungen.

Zielsetzung der Krisenintervention

- Abwendung der akuten Bedrohung für Gesundheit und Leben
- Verhinderung einer ungünstigen Weiterentwicklung (Sekundärprävention)
- Weckung der Bereitschaft zur Bearbeitung von Krisenursachen

Behandlung

Die Krisenintervention ist Soforthilfe. Sie hat verschiedene Ziele (▲ Übersicht) und setzt bei der Klärung folgender Fragen an:

- In welchem *psychischen und körperlichen Zustand* befindet sich der Patient? Welche Gefährdungen liegen vor? Welche Sofort- und Schutzmaßnahmen sind erforder-

602 Caplan (1961)

Behandlung

lich? Bedarf der Patient einer stationären Aufnahme oder einer medikamentösen Behandlung?

- Welche *aktuellen Erlebnisse* haben die Krise herbeigeführt? Welche Probleme bestehen in Familie und Partnerschaft, in außerfamiliären Beziehungen, am Arbeitsplatz? Bestehen körperliche Krankheiten? Gibt es Geldnot, Wohnungsnot, Arbeitslosigkeit? Welche individuellen und familiären Ressourcen bestehen?
- Vor welchem interpersonellen, intrapsychischen und sozialen *Konflikthintergrund* ist das Versagen der Erlebnisbewältigung entstanden? Besteht eine neurotische Krankheitsdisposition, d. h. sind die auslösenden Ereignisse als Wiederholung entwicklungshemmender Vorerfahrungen zu betrachten? Ist eine Psychose auszuschließen?

Das psychotherapeutische Vorgehen in der Krisenintervention ist zumeist eine Verknüpfung zwischen stützenden und konfliktzentrierten Interventionsformen, also von Elementen der stützenden Psychotherapie (Kap. 20.1) und der Fokaltherapie (Kap. 17.3.2). Voraussetzung ist dabei ein angemessenes Verständnis der inneren Situation der Patienten in der Krise und eine ausreichend tragfähige therapeutische Beziehung.

Gegenüber anderen Anwendungen der Psychotherapie zeichnet sich die Krisenintervention durch eine relativ große Aktivität des Behandlers aus, der die Gespräche stärker als üblich strukturiert. Meistens bildet die *Auslösesituation* der Krise das zentrale Thema der psychotherapeutischen Gespräche. Entscheidend ist, dass die Patienten in den Gesprächen eine emotionale Entlastung und einen gewissen Abstand zu den krisenhaften Erlebnissen und Ereignissen erfahren. Konfrontationen mit destruktiven Impulsen sind fast niemals nützlich. Stattdessen hilft es, wenn die innere Not hinter schädlichen und unangemessenen Verhaltensweisen erkannt und anerkannt wird.

Häufig entpuppt sich im Hintergrund einer Krise ein chronisches Partnerschaftsproblem. Dann kann es klärend sein, den Partner hinzuzuziehen. Durch *Paargespräche* (Kap. 18) mit Schwerpunkt auf dem aktuellen Krisenproblem kann eine Veränderung des Zusammenspiels individueller Konflikte bewirkt werden. Manchmal können solche Gespräche den Partnern auch helfen, sich – wenn nötig – voneinander zu lösen. In vielen Fällen deckt Krisenintervention auch eine tiefergehende neurotische Störung auf. Dann ist der Versuch lohnend, die Einsicht zu fördern, dass eine weitergehende Behandlung sinnvoll und erforderlich ist.

Krisenintervention bei Suizidalität und nach Suizidversuchen

Psychische bzw. psychosoziale Krisen sind häufig mit Suizidversuchen und akuter Suizidalität verbunden. Die Behandlung der akuten Bedrohung muss in der Regel in psychiatrischen Kliniken erfolgen.

Als spezielle psychotherapeutische Aufgabe ergibt sich die Nachbehandlung nach Abklingen einer akuten Gefährdung (Kap. 11.5). Entscheidend für den Erfolg ist die rasche Kontaktaufnahme, solange der labile innere Zustand andauert und eine Bereitschaft besteht, an der eigenen Situation etwas zu verändern. In dieser Phase ein therapeutisches Bündnis aufzurichten, gelingt am ehesten, wenn ein Konsiliar- oder Liaisonarzt bzw. ein klinischer Psychologe bereits auf der Notfallstation Kontakt zu den Patienten herstellt und sie über den Zeitpunkt der Übernahme in eine psychotherapeutische Fachabteilung hinaus begleitet.

20.3 Suggestive Techniken und Entspannungsverfahren

Suggestion (*suggestio* [lat.] Einflüsterung) und Anleitung zur **Entspannung** sind Wege der Psychotherapie, die von alters her genutzt werden. Sie sind ein basales Element des ärztlichen Handelns und auch in der Fachpsychotherapie in den meisten Behandlungsverfahren enthalten.

Als spezielle Behandlungsformen, die gezielt mit suggestiven und selbstsuggestiven Mitteln arbeiten, sind vor allem die Hypnose und das Autogene Training bekannt geworden.

20.3.1 Hypnose

Hypnose (*hypnos* [griech.] der Schlaf) ist ein suggestiv herbeigeführter Trancezustand mit Bewusstseinseinengung und starker Beeinflussbarkeit der psychischen und psychosomatischen Vorgänge. Er wird in der Psychotherapie als *Hypno- oder Hypnosetherapie* systematisch zur Behandlung psychogener Störungen eingesetzt.

Geschichte

Die Hypnose gehört zu den ursprünglichsten psychologischen Behandlungsverfahren, deren Wurzeln weit in vorchristliche Zeiten zurückreichen. Im 18. Jahrhundert nahm sie starken Aufschwung durch den Wiener Arzt Franz Anton Mesmer, der sie auf die Wirkung magnetischer Kräfte zurückführte. Der englische Augenarzt James Braid erkannte um 1850, dass sie auf einer psychologischen Basis, nämlich auf Suggestion beruht. Im 19. Jahrhundert legte Hippolyte Bernheim in Nancy die Grundlagen zur modernen Hypnosetherapie. Sie befruchtete viele spätere psychotherapeutische Entwicklungen, von Freuds Psychoanalyse, welche die Suggestion durch die freie Assoziation ersetzte, bis hin zu einer Vielfalt aktiv autohypnoider Verfahren. Dazu zählen in erster Linie das Autogene Training (AT), die Progressive Muskelrelaxation (PMR) und die gestufte Aktivhypnose.

Die heute praktizierte Form der Hypnosetherapie wurde um 1950 im Wesentlichen von Johannes Heinrich Schultz ausgearbeitet. In den USA entwickelte Milton H. Erickson mit der »Indirekten Hypnose« eine neue Richtung, aus der sich weitere Verfahren entwickelten, z. B. das Neurolinguistische Programmieren (NLP).

Methode und Technik[603]

Die Hypnose beruht auf Suggestion, d. h. auf Beeinflussung unter Umgehung der rationalen Persönlichkeit. Die Basis ist ein spezieller affektiver Kontakt, der »Rapport«, zwischen Hypnotiseur und Patient. Er setzt suggestive Fähigkeiten des Hypnotiseurs ebenso voraus wie eine Bereitschaft des Patienten, sich beeinflussen zu lassen. Es kann also nur hypnotisiert werden, wer es selbst will. Voraussetzung für die Hypnose ist eine angemessene Information des Patienten und ein gutes Vertrauensverhältnis. Der Patient muss sicher sein, dass nichts gegen seinen Willen geschieht.

In der Hypnose wird suggestiv eine verminderte Wachheit hergestellt. Man unterscheidet:

- ein *Hypnoid:* die leichte Hypnose,
- die *Trance,* die tiefe Hypnose: Tiefenentspannung im Wachzustand.

603 Schultz (1952)

Der hypnotische Zustand ist mit einer Regression des Denkens und Fühlens verknüpft. Er ist gekennzeichnet durch einen tiefen Entspannungszustand mit Einschränkung der Aufmerksamkeit auf wenige Inhalte. War man ursprünglich davon ausgegangen, dass es sich hier um einen schlafähnlichen Zustand handelt (daher der Name), so betrachtet man die hypnotische Trance heute als einen Wachzustand. Die Ausrichtung der Wahrnehmungen wird durch den Hypnotiseur mit Hilfe von Anweisungen gesteuert. Es kommt zu Veränderungen körperlicher Funktionen, z. B. des Blutdrucks und des Grundumsatzes, der Körpertemperatur und der Schmerzempfindlichkeit.

Für die Einleitung der Hypnose (*Induktion*) ist eine ungestörte Umgebung erforderlich, in der der Patient sich entspannen kann. Die Körperhaltung – Sitzen oder Liegen – spielt dabei eine geringe Rolle. Durch suggestive Formeln (»Sie entspannen sich jetzt«) oder durch Fixierung der Augen des Hypnotiseurs (Faszinationseinleitung) oder eines Gegenstandes (Fixationseinleitung) oder durch Vorgabe von Zahlenreihen (Zählinduktion) u. v. a. wird das Wachbewusstsein gesenkt. Im hypnotischen Zustand bleiben der Kontakt zum Patienten und die Wahrnehmung der tatsächlichen Situation erhalten. Es kann jedoch eine Amnesie nach dem Erwachen suggeriert werden. Dieser Zustand wird im Allgemeinen als erholsam und beruhigend erlebt. Die Muskulatur entspannt sich und es breitet sich ein wohlig-warmes Schweregefühl aus, Schmerzen vermindern sich.

Während des hypnotischen Zustandes erhält der Patient Anweisungen, die im Wachzustand später weiter wirksam bleiben. Man spricht von *posthypnotischer Suggestion*. Sie wird als eigene Willensäußerung erlebt und beeinflusst Einstellungen und Verhaltensweisen. Die Suggestionsformeln sind auf das individuelle Problem ausgerichtet: Es wird z. B. suggeriert, in bestimmten Situationen angstfrei zu sein.

Zur Beendigung wird jeder einzelne Schritt der anfänglichen Induktion wieder aufgehoben (*Auflösung*). Dabei werden auch spezielle Techniken, z. B. das Aufwärtszählen von Zahlen, eingesetzt. Anschließend erfolgt im Allgemeinen eine Nachbesprechung.

Wirkungen

Bei der Wirkung der Hypnose (▼ Übersicht) unterscheidet man zwischen der generellen Wirkung durch die sog. organische Umstellung und Spezialwirkungen. Dauerhafte Effekte werden meistens erst bei häufigerer Anwendung als Hypnosekur erreicht.

Wirkungen der Hypnose

- **Die organismische Umschaltung**
  Allein schon der hypnotische Entspannungszustand führt einen Ausgleich gestörter vegetativer Funktionen herbei.
- **Spezialwirkungen**
  Durch Suggestionsformeln werden spezifische Einflussnahmen auf Organfunktionen und psychische Prozesse erreicht, z. B. auf Sinneswahrnehmungen, Motorik, Magen- und Darmfunktionen, Blasenfunktionen, Körpertemperatur, Durchblutung, Appetit, Erinnerung, Stimmung, Affekt, Verhalten u. v. a.
  - *Indifferenzsuggestionen* sollen Gleichgültigkeit z. B. gegenüber Alkohol bewirken,
  - *Aversionssuggestionen* eine negative Einstellung, z. B. gegenüber Zigaretten (»Zigaretten sind mir zuwider«).
  - *Stützende Suggestionen* sollen positive Einstellungen verstärken, z. B. Angstfreiheit und Selbstvertrauen.

Neue Indikationen

Heute findet die Hypnose wieder stärkeres Interesse. Vor allem in der Schmerzbehandlung (Kap. 10.4.4) wird die analgetische Allgemeinwirkung genutzt. Sie kann durch gezielte Suggestion noch verstärkt werden. Im Übrigen ist die Indikation zur Hypnosebehandlung außerordentlich breit. Im Prinzip kann man bei allen chronischen psychosomatischen und somatopsychischen Krankheitsbildern Hypnose versuchen. Gut beeinflussbar sind Angst- und Spannungszustände. Auch bei Suchtkranken (Alkohol, Nikotin) kann Hypnose gute Ergebnisse erzielen.

Angesichts dieser breiten Anwendungsmöglichkeit besteht allerdings die Gefahr einer unkritischen Indikationsstellung. Es ist in jedem Fall abzuwägen, ob diese im Wesentlichen passiv-rezeptive Behandlungsform den Entwicklungsmöglichkeiten eines Patienten tatsächlich genügend gerecht wird. Es ist sogar zu fragen, ob die Hypnosetherapie nicht vornehmlich als Adjuvans und zur Unterstützung verbaler Psychotherapien eingesetzt werden sollte.[604] Als einzige Kontraindikation für die Anwendung der Hypnose werden ichschwache Persönlichkeiten und vor allem Psychosen betrachtet.

Im Übrigen ist nur ein Teil der Menschen hypnotisierbar oder zur Hypnose bereit. Selbstverständlich sollte niemand zur Hypnose überredet werden.

20.3.2 Autogenes Training (AT)

Das **Autogene Training** ist eine selbstsuggestiv herbeigeführte konzentrative Selbstentspannung, die vor allem die vegetativen Funktionen beeinflusst. Als »seelisch-gymnastische Hilfe« konzipiert, findet das AT vor allem in der psychosomatischen Grundversorgung Anwendung, um seelische Spannungszustände zu lindern und vegetative Fehlsteuerungen zu verändern. *Autogen* (*auto* [griech.] selbst, *gen* entstehend) bezieht sich auf den Entspannungszustand, der von innen heraus herbeigeführt wird, und nicht auf das Training.

Geschichte

Das Autogene Training ist von J. H. Schultz um 1930 aus der Hypnose heraus entwickelt worden. Es hat eine außerordentlich weite Verbreitung gefunden. Sie hängt damit zusammen, dass es recht einfach gelernt und gehandhabt sowie gezielt eingesetzt werden kann.

Methode und Technik[605]

Das AT beruht auf der Wirkung von Vorstellungen auf den Entspannungszustand und auf vegetative Funktionen. So bewirkt die Vorstellung »mein linker Arm ist warm« bei vielen Menschen tatsächlich eine Zunahme der Temperatur an der Haut des Armes. Der Unterschied gegenüber der Hypnose besteht in der Eigenbeeinflussung. Man kann auch von einer Selbsthypnose sprechen.

Das AT verfolgt das *Ziel,* eine körperliche und seelische Entspannung herzustellen. Dazu konzentriert der Patient sich in genau vorgeschriebenen Übungen auf sein Körpererleben und folgt formelhaft vorgegebenen Vorsätzen. Die Formeln (z. B. »Mein rechter Arm ist ganz schwer«, »Mein Herz schlägt ganz ruhig«) dienen dazu, dass er sich die Entspannung bildhaft genau vorstellt und sie im Erleben – auch körperlich – nachvollzieht.

604 Schultz (1952)

605 Schultz (1966)

Dabei nimmt er eine bequeme Haltung im Liegen oder im Sitzen (»Droschkenkutscherhaltung«) ein.

Die einzelnen *Übungen* werden mehrfach wiederholt, »trainiert«. Wichtig ist dabei ein Zustand der Hingabe, weil Willenskraft keine Entspannung ermöglicht, sondern neue Spannungen hervorruft. Die Dauer und Kombination der Übungen folgt individuellen Mustern. Nach und nach werden die gesamte Willkürmuskulatur, verschiedene Körperbereiche (Stirn, Herz usw.) und Körperfunktionen (Schwere, Wärme, Atmung usw.) einbezogen. Das Training wird mit der »Rücknahme« beendet.

Die Funktion des Trainingsleiters beschränkt sich darauf, die Methode in Kursen zu vermitteln und mit den Patienten die Wirkungen zu besprechen. Die Methode kann in etwa zehn Gruppenübungen gelernt und dann von den Patienten allein zu Hause geübt werden. Allerdings sind regelmäßig über Wochen zwei bis drei Übungen täglich erforderlich, um Wirkungen erzielen. Je nach Tiefe der Selbstentspannung erreichen die Trainierenden unterschiedliche Zustände:

- *Die Grundstufe* zielt auf die Beeinflussung vegetativer Funktionen: Herz- und Atemfunktionen, Wärme und Schwere usw.
- *Die Mittelstufe* zielt auf das Verhalten, das durch Vorsätze beeinflusst wird, welche formelhaft selbstsuggeriert werden.
- *Die Oberstufe* ist eine Verknüpfung von Autosuggestion, Meditation und psychoanalytischen Techniken.

Indikationen

Mit dem Autogenen Training lassen sich muskuläre Entspannung, Regulierung von psychovegetativen Funktionen und seelische Entkrampfung erreichen. Entspannung und Entkrampfung stärken das allgemeine Wohlbefinden. Das AT wird daher *als psychohygienische Maßnahme* eingesetzt, die z. B. im Betrieb und im Sport zur Entspannung und Leistungssteigerung dient.

In der *Behandlung* psychischer und psychosomatischer Krankheiten sind die Erfolge unterschiedlich. Oft verhindern neurotische Spannungszustände, dass Patienten sich trotz Leidensdruck und Einsicht durch Vorsatzbildungen eine ausreichende Entspannung verschaffen können. Es gibt aber Berichte über anhaltende Erfolge bei einem breiten Spektrum von Erkrankungen. Dabei wird das AT meistens in Verbindung mit anderen Behandlungsansätzen verwendet, z. B. zusammen mit tiefenpsychologischer und medikamentöser Therapie. Es ist ein unverzichtbares Verfahren in der psychosomatischen Grundversorgung (Kap. 15.3.2). Kontraindikationen sind nicht bekannt.

Progressive Muskelrelaxation (PMR)

Edmund Jacobson entwickelte etwa zeitgleich mit dem AT in den USA die PMR. Sie ist mit dem AT in der Zielsetzung, dem Erreichen körperlicher und seelischer Entspannung, verwandt. Während das AT dazu einen hypnoiden Zustand herstellt, benutzt die progressive Muskel-Relaxation Lernübungen, bei denen Anspannung und Entspannung abwechseln. Sie steht damit der Verhaltenstherapie näher als das AT.

Zur Vertiefung empfohlene Literatur

Umgang mit chronisch und Schwerkranken und mit dem Sterben: Dobrick (2010), Eissler KR (1978), Hahn P u. a. (1975), Kübler-Ross E (1969)

Hypnose und Autogenes Training: Schultz JH (1963), Revensdorf D u. Peter B (2001), Kraft H (2004)

Kriseninterventión: Bellak L u. Small L (1965), Katschnig H u. Konieczna T (1986)

s. a. Kap. 6

21 Entwicklungen im Umfeld der Psychoanalyse

21.1 Humanistische Psychotherapie

Die **humanistische Psychotherapie** umfasst Psychotherapieverfahren, die das Erleben und die Entwicklung des Menschen hin zu Kreativität und Selbstverwirklichung in das Zentrum der Betrachtung stellen und sich gegenüber den deutenden Methoden einerseits, den auf das Verhalten ausgerichteten andererseits abgrenzen. Ihr besonderes Anliegen ist die Aufrechterhaltung von Wert und Würde des Menschen und die Förderung seiner Beziehungsfähigkeit zum eigenen Selbst, zu anderen Menschen und sozialen Gruppen.

Zur Geschichte

In den 60er und 70er Jahren des 20. Jahrhunderts verbreitete sich in den USA eine Richtung der Psychotherapie, die sich als dritter Weg zwischen Psychoanalyse und Verhaltenstheorie versteht, die humanistische Psychotherapie. Sie beruht auf der humanistischen Psychologie[606], in welcher existenzialphilosophische, phänomenologische, tiefenpsychologische und ethische Grundsätze verknüpft werden.

Die *humanistische Psychologie* wurzelt in dem Bemühen, der Identitätsfindung, der Selbstverwirklichung und der Selbsterfüllung des Menschen in einer mehr und mehr technisch orientierten Umwelt mehr Raum zu verschaffen. Der Glaube an die Fähigkeit des Menschen, unabhängig von biologischen Determinanten seine Entwicklung und sein Erleben aus eigener Kraft positiv zu gestalten, wurde zum Programm dieser Bewegung. Ihre Gründer sind die deutsche Kinderpsychologin Charlotte Bühler und die Amerikaner Abraham Maslow und Carl Rogers.

606 Bühler u. Allen (1973)

Behandlung

Den Anfang machte Rogers mit seinem Entwurf einer »nicht-direktiven«, »klientenzentrierten« Therapie[607] in den 40er und 50er Jahren des 20. Jahrhunderts. Zwei Dekaden später entfaltete das Konzept in den USA eine starke Innovationskraft. Es bewirkte die Einführung einer rasch anschwellenden Zahl neuer Psychotherapieverfahren und eskalierte zeitweise zu einem »Psycho-Boom«. Vor allem als *Gruppenbewegung* (»Sensitivitäts-Gruppen«, »Encounter-Gruppen«, »Marathons«) erfasste diese Entwicklung die Pädagogik, die Erwachsenenbildung, Institutions- und Organisationsberatung sowie die Freizeitgestaltung. Sie griff auch auf Europa über und bewirkte hier eine zunehmende Heterogenität im Bereich der angewandten psychologischen Methoden, die bis dahin überwiegend von der Psychoanalyse und der Verhaltenstherapie dominiert waren.

Einige zunächst stürmisch aufgenommene Verfahren wie die Primärtherapie (sog. Urschrei-Therapie) von Arthur Janov sind in ihrer Bedeutung rasch wieder verblasst. Andere haben in die Psychotherapie Eingang gefunden. Allerdings sind die humanistischen Verfahren in Deutschland, anders als in Österreich und in der Schweiz, in der kassenfinanzierten Versorgung nicht zugelassen.

Grundsätzliches zu den Methoden und Zielen

Im Zentrum des humanistischen Ansatzes steht das Selbst, das als ein offenes System im Austausch mit der sozialen Umwelt betrachtet wird. Die Entwicklung des Selbst wird von einer Tendenz zur Selbstaktualisierung vorangetrieben, die im aktuellen Erleben und in der konkreten Gestaltung des Lebens und der Beziehungen Niederschlag findet. Dieser Prozess steht im Zentrum der Beobachtung in der humanistischen Therapie (▼Übersicht). Sie zentriert dabei weder auf Konflikte und die unbewusste Psychodynamik, wie die Psychoanalyse, noch richtet sie die Aufmerksamkeit maßgeblich auf das Verhalten, Symptome und von außen angestoßene Lernprozesse, wie die Verhaltenstherapie es tut.

Allgemeine Merkmale der humanistischen Psychotherapie

- Zentrierung auf die Kommunikation im Hier und Jetzt
- Berücksichtigung des körperlichen (averbalen) Ausdrucks
- Betonung der Selbstverantwortung
- Bevorzugte Verwendung der Konfrontation und Spiegelung in den psychotherapeutischen Techniken (verbunden mit der Vermeidung von Deutungen)
- Stärkung von Autonomie und Selbstverwirklichung als übergeordnetes Therapieziel

Die Verfahren der humanistischen Psychotherapie zeigen zwar deutlich die Spuren der psychodynamischen Grundorientierung ihrer Begründer, die aus der Psychoanalyse stammen. Sie orientierten sich aber viel mehr an den konstruktiven und kreativen Kräften im Menschen als die Psychoanalyse und viel weniger an der Psychopathologie.

Alle Verfahren lassen sich als Einzeltherapie anwenden. Durch die Betonung der aktuellen Kommunikation eignen sie sich bevorzugt aber auch für die Gruppen- und speziell für die Paar- und Familientherapie. Besondere Bedeutung hat die Selbsterfahrung in humanistischen Verfahren, welche die kreativen Kräfte anregen und die Selbstfindung stimulieren und für die Beteiligten oft eindrucksvolle Erlebnisse eröffnen.

Das *Ziel der humanistischen Psychotherapieverfahren* lässt sich am besten mit der

607 Rogers (1942, 1951)

Begriffen *Stärkung der* Autonomie und Selbstverwirklichung beschreiben. Ein positiver Realitätsbezug, Bewusstheit für die eigene Person, Fähigkeit zur authentischen mitmenschlichen Begegnung und Selbstverantwortung sind weitere Zielsetzungen. Der emanzipatorische Anspruch verbindet die humanistische Psychotherapie mit der Psychoanalyse, auch wenn beide Richtungen dabei sehr unterschiedliche Wege gehen.

21.1.1 Non-direktive klientenzentrierte Gesprächstherapie

Die »Gesprächstherapie« ist das von Carl Rogers entwickelte Verfahren der humanistischen Psychotherapie, das wegen seiner methodischen Grundorientierung auch *nicht- oder non-direktive Gesprächstherapie* genannt wird. Es beruht auf einem humanistischen, an der Existenzialphilosophie und Phänomenologie orientierten Menschenbild, das den Menschen als Zentrum einer sich ständig wandelnden Welt betrachtet und seine Realität an seiner Wahrnehmung der Umwelt bestimmt. Ziel der menschlichen Entwicklung ist die Verwirklichung seiner Möglichkeiten, die durch die Aktualisierungstendenz als dem dynamischen Kern des Selbst vorangetrieben wird.

Ansatz und Ziel

»Der Mensch besitzt ein ihm innewohnendes Streben, alle seine Fähigkeiten so zu entwickeln, dass sie seinen Organismus – die ganze Person, Leib und Geist – erhalten und bereichern.« Dieses Grundpostulat bestimmt die Gesprächstherapie[608], die von Carl Rogers seit den 1940er Jahren in den USA entwickelt worden ist und als eine der Säulen der humanistischen Psychotherapie betrachtet werden kann. Sie wurde von Richard Tausch[609] in Deutschland bekanntgemacht. Die beiden im Namen enthaltenen Merkmale, die aus verschiedenen Phasen der Entwicklung des Therapieverfahrens stammen, charakterisieren sie als

- *non-direktiv*[610]*:* Der Therapeut schafft mit einer gewährenden, annehmenden und zugewandten Haltung eine förderliche Atmosphäre, bestimmt aber den Verlauf weder durch aktive Lenkung noch durch Interpretationen;
- *klient-zentriert*[611]*:* Im Zentrum der Aufmerksamkeit steht das aktuelle Erleben des Patienten (Klienten), das vom Therapeuten einfühlend begleitet wird.

Das Krankheitskonzept

Die Gesprächstherapie hat keine eigenständige Krankheitstheorie und auch keine ausformulierte Neurosenlehre entwickelt. Ihr Krankheitsverständnis beruht auf der Vorstellung, dass Befindensstörungen und Krankheiten dann entstehen, wenn das Selbstkonzept des Menschen seinen täglichen Erfahrungen nicht entspricht. Unter der Voraussetzung dieser Divergenz werden Erfahrungen verzerrt und verleugnet und können nicht zugelassen werden. Krankheit besteht in der Behinderung der Wachstums- und Entwicklungskräfte durch einengende Lebenserfahrungen und ist mit Ängstlichkeit, Kränkbarkeit und mit einem negativen Selbstkonzept verbunden. Sie bewirkt zwischenmenschliche Kontaktstörungen und einen gestörten Realitätsbezug. Entwicklungskräfte und die Selbstfindung können sich

608 Rogers (1942, 1951, 1959)

609 Tausch (1975)
610 Rogers (1942)
611 Rogers (1951)

hingegen entfalten, wenn wachstumsfördernde Bedingungen, z. B. in einer förderlichen therapeutischen Beziehung, angeboten werden.[612]

Behandlungsstrategie

Der Einzelne erfährt seine Selbststruktur in der Interaktion mit seiner Umwelt. In der gesprächstherapeutischen Behandlung steht die Divergenz zwischen Selbstkonzept und Erfahrungen in der äußeren Realität daher im Zentrum der Beobachtung.[613] Die Wahrnehmung der Divergenz zwischen Bedürfnis und Realität erzeugt Angst und Unsicherheit. Aus diesem Ansatz leitet die Gesprächstherapie die Strategie ab, durch die Behandlung Voraussetzungen für neue Erfahrungen mit der eigenen Selbststruktur zu schaffen. Damit ist das Ziel verbunden, die zur Selbstverwirklichung drängenden, behinderten Entwicklungskräfte freizusetzen und dadurch Veränderungen einzuleiten.

Die Behandlung wird darauf ausgerichtet, durch die Haltung des Psychotherapeuten (▼Übersicht) eine annehmende, tragende Situation herzustellen, die dem Klienten Sicherheit vermittelt und ihm die Möglichkeit gibt, über alles zu sprechen und sich selbst zu explorieren. Die Aufgabe des Therapeuten besteht darin, Anstöße zur Vertiefung der Selbsterfahrung zu geben. Er geht den gefühlsmäßigen Bedeutungen der Äußerungen des Klienten nach, verbalisiert dessen Gefühlszustände und emotionale Erlebnisinhalte und regt damit an, sie zu vertiefen. Damit trägt er zur Entspannung und zur Lockerung der Selbststruktur bei. In dieser veränderten inneren Situation führt die Selbstexploration, d. h. die vom Therapeuten angeleitete, vom Patienten betriebene Erkundung seines eigenen Wesens und seiner Erfahrungen, schließlich zur Umgestaltung der Selbststruktur. Dadurch kann die gegenwärtig beste Lösung für Probleme gefunden und die Divergenz zwischen Selbsterleben und Realität vermindert oder sogar überwunden werden.

Die non-direktive Therapeutenhaltung

- **Empathie**
  Einfühlungsvermögen durch aktives, teilnehmendes Zuhören ohne Bewertung
- **Wertschätzung**
  Bedingungslose Annahme dessen, was der Patient vorbringt
- **Kohäsion**
  Echtheit und Wahrhaftigkeit des Therapeuten, Offenheit in der Begegnung mit dem Klienten, authentische Übereinstimmung zwischen dem, was er fühlt, und dem, was er sagt

Behandlungstechnik

Ursprünglich verzichtete die Gesprächstherapie auf eine umfangreiche Diagnostik. Es sollte vermieden werden, den Patienten, der ausdrücklich nicht als Kranker, sondern als »Klient« betrachtet wurde, durch eine Anamneseerhebung und exakte Diagnosestellung auf die Krankenrolle festzulegen. Das hat sich inzwischen geändert. Heute wird eine übliche Diagnostik durch Fremdexploration mit der Technik der Selbstexploration verbunden. Damit wird sowohl die Einfühlung des Therapeuten in den Patienten als auch die Selbsteinfühlung des Patienten gefördert.

Für die *Technik der Gesprächsführung* ist es kennzeichnend, dass der Therapeut zwar Anstöße gibt, aber nicht die Führung übernimmt. Deshalb formuliert er z. B. auch keine Deutungen. In der Gesprächs-

612 Rogers (1957)
613 Bommert (1979)

therapie wird er also nicht zum Experten, sondern er belässt dem Patienten maximale Autonomie. Der Klient übernimmt selbst die Verantwortung für sein Problem. Es bleibt ihm auch überlassen, Hintergründe für sein Erleben und Verhalten selbst ausfindig zu machen.

Die *Haltung des Psychotherapeuten* ist das zentrale Agens im Behandlungskonzept der Gesprächstherapie, das auch in allen anderen Psychotherapiemethoden Anerkennung und Berücksichtigung gefunden hat und heute als Kern der professionellen Haltung von Psychotherapeuten aller Richtungen gilt. Sie orientiert sich an den Eigenschaften Empathie, Wertschätzung und Kohäsion.[614] Durch diese Haltung stellt der Therapeut eine förderliche psychologische Atmosphäre her, bei der das aktiv teilnehmende Zuhören und Annehmen des Patienten ganz im Mittelpunkt stehen.

Indikationen

Die Gesprächstherapie ist als eine Psychotherapieschule aufzufassen, d. h. sie ist eine Richtung der Psychotherapie, die Behandlungskonzepte für alle relevanten klinischen Fragestellungen im Bereich der psychotherapeutischen Medizin entwickelt hat.[615] Besonders günstige Ergebnisse scheint sie als Fokaltherapie zu haben.[616] Im Übrigen gibt es eine Vielzahl von klinischen Berichten und empirischen Untersuchungen über günstige Effekte der Gesprächstherapie, während man keine besonderen Indikationen für spezielle Krankheitsbilder hervorheben kann.

614 Rogers (1957)
615 Finke u. Teusch (1991), Finke (2010)
616 Meyer AE u. a. (1988)

21.1.2 Weitere humanistische Verfahren

21.1.2.1 Gestalttherapie

Die Gestalttherapie[617] wurde von Fritz Perls begründet, der ursprünglich Psychoanalytiker war. Sie verknüpft Elemente der Psychoanalyse mit der *Gestaltpsychologie*. Diese betont die Ganzheit von Leib, Geist und Seele und die Verwobenheit des Individuums mit seiner Umwelt.

Das Konzept der Achtsamkeit

Eine zentrale Rolle im Konzept der Gestalttherapie hat die Bewusstheit. Damit beschreibt sie eine innere Haltung der *Achtsamkeit*[618], die sich auf alle Phänomene der Wahrnehmung und des Erlebens richtet. Die Gestalttherapie besteht hauptsächlich darin, den Patienten darin zu unterstützen, seine dysfunktionalen Bewältigungsmuster abzubauen, indem er seine Bereitschaft erhöht, auch unangenehme Empfindungen zu erleben und Bewusstheit dafür zu erzeugen. Hierzu kommen unterschiedliche Techniken zum Einsatz, die zum Teil buddhistischen Meditationspraktiken entlehnt sind.

Krankheitskonzept und Behandlung

Die Gestalttherapie betrachtet psychische Krankheit als Störung der Binnen- und Außenwahrnehmung, als Störung des Kontaktes zur Umwelt und der damit verknüpften Bedürfnisbefriedigung. Die Störung manifestiert sich in überangepassten Einstellungen und Haltungen, in der Entfremdung von der eigenen Person und ihren Bedürfnissen. Daraus leitet sie das Ziel ab, den gestörten

617 Perls (1969)
618 Reddemann (2011)

Bezug des Patienten zu seinen abgespaltenen Bedürfnissen wiederherzustellen. Sie will dadurch ein neues inneres Gleichgewicht und eine bessere Beziehung zur Umwelt erreichen.

Die Behandlung geht den Weg, die »unerledigten Geschäfte« der Vergangenheit im aktuellen Verhalten des Patienten aufzuspüren, sie durchleben zu lassen und dadurch die Kluft zwischen Bedürfnis und Verhalten zu schließen. Im Mittelpunkt steht die Konfrontation mit dem Erleben: Der körperliche Ausdruck, die Mimik und Gestik, die Sprache und die Ausdrucksweise erhalten dabei besonderes Gewicht. Alle zugänglichen Gefühle, Gedanken, Empfindungen und Verhaltensweisen sollen durch *Konzentrationstherapie* dem Bewusstsein zugänglich werden. Die in ihnen verborgenen Erlebnisweisen und die prägenden Szenen der Vergangenheit werden konfrontativ, durch Identifizierung mit dem Körper und durch Darstellung und Imagination bewusst gemacht. Widersprüche zwischen Gesagtem und Betonung, zwischen Mimik und Erzählung werden aufgegriffen und bearbeitet.

Der Therapeut leitet an, konfrontiert und begleitet. Er lenkt die Spannungen, die durch die Therapie entstehen, von sich ab auf die lebensgeschichtlich wichtigen Personen und lässt die Übertragung nicht anwachsen. Die unerledigten Beziehungen gelangen damit zur Bearbeitung. Das *Behandlungsziel* besteht darin, den Kontakt der Patienten zu sich selbst und zu ihrer Umwelt zu fördern.

Gestalttherapie ist meistens eine Behandlung Einzelner vor der Gruppe. Die Gruppendynamik wird dabei berücksichtigt. Sie hat vornehmlich als Selbsterfahrung Verbreitung gefunden mit dem Ziel, Wachstum und Persönlichkeitsreifung zu fördern. Voraussetzung für eine förderliche Anwendung dieser Konfrontationstechnik ist eine stabile Grundpersönlichkeit der Teilnehmer.

21.1.2.2 Bioenergetik

Verwandt mit der Gestalttherapie ist die Bioenergetik[619], die von Alexander Lowen[620] eingeführt wurde. Sie ist ein häufig angewandtes Verfahren, das der *Körpertherapie* zugerechnet wird. Diese Verfahren nutzen den spontanen Ausdruck in körperlichen Äußerungen wie Körperhaltung, Mimik, Gestik usw., um tief vergrabene emotionale Empfindungen, d. h. prozedurale Erfahrungen aus dem impliziten Gedächtnis, aufzuspüren und zu verändern.

Die Bioenergetik spürt den unbewussten Ängsten, Enttäuschungen, Erwartungen und Gefühlen in der Körperhaltung nach, in Muskelverspannungen, im Blick, in Gesten, in der Modulation der Stimme. Mit Hilfe von Körperübungen stellt sie den Kontakt zu verborgenen Gefühlen und Empfindungen her. Sie regt an, auftauchende Erinnerungen über den Körper, den Atem, über Bewegung, Gesten usw. wiederzuerleben. Dabei ist es das Ziel, die durch unglückliche Erfahrungen gebundene Lebenskraft (Bioenergie) freizusetzen, die übermäßige Kontrolle des Ich über den Körper zu lockern und das Selbst- und Lebensgefühl zu erwecken und zu stärken.

21.1.2.3 Transaktionsanalyse

Die Transaktionsanalyse[621] wurde von Eric Berne um 1960 in den USA als eine tiefenpsychologische Kommunikationstherapie entwickelt. Sie unterscheidet drei Kommunikationsformen: elternhaftes (herablassendes), kindhaftes (trotzig-abhängiges) und er-

619 Lowen (1979)

620 Lowen, geb. 1910 in New York, machte eine Lehranalyse bei dem aus Deutschland emigrierten Psychoanalytiker Wilhelm Reich und arbeitete lange mit ihm zusammen.

621 Berne (1964)

wachsenes (sachliches) Verhalten. Es wurzelt in unterschiedlichen Ichzuständen (Erlebnisbereitschaften):

- Der *Eltern-Ichzustand* ist gekennzeichnet durch Konventionen und Pflichten.
- Der *Kind-Ichzustand* ist durch Spontanität bzw. Hilflosigkeit geprägt.
- Der *Erwachsenen-Ichzustand* ist durch Reife und Besonnenheit ausgezeichnet.

Die individuellen Verhaltensmuster bestehen aus Kombinationen dieser Grundformen. So entstehen negative Grundhaltungen der Unterlegenheit, der Sinn- und Wertlosigkeit sowie die konstruktive Grundhaltung nach der Formel: »Ich bin O.K., Du bist O.K.«[622].

Im zwischenmenschlichen Umgang entstehen durch das Zusammenspiel dieser Grundhaltungen oft starre Beziehungsmuster. Man nennt sie *Spiele der Erwachsenen.*

Krankheitskonzept und Behandlung

Fixierungen von Transaktionen sind die Basis für neurotische Störungen. Sie beruhen auf unbewussten Fixierungen in der Kindheitsentwicklung und führen zu ständiger Wiederholung derselben Beziehungsformen nach einem unbewussten *Skript* (Lebensplan). In ihm äußert sich die Übernahme von Erwartungen und Einstellungen der Erwachsenen, insbesondere die Botschaften der Eltern.

In der *Behandlung* geht die Transaktionsanalyse im Wesentlichen zwei Wege:

- Sie betreibt die Klärung der unbewussten Bedürfnisse und versteckten, oft verwirrenden *Botschaften*, die in den Transaktionen enthalten sind. Dazu wird untersucht, welche Ichzustände bei den Transaktionspartnern wirksam sind, wenn »Spiele« zustande kommen. Spiele fixieren sich z. B. dadurch, dass ein Partner eine Mitteilung im Kind-Ichzustand macht und der andere im Eltern-Ichzustand antwortet.
- Die *Skriptanalyse* betreibt die Bewusstwerdung des Skripts und die Lösung der damit verknüpften Fixierungen. Dazu werden die Muster und die lebensgeschichtlichen Wurzeln des Lebensplanes aufgespürt: Die Modi, wie der Lebensplan sich im aktuellen Leben äußert, die Einflüsse, unter denen er entstanden ist, und die Folgen im negativen und positiven Sinne. Neben den verbalen Äußerungen wird der körperliche, mimische, gestische usw. Ausdruck berücksichtigt, in dem sich Hinweise auf das Lebensskript zeigen können.

21.2 Neue Entwicklungen

In den letzten Jahrzehnten lassen sich zwei Trends im Bereich der Psychotherapie beobachten: Der Trend zur *Kurztherapie* und der Trend zur *Integration* verschiedener psychotherapeutischer Ansätze zu sog. *integrierten Verfahren*, welche die Effizienz der Psychotherapie verbessern soll. Diese Entwicklungen haben vielfältige Ursachen. Dazu gehören

- Bemühungen, angesichts *weiter wachsender Aufgaben* für die Psychotherapie, Psychosomatik und die Psychiatrie Methoden und Verfahren weiterzuentwickeln,

622 Harris (1975)

- das *Übergewicht ökonomischer gegenüber ökologischen Werten* im gesellschaftlichen Denken: Ein Zeitgeist, der das scheinbar rasch Machbare deutlich höher bewertet als die detaillierte Arbeit an mühsam erreichbaren Entwicklungsschritten,
- eine Hinwendung des allgemeinen Interesses von zwischenmenschlicher Erfahrung, Introspektion und Selbstverwirklichung zu einer *rationalen Lebensauffassung*, Planbarkeit von Veränderung und zu einem technologischem Umgang mit seelischen und kommunikativen Prozessen.

Die interpersonelle und die »allgemeine« Psychotherapie werden abschließend als Beispiele für die neueren Entwicklungen genannt.

21.2.1 Interpersonelle Psychotherapie (IPT)

Mit der Einführung der Psychotherapie in die Weiterbildungsinhalte der Psychiatrie entstand die Suche nach leicht handhabbaren, speziell für die psychiatrische Versorgung geeigneten Psychotherapiemethoden. Neben den traditionellen Verfahren findet dabei die interpersonelle Psychotherapie besondere Beachtung.[623]

Sie wurzelt in der interpersonellen psychoanalytischen Theorie von Harry Stack Sullivan[624] und wurde in den 1980er Jahren von Gerald Klerman[625] entwickelt. Sie verbindet analytische, kognitiv-behaviorale und kommunikationstheoretische Ansätze und wird oft mit einer psychopharmakologischen Behandlung kombiniert. Sie betont die Bedeutung zwischenmenschlicher Probleme wie Kommunikationsstörungen in Partnerschaften oder Verlusterlebnisse bei der Entstehung psychischer, insbesondere depressiver Erkrankungen. Intrapsychische Prozesse werden nicht besonders beachtet. Das Ziel der Behandlung ist Symptombeseitigung und Verbesserung der interpersonellen Problembewältigung und Kommunikation.

Es handelt sich um eine *Kurztherapie* mit ca. 20 Sitzungen in drei Phasen:

- Diagnostik, Information und Einigung auf ein *Behandlungsproblem*; dabei werden abnorme Trauer, Konflikte mit Bezugspersonen, Probleme bei neuen Aufgaben und Kontaktprobleme als mögliche Problembereiche vorgegeben.
- *Bearbeitung* des Behandlungsproblems, wobei die Therapie sich auf die gegenwärtigen Aspekte beschränkt und die Geschichte des Problems zurückstellt
- *Beendigung* mit Rückblick und Ausblick

Die Indikation wird heute recht weit gestellt: Von depressiven Reaktionen über Wochenbettdepressionen bis hin zu bipolaren Störungen und Essstörungen.

21.2.2 Allgemeine bzw. integrative Psychotherapie

Alle bisher dargestellten Behandlungsmethoden haben sich im Verlauf von Jahren oder Jahrzehnten schrittweise aus klinischen Erfahrungen und Erprobungen heraus entwickelt. Die »allgemeine« oder integrative Psychotherapie hat dagegen andere Wurzeln. Zum einen hat sie sich pragmatisch in der Praxis von Psychotherapeuten entwickelt, welche Mehrfachweiterbildungen in verschiedenen Psychotherapiemethoden hatten und mit der Kombination von Konzepten, Techniken und Strategien aus verschiedenen Ansätzen gute Erfahrungen machten. Zum anderen sind sie die Folgerungen aus statisti-

---

623 Schramm (1996)
624 Sullivan (1953)
625 Klerman u. a. (1984)

schen Analysen der Psychotherapieforschungsergebnisse über Wirkungsweisen der verschiedenen psychotherapeutischen Verfahren.[626]

Wirkprinzipien einer allgemeinen Psychotherapie

- **Ressourcenaktivierung**
  Anknüpfen an positive Möglichkeiten und Fähigkeiten des Patienten. Er erfährt sich in der Psychotherapie in seinen Stärken, insbesondere in Hinblick auf seine Beziehungsgestaltung.
- **Problemaktualisierung**
  Was verändert werden soll, muss in der Therapie real erlebt werden. Die maßgeblichen Problemsituationen werden im Rahmen der Therapie hergestellt, z. B. durch Hinzuziehen der Familienangehörigen bei familiären Problemen, oder aufgesucht, z. B. durch Übungen auf Brücken bei Brückenangst.
- **Aktive Hilfe zur Problembewältigung**
  Anleitung bei der Problemlösung, vor allem mit übenden, supportiven und verhaltensorientierten Techniken. Typische Beispiele dafür sind Selbstsicherheits- oder Kommunikationstrainings, kognitive und Entspannungsverfahren. Entscheidend für die Wirkung ist die Erfahrung, besser zurechtzukommen.
- **Klärungsarbeit**
  Durch Konfrontationen, Vertiefung und Deutungen werden Veränderungsprozesse in Gang gesetzt. Damit wird Einsicht in die Motive des Erlebens und Verhaltens erzeugt.

Auf der Basis der Forschungsergebnisse sowie empirisch-psychologischer und neurowissenschaftlicher Hypothesen und Befunde wurde eine *allgemeine psychotherapeutische Veränderungstheorie* entworfen.[627] Sie beschreibt zur Erklärung des Zusammenhangs zwischen Verfahren und damit erzielter Wirkung in der Psychotherapie vier therapeutische Wirkprinzipien (▲ Übersicht). Es zeigt sich, dass jeweils zwei der vier Wirkprinzipien polare Paare, sog. Perspektiven, bilden:

- Klärung versus Bewältigung
- Ressourcenaktivierung versus Problemaktualisierung
- Als dritte kann man auch die *Beziehungsperspektive* hinzunehmen und ein Problem unter dem Gesichtspunkt betrachten, ob es interpersonell oder innerseelisch angelegt ist.

In der Praxis dienen diese Perspektiven dazu, Probleme zu diagnostizieren und einzuordnen. Auf dieser Basis kann man aussichtsreiche Interventionen planen und ein geeignetes Setting festlegen.

Zur Vertiefung empfohlene Literatur

Humanistische Verfahren: Bühler C u. Allen M (1973)
Gesprächstherapie: Bommert H (1979), Eckert J u. a. (1996), Finke J (2010)
Neue Entwicklungen: Garfield S (1980), Grawe K (1998), Weissman M u. a. (2007)

626 Grawe u. a. (1994)

627 Grawe (1998)

Behandlung

22 Medikamente in der Psychotherapie und Psychosomatik

Unter Mitarbeit von Holger Lars Hermann

22.1 Medikamente und die therapeutische Beziehung

Auch in der Psychotherapie und Psychosomatik kommt ein breites Spektrum von **Medikamenten** zum Einsatz, insbesondere Psychopharmaka und Internistika.

Ein *kompetenter Umgang mit Medikamenten* in der Psychotherapie und Psychosomatik muss in einen intensiven Gesprächskontakt zum Patienten eingebettet sein. Grundsätzlich können und sollen Medikamente ärztliche oder psychotherapeutische Gespräche nicht ersetzen.

Die Verschreibung oder Empfehlung[628] von Medikamenten ist ein interaktionelles Geschehen und darf nicht begrenzt auf die biologisch-pharmakologische Ebene betrachtet werden. Sie hat eine *psychologische Bedeutung*, indem sie Hilfe, Hoffnung, therapeutisches Handeln repräsentiert und Übertragungsprozesse in Gang setzt und verändert.[629] Ein Medikament ist oft ein Symbol für die therapeutische Beziehung. Die Anwendung kann auf der unbewussten Ebene als Bestätigung für eine hilfreiche Beziehung erlebt werden, welche diese fördert und stabilisiert und zur Beruhigung beiträgt. Die *Verschreibung* kann aber auch als Beweis für eine vermeintliche Unfähigkeit des Patienten, seine Situation zu bewältigen, als Verlust seiner Autonomie und, wenn Nebenwirkungen auftreten, als »Vergiftung« phantasiert werden und das Vertrauen in die Beziehung zerstören.

Nicht nur die Empfehlung und Verordnung, sondern auch die *Verweigerung* eines Medikaments wirkt sich aus. Sie kann für den Patienten Ermutigung und Aufforderung bedeuten, sich etwas zuzutrauen, und die

628 Mit »Empfehlung« wird darauf Bezug genommen, dass psychologische Psychotherapeuten keine Medikamente verschreiben.
629 Balint (1957), Balint u. a. (1975), Danckwardt (1980)

Zuversicht stärken. Sie kann aber auch eine Zurückweisung und Verweigerung wirkungsvoller Hilfe sein und einen Vertrauensbruch darstellen.

Wie die Handhabung von Medikamenten erlebt wird und welche unbewussten Phantasien dadurch in Gang gesetzt werden, bestimmt weitgehend die *Compliance* (Kap. 1.3). Unzuverlässige Einnahme, heimlicher Gebrauch oder Missbrauch, plötzliche Veränderungen in der Beziehung nach Verordnung oder Verweigerung sind Zeichen für Störungen des Interaktionsprozesses in diesem Zusammenhang. Man muss die Möglichkeit im Auge behalten, dass unzureichende Medikamentenwirkungen nicht nur auf einen unzulänglichen pharmakologischen Effekt zurückzuführen sind, sondern auch mit psychologischen Faktoren, nämlich mit Störungen der therapeutischen Beziehung, in Zusammenhang stehen können.

Die Beachtung der Gegenübertragung (Kap. 1.3) hilft, Fehlindikationen zur medikamentösen Behandlung zu vermeiden. Medikamente dürfen nicht aus einer Haltung der Ungeduld, Gleichgültigkeit, Bevormundung oder der Bequemlichkeit heraus verordnet werden. Ebenso dürfen sie nicht verordnet werden, um einen Abstand zu schaffen oder Ängsten oder Gefühlen der Machtlosigkeit entgegenzuwirken. Unreflektierte Verordnungen, die aus einem unkontrollierten Affekt resultieren und nicht aus einer tatsächlich vorliegenden Notwendigkeit, können nicht nützen. Sie untergraben die therapeutische Beziehung und den vermeintlich beabsichtigten therapeutischen Erfolg.

22.2 Kurzer Überblick über gebräuchliche Medikamente

Patienten mit neurotischen, reaktiven und psychosomatischen Störungen werden außerordentlich häufig mit Medikamenten behandelt. Die Aufgabe dieses abschließenden Kapitels ist es, auf einige grundsätzliche Aspekte der medikamentösen Behandlung einzugehen und einige Leitlinien für die Anwendung von Medikamenten in der Psychotherapie und Psychosomatik darzustellen. Einzelheiten der Pharmakologie, der Wirkungen, Nebenwirkungen und Dosierungen sind dagegen nicht Gegenstand dieses Lehrbuchs. Dazu wird auf die ausführlichen Darstellungen in den einschlägigen Fachbüchern, speziell der Psychopharmakologie[630] verwiesen.

630 Benkert u. Hippius (2000, 10. Aufl. 2014), Möller H (1994, 4. Aufl. 2002)

22.2.1 Psychopharmaka

Unter Psychopharmaka versteht man Substanzen mit einem psychotropen Effekt. Sie wirken vornehmlich direkt auf Neurotransmittersysteme im Zentralnervensystem ein. Ihre Wirkung beruht zumeist darauf, dass sie die Impulsübertragung im Bereich der Neuronen bzw. Synapsen blockieren, indem sie Rezeptoren für Überträgersubstanzen besetzen, oder die Bildung bzw. den Abbau von Überträgersubstanzen oder ihre Rückaufnahme beeinflussen. Auf diese Weise nehmen sie Einfluss auf psychische, vegetative und extrapyramidal-motorische Funktionen. Bei der Anwendung sind die erwünschten psychotropen Effekte gegen die unerwünschten Nebenwirkungen abzuwägen.

Für die Behandlung von Erkrankungen aus dem Bereich der Psychotherapie und

Psychosomatik werden bevorzugt Anxiolytika, Neuroleptika, Antidepressiva und Hypnotika verwendet. Indikationen sind insbesondere affektive Störungen, Somatisierungsstörungen, Persönlichkeits- und Verhaltensstörungen (Kap. 22.3.1). Es ist heute unbestritten, dass Psychotherapie und medikamentöse Mitbehandlungen sich gut miteinander verbinden lassen, sofern dazu begründete Indikationen bestehen. Die Mitbehandlung wird in diesem Buch gegebenenfalls bei der Darstellung der einzelnen Erkrankungen im jeweiligen Abschnitt über Behandlungen kurz erwähnt.

Anxiolytika (Tranquilizer)

Anxiolytika, d. h. angstlösende Psychopharmaka, bewirken neben der Angstlösung eine Beruhigung und Entspannung; sie wurden daher früher auch unter dem Begriff Tranquilizer abgehandelt. Außerdem wirken sie schlafanstoßend, muskelrelaxierend und antikonvulsiv. Sie werden bevorzugt bei Angst- und Panikzuständen, Depressionen und Manien sowie additiv auch bei schizophrenen Störungen eingesetzt. In der Psychotherapie behandelt man mit Anxiolytika vor allem Akutzustände und Suizidalität. Ihre Wirkung beruht auf der affektiven Entspannung, die sich sekundär günstig auf körperliche und vegetative Funktionen auswirkt.

Die Gefahr bei der regelmäßigen oder längerfristigen Gabe von Anxiolytika ist die Entwicklung einer Medikamentenabhängigkeit (Kap. 22.3.2). Deshalb soll gezielt, niedrig (aber ausreichend hoch) dosiert und nicht länger als vier bis sechs Wochen behandelt werden.

Benzodiazepine[631]

- **Kurzwirksame Benzodiazepine** *(Halbwertszeit kürzer als fünf Stunden)*
  - Triazolam (Halcion®)
  - Brotizolam (Lendormin®)
  - Midazolam (Dormicum®)
- **Mittellangwirksame Benzodiazepine** *(Halbwertszeit fünf bis 24 Stunden)*
  - Alprazolam (Tafil®)
  - Bromazepam (Lexotanil®)
  - Flunitrazepam (Rohypnol®)
  - Lorazepam (Tavor®)
  - Lormetazepam (Noctamid®)
  - Nitrazepam (Mogadan®)
  - Oxazepam (Adumbran®)
  - Temazepam (Planum®)
- **Langwirksame Benzodiazepine** *(Halbwertszeit länger als 24 Stunden)*
  - Chlordiazepoxid (Librium®)
  - Clobazam (Frisium®)
  - Diazepam (Valium®)
  - Dikaliumclorazepat (Tranxilium®)

Die wichtigste Stoffgruppe der Anxiolytika sind die *Benzodiazepine*. Sie werden nach ihrer Halbwertszeit in kurz-, mittellang- und langwirksame Substanzen unterteilt (▲ Übersicht). Daneben wirken auch einige Neuroleptika und die Beta-Rezeptoren-Blocker angstlösend.

Das Problem der längerfristigen Benzodiazepin-Behandlungen ist ihre Beendigung: Bei Absetzversuchen treten, wenn die Dosierung nicht langsam reduziert wird, drei Phänomene auf:

- *Rebound-Phänomene:* Beim raschen Absetzen des Medikamentes kommt es zu

631 Benzodiazepine nach Halbwertszeit mit Beispielen, modifiziert von Tretter (2000) nach Laux et al. (1997)

einer Gegenregulation mit akuten Angst- und Unruhezuständen und Schlafstörungen.

- *Entzugssyndrome:* Sie beginnen zwei bis zehn Tage nach dem Absetzen und dauern zwei Wochen an. Symptome sind Angst, Depressionen, Konzentrationsstörungen und multiple vegetative Störungen, die in Zustände schwerer psychischer Dekompensation mit Depersonalisationserscheinungen, Delirien und Krampfanfällen übergehen können.
- *Rückfallsymptome:* Die ursprünglichen Symptome und Krampfanfälle können zwei bis zehn Tage nach Absetzen wieder auftreten und einige Tage anhalten.

Neuroleptika (Antipsychotika)

Neuroleptika sind Psychopharmaka mit antipsychotischer Wirkung. Sie werden neuerdings deshalb auch als Antipsychotika bezeichnet. Einige, speziell die niederpotenten, haben in niedriger Dosierung eine ähnliche Wirkung wie Anxiolytika, ohne eine Suchtgefährdung zu bewirken. Wegen der Nebenwirkungen, vor allem in Form extrapyramidaler Störungen (Dyskinesien), Spätdyskinesien und vegetativer Beeinträchtigungen, sollte ihre Anwendung in der Psychotherapie und Psychosomatik auf schwere Angstzustände und kurze psychotische Einbrüche begrenzt und zeitlich stark eingeschränkt werden.

Die Gruppe wird eingeteilt in die klassischen und die atypischen Neuroleptika. Als »atypisch« werden Neuroleptika bezeichnet, die die typischen Nebenwirkungen der Neuroleptika seltener hervorrufen, insbesondere extrapyramidal-motorische Störungen und Spätdyskinesien. Die klassischen werden unterteilt in hochpotente, mittelpotente und niedrigpotente (▼Übersicht).

Neuroleptika[632]

- **Hochpotente Neuroleptika**
  - Flupentixol (Fluanxol®)
  - Haloperidol (Haldol®-Janssen)
  - Perphenazin (Decentan®)
- **Mittelpotente Neuroleptika**
  - Clopenthixol (Ciatyl®)
  - Perazin (Taxilan®)
- **Niedrigpotente Neuroleptika**
  - Chlorprothixen (Truxal®)
  - Levomepromazin (Neurocil®)
  - Promethazin (Atosil®)
  - Thioridazin (Melleril®)
- **Atypische Neuroleptika**
  - Amisulprid (Solian®)
  - Aripiprazol (Abilify®)
  - Clozapin (Leponex®)
  - Olanzapin (Zyprexa®)
  - Lurasidon (Latuda®)
  - Paliperidon (Invega®)
  - Quetiapin (Seroquel®)
  - Risperidon (Risperdal®)
  - Sulpirid (Dogmatil®)
  - Ziprasidon (Zeldox®)
  - Zotepin (Nipolept®)

Neuroleptika haben je nach ihrer chemischen Zusammensetzung eine unterschiedliche Wirkung. Beispielhaft seien vier Medikamente herausgegriffen:

- *Haloperidol* ist eine hochpotente Substanz mit antipsychotischer Wirkung und ausgeprägter extrapyramidaler Nebenwirkung.
- *Perazin* ist ein mittelpotent wirksames Antipsychotikum mit zusätzlicher psychomotorischer Sedierung sowie vegetativen und extrapyramidal-motorischen Nebenwirkungen.

632 Modifiziert nach Möller (1994, 4. Aufl. 2002)

Behandlung

- *Levomepromazin* ist eine schwach wirksame antipsychotische Substanz mit zusätzlich sedierender und analgetischer Wirkung und vegetativen Nebenwirkungen, insbesondere auf den Kreislauf (Hypotonie).
- *Olanzapin* als atypisches Antipsychotikum hat ein geringes Risiko für extrapyramidal-motorische Störungen. Es besteht das Risiko eines metabolischen Syndroms mit starker Gewichtszunahme.

Bei Antipsychotika können häufig *Nebenwirkungen* auftreten, insbesondere extrapyramidal-motorische Bewegungsstörungen und Spätdyskinesien, endokrinologische Funktionsstörungen mit starker Gewichtszunahme sowie sexuelle Funktionsstörungen. Das kann zu Problemen mit der Compliance Anlass geben.

Antidepressiva

Antidepressiva haben je nach Stoffgruppe stimmungsaufhellende, aktivierende, sedierend-angstlösende oder analgetische Wirkungen. In der Psychotherapie und Psychosomatik kommen sie bei depressiven Störungen, Panik, Phobien, Zwangsstörungen, Essstörungen und Schmerzstörungen zur Anwendung, außerdem bei Somatisierungsstörungen, wenn diese als Depressionsäquivalente (sogenannte larvierte Depression) aufzufassen sind.

Die überaus heterogene Gruppe der Antidepressiva wird heute vornehmlich nach ihrem primären Angriffspunkt im Zentralnervensystem unterteilt (▼Übersicht). Die frühere Untergliederung klassische trizyklische und tetrazyklische Antidepressiva, neuere Serotonin-Wiederaufnahmehemmer (SSRI), selektive Noradrenalin-Wiederaufnahmehemmer (SNRI) und Monoaminoxidase-Hemmer (MAO-Hemmer) gilt damit als teilweise überholt. Daneben gibt es eine Gruppe von »anderen« Antidepressiva, die mit den oben genannten keine strukturelle Ähnlichkeit aufweisen.

Antidepressiva[633]

- **Noradrenalin-Wiederaufnahmehemmer (SNRI)**
  - Reboxetin (Edronax®)
- **Kombinierte Serotonin-Noradrenalin-Wiederaufnahmehemmer**
  - Amitryptylin (Saroten®)
  - Dibenzepin (Noveril®)
  - Doxepin (Aponal®)
  - Imipramin (Tofranil®)
  - Mianserin (Tolvin®)
  - Maproptilin (Ludionmil®)
- **Serotonin-Wiederaufnahmehemmer (SSRI)**
  - Citalopram (Cipramil®)
  - Escitalopram (Cipralex)
  - Fluoxetin (Fluctin®)
  - Paroxetin (Seroxat®)
  - Sertralin (Zoloft®)
- **Serotonin-Noradrenalin-Wiederaufnahmehemmer**
  - Venlafaxin (Efexor®)
  - Duloxetin (Cymbalta®)
- **Monoaminooxydase(MAO)-Hemmer**
  - Moclobemid (Aurorix®)
  - Tranylcypromin (Jatrosom N®)
- **Andere zugelassene Antidepressiva**
  - Nefazodon (Nefadar®)
  - Trazodon (Thombran®)
  - Bupropion (Elontril®)
  - Agomelatin (Valdoxan®)
  - Johanniskrautpräparate

Neben der antidepressiven Wirkung haben die einzelnen Medikamente unterschiedliche Begleit- und Nebenwirkungen. In einer vergleichenden Metaanalyse ergab sich bei Esci-

633 Modifiziert nach Möller (1994, 4. Aufl. 2002)

talopram, Mirtazapin, Sertralin und Venlafaxin ein Wirksamkeitsvorteil. Als Beispiele für unterschiedliche Wirkprofile seien genannt:

- *Amitryptilin* wirkt antidepressiv und psychomotorisch dämpfend.
- *Escitalopram* als selektiver SSRI wirkt nicht sedierend, führt zu nur geringer Gewichtszunahme.
- *Mirtazapin* als bewährtes Antidepressivum wirkt anfänglich sedierend, bewirkt geringe sexuelle Funktionsstörungen, jedoch häufige Appetit- und Gewichtszunahme.
- *Sertralin* als nicht sedierendes SSRI führt zu Diarrhö und geringer Gewichtszunahme.
- *Venlafaxin* ist ein nichtsedierendes SNRI mit guter Verträglichkeit und Vorteilen bei schweren depressiven Episoden.

Ein Therapieerfolg ist erst nach einem längeren Zeitraum zu erwarten, wobei ein frühes Ansprechen ein Anhaltspunkt für die positive Response ist. Oft treten die Nebenwirkungen früher auf als der erwünschte Effekt. Das ist vor allem bei Medikamenten zu beachten, bei denen eine Antriebssteigerung vor der Depressionsminderung die Suizidalität fördern kann.

Die *Nebenwirkungen* sind stark substanz- und klassenabhängig. Am häufigsten sind Mundtrockenheit und Kreislaufprobleme. Bei den Serotonin-Wiederaufnahmehemmern (SSRI) sind Unruhe, Agitiertheit, Schlafstörungen, Übelkeit, Appetitlosigkeit, Schwindel, Kopfschmerzen, sexuelle Funktionsstörungen und Gewichtszunahme häufig. Eine Abhängigkeitsentwicklung ist hingegen nicht zu erwarten. Das Absetzen ist jedoch immer schrittweise durchzuführen.

Phasenprophylaktika

Phasenprophylaktika sind Medikamente, die geeignet sind, zukünftige manische oder depressive Phasen bei bipolaren Störungen (Kap. 9.2.3) zu verhindern oder deren Ausmaß und Dauer zu reduzieren. Folgende Medikamente werden genutzt: Lithium, Antiepileptika (Carbamazepin, Valproinsäure, Lamotrigin) und Antipsychotika.

Am häufigsten gebraucht wird nach wie vor *Lithium*. Seine Wirkungsweise ist weitgehend unbekannt. Bei Lithium kann es schnell zur Überdosierung kommen. Diese kündigt sich mit Verstärkung der Nebenwirkungen an (Tremor, Polyurie/Polydipsie, Übelkeit, Müdigkeit usw.). Sie kann leicht lebensbedrohlich werden. Daher muss regelmäßig der Plasmaspiegel kontrolliert werden.

Hypnotika

Heute werden Benzodiazepine als Schlafmittel bevorzugt. Zusätzlich gibt es die sogenannten Z-Substanzen (Zolpidem, Zopiclon), die als Schlafmittel verwendet werden. Trotz der Tatsache, dass diesen weniger Abhängigkeitspotenzial nachgesagt wird als den typischen Benzodiazepinen, sind auch hier die Grundsätze der Benzodiazepintherapie (keine langdauernde Gabe, Vorsicht vor Abhängigkeit und Toleranzentwicklung) zu beachten.

Medikamente aus der Stoffklasse der Antidepressiva und niederpotenten Neuroleptika werden ebenfalls als Schlafmittel eingesetzt. Beispiele sind Trazodon, Doxepin oder Melperon.

Medikamente zur Behandlung von Abhängigkeitserkrankungen

Patienten mit Abhängigkeitskrankheiten (Kap. 11.2.1) bedürfen im Allgemeinen einer medikamentösen Unterstützung, um Entwöhnung und Stabilisierung der Abstinenz zu erreichen. Bei der *Alkoholabhängigkeit* wird im Rahmen der Entzugsbehandlung wird Clomethiazol (Distraneurin®) eingesetzt. Als Aversivmedikation wird Disulfiram (Antabus®) verwendet, um bei stabiler Entwöhnung einem Rückfall vorzubeugen. Zu bedenken ist jedoch, dass beim Konsum von Alkohol während einer Disulfiramtherapie schwerste bis tödliche Nebenwirkungen auftreten können.

Zur Behandlung der *Opiatabhängigkeit* werden Substitutionsmittel eingesetzt, die einen erneuten Heroin- oder Opioidkonsum verhindern sollen. Es sind Methadon und Buprenorphin (Subutex®). In Österreich ist auch retardiertes Morphin zugelassen.

22.2.2 Nicht-psychotrope Medikamente

Neben Psychopharmaka, die direkt auf das Zentralnervensystem einwirken, finden in der Psychotherapie und Psychosomatik weitere Medikamente Anwendung, die direkt auf das vegetative Nervensystem wirken oder direkt bzw. indirekt auf das Erfolgsorgan einwirken.

Beta-Rezeptoren-Blocker

Beta-Rezeptoren-Blocker hemmen die Wirkung von Sympathikomimetika, insbesondere die Wirkung von Noradrenalin. Dadurch vermindern sie den erhöhten Sympathikotonus bei Angstzuständen und nehmen einen günstigen Einfluss auf Somatisierungsstörungen, die als Angstäquivalente aufgefasst werden können. Indikationen sind vor allem somatoforme Herz- und Kreislaufbeschwerden (Kap. 10.3).

Daneben sollen sie einen zentralen anxiolytischen Effekt haben, der sich bei Angststörungen mit starken körperlichen Symptomen nutzen lässt. Der Vorteil liegt gegenüber Anxiolytika darin, dass keine Suchtgefahr besteht und ein sedierender Effekt nahezu fehlt.

Internistika, Dermatologika u. a.

Psychosomatosen machen sowohl im akuten Zustand bzw. im Krankheitsschub als auch zur Rezidivprophylaxe medikamentöse Behandlungen erforderlich. Je nach der Art der Erkrankung sind z. B. Antiasthmatika, Antiallergika, Kortikosteroide usw. indiziert. Diese Behandlungen werden im Zusammenhang mit den einzelnen Krankheitsbildern (Kap. 12.4) erwähnt. Meistens erfordert die Behandlung einer Psychosomatose, zumindest im akuten Zustand, eine Kombination somatischer, psychotherapeutischer u. a. Behandlungsmaßnahmen (Kap. 12.3).

Medikamente bei psychogenen Sexualstörungen (sexuellen Funktionsstörungen)

Sexuelle Funktionsstörungen (Kap. 10.5) sind häufig Teil psychotherapeutisch behandelter Erkrankungen. Bei Männern mit Erektionsproblemen werden PDE5-Hemmer (Sildenafil [Viagra®], Tadalafil [Cialis®]) eingesetzt. Sie hemmen die Phosphodiesterase, welche für die Durchblutung der Schwellkörper zuständig ist. Diese wird dadurch verbessert, sodass bei sexueller Erregung eine Erektion möglich ist. Die unterschiedlichen Substanzen unterscheiden sich durch die Wirkdauer. Typische Nebenwirkungen wie Kopfschmerzen stehen in unmittelbarem Zusammenhang mit der Durchblutungsveränderung.

22.3 Zur Behandlung mit Psychopharmaka

22.3.1 Indikationen in der Psychotherapie und Psychosomatik

Allgemeine Indikation

In der Psychotherapie und Psychosomatik liegt das Hauptgewicht der Behandlungen auf der Psychotherapie. Die allgemeine Indikation zur psychopharmakologischen Behandlung ergibt sich in diesem Bereich aus den Grenzen der Wirksamkeit und aus der Verfügbarkeit psychotherapeutischer Maßnahmen. Außerdem sind medikamentöse Mitbehandlungen, die eine Psychotherapie begleiten, insbesondere bei depressiven Patienten heute gang und gäbe.

Es lassen sich folgende generelle Indikationen zur medikamentösen Behandlung aufstellen:

- *Überbrückung* bis zum Beginn einer geplanten Psychotherapie
- *Begleitende Mitbehandlung* bei Patienten in laufender Psychotherapie, vor allem zum Behandlungsbeginn, bis eine hinreichende Grundstabilität erreicht ist
- *Unterstützung einer Psychotherapie*, wenn im Verlauf eine Dekompensation eintritt
- *Weiterbehandlung* bei Patienten, bei denen psychotherapeutische Behandlungen oder Behandlungsversuche kein ausreichendes Ergebnis gebracht haben
- *Ultima ratio* bei Patienten, bei denen die persönlichen und situativen Voraussetzungen sowie die Prognose gegen ein psychotherapeutisches Verfahren sprechen

Neben diesen allgemeinen Gesichtspunkten gibt es inzwischen umfangreiche störungsspezifische Erfahrungen mit der medikamentösen Behandlung. Dabei ist zu beachten, dass diese speziellen Indikationen symptom- bzw. syndromorientiert sind und nicht auf die zugrunde liegenden Persönlichkeitsfaktoren Bezug nehmen.

Ängste

Im Zentrum der anxiolytischen Pharmakotherapie stehen die Benzodiazepine.

- Angstzustände mit *starker körperlicher Beteiligung* werden heute oft mit Beta-Rezeptoren-Blockern behandelt. Dabei ist zu bedenken, dass Diazepam und Betablocker selbst einen depressionsfördernden Effekt haben können.
- Für die Behandlung von *Panikstörungen und Phobien* werden auch Antidepressiva vom Imipramintyp, Serotonin-Wiederaufnahmehemmer oder MAO-Hemmer eingesetzt. Damit es durch den antriebssteigernden Effekt nicht zu Suizidversuchen kommt, muss vorher eine Suizidalität ausgeschlossen werden. In den Anfangsphasen der Behandlung kann außerdem zusätzlich Benzodiazepin verordnet werden. Bei MAO-Hemmern müssen besondere Diätvorschriften eingehalten werden.
- Bei *Erwartungsängsten* (z. B. vor Prüfungen) finden Beta-Rezeptoren-Blocker Anwendung.

Depressionen

Bei der symptomatischen Behandlung von Depressionen stehen die Antidepressiva im Zentrum der pharmakologischen Therapie. Meistens werden die »neueren« Antidepressiva bevorzugt, die weniger störende Nebenwirkungen (Mundtrockenheit, Kreislaufbeschwerden usw.) haben als die klassischen. Neben der stimmungsaufhellenden Wirkung ist der zusätzliche aktivierende bzw. dämpfende Effekt zu beachten: Bei Suizidalität dürfen keine antriebssteigernden Antidepressiva gegeben werden.

Auch niedrigdosierte sedierende Neuroleptika werden zur Depressionsbehandlung verordnet. Für das Antipsychotikum Quetiapin ist eine antidepressive Wirkung belegt.

Somatisierungsstörungen

Bei somatisierten Depressionen werden bevorzugt Antidepressiva, bei somatisierter Angst bevorzugt Beta-Rezeptoren-Blocker und Anxiolytika verordnet.

Zwangsstörungen

Die psychotherapeutische Behandlung von Zwängen gilt als außerordentlich schwierig. Deshalb hat die entlastende Mitbehandlung mit Psychopharmaka hier eine besondere Bedeutung. Die Effekte sind allerdings uneinheitlich und oft wenig zufriedenstellend. Gegenwärtig scheinen Antidepressiva (Fluvoxamin, Escitalopram) und Neuroleptika die besten Wirkungen zu haben.

22.3.2 Leitlinien für die Anwendung

Bei der Entscheidung über den Einsatz psychisch wirksamer Substanzen zur Behandlung von Patienten mit psychogenen Störungen müssen die Vor- und Nachteile sorgfältig abgewogen werden. Ein Gesamtbehandlungsplan, der auf einer fundierten Diagnostik gründet, kann als Orientierungshilfe wichtige Dienste leisten. Dabei ist in der Diagnostik zunächst zu klären, ob und welche Art Psychotherapie in Frage kommt und welche Indikation ggf. eine medikamentöse Mitbehandlung erforderlich macht.

In der psychosomatischen Grundversorgung können sich längere kombinierte Behandlungen mit stützender oder psychoanalytisch orientierter Psychotherapie und medikamentösen Behandlungen ergeben. Dabei sind zwei Aspekte zu beachten: Einerseits soll das Medikament, sofern erforderlich, konsequent und genügend hoch dosiert verabreicht werden, um den gewünschten Effekt zu erzielen; andererseits soll es das ärztliche Gespräch nicht behindern, sondern fördern.

In der Fachpsychotherapie gelten andere Grundsätze. Hier sollte der Patient auf Dauer in die Lage kommen, auf Medikamente zu verzichten und sich mit Hilfe der psychotherapeutischen Interventionen zu stabilisieren. Wenn dies nicht gelingt, sind die Erfolgsaussichten für eine Psychotherapie im Allgemeinen sehr begrenzt, d.h. es ist fraglich, ob durch eine Psychotherapie dann überhaupt eine ausreichende Stabilisierung zu erreichen ist. Ist eine Psychotherapie aber erst einmal in Gang, erübrigen sich Medikamente, außer in Krisen, im Allgemeinen rasch.

In der analytischen Psychotherapie als übertragungszentrierte Langzeitbehandlung gilt die Verordnung von Medikamenten durch den behandelnden Psychoanalytiker in der Regel als kontraindiziert, weil sie sich mit der Bearbeitung der unbewussten Beziehungsmuster und der unbewussten regressiven Phantasien des Patienten mit Hilfe der Übertragungsanalyse nicht verträgt. Dennoch können Dekompensationen während der Behandlung ein medikamentöses Eingreifen erforderlich machen. Sie weisen häufig auf Probleme im Umgang mit der Übertragungsbeziehung hin. Diese Probleme sollten nicht verdeckt, sondern in der Behandlung aufgearbeitet werden. Um dafür günstige Voraussetzungen zu schaffen, sollten Medikamente am besten durch einen hinzugezogenen Psychiater verordnet werden, der eng mit dem Psychoanalytiker zusammenarbeitet.

In der Verhaltenstherapie sind störende Wechselwirkungen zwischen psychotherapeutischer und medikamentöser Behandlung nicht zu erwarten, weil die therapeutische

Beziehung hier nicht dazu dient, unbewusste Beziehungsmuster aufzudecken und durchzuarbeiten. Hier können beide Behandlungsarten im Allgemeinen in einer Hand liegen.

Gefahren der Behandlung mit Psychopharmaka

Die Einführung der Psychopharmaka Mitte des 20. Jahrhunderts hat auch die Behandlung der Krankheiten aus dem Bereich der Psychotherapie und Psychosomatik nachhaltig beeinflusst. Mit den Vorteilen, die bei diesen Erkrankungen vor allem in der Möglichkeit einer medikamentösen Krisenintervention liegen, sind Gefahren verbunden, die sich aus einem zu sorglosen Umgang mit Psychopharmaka ergeben. Vor allem die weite Verbreitung der Benzodiazepine hat dazu geführt, dass eine Vielzahl von Patienten mit psychogenen Erkrankungen über lange Zeit medikamentös behandelt wird, ohne dass psychotherapeutische Maßnahmen realisiert oder überhaupt erwogen werden. Es ist unbestritten, dass Psychopharmaka bei dieser Gruppe von Patienten viel zu großzügig verordnet werden.

Eine behutsame Einstellung gegenüber der psychopharmakologischen Behandlung psychogener Störungen darf aber nicht zu einer unreflektierten Ablehnung führen. Es gilt, im konkreten Einzelfall kurz- und längerfristige Vor- und Nachteile für den Patienten abzuwägen und eine vorurteilsfreie Entscheidung zu treffen.

Der traditionelle Einwand gegen Psychopharmaka, sie stünden einer Psychotherapie im Wege, ist in dieser allgemeinen Form nicht haltbar. Störende Wechselwirkungen zwischen psychotherapeutischen und medikamentösen Behandlungen sind nur bei Psychotherapieverfahren zu erwarten, die mit einer speziellen übertragungsfokussierten psychoanalytischen Handhabung der therapeutischen Beziehung arbeiten.

Das Argument, dass Medikamente durch Symptombeseitigung die Psychotherapiemotivation behindern, ohne die ursächlichen Hintergründe zu verändern, ist aus der Sicht der Praxis nur bedingt berechtigt. Es besteht kein Zweifel, dass es Patienten gibt, die nach einer Verminderung ihrer seelischen und körperlichen Beschwerden auch keine Motivation zur Psychotherapie mehr zeigen; allerdings handelt es sich dabei um Patienten, die auch ohne Medikamente zumeist nur einen symptombezogenen Leidensdruck haben und keine weitergehende Psychotherapiemotivation. Es gibt aber auch Patienten, bei denen die positive Veränderung des Befindens unter dem Einfluss von Medikamenten zum Aufbau einer Vertrauensbeziehung (und einer positiven Grundübertragung) führt, die als Vehikel für die psychotherapeutische Behandlung genutzt werden kann.

Die wichtigste Voraussetzung für einen sinnvollen Einsatz von Psychopharmaka ist eine differenzierte Kenntnis der Wirkungen und möglichen Effekte der einzelnen Medikamente. Ungezielte Verordnungen und zu hohe oder zu niedrige Dosierungen sollten ebenso vermieden werden wie ein wahlloser Wechsel zwischen einzelnen Präparaten und medikamentöse Behandlungen über lange Zeiträume, was Chronifizierungen fördert. Eine Zusammenarbeit mit einem auf Psychopharmakotherapie spezialisierten Psychiater kann zur sachgerechten Lösung vieler Probleme führen.

Toleranzbildung und Abhängigkeitsentstehung

Eine besondere Gefahr stellt die Gewohnheits- und Abhängigkeitsentstehung dar. Sie gilt vor allem für Anxiolytika. Bei der längerfristigen Gabe mittlerer und höherer Dosen von Benzodiazepinen sollte die *»4-K-Regel«* beachtet werden (▼ Übersicht).

Es kann zur Toleranzbildung und zu Abhängigkeitsentwicklungen kommen, die auch dadurch nicht vermieden werden können, dass zwischen verschiedenen Benzodiazepinen gewechselt wird. Sie sollten deshalb immer in möglichst niedriger Dosierung und nicht länger als einen Monat verordnet werden. Zusätzlich ist bei Patienten mit einer Abhängigkeitsproblematik in der Anamnese (Alkohol- oder Drogenanamnese) ein höchster Grad von Zurückhaltung geboten.

Grundsätze für die Verordnung von Benzodiazepinen (»4-K-Regel«)

- Klare Indikation (Was will ich erreichen?)
- Kurze Halbwertzeit (sonst Kumulationsgefahr!)
- Kurze Anwendungsdauer (Toleranz- und Abhängigkeitsentwicklung!)
- Kein abruptes Absetzen (Entzugserscheinungen: Krämpfe, Delir!)

Besondere Beachtung erfordert die *Low-dose-dependency*, eine schon bei niedriger Dosierung entstehende Abhängigkeit, die für Benzodiazepine typisch ist. Sie entsteht bei regelmäßiger Verabreichung in üblicher Dosierung schon nach wenigen Wochen.

Von größter Bedeutung ist die Tatsache, dass Anxiolytika und Hypnotika in großer Menge im Vorfeld der Medizin ohne ärztliche Indikation und Verordnung konsumiert werden. Die *Selbstmedikation* spielt eine große Rolle im Zusammenhang mit der Chronifizierung psychosomatischer Störungen. Die rasch beginnende Gewohnheitsbildung führt oft dazu, dass Patienten den Arzt wechseln, wenn »automatische« Weiterverordnungen nicht mehr reibungslos zu erlangen sind. Diese Entwicklungen sind natürlich nicht den Substanzen als solchen, sondern dem Umgang mit ihnen anzulasten. Sie führen dazu, dass die Hintergrundproblematik verschleppt wird. Am Beginn solcher Entwicklungen stehen gelegentlich unreflektierte Routineverordnungen ohne sorgfältige Klärung des Einzelfalls und der therapeutischen Perspektiven.

Zur Vertiefung empfohlene Literatur

Psychopharmakotherapie: Benkert O u. Hippius H (2000, 10. Aufl. 2014), Möller HJ (1994, 4. Aufl. 2002)
Interaktionelle Aspekte: Balint M (1957)

Anhang

Glossar

Abwehr, -mechanismen: Psychische Funktionen, die eine Verminderung oder Vermeidung von seelischen Spannungszuständen zum Ziel haben

Affekt: Starker, kurzdauernder Gefühlszustand; s. a. Emotion

Behaviorismus: Verhaltenslehre, vgl. Verhaltenstheorie

Belastungsreaktion: Durch psychosoziale Belastungen bedingte Störungen ohne maßgebliche neurotische Disposition. Neurotische Konflikte oder Defizite sind keine Bedingung für die Krankheitsentstehung; sie können aber als modulierende Faktoren vorhanden sein.

Bio-psycho-sozial: Bezeichnet einen ganzheitlichen Ansatz, der die verschiedenen Dimensionen des Krankseins berücksichtigt

Borderline-: Störung bzw. Organisation der Persönlichkeit, geprägt durch Integrations- und Ichschwäche und unklare Vorstellungen von sich selbst und anderen. Häufig als synonymer Begriff für Entwicklungspathologie benutzt

Coping: Krankheitsbewältigung

Deutung: Charakteristische Interventionsform der psychoanalytisch begründeten Psychotherapie, in der dem Patienten unbewusste Bedeutungen seines manifesten Erlebens und Verhaltens vermittelt werden.

Entwicklung, neurotische: Psychische Entwicklung unter dem Einfluss von neurotischen (ungelösten verdrängten) Konflikten und Strukturdefiziten. Sie bewirkt, dass eine neurotische Persönlichkeit entsteht, die ein Risiko darstellt, an einer neurotischen Störung zu erkranken.

Entwicklungspathologie: Persönlichkeitsorganisation, in der sich frühe Beziehungserfahrungen als Integrations- und Ichschwäche niederschlagen in Abgrenzung zur Konfliktpathologie bei reifen neurotischen Störungen. Synonym: Strukturpathologie, Strukturstörung, frühe Störung. Siehe auch Borderline- (vgl. Konfliktpathologie)

Fixierung: Entwicklungspositionen, die üblicherweise als Durchgangsstadium durchschritten werden, bleiben erhalten und bilden bedeutende Merkmale der Persönlichkeit; vgl. auch Regression.

Gegenübertragung: Psychischer Zustand eines Beziehungspartners (z. B. des Behandlers in der analytischen Psychotherapie), der sich als Antwort auf Übertragungen, die von einem anderen (dem Patienten) auf ihn projiziert werden, verstehen lässt.

Ich: Der funktionelle Kern der Persönlichkeit, der mit Hilfe von Ichfunktionen (Denken, Fühlen, Wahrnehmen usw.) die Bezogenheit des Menschen zu den verschiedenen Teilbereichen seines Inneren (Selbst, Affekte, Triebe, Vorstellungen usw.) und zur Umgebung reguliert. Nach Freud ist das Ich die Steuerungsinstanz im Gefüge Es (Triebe) – Ich – Überich (Werte und Normen) und steht an der Schwelle zwischen innerer und äußerer Realität, Bewusstsein und Unbewusstem.

Interaktion: Wechselseitiges, aufeinander bezogenes Verhalten zwischen Personen

Intersubjektiver Ansatz: Neuere Richtung der Psychoanalyse, welche die psychische Entwicklung (besonders des Selbst), die Beziehungsgestaltung und den psychotherapeutischen Behandlungsprozess als Ergebnis einer gegenseitigen Einflussnahme der Beteiligten betrachtet.

Konflikt: Unüberwindbarer Widerspruch zwischen gegensätzlichen Strebungen und Motivationen.

Konfliktpathologie: Eine Grundform der neurotischen Persönlichkeitsorganisation (in Abhebung von der Entwicklungspathologie). Sie beruht auf der Fixierung neurotischer Grundkonflikte und ist durch eine Einschränkung der Fähigkeit gekennzeichnet, die aktualisierten Konflikte zu lösen.

Konversion: Mechanismus der Symptombildung bei somatoformen Störungen (s. dort), bei dem eine neurotisch verarbeitete Absicht oder Vorstellung im Körpersymptom symbolisiert wird, z. B. psychogene Blindheit.

Neurose (neurotische Störung): Störung auf der Basis von neurotischen Entwicklungen (s. dort). Der Neurosebegriff weist auf die seelische, entwicklungsbedingte Grundlage (Ätiologie) einer Störung hin. In der deskriptiven Diagnostik und Klassifikation (ICD-10) gilt der Begriff als überholt.

Neurosenlehre: Lehre von neurotischen Entwicklungen und ihren Folgen. Man unterscheidet zwischen dem psychodynamischen (psychoanalytischen) und dem verhaltenstherapeutischen (lernorientierten, behavioristischen) Ansatz. (Dagegen: Neurologie = Lehre von den organischen Nervenkrankheiten!).

Neurotisch: Im engeren Sinne: durch unbewusste, ungelöste Konflikte bedingt. Im weiteren Sinne ein Synonym für psychogen (seelisch bedingt): durch entwicklungshemmende Einflüsse auf die psychische Entwicklung bedingt; s. a. Entwicklung.

Neurotischer Konflikt: Ein Konflikt, der aus zwischenmenschlichen Beziehungen entsteht, nicht gelöst werden kann, deshalb durch Konfliktabwehr (z. B. Verdrängung) unbewusst wird und als ungelöster innerer Konflikt unbewusst das Erleben und Verhalten beeinflusst.

Persönlichkeit: Die überdauernden Eigenschaften eines Menschen. Sie manifestiert sich als Grundmuster im Erleben und Verhalten und dient dem Ausgleich zwischen wechselnden äußeren Anforderungen und sich verändernden inneren Zuständen.

Persönlichkeitsstörung: Extremvariante der Persönlichkeit, bei der die Verhaltensmuster Krankheitswert haben.

Psyche (griech.: Seele): Das »Organ« des Erlebens. Ihr wird eine Struktur zugeschrieben, die verschiedene Bereiche umfasst (vgl. Ich) und einer Entwicklung unterliegt (vgl. Strukturniveau).

Psychiatrie: Lehre von den Geistes- und Gemütskrankheiten und ihrer Behandlung; praktisch befasst die Psychiatrie sich mit der medikamentösen, sozial- und psychotherapeutischen Behandlung von Psychosen, Süchten, Persönlichkeitsstörungen und Psychoneurosen.

Psychodynamik: Beschreibung der bewussten und unbewussten Prozesse, die das Verhalten und Erleben beeinflussen.

Psychogen: Seelisch bedingt oder zumindest mitbedingt durch hemmende Einflüsse auf die psychische Entwicklung – durch emotionale Mangelerlebnisse, traumatische Erlebnisse, unverarbeitete Konflikte; s. a. Entwicklung.

Psychologie: Wissenschaft vom Seelenleben. Eine akademische Disziplin, ähnlich wie Medizin, Philosophie usw.

Psychoneurose: Psychogene Störung mit überwiegend seelischer Symptomatik

Psychose: Gemüts- und Geisteskrankheiten mit komplexer (endogener, psychodynamischer und/oder körperlicher) Ursache, Hauptgruppe der psychiatrischen Erkrankungen

Psychosomatik: Lehre von der Wechselwirkung zwischen Erleben und materiellen Lebensvorgängen

Psychosomatische Krankheit: Psychogene Störung mit körperlicher Symptomatik

Psychosomatische Medizin: Im weiteren Sinne: Ganzheitliche Betrachtung von Krankheitszuständen (unabhängig von ihrer Ätiologie) unter dem Aspekt des Zusammenwirkens seelischer, biologischer und sozialer Krankheitsfaktoren und Heilungsvorgänge. Im engeren Sinne: Lehre von den psychogenen körperlichen Störungen und Erkrankungen und von ihrer psychotherapeutischen Behandlung

Psychosomatische Medizin und Psychotherapie: Medizinisches Fachgebiet, 1992 in Deutschland ursprünglich unter dem Namen »Psychotherapeutische Medizin« eingeführt. Sie widmet sich vor allem der psychotherapeutischen Behandlung von psychogenen Störungen.

Psychosomatose: Chronisch verlaufende Organerkrankung mit morphologischen Veränderungen, bei der neurotische Entwicklungen einen wichtigen Einfluss auf die Krankheitsentstehung und den Verlauf haben

Psychotherapeut: Experte in der berufsmäßigen Ausübung von Psychotherapie. Grundberufe sind die Medizin (ärztlicher Psychotherapeut), Psychologie (psychologischer Psychotherapeut) und – je nach Staat und Spezialisierung – andere Grundberufe (Pädagogen, Theologen usw.).

Psychotherapie: Krankenbehandlung mit psychologischen Mitteln, im Wesentlichen durch Gespräche, mit dem Ziel der Verminderung von Störungen und der positiven Beeinflussung des Erlebens und Verhaltens

Regression: Überwundene Entwicklungspositionen werden wiederhergestellt; das zeigt sich im Auftreten unreifer Formen des Denkens, Fühlens, Wünschens und der Beziehungsgestaltung.

Repräsentanz: Unbewusste, leitende Vorstellungen über die eigene Person (Selbst-), über andere (Objekt-) und über die Beziehungen (Beziehungsrepräsentanzen). Sie sind das Ergebnis vorangegangener, verinnerlichter Erfahrungen.

Ressourcen: Individuelle und soziale Potenziale, die bei der Bewältigung von Belastungen genutzt werden können

Soma (griech.: Körper): Der materielle Ort der Lebensvorgänge

Somatisierungsstörung: Somatoforme Störung (s. dort) als Folge eines verdrängten Affektes; es entstehen Affektäquivalente, z. B. funktionelle Magenbeschwerden.

Somatoforme Störung: Psychogene Störung mit überwiegend körperlicher Symptomatik (funktionelle Körpersymptome und vegetative Symptome); Oberbegriff für Konversions- und Somatisierungsstörungen (s. dort), früher auch »Organneurosen« genannt

Somatopsychische Störung: Psychogene Störung mit z. B. Ängsten, Verstimmungen, Schlafstörungen, die als Reaktion auf körperliche Erkrankungen (z. B. Diagnose »Krebs«, Unfalltrauma) entsteht. Sie ist auf eine unzureichende Krankheitsbewältigung (Coping) zurückzuführen und gehört zu den Anpassungsstörungen.

Struktur, -niveau: Entwicklungsstand der Psyche, der sich in der Art der Ichfunktionen (z. B. der Abwehr) und der maßgeblichen der Repräsentanzen (s. dort) darstellt. Synonym: Strukturelles Entwicklungsniveau, Persönlichkeitsorganisation

Anhang

Trauma: Überwältigende Erfahrung, die seelische Verletzungen hervorruft, schwer oder gar nicht bewältigt werden kann und dauerhafte seelische Folgen hat

Trieb: Biologische energetische Grundlage des Verhaltens

Übertragung: Mehr oder weniger auffällige Verzerrung der Wahrnehmung anderer unter dem Einfluss innerer Beziehungsrepräsentanzen, die durch Regression, z. B. im Rahmen einer psychoanalytischen Behandlung, aktiviert werden. Während die Phänomene den Betroffenen bewusst sind, bleiben ihre Bedeutungen, z. B. was sie in der Übertragung wiederholen, unbewusst.

Unbewusstes: Psychische Inhalte, die der Alltagswahrnehmung nicht zugänglich sind. Dazu gehören Gefühle, Impulse (Triebe), Phantasien, Erfahrungen u. v. a.

Verhaltensmedizin: Bereich der Medizin, der sich mit der systematischen Anwendung verhaltenspsychologischer Prinzipien in der Medizin befasst (z. B. Biofeedback)

Verhaltenstheorie: Verhaltenslehre (Behaviorismus): Anwendung von lerntheoretischen, sozialpsychologischen und psychophysiologischen Gesetzmäßigkeiten zur Erklärung des Verhaltens

Verhaltenstherapie: Methoden und Techniken der experimentellen Lernpsychologie zur Behandlung seelischer und Verhaltensstörungen

Literatur

Abelin E (1986) Die Theorie der frühkindlichen Triangulation. In: Stork J (Hrsg.) Das Vaterbild in Kontinuität und Wandel. Frommann-Holzboog, Stuttgart

Abraham K (1925) Psychoanalytische Studien zur Charakterbildung. Fischer, Frankfurt a. M. 1969

Adler A (1912) Über den nervösen Charakter. Fischer, Frankfurt a. M. 1972

Adler R (1981) Psychoneuroimmunology. Acad Univ Press, New York

Adler R, Hemmeler W (1992) Anamnese und Körperuntersuchung. 3. Aufl., G. Fischer, Stuttgart

Ahrens S (1988) Die instrumentelle Forschung am instrumentellen Objekt. Psyche 42: 225–241

Ahrens S, Hasenbrink M, Schultz-Venrath U, Strenge H (1994) Psychosomatik in der Neurologie. Schattauer, Stuttgart

Ainsworth M, Blehar MC, Walters E, Wall S (1978) Patterns of Attachment. Erlbaum, Hillsdale NJ

Albani C, Blaser G, Geyer M, Schmutzer G, Brähler E (2011) Ambulante Psychotherapie in Deutschland aus der Sicht der Patienten. Psychotherapeut 56: 51–60

Alexander F (1950) Psychosomatische Medizin. De Gruyter, Berlin 1951

Altmeyer M (2000) Narzissmus und Objekt. Vandenhoeck und Ruprecht, Göttingen

Altmeyer M, Thomä H (Hrsg.) (2006) Die vernetzte Seele. Die intersubjektive Wende in der Psychoanalyse. Klett-Cotta, Stuttgart

Andolfi M (1982) Familientherapie. Das systemische Modell und seine Anwendung. Lambertus, Freiburg i. Br.

Antonovsky A (1987) Unraveling the mystery of health. Josey-Bass, San Francisco, London

Arbeitskreis OPD (Hrsg.) (1996) Operationalisierte Psychodynamische Diagnostik. Grundlagen und Manual. Huber, Bern

Arbeitskreis OPD (Hrsg.) (2006) Operationalisierte Psychodynamische Diagnostik OPD-2. Huber, Bern

Argelander H (1963/64) Die Analyse psychischer Prozesse in der Gruppe Psyche 17: 450–470 und 481–515

Argelander H (1970a) Gruppenprozesse. Rowohlt. Hamburg

Argelander H (1970b) Das Erstinterview in der Psychotherapie. Wiss. Buchgesellschaft, Darmstadt

Argelander H (1972a) Der Flieger. Suhrkamp, Frankfurt a. M.

Argelander H (1972b) Gruppenprozesse – Wege zur Anwendung der Psychoanalyse in Behandlung, Lehre und Forschung. Rowohlt, Reinbek

Argelander H (1980) Die Struktur der »Beratung unter Supervision«. Psyche 34: 54–77

Asher R (1951) Munchhausen's Syndrome. Lancet 1: 339–341

Badura B (Hrsg.) (1981) Soziale Unterstützung und chronische Erkrankung. Suhrkamp, Frankfurt a. M.

Baeyer W v, Häfner H, Kisker KP (1964) Psychiatrie der Verfolgten. Springer, Berlin u. a.

Balint M (1950) Wandlungen der therapeutischen Ziele und Techniken in der Psychoanalyse. In: Urformen der Liebe und die Technik der Psychoanalyse. Klett, Stuttgart 1965

Balint M (1957) Der Arzt, der Patient und die Krankheit. Klett, Stuttgart 1963

Balint M (1968) Therapeutische Aspekte der Regression. Klett, Stuttgart 1970

Balint M (1970) Trauma und Objektbeziehung. Psyche 24: 306–358

Balint M, Hunt J, Joyce D, Marinker J, Woodcock J (1975) Das Wiederholungsrezept – Behandlung oder Diagnose. Klett-Cotta, Stuttgart

Balint M, Ornstein P, Balint E (1973) Fokaltherapie. Suhrkamp, Frankfurt a. M.

Bartling G, Echelmeyer L, Engberding M (1992) Problemanalyse im therapeutischen Prozeß. 4. Aufl. Kohlhammer, Stuttgart 1998

Basler HD, Otte H, Schneller Th, Schwoon D (1979) Verhaltenstherapie bei psychosomatischen Erkrankungen. Kohlhammer, Stuttgart

Bateman A, Fonagy P (2008) Psychotherapie der Borderline-Persönlichkeitsstörung. Psychosozial-Verlag, Gießen
Bateson G (1972) Ökologie des Geistes. Suhrkamp, Frankfurt a. M. 1980
Bateson G (1975) Geist und Natur. Suhrkamp, Frankfurt a. M. 1982
Bateson G, Jackson DD, Haley J, Weakland JW (1956) Schizophrenie und Familie. Suhrkamp, Frankfurt a. M. 1972
Beck AT (1976) Wahrnehmung der Wirklichkeit und Neurose. Psychotherapie emotionaler Störungen. Pfeiffer, München 1979
Beck AT, Rush AJ, Shaw BF, Emry G (1979) Kognitive Therapie der Depression. Urban und Schwarzenberg, München 1981
Beck D (1977) Das »Koryphäen-Killer-Syndrom«. Dtsch med Wschr 102: 303–307
Becker H (1981) Konzentrative Bewegungstherapie. Thieme, Stuttgart
Beckmann D (1974) Der Analytiker und sein Patient. Huber, Bern, Stuttgart
Beese F (Hrsg.) (1978) Stationäre Psychotherapie. Vandenhoeck und Ruprecht, Göttingen
Bellak L, Small L (1965) Kurzpsychotherapie und Krisenintervention. Suhrkamp, Frankfurt a. M. 1972
Benedetti G (1976) Der Geisteskranke als Mitmensch. Vandenhoeck und Ruprecht, Göttingen
Benedetti G (1983) Todeslandschaften der Seele. Vandenhoeck und Ruprecht, Göttingen
Benedetti G (1987) Psychotherapeutische Behandlungsmethoden. In: Kisker KP u. a. (Hrsg.) Schizophrenien. Psychiatrie der Gegenwart 4. Springer, Berlin u. a.
Benkert O, Hautzinger M, Graf-Morgenstern M (2007) Psychopharmakologischer Leitfaden für Psychologen und Psychotherapeuten. 2. Aufl. Springer, Heidelberg u. a. 2012
Benkert O, Hippius H (2000) Kompendium der Psychiatrischen Psychopharmakotherapie. 10. Aufl. Springer, Berlin u. a. 2014
Berne E (1964) Spiele der Erwachsenen. Rowohlt, Reinbek 1967
Berner W (2011) Perversion. Psychosozial-Verlag, Gießen
Bertalanffy L v (1966) General systems theory and psychiatry. In: Arieti S (Hrsg.) American Handbook of Psychiatry, Vol. III. Basic Books, New York
Beutel M (1988) Bewältigungsprozesse bei chronischen Erkrankungen. Edition Medizin VCH, Weinheim
Beutel M, Doering S, Leichsenring F, Reich G (2010) Psychodynamische Psychotherapie. Hogrefe, Göttingen
Bick E (1964) Notes on infant observation in psychoanalytic training. Int J Psychoanal 45: 558–572
Bion WR (1961) Erfahrungen in Gruppen. Klett, Stuttgart 1974
Bion WR (1962) Lernen durch Erfahrung. Suhrkamp, Frankfurt a. M. 1990
Bion WR (1970) Attention and interpretation. Tavistock, London
Blanck G, Blanck R (1974) Angewandte Ich-Psychologie. Klett-Cotta, Stuttgart 1978
Blanck G, Blanck R (1979) Ich-Psychologie II. Klett-Cotta, Stuttgart 1980
Blos P (1962) Adoleszenz. Klett, Stuttgart 1973
Bohleber W (1992) Identität und Selbst. Psyche 46: 336–365
Bohleber W (2000) Die Entwicklung der Traumatheorie in der Psychoanalyse. Psyche 54: 797–839
Bommert H (1979) Grundlagen der Gesprächstherapie. Kohlhammer, Stuttgart
Bonhoefer K (1926) Beurteilung, Begutachtung und Rechtsprechung bei den sog. Unfallneurosen. Dtsch Med Wschr 52: 179–182
Boszormenyi-Nagy I, Spark GM (1973) Unsichtbare Bindungen, Klett-Cotta, Stuttgart 1981
Bowlby J (1975) Bindung. Eine Analyse der Mutter-Kind-Beziehung. Kindler, München
Bowlby J (1976) Trennung. Kindler, München
Bowlby J (1983) Verlust – Trauer und Depression. Kindler, München
Bräutigam W (1964) Typus, Psychodynamik und Psychotherapie herzphobischer Zustände. Zschr psychosom Med 10: 276–292
Bräutigam W, Clement U (1989) Sexualmedizin im Grundriss. Thieme, Stuttgart
Bräutigam W, Knauss W, Wolff HH (Hrsg.) (1983) Erste Schritte in der Psychotherapie. Springer, Berlin u. a.
Brede K (1971) Einführung in die Psychosomatische Medizin. Fischer Athenäum, Frankfurt a. M.
Brenman Pick I (1985) Durcharbeiten in der Gegenübertragung: In: Bott Spillius E (Hrsg.) Melanie Klein heute (Bd. 2) Verlag Internationale Psychoanalyse, München 1988
Brisch KH (1999) Bindungsstörung. Von der Bindungstheorie zur Therapie. Klett-Cotta, Stuttgart
Brockmann J, Kirsch H (2010) Konzepte der Mentalisierung. Psychotherapeut 55: 279–290
Bruch H (1978) Der goldene Käfig. Das Rätsel der Magersucht. Fischer, Frankfurt a. M. 1980
Buchheim P, Cierpka M, Seifert Th (1991) Psychotherapie im Wandel. Abhängigkeit. Springer, Berlin u. a.

Buddeberg C, Kaufmann P, Radvila A (1993) Psychosomatische und Psychosoziale Medizin in der Schweiz. Bäbler, Bern

Bühler C, Allen M (1973) Einführung in die humanistische Psychologie. Klett, Stuttgart 1987

Bykow KM, Kurzin IT (1966) Kortico-viszerale Pathologie. Verlag der Wissenschaften, Berlin

Caplan G (1961) An approach to community mental health. Grune & Straton, New York

Charlier T (1987) Über pathologische Trauer. Psyche 41: 865–882

Clarkin JF, Yeomans FE, Kernberg O (1999) Psychotherapie der Borderline-Persönlichkeit. Schattauer, Stuttgart

Cremerius J (1968) Die Prognose funktioneller Syndrome. Enke, Stuttgart

Cremerius J (1979) Gibt es zwei psychoanalytische Techniken? Psyche 33: 551–564

Cremerius J (1984) Die psychoanalytische Abstinenz-Regel. Psyche 38: 769–800

Dahmer H (1975) Psychoanalyse als Gesellschaftstheorie. Psyche 29: 991–1010

Dammann G, Benecke C (2004) Angstzustände bei Patienten mit schweren Persönlichkeitsstörungen. Psychotherapeut 49: 193–202

Danckwardt JF (1980) Psychopharmaka – ein Problem für Psychotherapeuten. Prax Psychother Psychosom 25: 99–113

Dannecker M (2000) Das Problem der männlichen homosexuellen Entwicklung. Psyche 54: 1251–1277

Daser E (2005) Anerkennung als interaktionelles Moment. Forum der Psychoanalyse 21: 168–183

Davanloo H (1978) Basic principles and technique of short term dynamic psychotherapy. Spectrum, New York

Deserno H (1990) Die Analyse und das Arbeitsbündnis. Fischer, Frankfurt a. M.

Deserno H (1995) Träumen, Übertragung, Erinnern. In: Sigm.-Freud-Institut (Hrsg.) Traum und Gedächtnis. Lit-Verlag, Münster

Deserno H (1999) Das Jahrhundert der Traumdeutung. Klett-Cotta, Stuttgart

Deutsch F (1924) Zur Bildung des Konversionssymptoms. Int Z Psychoanal 10: 380

Deutsch H (1934) Über einen Typus von Pseudoaffektivität. Int Z Psychoanal 20: 323–335

Diederichs P (1983) Urologische Psychosomatik. Springer, Berlin u. a.

Dilling H, Weyerer S, Castell R (1984) Psychische Erkrankungen in der Bevölkerung. Enke, Stuttgart

Dobrick B (2010) Vom Lieben und Sterben. Konflikte, Nöte und Hoffnungen Angehöriger. Kreuz, Freiburg i. Br.

Dornes M (1993) Der kompetente Säugling. Fischer, Frankfurt a. M.

Dornes M (2004) Über Mentalisierung, Affektregulierung und die Entwicklung des Selbst. Forum Psychoanal 20: 175–199

Dornes M (2006) Die Seele des Kindes. Entstehung und Entwicklung. Fischer, Frankfurt a. M.

Dorrmann W (1991) Suizid. Therapeutische Interventionen bei Selbsttötungsabsichten. Pfeiffer, München

Dreyer KA, Schmidt MG (Hrsg.) (2008) Niederfrequente analytische Psychotherapie. Klett-Cotta, Stuttgart

Dührssen A (1962) Katamnestische Ergebnisse bei 1004 Patienten nach analytischer Psychotherapie. Zschr Psychosom Med 8: 94–114

Dührssen A (1969) Psychogene Erkrankungen bei Kindern und Jugendlichen. Vandenhoeck und Ruprecht, Göttingen

Dührssen A (1971) Psychotherapie bei Kindern und Jugendlichen. Vandenhoeck und Ruprecht, Göttingen

Dührssen A (1972) Analytische Psychotherapie in Theorie, Praxis und Ergebnissen. Vandenhoeck und Ruprecht, Göttingen

Dührssen A (1986) Die biographische Anamnese unter tiefenpsychologischem Aspekt. Vandenhoeck und Ruprecht, Göttingen

Dührssen A (1988) Dynamische Psychotherapie. Springer, Berlin u. a.

Dulz B, Sachsse U (2001) Dissoziative Phänomene: In: Kernberg O, Dulz B, Sachsse U (Hrsg.) Handbuch der Borderlinestörungen. Schattauer, Stuttgart

Eckert J, Höger D, Linster H (Hrsg.) (1996) Praxis der Gesprächstherapie. Kohlhammer, Stuttgart

Eckhardt A (1989) Im Krieg mit dem Körper. Autoaggression als Krankheit. Rowohlt, Reinbek

Eckstaedt A (1992) Die Kunst des Anfangs. Suhrkamp, Frankfurt a. M.

Edelman GE (1989) The remembered present. A biologic theory of consciousness. Basic Books, New York

Egle UT, Hoffmann SO, Joraschky P (Hrsg.) (1997a) Sexueller Mißbrauch, Mißhandlung,

Vernachlässigung. Schattauer, Stuttgart, New York
Egle UT, Hoffmann SO, Steffens M (1997b) Pathogene und protektive Entwicklungsfaktoren in Kindheit und Jugend. In: Egle UT, Hoffmann SO, Joraschky P (Hrsg.) Sexueller Mißbrauch, Mißhandlung, Vernachlässigung. Schattauer, Stuttgart, New York
Egle UT, Zentgraf B (2014) Psychosomatische Schmerztherapie. Kohlhammer, Stuttgart
Ehlers A, Margraf J (1989) The psychophysiological model of anxiety. In: Emmelkamp PMG, Everaerd FW, Kraaymaat F, van Son F (Hrsg.) Anxiety disorders. Swets, Amsterdam
Ehlert M, Lorke B (1988) Zur Psychodynamik der traumatischen Reaktion. Psyche 42: 502–532
Ehlert U (2003) Verhaltensmedizin. Springer, Berlin u. a.
Eicke-Spengler M (1977) Zur Entwicklung der Theorie der Depression. Psyche 31: 1077–1125
Eissler KR (1950) The effect of the structure of the ego on psychoanalytic technique. J Amer Psa Assn 1: 104–143
Eissler KR (1963) Die Ermordung von wie vielen seiner Kinder muss ein Mensch symptomfrei ertragen können, um eine normale Konstitution zu haben? Psyche 17: 241–291
Eissler KR (1978) Der sterbende Patient. Frommann-Holzboog, Stuttgart
Elhardt S (1981) Neurotische Depression. Z Psychother med Psychol 31: 10–14
Ellenberger HF (1985) Die Entdeckung des Unbewussten. Diogenes, Zürich
Emde RN (1988) Die endliche und die unendliche Entwicklung. Psyche 45: 745–779 und 890–913
Engel GL (1955) Untersuchungen über psychische Prozesse bei Patienten mit Colitis ulcerosa. In: Brede K (Hrsg.) Einführung in die psychosomatische Medizin. Fischer Athenäum, Frankfurt a. M. 1974
Engel GL (1959) »Psychogenic« pain and the pain prone patient. Am J Med 26: 899–918
Engel GL (1962) Psychisches Verhalten in Gesundheit und Krankheit, 2. Aufl. Huber, Bern, Stuttgart 1976
Engel GL (1968) A life setting conductive to illness: The Giving up, Given up-Complex. Ann Intern Med 69: 293–300
Engel GL, Schmale AH (1967) Eine psychoanalytische Theorie der somatischen Störung. In: Overbeck G., Overbeck A (Hrsg.) Seelischer Konflikt – körperliches Leiden. Reader zur psychoanalytischen Psychosomatik. Rowohlt, Reinbek 1978
Enke H u. a. (1973) Lehrbuch der Medizinischen Psychologie. Urban und Schwarzenberg, München
Erikson EH (1950) Kindheit und Gesellschaft. Klett, Stuttgart 1965
Erikson EH (1959) Identität und Lebenszyklus. Klett, Stuttgart 1966
Erikson EH (1968) Jugend und Krise. Klett, Stuttgart 1983
Ermann M (1977) Verschmelzung und Vereinzelung. Prax Psychother 22: 153–158
Ermann M (1987) Die Persönlichkeit bei psychovegetativen Störungen. Springer, Berlin u. a.
Ermann M (1988) Die stationäre Langzeittherapie als psychoanalytischer Prozeß. In: Schepank H, Tress W (Hrsg.) Die stationäre Psychotherapie und ihr Rahmen. Springer, Berlin u. a.
Ermann M (1989a) Das Dreieck als Beziehungsform. Prax Psychother Psychosom 34: 261–269
Ermann M (1989b) Psychogene Bewegungsstörungen – Schiefhals und Schreibkrampf im Verständnis des erweiterten Konversionsmodells. In: Hippius H, Rüther E, Schmauß M (Hrsg.) Katatone und dyskinetische Syndrome. Springer, Berlin u. a.
Ermann M (1989c) Psychosomatische Aspekte von Schlafstörungen. Psychiatrie der Gegenwart 10: 51–55
Ermann M (1992a) Die sogenannte Realbeziehung. Forum Psychoanal 8: 281–294
Ermann M (1992b) Psychosomatische Aspekte bei neurologischen Erkrankungen. In: Pongratz ED (Hrsg.) Klinische Neurologie. Urban und Schwarzenberg, München. S. 697–704
Ermann M (1993) Übertragungsdeutungen als Beziehungsarbeit. In: Die hilfreiche Beziehung in der Psychoanalyse. Vandenhoeck und Ruprecht, Göttingen
Ermann M (1994) Das ärztliche Untersuchungsgespräch aus psychosomatischer Sicht. In: Saller R, Freyberger H (Hrsg.) Psychosomatische Medizin und Psychotherapie. Marseille, München. S. 221–235
Ermann M (2005a) Die Übertragung als Matrix der Traumgenerierung. Über höher- und niederstrukturierte Träume. Forum Psychoanal 21: 156–167
Ermann M (2005b) Träume und Träumen. Hundert Jahre Traumdeutung. Kohlhammer, Stuttgart
Ermann M (2005c) Explizite und implizite psychoanalytische Behandlungspraxis. Forum Psychoanal 22: 3–13
Ermann M (2005d) Herz und Seele. Psychosomatik am Beispiel des Herzens. Kohlhammer, Stuttgart

Ermann M (Hrsg.) (2006) Freud heute. Was Freud noch nicht wusste – Neues über Psychoanalyse. Brandes und Apsel, Frankfurt a. M.

Ermann M (2009) Das homosexuelle Dilemma. Zur Entwicklungsdynamik der normalen männlichen Homosexualität. Forum der Psychoanalyse 25: 249–261

Ermann M (2012) Angst und Angststörungen. Psychoanalytische Konzepte. Kohlhammer, Stuttgart

Ermann M (2014) Der Andere in der Psychoanalyse. Die intersubjektive Wende. Kohlhammer, Stuttgart

Ermann M (2016) Prozedurale Faktoren in der psychoanalytischen Behandlung. Übertragung und Enactment aus intersubjektiver Sicht. Forum der Psychoanalyse 32, H 1 (im Druck)

Ermann M, Feidel R, Waldvogel B (2001) Behandlungserfolge in der Psychotherapie. Kohlhammer, Stuttgart

Ermann M, Frick E, Kinzel C, Seidl O (2006) Einführung in die Psychosomatik und Psychotherapie. Kohlhammer, Stuttgart, 3. Aufl. 2014

Ermann M, Scharfenstein J (1987) Psychosomatische Aspekte muskulärer Schmerzen. Internist 28: 652–658

Ermann M, Waldvogel B (1992) Das AIDS-Angst-Syndrom. In: Kaschka W, Lungershausen E (Hrsg.) Paranoide Syndrome. Springer, Berlin u. a.

Faber FR, Haarstrick R (1989) Kommentar zu den Psychotherapierichtlinien. Jungjohann, Neckarsulm, 6. Aufl. 2005

Fairbairn W (1954) An object-relations theory of the personality. Basic Books, New York

Federn P (1928/29) Selbstmordprophylaxe in der Analyse. Zschr psychoanal Pädagogik 3: 379–389

Federn P (1956) Ichpsychologie und die Psychosen. Huber, Bern

Feiereis H (1989) Diagnostik und Therapie der Magersucht und Bulimie. Marseille, München

Fenichel O (1931) Hysterien und Zwangsneurosen. Int Psychoanalyt Verlag, Wien

Fenichel O (1946) Die analytische Neurosenlehre. Walter, Olten, 1975

Ferenczi S (1918) Zur Psychoanalyse der Kriegsneurosen. In: Bausteine der Psychoanalyse Bd. 3. Huber, Bern, Stuttgart, 1964

Ferenczi S (1919) Hysterische Materialisationsphänomene. In: Bausteine der Psychoanalyse Bd. 3. Huber, Bern, Stuttgart, 1964

Ferenczi S (1921) Weiterer Ausbau der aktiven Technik. In: Bausteine der Psychoanalyse Bd. 3. Huber, Bern, Stuttgart, 1964

Ferenczi S (1933) Sprachverwirrung zwischen dem Erwachsenen und dem Kind. In: Bausteine der Psychoanalyse Bd. 3. Huber, Bern, Stuttgart, 1964

Feuerlein W (1989) Alkoholismus – Mißbrauch und Abhängigkeit. Thieme, Stuttgart, 4. Aufl.

Fiedler P (2001) Persönlichkeitsstörungen. Belz, Weinheim, 5. Aufl.

Finke J (2010) Gesprächspsychotherapie: Grundlagen und spezifische Anwendungen. Thieme, Stuttgart

Finke J, Teusch L (Hrsg.) (1991) Gesprächstherapie bei Neurosen und psychosomatischen Erkrankungen. Asanger, Heidelberg

Fischer G (1990) Die Fähigkeit zur Objektspaltung bei Patienten mit Realtraumatisierung. Forum Psychoanal 6: 199–212

Fischer G (2000) Mehrdimensionale psychodynamische Traumatherapie. UTB, Reinhardt, München

Fischer G, Riedesser P (1998) Lehrbuch der Psychotraumatologie. Reinhardt, München

Fonagy P (2001) Bindungstheorie und Psychoanalyse. Klett-Cotta, Stuttgart

Fonagy P, Gergely G, Jurist E, Target M (2002) Affect regulation, mentalization, and the development of the self. Other Press, New York

Foulkes SH (1964) Gruppenanalytische Psychotherapie. Pfeiffer, München, 1992

Foulkes SH (1974) Praxis der Gruppenpsychotherapie. Reinhardt, München, 1978

Frances A (2014) DSM und die Psychotherapie. Psychotherapeut 59: 461–464

Frank JD (1962) Die Heiler. Klett-Cotta, Stuttgart, 1981

Frank R, Mangold B (2001) Psychosomatische Grundversorgung bei Kindern und Jugendlichen. Kohlhammer, Stuttgart

Freud A (1936) Das Ich und die Abwehrmechanismen. Kindler, München, 1974

Freud A (1952) Einige Bemerkungen zur Säuglingsbeobachtung. In: Die Schriften der Anna Freud, Bd. 5. Kindler, München, 1980

Freud A (1967) Anmerkungen zum psychischen Trauma. In: Die Schriften der Anna Freud, Bd. 6. Kindler, München, 1980

Freud S (1895a) Studien über Hysterie. Gesammelte Werke, Fischer, Frankfurt a. M.[634] Bd. 1

Freud S (1895b) Über die Berechtigung von der Neurasthenie einen bestimmten Symptomkomplex als »Angstneurose« abzugrenzen. GW Bd. 1

634 Gesammelte Werke, Fischer, Frankfurt a. M.: im Folgenden abgekürzt »GW«

Anhang

Freud S (1896) Weitere Bemerkungen über die Abwehr-Psychoneurosen. GW Bd. 1
Freud S (1900) Die Traumdeutung. GW Bd. 2/3
Freud S (1904) Die Freudsche psychoanalytische Methode. GW Bd. 5
Freud S (1905) Drei Abhandlungen zur Sexualtheorie GW Bd. 5
Freud S (1905a) Bruchstück einer Hysterie-Analyse. GW Bd. 5
Freud S (1908) Charakter und Analerotik. GW Bd. 7
Freud S (1909) Bemerkungen über einen Fall von Zwangsneurose. GW Bd. 7 (Der »Rattenmann«)
Freud S (1910a) Über einen besonderen Typus der Objektwahl beim Manne. GW Bd. 8
Freud S (1910b) Die zukünftigen Chancen der psychoanalytischen Therapie. GW Bd. 8
Freud S (1911) Psychoanalytische Bemerkungen über einen autobiografisch beschriebenen Fall von Paranoia (Dementia Praecox). GW Bd. 8, S. 239–316
Freud S (1914) Zur Einführung des Narzißmus. GW Bd. 10
Freud S (1914a) Erinnern, Wiederholen, Durcharbeiten. GW Bd. 10
Freud S (1915) Triebe und Triebschicksale. GW Bd. 10
Freud S (1916) Trauer und Melancholie. GW Bd. 10
Freud S (1916/17) Vorlesungen zur Einführung in die Psychoanalyse. GW Bd. 11
Freud S (1917) Trauer und Melancholie. GW Bd. 12
Freud S (1918) Aus der Geschichte einer infantilen Neurose. GW Bd. 12 (Der »Wolfsmann«)
Freud S (1920) Jenseits des Lustprinzips. GW Bd. 13
Freud S (1923) Das Ich und das Es. GW Bd. 13
Freud S (1925) Selbstdarstellung. GW Bd. 14
Freud S (1926) Hemmung, Symptom und Angst. GW Bd. 14
Freud S (1930) Das Unbehagen in der Kultur. GW Bd. 14
Freud S (1933) Neue Folge der Vorlesungen zur Einführung in die Psychoanalyse. GW Bd. 15
Freud S, Breuer J (1895) Studien über Hysterie. Deuticke, Wien, Leipzig
Freyberger H, Freyberger HJ (1994) Supportive psychotherapy. Psychother Psychosom 61: 132–142
Freyberger HJ, Kuwert P (2013) Posttraumatische Belastungsstörung. Psychotherapeut 58: 269–275
Freyberger HJ, Maercker A, Spitzer C (2014) Traumatische Folgen der DDR-Zeit. In: Seidler GH, Freyberger HJ, Maercker A (Hrsg.) Handbuch der Psychotraumatologie. Klett-Cotta, Stuttgart, 2. Aufl.
Friedman RC (1986) Männliche Homosexualität. Springer, Berlin u. a., 1993
Frischenschlager O, Hexel M, Kantner-Rumplmair W, Ringler M, Söllner W, Wisiak UV (Hrsg.) (1995) Lehrbuch der Psychosozialen Medizin. Springer, Wien, New York
Fritzsche K, Geigges W, Richter R, Wirsching M (Hrsg.) (2003) Psychosomatische Grundversorgung. Springer, Berlin u. a.
Fürstenau P (1977) Die beiden Dimensionen des psychoanalytischen Umgangs mit strukturell ich-gestörten Patienten. Psyche 31: 197–207
Fürstenau P (2001) Psychoanalytisch verstehen – Systemisch denken – Suggestiv intervenieren. Pfeiffer bei Klett-Cotta, Stuttgart

Garfield, S. (1980) Psychotherapie – Ein eklektischer Ansatz. Beltz, Weinheim, 1982
Gast U, Wabnitz P (2014) Dissoziative Störungen erkennen und behandeln. Kohlhammer, Stuttgart
Gauss E, Köhle K (1986) Psychische Anpassungs- und Abwehrprozesse bei körperlicher Erkrankung. In: Uexküll Th v (Hrsg.) Psychosomatische Medizin. Urban und Schwarzenberg, München, 3. Aufl.
Gerhard U (1986) Patientenkarrieren. Suhrkamp, Frankfurt a. M.
Gerisch B (2012) Suizidalität. Psychosozial-Verlag, Gießen
Gerlach A u. a. (Hrsg.) (2004) Psychoanalytische Therapie. Eine Stellungnahme für die wissenschaftliche Öffentlichkeit und für den Wissenschaftlichen Beirat Psychotherapie. Form Psychoanal 20: 13–125
Gieler U, Bosse K (1995) Seelische Faktoren bei Hautkrankheiten. Huber, Bern, 2. Aufl.
Gill MM (1979) Die Analyse der Übertragung. Forum Psychoanal 9: 46–61 (1993)
Gill MM (1982) Die Übertragungsanalyse. Fischer, Frankfurt a. M., 1996
Grawe K (1998) Psychologische Therapie. Hogrefe, Göttingen
Grawe K, Donati R, Bernauer F (1994) Psychotherapie im Wandel. Hogrefe, Göttingen
Greenson RR (1965) Das Arbeitsbündnis und die Übertragungsneurose. Psyche 20: 81–103 (1966)
Greenson RR (1973) Technik und Praxis der Psychoanalyse. Klett, Stuttgart, 1975
Groddeck G (1923) Das Buch vom Es. Internationaler Psychoanalytischer Verlag, Leipzig. Neuedition: Stroemfeld, Frankfurt a. M., 2004

Grossmann KE, Becker-Stoll E, Grossmann K u. a. (1997) Die Bindungstheorie. In: Keller H (Hrsg.) Handbuch der Kleinkindforschung. Huber, Bern, 2. Aufl.
Grubrich-Simitis I (1979) Extremtraumatisierung als kumulatives Trauma. Psyche 33: 991–1023

Haan N (1977) Coping and defending. Academic Press, New York
Habermas T (1990) Heißhunger. Fischer, Frankfurt a. M.
Hahn P, Reindell A, Petzold E, Deter C, Stindl E (1977) Simultandiagnostik und Simultantherapie auf einer klinisch-psychosomatischen Station. Zschr psychosom Med 23: 287–396
Hahn P, Vollrath P, Petzold E (1975) Aus der Arbeit einer klinisch-psychosomatischen Station. Prax Psychother 20: 66–77
Haken H, Schiepek G (2006) Synergetik in der Psychologie – Selbstorganisation verstehen und gestalten. Hogrefe, Göttingen
Hand I (1991) Verhaltenstherapie für Zwangskranke und deren Angehörige. In: Möller HJ (Hrsg.) Therapie psychiatrischer Erkrankungen. Enke, Stuttgart
Harris AT (1975) Ich bin o.K., du bist o.K. Rowohlt, Reinbek
Hartmann H (1964) Ichpsychologie. Klett, Stuttgart, 1972
Hartmann S (2006) Die Behandlung psychischer Störungen. Wirksamkeit und Zufriedenheit aus der Sicht der Patienten. Psychosozial-Verlag, Gießen
Hartwich P, Grube M (2003) Psychosen-Psychotherapie. Steinkopff, Darmstadt
Hau TF (1975) Klinische Psychotherapie in ihren Grundzügen. Hippokrates, Stuttgart
Hautzinger M (1996) Depression. In: Margraf J (Hrsg.) Lehrbuch der Verhaltenstherapie. Springer, Berlin u. a., Neuaufl. 2000
Hayley J (1976) Direktive Familientherapie. Pfeiffer, München
Heigl F (1972) Indikation und Prognose in Psychoanalyse und Psychotherapie. Vandenhoeck und Ruprecht, Göttingen
Heigl-Evers A (1972) Konzepte der analytischen Gruppenpsychotherapie. Vandenhoeck und Ruprecht, Göttingen
Heigl-Evers A, Heigl F (1968) Analytische Einzel- und Gruppenpsychotherapie: Differentia spezifica. Gruppenpsychother Gruppendyn 2: 21–52
Heigl-Evers A, Heigl F (1973) Gruppenpsychotherapie: interaktionell, tiefenpsychologisch orientiert, psychoanalytisch. Gruppenpsychother Gruppendyn 7: 132–157
Heigl-Evers A, Heigl F (1979) Die psychosozialen Kompromißbildungen als Umschaltstellen innerseelischer und zwischenmenschlicher Beziehungen. Gruppenpsychother Gruppendyn 14: 310–325
Heigl-Evers A, Heigl F (1982) Tiefenpsychologisch fundierte Psychotherapie. Zschr psychosom Med 28: 160–175
Heigl-Evers A, Heigl F (1988) Das interaktionelle Prinzip in der Einzel- und Gruppenpsychotherapie. Zsch psychosom Med 29: 1–14
Heigl-Evers A, Heigl F, Ott J (Hrsg.) (1993) Lehrbuch der Psychotherapie. UTB G. Fischer, Stuttgart
Heigl-Evers A, Helas I, Vollmer HC (1991) Suchttherapie. Vandenhoeck und Ruprecht, Göttingen
Heigl-Evers A, Nitzschke B (1991) Das Prinzip »Deutung« und das Prinzip »Antwort« in der psychoanalytischen Therapie. Z Psychosom Med Psychoanal 37: 115–127
Heigl-Evers A, Schepank H (1980/81) Ursprünge seelisch bedingter Erkrankungen, Bd. 1 und 2. Vandenhoeck und Ruprecht, Göttingen
Heim E (1988) Coping und Adaptivität. Psychother psychosom med Psychol 38: 8–18
Heim E, Willi J (1982) Psychosoziale Medizin, Bd. 1. Springer, Berlin u. a.
Heimann P (1950) On Countertransference. Int J Psychoanal 31: 81–84
Heimann P (1962) Bemerkungen zur analen Phase. Psyche 16: 420–439
Henseler H (1974) Narzisstische Krisen – Zur Psychodynamik des Selbstmords. Rowohlt, Reinbek
Henseler H, Reimer C (1981) Selbstmordgefährdung. Zur Psychodynamik und Psychotherapie. Frommann-Holzboog, Stuttgart-Bad Cannstatt
Herman JL (1992a) Complex PTSD. J Trauma Stress 5: 377–391
Herman JL (1992b) Die Narben der Gewalt. Kindler, München, 1994
Herrmann JM, Rüddel H, Uexküll Th v (1990a) Essentielle Hypertonie. In: Uexküll Th v (Hrsg.) Psychosomatische Medizin. Urban und Schwarzenberg, München
Herrmann JM, Schonecke OW, Radvila A, Uexküll Th v (1990b) Das Hyperventilationssyndrom. In: Uexküll Th v (Hrsg.) Psychosomatische Medizin. Urban und Schwarzenberg, München
Heuft G (1990) Bedarf es eines Konzeptes der Eigenübertragung? Forum der Psychoanalyse 6: 299–315
Hirsch M (1987) Realer Inzest. Springer, Berlin u. a.

Hirsch M (1991) Körper und Nahrung als Objekte bei Anorexie und Bulimie. In: Ders. (Hrsg.) Der eigene Körper als Objekt. Springer, Berlin u. a.
Hoffmann L (2000) Eine gemeinschaftsorientierte Perspektive der Therapie. Zschr System Therapie 18: 152–160
Hoffmann SO (1975) Zum psychoanalytischen Verständnis von Schlafstörungen. Psychother med Psychol 25: 51–63
Hoffmann SO (1979) Charakter und Neurose. Suhrkamp, Frankfurt a. M.
Hoffmann SO (1983) Die niederfrequente analytische Langzeittherapie. In: Ders (Hrsg.) Deutung und Beziehung. Fischer, Frankfurt a. M. S. 183–193
Hoffmann SO (1986) Psychoneurosen und Charakterneurosen. In: Kisker KP u. a. (Hrsg.) Psychiatrie der Gegenwart. Bd 1: Neurosen, psychosomatische Erkrankungen, Psychotherapie. Springer, Berlin u. a., 3. Aufl.
Hoffmann SO (2012) Psychoanalytische Psychotherapie mit niederer Sitzungsfrequenz. Forum der Psychoanalyse 28: 321–336
Hoffmann SO, Eckert-Henn A (2001) Angst und Dissoziation. Persönlichkeitsstörungen 5: 28–39
Hoffmann SO, Hochapfel G (1991) Einführung in die Neurosenlehre. Neuauflage: Neurotische Störungen und Psychosomatische Medizin. UTB Schattauer, Stuttgart, 2004
Hofmann A (1999) EMDS in der Therapie psychotraumatischer Belastungssyndrome. Thieme, Stuttgart
Hofstätter PR (1963) Einführung in die Sozialpsychologie. Kröner, Stuttgart
Hohage R (1996) Analytisch orientierte Psychotherapie in der Praxis. Schattauer, Stuttgart, 3. Aufl. 2000
Holdegger H (1993) Der Umgang mit dem Trauma. Klett-Cotta, Stuttgart
Hölzl R (1988) Funktionelle Diagnostik und Kriterien verhaltensmedizinischer Interventionen. In: Strian F, Hölzl R, Halsbeck M (Hrsg.) Verhaltensmedizin und Diabetes mellitus. Springer, Berlin u. a.
Horowitz M (1976) Stress response syndromes. Aronson, New York
Horowitz M (1993) Stress response syndromes. In: Wilson JP, Raphael P (Hrsg.) International Handbook of Traumatic Stress Syndromes. Plenum, New York, London
Huygen FJA (1978) Family medicine: The medical life history of families. Dekker & Van de Vegt, Nijmegen

Isay AI (1989) Schwul sein. Piper, München, 1990
Israel L (1983) Die unerhörte Botschaft der Hysterie. Reinhardt, München

Jacobi J (1972) Die Psychologie von C. G. Jung. Walter, Olten Freiburg i. Br.
Jacobson E (1959) Depersonalisation. J Amer Psa Assn 7: 581–593
Jacobson E (1973) Das Selbst und die Welt der Objekte. Suhrkamp, Frankfurt a. M.
Janet P (1889) L'automatisme psychologigue. Paris: Société Pierre Janet 1973.
Janssen PL (1987) Psychoanalytische Therapie in der Klinik. Klett-Cotta, Stuttgart
Janssen PL (1993) Von der Zusatzbezeichnung Psychotherapie zur Gebietsbezeichnung Psychotherapeutische Medizin. Zschr psychosom Med 39: 95–117
Janus L (1987) Die vergessene Revision der Konversionstheorie. In: Lamprecht F (Hrsg.) Spezialisierung und Integration in Psychosomatik und Psychotherapie. Springer, Berlin u. a.
Jellinek EM (1960) Alcoholism, a genus and some of its species. Canad Med Ass J 83: 1341–1345
Jiminez JP (1988) Die Wiederholung des Traumas in der Übertragung. Forum Psychoanal 4: 186–203
Jores A (1973) Der Kranke mit psychovegetativen Störungen. Vandenhoeck und Ruprecht, Göttingen

Kächele H, Steffens W (Hrsg.) (1988) Bewältigung und Abwehr. Springer, Berlin u. a.
Kandel ER (Hrsg.) (2008) Psychiatrie, Psychoanalyse und die neue Biologie des Geistes. Suhrkamp, Frankfurt a. M.
Kapfhammer P, Gündel H (2001) Psychotherapie der Somatisierungsstörungen. Thieme, Stuttgart
Kardinier A (1959) Traumatic neuroses of war. In: Arieti S (Hrsg.) American Handbook of Psychiatry, Bd. 1. Basic Books, New York
Katschnig H, Konieczna T (1986) Notfallpsychiatrie und Krisenintervention. In: Kisker KP u. a. (Hrsg.) Psychiatrie der Gegenwart Bd. 2: Krisenintervention, Suizid, Konsiliarpsychiatrie. Springer, Berlin u. a.
Keilson H (1979) Sequentielle Traumatisierung bei Kindern. Enke, Stuttgart
Kernberg O (1970) Eine psychoanalytische Klassifizierung der Charakterpathologie. In: Objektbeziehungen und die Praxis der Psychoanalyse. Klett, Stuttgart, 1981
Kernberg O (1975) Borderlinestörungen und pathologischer Narzißmus. Suhrkamp, Frankfurt a. M., 1978
Kernberg O (1976) Objektbeziehungen und Praxis der Psychoanalyse. Klett-Cotta, Stuttgart, 1981

Kernberg O (1985) Ein konzeptuelles Modell der männlichen Perversion. Forum Psychoanal 1: 167–188

Kernberg O (1989) Psychodynamische Psychotherapie bei Borderline-Patienten. Huber, Bern, Stuttgart, 1993

Kernberg O (2000a) Die übertragungsfokussierte (oder psychodynamische) Psychotherapie von Patienten mit einer Borderline-Persönlichkeitsorganisation. In: Kernberg O, Dulz B, Sachsse U (Hrsg.) Handbuch der Borderlinestörungen. Schattauer, Stuttgart

Kernberg O (2000b) Borderline-Persönlichkeitsorganisation und Klassifikation der Persönlichkeitsstörung. In: Kernberg O, Dulz B, Sachsse U (Hrsg.) Handbuch der Borderlinestörungen. Schattauer, Stuttgart

Kernberg O, Dulz B, Sachsse U (Hrsg.) (2000) Handbuch der Borderlinestörungen. Schattauer, Stuttgart

Kernberg O, Jeomans FRE, Clarkin JF, Buchheim P (2008) Psychodynamische übertragungsfokussierte Psychotherapie (TFP) von Patienten mit einer Borderline-Persönlichkeitsorganisation. In: Dreyer KA, Schmidt MG (Hrsg.) Niederfrequente analytische Psychotherapie. Klett-Cotta, Stuttgart

Khan MMR (1963) The concept of cumulative trauma. Psychoanalytic Study Child 18: 286–306

Khan MMR (1979) Entfremdung bei Perversionen. Suhrkamp, Frankfurt a. M.1983

Kind J (1988) Selbstobjekt Automat. Forum Psychoanal 4: 116–138

Kind J (1992) Suizidal. Die Psychoökonomie einer Suche. Vandenhoeck und Ruprecht, Göttingen

King NJ (1980) The behavioral management of asthma and asthmarelated problems in children. J Behav Med 3: 169–189

Kinsey AC (1948) Das sexuelle Verhalten des Mannes. Fischer, Frankfurt a. M., 1966

Kinsey AC (1953) Das sexuelle Verhalten der Frau. Fischer, Frankfurt a. M., 1966

Klapp B (1984) Psychosoziale Intensivmedizin. Springer, Berlin u. a.

Klauber J (1966) Psychoanalytische Beiträge zur psychosomatischen Medizin mit besonderer Berücksichtigung der Konversionstheorie. In: Brede K (Hrsg.) (1971) Einführung in die Psychosomatische Medizin. Fischer Athenäum, Frankfurt a. M.

Kleese C, Baumeister H, Bengel J, Härter M (2008) Somatische und psychische Komorbidität. Psychotherapeut 53: 49–62

Klein M (1962) Das Seelenleben des Kleinkindes. Klett, Stuttgart

Klerman GL, Weissman MM, Rounsaville BJ, Chevron ES (1984) Interpersonal psychotherapy of depression. Basic Books, New York

Klosterhalfen W, Klosterhalfen S (1990) Psychoimmunologie. In: Uexküll Th v (Hrsg.) Psychosomatische Medizin. Urban und Schwarzenberg, München

Klußmann R, Emmerich B (Hrsg.) (1990) Der Krebs-Kranke. Springer, Berlin u. a.

Klüwer R (1983) Agieren und Mitagieren. In: Hoffmann SO (Hrsg.) Deutung und Beziehung. Fischer, Frankfurt a.M.

Klüwer R (1995) Studien zur Fokaltherapie. Suhrkamp, Frankfurt a. M.

Kockott G (1995) Die Sexualität des Menschen. Beck, München

Kögler M (1991) Die Verarbeitung des Inzesttraumas in der psychoanalytischen Behandlung. Forum Psychoanal 7: 202–213

Köhle K, Joraschky P (1990) Die Institutionalisierung der Psychosomatischen Medizin im klinischen Bereich. In: Uexküll Th v (Hrsg.) Lehrbuch Psychosomatische Medizin. Urban und Schwarzenberg, München, 4. Aufl.

Köhle K, Simons C, Kubanek B (1990) Zum Umgang mit unheilbar Kranken. In Uexküll Th v (Hrsg.) Lehrbuch Psychosomatische Medizin. Urban und Schwarzenberg, München, 4. Aufl.

Köhler L (1990) Neuere Ergebnisse der Kleinkindforschung. Forum Psychoanal 6: 32–51

Köhler L (1998) Einführung in die Entstehung des Gedächtnisses. In: Koukkou M, Leuzinger-Bohleber M, Mertens W (Hrsg.) Erinnerung von Wirklichkeiten. Psychoanalyse und Neurowissenschaften Bd. 1. Verlag Internat Psychoanalyse, Stuttgart

Köhler T (1985) Psychosomatische Krankheiten. Kohlhammer, Stuttgart, 3. Aufl. 1996

Kohut H (1971) Narzißmus. Suhrkamp, Frankfurt a. M., 1973

Kohut H (1977) Die Heilung des Selbst. Suhrkamp, Frankfurt a. M., 1978

Kolk BA v. d. (1995) The Body keeps the Score. In: Kolk BA v. d., McFarlane AC, Weisaeth L (Hrsg.) Traumatic Stress. Guilford, New York. S. 214–241

Kolk BA v. d. (2001) The Assessment and Treatment of Complex PTSD. In: Yehuda R (Hrsg.) Traumatic Stress. Am Psychiatric Press, New York

Kolk BA v. d., Burnbridge JA, Suzuki J (1998) Die Psychobiologie traumatischer Erinnerungen. In: Streeck-Fischer A (Hrsg.) Adoleszenz und Trauma. Vandenhoeck und Ruprecht, Göttingen

Anhang

Kolk BA v. d., McFarlane AC, Weisaeth L (Hrsg.) (1996) Traumatic Stress. Guilford, New York

König K (1981) Angst und Persönlichkeit. Das Konzept vom steuernden Objekt und seine Anwendung. Vandenhoeck und Ruprecht, Göttingen

König K (1982) Der interaktionelle Anteil der Übertragung in Einzelanalyse und analytischer Gruppenpsychotherapie. Gruppenpsychother Gruppendyn 18: 76–83

König K (1991) Praxis der psychoanalytischen Therapie. Vandenhoeck und Ruprecht, Göttingen

König K (1993) Einzeltherapie außerhalb des klassischen Settings. Vandenhoeck und Ruprecht, Göttingen

König K (1995) Einführung in die stationäre Psychotherapie. Vandenhoeck und Ruprecht, Göttingen

König K, Lindner WV (1991) Psychoanalytische Gruppenpsychotherapie. Vandenhoeck und Ruprecht, Göttingen, 2. Aufl.1992

Körner J (1990) Übertragung und Gegenübertragung – eine Einheit im Widerspruch. Forum Psychoanal 6: 87–104

Körner J (2015) Die Deutung in der Psychoanalyse. Kohlhammer, Stuttgart

Körner J, Rosin U (1985) Das Problem der Abstinenz in der Psychoanalyse. Forum Psychoanal 1: 25–47

Koukkou M, Leuzinger-Bohleber M, Mertens W (Hrsg.) (1998) Erinnerung von Wirklichkeiten. Psychoanalyse und Neurowissenschaften Bd. 1. Verlag Internat Psychoanalyse, Stuttgart

Kraft H (2004) Autogenes Training. Handbuch für die Praxis. Deutscher Ärzteverlag, Köln, 4. Aufl.

Krause J, Krause KH (2005) ADHS im Erwachsenenalter. Schattauer, Stuttgart

Krause R (1983) Zur Onto- und Phylogenese des Affektsystems und ihrer Beziehung zu psychischen Störungen. Psyche 37: 1016–1043

Kris E (1935) Die ästhetische Illusion. In: Phänomene der Kunst in der Sicht der Psychoanalyse. Suhrkamp, Frankfurt a. M., 1977

Krystal H (1985) Trauma and the Stimulus Barrier. Psychoanal Inquiry 5: 131–161

Krystal H, Raskin HA (1970) Drogensucht. Vandenhoeck und Ruprecht, Göttingen, 1983

Kübler-Ross E (1969) Interviews mit Sterbenden. Kreuz-Verlag, Stuttgart, 1971

Küchenhoff J (1990) Die Repräsentation früher Traumata in der Übertragung. Forum Psychoanal 6: 15–31

Küchenhoff J (2012) Psychose. Psychosozial-Verlag, Gießen

Kuwert P, Spitzer C, Freyberger HJ, Ermann M (2007) Sixty years later: Post-traumatic stress symptoms and current psychopathology in former German children of World War II. Internat Psychogeriatrics 19: 782–784

Lacan J (1973) Das Spiegelbild als Bildner der Ichfunktion. In: Schriften 1. Walter, Olten

Lacey JI (1958) The evaluation of autonomic response. Ann New York Academy of Science 67: 123–164

Lachauer R (1993) Der Fokus in der Psychotherapie. Pfeiffer, München, 5. Aufl. 2004

Lauter H (1982) Die psychiatrische Versorgung von Suizidenten auf internistischen Stationen. In: Fiedler PA, Franke A, Howe J, Kury H, Möller HJ (Hrsg.) Herausforderungen und Grenzen der klinischen Psychologie. Dt Ges Verhaltensther, Tübingen

Lazarus RS (1966) Psychological stress and the coping process. MacGraw-Hill, New York

Lazarus RS, Folkman S (1984) Stress, appraisal, and coping. Springer, New York u. a.

Lehrmann C (2001) EMDR in psychodynamischen Psychotherapien. Psychotherapeut 46: 266–268

Leichsenring F, Rabung S (2008) Effectiveness of long term psychodynamic psychotherapy – A meta-analysis. J Am Med Assn 300: 1551–1565

Leichsenring F, Rabung S, Leibing E (2004) The Efficacy of Short-term Psychodynamic Psychotherapy in Specific Psychiatric Disorders. A Meta-analysis. Archives of General Psychiatry 61: 1208–1217.

Leslie AM (2000) »Theory of Mind« as a mechanism of selective attention. In: Gazzangia MS (Hrsg.) The New Cognitive Neurosciences. The MIT Ress, Cambridge MA. S. 1235–1247

Leuner H (1985) Lehrbuch des Katathymen Bilderlebens. Huber, Bern, Stuttgart

Leutz G (1974) Psychodrama. Theorie und Praxis. Springer, Berlin u. a.

Leuzinger-Bohleber M, Koukkou M, Mertens W (Hrsg.) (1998) Erinnerung von Wirklichkeiten. Psychoanalyse und Neurowissenschaften Bd. 2. Verlag Internat Psychoanalyse, Stuttgart

Leuzinger-Bohleber M, Stuhr U (Hrsg.) (1997) Psychoanalysen im Rückblick. Psychosozial-Verlag, Gießen

Lichtenberg JD (1987) Psychoanalyse und Kleinkindforschung. Springer, Berlin u. a., 1991

Lindemann E (1944) Symptomatology and management of acute grief. Am J Psychiat 101: 141–148

Linden M, Hautzinger M (Hrsg.) (1993) Verhaltenstherapie. Springer, Berlin u. a., 2. Aufl.

Lindy JD (1993) Focal psychoanalytic psychotherapy of posttraumatic stress disorder. In: Wilson JP, Raphael P (1993) International hand-

book of traumatic stress syndroms. Plenum, New York
Linehan MM (1996) Dialektisch-behaviorale Therapie der Borderline-Persönlichkeitsstörung. CIP-Medien, München
Loch W (1979) Tiefenpsychologisch fundierte Psychotherapie, Analytische Psychotherapie. Ziele, Methoden, Grenzen. Wege zum Menschen 31: 177–193
Loch W (Hrsg.) (1971) Die Krankheitslehre der Psychoanalyse. Hirzel, Stuttgart
Lockot R (1985) Erinnern und Durcharbeiten. Fischer, Frankfurt a. M.
Lohmer M (1988) Stationäre Psychotherapie bei Borderline-Patienten. Springer, Berlin u. a.
Lohmer M, Klug G u. a. (1992) Zur Diagnostik der Frühstörung. Prax Psychother Psychosom 37: 243–255
Lorenzer A (1966) Zum Begriff der traumatischen Neurose. Psyche 20: 481–492
Lorenzer A (1970) Symbol, Verdrängung und unbewusste Inhalte. In: Kritik des psychoanalytischen Symbolbegriffs. Suhrkamp, Frankfurt a. M.
Lorenzer A, Thomä H (1965) Über zweiphasige Symptomentwicklung bei traumatischen Neurosen. Psyche 18: 674–684
Lowen A (1979) Bioenergetik. Rowohlt, Reinbek
Luborsky L (1976) Helping alliance in psychotherapy. In: Claghorn JK (Hrsg.) Successful psychotherapy. Brunner Mazel, New York
Luborsky L (1984) Einführung in die analytische Psychotherapie. Springer, Berlin u. a., 1988
Ludewig K (1992) Systemische Therapie. Grundlagen klinischer Theorie und Praxis. Klett-Cotta, Stuttgart
Ludwig-Körner C (1992) Der Selbstbegriff in Psychologie und Psychotherapie. Dt Universitätsverlag, Wiesbaden

Mahler M (1968) Symbiose und Individuation. Klett, Stuttgart, 1972
Mahler M (1975) Die Bedeutung des Loslösungs-Individuations-Prozesses für die Beurteilung von Borderline-Phänomenen. Psyche 29: 609–621
Mahler M, Pine F, Bergman A (1978) Die psychische Geburt des Menschen. Fischer, Frankfurt a. M.
Malan DH (1962) Psychoanalytische Kurztherapie. Huber, Bern, Stuttgart
Margraf J (Hrsg.) (1996) Lehrbuch der Verhaltenstherapie, Bd. I u. II. Springer, Berlin u. a., Neuaufl. 2000
Marty P (1958) Die allergische Objektbeziehung In: Brede K (Hrsg.) Einführung in die psychosomatische Medizin. Fischer Athenäum, Frankfurt a. M., 1974
Marty P, M'uzan M de (1963) Das operative Denken. Psyche 32: 974–984 (1978)
Massermann JH (1943) An experimental psychoanalytic approach to psychobiologic principles. Chicago
Massing A, Reich G, Sperling E (1992) Die Mehrgenerationen-Familientherapie. Vandenhoeck und Ruprecht, Göttingen
Masters WH, Johnson VE (1973) Anorgasmie und Impotenz. Goverts Krüger Stahlberg, Frankfurt a. M.
Matejek N, Müller T (Hrsg.) (2000) Sexualität und Psychose (Forum der psychoanalytischen Psychosentherapie, Bd. 6) Vandenhoeck und Ruprecht, Göttingen
McDougall J (1985) Plädoyer für eine gewisse Anormalität. Suhrkamp, Frankfurt a. M., 1988
McDougall J (1995) Die Couch ist kein Prokrustesbett. Verlag Internat Psychoanalyse, Stuttgart, 1997
McLaughin JT (1991) Clinical and theoretical aspects of enactment. J Am Psa Assn 39: 595–614
Meermann R, Vandereycken W (1987) Therapie der Magersucht und Bulimia nervosa. De Gruyter, Berlin
Meerwein F (1969) Die Grundlagen des ärztlichen Gesprächs. Eine Einführung in die psychoanalytische Psychosomatik. Huber, Bern, Stuttgart
Melzack R, Wall P (1965) Pain mechanisms: A new theory. Science 150: 971–979
Mentzel G (1979) Über die Arbeitssucht. Z Psychosom Med Psychoanal 25: 115–127
Mentzos S (1980) Hysterie. Kindler, München
Mentzos S (1982) Neurotische Konfliktverarbeitung. Fischer, Frankfurt a. M.
Mentzos S (1991) Psychodynamische Modelle in der Psychiatrie. Vandenhoeck und Ruprecht, Göttingen
Mentzos S (Hrsg.) (1994) Angstneurose. Fischer, Frankfurt a. M.
Mentzos S (2000) Die »endogenen« Psychosen als Psychosomatosen des Gehirns. In: Matejek N, Müller T (Hrsg.) Sexualität und Psychose (Forum der psychoanalytischen Psychosentherapie, Bd. 6) Vandenhoeck und Ruprecht, Göttingen. S. 32–43
Mentzos S (2009) Lehrbuch der Psychodynamik. Vandenhoeck und Ruprecht, Göttingen
Mertens W (1990/91) Einführung in die psychoanalytische Therapie, 3 Bde. Kohlhammer, Stuttgart
Mertens W (1992) Entwicklung der Psychosexualität und der Geschlechtsidentität, Bd. 1: Geburt bis 4. Lebensjahr. Kohlhammer, Stuttgart, 3. Aufl. 1997
Mertens W (1994) Psychoanalyse auf dem Prüfstand? Eine Erwiderung auf die Meta-Analyse

Anhang

von Klaus Grawe. Quintessenz, Berlin, München
Mertens W (2009) Psychoanalytische Erkenntnishaltungen und Interventionen. Kohlhammer, Stuttgart
Mester H (1981) Die Anorexia nervosa. Springer, Berlin u. a.
Meyer AE (1995) Et tamen florent confessiones. Psychotherapeut 40: 107–110
Meyer AE, Stuhr U, Wirth U, Rüster P (1988) 12-year follow-up study of the Hamburg short psychotherapy experiment. Psychother Psychosom 49: 192–200
Meyer JE (1977) Über abnorme Trauerreaktionen. Z psychosom Med 23: 303–309
Meyerowitz S (1970) The continuing investigation of psychosocial variables in rheumatoid arthritis. In: Hill AG (Hrsg.) Modern trends in rheumatology, Bd. 2. London, Butterworth. S. 95–105
Minuchin S (1974) Familie und Familientherapie. Lambertus, Freiburg i. Br., 7. Aufl. 1987
Minuchin S, Rosman B, Baker L (1978) Psychosomatische Krankheiten in der Familie. Klett-Cotta, Stuttgart, 1981
Mirsky IA (1958) Körperliche, seelische und soziale Faktoren bei psychosomatischen Störungen. Psyche 15: 26–37 (1961)
Mitchell JE u. a. (1985) Intensive outpatient group psychotherapy for bulimia. In: Garner DM, Garfinkel PE (Hrsg.) Handbook of psychotherapy for anorexia nervosa and bulimia. Guilford Press, New York
Mitchell SA (2000) Bindung und Beziehung. Psychosozial-Verlag, Gießen, 2003
Mitscherlich A (1961) Anmerkungen über die Chronifizierung psychosomatischen Geschehens. Psyche 15: 1–25
Mitscherlich A (1965) Über die Behandlung psychosomatischer Krankheiten. Psyche 18: 642–663
Mitscherlich A (Hrsg.) (1967) Der Kranke in der modernen Gesellschaft. Kiepenheuer und Witsch, Köln
Mitscherlich A (1969) Krankheit als Konflikt. Suhrkamp, Frankfurt a. M.
Mitscherlich M (1971) Zur Psychoanalyse des Torticollis spasticus. Nervenarzt 42: 420–426
Mitscherlich-Nielsen M (1980) Theorien und Probleme der psychosexuellen Entwicklung der Frau. In: Sigusch V (Hrsg.) Therapie sexueller Störungen, Thieme, Stuttgart, 2. Aufl.
Möhring P, Neraal T (1991) Psychoanalytisch orientierte Familien- und Sozialtherapie. Westdeutscher Verlag, Opladen
Molinski H, Hertz DG (1986) Psychosomatik der Frau. Springer, Berlin u. a.
Möller HJ (1994) Psychiatrie. Ein Leitfaden für die Praxis. Kohlhammer, Stuttgart, 4. Aufl. 2002
Möller HJ, Müller WE, Volz HP (1999) Psychopharmakotherapie. Kohlhammer, Stuttgart, 2. Aufl. 2000
Moreno JL (1959) Gruppenpsychotherapie und Psychodrama. Thieme, Stuttgart
Morgan WL, Engel GL (1977) Der klinische Zugang zum Patienten. Anamnese und Körperuntersuchung. Huber, Bern, Stuttgart
Morgenthaler F (1984) Homosexualität, Heterosexualität, Perversion. Qumram, Frankfurt a. M.
Mower O (1960) Learning theory and behaviour. Wiley, New York
M'Uzan M de (1977) Zur Psychologie der psychosomatisch Kranken. In: Overbeck G, Overbeck A (Hrsg.) Seelischer Konflikt – körperliches Leiden. Reader zur psychoanalytischen Psychosomatik. Rowohlt, Reinbek, 1978

Nemiah JC, Sifneos PE (1970) Psychosomatic illness: A problem in communication. Psychother Psychosom 18: 154–167
Niederland WG (1980) Folgen der Verfolgung: Das Überlebenssyndrom. Suhrkamp, Frankfurt a. M.

Orange DM, Atwood GE, Stolorow RD (1997) Intersubjektivität in der Psychoanalyse. Brandes und Apsel, Frankfurt a. M., 2001
Orlinsky DE, Howard KI (1986) Process and outcome in psychotherapy. In: Garfield SL, Bergin AE (Hrsg.) Handbook of psychotherapy and behavioural change. Wiley, New York, 3. Aufl.
Orlinsky DE, Rönnestadt MH, Willutzki U (2004) Fifty years of psychotherapy process-outcome research: continuity and change. In: Lambert MJ (Hrsg.) Bergin and Garfield's handbook of psychotherapy and behavior change. Wiley, New York, 5. Aufl. S. 307–389
Overbeck G (1980) Untersuchungen zur Psychosomatik der Ulkuskrankheit. In: Oberbeck G, Möhlen K, Brähler E (Hrsg.) Psychosomatik der Ulkuskrankheit. Springer, Berlin u. a.
Overbeck G, Overbeck A (Hrsg.) (1978) Seelischer Konflikt – körperliches Leiden. Rowohlt, Reinbek

Papousek M (1989) Frühe Phasen der Eltern-Kind-Beziehungen. Prax Psychother Psychosom 34: 109–122
Parsons T (1951) The social system. Routledge & Kegan, London
Pawlow IP (1927) Conditioned reflexes. Oxford Univ Press, Oxford

Perls FS (1969) Gestalt-Therapie in Aktion. Klett, Stuttgart, 1974
Petzold E, Reindell A (1980) Lehrbuch Psychosomatische Medizin. UTB Quelle und Meyer, Heidelberg
Pfeiffer R, Leuzinger-Bohleber M (1986) Applications of cognitive science methods to psychoanalysis. Int Rev Psycho-Anal 13: 221–240
Piaget J (1954) The construction of reality in the child. Basic Books, New York
Plassmann R (1993) Psychoanalyse artifizieller Krankheiten. Shaker, Aachen
Pohlen M (1972) Gruppenanalyse. Vandenhoeck und Ruprecht, Göttingen
Pöldinger W (1982) Suizidprophylaxe bei depressiven Syndromen. Neuropsych Clin 1: 87–95
Pöppel E, Bullinger M (1990) Medizinische Psychologie. Edition Medizin, Weinheim
Portmann A (1941) Die biologische Bedeutung des ersten Lebensjahres beim Menschen. Schweiz. Medizin. Wochenzeitschrift 71: 921–1001.
PPT (1997) Themenheft Traumazentrierte Psychotherapie I. Zeitschrift Persönlichkeitsstörungen, Theorie und Praxis, Heft 3/97. Schattauer, Stuttgart

Quint H (1984) Der Zwang im Dienst der Selbsterhaltung. Psyche 38: 715–737
Quint H (1988) Die Zwangsneurose aus psychoanalytischer Sicht. Springer, Berlin u. a.

Racker H (1959) Übertragung und Gegenübertragung. Reinhardt, München, 1978
Rad M v (1983) Alexithymie. Springer, Berlin u. a.
Radebold H (1992) Psychodynamik und Psychotherapie Älterer. Springer, Berlin u. a.
Rangell L (1959) Die Konversion. Psyche 23: 121–147 (1969)
Rechenberger I (1976) Tiefenpsychologisch ausgerichtete Diagnostik und Behandlung von Hautkrankheiten. Vandenhoeck und Ruprecht, Göttingen
Reddemann L (2001) Imagination als heilsame Kraft. Pfeiffer, München
Redddemann L (2011) (Hrsg.) Kontexte von Achtsamkeit in der Psychotherapie. Kohlhammer, Stuttgart
Reddemann L, Sachsse U (1997) Stabilisierung. Persönlichkeitsstörungen 3: 113–147
Reich G, Cierpka M (Hrsg.) (2001) Psychotherapie der Essstörungen. Thieme, Stuttgart
Reich W (1925) Der triebhafte Charakter. Internat Psychoanalytischer Verlag, Wien
Reich W (1933) Charakteranalyse. Eigenverlag, Wien (Nachdruck als Fischer-Taschenbuch)
Reimer C (1981) Zur Problematik der Helfer-Suizident-Beziehung. In: Henseler H, Reimer C (Hrsg.) Selbstmordgefährdung. Zur Psychodynamik und Psychotherapie. Frommann-Holzboog, Stuttgart-Bad Cannstatt
Reimer C (1982) Suizid. Springer, Berlin u. a.
Reimer C, Rüger U (2000) Psychodynamische Psychotherapien. Springer, Berlin u. a.
Resnick HS, Kilpatrick DG, Dansky BS u. a. (1993) Prevalence of Civilian Trauma. J Consultant Clin Psychol 61: 984–991
Revensdorf D, Peter B (Hrsg.) (2001) Hypnose in Psychotherapie, Psychosomatik und Medizin. Springer, Berlin
Richter HE (1963) Eltern, Kind, Neurose. Klett, Stuttgart
Richter HE (1970) Patient: Familie. Entstehung, Struktur und Therapie von Konflikten in Ehe und Familie. Rowohlt, Reinbek
Richter HE (1972) Die Gruppe. Hoffnung auf einen neuen Weg, sich selbst und andere zu befreien. Rowohlt, Reinbek
Richter HE, Beckmann D (1969) Herzneurose. Thieme, Stuttgart
Riemann F (1961) Grundformen der Angst. Reinhardt, München
Riemann F (1970) Über den Vorteil des Konzepts einer präoralen Phase. Z psychosom Med 16: 27–40
Rimon R (1969) A psychosomatic approach to rheumatoid arthritis. Acta Rheumat Scand Suppl 13: 1–154
Ringel E (1969) Selbstmordverhütung. Huber, Bern, Stuttgart
Rogers C (1942) Die nicht-direktive Beratung. Kindler, München, 1972
Rogers C (1951) Die klient-bezogene Gesprächstherapie. Kindler, München, 1973
Rogers C (1957) The necessary and sufficient conditions of therapeutic personality change. J Consult Psychol 21: 95–103
Rogers C (1959) Eine Theorie der Psychotherapie, der Persönlichkeit und der zwischenmenschlichen Beziehungen. GwG-Verlag, Köln, 2. Aufl. 1989
Rohde-Dachser C (1979) Das Borderline-Syndrom. Huber, Bern, Stuttgart, 5. Aufl. 1995
Rohde-Dachser C (1983) Träume in der Behandlung von Patienten mit schweren Ich-Störungen. In: Ermann M (Hrsg.) Der Traum in der Psychoanalyse und analytischen Psychotherapie. Springer, Heidelberg
Rohde-Dachser C (1990) Ausformung der ödipalen Dreieckskonstellation bei narzisstischen und Borderlinestörungen. Psyche 41: 733–799
Rohrmeier F (1982) Langzeiterfolge psychosomatischer Therapien. Springer, Berlin u. a.

Roseman RH, Friedman M (1977) Modifying type a behavior pattern. J Psychosom Res 21: 323–331
Rosenfeld H (1981) Zur Psychoanalyse psychotischer Zustände. Suhrkamp, Frankfurt a. M.
Rosenfeld H (1990) Sackgassen und Deutungen. Verlag Internat Psychoanalyse, München
Roskamp H (1971) Grundzüge der Neurosenlehre. In: Loch W (Hrsg.) Die Krankheitslehre der Psychoanalyse. Hirzel, Stuttgart, 2. Aufl.
Rost D (1986) Psychoanalytische Modellvorstellungen zur Theorie des Alkoholismus. Psyche 40: 289–309
Roth G (2001) Fühlen, Denken, Handeln: Wie das Gehirn Verhalten steuert. Suhrkamp, Frankfurt a. M.
Roth G, Strüber N (2014) Geist, Seele und Gehirn. Klett-Cotta, Stuttgart
Rudolf G (1988) Krankheiten im Grenzbereich von Neurose und Psychose. Vandenhoeck und Ruprecht, Göttingen, 2. Aufl.
Rudolf G (1991) Die therapeutische Arbeitsbeziehung. Springer, Berlin u. a.
Rudolf G (1994) Ergebnisse psychoanalytischer Therapien. Zschr Psychosom Med 40: 25–40
Rudolf G (2002) Struktur als psychodynamisches Konzept der Persönlichkeit. In: Rudolf G, Grande T, Henningsen P (Hrsg.) Die Struktur der Persönlichkeit. Schattauer, Stuttgart
Rudolf G (2004) Strukturbezogene Psychotherapie. Schattauer, Stuttgart, 3. Aufl. 2011
Rudolf G (2010) Psychodynamische Psychotherapie. Schattauer, Stuttgart
Ruesch J (1948) The infantile personality: The core problem of psychosomatic medicine. Psychosom Med 10: 134–144
Rüger U, Dahm A, Dieckmann M, Neher M (Hrsg.) (2014) Kommentar Psychotherapierichtlinien. 10. Auflage des »Faber/Haarstrick«-Kommentars. Urban und Fischer, München

Sachsse U (1993) Selbstverletzendes Verhalten. Vandenhoeck und Ruprecht, Göttingen
Sachsse U (1995) Die Psychodynamik der Borderline-Persönlichkeitsstörung als Traumafolge. Forum der Psychoanalyse 11: 50–61
Sachsse U (Hrsg.) (2004) Traumazentrierte Psychotherapie. Schattauer, Stuttgart
Sandell R (1997) Langzeitwirkung von Psychotherapie und Psychoanalyse. In: Leuzinger-Bohleber M, Stuhr U (Hrsg.) Psychoanalysen im Rückblick. Psychosozial-Verlag, Gießen
Sandler J (1976) Gegenübertragung und die Bereitschaft zur Rollenübernahme. Psyche 30: 297–305
Sandler J u. a. (1987) Psychisches Trauma. Sigmund Freud Institut, Frankfurt a. M.
Sandler J, Sandler AM (1984) Vergangenheits-Unbewusstes, Gegenwarts-Unbewusstes und die Deutung der Übertragung. Psyche 39: 800–829 (1985)
Sandner D (2013) Die Gruppe und das Unbewusste. Springer, Berlin u. a.
Scharfetter C (1999) Dissoziation, Split, Fragmentation. Huber, Bern
Schepank H (1986) Die psychogenen Erkrankungen der Stadtbevölkerung. Springer, Berlin u. a.
Schepank H (1994) Gen oder Psychogen. Zsch psychosom Med 40: 11–24
Schepank H, Tress W (Hrsg.) (1988) Die stationäre Psychotherapie und ihr Rahmen. Springer, Berlin u. a.
Schiepek G (2003) Neurobiologie der Psychotherapie. Schattauer, Stuttgart
Schilder P (1923) Das Körperschema. Springer, Berlin
Schindler R (1969) Das Verhältnis von Soziometrie und Rangordnungsdynamik. Gruppenpsycho Gruppendyn 3: 31–37
Schlieffen H v (1983) Psychoanalyse ohne Grundregel. Psyche 37: 481–496
Schlippe A v (1984) Familientherapie im Überblick. Basiskonzepte, Formen, Anwendungsmöglichkeiten. Junfermann-Verlag, Paderborn
Schmidbauer W (1977) Die hilflosen Helfer. Rowohlt, Reinbek
Schmidbauer W, Scheidt J v, Schulenberg M (2004) Handbuch der Rauschdrogen. Fischer Taschenbuch, Frankfurt a. M.
Schmidt H, Struppler H (1982) Schmerz. Piper, München
Schmitt G (1987) Anorexia nervosa und Bulimie. Prax Psychother Psychosom 32: 128–136
Schneider W, Freyberger HJ (1914) Diagnostik in der Psychotherapie. Psychotherapeut 59: 439–447
Schon L (2000) Sehnsucht nach dem Vater. Klett-Cotta, Stuttgart
Schorr A (1984) Die Verhaltenstherapie. Beltz, Weinheim
Schramm E (1996) Interpersonelle Psychotherapie. Schattauer, Stuttgart
Schubert HJ (1989) Psychosomatische Faktoren bei Hauterkrankungen. Vandenhoeck und Ruprecht, Göttingen
Schüffel W, Uexküll Th v (1990) Funktionelle Syndrome im gastrointestinalen Bereich. In: Uexküll Th v (Hrsg.) Psychosomatische Medizin. Urban und Schwarzenberg, München

Schultz JH (1952) Hypnose-Technik. Fischer, Stuttgart

Schultz JH (1963) Psychotherapie. Fischer, Stuttgart

Schultz JH (1966) Das Autogene Training. Thieme, Stuttgart

Schultz-Hencke H (1940) Der gehemmte Mensch. Thieme, Stuttgart, Neuaufl. 1982

Schultz-Hencke H (1951) Lehrbuch der analytischen Psychotherapie. Thieme, Stuttgart

Schur M (1955) Zur Metapsychologie der Somatisierung. In: Brede K (Hrsg.) (1971) Einführung in die Psychosomatische Medizin. Fischer Athenäum, Frankfurt a. M.

Schwarz F (2012) Psychodynamische Psychotherapie der Psychosen. Psychotherapeut 57: 477–478

Schwarz F, Meier C (Hrsg.) (2001) Psychotherapie der Psychosen. Thieme, Stuttgart

Schwarz F, Tabbert-Haugg C, Wendl-Kempmann G, Hering W, Kapfhammer HP (2006) Psychodynamik und Psychotherapie der Psychosen. Kohlhammer, Stuttgart

Schwidder W (1972) Klinik der Neurosen. In: Kisker KP u. a. (Hrsg.) Psychiatrie der Gegenwart Bd. II/1. Springer, Berlin u. a. 2. Aufl.

Segal H (1957) Bemerkungen zur Symbolisierung. In: Bott Spilius, EB (Hrsg.) Melanie Klein heute. Bd I. Verl Internat Psychoanalyse, München

Segal H (1973) Melanie Klein, eine Einführung. Kindler, München, 1974

Segal H (1991) Traum, Phantasie und Kunst. Klett-Cotta, Stuttgart

Seidler GH (Hrsg.) (1993) Magersucht – öffentliches Geheimnis. Vandenhoeck und Ruprecht, Göttingen

Seiffge-Krencke I (2004) Psychotherapie und Entwicklungspsychologie. Springer, Berlin u. a.

Seligman MEP (1975) Helplessness. Freeman, San Francisco

Seligman MEP, Hager JL (1972) Biological boundaries of learning. Appleton Century Crofts, New York

Selvini-Palazzoli M (1974) Magersucht. Klett-Cotta, Stuttgart, 1982

Selvini-Palazzoli M (1992) Die psychotischen Spiele in der Familie. Klett-Cotta, Stuttgart

Selvini-Palazzoli M, Boscolo L, Cecchin G, Prata G (1978) Paradoxon und Gegenparadoxon. Klett-Cotta, Stuttgart

Selye H (1956) Streß: Bewältigung und Lebensgewinn. Piper, München, 1974

Shapiro F (1995) Eye Movement Desensitization and Reprocessing. Guilford, New York

Shedler J (2011) Die Wirksamkeit psychodynamischer Psychotherapie. Psychotherapeut 56: 265–277

Siegrist J (1980) Die Bedeutung von Lebensereignissen für die Entstehung körperlicher und psychosomatischer Erkrankungen. Nervenarzt 51: 313–320

Siegrist J, Dittmann K, Ritter K, Weber I (1982) The social context of active distress in patients with early myocardial infarction. Soc Sci Med 16: 443–453

Sigmund D (1994) Die Phänomenologie der hysterischen Persönlichkeitsstörung. Nervenarzt 65: 18–25

Sigusch V (Hrsg.) (1995) Therapie sexueller Störungen. Thieme, Stuttgart, 3., neugestaltete Aufl.

Slavson SR (1943) Einführung in die Gruppenpsychotherapie von Kindern und Jugendlichen. Vandenhoeck und Ruprecht, Göttingen, 2. dt. Aufl. 1971

Smith ML, Glass GV, Miller TI (1980) The benefits of psychotherapy. J Hopkins Univ Press, Baltimore

Spitz R (1965) Vom Säugling zum Kleinkind. Klett, Stuttgart, 1967

Sprott W (1958) Human groups. Penguin Books, London

Statsch M, Grande T, Janssen P, Oberbracht C, Rudolf G (2015) OPD-2 im Psychotherapie-Antrag. Huber, Bern

Stauber M (1988) Psychosomatik der sterilen Ehe. Grosse, Berlin

Steinkopff B (1997) Kognitive Verhaltenstherapie bei Posttraumatischer Belastungsstörung. Psychotherapie 1: 35–44

Stern D (1979) Mutter und Kind. Die erste Beziehung. Klett-Cotta, Stuttgart

Stern D (1985) Die Lebenserfahrung des Säuglings. Klett-Cotta, Stuttgart, 1992

Stern D (1998) Die Rolle des impliziten Wissens bei der therapeutischen Veränderung. Psychother. Psychosom. med. Psychol 51: 147–152 (2001)

Stern DN, Sander LW, Nahum JP, Harrison AM, Lyons-Ruth K, Morgan AC, Bruschweiler-Stern N, Tronick EZ (1998) Nicht-deutende Mechanismen in der psychoanalytischen Therapie. Das »Etwas-Mehr« als Deutung. Psyche 56 (2002): 974–1006

Stierlin H (1978) Delegation und Familie. Suhrkamp, Frankfurt a. M.

Stoller R (1968) Sex and gender. Vol 1: The development of masculinity and femininity. Science House, New York

Stoller R (1979) Perversion: Die erotische Form von Haß. Rowohlt, Reinbek

Stolorow RD, Brandchaft B, Atwood GE (1987) Psychoanalytische Behandlung. Fischer, Frankfurt a. M., 1996

Stolze H (1959) Psychotherapeutische Aspekte der Konzentrativen Bewegungstherapie. In: Speer E

(Hrsg.) Kritische Psychotherapie. Lehmann, München
Stone M (1993) Abnormalities of Personality. Norton, New York
Streeck U (2007) Psychotherapie komplexer Persönlichkeitsstörungen. Klett-Cotta, Stuttgart
Strotzka H (1975) Psychotherapie. Urban und Schwarzenberg, München
Strupp HH (1971) On the basic ingredients of psychotherapy. J Consult Clin Psychol 41: 1–8
Sullivan HS (1953) The Interpersonal Theory of Psychiatry. Norton, New York

Tausch R (1975) Gesprächstherapie. Hogrefe, Göttingen
Terr LC (1995) Childhood Traumas. In: Everly GS, Lating JM (Hrsg.) Psychotraumatology. New York, Plenum. S. 301–320
Thomä H (1961) Anorexia nervosa. Klett, Stuttgart
Thomä H (1981) Schriften zur Praxis der Psychoanalyse. Vom spiegelnden zum aktiven Psychoanalytiker. Suhrkamp, Frankfurt a. M.
Thomä H, Kächele H (1985/88) Lehrbuch der psychoanalytischen Therapie, 2 Bde. Springer, Berlin u. a., 2. Aufl. 1996
Tomkins SS (1962/63) Affect, immagery, consciousness. Springer, New York
Tress W (1985) Psychoanalyse der Sucht. Forum Psychoanal 1: 81–92
Tress W (1986) Das Rätsel der seelischen Gesundheit. Vandenhoeck und Ruprecht, Göttingen
Tress W (Hrsg.) (1994) Psychosomatische Grundversorgung. Schattauer, Stuttgart, New York
Tress W, Reister G (1990) Zur traumatischen Chimäre des unempfindlichen Kindes. Prax Psychother Psychosom 35: 190–204
Tretter F (2000) Suchtmedizin. Schattauer, Stuttgart
Troschke J v (2004) Die Kunst, ein guter Arzt zu werden. Huber, Bern
Tyson P (1986) Männliche Geschlechtsidentität und ihre Wurzeln in der frühkindlichen Entwicklung. In: Friedman RM, Lerner L (Hrsg.) Zur Psychoanalyse des Mannes. Springer, Berlin u. a., 1991
Tyson P, Tyson RL (1990) Lehrbuch der psychoanalytischen Entwicklungspsychologie. Kohlhammer, Stuttgart, 1997

Uexküll Th v (1958) Funktionelle Syndrome in der Praxis. Psyche 9: 481–502
Uexküll Th v (Hrsg.) (1981) Integrierte Psychosomatische Medizin in Praxis und Klinik. Schattauer, Stuttgart, New York
Uexküll Th v (Hrsg.) (1990) Psychosomatische Medizin. Urban und Schwarzenberg, München, 4. Aufl.
Uexküll Th v, Wesiack W (1996) Wissenschaftstheorie: ein bio-psycho-soziales Modell. In: Uexküll Th v (Hrsg.) Psychosomatische Medizin. München, Urban und Schwarzenberg, 5. Aufl.
Ullmann H, Wilke (2012) Handbuch Katathym Imaginative Psychotherapie. Huber, Bern

Venzlaff U (1958) Die psychoreaktiven Störungen nach entschädigungspflichtigen Ereignissen. Berlin u. a., Springer
Verres R, Faller H, Michel U, Schilling S (1985) Subjektive Krankheitstheorie. In: Fischer P (Hrsg.) Therapiebezogene Diagnostik. Dt Ges Verhaltensther, Tübingen

Waldvogel B (1997) Längere Psychotherapien werden als nützlicher erlebt. Zu den Ergebnissen und der Diskussion einer unabhängigen Umfrage in den USA. Forum Psychoanal 13: 172–182
Wallerstein R (1986) Forty-two lives in treatment. Guildford Press, New York, London
Watzlawick P, Beavin JH, Jackson DD (1969) Menschliche Kommunikation. Huber, Bern, Stuttgart
Weber G, Stierlin H (1989) In Liebe entzweit. Die Heidelberger Familientherapie der Magersucht. Rowohlt, Reinbek
Weissman M, Markowitz JC, Klerman GL (2007) Interpersonelle Psychotherapie. Hogrefe, Göttingen, 2009
Weizsäcker V v (1940) Der Gestaltkreis. Thieme, Leipzig
Wilkens J (1970) A follow up study of those who called a suicide prevention center. Am J Psychiatry 127: 155–161
Will H (2001) Die Handhabung der Übertragung. Forum der Psychoanalyse 17: 207–234
Will H (2003) Was ist klassische Psychoanalyse? Kohlhammer, Stuttgart
Will H, Grabenstedt Y, Völkl G, Banck G (2008) Depression. Kohlhammer, Stuttgart
Willi J (1975) Die Zweierbeziehung. Rowohlt, Reinbek
Willi J (1978) Die Therapie der Zweierbeziehung. Rowohlt, Reinbek
Willi J, Heim E (1982) Psychosoziale Medizin, Bd. 2. Springer, Berlin u. a.
Wilson JP (1989) Trauma, transformation and healing. Brunner and Maazel, New York
Winnicott DW (1954) Von der Kinderheilkunde zur Psychoanalyse. Reinhardt, München

Winnicott DW (1965) Reifungsprozesse und fördernde Umwelt. Kindler, München, 1974

Winnicott DW (1967) Die Spiegelfunktion von Mutter und Familie in der kindlichen Entwicklung. In: Vom Spiel zur Kreativität. Klett-Cotta, Stuttgart, 1973

Winnicott DW (1969) Objektverwendung und Identifizierung. In: Vom Spiel zur Kreativität. Klett-Cotta, Stuttgart, 1973

Wirsching M, Scheib P (Hrsg.) (2002) Paar- und Familientherapie. Springer, Berlin usw.

Wittchen HU, Wunderlich U u. a. (1997) SKID-I Strukturiertes Klinisches Interview für DSM IV, Achse I. Göttingen, Hogrefe

Wittling W (1980) Biofeedback-Therapie. In: Ders. (Hrsg.) Handbuch der Klinischen Psychologie, Bd. 2. Hoffmann und Campe, Hamburg. S. 197–245

Wöller W (1994) Neuere Auffassungen zur Funktion masochistischer Phänomene. Forum Psychoanal 10: 162–174

Wurmser L (1993) Das Rätsel des Masochismus. Springer, Berlin u. a.

Wyss D (1961) Die tiefenpsychologischen Schulen. Vandenhoeck und Ruprecht, Göttingen

Yunus MB (1984) Primary fibromyalgia syndrome: Current concepts. Compr Ther 10: 21–28

Zauner J (1967) Grundsätzliche Möglichkeiten der Entstehung psychogener Herzsymptome mit Indikation zur Psychotherapie. Z psychosom Med Psychoanal 13: 225–233

Zepf S (Hrsg.) (1981) Psychosomatische Medizin auf dem Weg zur Wissenschaft. Campus, Frankfurt a. M.

Zepf S, Weidenhammer B, Baur-Morlock J (1986) Realität und Phantasie. Psyche 40: 124–144

Zetzel RE (1968) Der sog. gute Hysteriker. In: Die Fähigkeit zum emotionalen Wachstum. Klett, Stuttgart, 1974

Zintl-Wiegand A, Schmidt-Maushardt C, Leisner R, Cooper B (1978) Psychische Erkrankungen in Mannheimer Allgemeinpraxen. In: Häfner H (Hrsg.) Psychiatrische Epidemiologie. Springer, Berlin u. a.

Stichwortverzeichnis

A

Anhang

Anhang

N

O

P

Anhang

R

S

Anhang

V

W

Z